中华影像鉴别诊断学
神经分册

主　审　陈　敏
主　编　马　林　朱文珍
副主编　张　辉　余永强　廖伟华　陈　峰

人民卫生出版社
·北　京·

图书在版编目（CIP）数据

中华影像鉴别诊断学. 神经分册 / 马林，朱文珍主编. -- 北京：人民卫生出版社，2024. 10. -- ISBN 978-7-117-36985-5

I. R445

中国国家版本馆 CIP 数据核字第 2024X8X180 号

人卫智网　www.ipmph.com	医学教育、学术、考试、健康，购书智慧智能综合服务平台
人卫官网　www.pmph.com	人卫官方资讯发布平台

中华影像鉴别诊断学——
神经分册

Zhonghua Yingxiang Jianbie Zhenduanxue——
Shenjing Fence

主　　编：马　林　朱文珍
出版发行：人民卫生出版社（中继线 010-59780011）
地　　址：北京市朝阳区潘家园南里 19 号
邮　　编：100021
E - mail：pmph @ pmph.com
购书热线：010-59787592　010-59787584　010-65264830
印　　刷：北京华联印刷有限公司
经　　销：新华书店
开　　本：889×1194　1/16　印张：32
字　　数：991 千字
版　　次：2024 年 10 月第 1 版
印　　次：2024 年 11 月第 1 次印刷
标准书号：ISBN 978-7-117-36985-5
定　　价：198.00 元

打击盗版举报电话：010-59787491　E-mail：WQ @ pmph.com
质量问题联系电话：010-59787234　E-mail：zhiliang @ pmph.com
数字融合服务电话：4001118166　E-mail：zengzhi @ pmph.com

马　军　首都医科大学附属北京天坛医院

马　林　中国人民解放军总医院第一医学中心

王光彬　山东第一医科大学附属省立医院

邢　振　福建医科大学附属第一医院

吕发金　重庆医科大学附属第一医院

朱文珍　华中科技大学同济医学院附属同济医院

刘　军　中南大学湘雅二医院

刘　影　中国科学技术大学附属第一医院

刘含秋　复旦大学附属华山医院

江桂华　暨南大学附属广东省第二人民医院

汤翔宇　华中科技大学同济医学院附属同济医院

李咏梅　重庆医科大学附属第一医院

李跃华　上海交通大学医学院附属第六人民医院

杨运俊　温州医科大学附属第一医院

佟　丹　吉林大学第一医院

余永强　安徽医科大学

汪　晶　华中科技大学同济医学院附属协和医院

沈　君　中山大学孙逸仙纪念医院

宋　焱　北京医院

初建平　中山大学附属第一医院

张　冰　南京大学医学院附属鼓楼医院

张　军　复旦大学附属华山医院

张　辉　山西医科大学第一医院

张永海　青海省人民医院

张志强　中国人民解放军东部战区总医院

陈　军　武汉大学人民医院

陈　峰　海南省人民医院

苗延巍　大连医科大学附属第一医院

范国光　中国医科大学附属第一医院

周　滟　上海交通大学医学院附属仁济医院

周智鹏　桂林医学院附属医院

娄　昕　中国人民解放军总医院第一医学中心

姚　骊　四川大学华西医院

贺业新　山西省人民医院

徐海波　武汉大学中南医院

容鹏飞　中南大学湘雅三医院

廖伟华　中南大学湘雅医院

薛蕴菁　福建医科大学附属协和医院

魏新华　广州市第一人民医院

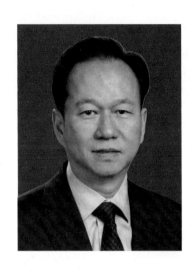

陈　敏

中共党员，教授、主任医师（二级）、博士生（博士后）导师。第十三届、十四届全国政协委员，北京医院首席专家，中华医学会放射学分会候任主任委员，中国医学影像技术研究会会长，北京医学会常务理事，北京医学会放射学分会前任主任委员，中国医师协会放射医师分会常务委员。《中华医学杂志（英文版）》副总编辑，《中华放射学杂志》副总编辑，《中国医学影像学杂志》主编。

深耕医学 30 年，带领开展的"磁共振引导下经直肠前列腺穿刺活检术"为全国和亚洲首次应用；与美国约翰斯·霍普金斯大学医学院合作，对脑血管病、帕金森病和阿尔茨海默病等疾病进行深入研究，在国内率先开展酰胺质子转移磁共振成像研究，达到国际先进水平。荣获 2018 年首个中国医师节"中国医师奖"，第二届"国家名医"荣誉称号。在国际国内刊物发表论文 100 余篇，主编多部学术专著，主持多项国家科技支撑计划等国家级课题。2017 年获"北京医学科技奖"三等奖，2020 年获"北京市科学技术奖"二等奖、"新疆生产建设兵团科学技术进步奖"二等奖。

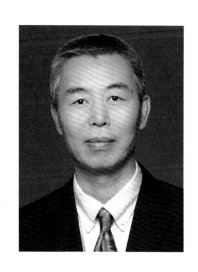

马 林

解放军总医院第一医学中心放射诊断科，主任医师、教授。解放军医学院、南开大学医学院博士研究生导师。担任中华医学会放射学分会常务委员兼神经学组组长、中国医学影像技术研究会副会长兼秘书长、北京医学会放射学分会常务委员；担任《中国医学影像学杂志》主编、《中华放射学杂志》《中国医学影像技术》《实用放射学杂志》《中华老年心脑血管病杂志》等杂志编委。

发表核心期刊论文200余篇，主编专著6部。承担国家重点研发计划1项、国家自然科学基金6项、军队专项课题2项。获国家科技进步奖一等奖、中国电子学会科学技术奖一等奖、军队医疗成果奖一等奖、北京市科学技术奖三等奖。从事教学工作二十余年，培养硕士、博士研究生50余名。从事医学影像诊断工作三十余年，对神经系统疾病影像诊断有较深入的研究。

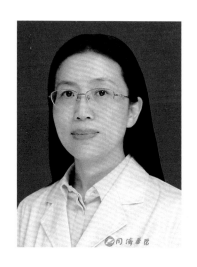

朱文珍

华中科技大学同济医学院附属同济医院副院长，影像研究所所长。国家重大公共卫生事件医学中心副主任，"华中卓越学者"特聘教授，二级教授、主任医师、博士生导师。中国健康管理协会副会长，中国医院协会医学影像分会副主任委员，中华医学会放射学分会常务委员兼MRI学组副组长，湖北省医学会数字医学分会主任委员，武汉市医学会放射学分会主任委员，第九届湖北省医学会放射学分会主任委员。

研究方向为多模态神经影像新技术开发及其在重大脑疾病的应用研究。获批国家自然科学基金项目7项，其中重点支持项目2项；牵头主持科技部支撑计划项目1项，国家重点研发计划子课题1项，湖北省重点研发计划及重点项目2项。在国际著名期刊 *Journal of Clinical Investigation*、*Radiology*、*Science Advances*、*Neuroimage*、*European Radiology* 等杂志发表SCI论文100余篇。获湖北省科技进步奖一等奖1项、二等奖2项，计算机软件著作权及专利5项。*Radiology* 审稿专家，《放射学实践》杂志第一主编，《临床放射学杂志》副主编。主编及副主编教材和专著6部，是中国第一版医学影像英文教材副主编。

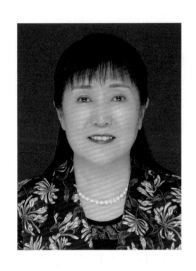

张 辉

二级教授，博士生导师，博士后合作导师。山西省智能影像大数据与纳米成像研究中心主任，中华医学会放射学分会常务委员兼医学影像教育工作组组长、神经影像学组副组长，中国医师协会放射医师分会常务委员兼神经影像学组组长。

享受国务院特殊津贴专家，全国优秀科技工作者，"三晋英才"高端领军人才，山西省名医、山西省教学名师。主持国家自然科学基金重点项目1项、面上项目3项，省部级课题20余项。获山西省科技奉献一等奖1项，山西省科技进步二等奖5项。主编、副主编国家级出版社著作8部，发表专业论文180余篇，其中SCI收录论文68篇（最高影响因子20.722）。指导博士生及博士后40余人，硕士生80余人。主要研究方向为神经影像、功能磁共振成像及智能影像研究。

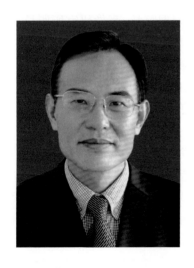

余永强

博士，医学影像学教授，一级主任医师，博士生导师。现任安徽医科大学党委常委、副校长。中华放射学分会全国委员兼神经学组副组长、中国医师协会放射医师分会常务委员、中国研究型医院协会放射学专业委员会副主任委员、安徽省医师协会放射医师分会会长等。任《中国医学影像技术》杂志副主编。

从事教学工作37年，国家一流专业负责人。主编、副主编教材5本，获省教学成果特等奖2项、一等奖2项。首批安徽省学术技术带头人，国家卫生健康委员会有突出贡献的中青年专家、享受国务院特殊津贴，新世纪百千万人才工程国家级人选。科技创新2030重大项目首席专家，主持国家自然科学基金面上项目6项。发表有较高学术价值的专业学术论文500余篇，获省部级科技进步奖一等奖1项、二等奖2项。

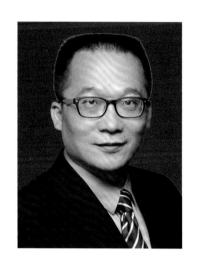

廖伟华

　　一级主任医师,二级教授,博士生导师。现任中南大学湘雅医院放射科主任、神经医学中心副主任、智慧医学影像湖南省工程研究中心主任。中华医学会放射学分会委员、中国医师协会放射医师分会常务委员、中国研究型医院学会磁共振专业委员会副主任委员、湖南省医学会放射学专业委员会主任委员、湖南省神经科学学会神经影像专业委员会主任委员等。

　　从事教学工作 21 年,研究领域为医学影像信息拓展及应用,神经系统疾病影像诊断、疑难病和罕见病影像诊断,介入诊疗。主持国家科技部重点研发计划课题 1 项、国家自然科学基金项目 5 项等,获经费资助 700余万元,发表 SCI 论文 40 余篇,包括 *Lancet Digital Health*、*Radiology*、*Nature communications*、*ACS Nano* 等期刊。副主编规划教材 1 部、主编专著 1 部、参编规划教材 2 部、参编专著 10 余部。获评全国住院医师规范化培训"优秀专业基地主任""湖南省科技创新领军人才"。获湖南省医学科技奖一等奖 1 项、湖南省科技进步奖二等奖 2 项。

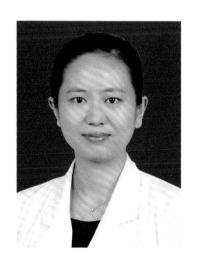

陈　峰

　　教授,主任医师,博士生导师,现任海南省人民医院副院长、医学影像中心主任,医学影像学系主任。兼任中华医学会放射学分会委员、神经学组副组长,海南省医学会放射学分会主任委员兼神经学组组长、海南省放射诊断质量控制中心主任等。

　　从事教学工作至今 18 年,担任海南医科大学医学影像学专业、中外联合办学医学影像技术专业负责人,主编 / 译专著 4 部,副主编 / 译专著4 部。主要研究方向为神经影像学,获海南省科技进步奖一等奖 4 项、二等奖 3 项。享受国务院特殊津贴,获全国五一劳动奖章、"最美医生"荣誉称号等。

出版说明

医疗资源分布不均、区域不平衡是我国医疗卫生体系中长期存在的突出问题。2024年政府工作报告指出，提高基层医疗卫生服务能力和引导优质医疗资源下沉依然是政府保障和改善民生的工作重点。相信在今后较长的时期内，这项工作重点一直会是我们卫生健康行业需要解决的瓶颈问题，也自然是出版工作的使命所在。

正是基于以上的认识和思考，人民卫生出版社联合中华医学会放射学分会和中国医师协会放射医师分会启动了"中华影像鉴别诊断学丛书·中华临床影像征象库"的编写工作。

相对于既往医学影像类图书以疾病为单元的内容体系，"中华影像鉴别诊断学丛书·中华临床影像征象库"在编写思路方面进行了系统性的创新。丛书以临床所能见到的影像学基本病变/征象为编写切入点，直面"同病异征，同征异病"的临床实际问题，对人体疾病在身体各部位的影像学变化/征象进行了系统梳理，对临床上能见到的各种影像学基本变化相关疾病的鉴别诊断进行了全面总结。通过"逆向"的编写思路契合临床实践中"正向"的影像诊断思维，实现了编写思路的重大突破，更好地契合了影像科医师的实际需求。

在纸质书稿编写的同时，构建了"以影像学基本病变/征象为单元"的中华临床影像征象库。征象库汇集了纸质书中各种基本病变/征象所对应疾病的具体病例，对各病例影像学检查DICOM格式的影像资料进行了系统展示，以类似于"情景再现"的形式为读者呈现了影像科医师在临床工作中所能获取的病例资料，并由权威专家进行了全面解读。登录中华临床影像征象库，相当于随时随地进入165家大型三甲医院影像科的联合工作站，零距离跟着知名专家学习阅片。创新性地解决了医学影像从业人员业务能力提升中"百闻不如一见"的痛点，推动了优质医疗影像资源的扩容和下沉。

纸质书与征象库"目录相互对应""内容相互融合""纸质载体与数字载体（手机/电脑）互补运用"，为读者呈现了从所见影像学变化/征象，到诊断思路解读，再到具体疾病的诊断与鉴别诊断，全流程"闭环"的知识体系。创新了出版形式，体现了理论总结、思路梳理与临床阅片场景再现的有机结合，进一步缩短了出版物中知识的抽象性与临床工作的实践性之间的距离，创新性地落实了优质医疗影像资源下沉的国家战略。

基于医学影像从业人员的亚专科分工，丛书共分为9个分册，征象库包括9个分库。汇集了全国165家大型三甲医院珍贵的病例资源和近千位专家丰富的临床智慧。中华医学会放射学分会和中国医师协会放射医师分会等学术组织的专家构成了编委的核心力量。

该丛书将于2024年下半年陆续出版，相应的征象库也将同步上线。

中华影像鉴别诊断学丛书
编写委员会

神经分册	主　审	陈　敏
	主　编	马　林、朱文珍
	副主编	张　辉、余永强、廖伟华、陈　峰
头颈分册	主　审	王振常
	主　编	鲜军舫、陶晓峰
	副主编	曹代荣、吴飞云、沙　炎、罗德红
胸部分册	主　审	郭佑民、陈起航
	主　编	伍建林、萧　毅
	副主编	胡春洪、赵绍宏、于　红
心血管分册	主　审	卢光明
	主　编	郑敏文、赵世华
	副主编	吕　滨、侯　阳、张龙江、王怡宁
消化分册	主　审	梁长虹、宋　彬
	主　编	严福华
	副主编	刘爱连、孙应实、刘再毅、孟晓春
泌尿生殖分册	主　审	洪　楠、张惠茅
	主　编	赵心明、居胜红
	副主编	高剑波、薛华丹、沈　君、辛　军
骨肌分册	主　审	孟悛非
	主　编	袁慧书
	副主编	程晓光、曾献军、王绍武、陈　爽
乳腺分册	主　审	王培军
	主　编	彭卫军
	副主编	顾雅佳、汪登斌、杨　帆
儿科分册	主　审	朱　铭
	主　编	邵剑波、李　欣
	副主编	钟玉敏、宁　刚、彭　芸、严志汉

前　言

近年来，随着 MRI 及 CT 检查的日益普及和广泛应用，神经系统病变的影像诊断能力有了明显提升，充分发挥了影像诊断的独特之处，各种病变在影像上的征象日益受到影像科和临床相关科室医师的关注和重视，依据影像征象做出准确的诊断及鉴别诊断已成为提高影像诊断信心的有效途径。

《中华影像鉴别诊断学——神经分册》将按照解剖部位对各种影像征象分门别类地进行阐述，其特点是遵循影像医师实际的工作路径和流程，突出临床实用性，提高影像定位定性诊断的准确性。在纸质书稿编写的同时，还同步编写了影像征象库，征象库汇集了纸质书中各种基本病变/征象所对应疾病的具体病例，对各病例影像学检查 DICOM 格式的影像资料进行了系统展示，并进行了全面解读。

神经分册涵盖了脑内病变（包括大脑半球病变、基底节区病变、丘脑病变、下丘脑病变、松果体区病变、脑干病变及小脑半球病变等）、脑室系统病变、颅内血管病变、脑外病变（包括鞍区及鞍上病变、海绵窦区病变、桥小脑角区病变、颈静脉孔区病变、脑膜病变及颅骨病变等）以及脊柱与脊髓病变等。根据以上各部位病变的影像学特点和征象，本书还进行了细化分类，比如大脑、小脑半球的灰白质病变进一步分为局灶性病变和弥漫性病变；基底节区、丘脑病变进一步分为单侧病变和双侧病变；脑膜病变进一步分为硬脑膜病变和软脑膜病变；有些部位的病变根据其占位效应分为有占位效应的病变、无占位效应的病变、负占位效应的病变；有些部位的病变根据其质地分为实性病变、囊性病变等。

总之，编者的目标是为影像科及相关科室的医师提供一本方便实用的工具书。由于篇幅和时间所限，在编写中难免存在不足和缺陷，对于神经系统病变的种类和特殊征象也不可能完全涵盖，敬请各位读者指正。

马　林

2024 年 9 月

目　录

第一章　概论

第一节　编写思路

神经分册以解剖部位为主线，以影像征象为核心，按照影像医师临床工作的实际路径展开论述，依据定位定性的思维方式进行诊断与鉴别诊断。本书不同于以往大部分论著按照病变种类分类的编写模式，而是更加突出临床实用性和实战感，当医师在影像上发现病变后，可以根据本书目录直接找到相关章节进行对照学习，在综合了解该部位各种病变的概况及影像特殊征象之后能够做出尽可能合理、准确的诊断和鉴别诊断。

首先，本书按照解剖部位编写目录，涵盖了脑内病变（包括大脑半球病变、基底节区病变、丘脑病变、下丘脑病变、松果体区病变、脑干病变及小脑半球病变等）、脑室系统病变、颅内血管病变、脑外病变（包括鞍区及鞍上病变、海绵窦区病变、桥小脑角区病变、颈静脉孔区病变、脑膜病变及颅骨病变等）以及脊柱与脊髓病变等。

其次，本书根据各部位病变的影像学特点和征象进行了细化分类，比如大脑、小脑半球的灰白质病变进一步分为局灶性病变和弥漫性病变；基底节区、丘脑病变进一步分为单侧病变和双侧病变；脑膜病变进一步分为硬脑膜病变和软脑膜病变；有些部位的病变根据其占位效应分为有占位效应的病变、无占位效应的病变、负占位效应的病变；有些部位的病变根据其质地分为实性病变、囊性病变等。

此外，本书将神经系统病变的各种特殊征象进行了梳理并按照解剖部位进行论述，以期读者在读后能够掌握各种常见病变的特殊征象，了解其意义和诊断价值并能够正确地用于临床诊断及鉴别诊断。

总之，编者的目标是为影像科及相关科室的医师提供一本方便实用的工具书。由于篇幅和时间所限，在编写中难免存在不足和缺陷，对于神经系统病变的种类和特殊征象也不可能完全涵盖，敬请读者谅解。

（马　林）

第二节　神经系统病理生理特点

一、中枢神经系统解剖

中枢神经系统包括脑和脊髓。

（一）脑的解剖

1. 端脑的解剖　脑位于颅腔内，一般可分为端脑、间脑、小脑、中脑、脑桥和延髓六个部分，中脑、脑桥和延髓合称为脑干。

端脑（telencephalon）由结构大致对称的左、右两半球组成，覆盖间脑和中脑，将小脑推向后方。大脑纵裂分隔两侧大脑半球，纵裂底部宽厚的白质板称为胼胝体，连接左右半球。大脑半球表面的灰质层称为大脑皮质，皮质的深部为白质，埋藏在白质深部的灰质团块称为基底核。大脑半球内的空腔为侧脑室。

大脑表面凹陷处为大脑沟，隆起为大脑回。两侧大脑半球的沟和回不完全对称，个体之间也有差异。大脑半球借中央沟、外侧沟和顶枕沟之间的假想连线分为额叶、顶叶、枕叶、颞叶和岛叶（脑岛）。

基底核（basal nuclei）又称基底神经节，位于大脑半球内部靠近脑底的白质内，包括纹状体、屏状核和杏仁体。纹状体由尾状核和豆状核组成。在水平切面上，豆状核呈三角形，并被两个白质的板层分隔成三部分，外侧部称壳，内侧两部分合称苍白球。尾状核与侧脑室相邻，分为头、体、尾三部分。屏状核位于岛叶皮质与豆状核之间，屏状核与豆状核之间的薄层白质称外囊，屏状核与岛叶皮质之间的白质称最外囊。杏仁体在侧脑室下角前端的上方，海马旁回钩的深面，与尾状核尾相连。

大脑皮质是覆盖在大脑半球表面的灰质（gray matter），由将近 140 亿各种大小不等的神经元相互联系而成，众多的神经胶质细胞填充其间。根据发生系统，皮质可分为原皮质（海马、齿状回）、旧皮质（嗅脑）和新皮质（其余绝大部分）。原皮质和旧皮质为 3 层结构，新皮质为 6 层结构。大脑皮质是高级神经活动的物质基础，机体的各种功能活动在大脑皮质上具有相应的定位关系，形成许多重要的功能中枢，但这些中枢只是执行某种功能的核心部分。目前广泛采用的 Brodmann 分区主要包括：第一躯体运动区、第一躯体感觉区、视觉区、听觉区、平衡觉区、嗅觉与味觉区、内脏活动区、语言区等。

大脑半球的白质（white matter）由大量交错的有髓纤维组成，分为联络纤维、连合纤维及投射纤维。联络纤维是联系同侧半球回与回之间或叶与叶之间的纤维。其中联系相邻脑回的纤维称为弓状纤维。联系本侧半球脑叶之间纤维较长，主要包括钩束、上纵束、下纵束和扣带。连合纤维是连合左右大脑半球的纤维，包括胼胝体（corpus callosum）、前连合和穹隆连合。胼胝体广泛联系额、顶、颞、枕叶，在正中矢状切面上呈弓形，由前向后可分为嘴部、膝部、干部和压部四部分。投射纤维是联系大脑皮质与皮质下各中枢间的上、下行往返性纤维，大部分经过内囊。内囊为位于背侧丘脑、尾状核和豆状核之间的白质板。内囊在水平切面上呈开口向外的"V"字形，分前脚、膝和后脚。内囊纤维向上放射至大脑皮质，称辐射冠；向下续于中脑的大脑脚底。

侧脑室（lateral ventricle）左右各一，位于大脑半球内，分为前角、中央部（体）、后角和下角四部分，室腔延伸至额、顶、颞、枕叶内。中央部和下角有侧脑室脉络丛，产生脑脊液。侧脑室经左、右室间孔与第三脑室相通，室间孔堵塞时，脑脊液聚集于侧脑室内，形成脑积水。

2. **间脑的解剖** 间脑（diencephalon）位于端脑和中脑之间，是仅次于端脑的高级中枢。间脑分为五个部分，包括背侧丘脑（dorsal thalamus）、后丘脑、上丘脑、下丘脑（hypothalamus）和底丘脑，大部分被大脑半球覆盖。背侧丘脑又称丘脑，由两个卵圆形的灰质团块借丘脑间黏合相连。前端突起为丘脑前结节，后端为丘脑枕。丘脑枕后下方为后丘脑，包括内侧膝状体和外侧膝状体。上丘脑位于第三脑室顶部的周围，包括松果体、缰三角、缰连合、丘脑髓纹和后连合。下丘脑位于背侧丘脑下方，构成第三脑室的前下壁和侧壁，由前向后依次为视交叉、垂体、漏斗、灰结节和乳头体。视交叉向后延伸为视束。底丘脑是背侧丘脑和中脑之间的移行区。双侧背侧丘脑和下丘脑间的裂隙为第三脑室（third ventricle），第三脑室前部借室间孔与侧脑室相通，向后借大脑水管与第四脑室相通。

3. **小脑的解剖** 小脑（cerebellum）位于颅后窝，是重要的运动调节中枢。小脑狭窄的中间部为小脑蚓部，两侧部膨大，为小脑半球。小脑半球下面前内侧各有一个突起，称小脑扁桃体，该结构紧邻延髓和枕骨大孔两侧。当颅内压增高时，小脑扁桃体可疝入枕骨大孔，形成枕骨大孔疝，压迫延髓，导致呼吸循环功能障碍，危及生命。小脑由表面的皮质、深部的髓质和小脑核构成。小脑借纤维束组成小脑上、中、下三对小脑脚，分别与中脑、脑桥和延髓相连。

4. **脑干的解剖** 脑干（brainstem）自下往上由延髓（medulla oblongata）、脑桥（pons）和中脑（midbrain）组成，向下经枕骨大孔与脊髓相连，向上与间脑相延续，背侧与小脑相连。小脑与脑干之间的室腔为第四脑室（fourth ventricle）。中脑上界为间脑的视束，下界为脑桥上缘。两侧各有一粗大纵行隆起，称为大脑脚，两侧大脑脚之间的凹陷称为脚间窝。中脑背面有上下两对圆形隆起称为上丘和下丘，又称为四叠体。脑桥腹侧隆起，称为脑桥基底部，其正中线上的纵行浅沟称为基底沟，容纳基底动脉。基底部向两侧逐渐变窄，为小脑中脚，又称脑桥臂。延髓下部形似脊髓，上端借横行的延髓脑桥沟与脑桥隔开。第四脑室位于延髓、脑桥和小脑之间，室腔内有第四脑室脉络丛，产生脑脊液。第四脑室向上经大脑水管与第三脑室相通，向下与延髓和脊髓中央沟相通。脑室系统内的脑脊液借脉络丛上的三个孔，即单一的第四脑室正中孔及成对的第四脑室外侧孔注入小脑延髓池。脑干腹侧面依次与Ⅲ～Ⅻ对脑神经相连。脑干内部包括灰质、白质和网状结构，内有许多重要的神经核及呼吸、血压、心跳等多个重要的生命中枢。

（二）脊髓的解剖

脊髓（spinal cord）位于椎管内，呈前后略扁的圆柱状，是中枢神经的低级部分。脊髓上端在枕骨大孔与延髓相连，下端变细呈圆锥状，称为脊髓圆锥（conus medullaris），成年人约平第 1 腰椎下缘或第 2 腰椎上部，新生儿约平第 3 腰椎。脊髓圆锥向下连于一根结缔组织细丝，即终丝（filum terminale），附着于尾骨背面，固定脊髓。腰、骶、尾的神经根在圆锥下方，包绕于终丝周围聚集成束，形成马尾。脊髓上下粗细不等，有两处膨大，上方的从第4颈髓节段至第2胸髓节段，称为颈膨大；下方的从第2腰髓到第3腰髓，称为腰骶膨大。

脊髓前面及后面正中各有1条纵沟，分别称为前正中沟和后正中沟。在它们的两侧各有沟，称为前外侧沟和后外侧沟，是脊神经前、后根附着于脊髓的部位。

脊髓具有节段性，但在外形上没有明显的节段标志。通常将与每对脊神经相连的一段脊髓称为一个脊髓节段。脊髓全长可分为31个节段，包括颈髓8节、胸髓12节、腰髓5节、骶髓5节和尾髓1节。在发育过程中，脊髓和椎管生长速度不一致，故脊髓的各节段与相应椎骨不在同一高度。成人颈髓上部节段（C₁~C₄）大致与同序数椎骨平对，颈髓下部（C₅~C₈）和胸髓上部（T₁~T₄）约比同序数的椎骨高一个椎体，胸髓中部（T₅~T₈）约比同序数的椎骨高2个椎体，胸髓下部（T₉~T₁₂）约比同序数的椎骨高3个椎体，腰髓约平对第10到12胸椎，骶髓、尾髓约平对第1腰椎。了解脊髓节段与椎骨对应高度，对脊髓病变的定位和治疗具有重要意义。

脊髓近中央部有一细长的中央管（central canal）纵贯全长，向上与第四脑室相通，向下达脊髓圆锥，末端扩大为终室。围绕中央管周围的是呈"H"形的灰质，由神经元胞体聚集而成，在横断面上灰质的两侧分别向前、后方突起，称为前角和后角。灰质的外围是白质，由纵行的神经纤维束构成，分为前索、外侧索和后索。

（三）脑和脊髓的被膜、血管和脑脊液

脑和脊髓的表面自外向内有三层被膜，分别为硬膜、蛛网膜和软膜，有支持、保护脑和脊髓的作用。

1. 脑的被膜 脑的被膜自外向内依次为硬脑膜、脑蛛网膜和软脑膜。

硬脑膜（cerebral dura mater）由骨内膜层和脑膜层合成，两层之间有丰富的血管和神经。硬脑膜与颅盖骨连接疏松，易于分离，当颅骨骨折伤及硬膜血管时，可在硬脑膜与颅骨之间形成硬膜外血肿。而硬脑膜在颅底与颅骨结合紧密，故颅底骨折时，易将硬脑膜与蛛网膜同时撕裂，使脑脊液外漏。硬脑膜不仅包覆在脑的包面，内层折叠形成的板状结构，称为硬脑膜隔，包括大脑镰、小脑幕、鞍膈。硬脑膜在某些部位两层分开，内面衬以内皮细胞，形成硬脑膜窦，窦内含静脉血。窦壁无平滑肌，不能

收缩，损伤时不易止血，易形成颅内血肿。主要的硬膜窦包括：上矢状窦、下矢状窦、直窦、横窦、乙状窦、海绵窦、岩上窦和岩下窦。

脑蛛网膜（cerebral arachnoid mater）贴于硬脑膜内面，薄而透明，缺乏血管和神经，与硬脑膜之间有硬膜下隙，与软脑膜之间有蛛网膜下隙。脑蛛网膜在大脑纵裂和大脑横裂处外，均跨越脑沟裂而不伸入其内，故蛛网膜下隙大小不一，在某些部位扩大，形成蛛网膜下池，包括小脑与延髓间的小脑延髓池、视交叉前方的交叉池、中脑大脑脚之间的脚间池、脑桥腹侧的桥池等。蛛网膜在靠近硬脑膜附近，特别是上矢状窦附近形成许多绒毛状突起，称为蛛网膜颗粒（arachnoid granulations）。脑脊液通过这些蛛网膜颗粒渗入硬脑膜窦内，回流入静脉。

软脑膜（cerebral pia mater）薄而富有血管，覆盖于脑的表面并深入沟裂内。在脑室的一定部位，软脑膜及其血管与该部位的室管膜上皮共同构成脉络组织，其上血管反复分支成丛，连同其表面的软脑膜和室管膜上皮一起突入脑室，形成脉络丛，是产生脑脊液的主要结构。

2. 脊髓的被膜 脊髓的被膜自外向内依次为硬脊膜、脊髓蛛网膜和软脊膜。

硬脊膜（spinal dura mater）由致密结缔组织构成，厚而坚韧，上端附着于枕骨大孔边缘，与硬脑膜相延续；下端在第2骶椎水平逐渐变细，包裹马尾，末端附着于尾骨。硬脊膜与椎管内面骨膜和韧带之间的疏松结缔组织间隙称为硬膜外隙，有脊神经根通过。在硬脊膜和脊髓蛛网膜之间有潜在的硬膜下隙。

脊髓蛛网膜（spinal arachnoid mater）位于硬脊膜与软脊膜之间的半透明薄膜，与脑蛛网膜相延续。脊髓蛛网膜与软脊膜之间较为宽阔的间隙称为蛛网膜下隙，内充满脑脊液。蛛网膜下隙的下部，自脊髓下端至第2骶椎扩大为终池，内有马尾神经根。

软脊膜（spinal pia mater）紧贴于脊髓表面并延伸至沟裂中，向上与软脑膜相续续，向下移行为终丝。

3. 脑和脊髓的血管

（1）脑的动脉：脑的动脉来源于颈内动脉系统和椎-基底动脉系统。以顶枕沟为界，大脑半球的前2/3和部分间脑由颈内动脉分支供应，大脑半球后1/3及部分间脑、小脑和脑干由椎-基底动脉供应。

颈内动脉（internal carotid artery）起自颈总动脉，由颈侧部上升至颅底，经颞骨岩部的颈动脉管入颅，紧贴海绵窦壁内侧壁向前，至前床突内侧向

上弯并穿出海绵窦而分支。颈内动脉由近端到远端的顺序分为七段，即颈段、岩段、破裂孔段、海绵窦段、床突段、眼段及交通段。颈内动脉的主要分支包括眼动脉、大脑前动脉、大脑中动脉、脉络丛前动脉和后交通动脉。两侧大脑前动脉借前交通动脉相连，该处为动脉瘤的好发部位。大脑中动脉是颈内动脉的直接延续，该动脉途经前穿质时，发出细小的中央支，称为豆纹动脉。由于血流动力学关系，在高血压动脉硬化时容易破裂导致脑出血。后交通动脉是颈内动脉系统与椎 - 基底动脉系统的吻合支。

椎动脉（vertebral artery）起自锁骨下动脉第 1 段，穿过第 6 至第 1 颈椎横突孔，经枕骨大孔进入颅腔。在颅内，左右两侧椎动脉在延髓腹侧逐渐靠拢，在脑桥与延髓交界处合为一条基底动脉。基底动脉沿脑桥基底沟上行，至脑桥上缘分为左、右大脑后动脉。椎动脉的主要分支有脊髓前动脉、脊髓后动脉和小脑下后动脉。基底动脉的主要分支有小脑下前动脉、迷路动脉（内听动脉）、小脑上动脉和大脑后动脉。

大脑动脉环（Willis 环）位于蝶鞍上方、脑底下方，由双侧大脑前动脉起始段、双侧颈内动脉末端、双侧大脑后动脉起始段、双侧后交通动脉和前交通动脉组成。此动脉环可使两侧的颈内动脉系和椎 - 基底动脉系相互交通。在正常情况下，大脑动脉环两侧的血流不相混合，而是作为一种潜在的代偿装置，当此环某一部位被阻断或发育不良时，可在一定程度上使血液重新分配和代偿，以维持脑的血液供应。

（2）脑的静脉：脑的静脉无瓣膜，不与动脉伴行，分为深、浅两组，两组之间有丰富的吻合，最终经硬脑膜窦汇入颈内静脉。浅组静脉收集脑皮质及皮质下髓质的静脉血，根据其所在位置分为大脑上静脉、大脑中浅静脉和大脑下静脉。深组静脉收集大脑深部髓质、基底核、间脑和脉络丛等处静脉血，包括大脑内静脉和大脑大静脉。

（3）脊髓的动脉：脊髓的动脉供应有两个来源，即椎动脉和节段性动脉。椎动脉发出的脊髓前动脉（anterior spinal artery）和脊髓后动脉（posterior spinal artery）在脊髓前后面下行，过程中不断得到节段性动脉分支的补充，以保障脊髓足够的血液供应。

脊髓前动脉由左右椎动脉各发出一支，在延髓腹侧合成一支，沿前正中裂下行至脊髓末端。脊髓后动脉由椎动脉发出，沿脊髓后外侧沟下行至脊髓末端。另外，椎动脉、肋间动脉、腰动脉和骶外侧动脉等发出分支，经椎间孔进入椎管，然后再发出根动脉沿脊髓前、后根至脊髓，与脊髓前、后动脉的分支吻合，形成动脉冠，由动脉冠再发出分支进入脊髓内部。

（4）脊髓的静脉：脊髓静脉较动脉多而粗，收集脊髓内的小静脉，最后汇集成脊髓前、后静脉，通过前、后根静脉注入硬膜外隙的椎静脉丛。

4. 脑脊液及其循环 脑脊液（cerebrospinal fluid, CSF）是充满脑室系统、蛛网膜下隙和脊髓中央管的无色透明液体，内含有浓度不等的无机离子、葡萄糖、微量蛋白、少量淋巴细胞和神经递质等，在功能上相当于外周组织的淋巴液，对中枢神经系统起缓冲、保护、运输代谢产物和调节颅内压等作用。

脑脊液主要由脑室脉络丛产生。侧脑室脉络丛产生的脑脊液经室间孔进入第三脑室，与第三脑室脉络丛产生的脑脊液一起经中脑水管进入第四脑室，与第四脑室脉络丛产生的脑脊液一起，经第四脑室正中孔和外侧孔流入蛛网膜下隙。蛛网膜下隙的脑脊液流向大脑背面，经蛛网膜颗粒渗透至上矢状窦内，最后回流进入血液循环。脑脊液在循环中如发生阻塞，可导致脑积水和颅内压升高，使脑组织受压，甚至形成脑疝。

二、神经系统疾病的病理生理特点

神经系统在解剖和生理上存在一些特殊性，使其在病理方面具有和其他实质性器官不同的规律，例如：①病变定位和功能之间存在密切的关系；②相同的病变发生在不同部位，可能出现不同的临床表现及后果；③不同性质的病变可导致相同的后果，如颅内出血、炎症及肿瘤均可引起颅内压升高；④对各种致病因子的反应较为刻板，表现为一些颅外器官所不具有的特殊病变表现，如神经元变性坏死、髓鞘脱失、胶质细胞增生和肥大等；⑤某些解剖特征具有双重影响，如颅骨虽起保护作用，却也是引发颅内高压、脑疝形成的重要条件。血 - 脑屏障和血管周围间隙构成的天然防线，在一定程度上限制了炎症反应向脑实质扩展，但也影响某些药物进入脑内；⑥免疫学特点在于颅内无固有的淋巴组织和淋巴管，免疫活性细胞来自血液循环；⑦颅外器官的恶性肿瘤常可发生脑转移，但颅内原发性恶性肿瘤则极少转移至颅外。

（一）肿瘤性疾病的病理特点

神经系统肿瘤包括中枢神经系统肿瘤和周围神经肿瘤。

1. 中枢神经肿瘤　颅内肿瘤压迫或破坏局部脑组织可能引起癫痫、瘫痪、视野缺损等局部神经症状；颅内占位性病变可引起颅压增高，表现为头痛、呕吐和视神经乳头水肿等。根据肿瘤的生物学行为，WHO 把中枢神经系统肿瘤分成四级：1、2 级为低级别肿瘤，预后较好；3、4 级为高级别肿瘤，预后差。过去中枢神经系统肿瘤分类基于免疫组织化学、超微结构等组织学相关辅助检查结果。近年来，分子标记物在诊断中越来越重要。最新版的 WHO 中枢神经系统肿瘤分类通过推进分子诊断的作用从而实现了肿瘤分类实质性的变化，但仍依赖于已建立的包括组织学和免疫组化在内的肿瘤特征诊断方法。胶质瘤和脑膜肿瘤是原发性中枢神经系统最常见的肿瘤。

胶质瘤指起源于神经胶质细胞和 / 或具有胶质细胞分化特性的原发性神经系统肿瘤，具有特殊的生物学特性，如肿瘤常呈浸润性生长，无包膜；胶质瘤良恶性具有相对性，与其发生位置及可能引起的临床后果有关；胶质瘤的生长可能累及软脑膜、室管膜、神经纤维束及血管周围间隙；脑脊液转移是恶性胶质瘤最常见的转移方式，故位于脑室或脑池旁的肿瘤发生转移机会更大。

脑（脊）膜瘤是起源于蛛网膜帽细胞的肿瘤，是颅内和椎管内最常见的肿瘤之一，其 15 个亚型反映了广泛的形态学谱，不典型或间变型（即 2 级和 3 级）脑膜瘤的标准适用于任何潜在亚型。

2. 周围神经肿瘤　周围神经肿瘤包括两大类，一类来源于神经鞘膜，包括神经鞘瘤和神经纤维瘤；另一类为神经元源性肿瘤，主要发生在交感神经节和肾上腺，包括神经母细胞瘤和节细胞神经瘤。

神经鞘瘤又称施万细胞瘤，是起源于施万细胞的良性肿瘤，可发生于任何部位的神经干或神经根。颅内的神经鞘瘤常见于发生于桥小脑角的听神经。临床表现与肿瘤大小和发生部位有关，较大者常因神经受累引起麻痹、疼痛或其他相应神经功能异常。

神经纤维瘤多发生于皮下，可单发或多发，多发者称为神经纤维瘤病。

（二）感染性病变的病理特点

各种病原体包括细菌、病毒、真菌、寄生虫、立克次氏体等均可引起中枢神经系统的感染。病原体进入中枢神经系统的途径包括血源性感染、局部扩散、直接感染、经神经感染。最常见的为颅内细菌和病毒感染。

1. 细菌感染　常见的颅内细菌感染为脑膜炎和脑脓肿。在此主要介绍脑膜炎。

脑膜炎包括硬脑膜炎和软脑膜炎，通常的脑膜炎指软脑膜炎，伴有脑实质受累时称脑膜脑炎。常见的致病菌是大肠杆菌、脑膜炎球菌、金黄色葡萄球菌、结核杆菌等。以化脓性脑膜炎为例，大体标本可见脑脊膜血管明显充血，蛛网膜下腔可见灰黄色脓性渗出物，覆盖脑沟、脑回，累及大脑凸面矢状窦附近或脑底部视神经交叉及邻近脑池。炎性渗出物的阻塞可导致脑脊液循环发生障碍，引起不同程度的脑室扩张。镜下可见蛛网膜下腔大量中性粒细胞及纤维蛋白渗出和少量单核细胞、淋巴细胞浸润。脑实质受累少见，邻近脑皮质可有轻度水肿。严重者可因动静脉管壁受累发生脉管炎和血栓形成，导致脑实质的缺血和梗死。

2. 病毒感染　疱疹病毒、肠源性病毒、虫媒病毒及人类免疫缺陷病毒等多种类病毒都可能引起中枢神经系统病毒性感染，不同的病毒感染可定位于不同细胞或核团。如疱疹病毒主要寄生于颞叶、顶叶的神经元，而乙型脑炎主要累及基底节区及大脑皮质。

以单纯疱疹病毒性脑炎为例，疾病初期以脑实质的炎症反应和水肿为主，多见于额叶及颞叶。病变部位表面的脑回肿胀，脑沟变窄，脑膜充血，脑水肿明显。坏死出血期主要表现为脑实质的出血、坏死。在镜下，可见血管周围单核细胞浸润、小胶质细胞增生、核内包涵体，Cowdry A 型包涵体是本病最具特征的病理学改变，此包涵体为疱疹病毒的颗粒和抗原。慢性期可有神经胶质细胞增生和脑组织萎缩。

（三）脑血管性疾病的病理特点

1. 缺血缺氧性脑病　缺氧缺血性脑病是由心脏骤停、窒息、低血压、中毒等原因引起的脑损伤，一旦缺血缺氧 4 分钟即可造成神经元的死亡。脑不同部位和细胞对缺氧的敏感性不同。与脑干各级中枢相比，大脑较为敏感，而大脑灰质较白质更为敏感。不同动脉供血区域边缘带最易发生缺血。缺血的脑组织通常在 12 小时后出现神经元中央性尼氏小体的溶解和坏死，髓鞘和轴突的崩解，星形细胞的肿胀。1～2 天后出现脑水肿，中性粒细胞和巨噬细胞的浸润，随后出现胶质细胞增生和胶质瘢痕。

2. 阻塞性脑血管病　脑梗死是由于血管狭窄、各种栓子引起动脉或静脉血管阻塞所致。最常见的是发生在动脉粥样硬化基础上，由粥样硬化斑块、斑块内出血、附壁血栓等引起的血管阻塞。脑梗死的组织局部水肿，灰白质分界不清，慢性期脑组织发生软化。如果梗死区发生再灌注，缺氧损伤的血管壁发生破裂造成血液外溢则可使缺血性脑梗死转变为出血性脑梗死。脑静脉血栓引起的梗死为淤血性梗死。腔隙性梗死是指小于 1.5cm 的梗死灶，常见于大脑深部核团及白质，多由于深部细小动脉的阻塞或出血引起。

3. 脑出血　高血压是脑出血最常见的原因，其发生机制为脑的细小动脉硬化使血管壁变脆，血压升高时导致血管破裂。豆纹动脉从大脑中动脉呈直角发出，管径纤细，易发生破裂，故高血压导致的脑出血最常发生于基底节区。出血区脑组织被完全破坏形成囊腔，内充满坏死脑组织和血凝块。脑出血也可见于血液病、血管壁淀粉样变等原因。

蛛网膜下腔出血最常见的原因是动脉瘤破裂，动脉瘤好发于基底动脉环动脉分支处，一旦破裂可引起整个蛛网膜下腔积血。另外，蛛网膜下腔出血可引起颅内血管的痉挛，导致脑梗死。

动静脉畸形的血管破裂常导致脑内和蛛网膜下腔的混合出血。

（四）变性疾病的病理特点

变性疾病是一类原因不明的退化性疾病，共同病理特点为脑和脊髓受累部位神经元的萎缩、死亡和星形胶质细胞增生，临床表现根据受累部位而有不同。这里以阿尔茨海默病和帕金森病为例。

阿尔茨海默病两大病理表现是 β- 淀粉样蛋白聚集形成老年斑和异常过度磷酸化 tau 蛋白组成的神经原纤维缠结。大体标本可见明显的脑萎缩，以额叶、顶叶、颞叶显著。脑回窄，脑沟宽，可见脑室扩张。

帕金森病又称震颤性麻痹，是锥体外系疾病中最常见的一种神经退行性变性疾病，主要见于中老年人，其主要病理特征为黑质多巴胺能神经元破坏减少，以及路易小体形成。

（五）脱髓鞘疾病的病理特点

脱髓鞘疾病分为原发性脱髓鞘疾病、感染和缺氧等原因引起的继发性脱髓鞘及遗传性的脱髓鞘疾病。

这里以多发性硬化为例介绍原发性脱髓鞘疾病。多发性硬化病变可广泛累及大脑、脑干、脊髓、视神经等处，以白质受累最为突出，灰质也可受累。本病的主要变化为脱髓鞘，从静脉周围开始，伴有血管周围单核细胞和淋巴细胞浸润，髓鞘变性崩解成颗粒状，并被吞噬细胞吞噬形成泡沫细胞。轴索

大多保存，部分可因变性发生肿胀、断裂。少突胶质细胞明显减少，而星形胶质细胞出现反应性增生。晚期病灶胶质化成为硬化斑。

急性播散性脑脊髓炎可见于病毒感染或疫苗接种后。病变可累及脑和脊髓各处，尤其是白质深层。病变特征为静脉周围脱髓鞘伴炎性水肿和以淋巴细胞、巨噬细胞为主的炎性细胞浸润，轴突一般不受累。

（姚　骊）

第三节　神经系统疾病共性规律

一、中枢神经系统影像学检查方法

影像学检查在中枢神经系统疾病的诊断、鉴别诊断及疗效观测等方面起着重要作用，最常用的检查方法是 CT 和 MRI。

（一）颅脑检查

1. CT 检查

（1）CT 平扫：CT 平扫具有快速、易操作的优势，是颅骨骨折、颅脑外伤、脑血管意外（如出血或梗死、蛛网膜下腔出血、硬膜外 / 下血肿）等急症的首选检查。CT 对于含有钙化、骨化的病变显影优于 MRI，但在颅内肿瘤、脱髓鞘疾病、变性疾病的诊断敏感性、特异性及准确性上不如 MRI。

（2）CT 增强扫描：CT 增强是利用碘对比剂在正常组织结构和病变时分布、聚集及扩散规律不同而产生不同效果的原理来辅助病变诊断。正常脑组织因为血脑屏障的存在，对比剂无法通过，当病变破坏血脑屏障，对比剂可通过破坏的血脑屏障进入病变，从而出现异常强化。强化程度和对比剂进入的多少相关。除此之外，强化程度也与血液循环相关。增强 CT 的目的是增加病变与正常组织的密度差，通过病变有无强化及强化模式，帮助定性诊断。对于颅内肿瘤、血管畸形、炎症或定性困难、可疑有等密度病灶者，需要进行增强检查。根据扫描时相不同，可分为常规增强扫描、动态增强扫描、多期增强扫描等。

（3）CT 血管成像：CT 血管成像（CT angiography，CTA）是非创伤性的血管造影技术，只需要注射对比剂，而无需穿刺和血管插管。CTA 利用 CT 快速扫描技术，在碘对比剂浓集于目标成像血管时完成容积扫描，采集的原始数据导入后处理工作站进行 CTA 图像重建，通常采用最大密度投影（maximum intensity projection，MIP）或容积再现（volume rendering，

VR）。通过选择合适的重建方法和现实阈值，在了解血管情况的同时，还可以了解血管和周围结构或病灶的关系。

（4）CT 灌注成像：CT 灌注成像是在静脉快速团注对比剂时，对选定层面进行快速动态扫描，获得限定层面时间 - 密度曲线，并利用不同的数学模型，计算出组织的灌注量和灌注曲线，可以更直接地反映病变组织的循环特点。目前在神经系统中主要获取脑血流量、血容量、平均通过时间、达峰值时间，对肿瘤良恶性的鉴别、早期脑梗死范围的评估等具有很大帮助。

2. MRI 检查

（1）MRI 平扫：MRI 对脑实质、脊髓及软组织的显示优于 CT，且具有多方位、多参数成像能力，能够提供结构、功能、代谢等多模态的信息，是中枢神经系统疾病诊断最重要的影像检查方法，也是脑和脊髓病变的首选检查方法。最常用的是自旋回波成像序列 T_1WI、快速自旋回波序列 T_2WI 和水抑制成像，有时加用脂肪抑制技术。横断位为常规扫描方位，以矢状位、冠状位作为补充。

（2）MRI 增强扫描：顺磁性对比剂 Gd-DTPA 可使局部产生磁场，缩短周围质子弛豫时间，是 MRI 增强扫描的基础。在行 MRI 增强扫描时，经静脉注入对比剂后行 T_1WI 扫描。与平扫对比，增强扫描可进一步提供病灶的血供和血脑屏障是否破坏的信息，有助于病灶的定位定性、鉴别诊断及微小病灶的显示。

（3）磁共振血管成像（magnetic resonance angiography，MRA）：利用 MRI 特殊的流空效应，无需注射对比剂即可使血管显影。常用的方法有时间飞跃法（time of flight，TOF）和相位对比法（phase contrast，PC）。TOF 的基本原理是流入增强，即流动的血液比饱和的背景静止组织具有更高的磁化（更高的信号）。PC 法通过运动本身的相位改变来显示流动的血液，能够更好地抑制背景组织，但用时长，后处理复杂，主要用于磁共振静脉成像（magnetic resonance venography，MRV）及脑脊液电影成像。

除了利用流空原理成像之外，也可经静脉注射顺磁性对比剂，利用其缩短 T1 时间的原理提高血管信号，行对比增强 MRA（contrast enhancement MRA，CE-MRA）。CE-MRA 成像速度快，对小血管及细微血管病变显示效果好。

（4）弥散加权成像：弥散加权成像（diffusion weighted imaging，DWI）是观察活体组织中水分子的微观扩散运动的一种成像技术。水分子扩散快慢可用表观扩散系数（apparent diffusion coefficient，ADC）和 DWI 两种方式表示，解读图像时需要结合上述两种图像。DWI 对于急性脑梗死的诊断有着非常重要的价值，同时也应用于脓肿、肿瘤等疾病的诊断及鉴别诊断。

（5）弥散张量成像：在具有固定排列顺序的组织结构如神经纤维束中，水分子在各个方向的扩散是不同的，更倾向于沿着神经纤维束走行的方向进行扩散，而很少沿垂直于神经纤维束走行的方向进行扩散，这种具有方向依赖性的扩散即称为扩散的各向异性。通过特殊梯度磁场和成像序列就可以定量描述各向异性并通过后处理显示纤维束，这种显像称为弥散张量成像（diffusion tensor imaging，DTI）（图 1-3-1，彩图见文末彩插）。目前在临床上 DTI 主要用于对肿瘤是否破坏白质纤维束进行评估。

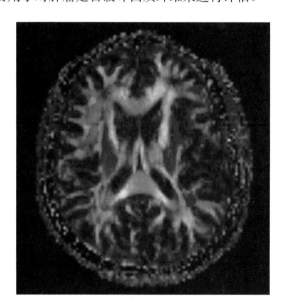

图 1-3-1　正常头部弥散张量成像

（6）灌注加权成像：磁共振灌注加权成像（perfusion weighted imaging，PWI）是用于反映组织微循环分布及其血流灌注情况、评估局部组织活力和功能的磁共振检查技术。PWI 采用 Gd-DTPA 作为介质，用对磁化率效应敏感的梯度回波序列对对比剂通过毛细血管网时的分布和浓聚情况进行探测，获得时间 - 浓度变化曲线，计算出相对脑血容量、相对脑血流量、平均通过时间等。目前主要应用于脑肿瘤的鉴别诊断、脑梗死的诊断和预测预后等。其他灌注检测方法还有动脉自旋标记（arterial spin labeling，ASL）和基于血氧水平依赖（blood oxygen level-dependent，BOLD）成像。

（7）磁敏感加权成像：磁敏感加权成像（susceptibility weighted imaging，SWI）采用完全流动补偿技术，同时采集相位图（phase image）、幅度图（magnitude image），根据不同组织间的磁敏感性差异提供图像对比增强，对于显示微出血、矿物质沉积、小静脉等具有独特的优势（图 1-3-2）。SWI 在诊断脑外伤、脑肿瘤、脑血管畸形、脑血管病及某些神经变性病等方面具有较高的价值及应用前景。

（8）磁共振波谱：磁共振波谱（magnetic resonance spectroscopy，MRS）是利用磁共振化学位移现象来测定组成物质的分子成分的一种检测方法，是目前唯一能检测活体内生物化学物质信息的技术。目前临床应用最多的是氢质子波谱技术（^{1}H-MRS）。

（9）功能磁共振成像：功能磁共振成像（functional magnetic resonance imaging，fMRI）基于 BOLD 成像，通过采集脑内局部脱氧血红蛋白水平的改变，观察脑功能区对刺激的反应和激活。主要运用于重要脑功能区的术前定位及手术方案的制定，脑卒中后功能恢复及精神疾病的辅助诊断等。

3. 数字减影血管造影检查　数字减影血管造影（digital subtraction angiography，DSA）基本原理是将同一部位对比剂注射前、后两帧图像进行相减。可选择性地进行颈内动脉、椎动脉或颈外动脉血管造影，可直接显示相应脑动脉及其分支的分布、形态、管径、血供及静脉回流的情况，具有动态显影、空间分辨率高及血管选择性强等优势。随着 CT 及 MRI 血管造影技术的应用，脑血管造影应用相对减少，目前主要用于脑血管畸形、动脉瘤、血管闭塞等疾病的诊断及介入治疗。

4. 放射性核素检查

（1）单光子发射计算机断层成像（single photon emission computed tomography，SPECT）：SPECT 是将放射性核素引入人体内后，放射性核素衰变放出的 γ 射线，由 γ 照相机获取影像。^{99m}Tc- 双半胱乙酯（^{99m}Tc-ECD）是目前最常用的脑血流灌注示踪剂，具有摄取率高、放化稳定性好、体内排泄快的优点。

（2）正电子发射断层成像（positron emission tomography，PET）：PET 主要用于显示正电子核素示踪剂在人体各器官和组织的分布情况，优势在于其使用的放射性核素，如 ^{11}C、^{15}O、^{13}N、^{18}F，都是人体基本元素，利用这些核素可以研究人体生理及生化改变。PET-CT 能够将结构和生理代谢功能图像融合，评估全身组织器官的功能、代谢情况并进行精确解剖定位。而 PET-MRI 能够将解剖、功能、代谢与多参数序列软件系统融合，为临床疾病提供结构、功能及分子评价，具有比 PET-CT 更大的临床诊断和科研潜能。PET-CT 和 PET-MRI 在神经系统肿瘤、变性疾病、精神疾病的诊断方面具有独特的优势。

5. 超声检查

（1）彩色多普勒血流成像（color Doppler flow imaging，CDFI）：CDFI 可以检测颈总动脉、颈内外动脉及椎动脉颅外段、颈外动脉、锁骨下动脉。通过二维、彩色多普勒血流显像和脉冲多普勒等综合分析，获得血管管径、内中膜厚度、狭窄部位、血流速度、阻力指数及斑块特征等指标。CDFI 对于颈部动脉的粥样硬化、动脉狭窄、动脉瘤等疾病的诊断具有重要价值。

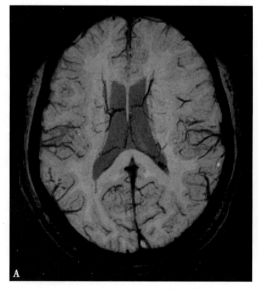
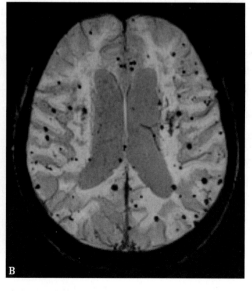

图 1-3-2　磁敏感加权成像
A. 正常轴位 SWI 图像；B. SWI 示多发结节状低信号影（出血灶）。

（2）经颅多普勒超声（transcranial Doppler ultrasound，TCD）：TCD 可以无创地测量颅内大动脉近段的血流速度及方向，判断远端血管有无狭窄和闭塞。TCD 可以早期发现血管狭窄，并评估狭窄部位及程度，可作为缺血性脑血管病的常规检查项目。

（二）脊髓检查

1. CT 检查　一般采用横断面扫描，根据检查目的可行矢状位或冠状位三维重建。CT 检查常用于诊断是否存在椎间盘突出及椎管狭窄，对怀疑肿瘤性病变和血管病变者可行增强扫描，但对于脊髓病变的诊断能力有限。

2. MRI 检查　是目前诊断脊髓病变最佳的影像学检查方法，适用于脊髓、髓外椎管内及椎间盘

等各种病变。增强扫描可以更清楚地显示病变血供及累及范围。

3. DSA　能够显示异常血管的部位、形态、分布和供血动脉及引流静脉情况，对于怀疑硬脊膜动静脉瘘等脊髓血管畸形的患者具有重要价值。

二、中枢神经系统正常表现及常见变异

（一）颅脑

1. 正常 CT 表现　在横断面扫描图像上，自下而上显示的重要结构包括小脑、脑干、第四脑室、斜坡、岩锥、内听道、桥小脑角池、垂体窝、鞍上池、额叶、颞叶、枕叶、第三脑室、松果体、丘脑、基底节、内囊、胼胝体、侧脑室、大脑纵裂（图 1-3-3）。

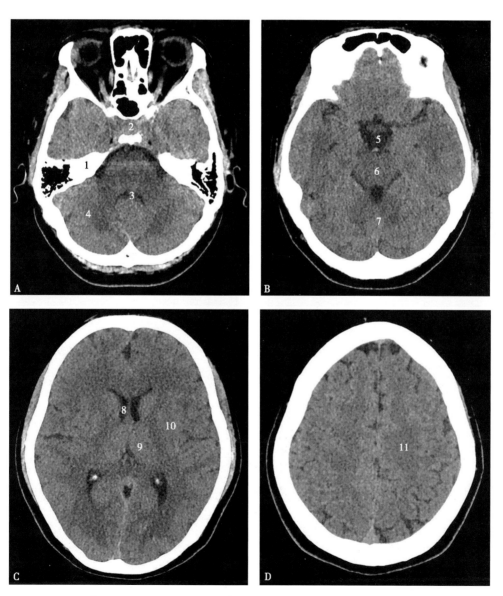

1. 岩锥；2. 垂体窝；3. 第四脑室；4. 小脑半球；5. 鞍上池；6. 脑干；7. 小脑蚓部；8. 侧脑室；
9. 丘脑；10. 基底节；11. 半卵圆中心。

图 1-3-3　横断位正常头部 CT 图像
A～D. 横断位 CT 图像。

在 CT 平扫图像上，各脑室、脑池、脑沟及脑裂充满脑脊液，呈低密度。颅骨和钙化呈高密度。脑实质密度低于骨和钙化，高于脑脊液；灰质密度较白质高。乳突气房和含气副鼻窦密度最低。

CT 增强图像上，正常脑实质轻度强化；血管、垂体、松果体明显强化。

2. **正常 MRI 表现**　横断位对于显示延髓、小脑等后颅窝结构明显优于 CT。矢状位可清晰显示中线结构，如垂体、垂体柄、下丘脑、中脑导水管、松果体、胼胝体等。冠状位主要用于观察视交叉、垂体、垂体柄、海绵窦、海马等结构（图 1-3-4）。

大脑灰质含水量较白质多，含脂肪较白质少。在 T_1WI 图像上灰质信号强度较低，白质信号较高。在 T_2WI 图像上，白质信号强度较低，灰质信号强度较高。脑脊液在 T_1WI 和 T_2WI 图像上分别表现为明显的低信号和高信号。血管因流空效应显示为无信号；较粗大的静脉血流较慢时可显示为高信号。颅骨内外板、硬膜、乳突及副鼻窦为无信号或极低信号。头皮含有较多脂肪组织，在所有序列中均呈高信号；而板障含有较多脂质，也显示为高信号。

3. **正常脑血管成像表现**　正常脑动脉走行连续、自然，管径光滑。在 CTA 及 MRA 图像上能够清楚显示颈内动脉颅内段、大脑前动脉、大脑中动脉、大脑后动脉主干及大分支、椎动脉颅内段及基底动脉、Willis 环等（图 1-3-5）。MRV 可清晰显示大脑各深浅静脉及静脉窦。

4. **颅脑常见变异**　颅内正常变异主要见于血管系统和脑室系统。Willis 环变异较多，较常见的包括前交通动脉缺如、后交通动脉缺如、大脑前动脉 A1 段缺如等。脑室系统变异常见第五脑室及第

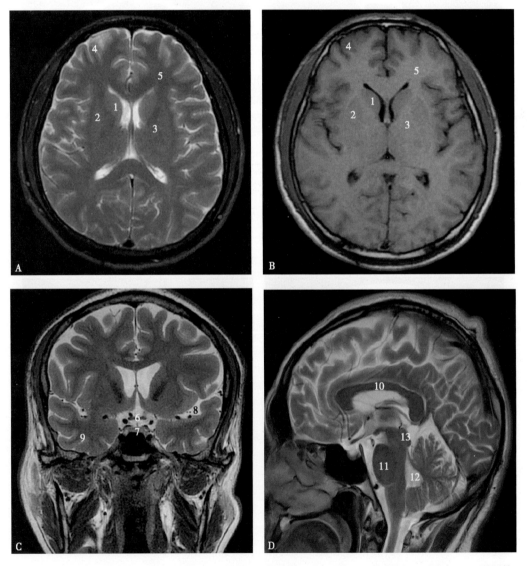

1. 尾状核头；2. 壳核；3. 内囊；4. 灰质；5. 白质；6. 视交叉；7. 垂体；8. 外侧裂；9. 颞叶；10. 胼胝体；11. 脑桥；12. 第四脑室；13. 四叠体。

图 1-3-4　正常头部 MRI 图像
A. 横断位 T_2WI；B. 横断位 T_1WI；C. 冠状位 T_2WI；D. 矢状位 T_2WI。

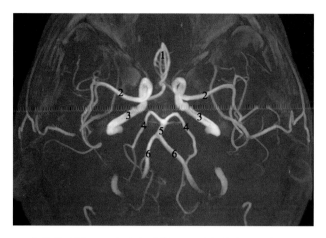

1. 大脑前动脉；2. 大脑中动脉；3. 颈内动脉；4. 大脑后动脉；5. 基底动脉；6. 椎动脉

图 1-3-5　脑 MRA 图像

六脑室显示。第五脑室又称透明隔间腔，位于透明隔之间，孟氏孔前方；第六脑室又称韦尔加腔或称穹隆腔，为第五脑室向后延伸至穹隆柱之间形成的脑脊液腔。

（二）脊髓

1. **正常 CT 表现**　在横断面上呈椭圆形，腹侧可见凹陷的正中裂，背侧较圆。在脊髓周围蛛网膜下腔低密度脑脊液的衬托下，可以大致观察颈段脊髓的轮廓，而胸腰段脊髓难以分辨。侧隐窝内可见神经根，呈类圆形软组织密度。

2. **正常 MRI 表现**　MRI 是脊髓最佳的影像检查方法。在横断面图像上，脊髓位于椎管中央，在 T_1WI 及 T_2WI 上均呈中等信号，周围环绕的蛛网膜下腔在 T_1WI 上呈低信号，在 T_2WI 上呈高信号。在高场强 MRI 图像上可显示呈 "H" 形的蝴蝶状脊髓灰质，周围为白质。脊髓中央管一般不显示。在冠状面图像上可清晰显示脊神经的走行方向，颈部水平向外通过神经孔；胸段神经向外下走行；腰段脊神经向尾侧走行。在矢状位上可见颈髓的生理性膨大；胸髓略偏向椎管前方，呈厚度均一的条状；圆锥轻度增粗后向下逐渐变细移行为终丝；马尾神经呈条带状，靠近椎管后方（图 1-3-6）。

3. **脊髓变异**　脊髓变异多系病理性的，常合并脊柱的畸形。

三、中枢神经系统基本病变的影像征象

（一）颅脑

1. **脑实质密度 / 信号异常**　与正常脑实质密度相比，高密度病灶主要见于钙化和颅内急性出血，钙化的 CT 值常高于 100HU，急性出血 CT 值一般低于 100HU（图 1-3-7）。等密度病灶主要见于肿瘤、动脉瘤、亚急性出血等。低密度病灶分为三类，低于脑脊液密度的病灶提示含有脂质，如脂肪瘤、皮样囊肿等；与脑脊液密度相近的病灶主要包括囊肿、软化灶等；高于脑脊液低于脑实质的病变可见于肿瘤、脑水肿、脑挫伤、脑炎、脑梗死等。混杂密度病灶主要见于成分复杂的肿瘤，如畸胎瘤、颅咽管瘤、肿瘤合并出血等。

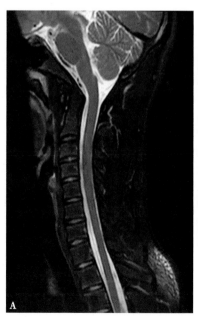
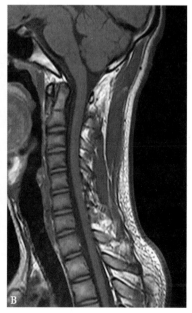

图 1-3-6　正常颈椎 MRI 矢状位图像
A. T_2WI 上脊髓呈中等信号，周围脑脊液为高信号；B. T_1WI 上脊髓呈中等信号，周围脑脊液为低信号。

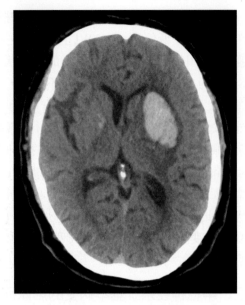

图 1-3-7　CT 示高密度影
左侧基底节区见片团状高密度血肿。

MRI 信号异常主要包括四种：①T_1WI 和 T_2WI 均表现为低信号，主要见于钙化、骨化、流空的血管（如动静脉畸形、动脉瘤）、含空气较多的结构和顺磁性物质（如含铁血黄素及矿物质）等；②T_1WI 和 T_2WI 均表现为高信号，主要见于亚急性出血、含脂肪的病变和富含蛋白的病变；③T_1WI 呈高信号，T_2WI 呈低信号，主要见于亚急性出血、黑色素瘤；④T_1WI 低信号，T_2WI 高信号，占颅内病变的多数，又分为三类：T_1WI 信号很低，T_2WI 信号很高，均类似于脑脊液信号，主要见于囊性病变或囊肿，如软化灶、蛛网膜囊肿、表皮样囊肿、寄生虫囊肿等；T_1WI 信号低于脑实质但高于脑脊液，T_2WI 信号较

高，常见于脑水肿、脑挫伤、脑梗死、脱髓鞘病变和星形细胞瘤等；T_1WI 信号稍低于脑实质，T_2WI 信号稍高于脑实质，主要见于细胞排列紧密的各种实质性脑肿瘤。

2. **强化程度和方式**　病灶是否强化及强化程度主要取决于血脑屏障是否有破坏以及病变血供情况。根据强化程度可分为无强化、轻度强化和明显强化。强化方式包括均匀强化、不均匀强化、环形强化、开环样强化、脑回样强化、结节状强化和脑膜强化等（图 1-3-8）。通过结合病灶部位、强化程度及方式能够进一步帮助疾病的定性诊断和鉴别诊断。

3. **形态及结构异常**　脑积水（hydrocephalus）是指由于分泌过多、吸收不足或循环受阻所导致的脑脊液在脑室及蛛网膜下腔内积聚，常伴有颅压增高、脑室扩大等症状。按照发生原因可分为梗阻性脑积水和交通性脑积水；按脑脊液压力改变分为正常压力脑积水和高压性脑积水；按照形成时间可分为先天性及后天性脑积水；按照发生速度可分为急性和慢性脑积水。

脑萎缩（brain atrophy）指由各种原因导致脑组织体积缩小，细胞数目减少，进而发生脑室和蛛网膜下腔扩大。影像表现为脑沟、脑裂的增宽，脑池、脑室的扩大。因发生的病因不同表现不同范围、不同程度的脑萎缩。

脑结构异常常见于各种发育疾病，如胼胝体发育不良、脑灰质异位、脑裂畸形等。

4. **占位效应**　占位效应（mass effect）指病变本身或周围水肿占据生理结构的空间、推压和移位邻

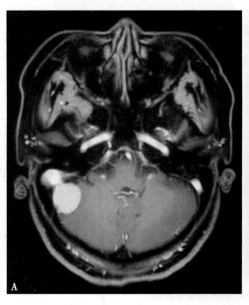 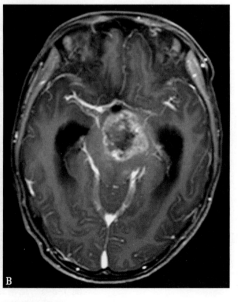

图 1-3-8　增强 MRI 病灶强化
A. 均匀强化；B. 不均匀强化。

近的结构、压迫或阻塞生理腔道的改变，表现为中线结构移位，脑室受压、移位或闭塞，脑沟狭窄或闭塞。占位效应常见于肿瘤、出血等病变。

5. **颅压升高及脑疝**　由于颅腔容积固定，颅内占位性病变及脑脊液循环障碍等导致颅内容物体积超过代偿时，会引起颅内压升高，临床表现为头痛、呕吐及视盘水肿三联征，严重时可出现意识障碍及脑疝，危及生命。

脑疝（brain hernia）是颅内压增高时引起的脑组织移位，使脑组织嵌入颅内分隔或颅骨孔道，常见的脑疝包括枕骨大孔疝、大脑镰下疝、小脑天幕疝（海马沟回疝）等。

6. **出血（hemorrhage）**　颅内出血包括脑实质出血、蛛网膜下腔出血、硬膜下出血、硬膜外出血。根据发病的时间可分为超急性期（<6小时）、急性期（7～72小时）、亚急性早期（3～6天）、亚急性晚期（1～2周）及慢性期（>2周）。

CT是急性期及超急性期出血的首选检查方法，一般表现为均匀高密度影，灶周有轻微水肿，血肿较大者可有占位效应，增强扫描血肿及周围无强化。亚急性期血肿周边逐渐吸收，中心仍可见高密度，灶周水肿和占位效应逐渐减轻。慢性期病灶软化，呈低密度。

MRI能够反映含氧血红蛋白→脱氧血红蛋白→正铁血红蛋白→含铁血黄素的变化规律，故不同时期的脑出血MRI信号变化较大，详见表1-3-1。除此之外，还与MRI检查设备场强有关。

7. **水肿（edema）**　脑水肿指脑组织内含水量增多引起的体积增大。脑水肿在CT上表现为稍低密度，在T_1WI上呈低信号，在T_2WI上呈高信号。根据发生机制，脑水肿可分为血管源性水肿、细胞毒性水肿和间质性水肿。血管源性水肿是由于血脑屏障破坏导致血浆渗入细胞外间隙引起的，白质受累更明显，常可见指状分布，见于肿瘤、出血、创伤或炎症等。细胞毒性水肿是由于钠-钾泵异常导致细胞外间隙的水分子进入渗透压更高的细胞内引起的，灰白质均受累，见于急性期脑梗死。DWI是对细胞毒性水肿最敏感的检查方法（图1-3-9）。间质

表1-3-1　脑出血不同时期MRI信号

时期	发病时间	演变过程	T_1WI	T_2WI
超急性期	<6小时	红细胞完整,内含含氧血红蛋白	等	高
急性期	7～72小时	红细胞完整,细胞内氧合血红蛋白变成脱氧血红蛋白	等	低
亚急性早期	3～6天	红细胞内脱氧血红蛋白变为正铁血红蛋白,细胞完整	外高内低	低
亚急性晚期	1～2周	红细胞破裂,正铁血红蛋白游离	高	高
慢性期早期	>2周	红细胞被吞噬,出现含铁血黄素	高	高,边缘逐渐降低
慢性期晚期	数月～数年	血肿逐渐吸收或液化,含铁血黄素沉积	低	高或内高外低

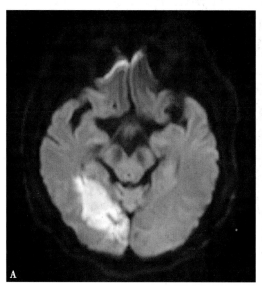
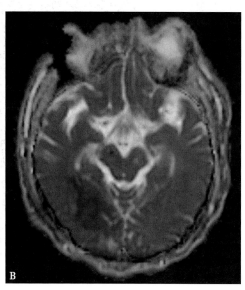

图1-3-9　细胞毒性脑水肿（急性期脑梗死）
A. DWI图显示右侧枕叶高信号；B. ADC图显示相应区域呈低信号。

性脑水肿是由于脑积水造成脑室内压力增高，脑脊液渗入脑室周围白质引起的。

8. 钙化及铁沉积　颅内钙化（calcification）指以羟磷灰石为主要成分的钙盐在脑实质中沉积，分为病理性和生理性两类。肿瘤、炎症、血管病变、代谢性病变及感染性病变均可造成病理性钙化；生理性钙化多见于松果体、脉络丛、基底节区及小脑齿状核。CT是显示颅内钙化最敏感的方法，而在MRI上，钙化的信号会因内部成分不同而不同。

铁沉积也可分为病理性和生理性。病理性铁沉积可见于退行性疾病、慢性血肿等；生理性铁沉积随年龄增长逐渐发生，多见于神经核团。

（二）脊髓

1. 脊髓形态异常　脊髓增粗常见于脊髓内肿瘤、急性期脊髓炎症和脊髓损伤。脊髓变细常见于各种原因引起的脊髓萎缩和脊髓受压。

2. 脊髓密度/信号异常　CT对脊髓病变诊断价值有限，除钙化和脂肪外，对密度的改变较难清晰显示。多数脊髓病变如肿瘤、炎症、外伤、脱髓鞘病变均在T_1WI上呈低信号，T_2WI上呈高信号。在脊髓或周围观察到流空血管影时，需考虑到血管畸形的可能。

3. 脊髓蛛网膜下腔异常　在增粗的病变脊髓节段，蛛网膜下腔变窄或闭塞，提示脊髓内病变如脊髓肿瘤的可能性；病变处硬膜囊增宽，梗阻端呈偏心杯口状，健侧蛛网膜下腔变窄，提示病灶位于髓外硬膜下（图1-3-10）；病变推挤邻近硬膜外脂肪说明病变位于硬膜外，健侧和患侧均可能出现蛛网膜下腔变窄。

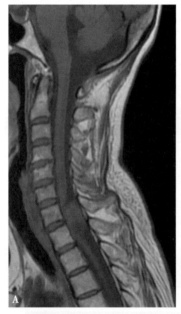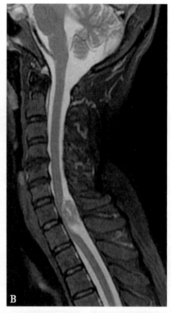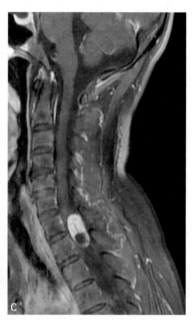

图 1-3-10　脊髓蛛网膜下腔异常（神经鞘膜瘤）

A. 矢状位T_1WI；B. 矢状位T_2WI；C. 矢状位增强T_1WI；椎管内可见类圆形等T_1等T_2异常信号影，脊髓受压移位，健侧蛛网膜下腔变窄。

（姚　骊）

参 考 文 献

[1] 申楠茜, 张佳璇, 甘桐嘉, 等. 2021年WHO中枢神经系统肿瘤分类概述[J]. 放射学实践, 2021, 36 (7): 818-831.

[2] LOUIS DN, PERRY A, WESSELING P, et al. The 2021 WHO classification of tumors of the central nervous system: a summary[J]. Neuro Onco, 2021, 23 (8): 1231-1251.

[3] LASSMANN H. Multiple Sclerosis Pathology[J]. Cold Spring Harb Perspect Med, 2018, 8 (3): a028936.

[4] HALLER S, HAACKE M, THURNHER MM, et al. Susceptibility-weighted imaging: technical essentials and clinical neurologic applications [J]. Radiology, 2021, 299 (1): 3-26.

第二章 临床常见症状与体征

第一节 头 痛

一、定义及概述

头痛（headache）是头颈部痛觉末梢感受器受到刺激产生异常的神经冲动传达到脑部所致。颅外组织除颅骨本身外，自骨膜直至五官、口腔均对疼痛敏感，颅内组织只有静脉窦及其回流静脉、颅底硬脑膜以及脑底动脉对疼痛敏感，脑部其余组织均对痛觉不敏感。

2018年，国际头痛学会（International Headache Society，HIS）发布了最新修订的第3版《头痛疾病的国际分类》（ICHD-Ⅲ），将头痛疾病分为原发性和继发性：原发性头痛包括偏头痛、紧张性头痛、三叉神经自主性头痛、其他原发性头痛4种类型。继发性头痛的病因可涉及各种颅内病变如脑血管疾病、颅内感染、颅脑外伤、颅内肿瘤，全身性疾病如发热、内环境紊乱以及滥用精神活性药物等。

二、临床表现与诊断检查

1. 临床表现

（1）头痛的部位：头痛的部位对病变的定位和定性诊断均有参考价值。一般颅外病变的头痛部位多与病灶一致，或位于病灶附近，如眼源性、鼻源性和齿源性头痛。眼部或眼后部的疼痛提示原发性眼部疾病，如急性虹膜炎或青光眼等，但有时也是神经系统疾病的症候之一，如视神经炎、偏头痛或丛集性头痛等也可出现这种表现。鼻旁疼痛常见于急性鼻旁窦炎。颅内病变时，头痛部位与病变部位不一定符合，小脑幕以上病变疼痛多位于病变同侧，以额部较多并向颞部放射。小脑幕以下占位病变头痛多位于后枕部，颅内压增高时头痛可位于双侧枕部。枕部头痛常见于紧张性头痛或由颅内感染、出

血所引起的脑膜刺激症状。颈椎上段关节、肌肉、韧带疾患也可出现枕部不适。位于一侧前额部的烧灼感见于疱疹后神经痛，位于三叉神经第二、三支分布区的撕裂样疼痛是三叉神经痛的特点，咽部和外耳道的疼痛常见于舌咽神经痛。

（2）头痛的程度性质：头痛常被描述为搏动性痛、钝痛、针刺样痛或撕裂样痛等形式，可为持续性或发作性。搏动性痛常是偏头痛的特点，也可见于高血压性头痛等；持续性重压感或头部紧箍感常见于紧张性头痛；颅内占位病变引起的头痛常为持续性钝痛，具有低头、愤怒和咳嗽时头痛加重的特点；剧烈的撕裂样痛或电击样痛见于三叉神经痛、舌咽神经痛等；精神疾病引起的头痛多为弥漫、无固定部位的胀痛或钝痛。

（3）头痛的疼痛程度：头痛的程度一般分为轻、中、重三种。三叉神经痛、偏头痛及脑膜刺激的疼痛最剧烈。脑肿瘤引起的疼痛多为中度或轻度。

（4）头痛的发病情况：突然发生的剧烈头痛是蛛网膜下腔出血的特点；急性起病伴颈项强直和发热的弥散性头痛多为脑膜炎；伴眼痛的头痛为急性青光眼；一些病毒感染或其他发热性疾病也会产生急性头痛，但病程相对较短；亚急性起病且头痛呈进行性加重的老年患者，应询问外伤史，排除亚急性硬膜下血肿和脑震荡后综合征；头痛伴有神经定位体征和明显的体重减轻，应注意原发性或转移性脑肿瘤；慢性头痛通常为良性病变所致，如偏头痛、丛集性头痛、紧张性头痛以及颈椎病、鼻窦炎引起的头痛。头痛的临床表现及伴随症状诊断思路见图2-1-1。

2. 体格检查

包括一般情况检查和神经系统检查。一般情况检查中需要注意生命体征（体温、血压、脉搏）、疾病面容、意识水平、头颈部外伤表现、颞动脉搏动异常或压痛、下颌关节触诊、颈肩部肌肉触诊等。神经系统检查中需仔细排查是否有任何新发

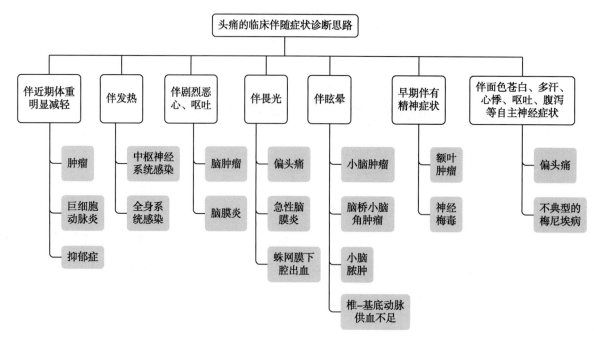

图 2-1-1 头痛的临床表现及伴随症状诊断思路

的局灶或非局灶性神经系统体征,特别注意颅神经检查、眼底检查、脑膜刺激征检查以及运动、反射、小脑和感觉检查的对称性等。

3. **诊断检查** 包括影像学、脑电图、肌电图、脑脊液检查和腰椎穿刺检查等。

电子计算机体层扫描(CT)常用于颅脑疾病的诊断,常规头颅 CT 平扫主要用于颅内血肿、脑外伤、脑出血等的诊断;如果存在血脑屏障的破坏(如肿瘤或脑炎),可使用增强 CT;CT 血管造影可清楚显示主动脉弓、颈总动脉、颈内动脉等,对闭塞性血管病变可提供重要的诊断依据;而 CT 灌注成像能够反映组织的血管化程度,并能动态反映脑组织的血流灌注情况。磁共振成像(MRI)是诊断颅内和脊髓病变最重要的检查手段,MRI 可清晰地观察到脑干及后颅窝病变的形态、位置、大小及其与周围组织结构的关系,但对于急性颅脑损伤、颅骨骨折、钙化病灶及出血性病变急性期等 MRI 检查不如 CT 敏感。临床上 MRI 广泛应用于脑血管疾病、脱髓鞘疾病、脑肿瘤、颅脑先天发育畸形、颅脑外伤、各种原因所致的颅内感染及脑变性病的诊断和鉴别诊断,MRI 可以显示脊髓病变,对脊髓病变的诊断具有明显优势,常用于脊髓肿瘤、脊髓炎、脊髓空洞症、椎间盘脱出、脊椎转移瘤和脓肿等的诊断,但是需要注意的是,如患者体内有金属植入物,如义齿、脑动脉瘤手术放置银夹、安装心脏起搏器等均不能使用 MRI 检查。

三、影像学在继发性头痛中的应用

(一)影像学检查阳性的病因

1. **蛛网膜下腔出血** 蛛网膜下腔出血(subarachnoid haemorrhage,SAH)的临床表现多为单侧性剧烈头痛,伴恶心、呕吐、意识障碍、后颈僵硬,偶有发热及心律不齐。因而,任何患者突发剧烈头痛或霹雳性头痛,特别是接踵而来的颈后痛,应考虑有否 SAH。也有少数轻型 SAH 仅表现为轻微的后枕痛和上颈痛。对诊断 SAH 最有价值的无创性辅助检查是 CT 或 MRI(Flair 序列),24 小时内其敏感性可达 90% 以上。

2. **颈动脉夹层** 颈动脉夹层(carotid dissection,CD)的发生部位不同临床表现也不相同。约 80% 的颈内动脉颅外段夹层动脉瘤患者以头、面、眶或颈痛为首发表现,通常位于夹层动脉瘤同侧。约 60% 的患者有局灶性脑缺血症状,可出现于头痛后 4 周内,也可出现于头痛前。颈内动脉颅内段夹层动脉瘤的典型表现为同侧严重头痛和重度脑卒中。20% 发生蛛网膜下腔出血。椎动脉夹层动脉瘤最常见的症状为头痛和颈痛(88%),后出现椎基底动脉分布区的脑卒中或短暂性脑缺血发作,尤其是在几小时到两周内发生的延髓背外侧综合征。血管造影和 / 或神经影像检查可证实夹层动脉瘤。

3. **大脑静脉窦血栓** 大脑静脉栓塞(cerebral venous thrombosis,CVT)头痛是最常见的症状,但无特征性，最常表现为整个头部渐进性的严重疼痛。头痛可以是单侧突然发生，90% 以上的病例其头痛是伴随颅内高压症状和 / 或局部症候（神经缺损或癫痫），只有不到 10% 的病例是以头痛为唯一症状。偶尔 CVT 的头痛类似偏头痛、原发性霹雳性头痛、低脑脊液压力头痛等。诊断及鉴别诊断的根据是神经影像学检查（MRI＋MRA 或 CT＋CTA）的结果。

4. 脑淀粉样血管病 脑淀粉样血管病（cerebral amyloid angiopathy，CCA）是一种以 β 淀粉样蛋白沉积脑内小动脉壁，主要累及皮层动脉。影像学特点为脑叶或皮层及皮层下多发性、反复性出血。SWI 可显示直径小于 5mm 的脑微小出血灶。

5. 后部可逆性脑病 后部可逆性脑病（posterior reversible encephalopathy syndrome，PRES）为各种原因的血压急骤升高所致的全脑功能障碍，是一种脑血管自我调节障碍性疾病。病因包括子痫与产前子痫、原发性高血压、嗜铬细胞瘤等。临床上急性起病，症状包括头痛、抽搐、意识障碍等。去除高血压后多可恢复。PRES 的影像学诊断手段以 MRI 为主，最突出的特点为后循环供血区出现双侧对称的顶枕叶皮质下白质受累，但距状沟与旁中央枕叶未见异常。

（二）影像学检查阴性的病因

1. 巨细胞动脉炎 巨细胞动脉炎（giant cell arteritis，GCA）是一种病因未明的中动脉与大动脉血管炎，常累及一个或多个颈动脉分支，尤其是颞动脉。典型表现呈颞侧头痛、间歇性下颌运动障碍和视力障碍三联征。符合以下标准中的三条可确诊：①发病年龄≥50 岁；②新近出现的头痛；③颞动脉有压痛、搏动减弱（非因动脉粥样硬化）血沉≥50mm/h；④颞动脉活检示血管炎，表现以单个核细胞为主的浸润或肉芽肿性炎症，并且常有多核巨细胞。

2. 低颅压综合征 低颅压综合征（intracranial hypotension syndrome，IHS）是腰穿后最常见的一种反应，一般在 10～12 小时后发生，最常发生于腰穿后第 2、3 天，持续约 3～5 天。其诊断标准为：①头痛在坐起或站立后 15 分钟内恶化，躺下后 15 分钟内改善，并至少具有下列一项，且符合标准③和④：颈部僵硬、耳鸣、听力障碍、畏光、恶心；②做过腰穿或硬脑膜穿刺；③头痛在腰穿或硬脑膜穿刺后 5 日内发生；④头痛在下列任一种情况下缓解：1 周内自然缓解；经有效治疗脑脊液渗漏后（通常是做硬脑膜外血液贴片）48 小时内缓解。

3. 阻塞性睡眠呼吸暂停综合征 阻塞性睡眠呼吸暂停综合征（obstructive sleep apnea syndrome，OSAS）引起头痛的诊断标准为：①反复发作的头痛，至少具有以下一项特征，且符合标准③及④：每月发生多于 15 天；每次头痛在 30 分钟内缓解；两侧紧缩性头痛，不伴随恶心、畏光、畏声；②应用睡眠多项生理检查仪进行整夜监测，证明是睡眠窒息症；③头痛出现在刚睡醒时；④经有效治疗后头痛在 72 小时消失，且不再发生。至今尚未明确此种头痛的机制是否与缺氧、高碳酸血症或睡眠失调有关。

4. 短暂头痛及神经缺损综合征并脑脊液淋巴细胞增生症 短暂头痛及神经缺损综合征并脑脊液淋巴细胞增生症（syndrome of transient headache and neurological deficits with cerebrospinal fluid lymphocytosis，HaNDL）旧称偏头痛并脑脊液白细胞增生症、假性偏头痛并淋巴细胞增生症。本症的诊断标准为：①阵发性中度或重度头痛，持续数小时才完全缓解，且符合标准③及④；②脑脊液白细胞增生以淋巴细胞为主（>15×10⁶/L），神经影像学、脑脊液培养及其他病因检验均正常；③阵发性头痛可伴随或紧跟着短暂性神经学缺损出现，且其开始与脑脊液白细胞增生有密切的时间点的关联；④阵发性头痛及神经学缺损可能在 3 个月内复发。

（张永海）

第二节 眩 晕

一、定义及概述

眩晕（vertigo）是前庭系统病变的一种表现，前庭系统包括前庭周围及前庭中枢两部分，前庭周围包括内耳的半规管、椭圆囊、球囊和前庭神经以及延髓背侧的前庭神经核团，前庭中枢包括前庭神经核向脑干、小脑、脊髓、大脑发出的联系纤维及相应结构。临床上将眩晕分为周围性眩晕及中枢性眩晕。

二、临床表现与诊断检查

1. 临床表现

（1）眩晕的性质：周围性眩晕多为旋转性或向上下、左右摇晃运动性幻觉；中枢性眩晕多为旋转性或为固定物体向一侧运动感。

（2）眩晕持续时间：眩晕症状持续时间对判断眩晕疾病很重要，持续数秒的眩晕疾病主要是 BPPV、中枢性位置性眩晕，少见的有外淋巴瘘（perilymph fistula，PF）、上半规管裂（superior semicircular canal dehiscence, SSCD）和前庭阵发症（vestibular paroxysmia, VP）；持续数分钟的后循环短暂脑缺血发作、VP；持续数十分钟至数小时的梅尼埃病（Ménière's disease, MD）；持续数天至数周的，无听力下降时主要考虑前庭神经炎（vestibular neuritis, VN）和PCI，有听力下降主要考虑迷路炎、突聋伴眩晕和PCI等；持续数月或数年的晕，常为头晕而非眩晕，主要为PPPD，双侧前庭病（bilateral vestibulopathy, BVP）少见。

（3）眩晕诱发因素：如果眩晕症状在体位改变时发作，如躺下、坐起、抬头或在床上翻身等动作，一定要考虑是否为BPPV，此时应追问既往位置诱发眩晕的发作频率和每次发作的缓解时间，结合随后的体格检查来鉴别是BPPV还是中枢性位置性眩晕；如果患者坐、躺无症状，一旦行走即出现不稳、晃动感，临床应考虑是否有深感觉障碍、小脑共济失调、锥体及锥体外系疾病，BVP也会出现类似不适；特殊场合出现或加重头晕眩晕症状，如在幽闭的空间如电梯，或者在空旷场所如广场，或者在超市、商场，抑或上楼正常而下楼时会出现症状者，提示存在视空间不适，很多合并精神性疾病；女性在月经期前后或睡眠不规则后出现眩晕发作，即使没有明确的偏头痛病史，临床也应考虑VM；有前驱病毒感染史首先考虑VN，但应注意只有不到30%的VN患者能够问到这样的前驱病毒感染史。还有少见的诱发因素如在咳嗽、用力憋气或听到响声后出现发作，临床应考虑内耳除了圆窗、前庭窗以外，可能出现了第3窗，如上半规管裂（SSCD）。眩晕的临床表现及伴随症状诊断思路见图2-2-1。

2. **体格检查** 对于眩晕患者的体格检查，除了常规的神经系统检查外，需着重评估眼、头动、耳、姿势平衡四大方面。建议先按照顺序完成常规神经系统体格检查，评估是否存在肢体无力、感觉障碍、

共济失调，以及一些相对隐匿的体征，如高级皮质功能受损（精神、智能、语言等）。在鉴别中枢或周围性眩晕疾病时，生命体征是否平稳，有无局灶神经系统体征，特别是有无共济失调体征和独立站坐的平衡能力、方向和/或类型改变的凝视诱发眼震，以及有无眼球运动障碍等体征，是及时识别中枢头晕眩晕疾病的重要依据。在此基础上，完善眼、头动、耳、姿势平衡检查。以下着重对一些平素不甚重视而在眩晕患者中非常重要的体格检查进行阐述。

3. **诊断检查** 合理的、有针对性的辅助检查是避免头晕眩晕疾病误诊的保障。无针对性的辅助检查常常是头晕眩晕疾病误诊的来源，特别是头颅、颈椎影像学检查。如果患者的眩晕病因不能从病史和体格检查时推断出来，那么辅助检查一般也不能提供更多的诊断线索。即使前庭功能检查，更多是用来评价该眩晕患者前庭功能损害或保留的程度，而不作为诊断依据，同时应注意每项检查的局限性。当患者存在前庭功能明确损害时，常出现多个前庭功能检查结果异常，不同检查之间可以相互印证。因此，在只出现某一项前庭功能检查结果异常时，特别是只出现变温或前庭诱发肌源性电位结果异常时，解读结果尤其应慎重。对所有患者进行前庭功能检查前，均应进行纯音电测听检查，听力检查不仅是诊断MD的必要条件，也是评价患者有无中耳异常的重要线索，是其他检查如变温试验的先决条件。

从Bárány协会制定的眩晕疾病诊断标准看，常见的眩晕疾病诊断中BPPV、VM和VP都是根据临床症状和/或体征来诊断，不需要前庭功能检查，而MD的诊断标准只纳入了纯音电测听，未将前庭功能检查纳入，也未纳入耳蜗电图和内耳钆增强检查，而PPPD诊断更多强调无前庭功能异常或前庭功能异常不能解释现有症状。仅BVP诊断时强调前庭功能检查意义，该协会尚未推出VN的诊断标准，国

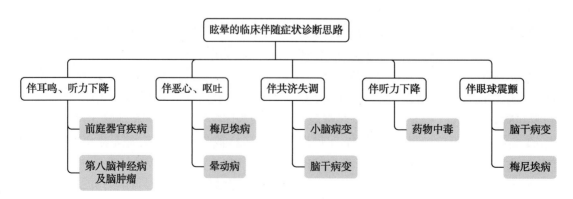

图2-2-1 眩晕的临床表现及伴随症状诊断思路

内的专家共识强调前庭功能检查意义，这两类疾病所造成的前庭异常通过多项检查基本可以相互印证。而影像学检查，特别是头颅 MRI 检查，主要在确诊 PCI 或排除中枢结构异常时发挥决定性作用。

三、影像学在中枢性眩晕中的应用

中枢性眩晕是指前庭神经颅内段、前庭神经核及其纤维联系、小脑、大脑等病变所引起的眩晕。导致中枢性眩晕常见的原因有后循环脑血管病、感染、后颅窝肿瘤、脱髓鞘疾病、神经退行性病变、颅颈部畸形等。

1. 锁骨下动脉盗血综合征 是指一侧锁骨下动脉/无名动脉在近心端显著狭窄闭塞导致椎-基底动脉供血不足的疾病。CTA 可多角度、多方位观察锁骨下动脉/无名动脉，显示血管狭窄部位、形态、范围、程度及侧支循环建立的情况。MRA 可显示血管形态，多角度观察血管病变和周边组织的解剖关系。DSA 仍是诊断锁骨下动脉盗血综合征的"金标准"。

2. 小脑、脑干出血或梗死 眩晕是小脑、脑干出血和梗死的突出症状，常以眩晕、头痛、呕吐起病，严重者昏迷。后循环脑血管病主要是 MRI 检查，其中 DWI 对于急性病变最有价值，同时还应该积极应用各种血管检查如 CTA、MRA、DSA 或血管超声检查。

3. 听神经瘤 听神经瘤是耳蜗神经源性眩晕最常见原因，但眩晕很少作为始发症状，通常先有高频性耳聋，数月或数年后出现慢性眩晕和温度刺激反应减弱，然后出现其他脑神经麻痹（面神经、三叉神经和迷走神经）、同侧肢体共济失调和头痛等。CT 平扫病变多为均匀的等密度或略低密度，也有部分肿瘤呈混杂密度，病灶中心多位于内听道平面，可有内听道扩大，病变与颞骨岩部关系密切。MRI 表现为病灶的主体在桥小脑角区，以内听道扩大、听神经增粗为特征，T_1WI 呈低或稍低信号，T_2WI 呈高或稍高信号，增强扫描肿瘤均匀或不均匀强化。

4. 多发性硬化 多发性硬化是中枢神经系统常见的脱髓鞘型自身免疫疾病，可在青少年和成年早期发生持续性眩晕，但眩晕症状很少单独出现。多发性硬化脑内病灶以白质受累为主，也可累及皮质。

5. 椎动脉型颈椎病 由于颈部交感神经受激惹导致椎动脉受累而引起眩晕、视力模糊等综合征。X 线可显示钩椎增生及椎间孔狭小（斜位片），MRI 可显示两侧横突孔有无变异、是否对称、内径有无差异。

6. Chiari 畸形 又称小脑扁桃体下疝畸形，是小脑扁桃体向下延伸，经枕骨大孔突入颈椎管的一种先天性发育异常，是一种常见的颅颈交界区畸形。影像学表现为单侧小脑扁桃体下端疝入枕骨大孔平面 5mm 以上或双侧 3mm 以上，可合并脊髓空洞、脑积水、脊髓脊膜膨出。

7. 颅底凹陷症 临床表现以颈短、发际线低为特征，主要表现为颈项部或枕下疼痛，少数可伴有头晕、晕厥等症状。影像学表现为颅底骨以枕骨大孔为中心向颅腔内陷入，齿状突升高进入颅内，MRI 以其良好的软组织分辨率常用于颅底凹陷症术前及术后评估。

四、影像学在周围性眩晕中的应用

周围性眩晕主要由前庭神经核以下损害导致，可见于前庭神经损害或内耳有关结构损害。引起眩晕的内耳疾病很多，可分为内耳本身疾病、内耳邻近结构疾病。

（一）内耳本身疾病

1. 前庭神经炎 临床特征表现单纯眩晕发作，不伴耳聋和耳鸣。该病多见于中青年人，患者常有上呼吸道感染史，眩晕突然发生。MRI 能直观而立体地观察膜迷路的精细结构。

2. 上半规管裂综合征（SCDS） 指因上半规管的先天性或后天性骨质缺损而出现一系列以前庭受损（慢平衡障碍、眩晕等）及耳蜗受损症状（低频听力下降、耳鸣等）为主要临床表现的综合征。薄层、多平面颞骨 CT 平扫对发现上半规管裂是一种十分有价值的方法，CT 层厚对上半规管裂的发现和诊断非常关键，其层厚应小于 1mm，最好在 0.625mm 以下，且应在上半规管平面重组。

3. 梅尼埃病（MD） 典型的症状是发作性眩晕、波动性听力损失、耳鸣和耳闷。主要表现为蜗管和球囊积水，而椭圆囊、半规管及内淋巴囊积水不明显。颞骨 CT 检查可显示前庭水管狭窄。MRI 是诊断梅尼埃病的首选影像检查方法。MRI 平扫只能显示出内耳的液体结构，并不能区分内、外淋巴；内耳 MRI 增强扫描可显示梅尼埃病的内淋巴积水。

4. 大前庭导水管综合征（LVAS） 是较为常见的先天性内耳发育畸形，是一种常染色体隐性遗传病，临床表现为突发耳聋、眩晕、耳鸣。前庭导水管扩大的根本因素是内淋巴管和内淋巴囊扩大。HRCT 是首选的常规检查，可表现为颞骨岩部后缘的外口扩大，前庭水管中段管径大于 1.5mm；MRI

在显示内淋巴囊上具有明显的优势，T_2WI 可以显示岩骨后扩大的内淋巴管或内淋巴囊。

5. 耳硬化症　病因不明，病理上是由于骨迷路原发性局限性骨质吸收，而代以血管丰富的海绵状骨质增生，多在 10～40 岁发病。临床表现为双耳或单耳渐进性听力下降、耳鸣、眩晕。耳硬化症可分为镫骨前庭窗型和耳蜗型。前者 CT 表现为早期前庭窗缘骨质吸收，晚期镫骨底板增厚，前庭窗缘增厚、变小或封闭；后者在 CT 上可见耳蜗各转周围密度减低，形成"双环征"，密度减低区间有小硬化灶。

（二）内耳邻近结构疾病

1. 颈静脉球高位　大多数没有临床症状，乙状板缺损时出现搏动性耳鸣。影像学表现为颈静脉球达到或超过耳蜗的耳蜗基底转。CT 上可清楚地显示类圆形骨孔影，边界清晰光整，MRI 显示异常信号边界清楚，局部无占位效应。

2. 颈静脉球副神经节瘤　是发生于颈静脉球穹窿部和鼓室部位的肿瘤。常见临床症状为搏动性耳鸣、听力下降和眩晕，部分患者也可表现为颅神经损伤，如周围性面瘫。CT 显示颈静脉孔区不规则软组织肿块影，边界清晰，生长较大时常推压周围软组织并破坏周围骨质，薄层高分辨 CT 并多平面重建可更好的显示病灶对骨质的破坏情况。MRI 可清晰显示肿瘤的大小、确切部位、范围及与周围组织的关系等，T_1WI 多呈略低或等信号，T_2WI 多呈稍高信号，由于颈静脉球瘤血供丰富，病灶较大时，T_1WI 及 T_2WI 均可见血管流空，及"椒盐征"，增强扫描肿瘤均明显强化，其内可见流空血管影。

3. 面神经鞘瘤　起源于面神经鞘膜的施万细胞，临床表现为周围性面神经麻痹，桥小脑角区及内耳道的面神经鞘瘤还可有感音神经性耳聋、眩晕及耳鸣，鼓室段或乳突段的面神经鞘瘤还可有传导性耳聋等症状。面神经鞘瘤可发生在面神经的任何部位，以面神经膝部最为常见。CT 上主要表现为面神经管扩大及面神经管骨质破坏，病变沿面神经管走形，发生在膝部的面神经鞘瘤较大时可突入颅中窝。面神经鞘瘤标远的骨质可向前突起，形成"抱球征"。MRI 上肿瘤于 T_1WI 呈略低信号，T_2WI 呈高信号，增强扫描呈明显强化；CT 可通过面神经管的受累提示肿瘤的存在，为面神经鞘瘤的首选检查方法。MRI 可显示肿瘤本身、肿瘤累及的范围，有助于定性诊断。

4. 胆脂瘤　胆脂瘤是由位于鼓室和或乳突腔内的角化的鳞状上皮细胞、上下的结缔组织以及不断堆集的角化碎片形成的团块，周围伴或不伴炎症反应。HRCT 上表现为中耳内膨胀性生长的软组织密度病灶，鼓室顶盖及听小骨骨质吸收破坏；胆脂瘤在 MRI 表现为 T_1WI 等或低信号，T_2WI 高信号，DWI 高信号，增强扫描无强化或周边强化。

（张永海）

第三节　意　识　障　碍

一、定义及概述

意识（consciousness）指机体对客观环境和自身的认识能力，包括觉醒状态和意识内容两个方面。意识障碍（impairment of consciousness）是指机体对自身和环境的感知发生障碍是多种原因引起的严重的脑功能紊乱。意识障碍可分为觉醒状态改变和意识内容改变两个方面，其病理学基础是大脑皮层、丘脑和脑干网状系统的功能异常。昏迷（unconscious）是最严重的意识障碍。临床上按严重程度分为浅昏迷、中度昏迷和深昏迷。

二、临床表现及诊断检查

1. 临床表现

（1）起病急缓：急骤发生的意识障碍多为意外原因所致，如中毒、外伤、低血糖等，也可见于慢性疾病急性并发症，如高血压动脉硬化引起的急性脑卒中，冠心病导致的阿 - 斯综合征（Adams-Stokes syndrome）等。渐进加重的意识障碍多见于中毒性或代谢性脑病、中枢神经系统感染等，在意识障碍前患者多有原发病症状，如慢性肺、肝、肾病和糖尿病等。

（2）意识障碍过程：意识障碍波动性大，时轻时重，以中毒性或代谢性脑病居多。头部创伤可有意识障碍，如清醒后再度陷入昏迷应考虑硬膜外血肿的可能。

（3）意识障碍的程度：分为嗜睡、意识模糊、昏睡、谵妄、昏迷。谵妄可发生于急性感染的发热期间、急性酒精中毒、肝性脑病等。

意识障碍还与既往健康状况、服药史、环境及现场特点季节相关，如冬季要考虑一氧化碳中毒，夏季要考虑到中暑。晨起发现病人意识障碍，应想到一氧化碳中毒、服毒或低血糖昏迷的可能。在公共场所发病的患者多为急骤发病，如癫痫、脑血管病。

2. 体格检查　包括一般检查，如生命体征（体温、脉搏、呼吸和血压）、发育体型、皮肤黏膜、姿势步态、头颈面部、躯干和四肢形态、心肺和腹部脏器功能以及神经系统的专科检查，如瞳孔、眼底、疼痛刺激反应、脑膜刺激征等。

3. **诊断检查**　包括影像学、血糖、血常规、尿常规、便常规、血气分析、脑脊液检查、血生化、心电图等。

神经影像学检查是多数意识障碍患者的必要检查，头颅 CT 对于脑挫裂伤、脑内出血、硬膜下及硬膜外血肿的鉴别有很大的优势，头颅 MRI 对于急性缺血性突出、后颅窝的损伤、弥漫性轴索损伤、脑静脉血栓形成的显示更加敏感。意识障碍的临床表现及伴随症状诊断思路见图 2-3-1。

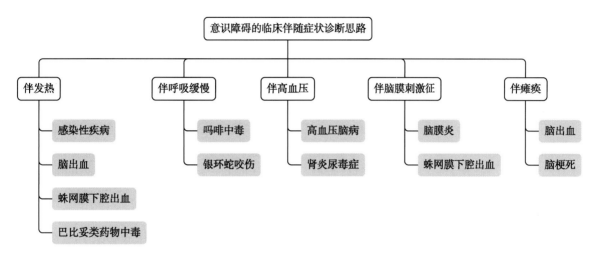

图 2-3-1　意识障碍的临床表现及伴随症状诊断思路

三、影像学在昏迷中的病因诊断的应用

（一）代谢性脑病

1. **肝性脑病（hepato encephalopathy）**　是由急、慢性严重肝功能障碍或门静脉一体循环分流所致的、以代谢紊乱为基础的神经精神系统异常综合征；临床表现主要为认知障碍、行为异常、意识障碍等。

影像学表现：急性期，在岛叶、丘脑、内囊后支以及扣带回内可见对称的 T_2WI 高信号，严重时可见弥漫性皮质水肿；慢性期，在苍白球、丘脑下区域和中脑可见 T_1WI 高信号。

2. **低血糖脑病（hypoglycemic encephalopathy）**　是由于血糖过低引起的大脑神经细胞能力代谢障碍而出现的一种代谢性脑病。轻者表现为出汗、面色苍白、心悸，重者出现昏迷、不自主运动等。低血糖脑病在婴儿中较常见，急性期主要 MRI 表现为顶枕叶皮层、皮层下斑片状长 T_1 长 T_2 信号，DWI 呈高信号；成人低血糖脑病以大脑皮质和海马神经元最易受损，其次为基底节区，而脑干、小脑不易累受。

3. **垂体卒中**　垂体卒中是一种急性临床综合征，由垂体的出血或梗死造成，临床表现主要包括头痛、视力受损、精神状态改变，大多数垂体卒中继发于垂体腺瘤。常规 CT 诊断垂体卒中的敏感性差，

MRI 通常可用于诊断，一般可以看到垂体体积增大、可发现出血、坏死等异常信号，合并腺瘤时，可见到腺瘤征象。

4. **缺氧性脑病**　是指脑急性缺氧导致氧的供应和利用达不到大脑组织的代谢需求而造成弥漫性脑组织损害。成人常见的病因是心肺骤停、脑血管疾病、严重低血压。儿童常见的原因是窒息、脱水。CT 表现为灰白质分界消失、弥漫性脑实质密度减低。但 CT 对早期或细微病变的敏感性不如 MRI。急性期，表现为皮层和基底节区 DWI 呈弥散受限，T_2WI 及 FLAIR 一般未出现明显信号改变；亚急性期（24 小时至 2 周），表现为受损灰白质结构对称性 T_1WI 低信号，T_2WI 及 FLAIR 高信号，DWI 呈弥散受限。慢性期（两周后），表现为皮层下白质 T_2WI 高信号、脑萎缩。

（二）中毒性脑病

1. **急性一氧化碳中毒**　临床表现一般为头痛、头晕、意识状态改变，通常通过相关毒理学及实验室检查确诊，影像学可评估脑损伤。影像学表现为基底节区 T_1WI、T_2WI 信号增高，DWI 示弥散受限，

2. **韦尼克脑病（Wernicke encephalopathy）**　通常由维生素 B_1 缺乏引起，常见于过多酗酒者。典型临床表现为意识改变、眼功能障碍和共济失调。MRI

典型表现为内侧丘脑、中脑导水管周围区域、乳头体和顶盖对称性 T_2WI 高信号，病变区域也可出现点状出血，弥散受限及强化。

（三）脑血管疾病

1. 脑静脉血栓形成 临床表现症状多样，头痛、癫痫，严重者昏迷。CT 平扫静脉窦内可见高密度影，增强扫描静脉窦内中央充盈缺损，周边可见强化。MR 平扫可见静脉窦内血液流空效应消失，其内信号异常，同时在静脉引流区域的脑实质中可见水肿、出血。静脉血管成像，如 CTV、MRV 对静脉内血栓的显示具有优势。

2. 高血压脑病（hypertensive encephalopathy） 也称可逆性后部白质脑综合征（posterior reversible encephalopathy syndrome，PRES），为各种原因的血压急骤升高所致的全脑功能障碍，是一种脑血管自我调节障碍性疾病。病因包括子痫与产前子痫、原发性高血压、嗜铬细胞瘤等。临床上急性起病，症状包括头痛、抽搐、意识障碍等。去除高血压后多可恢复。CT 与 MRI 具有特征性表现，CT 上表现为以后循环供血区为主呈对称性分布的弥漫性高密度影。MRI 对本病的显示更加敏感，T_1WI 呈边缘模糊的斑片状低信号，T_2WI/FLAIR 呈斑片状或多灶性高信号，SWI 可显示出血所致的低信号，DWI 无或有轻度弥散受限。

（四）颅内感染性疾病

1. 化脓性脑膜炎（purulent meningitis） 由化脓性细菌引起的急性颅内感染，病变部位主要在柔脑膜。早期 CT 通常无异常表现，MR 表现为脑沟 FLAIR 及 DWI 信号增高，增强扫描可见柔脑膜线样强化。

2. 结核性脑膜炎 由结核杆菌引起的脑膜和脊髓膜的非化脓性炎症。临床上急性或亚急性起病，表现为结核中毒症状、头痛、呕吐、神经功能障碍、昏迷等。CT 平扫可见脑底池闭塞、密度增高，晚期可见钙化，增强扫描硬脑膜、柔脑膜明显强化；MRI 表现为分布在基底池、外侧裂的多发粟粒状节灶，脑实质内可见多个粟粒状强化结节灶。

3. 单纯疱疹病毒性脑炎（herpes simplex virus encephalitis） 又称急性坏死性脑炎、急性包涵体脑炎，由单纯疱疹病毒直接侵犯中枢神经系统所引起的脑实质或脑膜急性感染性疾病。临床上常有前驱感染史，可表现为头痛、高热、癫痫和意识障碍等。CT 上单侧或双侧颞叶、海马及边缘系统可见局限性低密度区。MRI 病灶呈长 T_1 长 T_2 信号影，FLAIR

呈高信号，边缘模糊，多累及皮层及皮层下白质，病变多伴有出血，增强扫描呈线状或脑回样强化。

4. 流行性乙型脑炎 好发于儿童，临床起病急，主要表现为发热、剧烈头痛、喷射性呕吐、意识障碍等。病变广泛分布于大脑和脊髓，以大脑皮质、基底节、丘脑、中脑等处最为显著，其中两侧丘脑对称性损害具有特征性。CT 表现缺乏特异性，或仅见脑肿胀及脑积水。MRI 对于早期病变范围及程度的显示更为敏感，MRI 特征性表现是双侧基底节区、丘脑近似对称的长 T_1 长 T_2 信号影，DWI 呈高信号，ADC 图呈等或稍高信号。

（五）脑外伤

1. 硬膜外血肿 指颅内出血聚集在颅骨与硬膜之间，多发生于头颅直接损伤部位，头外伤后原发昏迷时间较短，再度昏迷前可有中间清醒期。CT 显示颅骨下梭形高密度有，边界清晰，一般不超过颅缝。MRI 显示急性期血肿 T_1WI 呈等信号，T_2WI 呈低信号；亚急性期 T_1WI 及 T_2WI 均呈高信号。

2. 硬膜下血肿 指颅内出血聚集在硬脑膜与蛛网膜之间。急性硬膜下血肿的病程短、症状重，多为持续性昏迷且进行性加重，很少有中间清醒期。影像学表现为颅板下方新月形异常影。对于急性硬膜下血肿，CT 和 MRI 显示均较好，对于慢性硬膜下血肿 MR 的多参数、多序列显示更优。

3. 脑挫裂伤 指颅脑外伤所致的脑组织器质性损伤，包括脑挫伤和脑裂伤两种。脑挫伤是外伤引起的皮质和深层的散发小出血灶、脑水肿和脑肿胀。脑裂伤是脑及软脑膜血管的断裂。临床表现有伤后头痛、恶心、呕吐和意识障碍。CT 和 MRI 均能较敏感地显示脑挫裂伤，CT 对于脑挫裂伤中的出血有一定的优势，MRI 对于亚急性和慢性期脑挫裂伤的显示更佳。

4. 弥漫性轴索损伤（diffuse axonal injury） 是一种在外力作用下颅脑加速度运动过程中造成轴索肿胀、断裂以及并行小血管损伤的严重闭合性颅脑损伤。好发于灰白质交界区、两侧大脑半球之间的胼胝体、基底节、内囊以及大脑和小脑之间的脑干上端。

CT、MRI 等方法不能直接显示神经轴索的损伤，但可以通过出血、间质水肿等间接征象诊断弥漫性轴索损伤。DWI 对于非出血性 DAI 的显示比常规的 MRI 序列更为敏感，SWI 对于出血性 DAI 的显示明显高于其他序列。

（六）放射性脑病

放射性脑病（radiation encephalopathy，REP）是

指脑组织受到放射线照射，病灶多种因素联合作用下导致神经元发生变性、坏死而引发的中枢神经系统疾病。主要见于头颈部恶性肿瘤或颅内肿瘤放疗、脑内转移瘤的立体定向放疗和脑内原发肿瘤的放疗。放射性脑病可以发生在放疗后的任何时间，临床上以照射结束后6~47个月极为常见。放射性脑病早期头颅CT检查常无阳性表现，MRI检查放射性脑病的敏感性高于CT。放射性脑病早期表现为脑白质内"指状"分布的水肿影，随着病变的进展出现坏死，增强后病灶可呈斑点状、斑片状、不规则强化。DWI可以作为早期检测放射性脑病的方法之一，放射性脑病的脑水肿及脑坏死，在DWI上呈高信号，ADC图示低信号。

（张永海）

参 考 文 献

[1] 头痛分类和诊断专家共识组. 头痛分类和诊断专家共识 [J]. 中华神经科杂志，2007，40（7）：493-495.

[2] INTERNATIONAL HEADACHE SOCIETY. Headache classification committee of the international headache society（IHS）the international classification of headache disorders[J]. Cephalalgia，2018，38（1）：1-211.

[3] FILLER L，AKHTER M，NIMLOS P. Evaluation and management of the emergency department headache[J]. Semin Neurol，2019，39（1）：20-26.

[4] HUTTON J，WELLINGTON D，MILLER S. HaNDL syndrome: transient headache and neurological deficits with cerebrospinal fluid lymphocytosis[J]. N Z Med J，2017，130（1449）：67-69.

[5] CHEN J Y，GUO Z Q，WANG J，et al. Vestibular migraine or Meniere's disease: a diagnostic dilemma[J]. J Neurol，2023，270（4）：1955-1968.

[6] STRUPP M，KIM JS，MUROFUSHI T，et al. Bilateral vestibulopathy: diagnostic criteria Consensus document of the Classification Committee of the Bárány Society[J]. J Vestib Res，2017，27（4）：177-189.

[7] 王武庆，付蓉，毕国荣，等. 血管源性头晕/眩晕诊疗中国专家共识 [J]. 中国神经免疫学和神经病学杂志，2020，27（4）：253-260.

[8] KONDZIELLA D，BENDER A，DISERENS K，et al. European Academy of Neurology guideline on the diagnosis of coma and other disorders of consciousness[J]. Eur J Neurol，2020，27（5）：741-756.

[9] GUNN S，SCHOUWENAARS K，BADWAN D. Correlation between neurobehavioural assessment and functional magnetic resonance imaging in the diagnosis of prolonged disorders of consciousness[J]. Neuropsychol Rehabil，2018，28（8）：1311-1318.

第三章 大脑半球病变

第一节 灰质病变

脑灰质位于大脑半球表面，由大量神经元胞体、神经纤维网、神经胶质细胞、突触和毛细血管组成，对缺血、缺氧、代谢紊乱等因素敏感，肝肾功能不全、低血糖、电解质紊乱等都会累及脑灰质。此外，脑灰质也可发生相应肿瘤性病变。

一、局灶性病变

（一）有占位效应的病变

【定义】

脑灰质显示局限性异常密度或信号，伴占位效应。

【病理基础】

多种病变可以累及脑灰质，多数情况下表现为局限性受累，此时在影像学上表现为局灶的脑灰质密度或信号异常，当受累脑灰质发生水肿、肿瘤时，脑灰质会表现为脑回肿胀、增宽、脑沟变浅、病变周围出现灶周水肿和推移压迫邻近结构等占位效应。最常见的引起脑灰质局灶性病变伴占位效应的是急性和亚急性期脑梗死，此外肿瘤性病变（如胶质瘤等）、炎症性病变也可引起脑灰质的局灶性异常。其他伴占位效应的局灶性脑灰质病变包括外伤、寄生虫以及放射性坏死等。

【征象描述】

灰质的急性和亚急性期脑梗死表现为脑回肿胀、灰质的密度或信号异常、灰白质界限消失，脑沟变浅消失等。肿瘤性病变表现为局灶的异常密度或信号、灰质结构消失、脑回增宽、脑沟变浅，周围可出现灶周水肿。累及灰质的炎症性病变表现灰质密度或信号异常、脑回肿胀、脑沟变浅。

1. CT 表现 CT 显示灰质局灶性病变的敏感性不如 MRI，在评估早期或累及范围较小的病变时易漏诊。在 CT 上通常表现为脑灰质局灶性密度减低、脑沟变浅或消失、同侧侧脑室可受压变窄、中线结构可向对侧移位。急性和亚急性期脑梗死通常表现为病变区域密度明显减低、脑回肿胀、灰白质界限消失、脑沟变浅或消失；肿瘤性病变往往表现为皮层肿胀或结构消失、局部密度减低、脑沟变浅，周围可出现低密度水肿区，增强后强化程度和方式与肿瘤性质和级别相关。炎症性病变如脑炎或脑膜脑炎，可引起脑灰质的局灶性肿胀、密度减低、脑沟变浅，多数增强后脑实质无明显强化，但是脑膜脑炎时往往软脑膜强化明显。外伤性病变常伴有出血。

2. MRI 表现 脑灰质的局灶性病变在 MRI 上易于显示，通常表现为灰质的局灶性肿胀、增厚，脑沟变浅消失，灰质局部信号异常，多数情况下呈 T_1WI 低信号、T_2WI 和 FLAIR 高信号，DWI 等或高信号，增强后强化程度和方式因疾病种类而异。急性及亚急性期脑梗死通常表现为皮层 T_1WI 低信号、T_2WI 及 FLAIR 高信号、DWI 高信号（图 3-1-1）。肿瘤累及局灶灰质时表现局灶性异常信号，呈 T_1WI 低信号、T_2WI 及 FLAIR 高信号、DWI 等或高信号，灰质结构消失，可伴灶周水肿，增强后强化方式和程度与肿瘤的类别相关（图 3-1-2）。炎症性病变如脑炎或脑膜脑炎，可引起脑灰质的局灶性肿胀、信号异常，表现为 T_1WI 低信号、T_2WI 和 FLAIR 高信号、DWI 等或高信号，增强后多数脑实质无明显强化（图 3-1-3），脑膜脑炎时软脑膜会出现显著强化（图 3-1-4）。外伤常表现为皮层局限性异常信号，呈 T_1WI 低信号、T_2WI 及 FLAIR 高信号、DWI 等或高信号，可伴出血（图 3-1-5）。

【相关疾病】

脑灰质的局灶性病变包括血管性病变、肿瘤性病变、炎症性病变、外伤、寄生虫以及放射性坏死等，详见表 3-1-1。

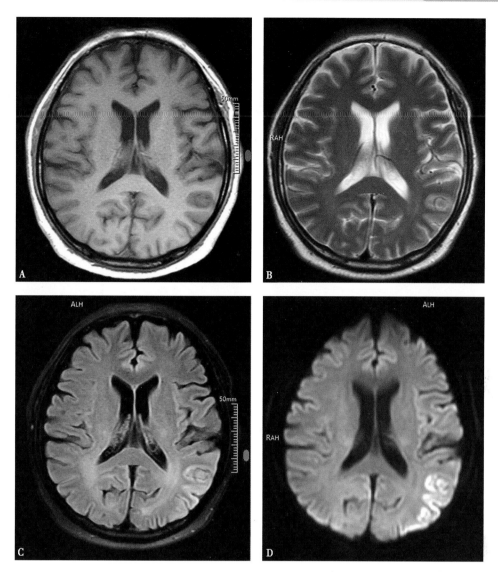

图 3-1-1 急性皮层梗死 MRI 图像

患者男，57 岁，急性皮层梗死。A～D 为头颅 MRI 图像，依次为 T_1WI、T_2WI、FLAIR 和 DWI 图像，显示左侧颞顶叶灰质局限性异常信号影，呈 T_1WI 低信号、T_2WI、FLAIR 和 DWI 高信号，脑回略肿胀、脑沟略浅。

【分析思路】

第一，脑灰质局灶性病变检出。脑灰质局灶性病变易漏诊，特别是在早期或累及范围较小时。MRI 在脑灰质病变的检出明显优于 CT，因此在高度怀疑脑灰质病变时优先采用 MRI 检查。

第二，定位。主要区分是灰质病变还是白质病变，有时区分较困难，应仔细观察局灶性病变与灰质之间的关系，灰质结构是否存在，异常的密度或信号是位于灰质还是白质等。

第三，在完成定位后，需要分析病变的特征，包括形态、密度和信号、强化特点、是否存在占位效应等。急性和亚急性期梗死往往 DWI 信号非常高、病变按血管分布。而感染性病变引起的脑灰质异常往往 DWI 信号增高的程度低于急性和亚急性期脑梗

死，此外也不按血管分布。肿瘤性病变通常导致灰质结构消失，局部信号较感染性病变以及急性和亚急性期脑梗死更为混杂，此外增强扫描对于鉴别病变性质时也有一定的帮助。

第四，在分析脑灰质局灶性病变时，需同时观察邻近脑白质、软脑膜以及颅板下、颅骨等结构有无异常，这些有助于提升诊断的准确性及鉴别诊断。

第五，此外还要结合患者的临床病史、临床症状及体征、诊疗经过、实验室检查、多次影像学检查前后对比结果等临床资料，可缩小鉴别诊断范围。如急性和亚急性期脑梗死患者往往发病突然、随访复查病变形态和信号会发生变化。感染性病变可伴有发热、血常规异常等表现。肿瘤性病变病程往往较长。

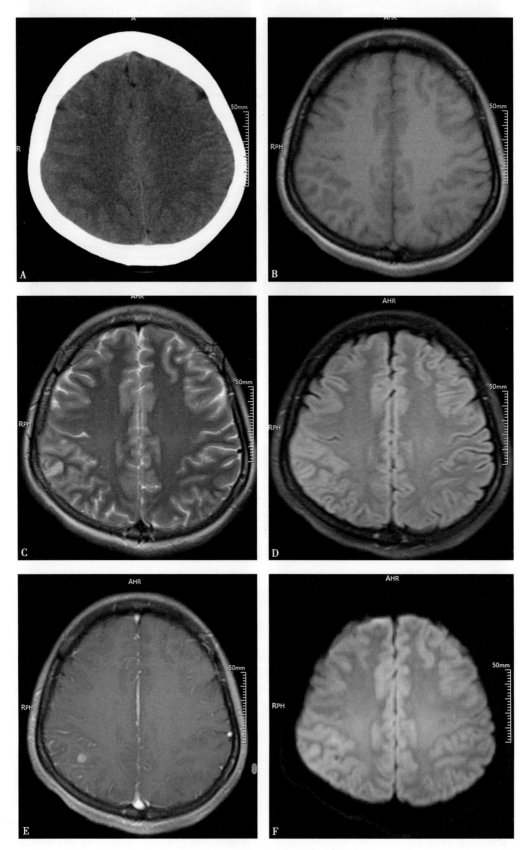

图 3-1-2 胶质母细胞瘤 MRI 图像

患者女，21 岁，胶质母细胞瘤。A～F 为头颅 CT 和 MRI 图像，依次为 CT 平扫、T_1WI、T_2WI、FLAIR、T_1WI 增强和 DWI 图像，显示右顶叶局部灰质略肿胀、脑沟略浅、皮层密度或信号异常，CT 呈等或高密度、MRI 呈 T_1WI 低信号、T_2WI 和 FLAIR 高信号、DWI 稍高信号，局部可见低信号出血影，增强后局部见结节样强化。

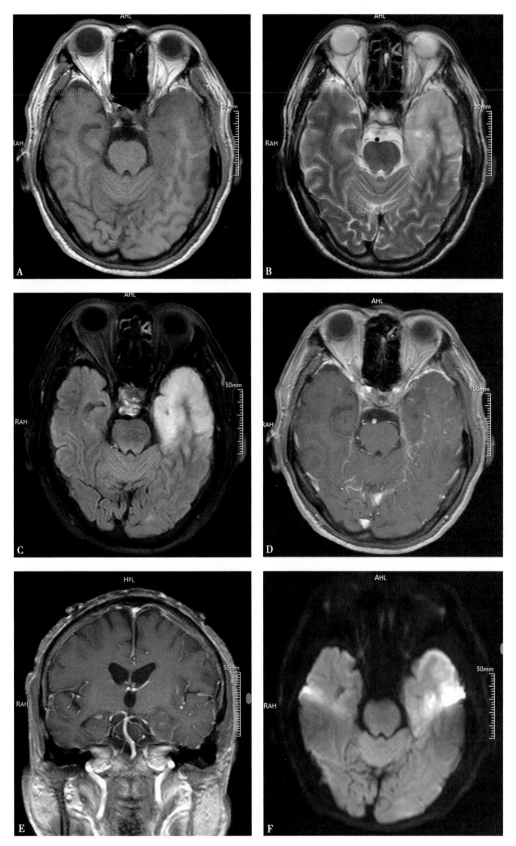

图 3-1-3　病毒性脑炎 MRI 图像

患者男，60 岁，病毒性脑炎。A～F 为头颅 MRI 图像，依次为 T_1WI、T_2WI、FLAIR、轴位 T_1WI 增强、冠状面 T_1WI 增强和 DWI 图像，显示左侧颞叶灰质及海马明显肿胀、脑沟变浅、信号异常，呈 T_1WI 稍低信号、T_2WI 和 FLAIR 高信号、DWI 高信号，增强后强化不明显，中线轻度右移。

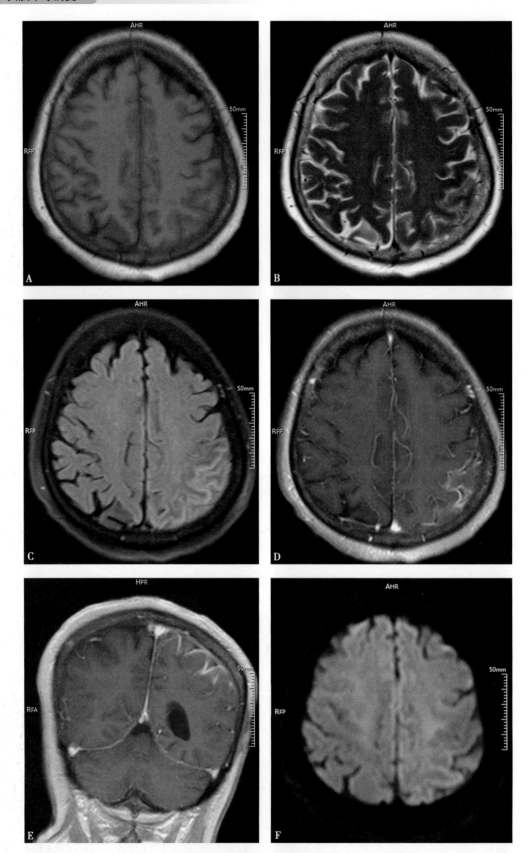

图 3-1-4　脑膜脑炎 MRI 图像

患者女，70 岁，急性脑膜脑炎。A～F 为头颅 MRI 图像，依次为 T_1WI、T_2WI、FLAIR、轴位 T_1WI 增强、冠状面 T_1WI 增强和 DWI 图像，显示左顶叶局部灰质肿胀、脑沟变浅、信号异常，呈 T_1WI 稍低信号、T_2WI 和 FLAIR 高信号、DWI 高信号，增强后软脑膜明显强化。

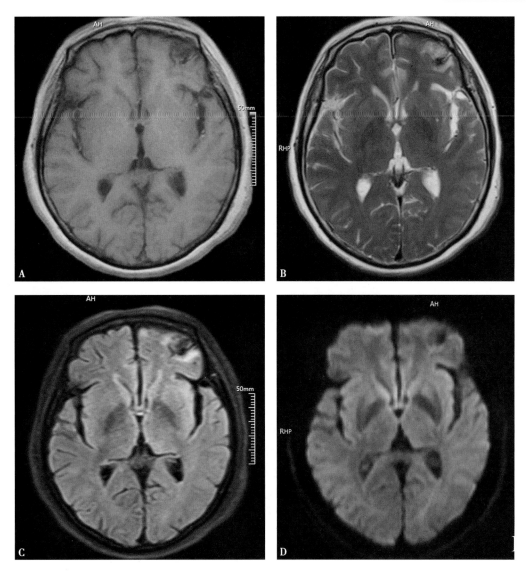

图 3-1-5 急性脑挫裂伤 MRI 图像

患者女，57 岁，急性脑挫裂伤。A～D 为头颅 MRI 图像，依次为 T_1WI、T_2WI、FLAIR 和 DWI 图像，显示左侧额叶皮层局灶性异常信号影，呈 T_1WI 低信号，T_2WI 及 FLAIR 高低混杂信号，DWI 等信号，内部以低信号为主，提示伴出血，脑沟略浅。

表 3-1-1 有占位效应的局灶性脑灰质病变

血管性病变	肿瘤性病变	炎症性病变	外伤	寄生虫病变	放射性坏死
急性、亚急性脑梗死	星形细胞瘤，胶质母细胞瘤	病毒性脑炎，脑膜脑炎	皮层脑挫伤	弓形虫，脑囊虫，裂头蚴	皮层放射性损伤、坏死

【疾病鉴别】

在诊断有占位效应的局灶性脑灰质病变时需结合多种影像学特征、临床信息及实验室检查进行诊断和鉴别诊断。

1. 基于临床信息的鉴别诊断流程图见图 3-1-6。

2. 有占位效应的局灶性脑灰质病变的主要鉴别诊断要点见表 3-1-2。

（二）无占位效应的病变

无占位效应的局灶性脑灰质病变少见，在弥漫性无占位效应病变局灶累及时出现，详见弥漫性无占位效应病变章节。

（三）负占位效应的病变

【定义】

脑灰质表现为局限性异常密度或信号，伴负占位效应。

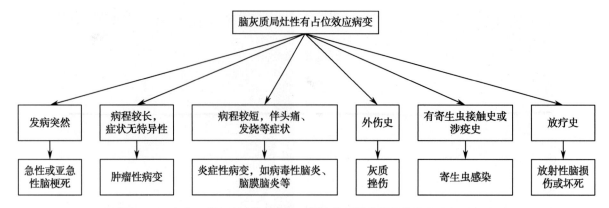

图 3-1-6 有占位效应的局灶性脑灰质病变基于临床信息的鉴别诊断流程图

表 3-1-2 有占位效应的局灶性脑灰质病变

疾病	典型影像特征	鉴别要点	主要伴随征象
急性和亚急性期脑梗死	灰质肿胀，CT 呈低密度，T_1WI 低信号、T_2WI 和 FLAIR 高信号，DWI 高信号，DWI 高信号是其特征	中老年人，发病急	可出现动脉高密度征，病变内可伴发出血
肿瘤性病变	灰质结构消失，CT 多数呈低密度，MRI 呈 T_1WI 低信号、T_2WI 及 FLAIR 高信号、DWI 等或高信号，信号有时不均质，可伴灶周水肿，增强后可强化或不强化	病程较长、症状无特异性	周围可出现水肿
炎症性病变	脑回肿胀、脑沟变浅，CT 上表现为密度减低，MRI 多数 T_1WI 低信号、T_2WI 及 FLAIR 高信号、DWI 等或高信号，增强后强化不明显	病程相对较短，可出现头痛、发热等症状	可伴发软脑膜强化
脑外伤	脑回局部肿胀、密度或信号异常，CT 上密度减低，MRI 呈 T_1WI 低信号、T_2WI 及 FLAIR 高信号、DWI 等或高信号	明确的外伤史	可出现颅骨骨折、脑出血等
寄生虫病变	皮质区以等信号为主病变，增强后可见强化（如裂头蚴性肉芽肿），周围伴水肿	寄生虫接触或涉疫史	可出现钙化
放射性损伤或坏死	皮层局部异常密度或信号，CT 呈低密度，MRI 表现为 T_1WI 等低信号、T_2WI 及 FLAIR 高信号，DWI 等或稍高信号，增强后可见脑回样及点片状强化	明确的放疗史	病变的发生位置位于放疗照射区内

【病理基础】

脑内负占位效应是指各种原因使局部脑实质体积缩小，而颅腔体积恒定，导致其他组织（扩大的侧脑室和脑沟裂）来填充多余的空间，相当于局部脑组织产生一种外力把两侧的侧脑室或脑沟脑裂向局部牵拉，从而导致侧脑室扩张或相应脑沟脑裂增宽。引起这种情况的灰质病变主要是因为局部神经细胞的崩解或丢失，在影像学上往往表现为局灶的脑灰质局部密度或信号异常，灰质萎缩或崩解，脑回变薄或消失，脑沟脑裂增宽，病灶明显时可引起侧脑室局限性的扩张。最常见的引起脑灰质局灶性病变伴负占位效应的疾病是慢性期脑梗死和其他原因导致的软化灶。此外，变性疾病所致局灶性脑萎缩额 - 颞叶痴呆也可引起类似改变。

【征象描述】

灰质的慢性期脑梗死和其他原因导致的软化灶往往表现为局部异常信号或密度、灰质结构消失、脑沟增宽等。局灶性脑萎缩额 - 颞叶痴呆主要表现为额颞叶灰质的局灶性萎缩变薄、脑沟增宽。

1. CT 表现 慢性期脑梗死和其他原因导致的软化灶表现为脑灰质局灶性密度减低和液化，脑沟增宽，同侧侧脑室可扩张，中线结构可向同侧移位，增强后无强化。局灶性脑萎缩额 - 颞叶痴呆表现为脑回局限性变薄、周围脑沟脑裂增宽，增强后无强化。

2. MRI 表现 慢性期脑梗死和其他原因导致的软化灶通常表现为灰质的局部异常信号，呈水样信号，T_1WI 低信号、T_2WI 高信号、FLAIR 低信号（周围可见由于胶质增生所引起的高信号）、DWI 低信号（图 3-1-7），增强后无强化。局灶性脑萎缩额 - 颞叶痴呆表现脑灰质萎缩、脑回变薄，脑沟脑裂增宽，信号无明显异常，增强后也无明显强化。

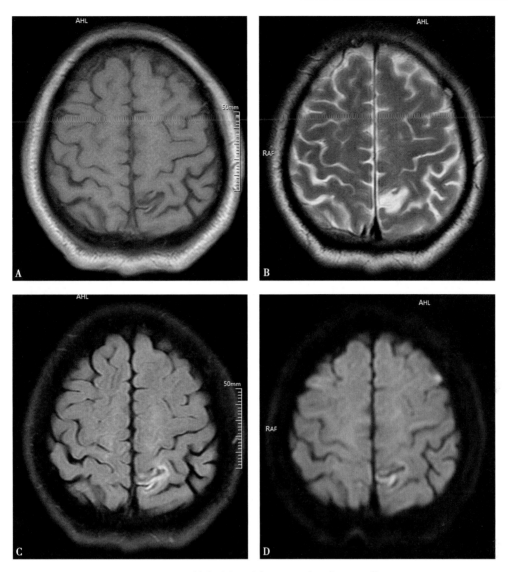

图 3-1-7　慢性期脑梗死(梗死后 2 个月)MRI 图像

患者男，57 岁，慢性期脑梗死。A～D 为头颅 MRI 图像，依次为 T_1WI、T_2WI、FLAIR 和 DWI 图像，显示左侧顶叶皮层局灶性异常信号影，呈 T_1WI 低信号，T_2WI 高信号、FLAIR 低信号、周围高信号，DWI 低信号、周围高信号，脑沟增宽。

【相关疾病】

引起负占位效应的局灶性脑灰质病变的种类相对较少，主要是慢性期脑梗死和其他原因软化灶，也可见各种变性疾病所致局灶性脑萎缩额 - 颞叶痴呆以及肿瘤性病变，如基底节异位生殖细胞瘤，详见表 3-1-3。

表 3-1-3　呈负占位效应的局灶性脑灰质病变

血管性病变	外伤	变性疾病	肿瘤性病变
慢性期脑梗死	软化灶	局灶性脑萎缩额 - 颞叶痴呆	基底节异位生殖细胞瘤

【分析思路】

第一，脑灰质局灶性病变的检出。小的脑灰质局灶性病变易漏诊，特别是在 CT 扫描时，需要仔细观察 CT 图像，同时必要时需要结合 MRI 检查。

第二，定位。主要区分是灰质病变还是白质病变，灰质结构是否存在、有没有崩解，灰质有无萎缩等。

第三，在完成定位明确后，需要分析病变的特征，包括形态、密度和信号、强化特点、是否存在负占位效应等。慢性期脑梗死和软化灶灰质往往呈现出局灶水样改变，周围伴胶质增生。而变性疾病所致的局灶性脑萎缩额 - 颞叶痴呆则主要表现为灰质局灶萎缩、脑沟脑裂增宽，信号、密度一般无异常，增强后也无强化。

第四，在分析脑灰质局灶性病变时，需同时观察邻近脑白质、软脑膜以及颅板下、颅骨等结构有无异常，有助于提升诊断的准确性和鉴别诊断。

第五，此外还要结合患者的临床病史、临床症状及体征、诊疗经过、实验室检查、多次影像学检查前后对比结果等临床资料，可缩小鉴别诊断范围。如慢性期脑梗死有相应的脑梗死病史，其他原因导致的软化灶也有一定相应的病史，如外伤史等。变性疾病所致的局灶性脑萎缩额-颞叶痴呆则会出现相应痴呆相关的一些临床表现。

【疾病鉴别】

在诊断呈负占位效应的局灶性脑灰质病变时需结合多种影像学特征、临床信息及实验室检查进行诊断和鉴别诊断。

1. 基于临床信息的鉴别诊断流程图见图 3-1-8。

2. 呈负占位效应的局灶性脑灰质病变的鉴别诊断要点见表 3-1-4。

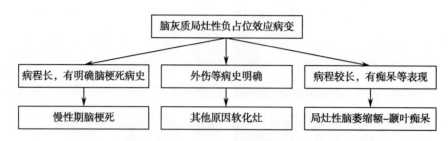

图 3-1-8 呈负占位效应的局灶性脑灰质病变基于临床信息的鉴别诊断流程图

表 3-1-4 呈负占位效应的局灶性脑灰质病变

疾病	典型影像特征	鉴别要点	主要伴随征象
慢性期脑梗死	灰质局灶异常，CT 呈低密度，MRI 上 T_1WI 呈低信号、T_2WI 高信号和 FLAIR 低信号（周围胶质增生呈高信号），DWI 低信号，增强无强化，相邻脑沟脑裂增宽	中老年人，病史明确	病灶内和边缘可出现钙化
其他原因导致的软化灶	灰质局灶异常，CT 呈低密度，T_1WI 呈低信号、T_2WI 高信号和 FLAIR 低信号（周围胶质增生呈高信号），DWI 低信号，增强无强化，相邻脑沟脑裂增宽	病程较长，病史明确（如外伤史）	可出现陈旧出血后形成的含铁血黄素低信号
各种变性疾病所致局灶性脑萎缩（如额-颞叶痴呆）	脑回变薄、萎缩，脑沟脑裂增宽，密度和信号无异常，增强后无强化	病程长，人格和行为改变较常见	额叶和颞叶可同时出现灰质局灶萎缩

（四）皮质钙化征

【定义】

皮质钙化征在头颅 CT 图像上脑灰质表现为脑回样、曲线状的高密度钙化密度影。

【病理基础】

多种病变可表现为皮质的钙化，包括陈旧性脑梗死，脑血管畸形，少突胶质细胞瘤，化脓性脑膜炎，斯德奇-韦伯综合征（Sturge-Weber syndrome，SWS），乳糜泻、癫痫、脑钙化综合征（celiac disease，epilepsy and cerebral calcification syndrome，CEC 综合征，也称为 Gobbi 综合征），这些病变均可导致钙盐在皮质的异常沉积。

【征象描述】

1. CT 表现 CT 对钙化敏感，表现为沿皮质分布的高密度影，多数呈脑回样和曲线状分布，可见表现为斑点及小片状（图 3-1-9～图 3-1-11）。

2. MRI 表现 MRI 对钙化的显示不如 CT 敏感，在 MRI 上主要表现为皮层的异常信号，在常规序列上绝大部分表现为低信号，SWI 则具有一定的鉴别作用。

【相关疾病】

多种疾病可见此征象，如血管性、肿瘤性、感染性和特殊类型疾病等，详见表 3-1-5。

【分析思路】

第一，认识这个征象。

第二，重点分析病变特征，如病变累及的部位、信号特点、分布是否对称。

第三，分析脑内其他部位影像学表现，如基底节区有无病变，皮层下白质、软脑膜等是否正常，强化特征等。

第四，此外还要结合患者的临床病史、临床症状及体征、诊疗经过、实验室检查、多次影像学检查前后对比结果等临床资料，可缩小鉴别诊断范围。如陈旧性脑梗死往往病史比较明确。化脓性脑膜炎

有感染的相关表现。CEC 综合征主要表现为乳糜泻、癫痫等；斯德奇-韦伯综合征则出现面部葡萄酒色血管痣等。

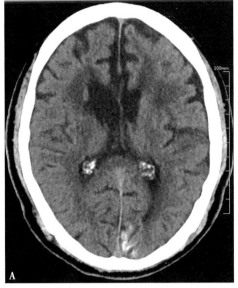
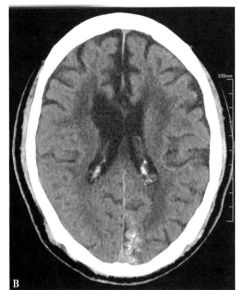

图 3-1-9 陈旧性脑梗死 CT 图像

A、B. 患者男，75 岁，脑梗后软化灶。为连续层面 CT 图像，显示左枕叶局灶软化灶，皮层钙化。

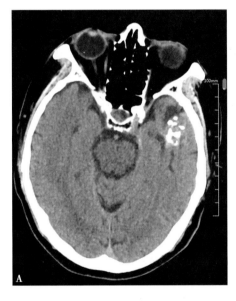
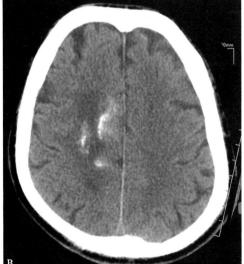

图 3-1-10 肿瘤或肿瘤样病变伴钙化的 CT 图像

A. 男，78 岁，为左侧颞叶海绵状血管瘤患者，显示左颞叶底部皮层局部点片状及脑回样钙化；B. 男，63 岁，为左额叶少突胶质细胞瘤，显示局部皮层呈脑回样钙化。

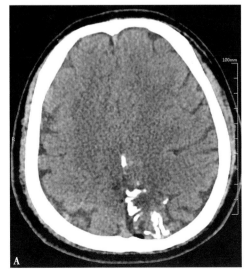
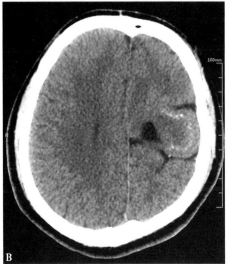

图 3-1-11 先天性病变钙化的 CT 图像

A. 男，31 岁，为斯德奇-韦伯综合征患者，左顶枕叶皮层钙化灶；B. 男，23 岁，为脑裂畸形患者，异常的脑回内见沿皮层分布的钙化灶。

表 3-1-5 皮质钙化征相关病变

血管性病变	肿瘤性病变	感染性病变	特殊类型疾病	先天性疾病
陈旧性脑梗死,动静脉畸形	少突胶质细胞瘤等	化脓性脑膜炎	CEC 综合征	斯德奇 - 韦伯综合征等

【疾病鉴别】

皮质钙化征只是一个征象,不能孤立看待,需要联合其他影像学特征和临床信息进行诊断和鉴别诊断。

1. 基于临床信息的鉴别诊断流程图见图 3-1-12。

2. 皮质钙化征在几种常见的不同疾病的主要鉴别诊断要点见表 3-1-6。

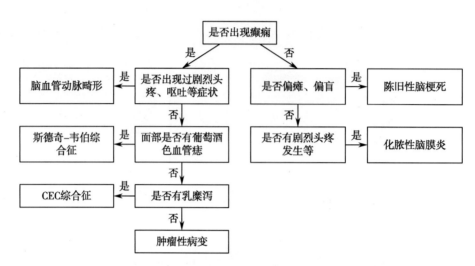

图 3-1-12 皮质钙化征基于临床信息的鉴别诊断流程图

表 3-1-6 皮质钙化征在几种常见的不同疾病的主要鉴别诊断要点

疾病	典型影像特征	鉴别要点	主要伴随征象
陈旧性脑梗死	CT 上在软化灶边缘原皮层区的点状、小片状或不规则状高密度钙化影	软化灶基础上边缘皮层的高密度钙化	软化灶
动静脉畸形、海绵状血管瘤	与血栓形成和反复出血有关,可表现小点状、不规则小片状或团块状钙化	在畸形血管的基础上出现钙化,海绵状血管瘤可伴有"爆米花"样钙化	多发流空血管、出血,海绵状血管瘤可能伴发静脉畸形
少突胶质细胞瘤	靠近皮层的团块状占位,内多见脑回样钙化	脑回样钙化	占位效应,瘤周水肿等
化脓性脑膜炎	沿皮层分布的钙化,MRI 增强显示病变区软脑膜增厚伴强化,邻近脑皮质可略肿胀	在软脑膜强化、脑回肿胀的基础上出现钙化	脑皮层肿胀、信号异常
斯德奇 - 韦伯综合征	典型者钙化位于顶枕皮质区,偶可涉及额叶,比较广泛,钙化呈脑回样、弧带状或者波浪状	典型者出现"轨道征"或"车轨征"	同侧大脑半球萎缩,同侧脉络丛扩大和脑深静脉异常
CEC 综合征	双枕叶皮层的钙化,也可位于灰白质交界面	累及双枕叶	无萎缩

（五）轨道征

【定义】

轨道征(tram-track sign)又叫车轨征,在头颅 CT 上皮层的钙化表现为脑回样、曲线状、平行状,类似轨道样表现。

【病理基础】

轨道征是斯德奇 - 韦伯综合征的特征性表现,病理上斯德奇 - 韦伯综合征主要累及软脑膜、面部三叉神经支配区及眼脉络膜的血管瘤,面部皮肤改变为毛细血管扩张,表现类似于胚胎期毛细血管。受累脑组织因局部的血管畸形、血管淤滞常伴有局部萎缩、钙化,钙化多发生于顶枕叶皮层,同时可出现不同程度的脑萎缩,以皮层萎缩较明显。

【征象描述】

1. CT 表现 多为单侧发病,好发于顶枕叶,表现为不同程度脑萎缩,皮质不同程度曲线样钙化,同时伴不同程度的脑回样脑膜强化。此外，脑实质内可出现静脉畸形、同侧脑室脉络丛增大伴强化、同侧脑萎缩、脑回样脑膜强化及深静脉增多等。其中当顶枕叶皮层区钙化呈脑回样分布的曲线状、平行线高密度影时，即"轨道征"，是斯德奇 - 韦伯综合征的特征性表现（图3-1-13）。

2. MRI表现 MRI显示"轨道征"的敏感性不如CT，但是MRI增强在评估脑膜强化方面要优于CT。

【相关疾病】

尽管很多疾病可出现皮质钙化，但是"轨道征"是斯德奇 - 韦伯综合征的特征性表现。

【分析思路】

第一，认识这个征象。

第二，重点分析病变特征，如病变累及的部位、信号特点、是否强化等。

第三，分析脑内其他部位影像学表现，如有无同侧脑萎缩、静脉畸形、同侧脑室脉络丛有无增大、脑膜强化特征等。

第四，此外还要结合患者的临床病史、临床症状及体征、诊疗经过、实验室检查、多次影像学检查前后对比结果等临床资料，可缩小鉴别诊断范围。如患者面部有无葡萄酒色血管痣等。

【疾病鉴别】

1. 基于临床信息的鉴别诊断 临床表现中，首先是面部出现葡萄酒色血管痣，此外，患者还会出现癫痫等相应症状，当出现上述表现时要考虑到斯德奇 - 韦伯综合征的可能性。

2. 斯德奇 - 韦伯综合征主要鉴别诊断要点 斯德奇 - 韦伯综合征典型者主要表现为顶枕叶皮层的钙化，可见轨道征或车轨征，同侧脑实质萎缩、同侧脉络丛增大、脑实质静脉畸形等。

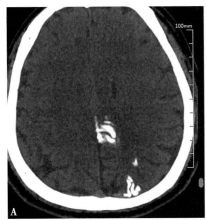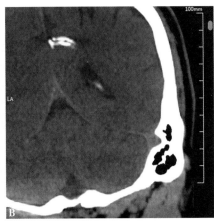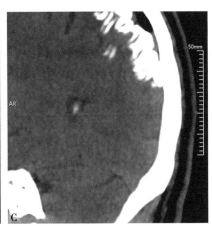

图3-1-13 轨道征CT图像

患者男，31岁，斯德奇 - 韦伯综合征患者。A～C分别为轴位、冠状位和矢状位图像，显示左顶枕叶皮层广泛钙化，局部呈轨道样改变。

二、弥漫性病变

（一）有占位效应的病变

【定义】

脑灰质显示弥漫性异常密度或信号，伴占位效应。

【病理基础】

多种病变可以广泛累及脑灰质，表现为灰质的弥漫性异常，此时在影像学上往往表现为脑灰质的广泛密度或信号异常，当受累脑灰质发生水肿，脑灰质会表现为脑回肿胀、增宽、脑沟变浅、病变周围出现以及灶周水肿、推移压迫邻近结构等占位效应。最常见的引起脑灰质弥漫性有占位效应的病变是急性和亚急性脑梗死，缺血缺氧性脑病和感染性病变也可引起灰质的弥漫性受累，此外，线粒体肌脑病伴乳酸中毒及中风样发作（MELAS综合征）、少数肿瘤性病变（如弥漫性胶质瘤等）也可引起有占位效应的弥漫性脑灰质病变。

【征象描述】

灰质的急性和亚急性脑梗死往往表现为弥漫性脑回肿胀、灰质的密度或信号异常、灰白质界限消失、脑沟变浅消失等。缺血缺氧性脑病和感染性病变所引起的弥漫性灰质异常往往表现为对称性改变、灰质异常密度和信号、灰质结构消失、脑回增宽、脑沟变浅、周围可出现灶周水肿。MELAS综合征是一种遗传代谢性疾病，由于线粒体的结构及功能异常，细胞呼吸链受损，ATP 合成受阻，组织代谢能量不足，出现无氧酵解，产生乳酸，易出现在累及组织需氧量较多的脑和肌肉，表现为灰质的弥漫性肿胀、脑沟变浅，灰质的异常改变不按血管分布。少数肿瘤性病变也可以表现为灰质的弥漫性异常改变，信号或密度不均匀，脑回肿胀、脑沟变浅。

1. CT 表现 CT 上通常表现为脑灰质密度弥漫性减低、脑沟变浅或消失、同侧侧脑室可受压变窄、中线结构可向对侧移位。急性和亚急性期脑梗死通常显示病变区域密度明显减低，脑回肿胀、灰白质界限消失、脑沟变浅消失。缺血缺氧性脑病和感染性病变往往表现为皮层肿胀、局部密度减低、脑沟变浅，多数增强后无明显强化。MELAS 综合征在 CT 上表现为灰质肿胀、密度减低、脑沟变浅，

增强后无强化，也可伴发线样及脑回样强化。肿瘤性病变表现灰质的弥漫性异常密度，多数表现为等低密度影，脑回形态异常，周围可出现低密度水肿区，增强后强化程度与肿瘤的性质和级别相关。

2. MRI 表现 脑灰质的弥漫性病变在 MRI 上易于显示，通常表现为灰质的弥漫性肿胀、增厚，脑沟变浅消失，灰质局部信号异常，多数情况下呈 T_1WI 低信号、T_2WI 和 FLAIR 高信号、DWI 等或高信号，增强后强化程度和方式因疾病种类而异。急性及亚急性期脑梗死通常表现为皮层 T_1WI 低信号、T_2WI 及 FLAIR 高信号、DWI 高信号（图 3-1-14）。缺血缺氧性脑病和感染性病变所引起的脑灰质的弥漫性异常信号改变，脑回肿胀、信号异常，表现为 T_1WI 低信号、T_2WI 和 FLAIR 高信号、DWI 等或高

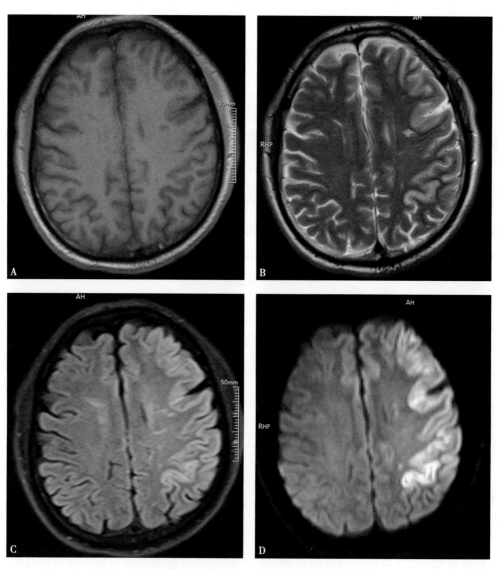

图 3-1-14 急性弥漫性皮层梗死 MRI 图像

患者男，57 岁，急性弥漫性皮层梗死。A~D 为头颅 MRI 图像，依次为 T_1WI、T_2WI、FLAIR 和 DWI 图像，显示左侧颞顶叶灰质广泛异常信号影，呈 T_1WI 低信号、T_2WI、FLAIR 和 DWI 高信号，脑回肿胀、脑沟变浅。

信号（图 3-1-15，图 3-1-16），增强后多数无明显强化，脑膜脑炎时软脑膜会出现显著强化。线粒体脑肌病伴高乳酸血症和脑卒中样发作（mitochondrial encephalopathy, lactic acidosis, and stroke-like epi-sodes，MELAS 综合征）多累及大脑半球后部顶枕叶，其次为颞叶、海马和海马旁回、额叶、小脑等，呈游走性、多变性，病变不按解剖血管分布，表现脑灰

质肿胀、脑沟变浅或消失，T_1WI 等或低信号，T_2WI 及 FLAIR 高信号，DWI 高信号，MRS 可见乳酸峰（图 3-1-17，彩图见文末彩插）。肿瘤累及局部灰质时表现为局灶性异常信号，呈 T_1WI 低信号、T_2WI 及 FLAIR 高信号、DWI 等或高信号，灰质结构消失，可伴灶周水肿，增强后强化方式和程度与肿瘤的类别相关（图 3-1-18）。

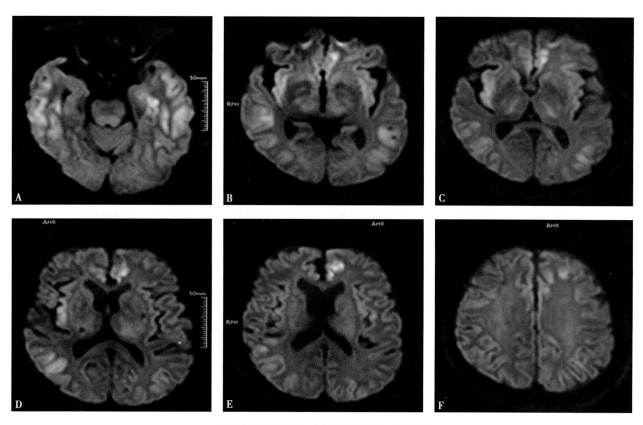

图 3-1-15 急性缺血缺氧性脑病 MRI 图像

患者男，66 岁，急性缺血缺氧性脑病。A～F 均为连续层面的 DWI 图像，显示两侧大脑皮层广泛对称性 DWI 高信号，同时两侧基底节也见 DWI 略高信号，该病例心脏骤停心肺复苏后昏迷。

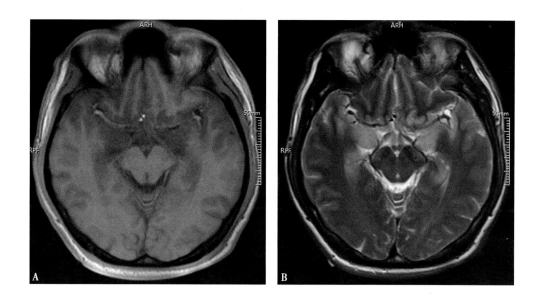

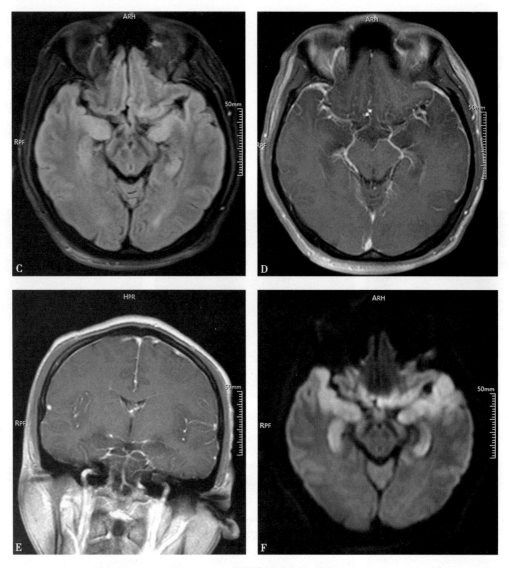

图 3-1-16 病毒性脑炎 MRI 图像

患者男，24 岁，病毒性脑炎。A～F. 为头颅 MRI 图像，依次为 T_1WI、T_2WI、FLAIR、轴位 T_1WI 增强、冠状面 T_1WI 增强和 DWI 图像，显示两侧颞叶底部灰质、海马广泛肿胀、脑沟变浅、信号异常，呈 T_1WI 稍低信号、T_2WI 和 FLAIR 高信号、DWI 高信号，增强后强化不明显。

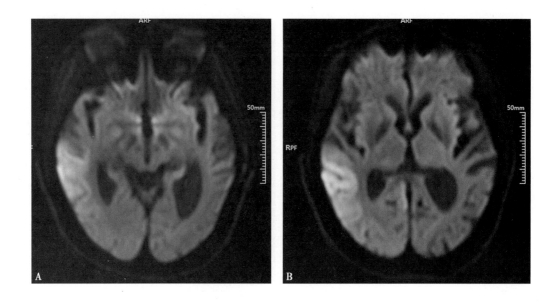

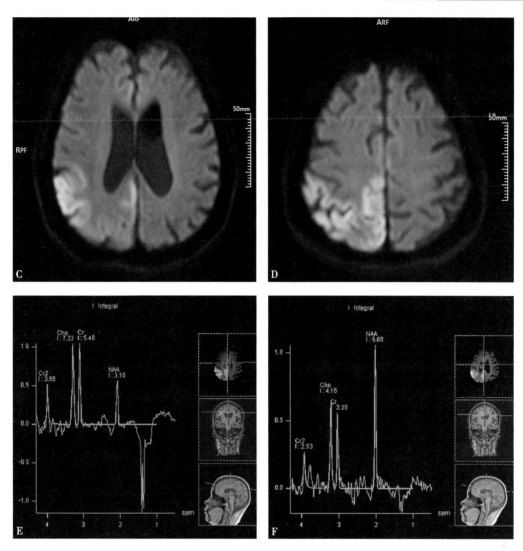

图 3-1-17　MELAS 综合征 MRI 图像

患者女，37 岁，MELAS 综合征。A～D. 为 DWI 图像，E～F. 为 MRS 图像，显示右侧颞顶枕叶皮层肿胀、广泛信号异常，呈 DWI 高信号，MRS 提示病变内见粗大的倒置乳酸峰，同时脑脊液内也见倒置乳酸峰。

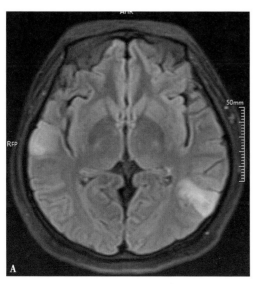

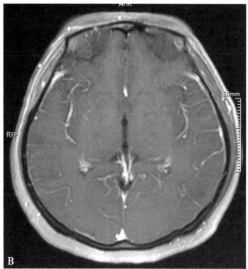

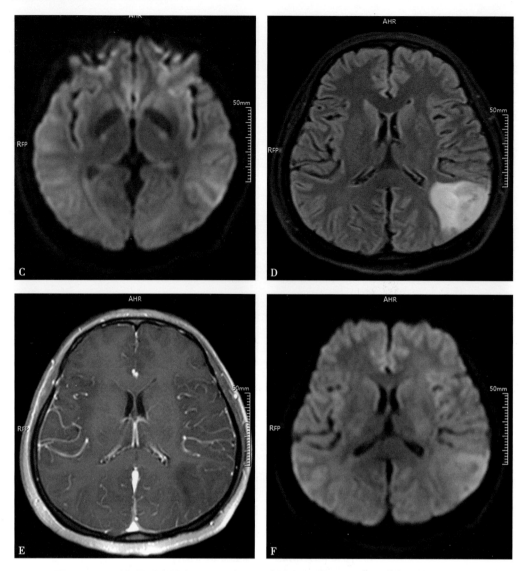

图 3-1-18　左侧颞顶叶星形细胞瘤，WHO Ⅲ级；右侧颞顶叶星形细胞瘤，WHO Ⅱ级
患者女，42 岁，星形细胞瘤。A～C 和 D～F 分别为 FLAIR、轴位增强 T₁WI 和 DWI 图像，显示右侧颞叶和左侧颞顶叶皮层病变，脑回肿胀、脑沟变浅、信号异常，呈 FLAIR 高信号、DWI 稍高信号，增强后强化不明显。

【相关疾病】

有占位效应的弥漫性脑灰质病变包括急性和亚急性期脑梗死、缺血缺氧性脑病、感染性病变、MELAS 综合征、少数肿瘤性病变等，详见表 3-1-7。

【分析思路】

第一，脑灰质弥漫性病变的检出。脑灰质弥漫性病变检出相对局灶性病变容易。CT 上如果不确定时可以采取 MRI 检查来明确。

第二，定位。主要区分是灰质病变还是白质病变，有时区分较困难，应仔细观察局灶病变与灰质之间的关系，灰质结构是否存在，异常的密度或信号是位于灰质还是白质等。

第三，在明确定位后，需要分析病变的特征，包括形态、密度和信号、强化特点、是否存在占位效应

等。急性和亚急性期梗死往往 DWI 信号非常高，病变按血管分布。而感染性病变引起的脑灰质异常往往 DWI 信号增高的程度低于急性和亚急性期脑梗死，此外病变也不按血管分布，可呈对称性分布。缺血缺氧性脑病表现为对称性肿胀、密度及信号异常、脑沟变浅。MELAS 综合征多累及半球后部顶枕叶，其次为颞叶、海马和海马旁回、额叶、小脑等，呈游走性、多变性，不按解剖血管分布，表现脑灰质肿胀、脑沟变浅或消失，急性期 DWI 呈高信号，MRS 可见乳酸峰。肿瘤性病变通常导致灰质结构消失，灶周伴水肿。此外增强检查对于鉴别病变性质时也有一定的帮助。

第四，在分析脑灰质弥漫性病变时，需同时观察邻近脑白质、软脑膜以及颅板下、颅骨等结构有

无异常,有助于提升诊断的准确性和鉴别诊断。

第五,此外还要结合患者的临床病史、临床症状及体征、诊疗经过、实验室检查、多次影像学检查前后对比结果等临床资料,可缩小鉴别诊断范围。如急性和亚急性期梗死患者往往发病较为突然,随访复查病变形态和信号会发生变化。感染性病变可伴有发热、血白细胞异常等表现。肿瘤性病变病程往往较长。缺血缺氧性脑病往往有心脏骤停等病史。MELAS 综合征发病年龄相对较轻。

【疾病鉴别】

在诊断有占位效应的弥漫性脑灰质病变时需结合多种影像学特征、临床信息及实验室检查进行诊断和鉴别诊断。

1. 基于临床信息的鉴别诊断流程图见图 3-1-19。

2. 有占位效应的弥漫性脑灰质病变的主要鉴别诊断要点见表 3-1-8。

表 3-1-7　有占位效应的弥漫性脑灰质病变

血管性病变	缺血缺氧性脑病	炎症性病变	遗传代谢性疾病	肿瘤性病变
急性、亚急性期脑梗死	缺血缺氧性脑病	病毒性脑炎,脑膜脑炎	MELAS 综合征	弥漫性胶质瘤等

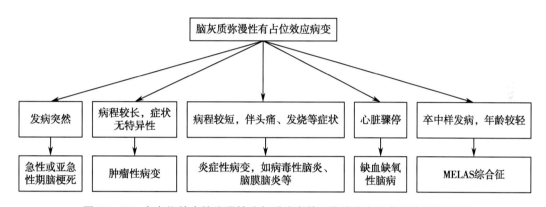

图 3-1-19　有占位效应的弥漫性脑灰质病变基于临床信息的鉴别诊断流程图

表 3-1-8　有占位效应的弥漫性脑灰质病变

疾病	典型影像特征	鉴别要点	主要伴随征象
急性和亚急性期脑梗死	灰质肿胀,CT 呈低密度,T_1WI 低信号、T_2WI 和 FLAIR 高信号,DWI 高信号,DWI 高信号是其特征	中老年人,发病急	可出现动脉高密度征,病变内可伴发出血
肿瘤性病变	灰质的弥漫性异常病变,CT 多数呈低密度影,MRI 呈 T_1WI 低信号、T_2WI 及 FLAIR 高信号、DWI 等或高信号,信号有时不均质,灰质结构消失,可伴灶周水肿,增强后可强化或不强化	病程较长、症状无特异性	周围可出现水肿
炎症性病变	脑回弥漫性肿胀,脑沟变浅,CT 上表现为密度减低,MRI 多数 T_1WI 低信号、T_2WI 及 FLAIR 高信号、DWI 等或高信号,增强后强化不明显,两侧可呈对称性分布	病程相对较短,可出现头痛、发热等症状	伴发软脑膜强化
缺血缺氧性脑病	两侧皮层对称性肿胀、密度或信号异常,CT 上密度减低,MRI 呈 T_1WI 低信号、T_2WI 及 FLAIR 高信号、DWI 高信号	心脏骤停等相关病史	两侧基底节区对称性异常信号
MELAS 综合征	脑灰质肿胀、脑沟变浅或消失,急性期 DWI 呈高信号,MRS 可见乳酸峰	年龄轻,卒中样发作	部分病例两侧苍白球可出现钙化

（二）无占位效应的病变

【定义】

脑灰质显示弥漫性异常密度或信号,无占位效应。

【病理基础】

多种病变可以广泛累及脑灰质,表现为灰质的弥漫性异常改变,此时在影像学上往往表现为脑灰质的广泛密度或信号异常,主要是各种因素引起的脑细胞能量代谢障碍而引起的脑细胞肿胀，如低血糖脑病、高血氨脑病、汞中毒、早期克-雅病（CJD）等。

【征象描述】

主要表现为灰质的弥漫性肿胀、灰质的密度或信号异常。

1. **CT表现** CT敏感性较低，有时无法显示，在CT上可表现为脑灰质弥漫性密度减低，脑沟无明显变浅，中线结构居中，增强后也无明显强化。

2. **MRI表现** 脑灰质的弥漫性异常表现为灰质的弥漫性信号异常，多数情况下呈T_1WI低信号、T_2WI和FLAIR高信号、DWI高信号，增强后强化不明显。

【相关疾病】

无占位效应的弥漫性脑灰质病变包括低血糖脑病、高血氨脑病、汞中毒等引起脑细胞能量代谢障碍的病变以及早期CJD等变性疾病，详见表3-1-9。

表3-1-9 无占位效应的弥漫性脑灰质病变

代谢性病变	中毒性病变	变性疾病
低血糖脑病、高血氨脑病	汞中毒	早期CJD

【分析思路】

第一，脑灰质弥漫性病变的检出。此类灰质弥漫性病变由于血管源性水肿不明显，因此CT上检出有时较困难，优先选用MRI来诊断。

第二，定位。主要区分是灰质病变还是白质病变，病变与灰质之间的关系，灰质结构是否存在，异常的密度或信号是位于灰质还是白质等。

第三，在明确定位后，需要分析病变的特征，包括形态、密度和信号、强化特点、是否存在占位效应等。此类病变主要表现为皮层的弥漫对称性信号异常，呈T_1WI低信号、T_2WI及FLAIR高信号，DWI高信号，增强后无明显强化。

第四，在分析脑灰质弥漫性病变时，需同时观察邻近脑白质、软脑膜以及颅板下、颅骨等结构有无异常，有助于提升诊断的准确性及鉴别诊断。

第五，此外还要结合患者的临床病史、临床症状及体征、诊疗经过、实验室检查、多次影像学检查前后对比结果等临床资料，可缩小鉴别诊断范围。这类患者往往有比较特殊的病史，在诊疗时要仔细询问。

【疾病鉴别】

在诊断无占位效应的弥漫性脑灰质病变时需结合多种影像学特征、临床信息及实验室检查进行诊断和鉴别诊断。

1. 基于临床信息的鉴别诊断流程图见图3-1-20。

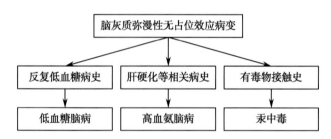

图3-1-20 无占位效应的弥漫性脑灰质病变基于临床信息的鉴别诊断流程图

2. 无占位效应的弥漫性脑灰质病变的主要鉴别诊断要点见表3-1-10。

表3-1-10 无占位效应的弥漫性脑灰质病变

疾病	典型影像特征	鉴别要点	主要伴随征象
低血糖脑病	脑灰质弥漫性对称性异常信号或密度，CT呈等或低密度，MRI上T_1WI低信号、T_2WI和FLAIR高信号，DWI高信号	低血糖病史，如降糖药物使用不当、酗酒、节食、胰岛素瘤等	两侧基底节区对称性类似异常信号
高血氨脑病	脑灰质弥漫性对称性异常信号或密度，CT呈等或低密度，MRI上T_1WI低信号、T_2WI和FLAIR高信号，DWI高信号	肝硬化等慢性肝病病史	两侧基底节区对称性类似异常信号
汞中毒	脑灰质弥漫性对称性异常信号或密度，CT呈等或低密度，MRI上T_1WI低信号、T_2WI和FLAIR高信号，DWI高信号	毒物接触史	两侧基底节区对称性类似异常信号
早期克-雅病	灰质弥漫性异常改变，一般不完全对称，早期CJD在CT上往往显示不清，MRI上T_1WI呈低信号、T_2WI高信号和FLAIR高信号、DWI高信号，增强无强化，病变在DWI上显示最为显著	病程短，进行性痴呆	基底节区异常信号，MRI上可见"曲棍球"征

（三）负占位效应的病变

【定义】

脑灰质显示弥漫性异常密度或信号，伴负占位效应。

【病理基础】

呈负占位效应的弥漫性脑灰质病变主要是由于灰质的神经细胞的崩解或丢失所致，在影像学上往往表现为局灶的脑灰质弥漫性密度或信号异常，灰质萎缩或崩解，脑回变薄或消失，脑沟脑裂增宽，侧脑室扩张。最常见的引起脑灰质弥漫性负占位效应的弥漫性病变的是慢性期脑梗死，此外，各种变性疾病所致弥漫性脑萎缩和 CJD 也可引起类似异常改变。

【征象描述】

灰质的弥漫性慢性期脑梗死表现为弥漫性异常密度或信号，灰质结构消失，脑沟变浅增宽等。变性疾病导致的弥漫性脑萎缩主要表现为两侧灰质的弥漫性萎缩变薄，脑沟增宽加深。CJD 主要表现为脑灰质的广泛进行性萎缩。

1. **CT 表现** 弥漫性慢性期脑梗死在 CT 上通常表现为脑灰质广泛密度减低、液化，脑沟增宽，同侧侧脑室可扩张，中线结构可向同侧移位，增强后无强化。各种变性疾病所致弥漫性脑萎缩和 CJD 均表现为脑回广泛变薄、周围脑沟脑裂增宽（图 3-1-21），增强后无强化。

2. **MRI 表现** 弥漫性慢性期脑梗死通常表现为灰质的弥漫性异常信号，呈水样信号，T_1WI 低信号、T_2WI 高信号、FLAIR 低信号（周围可见由于胶质增生所引起的高信号），DWI 低信号（图 3-1-22），增强后无强化。CJD 主要表现皮层的广泛异常信号、呈 T_1WI 稍低信号、T_2WI 及 FLAIR 稍高信号、DWI 高信号（可见飘带征），脑灰质进行性萎缩、变薄，脑沟、脑裂增宽，增强后也无明显强化（图 3-1-23）。变性疾病导致的弥漫性脑萎缩主要表现为两侧灰质的弥漫性萎缩变薄，信号往往是正常的（图 3-1-24，图 3-1-25）。

【相关疾病】

引起脑灰质负占位效应的弥漫病变有慢性期脑梗死、各种变性疾病导致的弥漫性脑萎缩和 CJD 等，详见表 3-1-11。

表 3-1-11 呈负占位效应的弥漫性脑灰质病变

血管性病变	朊病毒感染	变性疾病
慢性期脑梗死	CJD	阿尔茨海默病、多系统萎缩等

【分析思路】

第一，脑灰质弥漫负占位效应的弥漫性病变的检出。首先在 CT 上仔细寻找，同时需要结合 MRI 检查。

第二，定位。主要区分是灰质病变还是白质病变，灰质结构存不存在、有没有崩解，灰质有无萎缩等。

第三，在完成定位后，需要分析病变的特征，包括形态、密度和信号、强化特点、是否存在负占位效

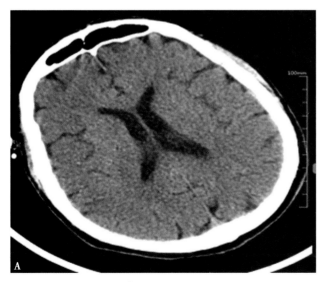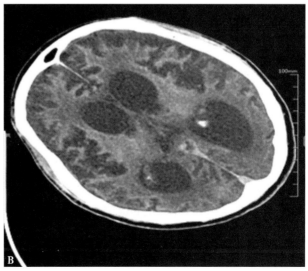

图 3-1-21 CJD 患者 CT 前后对比影像

患者男，56 岁，CJD 患者。A 为 2019 年 6 月确诊时的图像；B 为 2020 年 8 月随访图像，患者脑灰质广泛萎缩、脑沟增宽、脑室扩张。

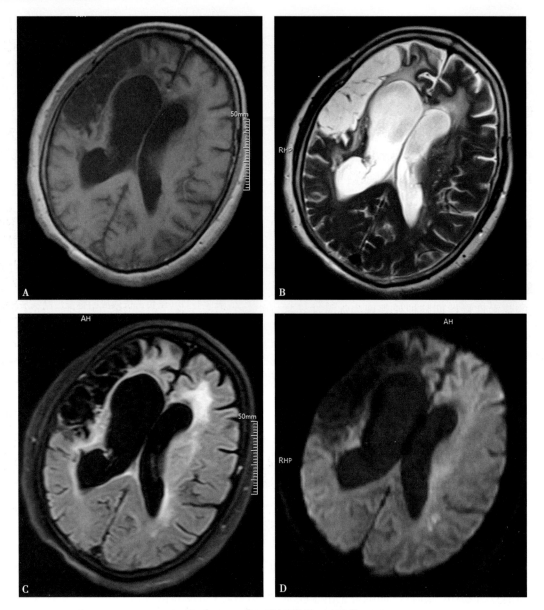

图 3-1-22　陈旧性梗死后 MRI 图像

患者女，66 岁，陈旧性梗死后软化灶。A～D. 为头颅 MRI 图像，依次为 T_1WI、T_2WI、FLAIR 和 DWI 图像，显示右侧额叶大片异常信号影，呈 T_1WI 低信号、T_2WI 高信号、FLAIR 低信号伴周边高信号，DWI 低信号，脑沟增宽，右侧脑室扩张，呈负占位效应。

应等。慢性期脑梗死往往呈现局灶水样改变，周围伴胶质增生。CJD 主要表现为飘带征，即两侧皮层的广泛异常改变，MRI 上呈 T_1WI 低信号、T_2WI 和 FLAIR 高信号、DWI 高信号，有时亦可累及丘脑，典型者可见曲棍球征。而变性疾病所致弥漫性脑萎缩主要表现为灰质弥漫性萎缩、脑沟脑裂增宽，信号、密度一般无异常，增强后也无强化。

第四，在分析脑灰质局灶性病变时，需同时观察邻近脑白质、软脑膜以及颅板下、颅骨等结构有无异常，有助于提升诊断的准确性及鉴别诊断的准确性。

第五，此外还要结合患者的临床病史、临床症

状及体征、诊疗经过、实验室检查、多次影像学检查前后对比结果等临床资料，可缩小鉴别诊断范围。如慢性期脑梗死有相应的脑梗死病史，CJD 有特别的临床表现，如进行性痴呆。变性疾病所致的弥漫性脑萎缩会出现痴呆和多系统萎缩的相关表现。

【疾病鉴别】

在诊断呈负占位效应的弥漫性脑灰质病变时需结合多种影像学特征、临床信息及实验室检查进行诊断和鉴别诊断。

1. 基于临床信息的鉴别诊断流程图见图 3-1-26。

2. 呈负占位效应的弥漫性脑灰质病变的主要鉴别诊断要点见表 3-1-12。

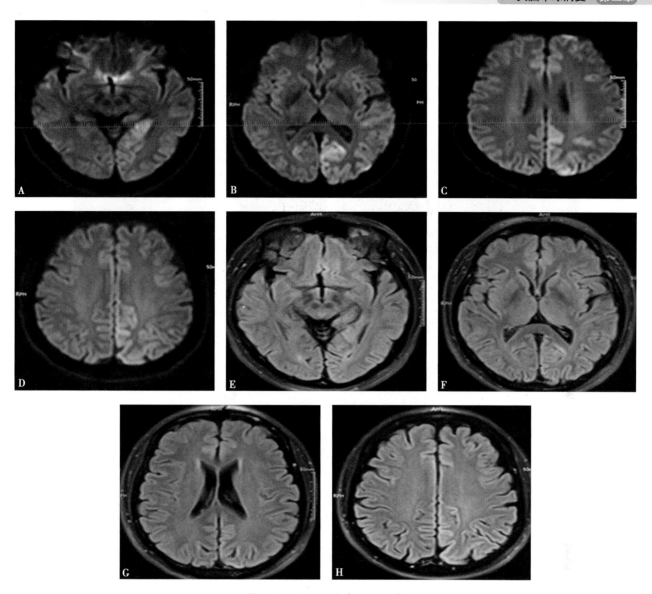

图 3-1-23　CJD 患者 MRI 图像

患者男，56 岁，CJD 患者。A～D. 为连续层面 DWI 图像；E～H. 为相应 FLAIR 图像，可见左侧顶枕叶皮层 DWI 高信号、FLAIR 高信号，FLAIR 示部分脑沟略增宽。

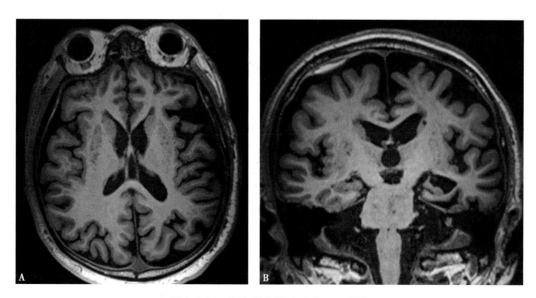

图 3-1-24　阿尔茨海默病患者 MRI 图像

患者男，68 岁，阿尔茨海默病。A、B. 分别为轴位和冠状面 T_1WI 图像，显示两侧灰质广泛萎缩变薄，脑沟脑裂增宽，左侧海马明显萎缩。

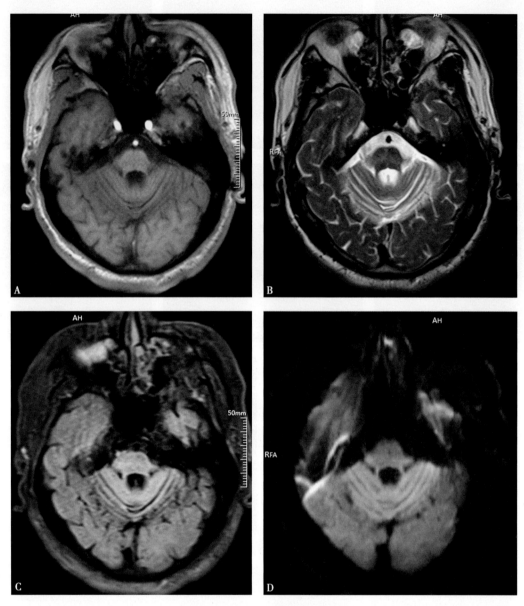

图 3-1-25　多系统萎缩 MRI 图像

患者男，66 岁，多系统萎缩（小脑型）。A～D. 为头颅 MRI 图像，依次为 T_1WI、T_2WI、FLAIR 和 DWI 图像，显示脑桥及小脑半球萎缩，脑桥可见"十字征"，小脑半球灰质变薄，脑裂增宽。

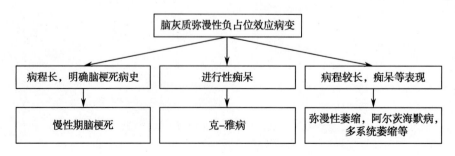

图 3-1-26　呈负占位效应的弥漫性脑灰质病变基于临床信息的鉴别诊断流程图

表 3-1-12　呈负占位效应的弥漫性脑灰质病变

疾病	典型影像特征	鉴别要点	主要伴随征象
慢性期脑梗死	灰质弥漫性异常改变，CT 呈低密度，MRI 上 T_1WI 呈低信号、T_2WI 高信号和 FLAIR 低信号（周围胶质增生呈高信号）、DWI 低信号，增强无强化，相邻脑沟、脑裂增宽，侧脑室扩张	中老年人，病史明确	病灶内可出现钙化
克 - 雅病	灰质弥漫性异常改变，一般不完全对称，CT 呈低密度，MRI 上 T_1WI 呈低信号、T_2WI 高信号和 FLAIR 高信号、DWI 高信号，增强无强化，相邻脑沟脑裂增宽	病程短，进行性痴呆	基底节区异常信号，MRI 上可见"曲棍球"征
各种变性疾病所致弥漫性脑萎缩	脑回变薄、萎缩，脑沟脑裂增宽，密度和信号无异常，增强后无强化	病程长，认知功能障碍、自主神经功能障碍	阿尔茨海默病可伴发两侧海马萎缩，多系统萎缩可出现脑桥"十字征"等

（四）飘带征

【定义】

飘带征（ribbon sign），即脑皮质"花边征"，又称"绸带征"。它是一种影像学上的抽象表达，通常是指大脑皮质沟回在 DWI 及 FLAIR 序列上呈丝带状高信号，以 DWI 序列信号增高尤为明显（图 3-1-27），少数情况下也可呈 T_1WI 高信号。

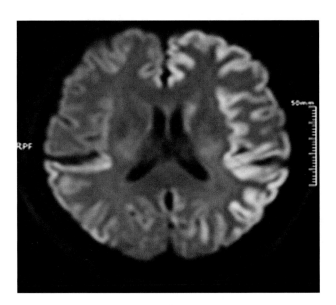

图 3-1-27　飘带征 MRI 特征
DWI 显示两侧皮层广泛弥散受限，呈丝带样改变

【病理基础】

许多病变可表现为大脑的皮质病变，如血管性、代谢性、炎症性、感染性和遗传性疾病等。组织病理学上，受累的皮层能量代谢障碍或神经元细胞变性导致局部扩散受限、DWI 信号增高，少数情况下也可呈 T_1WI 高信号。

【征象描述】

1. CT 表现　CT 显示飘带征不敏感，易漏诊，在一些病情比较严重的患者中 CT 可显示皮层密度减低。

2. MRI 表现　在 MRI 上主要表现为皮层的异常信号影，呈 T_1WI 低信号、T_2WI 和 FLAIR 高信号、DWI 高信号，特别是在 DWI 上呈丝带状高信号，少数情况下也可呈 T_1WI 高信号。

【相关疾病】

多种疾病可见此征象，如血管性、代谢性、炎症性、感染性和遗传性疾病等（图 3-1-28～图 3-1-32），详见表 3-1-13。

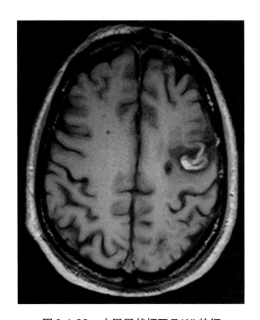

图 3-1-28　皮层层状坏死 T_1WI 特征
患者男，65 岁，皮层层状坏死。T_1WI 显示左侧额叶皮层线样高信号，呈丝带样改变。

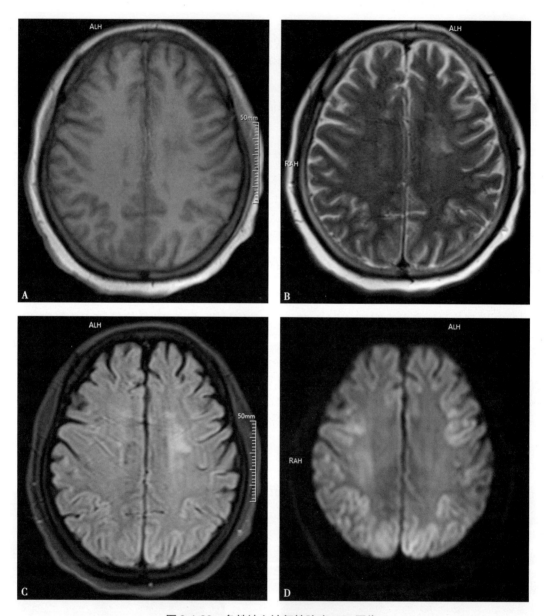

图 3-1-29　急性缺血缺氧性脑病 MRI 图像

患者女,71 岁,急性缺血缺氧性脑病。A～D. 为头颅 MRI 图像,依次为 T$_1$WI、T$_2$WI、FLAIR 和 DWI 图像,显示两侧大脑皮层广泛对称性异常信号,常规序列显示不清晰,DWI 呈弥漫线样高信号。

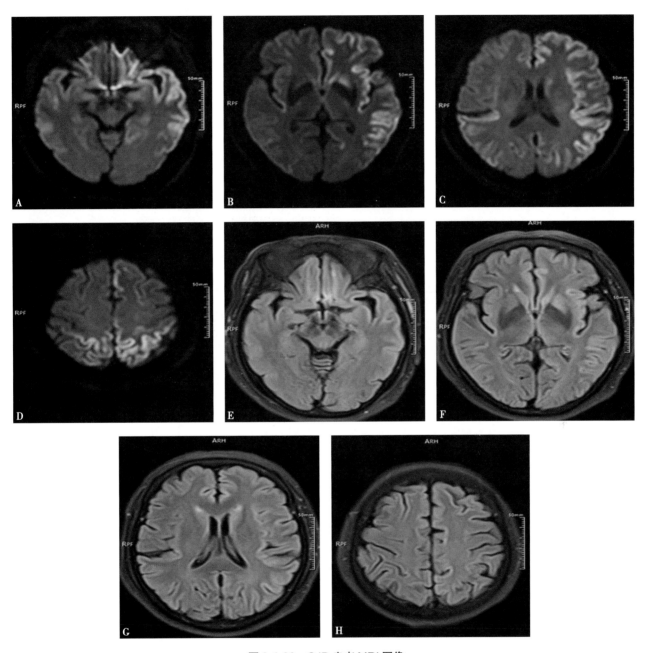

图 3-1-30 CJD 患者 MRI 图像

患者女,68 岁,CJD。A～D. 为连续层面 DWI 图像;E～H. 为相应 FLAIR 图像,可见两侧大脑半球皮层弥漫性 DWI 高信号、FLAIR 高信号,以左侧为著。

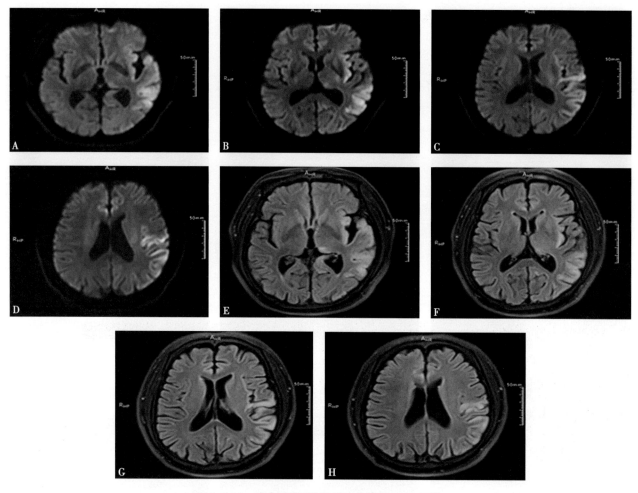

图 3-1-31　病毒性脑炎(单纯疱疹病毒)MRI 图像

患者男,60 岁,病毒性脑炎(单纯疱疹病毒)。A～D. 为连续层面 DWI 图像;E～H. 为相应 FLAIR 图像,显示左侧颞顶叶、岛叶皮层肿胀、广泛信号异常改变,DWI 高信号呈丝带状改变。

【分析思路】

第一,认识这个征象。

第二,重点分析病变特征,如病变累及的部位、信号特点、分布是否对称、是否强化等。

第三,分析脑内其他影像学表现,如基底节区有无病变,皮层下白质、软脑膜等是否正常,是否进行过其他检查,如 MRS 等。

第四,此外还要结合患者的临床病史、临床症状及体征、诊疗经过、实验室检查、多次影像学检查前后对比结果等临床资料,可缩小鉴别诊断范围。如成人缺血缺氧性脑病多数有心脏骤停病史,可逆性后部脑病综合征(PRES)有异常高血压病史等。

【疾病鉴别】

飘带征只是一个征象,不能孤立看待,需要联合其他影像学特征和临床信息进行诊断和鉴别诊断。

1. 基于临床信息的鉴别诊断流程图见图 3-1-33。

2. 飘带征在几种常见不同疾病的主要鉴别诊断要点见表 3-1-14。

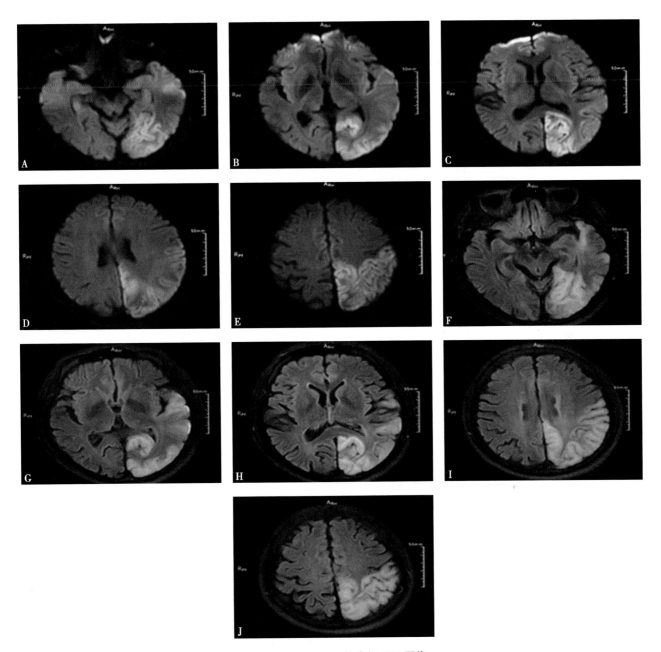

图 3-1-32　MELAS 综合征 MRI 图像

患者男，32 岁，MELAS 综合征。A～E. 为连续层面 DWI 图像；F～J. 为相应 FLAIR 图像，显示左侧颞顶枕叶皮层肿胀、广泛信号异常，DWI 高信号呈丝带状改变。

表 3-1-13　飘带征相关病变

血管性疾病	代谢性疾病	感染性疾病	遗传性疾病遗传性病变
皮层层状坏死，可逆性后部脑病综合征（posterior reversible encephalopathy syndrome，PRES）	缺血缺氧性脑病	病毒性脑炎，克-雅病	MELAS 综合征

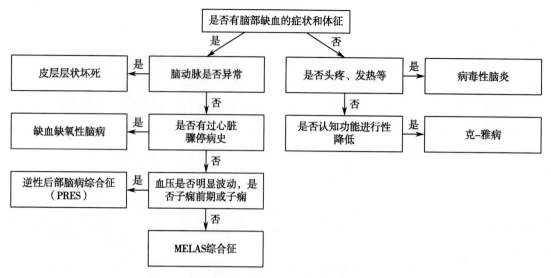

图 3-1-33 飘带征基于临床信息的鉴别诊断流程图

表 3-1-14 飘带征在几种常见疾病的主要鉴别诊断要点

疾病	典型影像特征	鉴别要点	主要伴随征象
皮层层状坏死	好发于顶枕颞叶皮质的分水岭区，T_1WI 和 FLAIR 呈高信号，T_2WI 有时难以确切显示皮质层状坏死的信号强度	T_1WI 呈沿皮层分布的高信号	邻近皮层下软化灶
缺血缺氧性脑病	两侧皮层对称性异常信号影，呈 T_1WI 低信号、T_2WI 及 FLAIR 高信号、DWI 高信号	心脏骤停等相关病史，病灶对称性分布	两侧基底节区对称性异常信号
可逆性后部脑病综合征（PRES）	两侧顶枕叶异常信号，往往同时累及灰白质，CT 呈低密度，MRI 上 T_1WI 表现为低信号，T_2WI 和 FLAIR 高信号，DWI 显示沿皮层分布的线样高信号	顶枕叶相对对称性分布	病灶内出血
病毒性脑炎	脑回局部肿胀、信号或密度异常，CT 上密度减低，MRI 呈 T_1WI 低信号、T_2WI 及 FLAIR 高信号、DWI 呈等高信号	主要位于颞叶和岛叶，可对称或不对称分布	出血，特别是单纯疱疹病毒性脑炎
MELAS 综合征	脑灰质肿胀、脑沟变浅或消失，急性期 DWI 呈高信号，MRS 可见乳酸峰	年龄轻，卒中样发作	部分病例两侧苍白球可出现钙化
CJD	皮层局部异常密度或信号，MRI 表现为 T_1WI 等低信号、T_2WI 及 FLAIR 高信号、DWI 等或稍高信号，增强后可见脑回样及点片状强化	至少累及颞、顶、枕叶，2 个脑区和 / 或基底节区，DWI 或 FLAIR 高信号，中央前回不受累	基底节区异常信号

（李跃华）

第二节 白质病变

一、局灶性病变

（一）有占位效应的病变

【定义】

脑白质（white matter）局灶性病变且引起周围正常组织受压、移位，以及水肿（edema）。

【病理基础】

占位效应一般指脑组织病理解剖改变的一种影像学表现，由颅内占位性病变及周围水肿所致，根据病变部位及大小的不同，可以分别或同时出现以下征象：基底池两侧不对称，局部脑沟消失；脑室受压变形（当病变位置靠近脑室时，相邻的脑室受压）。脑白质可发生多种病变，部分病变呈占位性，最常见的占位性病变为脑出血、肿瘤性病变，其他包括急性及亚急性期脑梗死、活动期脱髓鞘、感染性病变、血管周围间隙扩大等。

【征象描述】

脑白质肿瘤性病变包括大脑胶质瘤、脑转移瘤和淋巴瘤等。大脑胶质瘤典型病变为肿瘤弥漫生长，边界不清，无明显肿块，病灶除弥漫性生长外，也可形成明显的肿块，常提示胶质瘤恶变；转移瘤病灶中心常发生坏死、囊变，病灶为多发时，转移瘤容易诊断，若单发时需与原发恶性胶质瘤鉴别。淋巴瘤 80% 位于幕上，典型部位包括大脑半球（cerebral hemisphere）、脑室旁白质、深部灰质核团、胼胝体（corpus callosum）、室管膜下区。

1. **CT 表现**　脑转移瘤 CT 平扫可呈等密度、低密度和高密度，其密度改变取决于肿瘤细胞成分、肿瘤血供以及瘤组织有无坏死、囊变和出血、钙化，其增强扫描呈环形强化，呈"小病灶，大水肿"征象。原发中枢神经系统淋巴瘤（primary central nervous system lymphoma）病变 CT 平扫呈等稍高密度，增强扫描明显强化。脑梗死（cerebral infarction，CI）CT 平扫上（图 3-2-1），血管高密度，若动脉内含急性期血栓，可见动脉致密征，该征象几乎与脑梗死同步出现（发病 30min 可出现），但该征象有时间效应，往往几天后消失（图 3-2-2），"岛带征"是由于岛叶皮质的灰白质分界不清；巨大脑血管周围间隙 CT 表现为境界清晰的液体密度，略高于脑脊液，无钙化，增强后无强化。

2. **MRI 表现**　大脑胶质瘤（glioma）T_1WI 多为稍低或等信号，边界模糊；T_2WI 呈高信号，增强扫描病变无强化或轻微强化；颅内转移瘤（intracranial metastatic tumor）及瘤周水肿 T_1WI 呈低信号，T_2FLAIR 肿瘤呈等信号，周围水肿呈高信号，DWI 呈低信号 ADC 呈高信号，增强扫描横断位及矢状位呈环形强化，环壁不规则强化；中枢神经系统淋巴瘤病变 MRI 平扫 T_1WI 等低信号，T_2WI 等高信号，DWI 高信号，ADC 低信号，增强扫描明显强化；急性脑梗死表现为 MRI 脑实质及动脉内 T_2FLAIR 高信号，DWI 信号升高以及相应 ADC 值减低（图 3-2-3）；亚急性脑梗死表现为脑回肿胀、基底节（basal ganglia）和皮质强化。

患者男，65 岁。突发性头晕、视物不清、右手麻木及肢体无力。体检：血压 180/90mmHg，右侧上下肢肌力Ⅲ级。发病后 2 小时 CT（图 3-2-1），左侧颞枕叶脑沟稍变浅。48 小时后复查颅脑 CT（图 3-2-2），左侧颞枕叶大片扇形低密度灶（无尾箭头），CT 值 18HU，局部脑沟变浅，小脑上池左侧稍受压。DWI（图 3-2-3）呈不均匀高信号、ADC 低信号。

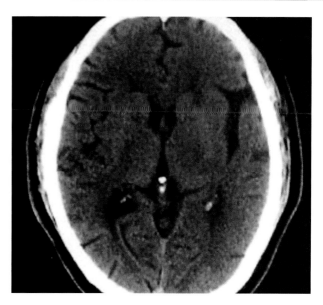

图 3-2-1　急性脑梗死

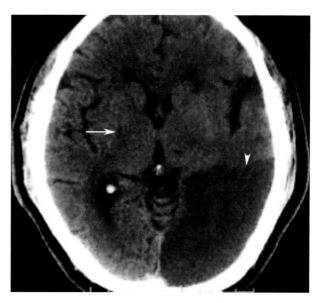

图 3-2-2　急性脑梗死 48h 后复查

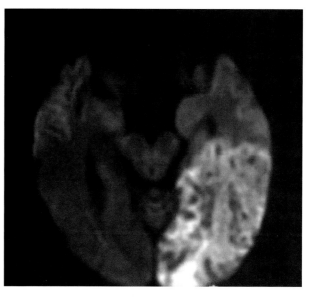

图 3-2-3　急性脑梗死

【相关疾病】

脑白质局灶性占位性病变的种类较多,包括超急性期及急性期脑出血、肿瘤性病变、急性及亚急性期脑梗死、活动期脱髓鞘、感染性病变、血管周围间隙扩大等,详见表3-2-1。

【分析思路】

脑白质局灶性有占位效应的病变分析思路如下:

第一,分析临床资料。首先确定其发病病程是急性还是慢性或隐匿起病;其次掌握详细临床病史,如遗传家族史、药物应用史、生活习惯、职业特点等;最后关注实验室检查,如脑脊液、毒物筛查、基因等。

第二,在分析脑白质占位效应病变时,需同时观察病变部位以及周围脑室、脑沟的变化情况。

【疾病鉴别】

在诊断脑白质局灶性占位病变时需结合多种影像学特征、临床信息及实验室检查进行诊断和鉴别诊断。

1. 基于临床信息的鉴别诊断流程图见图3-2-4。

2. 脑白质局灶性占位效应病变的主要鉴别诊断要点见表3-2-2。

表3-2-1 脑白质局灶性有占位效应的病变

肿瘤性病变	脑血管疾病	脱髓鞘	感染性病变	血管周围间隙扩大
大脑胶质瘤	急性脑梗死	活动期脱髓鞘	脑脓肿	巨大脑血管周围间隙
脑转移瘤	亚急性脑梗死			
中枢神经系统淋巴瘤	脑出血超急性期			
	脑出血急性期			

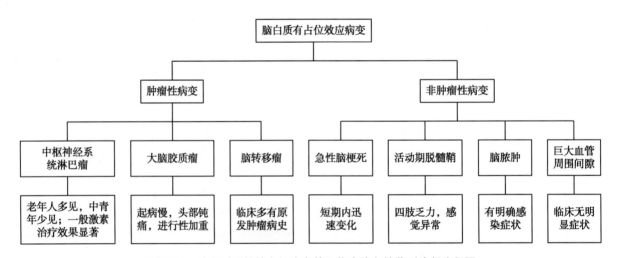

图 3-2-4 脑白质局灶性占位病变基于临床信息的鉴别诊断流程图

表 3-2-2 脑白质占位效应病变的主要鉴别诊断要点

疾病	典型影像特征	鉴别要点	主要伴随征象
中枢神经系统淋巴瘤	不规则占位,CT 平扫呈等稍高密度,增强扫描明显强化,MRI 平扫 T_1WI 等低信号,T_2WI 等高信号,DWI 高信号,ADC 低信号;MRI 增强明显强化,ASL 呈低灌注为其特点	临床表现多样,无特异性肿瘤形态多不规则,短期内可迅速变化	握拳征、尖角征、裂隙征
大脑胶质瘤	大脑胶质瘤 T_1WI 多为稍低或等信号,边界模糊;T_2WI 呈高信号,增强扫描病变无强化或轻微强化	40～50 岁常见,无性别差异,广泛浸润两个脑叶以上大脑组织,并保持神经结构相对正常	病变沿血管和神经轴突周围浸润性生长,并保持神经结构相对正常,即所谓的"结构性生长"。典型病变为肿瘤弥漫生长,边界不清,无明显肿块
脑转移瘤	转移瘤 T_1WI 肿瘤及周围水肿呈低信号,T_2FLAIR 肿瘤呈等信号,周围水肿呈高信号,DWI 呈低信号 ADC 呈高信号,增强扫描横断位及矢状位呈环形强化,环壁不规则	多见于中老年人;临床多有原发肿瘤病史,以肺癌最为常见;临床表现无特异性,可为顽固性进行性加剧的头痛而脑膜刺激征阴性	小病灶大水肿;病灶最大层面与水肿最大层面不在同一层面

续表

疾病	典型影像特征	鉴别要点	主要伴随征象
急性脑梗死	CT 平扫血管高密度（特异性高，敏感性低），发病后 3h 内灰白质分辨不清占 50%～70%；T_2FLAIR 高信号，DWI 信号升高，ADC 值减低	突然发病；出现局灶性神经功能缺损症状；临床表现取决于梗死灶的大小和部位	大脑中动脉致密征、岛带征
脑出血	超急性期呈等长 T_1；T_2WI、T_2-FLAIR 稍高信号，低于水肿；急性期呈等长 T_1，T_2WI 呈低或极低信号，灶周水肿明显，占位效应明显	头痛常见，出血后血压明显升高，临床症状常在数分钟至数小时达到高峰，临床症状体征因出血部位及出血量不同而异	脑内圆形、类圆形线形或不规则形的高密度灶，CT 值多在 50～80HU 之间。血肿可破入脑室或蛛网膜下腔，破入脑室可形成脑室铸型
活动期脱髓鞘	T_1WI 呈等信号、稍低信号或极低信号，在 T_2WI 和 T_2FLAIR 为高信号，T_2FLAIR 是显示 MS 病灶最敏感的扫描序列	脑萎缩出现早且逐渐进展。病灶主要位于侧脑室周围以及深部白质	直角脱髓鞘征
脑脓肿	中央坏死区及周围水肿区均为 T_1WI 低信号、T_2WI 及 T_2FLAIR 高信号，DWI 上中央坏死区较周围水肿区表现为更高信号；脓肿壁主要呈 T_1WI 等或稍高信号，T_2WI、T_2FLAIR 及 DWI 均为低信号	有明确感染症状	部分脓肿壁呈分层状，形似同心圆，表现为两层等 T_1、短 T_2 环形影内又夹入一层长 T_1、长 T_2 环形影
巨大脑血管周围间隙	CT 表现为境界清晰的液体密度，CT 值类似于脑脊液，无钙化，增强后无强化；MRI 各序列上均与脑脊液信号基本一致，增强扫描无强化，PWI 呈低灌注，DWI 未见异常高信号，较大者具有占位效应，脑室受压合并积水可能	与老年脑、高血压、糖尿病、痴呆、脑白质病变、脑积水多发性硬化、中枢神经隐球菌感染、儿童脑发育性疾病等有关	皂泡样征

（二）无占位效应的病变（如亚急性 - 慢性期脑梗死、静止性脱髓鞘等）

【定义】

脑白质局灶性病变不引起脑内周围正常组织受压、移位，以及水肿。

【病理基础】

亚急性 - 慢性期脑梗死表现为此期细胞毒性水肿与血管源性水肿同时存在，脑组织水肿相对减轻，细胞的修复活动继续，梗死区域较大时，中央坏死脑组织常不能完全清除，开始出现液化。

【征象描述】

亚急性 - 慢性期脑梗死病灶占位效应消失，局部脑组织萎缩。

1. CT 表现　表现为脑内低密度病变，好发于大脑皮髓质交界区，形态常与病变区供血动脉的分布一致，呈楔形或扇形；发病时间超过 3 周后，病变逐步软化，密度逐渐降低似水样，周围脑萎缩（brain atrophy）。

2. MRI 表现　病灶占位效应消失，局部脑组织萎缩。T_1WI 低信号，T_2WI 高信号，T_2FLAIR 高信号；增强示病灶呈明显脑回状强化，以亚急性期强化明显。

男，68 岁，头晕、头痛，右侧肢体活动不灵，口

角歪斜。颅脑 MRI 图像，T_1WI（图 3-2-5）显示左侧小脑半球斑片状低信号影，T_2WI（图 3-2-6）高信号，T_2FLAIR（图 3-2-7）高信号，MRI 增强（图 3-2-8）显示病灶呈明显脑回状强化，无占位效应。

【相关疾病】

脑白质局灶性无占位效应的疾病包括脑血管病变以及脱髓鞘病变，详见表 3-2-3。

【分析思路】

脑白质局灶性无占位效应病变分析思路如下：

第一，根据临床资料，确定其发病病程是急性还是慢性；

第二，根据病灶的位置、形态、是否肿胀、强化方式协助诊断；

第三，可疑脱髓鞘脑病，仔细询问相关病史很重要。

【疾病鉴别】

在诊断脑白质局灶性无占位效应病变时需结合多种影像学特征、临床信息及实验室检查进行诊断和鉴别诊断。

1. 基于临床信息的鉴别诊断流程图见图 3-2-9。

2. 脑白质局灶性无占位效应病变的主要鉴别诊断要点见表 3-2-4。

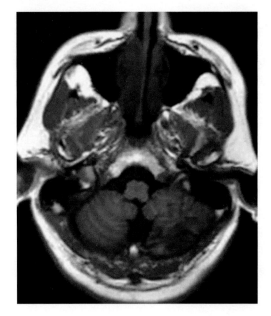

图 3-2-5　亚急性 - 慢性期脑梗死

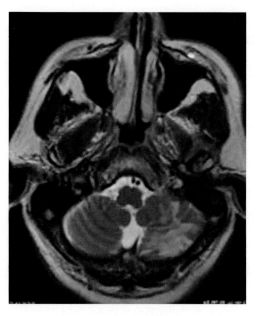

图 3-2-7　亚急性 - 慢性期脑梗死

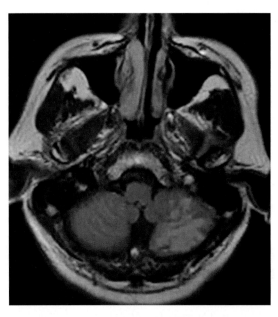

图 3-2-6　亚急性 - 慢性期脑梗死

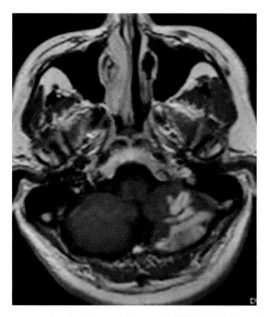

图 3-2-8　亚急性 - 慢性期脑梗死

表 3-2-3　脑白质无占位效应的病变

脑血管病变	亚急性 - 慢性期脑梗死
脱髓鞘疾病	多发性硬化（multiple sclerosis，MS） 视神经脊髓炎谱系疾病（neuromyelitis optic spectrum disorder，NMOSD）
炎症性疾病	原发性中枢神经系统血管炎（primary angiitis of the central nervous system，PACNS）
感染性疾病	进行性多灶性脑白质病（progressive multifocal leukoencephalopathy，PML）
代谢性疾病	原发性胼胝体变性（primary degeneration of corpus callosum）
脑白质病变	亚历山大病（Alexander disease）、X- 连锁肾上腺脑白质营养不良（X-linked adrenoleukodystrophy，XLALD）、克拉伯病（Krabbe disease）
神经退行性疾病	肌萎缩侧索硬化（amyotrophic lateral sclerosis，ALS） 多系统萎缩（multiple system atrophy，MSA）

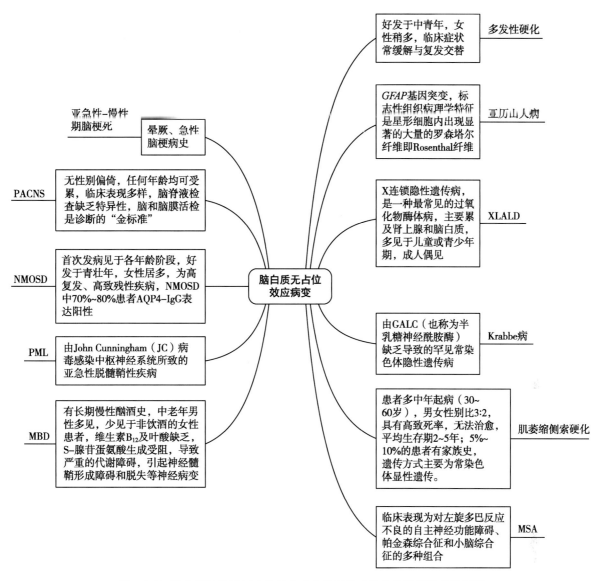

图 3-2-9　脑白质局灶性无占位效应病变基于临床信息的鉴别诊断流程图

表 3-2-4　脑白质局灶性无占位效应病变的主要鉴别诊断要点

疾病	典型影像学特征	鉴别要点	主要伴随征象
亚急性 - 慢性期脑梗死	CT 表现为脑内低密度病变, 好发于大脑皮髓质交界区, 形态常与病变区供血动脉的分布一致, 呈楔形或扇形; 长 T_1, 长 T_2, T_2FLAIR 高信号	出现局灶性神经功能缺损症状; 临床表现取决于梗死灶的大小和部位	脑回状强化
MS	CT 是脑白质区低密度灶多位于侧脑室周边, 单发或多发, 边界清或不清, 多无占位效应, 可斑点、片状或环状强化; 少数病人平扫无阳性表现, 大量对比剂及延迟扫描可显示。病灶呈长 T_1, 长 T_2 信号, 活动期明显增强	好发于中青年, 女性稍多, 临床表现常缓解复发交替, 常有癫痫、感觉或运动障碍及精神症状、视神经损害等	Dawson 指状征; 急性期环形或开环强化; 煎蛋征
NMOSD	急性脑干综合征: 除极后区外, 可累及脑干被盖部, 四脑室及中脑导水管周边均一致的长 T_2 信号, 无边界, 通常不强化。急性间脑综合征: 病灶呈长 T_1 长 T_2 信号; 病灶大多数无强化, 绝大多数无占位效应; 累及下丘脑、丘脑或中脑导水管、第四和第三脑室室管膜周边 大脑综合征: 不符合典型 MS 影像特征, 幕上部分病变体积较大, 呈弥漫云雾状, 无边界, 通常不强化, 呈长 T_2, T_2FLAIR 高信号	好发于青壮年, 女性居多, 临床上多以严重的视神经炎和纵向延伸的长节段横贯性脊髓炎为主要临床特征, 复发率及致残率高	广泛、融合的大脑半球白质病变常常呈瘤样, 或沿白质纤维走行呈长纺锤状或放射状; 增强呈云雾状强化。可以出现点状、泼墨状病变

疾病	典型影像学特征	鉴别要点	主要伴随征象
PACNS	长 T_2、T_2FLAIR 高信号、DWI 高信号、ADC 低信号；病变多表现为皮质和皮质下白质大小不等片样边界模糊病灶，可累及单侧或双侧；软脑膜强化最常见，其次为脑实质强化	无性别偏倚，任何年龄均可受累，多见于 37～59 岁，患者表现为脑病相关的认知功能障碍和情绪异常、头痛、反复发作的缺血或出血性多灶性神经系统症状以及相对少见的癫痫和脊髓损害症状	强化病灶的表现多样化，包括皮质下不规则条纹样强化，软脑膜强化并波及部分脑实质
进行性多灶性脑白质病	典型表现为双侧不对称分布的多发融合性脑白质病灶，病灶呈长 T_1，短 T_2，T_2FLAIR 高信号，无占位效应，增强扫描不强化；幕下病变以小脑中脚最为典型，可向周围蔓延累及中脑、延髓等	临床表现取决于病灶大小、部位和数量。最常出现的症状是视觉障碍、肌无力和认知功能改变，随着病程进展，几乎所有患者都会出现认知功能障碍，最终进展为痴呆	典型的幕上病变分布于皮质下白质区，皮质旁及皮层下 U 形纤维区受累似贝壳状或呈 U 形，多灶性病变可融合成大片状
MBD	MRI 表现为等或稍长 T_1，短 T_2，T_2FLAIR 表现为周围高信号环、中央低信号；增强后胼胝体不同程度强化	可突然发病、意识障碍、精神症状、癫痫发作（频繁发作或出现持续状态）、步态不稳急性发作和严重的神经功能缺损；随着病情进展可出现分离综合征和进行性痴呆	急性期征象：胼胝体增大，尤其是膝部膨胀性改变 特征性表现：胼胝体中层变性类似"三明治"状改变
亚历山大病	婴儿颅脑 CT 平扫可见头颅增大，双侧额叶白质对称性低密度，并向后累及尾状核、内囊和外囊；早期 CT 增强扫描可见双侧侧脑室周围额叶病变明显强化。MRI 可见巨头畸形，额叶白质、尾状核和壳核前部长 T_1、短 T_2 和 T_2FLAIR 高信号；典型影像学表现为侧脑室额角周围的长 T_1 病变，伴有短 T_2 边缘	亚历山大病为罕见病，仅占儿童遗传性脑白质营养不良的 1%～2%；婴儿型是最常见类型，2 岁以前发病，表现为巨脑、进行性精神运动性阻滞和癫痫发作，常有痉挛状态，并最终发展为四肢瘫痪	特征性影像学表现为尾状核头和穹窿增大、肿胀，T_2WI 高信号。成人型的典型表现之一是：延髓颈髓交界部的 T_2WI 高信号和萎缩
XLALD	增强扫描病灶边缘活动性脱髓鞘区可以呈花边样强化。MRI 典型表现为病灶两侧枕顶区长 T_1 和长 T_2 改变，呈对称性分布，继而向前、向下发展，呈蝶翼状，U 形纤维无受累	发病年龄为 4～8 岁，成人亦可发病；主要临床表现为进行性的智力、精神运动障碍，视力及听力下降和/或肾上腺皮质功能低下等	蝶翼状改变，有时可见沙砾样钙化；花边状强化
克拉伯病	MRI 可见双侧白质受累，病灶主要位于顶枕叶白质，胼胝体压部受累也较常见。沿皮质脊髓束，内囊后肢和脑干的锥体束可见 T_2 高信号改变；增强无明显强化	临床多表现为痉挛性截瘫或四肢瘫以及周围神经病（多为非对称性，可累及球部），也可出现认知功能减退、癫痫发作、皮质盲等	位于中央前回和中央后回，皮质脊髓束（幕上和幕下），视辐射，和内侧丘系的白质 T_2WI 高信号
ALS	MRI 早期可见沿中央前回至脑干的双侧皮质脊髓束走行区条状短 T_2、T_2FLAIR 及 DWI 高信号；最特异的表现是皮质脊髓束呈长 T_2 信号，PdWI 呈高信号，DWI 示皮质脊髓束高信号。部分患者可见中央前回皮质内线状分布的 T_2WI 低信号	患者多中年起病（30～60 岁），男女性别比 3∶2，具有高致死率，无法治愈，平均生存期 2～5 年。常见首发症状为一侧或双侧手指活动笨拙、无力，少数患者从下肢、舌肌受累开始	T_1WI：延髓受累患者可见舌肌高信号，称为"亮舌征"。T_2WI：皮质脊髓束高信号（特异性 <70%，敏感性 <40%）GRE/SWI：双侧中央前回低信号，称为"运动带征"
MSA	MSA-P 帕金森型：在壳核外侧缘出现长 T_2 信号；SWI 示壳核后外侧至前内侧呈明显低信号。MSA-C 小脑性共济失调型：T_2WI 脑桥层面上"十字形"高信号带；四叠体池、桥前池、桥小脑角池及小脑延髓池增大，四脑室也扩大	平均发病年龄为 56.2 岁，早期出现进展性的严重自主神经功能障碍是 MSA 的主要特征。MSA 主要分为两种临床亚型，以帕金森综合征为突出表现的称为 MSA-P 型，以小脑性共济失调为突出表现者称为 MSA-C 型	壳核裂隙征、脑桥十字面包征

（三）负占位效应的病变

【定义】

白质局灶性病变引起病灶周围脑沟和脑室扩大，使中线结构向同侧移位。见于慢性期脑梗死、各种病因所致软化灶等。

【病理基础】

坏死的脑组织逐步液化和被清除，最终可能只留下一囊腔，其周围是胶质细胞增生所形成的胶质瘢痕，邻近的脑室脑沟和脑池扩大，皮质萎缩。引起负占位效应的病变主要为慢性期脑梗死，以及各种病因所致软化灶。

【征象描述】

梗死区内的坏死组织被吞噬细胞（phagocyte）清除，形成边缘清晰锐利的低密度囊腔，增强无强化。伴有局限性脑萎缩：患侧的脑室及脑沟扩大，中线结构向患侧移位。

1. CT 表现　CT 示病灶呈低密度，与脑脊液密度近似（图 3-2-10），邻近脑沟增宽，同侧脑室扩大，可存在 Wallerian 变性。梗死脑区发生营养不良性钙化非常罕见。

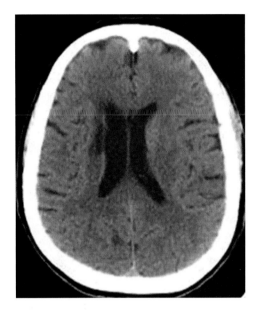

图 3-2-11　慢性期脑梗死

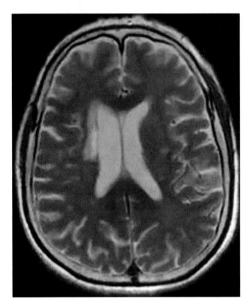

图 3-2-12　慢性期脑梗死

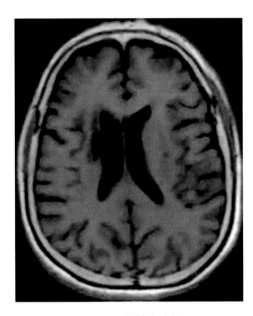

图 3-2-10　慢性期脑梗死

2. MRI 表现　T_1WI 呈低信号，T_2WI 呈高信号，T_2FLAIR 呈低信号，周边胶质增生带呈高信号，DWI 呈低信号（图 3-2-11～图 3-2-14）。发病缓慢，进行性加重，累及脑白质为主，边界不清楚，无明显血管分布规律。

女，71 岁，头昏乏力 3 个月余。CT（图 3-2-10）示右侧基底节区低密度灶，与脑脊液密度相仿，T_1WI（图 3-2-11）示病灶呈囊状低信号，T_2WI（图 3-2-12）

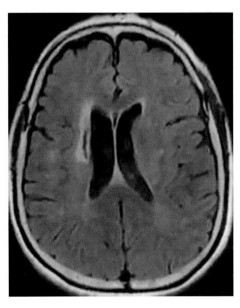

图 3-2-13　慢性期脑梗死

高信号，T$_2$FLAIR（图3-2-13）中心低信号影，病灶周边胶质增生高信号 DWI（图3-2-14）示病灶弥散不受限，呈低信号。

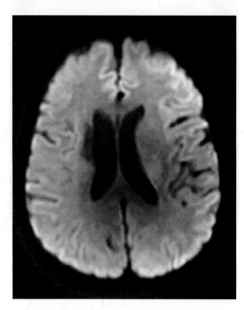

图 3-2-14　慢性期脑梗死

【相关疾病】

脑白质局灶性负占位效应的病变包括慢性期脑梗死以及各种病因所致的软化灶，详见表3-2-5。

表 3-2-5　脑白质局灶性负占位效应的病变

脑血管性病变	各种病因所致软化灶
慢性期脑梗死	HIV脑炎
	Rasmussen脑炎

【分析思路】

脑白质局灶性负占位效应病变分析思路如下：

第一，根据临床资料，确定其发病病程是急性还是慢性。

第二，掌握详细临床病史，如有无以前临床资料，有无感染高危区域活动史，治疗史等。

第三，病变较大时影像学容易检出，但病变较小时，CT 或 MRI 平扫很可能遗漏病变，需进行对比剂增强扫描。

【疾病鉴别】

在诊断脑白质局灶性负占位效应病变时，需结合多种影像学特征、临床信息及实验室检查进行诊断和鉴别诊断。

1. 基于临床信息的鉴别诊断流程图见图3-2-15。

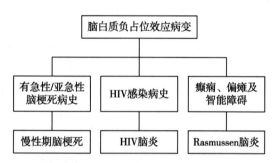

图 3-2-15　脑白质局灶性负占位效应病变基于临床信息的鉴别诊断流程图

2. 脑白质局灶性占位性病变的主要鉴别诊断要点见表3-2-6。

表 3-2-6　脑白质占位性病变的主要鉴别诊断要点

疾病	典型影像特征	鉴别要点	主要伴随征象
慢性期脑梗死	CT 呈低密度，与脑脊液密度近似，MR 呈长 T$_1$，长 T$_2$ 信号，T$_2$FLAIR 呈低信号，周边胶质增生带呈高信号，DWI 呈低信号。8～10 周后不再出现强化。脑梗死后 2～3 周，CT 扫描可出现模糊效应，即 CT 平扫病灶为等密度，分辨困难。	脑梗死发病半个月至数个月，梗死区密度降低，接近脑脊液，边缘清楚，CT 称之为脑软化灶	模糊效应
HIV 脑炎	对称性脑白质 CT 稍低密度，MR 呈稍长 T$_1$ 稍长 T$_2$ 信号，增强扫描不强化；脑萎缩	头痛、头晕、肢体活动及语言障碍、抽搐或癫痫，进行性痴呆	脑萎缩改变时出现负占位效应
Rasmussen 脑炎	灰质区和白质区 T$_2$WI 和 T$_2$FLAIR 呈高信号，T$_1$WI 呈不均匀低信号；脑萎缩	早期：局灶性癫痫发作或癫痫持续状态；晚期：偏瘫及智力障碍	主要表现为患侧负占位效应

（四）囊＋结节征

【定义】

颅内肿瘤性病变的一种特殊的影像学特征，表现为囊性占位，局部囊壁伴有结节样实性成分，可强化。

【病理基础】

其成因可能与下列因素有关：肿瘤中心缺血性坏死或囊性退行性变，瘤内出血伴坏死及囊变，有分泌功能的肿瘤细胞分泌液体进入瘤内，肿瘤刺激周围胶质细胞增生并使其分泌液体形成囊性变，瘤周水肿转变为瘤周囊肿。

【征象描述】

毛细胞型星形细胞瘤（pilocytic astrocytoma）是一种比较少见的，生长缓慢的脑胶质瘤，属于 WHO Ⅰ级肿瘤，通常发生于儿童和年轻成人。在儿童中，2/3 的病变位于小脑；在成年人中，1/2 的病变位于幕上。小脑（cerebellum）和第三脑室（third ventricle）周围区域是起源最常见的部位。

1. CT 表现 典型的 CT 影像特征是脑内大的囊性占位。实性部分表现为低密度或等密度（高密度少见），增强可见弱强化。

2. MRI 表现 PA 在 T_1WI 肿瘤实性部分相对于灰质呈等或低信号而囊性成分相对于脑脊液呈等或稍高信号脑脊液（CSF）。在 T_2WI 序列，实性部分呈高信号；在 T_2FLAIR 序列，囊性成分高信号不被完全抑制，信号高于脑脊液信号。囊壁偶可强化，但囊壁增强并不意味着肿瘤组织存在（图 3-2-16A～D）。

女性，17 岁，头痛 7 个月，加重 2 天，伴左耳耳鸣，颅脑检查图像见图 3-2-16。

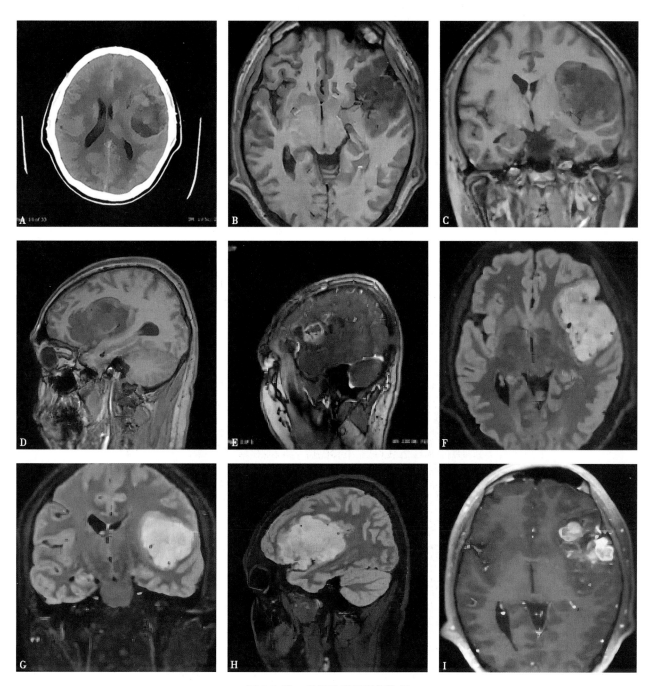

图 3-2-16 毛细胞型星形细胞瘤

A. CT 平扫横断位、B. T_1WI 横断位、C. T_1WI 冠状位、D. T_1WI 矢状位、E. T_2WI 矢状位、F. T_2FLAIR 横断位、G. T_2FLAIR 冠状位、H. T_2FLAIR 矢状位及 I. T_1WI 增强图像。颅脑图像显示左侧额颞部囊实性肿块，实性成分呈 T_1WI 等信号，T_2WI 高信号，T_2FLAIR 图像囊性成分信号稍高于脑脊液信号，增强扫描呈明显强化。

【相关疾病】

脑白质中具有囊+结节征象的病变包括肿瘤性病变以及感染性病变，如毛细胞型星形细胞瘤、血管母细胞瘤、脑囊虫病等，详见表3-2-7。

表3-2-7 囊+结节征相关疾病

肿瘤性病变	感染性病变
毛细胞型星形细胞瘤	脑囊虫病
节细胞胶质瘤	
多形性黄色星形细胞瘤	
血管母细胞瘤	

【分析思路】

脑内囊+结节征病变分析思路如下：

第一，囊+结节征的颅内肿瘤类别并不非常多，可以是少见疾病的典型表现也是常见疾病的少见表现。

第二，常见疾病的典型表现：血管母细胞瘤、毛细胞型星形细胞瘤。

第三，流行病区居住史，粪便中发现虫卵可提示诊断；血清囊虫抗体试验、皮下结节的囊虫活检和颅脑CT、MRI检查有助诊断。

第四，壁结节的影像学特征（大小、位置、强化程度、与邻近组织的关系）有助于鉴别，SWI对脑囊虫病的钙化显示较敏感，提示作用大。

【疾病鉴别】

在诊断囊+结节征病变时需结合临床信息（含流行病学史）、多种影像学特征及实验室检查进行诊断和鉴别诊断。

1. 基于临床信息的鉴别诊断流程图见图3-2-17。

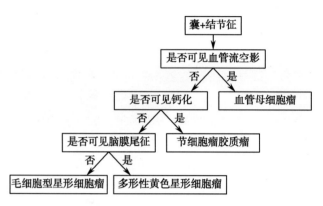

图3-2-17 囊+结节征病变基于临床信息的鉴别诊断流程图

2. 囊+结节征病变的主要鉴别诊断要点见表3-2-8。

表3-2-8 囊+结节征病变的主要鉴别诊断要点

疾病	典型影像特征	鉴别要点	主要伴随征象
PA	脑内大的囊性占位。实性部分为低或等密度（高密度少见），增强见强化。肿瘤实性部呈等或长T_1而囊性部呈等或稍短T_1。T_2WI、T_2FLAIR示实性部分呈高信号而囊性成分高于脑脊液信号	好发年龄<20岁，成人少见，囊壁可强化	附壁结节体积稍大，轻度强化，程度低于血管母细胞瘤
血管母细胞瘤	大囊小结节型：囊液呈大致均匀的长T_1长T_2信号，囊壁呈等T_1等T_2信号，而瘤结节呈等或稍长T_1长T_2信号，瘤周水肿很轻或无水肿。T_2FLAIR囊液呈等或稍高信号，瘤结节呈高信号，增强扫描明显强化	好发年龄30~60岁，囊壁一般不强化，瘤周及瘤内可见流空血管影	大囊小结节，壁结节靠近软脑膜，明显强化
神经节细胞胶质瘤	肿瘤多为囊实性和实性两类，周围水肿少见或轻微，伴出血时见明显水肿。囊性部分呈长T_1长T_2，实性部分呈等或长T_1等或稍长T_2。增强扫描囊壁呈环形强化、实性部分呈不均匀轻至中度强化	好发年龄10~20岁，邻近脑回扩张	附壁结节邻近脑回扩张
多形性黄色星形细胞瘤	典型表现为边界清楚的圆形或椭圆形。T_1WI示结节为低或等信号（相对于灰质），囊性部分与脑脊液等信号。有时可伴有皮质发育不良。T_2WI为高或混合信号，囊肿部分与脑脊液等信号。T_2FLAIR常被抑制	好发年龄10~30岁，多贴附于软脑膜处，明显强化	脑膜尾征，附壁结节邻近软脑膜强化，邻近骨质重塑
脑囊虫病	CT显示光滑、薄壁包囊。T_2FLAIR示包囊为高信号，可见孤立、偏心的头节。增强见增厚的囊壁强化，边缘强化结节。SWI对脑囊虫病钙化显示敏感	任何年龄均可发病，通常中青年多发，小囊内可见头节，即T_1WI圆形低信号内伴小点样中等信号影	胶状包裹期：增厚的囊壁强化，边缘强化结节（头节）

（五）倒三角征

【定义】

累及大脑皮质或皮质 - 皮质下白质的幕上病灶，以大脑表面为基底，尖部指向大脑深部，呈倒三角形或楔形，称为倒三角征（triangle sign）。

【病理基础】

"倒三角征"可能与神经胶质纤维通路放射状分布有关，瘤内分隔可能与肿瘤分叶状表现有关。

【征象描述】

胚胎发育不良性神经上皮瘤（dysembryoplastic neuroepithelial tumor，DNET）表现为边界清楚的"倒三角征"假囊肿样病变，位于皮层（可累及皮层下）或深部皮质核团，有时也可表现似肥大扩张的肥皂泡状巨脑回状，病灶往往边界清晰，无瘤周水肿，无或有轻微占位效应。

1. CT 表现　DNET 多数呈低密度，偶见混杂密度，钙化少见，多数无强化，少数可有局灶性强化，有的可见囊变，也有个别病灶呈大块钙化。

2. MRI 表现　DNET 多数呈不均匀的长 T_1、长 T_2 信号，有的可见单个或多个囊状改变或分隔区，呈三角形分布（"倒三角征"）（图 3-2-18）；无瘤周水肿或轻度水肿，无占位效应；瘤内可见条索状从边缘向中心延伸的等信号分隔；T_2FLAIR 像呈高于脑脊液的偏低信号，周边呈高信号；DWI 呈低信号，ADC 值升高；增强无强化或轻度强化。由于肿瘤位于脑表面，常可引起邻近颅骨内板发育不良而变形、重构等继发性改变。"倒三角征"和瘤内分隔是 DNET 的特征性征象。

【相关疾病】

"倒三角征"是胚胎发育不良性神经上皮瘤的特征性表现，少突胶质细胞瘤（oligodendroglioma）、神经节细胞胶质瘤（ganglioglioma）、蛛网膜囊肿（arachnoid cyst）和表皮样囊肿（epidermal cyst）"倒三角征"较少出现。

【分析思路】

第一，认识这个征象。

第二，重点分析病灶是否出现瘤内分隔。同时出现"倒三角征"和瘤内分隔应考虑 DNET，DNET 还有典型的环形征，发病年龄多小于 20 岁，临床表现可有难治性癫痫。

第三，分析病灶内是否存在典型的条索样钙化（calcification）。

第四，观察病灶是否为囊实性改变及强化方式。

第五，结合患者的临床病史、临床症状、诊疗经过、多模态影像学检查结果对比判断。

【疾病鉴别】

倒三角征只是一个征象，不能孤立看待，需要联合其他影像学特征和临床信息进行诊断和鉴别诊断。

1. 倒三角征病变鉴别诊断流程图见图 3-2-19。

2. 不同常见疾病的主要鉴别诊断要点，见表 3-2-9。

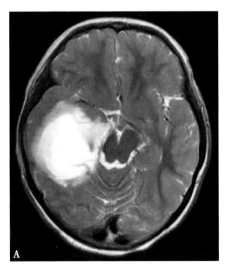
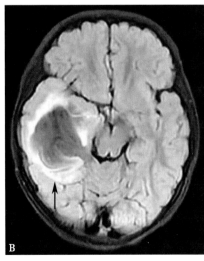
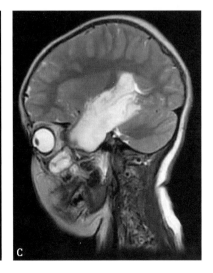

图 3-2-18　胚胎发育不良性神经上皮瘤

男，4 岁，癫痫发作。A～C. 颅脑 MRI 图像，依次为 T_2WI 轴位、T_2FLAIR 和 T_2WI 矢状位图像，显示右侧颞叶肿块 T_2WI 呈高信号，可见瘤内分隔，T_2FLAIR 显示病变周围有环形高信号影，矢状位病变呈倒三角形。

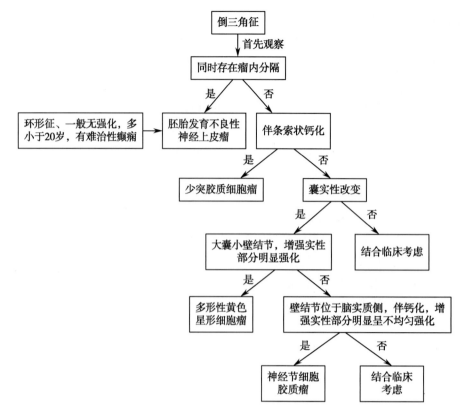

图 3-2-19 倒三角征病变基于临床信息的鉴别诊断流程图

表 3-2-9 不同常见疾病的主要鉴别诊断要点

疾病	典型影像特征	鉴别要点	主要伴随征象
胚胎发育不良性神经上皮瘤	T_1WI 呈明显低信号，T_2WI 呈明显高信号；增强扫描肿瘤无强化或轻度强化；无瘤周水肿或占位效应	好发颞叶皮层儿童和青少年，多小于20岁，临床表现为难治性癫痫	T_2FLAIR 环形征、倒三角征和瘤内分隔同时出现
少突胶质细胞瘤	虽然也位于人脑表面，但多伴有钙化，典型钙化呈条索状沿脑回分布；有时可伴有瘤周水肿和瘤体强化	额叶多见，多见于成人	倒三角征和瘤内分隔难以同时出现
神经节细胞胶质瘤	常表现为囊实性，壁结节位于脑实质侧，增强实性部分多呈不均匀强化；钙化也较常见	常见于额叶，但多位于皮层下区多见于儿童，多有长期癫痫发作病史	倒三角征和瘤内分隔少见
多形性黄色星形细胞瘤	呈囊实性改变，通常为大囊小壁结节，增强示实性部分明显强化	好发于青少年，多位于颞叶，位置表浅	部分肿瘤邻近脑膜可出现强化，呈现脑膜尾征

（六）环形征

【定义】

T_2FLAIR 图像上的高信号环形征被定义为肿瘤边界处将肿瘤与周围正常脑组织分开的清晰定义的高信号区域，称为 T_2FLAIR 环形征（T_2FLAIR ring sign）。

【病理基础】

肿瘤囊性成分和邻近的大脑之间有一个明显的边界，肿瘤囊性成分周围存在疏松的组织，有研究推测表明 T_2FLAIR 图像上的高信号边缘可能代表肿瘤周围环绕的疏松的胶质神经元成分。

【征象描述】

MRI T_2FLAIR 环形征特征性表现为 T_2FLAIR 像上病变边缘可见环形高信号影包绕，边界清晰，将病灶与周围正常脑组织分开（图 3-2-20）。

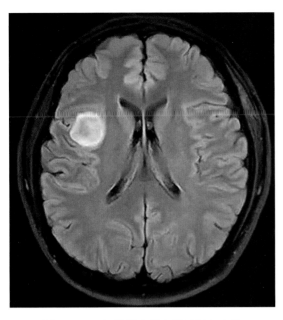

图 3-2-20 胚胎发育不良性神经上皮瘤
男，15 岁，发现头部占位 1 个月余。T_2FLAIR 图像显示右侧额叶见类圆形肿块，病灶边缘见明显环形高信号，边界清晰，将肿块与周围正常脑组织分开，即"T_2FLAIR 环形征"。

【相关疾病】

T_2FLAIR 像发现"环形征"对诊断 DNET 敏感性和特异性极高，其他疾病中也有少量病例出现"环形征"，如低级别胶质瘤，神经节细胞胶质瘤（ganglioglioma）和弥漫性低级别星形细胞瘤。

【分析思路】

第一，认识这个征象。

第二，出现 T_2FLAIR"环形征"时首先考虑 DNET，重点分析病灶是否出现 DNET 的特征性影像表现，如"倒三角征"和瘤内分隔。

第三，分析增强图像中病灶是否存在瘤周水肿和瘤体强化。

第四，结合患者的临床病史、临床症状、诊疗经过、多模态影像学检结果对比判断。

【疾病鉴别】

1. T_2FLAIR 环形征鉴别诊断流程图，见图 3-2-21。

2. 不同常见疾病的主要鉴别诊断要点，见表 3-2-10。

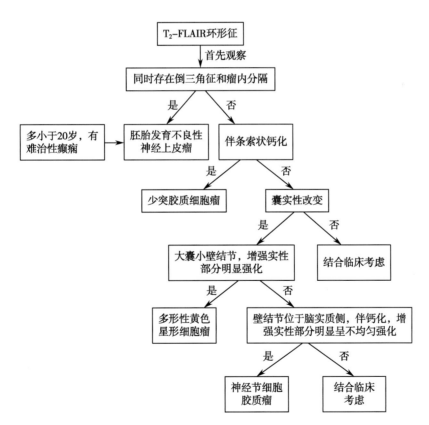

图 3-2-21 T_2FLAIR 环形征基于临床信息的鉴别诊断流程图

表 3-2-10 不同常见疾病的主要鉴别诊断要点

疾病	典型影像特征	鉴别要点	主要伴随征象
胚胎发育不良性神经上皮瘤	T_1WI 呈明显低信号，T_2WI 呈明显高信号；增强扫描肿瘤无强化或轻度强化；无瘤周水肿或占位效应	多见于小于 20 岁的儿童及青少年；多位于颞叶皮层	T_2FLAIR 环形征、倒三角征、瘤内分隔
弥漫性低级别星形细胞瘤	T_2FLAIR 上出现的边缘环状高信号影比 DNET 的高信号环形影大	好发于 20～40 岁，多位于深部白质	T_2FLAIR 上也可出现边缘环状高信号影（T_2WI/T_2FLAIR 错配征）
少突胶质细胞瘤	多伴有钙化，典型钙化呈条索状沿脑回分布；瘤周多无或仅有轻度水肿；瘤体强化	多见于 30～45 岁成人，额叶多见	倒三角征和瘤内分隔难以同时出现
神经节细胞胶质瘤	常表现为囊实性，增强实性部分多呈不均匀强化；钙化也较常见	多见于儿童，常见于颞叶，但多位于皮层下区，多有长期癫痫发作病史	倒三角征和瘤内分隔少见
多形性黄色星形细胞瘤	呈囊实性改变，通常为大囊小壁结节，增强实性部分明显强化	青少年多见，好发于颞叶，位置表浅	部分肿瘤邻近脑膜可出现强化，呈现脑膜尾征

（七）皂泡征

【定义】

肿块内大小不等的大量囊肿形成类似肥皂泡或海绵的图案，称为皂泡征（soap bubble sign）。

【病理基础】

不同病因的"皂泡征"组织病理基础不同。如肿瘤边缘或瘤内出现"皂泡征"，与其瘤细胞突起、胞质中存在较多透明囊泡、神经内分泌颗粒等有关。而新型隐球菌感染时扩大的血管周围间隙中填充炎症细胞（inflammatory cell）和由真菌（fungus）荚膜产生的黏液样物质形成凝胶状假性囊肿从而表现为"皂泡征"。

【征象描述】

MRI 表现为 T_2WI 像病灶由于囊肿簇集而显示出非均匀"肥皂泡"外观（图 3-2-22）；T_2FLAIR 序列显示病灶由于存在较小的分散性囊肿而显示出的非均匀"奶酪样"外观（图 3-2-23）。

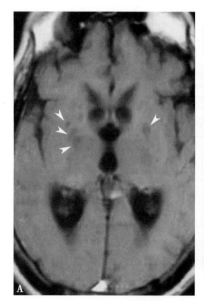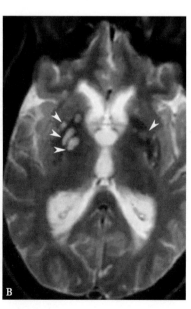

图 3-2-22 隐球菌性脑炎

男，45 岁，发热伴渐进性头痛一周。A、B. 颅脑 MRI T_1WI、T_2WI 图像，显示双侧基底节区见多发小囊状病灶（箭头），T_1WI 为低信号，T_2WI 为高信号伴外周环状低信号，边界清晰，无占位效应。

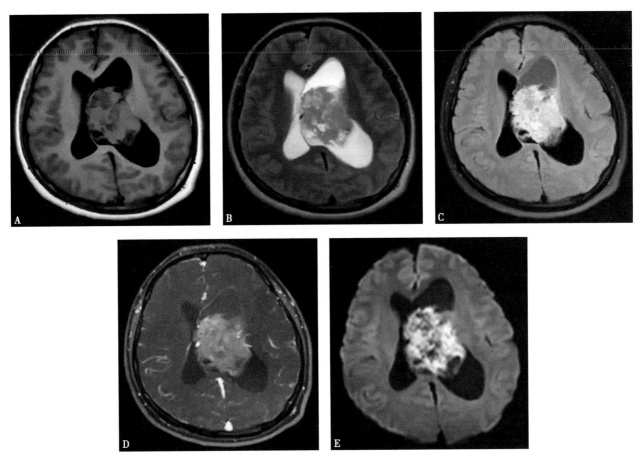

图 3-2-23 中枢神经细胞瘤

女,31 岁,无明显诱因出现头痛 3 天。A～E. 颅脑 MRI 图像,依次为 T_1WI、T_2WI、T_2FLAIR、T_1WI 增强和 DWI 图像,显示左侧侧脑室内不规则囊实性肿块,宽基地与透明隔相连,呈分叶状,周围及中心可见皂泡状囊性灶,病灶呈等长 T_1 等长 T_2 信号,T_2FLAIR 及 DWI 呈高信号,增强扫描明显强化,可见血管流空影;透明隔右移位。

【相关疾病】

中枢神经细胞瘤(central neurocytoma,CN)、室管膜类肿瘤、星形细胞瘤、原发性中枢神经系统淋巴瘤、隐球菌脑炎。

【分析思路】

第一,认识这个征象。

第二,判断是脑炎性改变还是肿瘤样改变,结合患者病史进行判断。

第三,重点分析病灶囊变区出现的部位及形态,若囊肿出现在病灶的边缘部则优先考虑 CN,同时观察是否有宽基底征、扇贝征、丝瓜瓢征。

第四,重点观察病灶的部位进行大致分类,再结合形态、钙化、囊变坏死、出血情况,观察是否有其他征象出现。

第五,结合患者的临床病史、临床症状、诊疗经过、多模态影像学检结果对比判断。

【疾病鉴别】

1. 皂泡征病变鉴别诊断流程图,见图 3-2-24。

2. 不同常见疾病的主要鉴别诊断要点,见表 3-2-11。

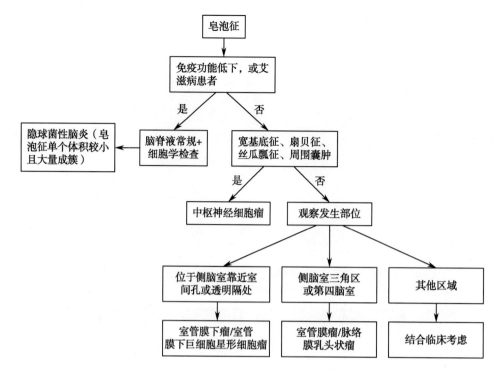

图 3-2-24　皂泡征病变基于临床信息的鉴别诊断流程图

表 3-2-11　不同常见疾病的主要鉴别诊断要点

疾病	典型影像学特征	鉴别要点	主要伴随征象
中枢神经细胞瘤	囊实性肿瘤；可出现皂泡征、宽基地征、扇贝征、丝瓜瓤征、周围囊肿征；肿瘤内或边缘常可见流空血管影	好发于 20～40 岁的青壮年，多位于侧脑室近孟氏孔区	囊变区主要位于病灶的边缘部；增强扫描实性部分轻 - 中度强化
室管膜瘤	常呈不规则分叶状，囊变坏死及钙化多见，出血少见；信号不均匀；常伴梗阻性脑积水	儿童多见，两个发病高峰1～5 岁和 30 岁，儿童好发于第四脑室，成人好发于侧脑室三角区	具有"见缝就钻、塑型生长"的特点；增强扫描不均匀明显强化，囊变坏死区无强化
室管膜下瘤	多呈类圆形，边界清楚，常伴囊变，引起侧脑室积水，钙化及出血少见，T_1WI 多呈等或稍低信号，T_2WI 多呈均匀高信号	好发于成年男性，多位于侧脑室靠近室间孔或透明隔处	增强肿瘤无强化或轻微强化
室管膜下巨细胞星形细胞瘤	常伴发于结节性硬化，占 5%～16%；圆形、类圆形或不规则形，边界清楚；T_1WI 等、略低信号，T_2WI 等、略高信号；增强扫描明显均匀 / 不均匀强化	好发于青少年，30 岁以下多见，多位于室间孔或透明隔附近	钙化多见，可有囊变，出血少见
多形性黄色星形细胞瘤	呈囊实性改变，通常为大囊小壁结节，增强实性部分明显强化	好发于青少年，多位于颞叶，位置表浅	部分肿瘤邻近脑膜可出现强化，呈现脑膜尾征
脉络膜乳头状瘤	肿瘤内见斑点状混杂信号，增强扫描呈明显均匀强化，肿瘤边缘呈颗粒状凹凸不平，常见菜花样改变；因肿瘤分泌大量脑脊液而常表现为脑积水，瘤体完全浸泡在脑脊液中	多为脑白质发生于侧脑室的脉络膜乳头状瘤，儿童好发于侧脑室三角区，成人好发于第四脑室	类圆形、分叶状，边缘凹凸不平；颗粒征、桑葚征；脑积水；部分可见流空血管影
隐球菌脑炎	边界清楚，多无强化，或片状强化，部分可有弥散受限，可能与隐球菌产生酸性黏多糖及高蛋白含量、高黏稠度有关	免疫功能低下的患者；多见于基底节，丘脑，中脑、小脑和脑室周围区域	T_1WI 为低信号，T_2WI 为高信号伴外周环状低信号，低信号环可能为囊壁高铁血红蛋白或者激活的巨噬细胞产生的自由基，以及顺磁性伪影

（八）拉丝征

【定义】

病灶坏死区内线样或拉丝样强化,称为拉丝征。

【病理基础】

无数微小坏死融合成中央大坏死,这种崩塌式的坏死具有血运选择性和时间依赖性,大分支血管周围的薄层组织一般血运足,不发生坏死,表现为坏死相关炎症线样强化,两根血管间组织血运差,易发生坏死、不强化,表现为丝丝拉拉的毛刷状强化。

【征象描述】

MRI 表现 T_1WI 增强扫描显示病灶坏死区内见线样或拉丝样强化(图 3-2-25)。

【相关疾病】

高级别胶质细胞瘤、淋巴瘤。

【分析思路】

第一,认识这个征象。

第二,重点分析病灶坏死区的形态,并观察肿瘤强化特点和瘤周水肿。

第三,分析病灶内的其他特殊征象。

第四,结合患者的临床病史、临床症状、诊疗经过、多模态影像学检查结果对比判断。

【疾病鉴别】

1. 拉丝征病变鉴别诊断流程图见图 3-2-26。

2. 不同常见疾病的主要鉴别诊断要点见表 3-2-12。

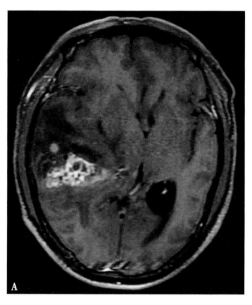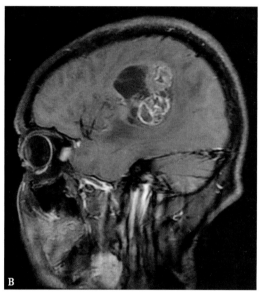

图 3-2-25　高级别胶质瘤

男,52 岁,因头痛伴肢体无力 3 天余入院。A、B. 颅脑 MRI 图像,依次为 T_1WI 增强轴位、T_1WI 增强矢状位图像,显示增强扫描呈花环状强化,病灶内见线样强化信号,灶周见数枚小环状、结节状强化信号;灶周见片状水肿,脑干受压,内侧颞叶海马受压移位,部分位于天幕裂孔下;右侧侧脑室受压变窄,左侧侧脑室扩大;中线结构左偏,脑沟脑裂变浅。

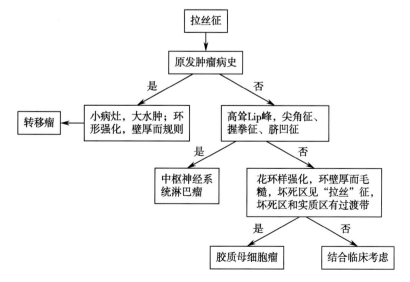

图 3-2-26　拉丝征病变基于临床信息的鉴别诊断流程图

表 3-2-12　不同常见疾病的主要鉴别诊断要点

疾病	典型影像学特征	鉴别要点	主要伴随征象
胶质母细胞瘤	肿瘤跨胼胝体生长至对侧大脑半球时，呈"蝴蝶征"，水肿和占位效应明显；多合并坏死、囊变或出血性改变；肿瘤内异常血管增生形成线样"流空效应"区；增强扫描边缘呈"花环"样强化，环壁厚而毛糙	发生于任何年龄阶段，以45~65岁高发，病变好发部位依次为额颞叶、顶叶和枕叶，小脑和基底节极少见，可同时累及多个脑叶	坏死区见"拉丝"征；坏死区和实质区有过渡带
孤立性脑转移瘤	灰白质交界区多发类圆形病灶，呈不规则"花环"样强化，壁厚而规则；水肿区较大，且包绕肿瘤，"小病灶，大水肿"	好发于中老年人，多位于深部白质	肿瘤结节的大小和瘤周水肿不成比例是诊断脑内转移瘤的重要征象
原发性中枢神经系统淋巴瘤	侵袭性生长，绝大部分为弥漫大 B 细胞淋巴瘤；单发多见，形态多不规则，呈分叶状，多呈实性；囊变、坏死及出血少见，边界多不清，沿脑室壁浸润生长；平扫信号似脑皮质，增强肿瘤实性成分多呈结节状、团块状明显均匀强化，囊变区无强化	多见于中老年免疫力低下的患者，好发大脑半球深部白质区，发生于脑室者少见	^{1}H-MRS：高耸 Lip 峰具有特征性；尖角征、握拳征、脐凹征

（九）尖角征、握拳征、脐凹征

【定义】

1. **尖角征（angular sign）** 是肿瘤强化在某一个层面呈尖角样突出。

2. **握拳征（fist sign）** 肿瘤沿血管间隙快速生长，遇到阻挡后各个部分生长速度不一致，因此强化后可表现为同一断面上有 1~2 个呈尖角样或缺口样缺损而呈"抱拳样""握指样"。

3. **脐凹征（belly button sign）** 为团块状或结节状肿瘤强化边缘出现脐凹样或勒痕样缺损，考虑为肿瘤在生长过程中遇到较大的血管阻挡或肿瘤各部分生长速度不均所引起。

【病理基础】

肿瘤细胞以血管为中心呈"袖套状"生长，血管壁受侵蚀，血脑屏障（blood-brain barrier，BBB）破坏；肿瘤血管无明显的内皮细胞增生，缺乏新生血管生成，是一种血管肿瘤。原发性中枢神经系统淋巴瘤增强扫描有明显强化，与血脑屏障破坏，对比剂（contrast medium）渗到血管外的组织细胞间隙中，引起病变组织强化有关。肿瘤单发或多发，呈局灶或弥漫型分布。肿瘤大多数呈结节状、团块状及不规则条片状，并表现为特征性的"尖角征""握拳征""脐凹征"。

【征象描述】

MRI 表现为肿瘤强化后在某一个层面呈尖角样突出，呈现"尖角征"；肿瘤强化后可表现为同一断面上有 1~2 个呈尖角样或缺口样缺损而呈"抱拳样""握指样"，呈现"握拳征"（图 3-2-27）；团块状或

结节状肿瘤强化边缘出现脐凹样或勒痕样缺损，呈现"脐凹征"（图 3-2-28）。

【相关疾病】

见于中枢神经系统淋巴瘤。

【分析思路】

第一，认识这个征象。

第二，重点分析肿瘤强化后是否存在特征性表现，强化后存在尖角征、握拳征、脐凹征首先考虑中枢神经系统淋巴瘤。

第三，分析病灶内的其他特殊征象。

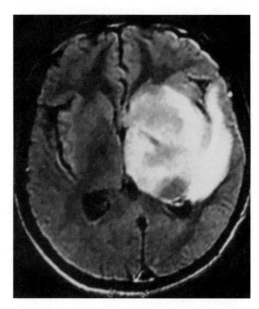

图 3-2-27　原发性中枢神经系统淋巴瘤

男，76 岁，头痛 20 天，加重 3 天。T_1WI 增强图像，显示左侧大脑半球肿块强化后边缘呈尖角样突出，即"尖角征"，并且肿块呈抱拳样、握指样强化，即"握拳征"。

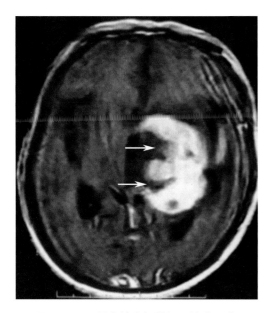

图 3-2-28　原发性中枢神经系统淋巴瘤
男，56 岁，头痛、头晕、呕吐、言语不清 1 个月余。颅脑 MRI 图像，T_1WI 增强图像，箭头处显示左侧基底节即丘脑区域肿块强化后边缘脐凹样或勒痕样缺损，即"脐凹征"。

第四，结合患者的临床病史、临床症状、诊疗经过、多模态影像学检查结果对比判断，颅脑 MRI 增强示肿瘤呈明显强化，而颅脑 ASL 示病灶 CBF 减低，呈低灌注状态为中枢神经系统淋巴瘤特征。

【疾病鉴别】

不同常见疾病的主要鉴别诊断要点见表 3-2-13。

（十）T_2FLAIR 错配征

【定义】

T_2FLAIR 错配征（T_2FLAIR mismatch）是一种在颅内常规 MRI 易识别的影像学征象，定义为：肿瘤在 T_2WI 显示完整或接近完整且几乎同质的高强度信号；肿瘤在 T_2FLAIR 显示主体低信号（抑制的程度可能不均匀），但有高信号的薄边缘。

【病理基础】

目前，T_2FLAIR 错配征的病理—影像相关机制尚不明确。T_2FLAIR 错配征区域具有微囊变成分，无 T_2FLAIR 错配征区域几乎没有微囊变成分，这表明 T_2FLAIR 错配征可能与病理学上微囊变有关。肿瘤细胞内含较多的自由水也可能是导致异柠檬酸脱氢酶（isocitrate dehydrogenase, IDH）突变伴染色体臂 1p 和 19q（1p/19q）未联合缺失型（IDH mutant and 1p/19q non-codeleted, IDHmt/non-codel）低级别胶质瘤（lower-grade gliomas, LGG）出现 T_2FLAIR 错配征的原因。此外，还有观点指出，不同分子分型的低级别胶质瘤在 MRI 上表现出不同的弛豫时间，其中 IDHmt/non-codel 低级别胶质瘤在 MRI 上具有长 T_1 长 T_2 弛豫时间特征，T_2FLAIR 错配征恰好反映出这种独特的弛豫时间（relaxation time）。因此，T_2FLAIR 错配征相关病理生理机制有待深入研究。

表 3-2-13　不同常见疾病的主要鉴别诊断要点

疾病	典型影像学特征	鉴别要点	主要伴随征象
中枢神经系统淋巴瘤	肿瘤内出血、坏死及囊变少见；增强扫描多呈明显均匀强化；肿瘤的占位程度较轻，瘤周水肿与肿瘤大小不成比例，多呈轻、中度水肿；脑血管造影可显示淋巴瘤血管特征	免疫正常中老年；免疫缺陷中青年；多为脑白质深部或靠近中线的实性肿块，幕上多见	可见"握拳状"强化，肿瘤边缘可见"脐凹征""尖角征"；ASL 呈低灌注
胶质母细胞瘤	肿瘤跨胼胝体生长至对侧大脑半球时，呈"蝴蝶征"，水肿和占位效应明显；多合并坏死、囊性变或出血性改变；肿瘤内异常血管增生形成线样"流空效应"区；增强扫描边缘呈"花环"样强化，环壁厚而毛糙	可发生于任何年龄阶段，以 45～65 岁高发，病变好发部位依次为额颞叶、顶叶和枕叶，可同时累及多个脑叶	坏死区见"拉丝征"；坏死区和实质区有过渡带
孤立性脑转移瘤	灰白质交界区多发类圆形病灶，呈不规则"花环"样强化，壁厚而不规则；水肿区较大，且包绕肿瘤，"小病灶，大水肿"	好发于中老年人，多位于深部白质	肿瘤结节的大小和瘤周水肿不成比例是诊断脑内转移瘤的重要征象
脑膜瘤	呈等 T_1、等 T_2 或稍长 T_2 信号，边界清楚，多呈圆形或半圆形，增强扫描呈明显均匀强化，常见脑膜尾征。中枢神经系统淋巴瘤也可出现"脑膜尾征"，但无脑皮质受压或脑白质塌陷征	好发于 20～40 岁，多位于脑表面近脑膜区	无"脐凹征"，邻近脑实质呈受压改变，常见肿瘤内钙化及邻近颅骨增生改变

【征象描述】

MRI 表现为肿瘤在 T_2WI 显示完整或接近完整且几乎同质的高强度信号；肿瘤在 T_2FLAIR 显示主体低信号（抑制的程度可能不均匀），但有高信号的薄边缘（图 3-2-29）；T_2FLAIR 错配通常很少或没有增强对比。严格的排除标准：坏死腔不是 T_2FLAIR 错配；小囊肿不满足 T_2FLAIR 错配标准；不应将 T_2WI 高信号的瘤内区域和 T_2FLAIR 上相应的低信号（如瘤内囊肿或坏死核心）与 T_2FLAIR 不匹配体征的标准相混淆。避免潜在的误判的提示：青少年患者（≤18 岁）中避免使用 T_2FLAIR 错配；T_2WI 肿瘤内包埋的皮质灰质可能显示相对低信号，此发现不应排除 T_2FLAIR 错配的迹象。

【相关疾病】

T_2FLAIR 错配征是近年来影像基因组学领域中发现的最具突破的特征，是常规 MRI 可检测到的独特影像学特征，在预测 IDHmt/non-codel LGG 方面具有高度特异性。但也存在少数特例，在儿童患者中，如，毛细胞星形细胞瘤、异位灰质、H3 K27M 突变型弥漫性中线胶质瘤及含有 MYB 重排的星形细胞瘤中发现 T_2FLAIR 错配征。在成人患者中发现 IDH 突变伴 1p/19q 联合缺失型少突胶质细胞瘤（oligodendroglioma）和胶质母细胞瘤（glioblastoma）也可表征 T_2FLAIR 错配征。T_2FLAIR 错配征还可出现在不含钙化成分的胚胎发育不良性神经上皮肿瘤及弥漫性内生性脑桥胶质瘤中，这一征象并非 IDHmt/non-codel LGG 的独特表现。总的来说，T_2FLAIR 错配征对成人型 IDHmt/non-codel LGG 具有较高的特异性。

【分析思路】

T_2FLAIR 错配征颅内常规 MRI 易识别的影像学征象，分析思路如下：

第一，认识这个征象。

第二，重点分析肿瘤在 T_2WI 和 T_2FLAIR 表现。肿瘤在 T_2WI 显示完整或接近完整且几乎同质的高强度信号；肿瘤在 T_2FLAIR 显示主体低信号（抑制的程度可能不均匀），但有高信号的薄边缘；T_2FLAIR 错配通常很少或没有增强对比。

第三，注意排除肿瘤内的坏死和囊肿（cyst）等征象，避免误判。

第四，青少年患者（≤18 岁）中避免使用 T_2FLAIR 错配；T_2WI 肿瘤内包绕的皮质灰质可能显示相对低信号，此发现不应排除 T_2FLAIR 错配的迹象。

第五，结合患者的临床病史、临床症状、诊疗经过、多次影像学检查前后对比结果及 T_2FLAIR 错配征征象出现的时机等临床资料，可缩小鉴别诊断范围。

【疾病鉴别】

T_2FLAIR 错配征的发现是胶质瘤成像和影像基因组学的重大发现，它代表着首个对胶质瘤分子亚型近乎完美的特异性识别的影像学特征，该征象能

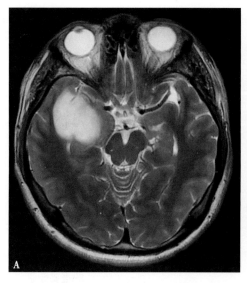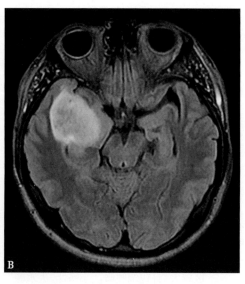

图 3-2-29　低级别胶质瘤

男，33 岁，情绪低落 3 个月，至今持续加重，无加重缓解因素，2 天前枕部胀痛。A~B. 颅脑 MRI 图像，依次为 T_2WI 和 FLAIR 图像，右侧额颞岛叶 - 基底节区见不规则肿块，边缘大致清晰，肿瘤在 T_2WI 显示完整或接近完整且几乎同质的高强度信号；肿瘤在 T_2FLAIR 显示主体低信号，但有高信号的薄边缘；邻近脑组织、脑干及脑室受压，右侧外侧裂池被部分包绕，脑干、海马及颞角受压；中线结构略左偏。

有效预测较低级别胶质瘤的分子分型，尤其是对预测 IDH 突变伴 1p/19q 未联合缺失型较低级别胶质瘤，最重要的是按照正确的标注识别该征象，出现该征象时，首先考虑低级别胶质瘤类，同时结合多模态影像学结果辨证思考。

不同常见疾病的主要鉴别诊断要点见表 3-2-14。

表 3-2-14 不同常见疾病的主要鉴别诊断要点

疾病	典型影像学特征	鉴别要点	主要伴随征象
弥漫性星形细胞瘤 (diffuse astrocytoma)（Ⅱ级）	可出现边缘环状高信号影，T_2FLAIR 上出现的边缘环状高信号影比 DNT 的高信号环形影大	好发于 20～40 岁，多位于深部白质	增强扫描呈斑片状、花环状或结节状强化
胶质母细胞瘤 (glioblastoma)（Ⅳ级）	不均匀强化，中央坏死，常伴有出血，由于细胞含量高，实性成分可能会出现弥散受限	可发生于任何年龄阶段，以 45～65 岁高发，病变好发部位依次为额颞叶、顶叶和枕叶	坏死区见"拉丝"征；坏死区和实质区有过渡带
少突胶质细胞瘤 (oligodendroglioma)（Ⅱ级或Ⅲ级）	多伴有钙化，典型钙化呈条索状沿脑回分布；瘤周多无或仅有轻度水肿；瘤体强化	多见于 30～45 岁成人，额叶多见	皮质/皮质下受累伴脑回扩张和钙化
脓肿（abscess）	在脑炎的早期和晚期阶段，脓肿形成包膜，增强扫描呈环形强化，脓肿腔内在 DWI 上为明显高信号	任何年龄均可发病，以青壮年最常见；脑脓肿病灶可为单发或多发，好发部位依为额颞叶、额顶叶、顶叶、小脑及枕叶	环形强化
转移（metastasis）	转移瘤 T_1WI 肿瘤及周围水肿呈低信号，T_2FLAIR 肿瘤呈等信号，周围水肿呈高信号，DWI 呈低信号 ADC 呈高信号，增强扫描横断位及矢状位呈环形强化，环壁不规则	好发部位首先是大脑；其次是小脑；脑干部位最少；临床多有原发肿瘤病史，以肺癌最为常见	小病灶大水肿

（十一）融冰征

【定义】

CT 上病灶周围密度逐渐降低，灶周水肿逐渐减轻，中央仍为高密度，出现融冰征（ice-melting sign）。MRI T_1WI 示病灶中心呈低信号，其外围逐渐为毛刷状稍低信号；T_2WI 和 T_2FLAIR 病灶中心呈高信号，外围呈稍高信号，就像一个冰块在春暖后缓慢融化解冻一样，故称为"融冰征"。

【病理基础】

脑出血（intracerebral hemorrhage）时 CT 高密度的原因是血液中的血红蛋白密度比脑组织密度高，流到血管外的血液大约在 72 小时内逐渐形成血凝块，其密度也进一步提高，这是由于凝血块收缩，低密度的血浆析出，血红蛋白浓度提高之故。3 天后，血肿周围部分的血红蛋白开始溶解、破坏并被周围巨噬细胞吞噬，周围部分出血密度开始降低，中心部分仍为高密度，随着时间的推移，血肿中心的高密度范围逐渐缩小，通常于出血后 1 个月时，整个血肿呈等密度或低密度。高密度血肿周围常有一低密度环带存在，通常在出血第 5 天时该低密度环带最明显，此低密度环带代表血肿周围的水肿和析出的血浆。脑出血亚急性期时，早期细胞内的脱氧血红蛋白渐变为正铁血红蛋白，为顺磁性，T_1WI、T_2WI 均为周边环形高信号、病灶中心低信号或等信号；随着红细胞溶解，出现游离正铁血红蛋白，脑血肿在 T_1WI 及 T_2WI 均为高信号。

【征象描述】

就像冰窟窿口部的冰融化时的改变，融化的部分为水样，没有完全融化的则为冰激凌样松散。因此将其命名为"融冰征"。这种征象在横断面和矢状面都能见到，表现一致。融冰征常见于颅内吸收期血肿，常出现在第 3～6 天，为其特征性表现，但是信号与多发性硬化不同。

1. CT 表现 脑出血亚急性期血肿密度逐渐降低，灶周水肿逐渐减轻，血肿周边吸收，中央仍为高密度，出现"融冰征"，增强扫描呈环形强化，呈现"靶征"（图 3-2-30）。横纹肌样瘤表现为显著非均质性密度改变，70% 以上病变可见其内坏死、囊变，且囊变多位于周边而呈偏心性囊变征，囊、实性交界处表现为渐变的"融冰征"。

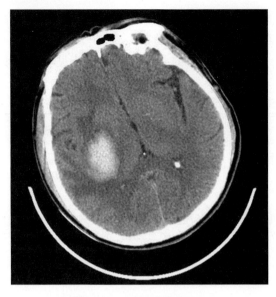

图 3-2-30 亚急性期脑出血

男，62 岁，头部眩晕 1 周。CT 平扫示右侧岛叶 - 外囊区、右侧基底节区偏后可见团片状高密度影，边缘呈融冰样表现，周围见大片水肿带，右侧内囊后肢受压，呈"截断征"表现。右侧侧脑室受压，环池右侧变窄，中线结构稍向左移位。

2. MRI 表现 脑出血亚急性期时（3～6 天），早期细胞内的脱氧血红蛋白渐变为正铁血红蛋白，为顺磁性，T_1WI、T_2WI 均为周边环形高信号、病灶中心低信号或等信号；随着红细胞溶解，出现游离正铁血红蛋白，脑血肿在 T_1WI 及 T_2WI 均为高信号（图 3-2-31）。多发性硬化治疗早期和缓解期时：T_1WI 上病灶中心呈低信号，其外围信号渐变，比中心稍高，但仍为低信号；T_2WI 和 T_2FLAIR 示病灶中心呈高信号，外围呈稍高信号，边缘模糊，称为"融冰征"（图 3-2-32）。这种征象在横断面和矢状面都能见到，表现一致。

【相关疾病】

融冰征最常见于脑出血亚急性期。多发性硬化治疗早期和缓解期、横纹肌样瘤也可出现融冰征。

【分析思路】

第一，认识这个征象在脑出血亚急性期、多发性硬化治疗早期和缓解期以及横纹肌样瘤时的表现。

第二，结合患者的临床病史、临床症状、诊疗经过、多模态影像学检结果对比判断。

【疾病鉴别】

不同常见疾病的主要鉴别诊断要点见表 3-2-15。

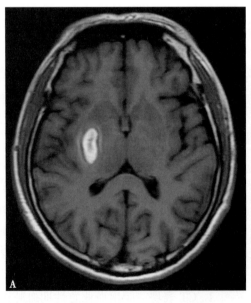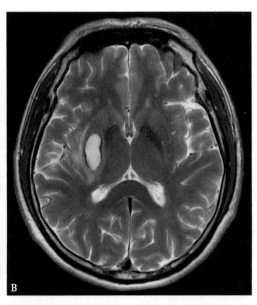

图 3-2-31 亚急性期脑出血

男，65 岁，头部眩晕 1 周。A～B. 颅脑 MRI 图像，依次为 T_1WI、T_2WI 图像，显示右侧基底节区见肾形病灶，病灶 T_1WI 为周边环形高信号、病灶中心低信号的融冰样表现，T_2WI 呈高信号。

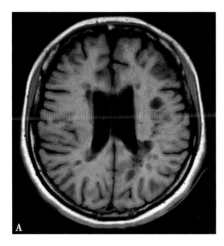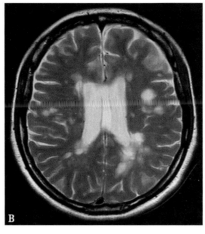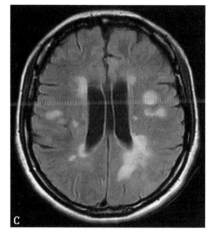

图 3-2-32　多发性硬化

女，39 岁，多发性硬化 8 年，曾服用西尼莫德，自行停用 2 个月，停用以来，逐渐出现全身乏力、行走困难、吐词不清以及面部表情减少。A～C. 颅脑 MRI 图像，依次为 T_1WI、T_2WI、T_2FLAIR 图像，显示脑干、双侧小脑半球、丘脑、放射冠区、半卵圆中心、侧脑室旁及额颞顶枕岛叶皮层下、胼胝体见多发斑点片状、片状类圆形病灶，T_1WI 示病灶中心呈低信号，其外围信号渐变，比中心稍高；T_2WI 和 T_2FLAIR 示病灶中心呈高信号，外围呈稍高信号，边缘模糊，部分病灶走行与侧脑室垂直。

表 3-2-15　不同常见疾病的主要鉴别诊断要点

疾病	典型影像学特征	鉴别要点	主要伴随征象
脑出血亚急性期	血肿密度逐渐降低，灶周水肿逐渐减轻，血肿周边吸收，中央仍为高密度，出现"融冰征"；早期（3～6 天）T_1WI、T_2WI 均为周边环形高信号、病灶中心低信号或等信号；晚期（1～2 周）脑血肿在 T_1WI 及 T_2WI 均为高信号。	好发部位依次为基底节区、脑叶（顶叶最常见）、脑干、小脑、脑室	融冰征
多发性硬化治疗早期和缓解期	T_1WI 示病灶中心呈低信号，其外围信号渐变，比中心稍高，但仍为低信号；T_2WI 和 T_2FLAIR 示病灶中心呈高信号，外围呈稍高信号，边缘模糊	好发于 20～40 岁的中青年人群，女性多于男性，病变主要累及白质，出现肢体麻木无力为首发表现	融冰征
横纹肌样瘤	瘤体巨大，长径多＞5cm 甚至 8cm；显著非均质性密度 / 信号改变，扩散受限明显，瘤体实性部分于弥散加权成像呈高信号，表观弥散系数降低；增强扫描呈轻 - 中度非均质持续强化或环形波浪带样强化	好发于儿童，成人罕见，约 50% 起源于脑脊膜旁区域，25% 头颈部横纹肌肉瘤来源于眼眶，25% 起源于非眶非脑脊膜旁位置	70% 以上病变可见其内坏死、囊变，表现为"融冰征"；环形波浪带样强化。瘤内钙化多具特征性，可呈点、线状弧形分布，表现为"勾边钙化征"

（十二）铁环征

【定义】

在 MRI T_2WI、磁敏感加权成像（susceptibility weighted imaging，SWI）或定量磁化率成像（quantitative susceptibility mapping，QSM）序列上，脑实质内病灶周边出现的低信号环（图 3-2-33），称为铁环征（iron ring sign），该低信号环随着时间的增加而逐渐增宽。

【病理基础】

典型的脑实质内海绵状血管瘤（cavernous angioma，CA）由丛状薄壁的血管窦样结构组成，肉眼呈紫红色或深红色血管性团块，显微镜下见病灶由密集而扩大的血管构成，管壁由菲薄的内皮细胞和成纤维细胞组成，缺乏弹力纤维和肌层且管腔内充满血液。管腔间有神经纤维分隔，无正常脑组织。由于 CA 的血管壁薄且缺乏弹性，因而易出血，病灶内有时可见数目不等的片状出血、钙化、胶质增生及坏死囊变灶，病灶周围可见含铁血黄素沉着或有机化的血块。CA 的瘤灶中心的血栓和反复出血，内含游离稀释的正铁血红蛋白，在所有成像序列中均呈高信号，血栓与出血灶外周形成的含铁血黄素环在所有成像序列上都是黑色低信号，形成"铁环征"，且 T_2WI 像上最明显。病灶周边低信号环为反复多次少量慢性出血病灶周围出现含铁血黄素沉着、单核细胞浸润和胶质增生等所致。

正常情况下，铁存在于少突胶质细胞和髓鞘中，髓鞘破坏时，铁从细胞内释放到细胞外。在多发性硬化慢性活动期，脱髓鞘过程中，颅内的铁会重新分布，颅内铁代谢失衡。MS 病灶边缘出现显著铁沉积，促进炎症持续，且与缓慢扩张病灶的形成相关。慢性活动期病灶内的铁主要分布在病灶边缘，SWI 和 QSM 序列呈顺磁性环，病理为含铁的小胶质细胞或巨噬细胞，因此也称为"铁环征"。铁环征主要见于慢性活动期病灶，研究表明铁环征的出现可能反映了非急性炎症期的慢性组织损伤，可作为MS 慢性活动性病变潜在炎症的候选生物标志物。

超急性期脑内血肿主要由完整红细胞内的含氧细胞血红蛋白形成，此期脑内血肿内氧合血红蛋白向脱氧血红蛋白的转变是十分迅速的，脱氧血红蛋白的含量可达 62.3%，氧合血红蛋白的含量为 31.8%，而这种变化往往先从血肿周边开始，这为梯度回波 T_2^*WI 序列脑出血周边的"铁环征"提供了病理生理学依据。MRI 上血肿信号是血红蛋白内铁离子顺磁性的外部表现，脱氧血红蛋白的顺磁性效应，造成局部磁场的不均匀，加快了质子失相位，因此血肿 T_2 值明显缩短，这种效应与外加磁场的平方成正比，因此，急性期血肿在高场强 MRI 中 T_2WI 呈明显低信号，在低场强 MRI 的常规 SE 序列中可不呈低信号。而梯度回波 T_2WI 序列中，回波的产生依靠梯度场的切换，不能剔除主磁场的不均匀造成的质子失相位。因此梯度回波 T_2WI 序列对磁场的不均匀性比较敏感，容易检出能够造成局部磁场不均匀的病变，因此脱氧血红蛋白顺磁性造成的局部磁场不均匀就可以被梯度回波 T_2WI 序列检出。这为脑出血的低场强 MRI 早期诊断提供了物理学理论依据。

【征象描述】

CT 及 MR 表现与疾病的病理结构及演变过程密切相关。

1. CT 表现 血流缓慢、反复出血后的不同时期出血成分沉积及血栓形成、钙化、胶质增生等继发病理变化是 CA 的主要影像学成像基础，无占位效应或有轻微占位效应。CA 多为界线清楚的圆形或卵圆形的等密度或稍高密度影，其内可见颗粒征，即在略高密度背景内含有数量不一的颗粒状高密度影和低密度影，前者为钙化，后者为血栓形成，颇具特征。除急性出血或较大病灶，灶周一般无水肿带及占位征象。瘤周水肿征在提示瘤内有新鲜出血上

具有一定诊断价值。CT 增强扫描可表现不强化或周边轻度强化，少数等密度病灶表现为均匀强化，其强化程度主要取决于病灶内血栓形成和钙化的程度，血栓形成轻且钙化不明显者强化明显。

2. MRI 表现 CA 的 MRI 信号特征主要取决于瘤内出血的时间，反复少量出血是形成 MR 特征征象的主要因素。CA 病灶中的 T_1WI 呈略低或低等混杂信号，如有出血以高信号为主的混杂信号，T_2WI 呈高信号或混杂信号，病灶周围可见由出血所致含铁血黄素沉着而形成的环状低信号，即"铁环征"，是特征征象（图 3-2-33）。CA 出血 MRI 信号较复杂，T_1WI 和 T_2WI 可均为高信号，也可 T_1WI 呈高信号，T_2WI 呈低信号。随着病变的演变，当红细胞溶解、释放高铁血红蛋白，T_2WI 由低信号变为高信号；当巨噬细胞溶解，含铁血黄素在病变周围沉积，留下显著的环状低信号（即"铁环征"），以 T_2WI 更为明显。病灶周围常无或轻度脑组织水肿及占位效应不明显，多数病灶不增强或轻微强化。

MS 在 MRI 梯度回波序列中白质病变边缘经常可以看到持续性低信号，提示铁质沉积，这通常是由于病变边缘活化的小胶质细胞吞噬铁所致，称为"铁环征"，这是慢性活动性病灶的影像学征象，提示更严重的临床残疾和疾病进展；在 3.0T 或 7.0T 的SWI 序列上病灶周围出现顺磁环（铁环）。

在梯度回波 T_2WI 序列，超急性期血肿表现为中心等或稍长信号，边缘为环形连续或不连续低信号线样影"铁环征"，而急性期血肿在表现为边缘连续环形低信号影"铁环征"更为明显。

【相关疾病】

脑实质内海绵状血管瘤、多发性硬化慢性活动期、脑出血。

【分析思路】

第一，认识这个征象。

第二，重点分析病灶主体是否为混杂信号团，病灶为多发还是单发，病灶内是否存在爆米花样改变以及颅内病灶的整体表现，鉴别病灶属于海绵状血管瘤、多发性硬化、脑出血中的哪一类。

第三，结合患者的临床病史、临床症状、诊疗经过、多次影像学检查前后对比结果可很好地鉴别铁环征的表现。

【疾病鉴别】

1. 铁环征相关病变鉴别诊断流程图见图 3-2-34。

2. 不同常见疾病的主要鉴别诊断要点，见表 3-2-16。

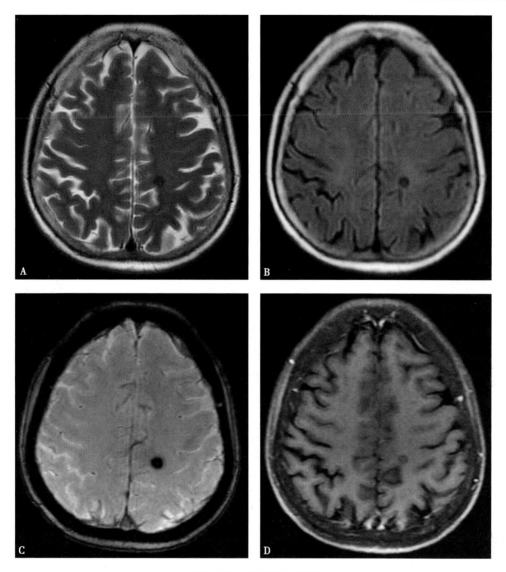

图 3-2-33 海绵状血管瘤

女，60 岁，右乳淋巴瘤术后复查。A～D. 颅脑 MRI 图像，依次为 T_2WI、T_2FLAIR、SWI 和 T_1WI 增强图像，显示左侧顶叶深部白质区见结节状病灶，T_2WI 及 T_2FLAIR 为高信号，病灶周围可见环状低信号，增强呈轻度强化；SWI 显示病灶周围环形低信号。

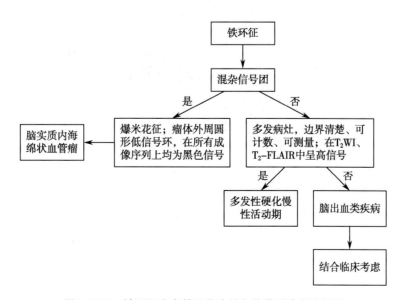

图 3-2-34 铁环征病变基于临床信息的鉴别诊断流程图

表 3-2-16　不同常见疾病的主要鉴别诊断要点

疾病	典型影像学特征	鉴别要点	主要伴随征象
脑实质内海绵状血管瘤	典型的 MRI 表现为：①瘤体呈不同程度的混杂信号团；②铁环征，即瘤体外周圆形低信号环，在所有成像序列上均为黑色信号，以 T_2WI 和 SWI 最明显；③反应性胶质增生呈长 T_1 长 T_2 信号；④瘤灶周围常无脑组织水肿及不明显占位效应；⑤病灶强化或不强化	发病高峰年龄是 40 岁，常见于女性，好发于脑实质，无特殊好发部位	"爆米花"征及周围完整的含铁血黄素环
多发性硬化慢性活动期	病灶边界清楚、可计数、可测量；在 T_2WI、T_2FLAIR 中呈高信号；病灶周围极少有水肿表现；常为多发病灶，数量、部位往往多于 2 个；四个关键解剖部位（皮层/近皮层、脑室旁、脑干、小脑、脊髓中）至少 2 处受累	好发于 20～40 岁的中青年人群，女性多于男性，病变主要累及白质	病灶多为圆形、椭圆形、梭形的局灶性病变
脑内肿瘤出血	肿瘤出血，常有肿瘤周围血肿及明显的占位效应，增强后，可见肿瘤组织呈不规则团块状或环状强化，可资鉴别	好发于中老年，具有脑内原发肿瘤病史	出血肿瘤周围多无含铁血黄素沉着所形成的低信号环
高血压脑出血	CT 值一般在 50～60HU 左右，周边的脑组织因为受压而形成水肿，表现为血肿周围的低密度环即水肿带，同时还会出现占位效应，如脑室受压变窄等，部分患者血肿可破入脑室系统内及蛛网膜下腔，表现为脑室系统的高密度影及脑沟和脑池密度增高	患者有明确的高血压病史，并突然发生脑实质出血，一般位于基底节区、丘脑、脑室、小脑及脑干等部位	血肿周围的低密度环即水肿带，伴占位效应
脑小血管病	脑小血管病在常规核磁共振上的表现包括腔隙性梗死、脑白质高信号、腔隙、血管周围间隙、脑微出血、脑萎缩等，以类 MS 典型病灶为主，需考虑 MS、临床孤立综合征（CIS）、放射学孤立综合征（RIS）；而以非 MS 病变为主，需考虑脑小血管病、非特异性病变	好发于老年人群，脑小血管病病灶多位于基底节、丘脑、脑干、桥脑	中央部脑小血管病可见软化灶，病灶在 T_2FLAIR 呈中心低（类似脑脊液）边缘高表现

二、弥漫性病变

（一）有占位效应的病变

【定义】

使周围正常组织受压、移位、变形的，以脑白质受累为主的弥漫性和多发性的中枢神经系统病变。

【病理基础】

脑白质主要由神经纤维构成，而神经纤维分有髓和无髓两种。有髓神经纤维的外周有髓样结构包裹，称之为髓鞘。髓鞘的主要化学成分是类脂质和蛋白质，习惯上称之为髓磷脂。当髓鞘受损时，较多水进入髓磷脂内，引起脑白质的水含量增加，病变本身及周围白质的水肿共同形成占位效应。脑白质内可发生多种占位性病变，部分病变呈弥漫性，最常见的具有占位效应的弥漫性脑白质病变包括脑肿瘤（大脑淋巴瘤病及脑胶质瘤病）、代谢性脑白质病及急性期中毒性脑白质病。

【征象描述】

脑肿瘤（大脑淋巴瘤病及脑胶质瘤病）为双侧大脑半球非对称性分布，病变形态不规则，信号可不均匀，具有一定的占位效应，周围水肿常不明显。而代谢性、中毒性脑白质病为双侧大脑半球对称性分布，通常信号均匀，急性期占位效应明显，周围常伴有水肿。

1. CT 表现　CT 平扫可较清晰区分大脑半球的白质和灰质，脑白质病变显示为脑白质内多发斑片状低密度影，病变形态不规则，边界清楚或模糊，部分病变可累及相邻灰质及基底节区神经核团，呈现一定的占位效应。病变压迫周围脑沟或脑室。增强 CT 扫描则可增加脑白质病灶的显示能力。但是 CT 的软组织对比分辨率较低。所以，CT 不能完全显示某些脑白质病灶，其定位和定性诊断能力均受限。

2. MRI 诊断　MRI 是显示脑白质病灶最敏感的方法，有占位效应的弥漫性脑白质病变表现为脑白质内多发斑片状或大片状异常信号灶，T_1 加权像呈低或等信号，T_2 加权像为高或稍高信号。病变的定位及分布对疾病的鉴别诊断至关重要。通常脑肿瘤（大脑淋巴瘤病及脑胶质瘤病）为双侧大脑半球非对称性分布，而代谢性、中毒性脑白质病为双侧大脑半球对称性分布，而且每种病变都有特定的累及部位,另外患者病史资料对其鉴别诊断也至关重要。增强扫描不同性质病变可有不同形式的强化。MRS 对疾病的鉴别诊断有重要的辅助作用,大脑淋巴瘤病、脑胶质瘤病均会出现 Cho 峰的升高,NAA 峰的下降,且大脑淋巴瘤病还会出现高耸的 Lac、Lip 峰(图 3-2-35,彩图见文末彩插;图 3-2-36)。

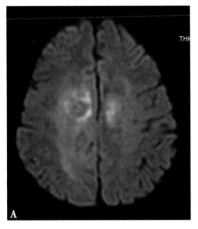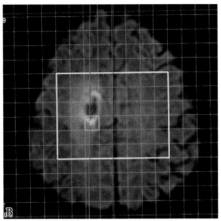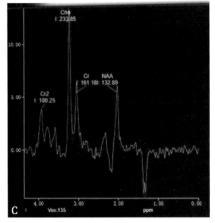

图 3-2-35　大脑淋巴瘤病

男,66 岁,2 个月余前出现言语不清,伴头重脚轻。病理结果:大 B 细胞淋巴瘤。A. DWI 示双侧半卵圆中心异常信号灶,病灶弥散受限不均匀;B、C. MRS 示病灶 Cho 峰明显升高,NAA 峰下降,可见倒置的 Lac 峰。

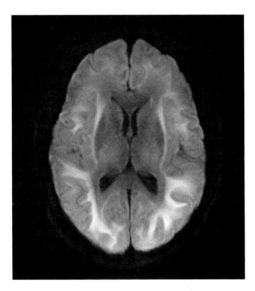

图 3-2-36　甲苯中毒性脑病

女,32 岁,发作性头痛不适半个月,既往有胶水(甲苯)接触史 2 个月。双侧大脑半球皮层下灰白质交界区对称性脑水肿,DWI 高信号,呈"向日葵"征、外囊呈"括号征"。

【相关疾病】

脑白质弥漫性有占位效应病变主要包括脑肿瘤(大脑淋巴瘤病及脑胶质瘤病)、代谢性脑白质病及中毒性脑白质病,见表 3-2-17。

【分析思路】

脑白质弥漫性有占位效应病变分析思路如下:

第一,脑白质内弥漫性病变的检出。脑白质内病变较大时影像学容易检出,但病变较小时 CT 平扫及增强很可能遗漏病变,需进行 MRI 扫描;因此,在进行脑白质内弥漫性病变的检查时,建议行 MRI 平扫及增强检查,可明显提高病变的检出率。

表 3-2-17　脑白质弥漫性有占位效应病变

脑肿瘤	代谢性脑白质病		中毒性脑白质病
大脑淋巴瘤病	可逆性后部白质脑病综合征(posterior reversible leukoencephalopathy syndrome, RPLS)		海洛因海绵状脑病
脑胶质瘤病	可逆性胼胝体压部病变综合征(reversible splenial lesion syndrome, RESLES)		乙醇中毒脑病
	原发性胼胝体变性(primary degeneration of corpus callosum)		急性一氧化碳中毒性脑病
			甲苯中毒性脑病
			二氯乙烷中毒性脑病

第二，检出病变之后的另一个重点问题是病变分布、定位和形态的分析。区分病变是双侧大脑半球对称性分布还是非对称性分布对弥漫性脑白质病变的鉴别诊断至关重要。通常脑肿瘤（大脑淋巴瘤病及脑胶质瘤病）为双侧大脑半球非对称性分布，而代谢性及中毒性脑白质病变通常为双侧大脑半球对称性分布。病变的定位及形态对鉴别诊断也很关键，如，可逆性胼胝体压部病变综合征多累及胼胝体压部，呈回旋镖状，而原发性胼胝体变性多累及整段胼胝体；可逆性后循环脑病多位于双侧顶枕叶脑白质；不同病因的中毒性脑白质病，病灶的分布和形态也各有特点。

第三，结合患者的临床病史、实验室检查等可缩小鉴别诊断范围。代谢性及中毒性脑白质病患者一般有明确的临床病史，另外可参考患者的实验室检查结果做出鉴别诊断。

第四，多次影像学检查前后对比，结合 DWI、MRS 等成像技术。大脑淋巴瘤病早期需与感染、炎症、中毒或大脑胶质瘤病相鉴别，通常表现为非对称性分布的双侧大脑弥漫性脑白质病变，一般增强无强化或点片状强化，且大剂量激素冲击治疗短期明显好转易误导临床，需影像学多次复查，当病灶可从无强化到出现强化、从轻度强化发展成斑片状或结节状或肿块样强化，DWI 弥散受限病变范围增大，MRS 检查出现 Lac、Lip 峰，且激素治疗无效，脑脊液检查发现细胞数增多、蛋白升高时需意识到大脑淋巴瘤的可能性。

【疾病鉴别】

在诊断具有占位效应的弥漫性脑白质病变时需结合多种影像学特征、临床信息及实验室检查进行诊断和鉴别诊断。

1. 脑白质弥漫性有占位效应病变基于临床信息的鉴别诊断流程图见图 3-2-37。

2. 脑白质弥漫性有占位效应病变的主要鉴别诊断要点见表 3-2-18。

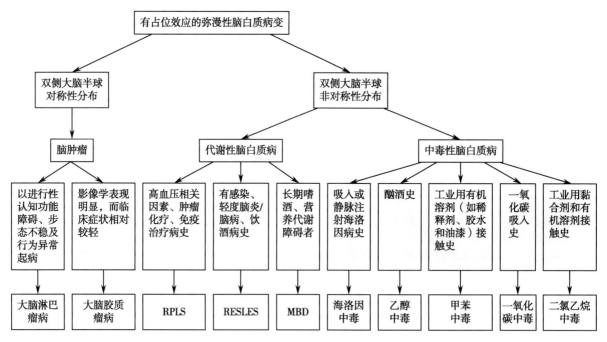

图 3-2-37　脑白质弥漫性有占位效应病变基于临床信息的鉴别诊断流程图

表 3-2-18　脑白质弥漫性有占位效应病变的主要鉴别诊断要点

疾病	典型影像特征	鉴别要点	主要伴随征象
大脑淋巴瘤病	双侧大脑半球白质弥漫性病变，增强呈强化程度不一的非肿块样强化，DWI 弥散不受限或部分病灶弥散受限，MRS 示 Cho 峰升高、NAA 峰下降伴高耸的 Lac、Lip 峰	患者多以进行性认知功能障碍、步态不稳及行为异常起病。后期激素治疗无效，病变范围及临床症状均进展较快。MRS 示 Cho 峰升高、NAA 峰下降伴高耸的 Lac、Lip 峰	病变范围较大时可同时，可累及大脑皮层及基底节区、丘脑、小脑及脑干，病变容易累及胼胝体

续表

疾病	典型影像特征	鉴别要点	主要伴随征象
大脑胶质瘤病（见于IDH突变的星形细胞瘤和少突胶质细胞瘤以及IDH野生型的胶质母细胞瘤）	病灶主要位于大脑深部白质及基底核，通常累及2个脑叶及以上，边界不清，信号可不均匀。病变处脑回增粗及脑沟裂变浅。半数病例同时侵犯幕下。MRS示Cho峰增高，NAA峰下降	影像学表现明显，而临床症状相对较轻。病变占位效应多较明显，可存在胼胝体弥漫性肥大，MRS虽存在Lac峰及Llp峰，但不高	肿瘤内可并存多种级别的肿瘤性星形细胞。增强扫描病变强化不一致，DWI弥散不受限或部分病灶弥散受限
可逆性后部白质脑病综合征	双侧大脑后部（尤其顶枕叶）皮质下为主的、双侧对称性、斑片状血管源性水肿，DWI弥散不受限，经过及时有效的治疗，病变可以完全逆转	患者有高血压、先兆子痫或子痫、严重的肾脏疾病、肿瘤化疗、器官移植后接受免疫抑制治疗病史。患者多出现头痛、视觉障碍、癫痫发作	病灶内可见伴随斑点或斑片状脑出血。如治疗不及时，可发展为细胞毒性水肿，DWI弥散受限
原发性胼胝体变性	胼胝体全段弥漫性肿胀，信号异常，DWI弥散受限，急性期增强可强化，可同时累及双侧额顶叶白质	多见于长期嗜酒者，也见于长期营养代谢障碍者。急性期意识错乱、定向障碍、识别障碍，慢性期痴呆	亚急性期T_2WI上病灶内可见小灶性低信号区。慢性期胼胝体萎缩、变薄，中层囊腔形成，呈"夹心蛋糕"状
可逆性胼胝体压部病变综合征	胼胝体压部椭圆形或片状异常信号灶，呈"回旋镖"状，DWI弥散受限，增强不强化	病因包括感染、轻度脑炎/脑病、神经疾病、饮酒等。患者出现意识障碍、视觉、精神行为异常	病灶边界清晰，无明显的水肿，一般在1个月内病变完全消失或变小
海洛因海绵状脑病	双侧内囊后肢、小脑、脑干、胼胝体压部及半卵圆中心对称性脑水肿，DWI上均呈高信号，边界较清晰，增强扫描不强化	有明确的吸入或静脉注射海洛因史，并能排除其他毒物接触史。以白质损害为主，部分灰质核团可累及，一般不侵犯内囊前肢	MRS显示局部脑组织代谢减低。SPECT脑灌注显像检查示全脑脑灌注降低，以双侧小脑血供障碍最明显
乙醇中毒脑病	双侧大脑皮层下白质及侧脑室周围多发对称性点状及斑片状长T_2信号脑白质脱髓鞘病灶，DWI弥散受限	酗酒史，临床症状表现为认知功能障碍、记忆受损，步态异常以及眼震等	原发性胼胝体变性，可逆性胼胝体压部病变综合征，韦尼克脑病，广泛大脑皮层萎缩，小脑萎缩，桥脑中央/外髓鞘溶解症
急性一氧化碳中毒性脑病	双侧半卵圆中心、脑室周围白质、颞叶白质对称性水肿，病变呈大片融合状，DWI呈高信号，增强扫描可有强化	冬春季较为常见，有明确的一氧化碳吸入史	双侧苍白球对称性变性坏死。双侧基底节区、丘脑、胼胝体及颞叶海马、皮质可同时受累
甲苯中毒性脑病	双侧大脑半球皮层下灰白质交界区对称性脑水肿，DWI高信号，呈"向日葵征"、"火焰征"、外囊呈"括号征"	有明确的工业用有机溶剂（如稀释剂、胶水和油漆）接触史，且接触时间长。主要累及皮层下白质纤维及部分灰质核团	脑组织不同程度肿胀，脑沟、脑池变浅，脑室系统变窄。双侧小脑齿状核受累，呈蝶翼状，部分可累及基底节区及脑干
二氯乙烷中毒性脑病	对称性广泛累及大脑皮层下弓形白质纤维区，较少累及半卵圆中心区，基本不累及皮层灰质，基底节区以及两侧外囊为主，部分累及豆状核、小脑齿状核，DWI高信号	有明确的工业用黏合剂和有机溶剂接触史，主要累及皮层下弓形纤维及部分灰质核团	脑组织不同程度肿胀，脑沟、脑池变浅，双侧苍白球及小脑齿状核受累时可于旁矢正中层面见典型T_2WI"双核高信号"表现

（二）无占位效应的病变

【定义】

脑白质影像学弥漫性或者多发性病变引起脑白质的损伤组织含水量增加，但病变组织没有明显推移挤压周围结构。

【病理基础】

脑白质主要由有髓纤维及胶质细胞构成。有髓纤维由轴突、髓鞘及神经膜构成，髓鞘主要成分为类脂质和蛋白质。由于炎性脱髓鞘疾病、感染性、血管性或者代谢性、中毒性导致脑白质纤维广泛髓鞘损伤或者髓鞘发育不良导致。髓鞘受损时，类脂质的疏水功能受损，自由水进入髓鞘或轴突内，引起脑白质含水量增加。

【征象描述】

1. **CT 表现**　脑白质无明显占位效应的病变 CT 平扫可表现为弥漫对称性或者非对称性低密度影。

2. **MRI 表现**　脑白质无明显占位效应的病变呈弥漫对称或者非对称 T_1WI 呈等或稍低信号，T_2WI 呈高信号，DWI 常呈等或稍高信号；增强扫描可以局部强化或者无强化，MRI 显示病灶较 CT 更清楚更敏感。

【相关疾病】

脑白质弥漫性无占位效应病变的种类较多，包括炎性脱髓鞘疾病、感染性、血管性或者代谢性、中毒性等，详见表 3-2-19。

【分析思路】

第一，病变检出。病变范围通常较大、T2 信号增高明显 MRI 容易检出，但 CT 平扫病变密度降低不明显时可能遗漏病变。

第二，病变定位，病灶位于深部和脑室周围时比较容易定位。病灶累及皮层下白质或者灰白质交界区时需要仔细鉴别灰质是否受累，可以结合 DWI 和增强检查观察灰质是否受累。

第三，病灶分布于皮层下白质、深部白质侧脑室的位置不同提示不同类型的病变。如脑小血管病、CADASIL 通常累及深部白质；炎性脱髓鞘病变通常累及深部白质和脑室周围白质，还可以累及脊髓及视神经；进行性多灶性脑白质病主要累及皮层下 U 形纤维。病灶是否累及基底节区也提示不同类型的病变，感染性、炎性脱髓鞘疾病、代谢性疾病通常不累及基底节区，中毒性疾病部分可以累及基底节区。CADASIL 白质高信号累及外囊及颞叶颞极具有一定的特异性。遗传代谢性疾病及中毒性疾病通常比较对称。

第四，结合患者的临床病史、临床症状及体征、诊疗经过、实验室检查、多次影像学检查前后对比结果等临床资料，可缩小鉴别诊断范围。视神经脊髓炎脑脊液检查有特异性的 AQP-4 或者 mog 抗体阳性；进行性多灶性脑白质病变通常见于免疫力低下的患者；HIV 脑炎患者 HIV 病毒阳性；可逆性后部脑病综合征通常有高血压、自身免疫性疾病、化疗或细胞毒性药物治疗、肾功能衰竭的病史；脑小血管病变患者通常有动脉硬化及高血压、糖尿病或者高血脂等基础病；遗传代谢性疾病通常见于婴幼儿及青少年；中毒性脑病具有明确的有害物质接触史。

【疾病鉴别】

在诊断弥漫性白质无明显占位效应病变时需结合多种影像学特征、临床信息及实验室检查进行诊断和鉴别诊断。

1. 脑白质弥漫性无占位效应病变基于临床信息的鉴别诊断流程图见图 3-2-38。

2. 脑白质弥漫性无占位效应病变的主要鉴别诊断要点见表 3-2-20。

表 3-2-19　脑白质弥漫性无占位效应病变

炎性脱髓鞘疾病	感染性	血管性	代谢性	中毒性
视神经脊髓炎谱系疾病（neuromyelitis optica spectrum disorders，NMOSD）	进行性多灶性白质脑病	皮质下梗死伴白质脑病的常染色体显性遗传性脑动脉病（cerebral autosomal dominant arteriopathy with subcortical infarct and leukoencephalopathy，CADASIL）	异染性脑白质营养不良	一氧化碳中毒迟发性脑病
急性播散性脑脊髓炎	HIV 脑炎	皮层下动脉硬化性脑病	亚历山大病	
多发性硬化			佩利措伊斯 - 梅茨巴赫病 巨脑性脑白质营养不良伴皮层下囊肿 苯丙酮尿症 枫糖尿症 肾上腺脑白质营养不良 球形细胞脑白质营养不良	

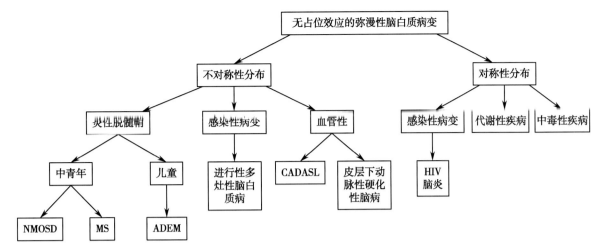

图 3-2-38　脑白质弥漫性无占位效应病变基于临床信息鉴别诊断流程图

表 3-2-20　脑白质弥漫性无占位效应病变的主要鉴别诊断要点

疾病	典型影像特征	鉴别要点	主要伴随征象
视神经脊髓炎谱系疾病	室管膜周围、胼胝体、皮质脊髓束、延髓背侧、皮层下白质或深部白质斑点或者片状 T_2WI 高信号，部分可以融合；DWI 稍高信号，急性期可以强化且强化方式多变，部分病灶也可以不强化	中青年女性多见，伴有视神经炎和 / 或长节段脊髓炎，70%～80% 的患者 AQP-4 抗体阳性，20%～25% 的患者 mog 抗体阳性，伴有软脑膜或室管膜强化	胼胝体"大理石花纹征"可见，但无特异性，沿皮质脊髓束分布
急性播散性脑脊髓炎	大脑半球皮层下、深部白质不对称分布的片状 T_2WI 高信号，常累及基底节区与丘脑，DWI 稍高信号，部分强化且强化方式多变	儿童多见，通常有病毒感染或者疫苗接种史，不对称大片白质病变，可以伴有脊髓病变，对激素治疗敏感	棉花团征，开环征可见，但不具有特异性
多发性硬化	大脑皮层下、深部白质不对称分布的小斑片状 T_2WI 高信号，可累及幕下及胼胝体、视神经，DWI 稍高信号，活动期病灶强化，静止期病灶不强化	中青年人多见，病灶呈时间 - 空间多发性；常伴有直角脱髓鞘征，中央髓静脉征	直角脱髓鞘征，中央髓静脉征
进行性多灶性白质脑病	皮层下 U 形纤维呈多发扇形分布 T_2WI 高信号，随病变进展可以累及深部白质，不对称分布，增强 MR 不强化，DWI 病灶中心呈高信号	免疫系统受损的中年人多见，亚急性起病且进行性快速发展，常见症状为精神改变，脑脊液 PCR 检测到 JC 病毒	皮层下 U 型纤维扇形分布 T_2WI 高信号
HIV 脑炎	脑室周围及深部白质对称性分布的 T_2WI 高信号，增强 MR 无强化，常伴有局部或全脑萎缩	HIV 病毒实验室检查阳性，一般不累及皮层下白质	对称性分布的脑室周围及深部白质 T_2WI 高信号，伴有脑萎缩
CADASIL	皮层下、深部白质及脑室周围白质多发对称 T_2WI 高信号，伴有多发梗死及微出血灶，基底节及丘脑也可受累	具有家族史的中青年患者在无明显卒中风险因素的情况下反复卒中，SWI 序列可以发现微出血灶	双侧颞叶颞极或外囊 T_2WI 高信号具有一定的特异性
皮层下动脉硬化性脑病	皮层下、深部白质及脑室周围白质多发对称 T_2WI 高信号，伴有多发梗死及微出血灶，通常累及基底节区、脑干、小脑	存在高龄及遗传、高血压、糖尿病、高血脂、吸烟等高风险因素	新近的皮层下小梗死
异染性脑白质营养不良	以额部脑室周围白质 T_2WI 高信号最早出现，逐渐向后累及半卵圆中心及脑干、小脑；DWI 可为等或稍高信号	进行性的神经系统功能减退；半卵圆中心"虎斑样"改变；尿沉渣大量异染颗粒可诊断	半卵圆中心"虎斑样"改变
亚历山大病	对称性的脑白质高信号，额叶最先受累，皮层下 U 形纤维不受累，病变由前向后发展，可累及基底节及脑干小脑	以额叶为主的广泛白质病灶，皮层下 U 型纤维不受累	以额叶为主的广泛白质病灶，病变由前向后发展

续表

疾病	典型影像特征	鉴别要点	主要伴随征象
佩利措伊斯-梅茨巴赫病	脑白质弥漫性 T_2WI 高信号,累及皮层下 U 形纤维;白质髓鞘倒退现象	眼球震颤,肌张力低下,豹纹征	豹纹征:弥漫脑白质 T_2WI 高信号内出现斑点状 T_2 低信号
巨脑性脑白质营养不良伴皮层下囊肿	双侧大脑半球白质广泛 T_2WI 高信号,DWI 低信号,可以累及内囊后肢及外囊,通常伴双侧颞叶、额叶前部皮层下囊肿,增强扫描无强化	头围增大伴缓慢进展性运动功能恶化,DWI 低信号,伴双侧颞叶、额叶皮层下囊肿	双侧颞叶、额叶皮层下囊肿
苯丙酮尿症	脑白质散在分布 T_2WI 高信号,可累及基底节及脑干、小脑,常合并颅脑发育异常,DWI 部分病灶为高信号	血苯丙氨酸浓度升高,合并骨骼发育异常	合并颅脑、骨骼发育异常
枫糖尿症	弥漫性对称性白质 T_2WI 高信号,双侧基底节及脑干可受累,DWI 广泛高信号	DWI 广泛高信号,MRS 示 0.9ppm 特征性宽峰	DWI 广泛高信号
肾上腺脑白质营养不良	侧脑室三角区周围白质对称性 T_2WI 高信号,病变常侵犯胼胝体压部、内囊后肢,活动期花环样强化,由后向前发展累及至额叶	蝶翼征,增强扫描花环样强化,非活动期无强化	蝶翼征,增强扫描花环样强化
球形细胞脑白质营养不良	对称性深部白质 T_2WI 高信号,以半卵圆中心及脑室周围白质为主,可侵犯胼胝体,从后向前发展,前期额叶及皮层下白质不受累,DWI 晚期高信号	伴有对称性钙化,伴有颅神经及脊神经肥大	脑室周围分布为主伴有对称性钙化
一氧化碳中毒迟发性脑病	对称性脑白质区广泛分布的 T_2WI 高信号,DWI 高信号	明确的一氧化碳中毒史;一氧化碳中毒后 2~60 天出现痴呆或精神症状,伴有对称性苍白球或者海马损伤	对称性苍白球 T_2WI 高信号

(三)负占位效应的病变

【定义】

脑白质影像学弥漫性或者多发性病变引起脑白质的损伤,损伤组织液化坏死或者囊变导致体积缩小,病灶周围正常组织不同程度向病灶中心移位。

【病理基础】

脑白质主要由有髓纤维及胶质细胞构成。有髓纤维由轴突、髓鞘及神经膜构成,髓鞘主要成分为类脂质和蛋白质。由于炎性脱髓鞘疾病、血管性或者代谢性、遗传代谢性疾病、慢性期放疗损伤慢性期损伤组织导致髓鞘丢失破坏伴部分组织液化坏死或者囊变。

【征象描述】

1. CT 表现 脑白质负占位效应病变 CT 平扫可表现为局限性或者弥漫性斑片状低密度影。

2. MRI 表现 脑白质负占位效应病变呈局限性或者弥漫性斑片状 T_1WI 低信号,T_2WI 呈高信号,部分病灶伴有含铁血黄素沉积呈低信号,DWI 常呈低或稍高信号;增强扫描无强化,病灶内囊变坏死区类似脑脊液信号。

【相关疾病】

脑白质弥漫性负占位效应病变包括于慢性期炎性脱髓鞘疾病、慢性期脑梗死、慢性期酒精中毒,消融性白质脑病,慢性期放疗损伤等,详见表 3-2-21。

【分析思路】

第一,病变伴坏死囊变,T_1、T_2 信号均改变明显容易检出,但 CT 平扫慢性期脑出血病变密度降低不明显,可能遗漏病变。

第二,病变定位比较容易,由于负占位效应病变周围皮层结构向中线偏移,病灶周围脑室扩大或伴有局部脑室壁牵拉移位。

第三,结合患者的临床病史、临床症状及体征、

表 3-2-21 脑白质弥漫性负占位效应病变

炎性脱髓鞘疾病	血管性	遗传代谢性	中毒性	治疗损伤
视神经脊髓炎谱系疾病慢性期多发性硬化慢性期	慢性期脑梗死	消融性白质脑病	慢性酒精中毒	慢性期放疗损伤

诊疗经过、实验室检查、多次影像学检查前后对比结果等临床资料，可缩小鉴别诊断范围。慢性炎性脱髓鞘疾病通常有明确的炎性脱髓鞘临床病史，典型的急性期影像学改变，而且多发性硬化病灶通常具有时间空间的多发性，同时具有负占位及占位性病灶，NMOSD 与 MS 慢性期均可导致胼胝体萎缩；慢性期脑梗死有明确的急性期梗死灶 MR 表现；消融性白质脑病多见于婴幼儿与儿童，病灶对称性分布并且疾病进行性发展；慢性期酒精性中毒具有明确的酗酒病史，对侧性的双侧侧脑室扩大，脑沟增

宽伴有胼胝体、乳头体萎缩；慢性期放疗损伤具有明确的放射性治疗病史，在放疗后 6 个月至数年后出现。

【疾病鉴别】

在诊断负占位效应病变时需结合多种影像学特征、临床信息及实验室检查进行诊断和鉴别诊断。

1. 脑白质弥漫性负占位效病变基于临床信息的鉴别诊断流程图见图 3-2-39。

2. 脑白质弥漫性负占位效病变的主要鉴别诊断要点见表 3-2-22。

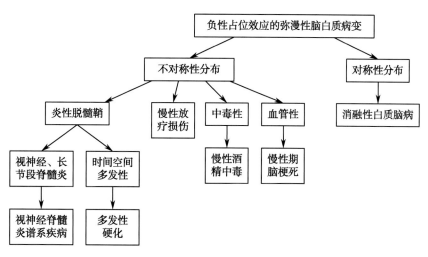

图 3-2-39　脑白质弥漫性负占位效病变基于临床信息鉴别诊断流程图

表 3-2-22　脑白质弥漫性负占位效应病变的主要鉴别诊断要点

疾病	典型影像特征	鉴别要点	主要伴随征象
视神经脊髓炎谱系疾病慢性期	室管膜周围、胼胝体、皮质脊髓束、延髓背侧、皮层下白质或深部白质斑点或者片状 T_2WI 高信号，其内可见囊变区，病灶通常不强化，伴有胼胝体萎缩	中青年女性常见，伴有视神经炎及长节段脊髓萎缩	
多发性硬化慢性期	大脑半球皮层下、脑室周围不对称分布的斑片、斑点状 T_2WI 高信号，常累及幕下及脊髓，慢性期病变增强不强化，T_1WI 部分病灶呈黑洞征	中青年女性常见，病灶呈时间 - 空间多发性	T_1WI 呈黑洞征
慢性期脑梗死	深部白质楔形或地图样形态 T_2WI 高信号，其内通常伴有 T_2 Flair 低信号囊变区，增强 MR 不强化，DWI 病灶低信号	老年人常见，病灶呈楔形或地图样形态	
消融性白质脑病	弥漫性对称性脑白质 T_2WI 高信号、DWI 高信号，中央部分区域信号类似脑脊液、DWI 低信号；基底节、胼胝体、脑干小脑可受累但一般不液化囊变	婴幼儿儿童多见，进行性脑白质信号变化，逐渐液化	对称性白质大范围囊变区
慢性酒精中毒	脑白质多发斑片 T_2WI 高信号，没无明显囊变区，对称性脑室扩大、脑沟增宽，乳头体萎缩，DWI 部分为高信号，增强病灶可强化	明确的酗酒史，通常伴有韦尼克脑病与原发性胼胝体变性	
慢性期放疗损伤	白质区多发水肿样或不伴有囊变，可伴有强化，早期呈指样、尖波浪状强化，晚期瑞士乳酪或皂泡样强化	明确的放疗病史，在放疗后 6 个月至数年后出现	早期指样、尖波浪状强化，晚期瑞士乳酪或皂泡样强化

（四）直角脱髓鞘征

【定义】

直角脱髓鞘征（Dawson finger sign），又称 Dawson 手指征，是头颅 MRI 上侧脑室旁白质内垂直于侧脑室壁分布的条状、卵圆形或指状异常信号灶。

【病理基础】

组织病理学改变主要表现为侧脑室周围白质内髓鞘崩解和胶质细胞增生，炎性细胞沿充血的小血管周围浸润，形成血管周围袖套。病灶常以小静脉为中心，形态上呈指状改变。

【征象描述】

MRI 是显示直角脱髓鞘征的主要方法，沿着脑室周围髓静脉分布的脱髓鞘病灶长轴垂直于侧脑室边缘，在 T$_2$WI 和 FLAIR 序列上表现为高信号，在 T$_1$WI 序列上表现为低信号，典型的病灶类似于五指张开的表现，在矢状位、轴位、冠状位均可观察到（图 3-2-40，图 3-2-41）。

【相关疾病】

最初直角脱髓鞘征被认为是多发性硬化（multiple sclerosis，MS）的特异性征象，后来被发现可见于多种中枢神经系统疾病，详见表 3-2-23。

【分析思路】

第一，认识这个征象。

第二，分析病灶的信号及位置，是否是 T$_2$WI 和 FLAIR 序列高信号，T$_1$WI 序列低信号，是否垂直于侧脑室分布。

第三，分析是否合并其他部位的影像学改变，根据其他部位的改变缩小鉴别诊断范围。

第四，结合患者的临床病史、临床症状、实验室检查结果进一步明确诊断。

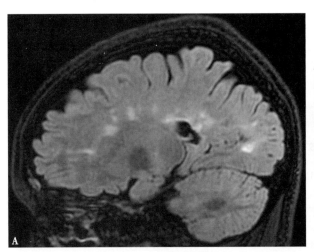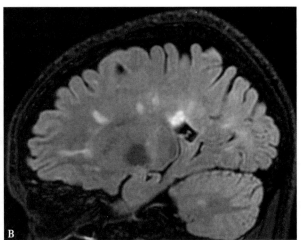

图 3-2-40　多发性硬化直角脱髓鞘征矢状位 FLAIR 图像

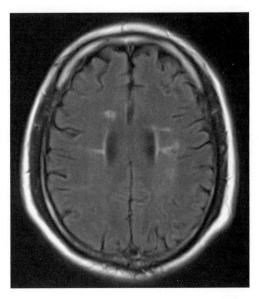

图 3-2-41　多发性硬化直角脱髓鞘征轴位 FLAIR 图像

表 3-2-23　直角脱髓鞘征相关疾病

炎性疾病	血管性疾病
多发性硬化	脑小血管病
视神经脊髓炎谱系疾病	

【疾病鉴别】

直角脱髓鞘征只是一个征象，需要联合其他影像学特征和临床信息进行诊断和鉴别诊断。

1. 直角脱髓鞘征病变基于临床信息的鉴别诊断流程图见图 3-2-42。

2. 直角脱髓鞘征在几种常见疾病的主要鉴别诊断要点见表 3-2-24。

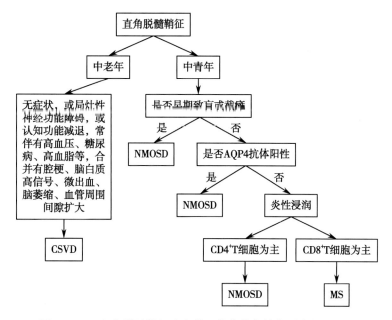

图 3-2-42　直角脱髓鞘征病变基于临床信息的鉴别诊断流程图

表 3-2-24　直角脱髓鞘征在几种常见疾病的主要鉴别诊断要点

疾病	典型影像特征	鉴别要点	主要伴随征象
多发性硬化	单发或多发,病灶常位于脑室旁,病灶长轴垂直于侧脑室	病灶常位于脑室旁,病灶长轴垂直于侧脑室,较常见	累及皮层下 U 形纤维的孤立近皮层病灶;环形 / 开环形强化;脊髓病灶短,常累及侧索及后索,<1/2 横断面积;视神经受累短,不累及视交叉
视神经谱系疾病	单发或多发,病灶常位于侧脑室的室管膜周围,部分可垂直于侧脑室	病灶常位于侧脑室的室管膜周围,部分可垂直于侧脑室,较 MS 少见	广泛的大脑半球病变;脊髓病灶长,≥3 个椎体节段,中央灰质受累,≥1/2 横断面积;视神经受累长,双侧同时受累,常累及视神经后部及视交叉
脑小血管病	单发或多发,病灶常位于侧脑室后角旁,部分可垂直于侧脑室	病灶常位于侧脑室后角旁,部分可垂直于侧脑室,较 MS 少见	新发的皮层下小梗死灶,脑白质高信号,扩大的血管周围间隙,微出血灶,脑萎缩

（五）煎蛋征

【定义】

煎蛋征（fried egg sign）是头颅 MRI 上圆形或卵圆形的病灶,分为中心区域和周围水肿带两部分异常信号灶。

【病理基础】

煎蛋征的组织病理学改变因为疾病的不同各有不同,中心部分可表现为局灶性的髓鞘脱失和胶质细胞增生,也可表现为坏死性改变、肉芽肿病变等,周围可表现为因血浆蛋白渗出的水肿带。

【征象描述】

MRI 是显示煎蛋征的主要方法,病灶多呈卵圆形或圆形,在 T_2WI 和 FLAIR 序列上表现为高信号,但增高程度不同,分内外两部分,内部病灶呈高信号,周围的水肿带呈中高信号,形似"煎蛋"（图 3-2-43）,病灶在 T_1WI 上呈低信号,中心信号较周围更低。

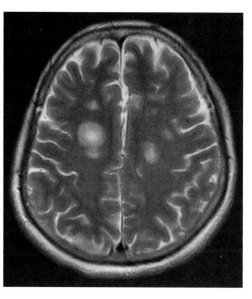

图 3-2-43　多发性硬化煎蛋征轴位 T_2WI 图像

【相关疾病】

煎蛋征可见于多种中枢神经系统疾病,详见表 3-2-25。

表 3-2-25　煎蛋征相关疾病

脱髓鞘性疾病	感染性疾病
多发性硬化	脑脓肿
急性播散性脑脊髓炎	
瘤样脱髓鞘病变(tumefactive demyelinating lesion,TDL)	

【分析思路】

第一,认识这个征象。

第二,分析病灶的信号,病灶是否分为内外两部分,在 T_2WI 和 FLAIR 序列上是否表现为高信号,中心信号较周围更高。

第三,比较病灶的多少、大小及形态、位置。

第四,结合患者的临床病史、临床症状、实验室检查结果、诊疗经过以及多次影像学检查前后对比的结果,可缩小鉴别诊断范围。

【疾病鉴别】

煎蛋征只是一个征象,常常只能代表一类病灶某一阶段的改变,不能孤立看待,需要联合其他影像学特征和临床信息进行诊断和鉴别诊断。

1. 煎蛋征病变基于临床信息的鉴别诊断流程图见图 3-2-44。

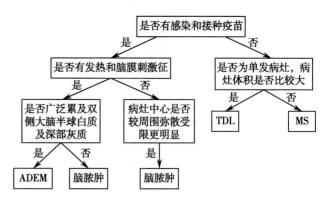

图 3-2-44　煎蛋征病变基于临床信息的鉴别诊断流程图

2. 煎蛋征在几种常见疾病的主要鉴别诊断要点见表 3-2-26。

表 3-2-26　煎蛋征在几种不同常见疾病的主要鉴别诊断要点

疾病	反晕征典型影像特征	鉴别要点	主要伴随征象
多发性硬化	单发或多发,体积较小,边界清	病灶体积较小,范围较小	直角脱髓鞘征;累及皮层下 U 纤维的孤立近皮层病灶;环形 / 开环形强化;脊髓病灶短,常累及侧索及后索,<1/2 横断面积
急性播散性脑脊髓炎	多发,体积较大,边界不清,范围更广	病灶体积较大,范围较广	多灶性脑白质和深部灰质病灶
瘤样脱髓鞘病变	单发或多发,白质受累为主,体积较大,占位效应及周围水肿不明显	占位效应及周围水肿不明显	开环状强化,缺口位于灰质边缘;MRS 检查中短 TE 时可出现谷氨酸 / 谷氨酰胺峰;一般不出现高灌注表现
脑脓肿	单发或多发,腔内可见气液平面,脓腔内容物明显弥散受限	脓腔内容物明显弥散受限	环状强化,囊壁光整

(六)星空征

【定义】

星空征(starry sky sign)是指颅脑 MRI 上多灶点状高信号的一类征象,形似星空。

【病理基础】

脂肪栓子在脑组织内对小血管造成机械性栓塞和微梗死,继发细胞毒性水肿;脂肪栓子释放游离脂酸导致内皮功能障碍,激活血小板和凝血因子,诱发脉管炎,长期存在可引起微循环闭塞、弥漫性血管内凝血和出血倾向。立克次体能够在血管内皮细胞内繁殖,引起血管炎并增加血管渗透性,形成小动脉血栓引起粟粒性梗死。进行性多灶性白质脑病以少突胶质细胞的破坏和神经纤维脱髓鞘为主要病理特点。

【征象描述】

脑脂肪栓塞(cerebral fat embolism,CFE)的患者的 DWI 成像常可以看到继发于大脑小动脉缺血性闭塞后发生的细胞毒性水肿,通常表现为对称分布于双侧半卵圆中心、皮质下白质和灰质、基底节区及丘脑的多灶性斑点状高信号(图 3-2-45),如星空般。

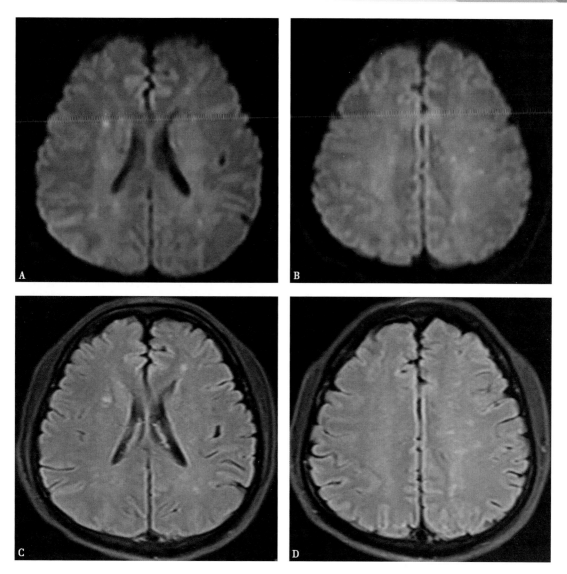

图 3-2-45　脑脂肪栓塞星空征轴位 DWI 及 T$_2$FLAIR 图像

【相关疾病】

星空征可见于不同种类的中枢神经系统疾病，详见表 3-2-27。

表 3-2-27　星空征相关疾病

血管性疾病	脱髓鞘性疾病	感染性疾病
脑脂肪栓塞	进行性多灶性白质脑病	小儿落基山斑疹热脑炎

【分析思路】

第一，认识这个征象。

第二，分析病灶的信号特点，在 DWI 和 T$_2$WI/FLAIR 序列上是否表现为高信号，且于皮层下白质呈多灶性分布。

第三，结合患者的临床病史、临床症状、实验室检查结果、诊疗经过以及多次影像学检查前后对比的结果，可缩小鉴别诊断范围。

【疾病鉴别】

星空征只是一个征象，需要联合临床信息进行诊断和鉴别诊断。

1. 星空征病变基于临床信息的鉴别诊断流程图见图 3-2-46。

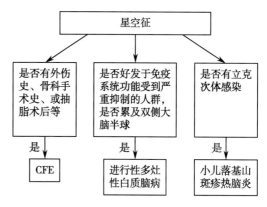

图 3-2-46　星空征病变基于临床信息的鉴别诊断流程图

2. 星空征在几种常见疾病的主要鉴别诊断要点见表 3-2-28。

表 3-2-28　星空征在几种不同常见疾病的主要鉴别诊断要点

疾病	星空征典型影像特征	鉴别要点	主要伴随征象
脑脂肪栓塞	多灶性点状弥散受限病变	多发，点状弥散受限	皮层下白质弥漫性分布的微出血灶；胼胝体细胞毒性水肿
小儿落基山斑疹热脑炎	多灶性点状弥散受限病变或 T_2WI 高信号灶	弥漫多发，分布于皮层下及深部白质	血管炎，脑水肿，脑膜强化，腔梗灶，血管周围间隙扩大
进行性多灶性白质脑病	常累及双侧大脑半球，呈多发非对称性融合分布，其内可见点状更高信号影	多发，分布于双侧大脑半球皮层下白质	好发于免疫系统功能受到严重抑制的人群

（七）回旋镖征

【定义】

回旋镖征（boomerang sign）主要表现为整个胼胝体压部边界清晰的异常密度或信号，形如回旋飞镖。

【病理基础】

胼胝体压部髓鞘内含水量较高，胼胝体压部主要由椎 - 基底动脉系统供血，血管支配较为丰富，不容易发生缺血等损害，易发生髓鞘内水肿及炎症细胞浸润。然而，也有学者提出，由于短暂性局部能量代谢或离子转运异常，发生髓鞘内水肿或轻微的炎症反应，而细胞炎症因子反应没有增强，病灶部位自由水弥散能力受到限制，一旦病因解除，病灶部位自由水弥散能力恢复正常，病灶可快速恢复。

【征象描述】

1. CT 表现　胼胝体压部病变 CT 平扫表现低或稍低密度。

2. MRI 表现　T_1WI 呈等或稍低信号，T_2WI 呈稍高信号，FLAIR 呈高信号，DWI 呈高信号，相应 ADC 图像呈低信号，增强扫描病灶一般无明显强化；病变周围无明显水肿，无明显占位效应（图 3-2-47）；胼胝体体部及膝部均未见明显异常。

【相关疾病】

回旋镖征最常见于脑炎（病毒性、隐球菌、神经梅毒等）、脑外伤、癫痫持续状态、抗癫痫药物停用及代谢性疾病（低血糖、高血钠）等，详见表 3-2-29。

表 3-2-29　回旋镖征相关病变

癫痫	感染	代谢性疾病
癫痫持续状态	病毒性	低血糖
抗癫痫药物停用	隐球菌	高血钠

【分析思路】

回旋镖征分析思路如下：

第一，发现病变与认证：胼胝体压部局限性稍长 / 长 T_1、稍长 / 长 T_2 信号影，边界清楚，病灶周边未见明显水肿信号影，DWI 序列呈高信号，T_2FLAIR 呈稍高 / 高信号。增强扫描病变无强化。

第二，定性诊断：单从 MRI 表现来说易考虑为脑梗死、缺氧缺血性脑病、感染、代谢障碍等。因为这些疾病都存在相似的表现，也就是"异病同影"，要进一步再诊断是哪种类型的疾病。

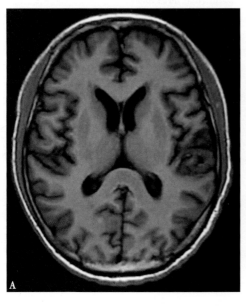
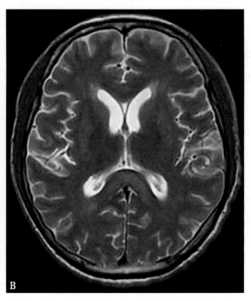

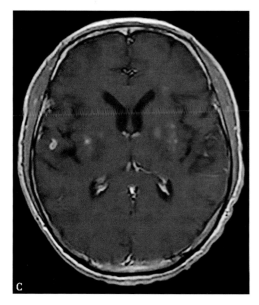
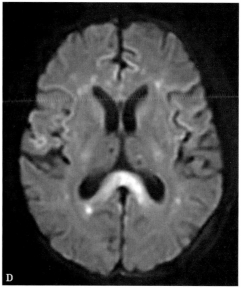

图 3-2-47 可逆性胼胝体压部综合征 MRI

A～D. 头颅 MRI 图像，依次为 T_1WI、T_2WI、T_1WI 增强和 DWI 图像，显示胼胝体压部局限性异常信号影，呈 T_1WI 低信号、T_2WI 和 DWI 高信号，增强未见明显强化。

第三，根据患者影像特征及临床表现，如果对症治疗、激素冲击之后，病变消失，考虑可逆性胼胝体压部病变综合征（reversible splenial lesion syndrome，RESLES），RESLES 是近年来提出的一种由各种病因引起的累及胼胝体压部的临床影像综合征。RESLES 最常见原因是癫痫发作和服用抗癫痫药物（撤药时更容易诱发），其次是感染，常见于儿童和青壮年，以病毒感染为主。

【疾病鉴别】

1. 回旋镖征基于临床信息的鉴别诊断流程图见图 3-2-48。

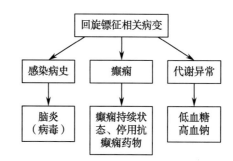

图 3-2-48 回旋镖征相关病变基于临床信息鉴别诊断流程图

2. 回旋镖征相关病变的主要鉴别诊断要点见表 3-2-30。

表 3-2-30 回旋镖征相关病变的主要鉴别诊断要点

疾病	典型影像特征	鉴别要点	主要伴随征象
EBV 脑炎	两侧纹状体 T_2WI 及 FLAIR 上的高信号改变，也可累及丘脑、白质、皮层、胼胝体	一般伴有病毒感染病史	血清 EB VCA-IgG 滴度升高，脑脊液 EB VCA-IgM 阳性
癫痫持续	皮层、海马 T_2FLAIR 及 DWI 高信号，脑回肿胀，可累及胼胝体	大部分病变可逆性改变，长期癫痫持续导致海马萎缩	皮层、海马血管源性水肿
低血糖脑病	累及大脑皮层、皮质下白质以及海马、基底节区，双侧多不完全对称，右侧更常见，T_2FLAIR 及 DWI 高信号	临床病史提示低血糖	双侧枕叶易累及

（八）向日葵征

【定义】

向日葵征（sunflower syndrome，SFS）主要表现为双侧大脑对称性、弥漫性白质损害，部分可累及小脑白质和脑干。

【病理基础】

皮质下脑白质及部分核团对称性细胞毒性水肿，脑组织出现弥漫性充血、水肿，神经细胞变性、坏死，神经纤维脱髓鞘改变。

【征象描述】

1. **CT表现** 双侧大脑白质对称性密度减低影，部分可累及小脑白质和脑干。

2. **MRI表现** 双侧大脑半球皮质下及深部白质区、双侧半卵圆中心、基底节多发对称性弥漫性异常信号，T_1WI 呈低或稍低信号，T_2WI 呈高信号，FLAIR 呈高信号；不同原因的中毒性脑病，在 DWI、ADC 上表现存在差异，如急性的有机溶剂中毒（图 3-2-49），表现为血管源性脑水肿（DWI 高 ADC 高信号）；急性药物中毒表现为血管源性水肿和细胞毒性水肿同时存在（存在 DWI 高 ADC 高信号，也存在 DWI 高 ADC 低信号）。其他中毒性脑病，急性酒精中毒具有的特征性表现为：沿胼胝体及相邻白质对称性片

状 T_1 低 T_2 高信号，DWI 呈明显高信号，无占位效应，增强扫描可有边缘轻度强化或无强化。

【相关疾病】

向日葵征病因多样，包括血管性病变，如常染色体显性遗传脑动脉病伴皮质下梗死及白质脑病（cerebral autosomal dominant arteriopathy with subcortical infarcts and leukoencephalopathy，CADASIL）；神经退行性病变，如神经元核内包涵体病（neuronal intranulear inclusion disease，NIID），中毒性脑病，详见表 3-2-31。

【分析思路】

向日葵征分析思路如下：

第一，发现病变与认识征象：双侧大脑半球皮

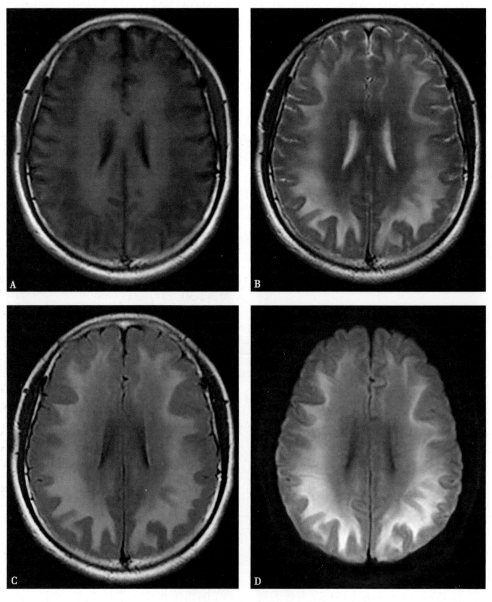

图 3-2-49 甲苯中毒性脑病

A～D. 头颅 MRI 图像，依次为 T_1WI、T_2WI、T_2FLAIR 和 DWI 图像，显示皮质下及深部白质广泛异常信号影，呈 T_1WI 低信号、T_2WI、T_2FLAIR 和 DWI 高信号。

表 3-2-31　向日葵征相关病变

血管性病变	神经退行性病变	中毒性脑病
CADASIL	NIID	甲苯中毒性脑病
		二氯乙烷中毒性脑病
		氧化碳中毒性脑病
		海洛因中毒性脑病

质下及深部白质区、双侧半卵圆中心及放射冠多发对称性弥漫性异常改变，CT 呈低密度，MRI T_1WI 呈低或稍低信号，T_2WI 呈高信号，FLAIR 呈高信号，部分可累及小脑白质和脑干。

第二，定性诊断：双侧脑白质弥漫性病变病因多种多样，包括血管性、神经退行性病变及中毒性脑病，要进一步再诊断是哪种类型的疾病。

第三，根据患者影像特征及临床病史，若使用特殊药物（如某些抗肿瘤药、抗生素及免疫抑制剂等）、滥用毒品（如海洛因等）以及接触环境毒素（如有机磷农药、一氧化碳、乙醇、重金属等）等，需要考

虑中毒性脑病；若患者生化、血液或基因检测等结果异常，综合分析是否符合遗传代谢性疾病。

【疾病鉴别】

1. 向日葵征病变基于临床信息的鉴别诊断流程图见图 3-2-50。

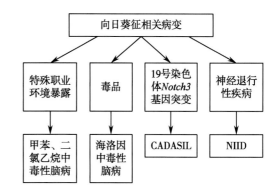

图 3-2-50　向日葵征病变基于临床信息的鉴别诊断流程图

2. 向日葵征相关病变的主要鉴别诊断要点见表 3-2-32。

表 3-2-32　向日葵征相关病变的主要鉴别诊断要点

疾病	典型影像特征	鉴别要点	主要伴随征象
CADASIL	对称分布，在 MRI 的 T_2WI 像表现为大小不一的高信号，不累及弓状纤维。主要位于侧脑室周围和深部白质。以额叶白质最常受累，其次为颞叶和顶叶，而枕叶受损程度相对较轻	基因检测显示 19 号染色体 Notch3 基因突变，颞极白质 T_2FLAIR 呈高信号，也称为 O'Sullivan 征，外囊受累	O'Sullivan 征，外囊受累
NIID	T_2WI 及 T_2FLAIR 出现对称弥漫脑白质高信号，皮质交界区 DWI 高信号，随着病情进展，逐渐在额、顶、颞、枕叶扩展	较少深入到深部白质，小脑中脚及蚓部高信号，也提示 NIID。部分痴呆患者可以出现局灶性水肿及强化灶	DWI 具有典型飘带征象，病变随时间加重，会出现脑萎缩
海洛因海绵状脑病	双侧内囊后肢、小脑、脑干、胼胝体压部及半卵圆中心对称性脑水肿，DWI 上均呈高信号，边界较清晰，增强扫描不强化	有明确的吸入或静脉注射海洛因史，并能排除其他毒物接触史。以白质损害为主，部分灰质核团可累及，一般不侵犯内囊前肢	MRS 显示局部脑组织代谢减低。SPECT 脑灌注显像检查示全脑灌注降低，以双侧小脑血供障碍最明显
急性一氧化碳中毒性脑病	双侧半卵圆中心、脑室周围白质、颞叶白质对称性水肿，病变呈大片融合状，DWI 呈高信号，增强扫描可有强化	冬春季较为常见，有明确的一氧化碳吸入史	双侧苍白球对称性变性坏死。双侧基底节区、丘脑、胼胝体及颞叶海马、皮质可同时受累
甲苯中毒性脑病	双侧大脑半球皮层下灰白质交界区对称性脑水肿，DWI 高信号，呈"向日葵征"、"火焰征"，外囊呈"括号征"	有明确的工业用有机溶剂（如稀释剂、胶水和油漆）接触史，且工作时间长。主要累及皮层下白质纤维及部分灰质核团	脑组织不同程度肿胀，脑沟、脑池变浅，脑室系统变窄。双侧小脑齿状核受累，呈蝶翼状，部分可累及基底节区及脑干
二氯乙烷中毒性脑病	对称性广泛累及大脑皮层下弓形白质纤维区，较少累及半卵圆中心区，基本不累及皮层灰质，基底节区以累及两侧外囊为主，部分累及豆状核、小脑齿状核，DWI 高信号	有明确的工业用黏合剂和有机溶剂接触史，主要累及皮层下弓形纤维及部分灰质核团	脑组织不同程度肿胀，脑沟、脑池变浅，双侧苍白球及小脑齿状核受累时可于旁矢正中层面见典型 T_2WI"双核高信号"表现

（九）蝴蝶征

【定义】

蝴蝶征（butterfly sign）指两侧侧脑室三角区周围脑白质内呈对称性大片状密度或信号异常区，两侧病灶通过胼胝体压部相连，呈蝶翼状分布。

【病理基础】

胼胝体是连接左右大脑半球最大的白质纤维束，累及胼胝体并向双侧大脑半球延伸的疾病中，不同病因的疾病组织病理基础不同，如肾上腺脑白质营养不良（adrenoleuko dystrophy，ALD）主要病理改变是脑白质广泛对称性的脱髓鞘改变，以及血管周围炎性细胞浸润；在肿瘤性疾病中，蝴蝶征常见于胶质母细胞及原发性中枢神经系统淋巴瘤（primary central nervous system lymphoma，PCNSL），其形成可能与快速生长的恶性肿瘤细胞跨胼胝体生长至对侧大脑半球相关。

【征象描述】

1. CT 表现 蝴蝶征在肾上腺脑白质营养不良中，多表现侧脑室三角区周围白质及胼胝体压部的对称性密度减低；在胶质母细胞瘤中表现为以胼胝体压部为中心的不规则低密度肿物，内部密度常不均匀；在原发性中枢神经系统淋巴瘤由于其富细胞的特点，常呈现稍高密度。

2. MRI 表现 蝴蝶征 T_1WI 呈等或稍低信号，T_2WI 呈等或稍高信号，DWI 常呈边缘或不均匀稍高信号或均匀高信号；增强扫描肾上腺脑白质营养不良通常呈边缘强化，肿瘤性病变呈明显强化，肿瘤内伴囊变、出血、钙化等情况时强化不均匀（图 3-2-51）。

【相关疾病】

蝴蝶征常见于部分遗传代谢性疾病、肿瘤性病变和脱髓鞘疾病，如肾上腺脑白质营养不良、胶质母细胞瘤、原发性中枢神经系统淋巴瘤、肿瘤样脱髓鞘病变、急性出血性脑脊髓炎等，少数可出现于感染性疾病，如脓肿、脑室炎及脉络丛炎、进行性多灶性白质脑病详见表 3-2-33。

【分析思路】

蝴蝶征分析思路如下：

第一，分析病变复杂程度及占位效应。病变均匀、对称，占位效应不明显，多见于肾上腺脑白质营养不良；占位效应明显，病变均匀或不均匀，多见于肿瘤性病变及脓肿；病变欠均匀，占位效应较轻，可见于少数累及胼胝体的肿瘤样脱髓鞘、急性出血性脑脊髓炎、脑室炎及脉络丛炎、进行性多灶性白质脑病。

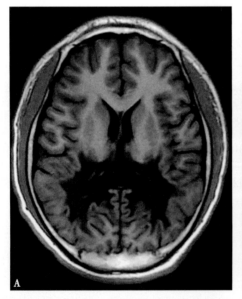
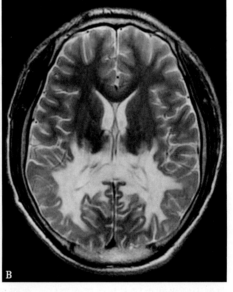

图 3-2-51 患者男，14 岁，临床诊断 ALD 患者，颅内病灶为 ALD 所致的蝴蝶征

表 3-2-33 蝴蝶征相关疾病

遗传代谢性疾病	肿瘤性疾病	脱髓鞘疾病	感染性病变（少见）
肾上腺脑白质营养不良	胶质母细胞瘤	肿瘤样脱髓鞘病变	脓肿
	原发性中枢神经系统淋巴瘤	急性出血性脑脊髓炎（少见）	脑室炎及脉络丛炎
			进行性多灶性白质脑病

第二，分析病灶的弥散及强化方式有助于性质确定：肾上腺脑白质营养不良常呈病变边缘弥散或强化；肿瘤样脱髓鞘可出现开环形强化；胶质母细胞瘤表现为不均匀弥散受限、花环形强化；原发性中枢神经系统淋巴瘤呈均匀明显弥散受限及强化。

第三，分析脑内是否合并其他影像学表现，如是否伴随颅内多灶肿瘤、感染性或脱髓鞘病变。

第四，患者发病年龄、症状、全身情况、激素治疗后是否明显好转等临床信息能提供重要参考价值。

【疾病鉴别】

蝴蝶征只是一个征象，需要联合其他影像学特征和临床信息进行诊断和鉴别诊断。

1. 蝴蝶征有关病变基于临床信息的鉴别诊断流程图见图 3-2-52。

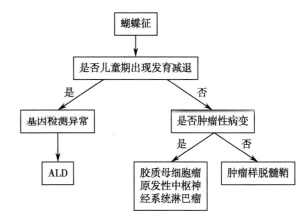

图 3-2-52　蝴蝶征有关病变基于临床信息的鉴别诊断流程图

2. 蝴蝶征在几种不同常见疾病的主要鉴别诊断要点见表 3-2-34。

表 3-2-34　蝴蝶征在几种不同常见疾病的主要鉴别诊断要点

疾病	蝴蝶征典型影像特征	鉴别要点	主要伴随征象
ALD	无占位效应，边缘强化 / 弥散受限	基因检测异常	从后向前进展
原发性中枢神经系统淋巴瘤	占位效应，明显均匀强化 / 弥散受限	ASL/PWI 灌注不升高，1HMRS 显示质子峰升高	颅内可伴多发病灶
胶质母细胞瘤	占位效应，不均匀强化 / 弥散受限	花环形强化，ASL/PWI 灌注升高，1HMRS 显示 Cho/NAA 峰升高	颅内可伴多发病灶
肿瘤样脱髓鞘	占位效应较轻，不均匀强化 / 弥散受限	开环状强化，激素治疗有效	颅内可伴多发不同时相病灶

（十）虎斑征

【定义】

虎斑征（tigroid skin sign）是指头颅 MRI 上，双侧脑室旁脑白质对称性 T_1WI 低、T_2WI 高信号，在病灶内可见多发条纹状或点状 T_2WI 低信号，类似虎纹样改变。

【病理基础】

组织病理学上，此征象多见于遗传代谢性疾病，如异染性脑白质营养不良（metachromatic leukodystrophy，MLD），由于溶酶体缺乏芳基硫酸脂酶 A，硫酸脂不能正常氧化而沉积于全身组织，其中又以脑白质和周围神经受累最为显著。病理性上主要为脑白质内弥漫性脱髓鞘病变，少突胶质细胞丧失，轴索严重破坏，脑白质硬化。

【征象描述】

MRI 表现为脑室周围白质对称性 T_1WI 低信号、T_2WI 高信号，无占位效应，不强化（图 3-2-53）。

【相关疾病】

虎斑征常见于部分遗传代谢性疾病详见表 3-2-35。

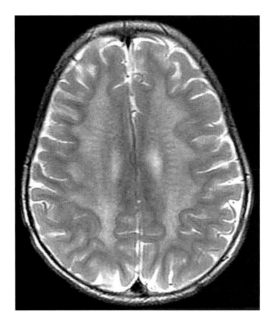

图 3-2-53　患者男，4 岁，临床诊断 MLD 患者，颅内病灶为 MLD 所致的虎斑征

表 3-2-35 虎斑征相关疾病

遗传代谢性疾病
异染性脑白质营养不良
佩利措伊斯 - 梅茨巴赫病（Pelizaeus-Merzbacher disease，PMD）
球形细胞脑白质营养不良（globoid cell leukodystrophy）

【分析思路】

虎斑征分析思路如下：

第一，认识这个征象。

第二，观察是否有特殊部位受累，如弓状纤维、小脑半球、深部灰质核团、皮质脊髓束受累等。

第三，结合患者的临床病史、临床症状、疾病进展情况等综合考虑，但是诊断尚需基因或代谢物检测明确。

【疾病鉴别】

虎斑征只是一个征象，需要结合基因或代谢物检测进行诊断和鉴别诊断。

1. 虎斑征病变基于临床信息的鉴别诊断流程图见图 3-2-54。

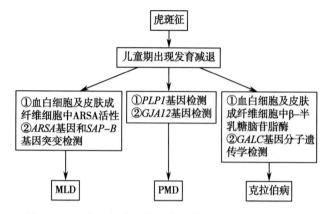

图 3-2-54 虎斑征病变基于临床信息的鉴别诊断流程图

2. 虎斑征在几种常见不同疾病的主要鉴别诊断要点见表 3-2-36。

表 3-2-36 虎斑征在几种不同常见疾病的主要鉴别诊断要点

疾病	虎斑征典型影像特征	鉴别要点	主要伴随征象
异染性脑白质营养不良	双侧脑室旁脑白质对称性异常信号	胼胝体可受累，弓状纤维不受累	^{1}H MRS MI 峰升高，Cho 峰升高，NAA 峰减低
佩利措伊斯 - 梅茨巴赫病	脑白质广泛异常信号	髓鞘发育延迟或终止	^{1}H MRS NAA 峰多正常，Cho 峰下降
球形细胞脑白质营养不良	脑室周围对称性信号范围较前两者小	白质受累为主，可沿皮质脊髓束分布	伴 / 不伴小脑半球、基底节、视神经信号或形态异常

（十一）反转征

【定义】

反转征（reversal sign）是指 CT 上表现为大脑半球弥漫性密度减低而基底核、背侧丘脑、脑干和小脑相对密度增高。

【病理基础】

反转征常见于儿童重度缺氧缺血性脑损伤的 CT 表现。大脑半球密度减低是由于缺氧缺血后神经细胞变性、坏死，轴索变性等所致。基底核、背侧丘脑和脑干等高密度可能是多种因素共同作用所致，与该区域水肿较轻、点状出血及选择性神经坏死和含钙神经元的存在等有关。

【征象描述】

CT 表现：反转征出现的时间分为急性和慢性两期。急性期指当时 CT 扫描即有反转征（图 3-2-55）；而慢性期为弥漫性脑萎缩或脑软化伴反转征。

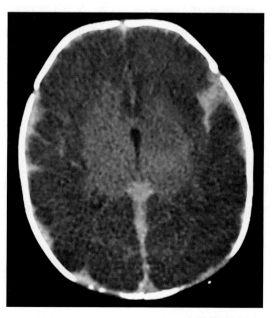

图 3-2-55 患者男，1 天，临床诊断重度 HIE 患者，CT 平扫可见反转征

【相关疾病】

反转征是儿童重度缺氧缺血性脑损伤的一种重要 CT 征象，但并非特异性，它可在某些疾病中出现，如颅脑外伤（虐待）、颅脑感染（严重病毒或细菌感染）等，在诊断中就借助病史和实验室检查加以鉴别。详见表 3-2-37。

表 3-2-37 反转征相关疾病

围产期疾病	外伤性疾病	感染性疾病
缺氧缺血性脑损伤	颅脑外伤（虐待）	颅脑感染（严重病毒或细菌感染）

【分析思路】

主要根据患者的临床病史、临床症状进行诊断。

【疾病鉴别】

反转征只是一个征象，需要联合临床信息进行诊断和鉴别诊断。

1. 反转征有关病变基于临床信息的鉴别诊断流程图见图 3-2-56。

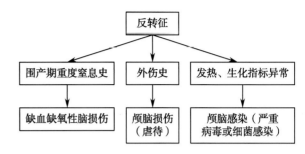

图 3-2-56 反转征有关病变基于临床信息的鉴别诊断流程图

2. 反转征在几种不同常见疾病的主要鉴别诊断要点见表 3-2-38。

表 3-2-38 反转征在几种不同常见疾病的主要鉴别诊断要点

疾病	反转征典型影像特征	鉴别要点	主要伴随征象
缺氧缺血性脑损伤	急性期 CT 扫描大脑半球弥漫性密度减低而基底核、背侧丘脑、脑干和小脑相对密度增高；而慢性可伴弥漫性脑萎缩或脑软化	围产期窒息史	可伴窒息相关其他颅内损伤
颅脑外伤（虐待）	均匀或不均匀减低	外伤史或虐待史	出血、骨折等其他外伤征象
颅脑感染（严重病毒或细菌感染）	均匀或不均匀减低	全身感染征象	其他部位感染

（陈 军 朱文珍）

第三节 灰白质交界区病变

一、环形强化征

【定义】

环形强化征（ring enhancing sign）是指注入对比剂后病变中心不强化，而病变的外周组织强化。

【病理基础】

环形强化病变的主要病理特点是其中心为乏血管的组织、囊变及液体，陈旧和/或新鲜的出血、感染以及坏死的脑组织等，病变周围血脑屏障破坏和/或局部血容量、血流量增加，脑内局部血管发育不良导致对比剂外渗。

【征象描述】

1. CT 表现 颅内病变其中心密度低，增强扫描外周可见高密度的环壁。

2. MRI 表现 颅内病变在 T_1WI 增强扫描可见高信号的环壁，中心呈低信号，见图 3-3-1、图 3-3-2。

【相关疾病】

脑白质交界区环形强化相关病变包括肿瘤性病变、感染性病变、血管性病变、脱髓鞘病变等，详见表 3-3-1。

表 3-3-1 脑白质交界区环形强化相关病变

肿瘤性病变	感染性病变	血管性病变	脱髓鞘病变
胶质母细胞瘤	脑脓肿	出血吸收期	多发性硬化
转移瘤	脑结核瘤		

【分析思路】

环形强化病变的分析思路如下：

第一，分析环形强化病变的数目及大小。分析环形强化是单发还是多发。单发病变常见于原发肿瘤等；多发病变常见于转移瘤、感染性病变及脱髓鞘病变等。环形强化病变是粟粒样、结节样、斑片

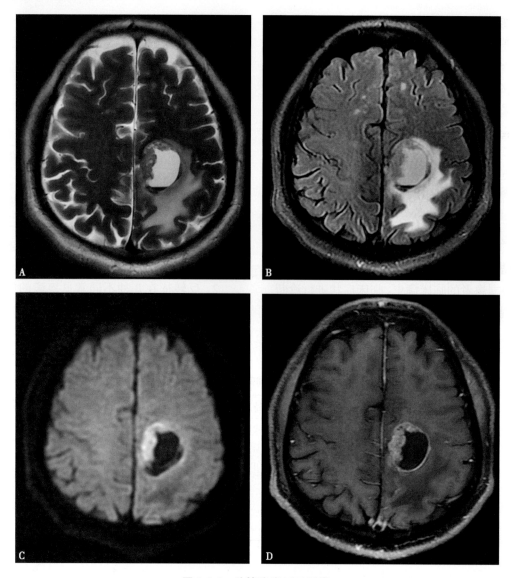

图 3-3-1　脑转移瘤 MRI 图像

男，61 岁，手术病理诊断：肺癌脑转移。A～D. 头颅 MRI 图像，依次为 T_2WI、T_2FLAIR、DWI 和增强 T_1WI 图像，显示左侧半卵圆中心 T_2WI 高信号影，周边斑片状低信号影，T_2FLAIR 呈高信号，DWI 病变边缘高信号，增强 T_1WI 显示病变环形强化，周围斑片状水肿。

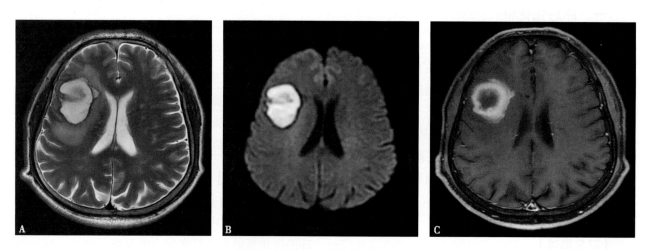

图 3-3-2　脑出血吸收期 MRI 图像

男，57 岁，突发头痛伴口角歪斜 4 天，加重 1 天。A～C. 头颅 MRI 图像，依次为 T_2WI、DWI 和增强 T_1WI 图像，显示右侧额叶灰白质交界区异常信号，呈 T_2WI 及 DWI 高信号，周边可见低信号环，增强 T_1WI 病变环形强化，周边斑片状水肿。

状还是大片状。粟粒样及结节样环形强化的病变常见于转移瘤、结核瘤、囊虫等；而斑片状及大片状环形强化的病变常见于转移瘤、脑脓肿、胶质母细胞瘤、脱髓鞘疾病等。

第二，重点分析环形强化的壁。分析壁是否光润完整、是否有壁结节、是厚壁还是薄壁。胶质母细胞瘤的环壁常不规则或不完整，壁薄厚不均，环内可见结节状强化；脑脓肿及转移瘤的壁一般厚度均匀、环壁内外表面较光滑，一般无壁结节。

第三，分析环形强化病变中心的密度或信号是否均匀。胶质母细胞瘤病变中心多呈混杂信号；脓肿内信号一般较均质。

第四，分析环形强化病灶周围。是否有软脑膜、硬脑膜的强化，周围是否有水肿。转移瘤及脑脓肿周围可见不同程度的水肿；多发性硬化周围无水肿。

第五，结合患者的临床病史、体格检查、实验室检查、多次影像学检查前后对比结果及环形强化出现的时机等临床资料，可缩小鉴别诊断范围。

【疾病鉴别】

1．环形强化病变病变基于临床信息的鉴别诊断流程图见图3-3-3。

2．环形强化病变的鉴别要点见表3-3-2。

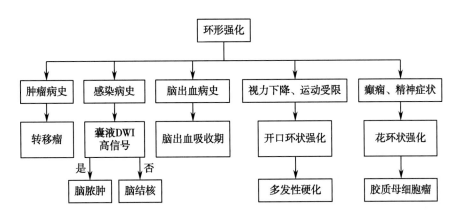

图 3-3-3　环形强化病变基于临床信息的鉴别诊断流程图

表 3-3-2　环形强化在几种不同常见疾病的主要鉴别诊断要点

疾病	典型影像特征	鉴别要点	主要伴随征象
胶质母细胞瘤	单发，环壁不规则或不完整，环壁薄厚不均，无张力	环壁不规则或不完整，环壁薄厚不均	浸润性生长；中度或明显水肿
转移瘤	多发，环壁厚度均匀、环壁内外表面较光滑，一般无壁结节	坏死明显时环壁较厚、光滑且有张力；坏死较少时，环壁较薄	周围水肿明显且呈指状
脑脓肿	环内外壁光整且有张力，脓液在DWI呈高信号，ADC值低于脑实质	脓肿治疗后，脓腔逐渐缩小，强化的环壁增厚	分布于大脑中动脉供血区
脑结核瘤	多发，环壁薄厚均匀，边界光整	环内容物有点状钙化或强化	脑膜炎；脑积水
脑出血吸收期	环壁薄，强化程度较轻，环无张力，形态不规则或环不光整	环中心在CT上呈高密度或稍高密度，在MR T_1WI 呈高信号	周围水肿
多发性硬化	开环状强化，靠近白质侧环完整，灰质侧不完整	环形强化和无强化病变同时存在	直角脱髓鞘征；病变新旧不一

二、鸡冠花征

【定义】

鸡冠花征（cockscomb flower sign）是指两侧大脑半球皮层下灰白质交界区对称性DWI高信号，以额顶叶皮髓质交界区明显，呈"鸡冠花"状。

【病理基础】

以区域性神经元脱失、神经元及内脏器官细胞核内嗜酸性透明状包涵体为病理特征，可累及包括中枢、外周和自主神经系统。

【征象描述】

MRI 表现：T_2WI 及 T_2FLAIR 序列呈双侧对称、

弥漫的脑白质病变；DWI 序列表现为灰白质交界处高信号，早期以额叶受累为著，外囊可也受累，不会向深部白质进展，见图 3-3-4。

【相关疾病】

鸡冠花征被认为是神经元核内包涵体病的特异性征象，神经元核内包涵体病是一种罕见的多系统慢性、进展性的神经退行性疾病。NIID 临床分型可分为婴幼儿型、青少年型及成年型，东亚人种以成年型多见。

【分析思路】

第一，认识这个征象。鸡冠花征是指双侧额叶向顶枕叶发展的、位于灰白质交界处曲线样的 DWI 高信号影，不会进展到深部脑白质。观察是否是对称性的病变。

第二，观察脑内其他区域的异常表现。胼胝体是否有 DWI 高信号。幕上脑室是否扩张。是否有小脑萎缩。成人型的 NIID 患者可见胼胝体压部的 DWI 高信号，幕上脑室的扩张以及小脑萎缩。

【疾病鉴别】

鸡冠花征在几种不同常见疾病的主要鉴别要点见表 3-3-3。

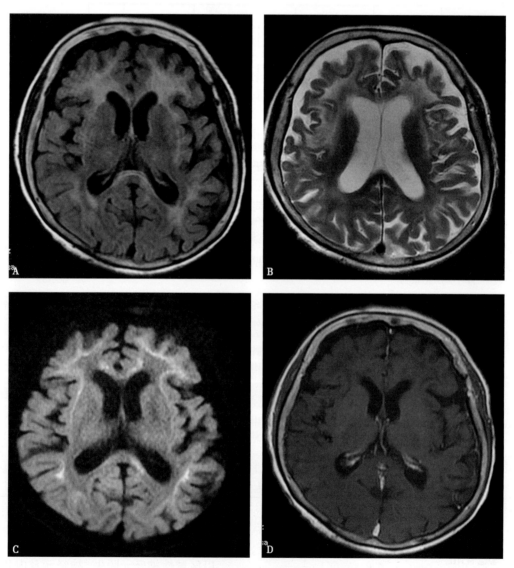

图 3-3-4 神经元核内包涵体病 MRI 图像

女，65 岁。A～D. 头颅 MRI 图像，依次为 T_2FLAIR、T_2WI、DWI 和增强 T_1WI 图像，显示双侧额顶颞枕岛叶皮层下异常信号，呈 T_2FLAIR 稍高信号，T_2WI 及 DWI 高信号，增强 T_1WI 未见强化。

表 3-3-3 鸡冠花征在几种不同常见疾病的主要鉴别要点

疾病	典型影像特征	鉴别要点	主要伴随征象
神经元核内包涵体病	双侧额叶向顶枕叶进展的曲线样的 DWI 高信号影	不会累及深部脑白质	幕上脑室扩张 小脑萎缩
共济失调综合征	DWI 上灰白质交界区高信号，FLAIR 和 T_2WI 小脑中脚对称性高信号	侧脑室周围深部白质病发	全小脑萎缩
皮层下动脉硬化脑病	大脑半球白质弥漫性 T_2WI 及 FLAIR 高信号，常见基底节、丘脑及脑干梗死	一般无皮髓质交界处 DWI 高信号	脑萎缩、脑室扩张
线粒体脑肌病	颞顶叶皮层及皮层下白质 T_2WI、DWI 高信号	异常信号呈脑回状、层状	双侧苍白球钙化

三、囊+头节征

【定义】

囊+头节征（sac+scolex sign）是指在 MRI 图像上可见囊状信号影，其内可见 T_1WI 高信号、T_2WI 低信号结节影，结节呈偏心性强化。

【病理基础】

囊尾蚴进入脑内形成囊泡，囊虫的囊壁有一小结，即为头节，囊内有少量清亮液体。

【征象描述】

1. CT 表现 脑实质内可见多发散在小的囊性低密度影，圆形，边界清楚，直径多在 5～10mm，其内可见高密度小结节影。

2. MRI 表现 T_1WI 呈圆形低信号囊状影，内可见点状中等信号影，附于囊壁上或囊内，T_2WI 呈高信号，其内可见点状低信号影（图 3-3-5）。

【相关疾病】

囊+头节征是诊断小囊型脑囊虫病的 MRI 特异性征象。脑囊虫病是最常见的脑部寄生虫感染性疾病，在我国西北、东北和华东地区较为常见。脑囊虫病是由猪带绦虫幼虫（囊尾蚴）感染脑组织引起的一种疾病，主要由于误食猪带绦虫幼虫污染的食物引起。

【分析思路】

囊+头节征主要由囊及其内点状结节构成，分析思路如下：

第一，分析囊壁的强化及周围征象。脑囊虫存活期，囊壁强化环较薄，周围水肿轻；囊虫死亡时，囊壁强化厚度增加，周围水肿重。

第二，分析其内的头节的形态。脑囊虫病的头节一般为偏向性生长，表现为点状结节。

第三，结合患者的病史、流行病史及临床症状综合分析。

【疾病鉴别】

囊+头节征在几种不同常见疾病的主要鉴别要点见表 3-3-4。

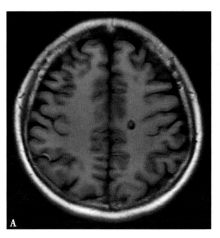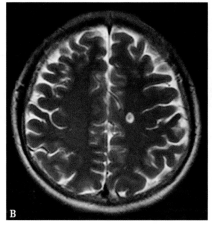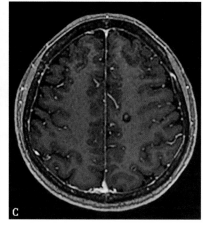

图 3-3-5 脑囊虫病 MRI 图像

女，50 岁，右手麻木 1 年半，囊虫抗体阳性。A～C. 头颅 MRI 图像，依次为 T_1WI、T_2WI 和增强 T_1WI 图像，显示左侧半卵圆中心结节样异常信号，呈 T_1WI 低信号、T_2WI 高信号，内可见点状 T_1WI 高信号、T_2WI 低信号，增强 T_1WI 其内点状强化。

表 3-3-4　囊 + 头节征在几种不同常见疾病的主要鉴别要点

疾病	典型影像特征	鉴别要点	主要伴随征象
脑实质型脑囊虫病	位于灰白质交界区的多发结节状病灶	可见偏心点状强化头节	周围水肿
脑转移瘤	特征性环状、结节状强化,簇状分布	无偏心的头节	周围水肿明显
脑实质结核	灰白质交界区 T₂WI 高信号或低信号影,呈结节样或环形强化	结合胸部 CT 检查综合评估	脑膜增厚、脑积水
脑脓肿	多位于灰白质交界区,DWI 呈弥散受限	环形强化薄而均匀	周围水肿明显

四、隧道征

【定义】

隧道征(tunnel sign)是指在 MRI 图像 T_1WI 增强后病变呈条状强化,表现为隧道样外观。

【病理基础】

脑组织局部变性、坏死、形成窦道,窦壁内纤维、血管增生,伴弥漫性淋巴细胞、浆细胞及嗜酸性粒细胞浸润,并可见大量泡沫细胞及异形巨细胞,周围脑组织胶质细胞变性及灶性胶质细胞增生。

【征象描述】

1. **CT 表现**　大片状低或混杂密度区,边界不清,其内可见细小点状钙化,周围常伴有水肿,增强扫描可见不规则、结节状或环状强化(图 3-3-6)。

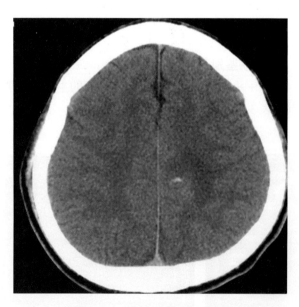

图 3-3-6　脑裂头蚴病 CT 图像

男,18 岁。CT 平扫显示左侧半卵圆中心点状高密度影,周围斑片状低密度影。

2. **MRI 表现**　脑实质内多发性不对称分布的 T_1WI 低信号、T_2WI 高信号,中心区可见迂曲条状 T_1WI 等信号、T_2WI 等或稍高信号影,增强扫描病灶内出现串珠状、绳结状强化(图 3-3-7)。

【相关疾病】

隧道征是诊断脑裂头蚴病的 MRI 特异性征象。脑裂头蚴病是由曼氏裂头蚴感染引起的中枢神经系统感染性疾病,好发于东南亚和我国南方地区,最常累及大脑半球,主要位于额、顶叶皮髓质交界区及半卵圆中心,小脑也可受累,偶尔累及内、外囊和基底节。实验室检查可有嗜酸粒细胞增高,血清、脑脊液裂头蚴抗体阳性具有高度特异性和敏感性。

【分析思路】

隧道征主要由中心的强化影及周围的水肿带构成,分析思路如下:

第一,分析中心强化影的形态。中心的强化病变可呈小环状、小结节状、穿凿样、轨道状或管状。

第二,分析周围的水肿。小结节病变的周围多有大片脑水肿。

第三,动态观察该征象的变化。裂头蚴可跨脑叶、跨中线迁徙。活虫从受累脑叶迁徙到其他脑叶后,原发脑叶发生脑萎缩。

第四,结合患者的生活史、实验室检查及临床症状综合分析。

【疾病鉴别】

隧道征在几种不同常见疾病的主要鉴别要点见表 3-3-5。

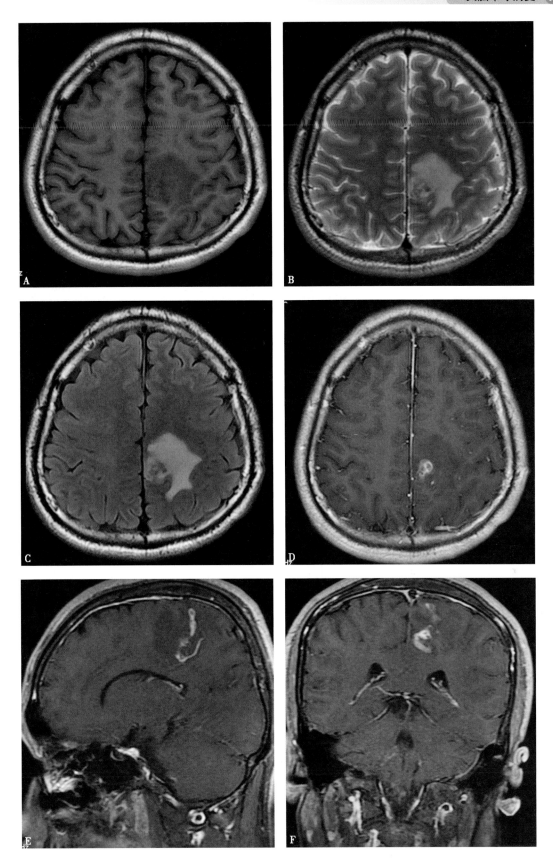

图 3-3-7 脑裂头蚴病 MRI 影像

男，18 岁。A～F. 头颅 MRI 图像，依次为 T_1WI、T_2WI、T_2FLAIR、DWI、横断位增强 T_1WI、矢状位增强 T_1WI 及冠状位 T_1WI 增强图像，显示左侧顶叶异常信号影，呈 T_1WI 低信号，T_2WI 及 T_2FLAIR 高信号，内可见结节样低信号，增强 T_1WI 其内结节样低信号呈轨道样强化，周围可见水肿。

表 3-3-5　隧道征在几种不同常见疾病的主要鉴别要点

疾病	典型影像特征	鉴别要点	主要伴随征象
脑裂头蚴病	环形、串珠样、扭曲条索样、逗点样强化	游走性	周围水肿明显，伴钙化
脑肺吸虫病	特征性环状、结节状强化，簇状分布	隧道征较长且迂曲	其内可见钙化
脑囊虫病	急性脑炎期为无强化小结节，小囊形成期可见特异性头节	无局部脑膜强化及局限性脑萎缩	明显的周围水肿
脑血吸虫性肉芽肿	皮髓质交界处 T_2WI 及 FLAIR 高信号结节，增强扫描表现为慢强化、慢消退、融合成团	无虫体迁徙征象，无环形或隧道样强化	周围水肿呈"指套样"分布
脑淋巴瘤样肉芽肿	脑内多发小结节病灶	明显强化，无迁徙表现	周围伴有水肿，占位效应明显
脑脓肿	多位于灰白质交界区，单环或多环样病变	无相邻脑室扩大	DWI 呈高信号，ADC 图信号减低

五、子母环征

【定义】

子母环征是指多子囊样囊肿型的脑细粒棘球蚴病在 MRI 图像表现为 T_2WI 高信号的病灶中出现条形低信号的分隔而表现为"囊中囊"，子囊信号在 T_2WI 上高于母囊。

【病理基础】

包虫囊肿由外囊和内囊组成，外囊与内囊紧贴，但不相连。内囊的壁又分为内外两层，因此囊壁共有三层结构：①外囊：由囊肿周围的组织构成；②内囊外层，又称角质层，由生发层细胞的分泌物形成的白色粉皮样、有弹性的半透明膜，对生发层起保护、支持等作用；③内囊内层，即生发层，是棘球蚴本体，可形成生发囊、头节和子囊，子囊又可产生孙囊。

【征象描述】

MRI 呈现"囊中囊"影像，母囊内含有多个子囊时表现为"子母环征"，子囊信号在 T_1WI 上低于母囊，在 T_2WI 上高于母囊（图 3-3-8）。

【相关疾病】

子母环征是诊断脑细粒棘球蚴病（多子囊样囊肿型）的特殊征象。脑细粒棘球蚴病，又称为脑囊性包虫病，是颅内感染细粒棘球蚴所致的一种寄生虫病，在我国主要好发于畜牧地区。脑细粒棘球蚴病在影像学上分为单纯囊肿型，多子囊样囊肿型，内囊破裂分离型。

【分析思路】

子母环征的分析思路如下：

第一，分析子母环征病变的中心。密度或信号是否均匀，其内是否相通；其内是否可见钙化。脑细粒棘球蚴病边缘可见弧形钙化影。

第二，分析子母环征病灶周围。是否有软脑膜、硬脑膜的强化，周围是否有水肿。脑细粒棘球蚴病周围多无水肿、软脑膜及硬脑膜的强化。

第三，结合患者的临床病史、体格检查、实验室检查、多次影像学检查前后对比结果等临床资料，可缩小鉴别诊断范围。

【疾病鉴别】

子母环征在几种不同常见疾病的主要鉴别要点见表 3-3-6。

表 3-3-6　子母环征在几种不同常见疾病的主要鉴别要点

疾病	典型影像特征	鉴别要点	主要伴随征象
脑细粒棘球蚴病	通常累及大脑实质，特别是顶叶，呈单发、单囊或多囊，圆球形，边缘光滑	多囊，可见囊壁分叶状，母囊强度高于子囊；有畜牧区居住史	周围多无水肿
脑脓肿	好发于额顶叶灰白质交界区，脓肿壁 T_1WI 及 T_2WI 等信号，增强扫描环形强化	DWI 脓液高信号	周围水肿明显
脑转移瘤	多位于灰白质交界区，大多为厚壁，病灶内侧壁常不光整	可见多发壁结节；可有肿瘤病史	周围水肿明显，呈指状
结核性肉芽肿	脑内多发结节样 T_1WI 及 T_2WI 低信号影，增强扫描呈小环形明显强化	DWI 呈低信号	脑膜炎；脑积水

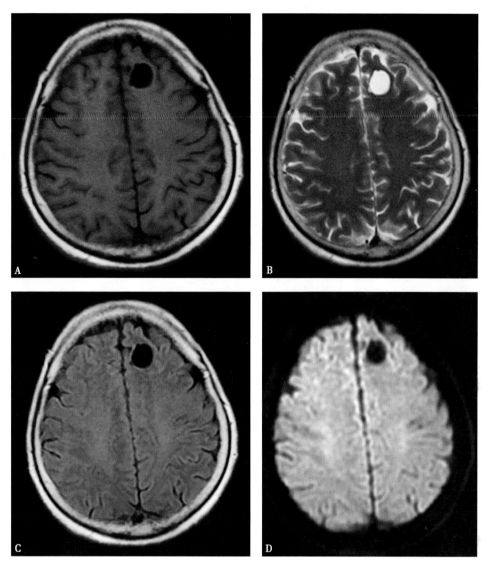

图 3-3-8　脑细粒棘球蚴病 MRI 影像

女，71 岁，间断头痛两年。包虫抗体阳性。A～D. 头颅 MRI 图像，依次为 T_1WI、T_2WI、T_2FLAIR、DWI 图像，显示左侧额叶异常信号影，呈 T_1WI 低信号，T_2WI 高信号，T_2FLAIR 及 DWI 高信号，边界清晰，周围无水肿。

六、日光带征

【定义】

日光带征（solar band sign）是指在 MRI 图像上由侧脑室周围至大脑半球皮质下走行的条带状异常信号影。

【病理基础】

日光带征代表异位神经胶质及神经元沿着由脑室至皮质的迁移通路，这种表现也被称为脑白质放射状移行束。放射状异常色白质信号代表脑白质内含有异位、簇状的巨细胞，排列方向呈放射状分布、浸润。

【征象描述】

MRI 表现为从脑室周白质到大脑皮质延伸的

T_1WI 等或低信号，T_2WI 高信号的细直束，增强扫描少见强化（图 3-3-9）。

【相关疾病】

日光带征是诊断结节性硬化的特殊征象。结节性硬化是一种罕见的组织发育紊乱的先天性疾病，是一种常染色体显性遗传的神经皮肤综合征。多由外胚叶组织的器官发育异常，可出现脑、皮肤、周围神经、肾脏等多器官受累，可为家族性发病，也可散发。临床典型三联征为：癫痫、智力低下和面部皮脂腺瘤。

【分析思路】

第一，认识该征象。在 FLAIR 图像上仔细观察是否有从脑室周白质到大脑皮质延伸的异常信号影。

第二，分析脑内其他征象。皮层下是否有多发结节；在室管膜下及脑室周围是否有小结节和钙化。

第三，分析其他部位是否有病变。是否同时存在肺淋巴管肌瘤病、肾血管平滑肌脂肪瘤。

【疾病鉴别】

日光带征在几种不同常见疾病的主要鉴别要点见表 3-3-7。

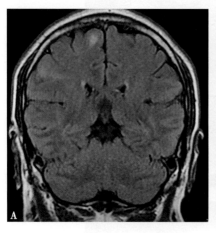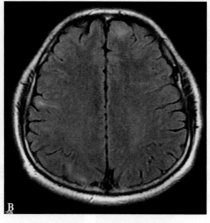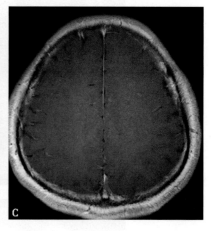

图 3-3-9　结节性硬化 MRI 影像

男，43 岁。患者面颊部可见色素痣，10 岁左右开始出现癫痫。A～C. 头颅 MRI 图像，依次为冠状位 FLAIR、横断位 FLAIR 横断位及增强 T_1WI 图像，显示双侧额顶枕叶多发斑片状、条状异常信号，呈 FLAIR 高信号，增强 T_1WI 未见强化。

表 3-3-7　日光带征在几种不同常见疾病的主要鉴别要点

疾病	典型影像特征	鉴别要点	主要伴随征象
结节性硬化	CT 上可见室管膜下多发钙化结节；MRI 图像可见 T_1WI 等或稍高信号的皮层或皮层下结节，有时 FLAIR 序列可见室管膜与脑白质之间条纹状高信号	室管膜下钙化结节；皮层或皮层下结节；脑白质异常信号	多伴有皮脂腺瘤或其他部位肿瘤
多发性硬化	位于大脑半球深部白质的 T_2WI 及 FLAIR 高信号，病变常呈多发性	新旧病变并存，通常与侧脑室壁呈垂直排列	胼胝体受累
斯德奇 - 韦伯综合征	顶枕叶皮层的脑回样钙化，呈"轨道样"	皮层表面脑回样脑膜强化	脑萎缩

（张永海）

参 考 文 献

[1] MINKOVA L，HABICH A，PETER J，et al. Gray matter asymmetries in aging and neurodegeneration：A review and meta-analysis[J]. Hum Brain Mapp，2017，38（12）：5890-5904.

[2] SALZMAN KL，JHAVERI MD，ROSS JS. ExpertDDx：Brain and Spine [M]. 3rd ed. London：Elsevier，2023.

[3] JHAVERI MD. Diagnostic lmaging：Brain [M]. 4th ed. London：Elsevier，2020.

[4] MAHAJAN S，DANDAPATH I，GARG A，et al. The evolution of pleomorphic xanthoastrocytoma：from genesis to molecular alterations and mimics[J]. Laboratory Investigation，2022，102（7）：670-681

[5] PELLERINO A，BRUNO F，PALMIERO R，et al. Clinical Significance of Molecular Alterations and Systemic Therapy for Meningiomas：Where Do We Stand？[J]. Cancers，2022，14（9）：2256.

[6] LIAO D W，ZHENG X，FENG Q Q，et al. Association of CT and MRI Manifestations with Pathology in Dysembryoplastic Neuroepithelial Tumors[J]. J Belg Soc Radiol，2022，106（1）：135.

[7] ATASEVEN E，OZCAN M，OLCULU CB，et al. Dysembryoplastic neuroepithelial tumors of childhood：Ege University experience[J]. Childs Nerv Syst，2022，38（9）：1699-1706.

[8] RESENDE LL，ALVES C. Imaging of brain tumors in children：the basics-a narrative review[J]. Transl Pediatr，2021，10（4）：1138-1168.

[9] CHENG L，ZHANG L，YIN L，et al. Association between features of intraoperative ultrasound and magnetic resonance imaging in the diagnosis of dysembryoplastic neuroepithelial tumor[J]. Quant Imaging Med Surg，2023，13（2）：645-653.

[10] RIGSBY RK，BRAHMBHATT P，DESAI A B，et al. Newly Recognized CNS Tumors in the 2021 World Health Organization Classification：Imaging Overview with Histopathologic and Genetic Correlation[J]. AJNR Am J Neuroradiol，2023，44（4）：367-380.

[11] CHENG G，ZHANG J. Imaging features（CT，MRI，MRS，and PET/CT）of primary central nervous system lymphoma in immunocompetent patients[J]. Neurol Sci，2019，40（3）：535-542.

[12] BARAJAS RF，POLITI LS，ANZALONE N，et al. Consensus recommendations for MRI and PET imaging of primary central nervous system lymphoma：guideline statement from the International Primary CNS Lymphoma Collaborative Group（IPCG）[J]. Neuro Oncol，2021，23（7）：1056-1071.

[13] JAIN R，JOHNSON DR，PATEL SH，et al. "Real world" use of a highly reliable imaging sign："T₂FLAIR mismatch" for identification of IDH mutant astrocytomas[J]. Neuro Oncol，2020，22（7）：936-943.

[14] DEGUCHI S，OISHI T，MITSUYA K，et al. Clinicopathological analysis of T₂FLAIR mismatch sign in lower-grade gliomas[J]. Sci Rep，2020，10（1）：10113.

[15] ZHAO K，SUN G，WANG Q，et al. The Diagnostic Value of Conventional MRI and CT Features in the Identification of the IDH1-Mutant and 1p/19q Co-Deletion in WHO Grade Ⅱ Gliomas[J]. Acad Radiol，2021，28（7）：e189-e198.

[16] KINOSHITA M，UCHIKOSHI M，SAKAI M，et al. T₂FLAIR Mismatch Sign Is Caused by Long T₁ and T₂ of IDH-mutant，1p19q Non-codeleted Astrocytoma[J]. Magn Reson Med Sci，2021，20（1）：119-123.

[17] JOHNSON DR，KAUFMANN TJ，PATEL SH，et al. There is an exception to every rule-T₂FLAIR mismatch sign in gliomas[J]. Neuroradiology，2019，61（2）：225-227.

[18] CORELL A，FERREYRA VEGA S，HOEFLING N，et al. The clinical significance of the T₂FLAIR mismatch sign in grade Ⅱ and Ⅲ gliomas：a population-based study[J]. BMC Cancer，2020，20（1）：450.

[19] ONISHI S，AMATYA VJ，KOLAKSHYAPATI M，et al. T₂FLAIR mismatch sign in dysembryoplasticneuroepithelial tumor[J]. Eur J Radiol，2020，126：108924.

[20] YAMASAKI F，NISHIBUCHI I，KARAKAWA S，et al. T₂FLAIR Mismatch Sign and Response to Radiotherapy in Diffuse Intrinsic Pontine Glioma[J]. Pediatr Neurosurg，2021，56（1）：1-9.

[21] 盛景，杨秀军. 临床、CT 及 MRI 诊断横纹肌样瘤研究进展 [J]. 中国医学影像技术，2023，39（2）：295-298.

[22] ABSINTA M，SATI P，MASUZZO F，et al. Association of Chronic Active Multiple Sclerosis Lesions With Disability In Vivo[J]. JAMA Neurol，2019，76（12）：1474-1483.

[23] DAL-BIANCO A，GRABNER G，KRONNERWETTER C，et al. Long-term evolution of multiple sclerosis iron rim lesions in 7T MRI[J]. Brain，2021，144（3）：833-847.

[24] 焦格，黄德晖. 铁环征在多发性硬化中的临床价值和磁共振研究进展 [J]. 中国神经免疫学和神经病学杂志，2023，30（4）：272-276.

[25] OSBORN AG，DIGRE KB. 神经影像学 [M]. 娄昕，江桂华，译. 北京：北京大学医学出版社，2019.

[26] ÖZÜTEMIZ C，ROSHAN SK，KROLL NJ，et al. Acute Toxic Leukoencephalopathy：Etiologies，Imaging Findings，and Outcomes in 101 Patients[J]. AJNR Am J Neuroradiol，2019，40（2）：267-275.

[27] LIU J，ZHANG L，HE B，et al. Roles of neuroimage in toxic encephalopathy induced by 1,2-Dichloroethane[J]. Clin Neurol Neurosurg，2019，184：105398.

[28] VARRASSI M，DI SIBIO A，GIANNERAMO C，et al. Advanced neuroimaging of carbon monoxide poisoning[J]. Neuroradiol J，2017，30（5）：461-469.

[29] MASOUD E，HELIA A，HOSEIN N，et al. MRI signs of CNS demyelinating diseases[J]. Mult Scler and Relat Disord，2021（47）：102665.

[30] AOWEI L，ZAIQIANG Z，YING F，et al. Dawson's Fingers in Cerebral Small Vessel Disease[J]. Front Neurol，2020（11）：669.

[31] MICHAEL B，KELLY B，KELSEY L，et al. Meningoencephalitis due to Spotted Fever Rickettsioses，Including Rocky Mountain Spotted Fever[J]. Clin Infect Dis，2020，71（1）：188-195.

[32] OMAR G，BENDEGUZ B，PETER B，et al. Microbleeds show a characteristic distribution in cerebral fat embolism[J]. Insights Imaging，2021，12（1）：42.

[33] 杨志辉，许永明，王德顺，等. 急性甲苯中毒性脑病的 MRI 表现 [J]. 医学影像学杂志，2017，5（27）：936-939.

[34] SCHOEMAKER D，QUIROZ YT，TORRICO-TEAVE H，et al. Clinical and research applications of magnetic resonance imaging in the study of CADASIL[J]. Neurosci Lett，2019，698：173-179.

[35] SCHAFF LR，MELLINGHOFF IK. Glioblastoma and Other Primary Brain Malignancies in Adults：A Review[J]. JAMA. 2023;329（7）：574-587.

[36] SCHOENMAKERS DH，BEEREPOOT S，KRAGELOH-MANN I，et al. Recognizing early MRI signs（or their absence）is crucial in diagnosing metachromatic leukodystrophy[J]. Ann Clin Transl Neurol，2022，9（12）：1999-2009.

[37] ANDRIESCU EC，RUSSO SN，PEREZ CA. Teaching Neuro Images：Infantile-onset Krabbe disease with tigroid appearance of the white matter[J]. Neurology，2020，94（18）：e1964-e1965.

[38] ZHANG Z，XU Q，LI J，et al. MRI features of neuronal

intranuclear inclusion disease，combining visual and quan-titative imaging investigations[J]. J Neuroradiol，2023，51（3）：274-280.

［39］MAO C，ZHOU L，LI J，et al. Clinical-neuroimaging-pathological relationship analysis of adult onset Neuronal Intranuclear Inclusion Disease（NIID）[J]. BMC Neurol，2022，22（1）：1-9.

［40］张子璇，谢媛，李建瑞，等. 神经元核内包涵体病脑 MRI 特征 [J]. 临床放射学杂志，2022，41（9）：1625-1630.

［41］张昌飞，杜福川，符春苗. 脑囊虫病临床表现和脑脊液生化指标及 MRI 影像学特征 [J]. 中华医院感染学杂志，2022，32（1）：41-45.

［42］MIRANDA T AV，TSUCHIYA K，LUCATO LT. Imaging of central nervous system parasitic infections[J]. Neuroimaging Clin N Am，2023，33（1）：125-146.

［43］ZALAQUETT E，MENIAS C，GARRIDO F，et al. Imag-ing of hydatid disease with a focus on extrahepatic involve-ment[J]. Radiographics，2017，37（3）：901-923.

［44］WATTJES MP，CICCARELLI O，REICH D S，et al. 2021 MAGNIMS-CMSC-NAIMS consensus recommendations on the use of MRI in patients with multiple sclerosis[J]. Lancet Neurol，2021，20（8）：653-670.

［45］BALOJI A，GHASI RG. MRI in intracranial tuberculosis：Have we seen it all[J]. Clin Imag，2020，68：263-277.

［46］RATCLIFFE C，ADAN G，MARSON A，et al. Neuro-cysticercosis-related seizures：Imaging biomarkers[J]. Seizure，2023，108：13-23.

第四章　基底节区病变

第一节　单侧病变

一、有占位效应的病变

【定义】

基底节区有占位效应的病变影像表现为基底节区的体积增大或结构破坏，伴或不伴密度/信号异常、灶周水肿、邻近结构或中线移位等影像学征象。

【病理基础】

基底节是指尾状核、豆状核（壳核、苍白球）、屏状核及杏仁核等，是大脑的深部灰质核团。基底节区是指除了上述基底节灰质核团外，还包括内外囊、丘脑等区域。基底节区主要供应血管包括大脑前动脉、大脑中动脉、脉络膜前动脉（起于颈内动脉远端）及大脑后动脉，即大脑前动脉发出的内组豆纹动脉（其中 Heubner 回返动脉为其最大的分支）供应尾状核头、壳核、苍白球的前外侧部以及内囊前肢；大脑中动脉的外组豆纹动脉供应尾状核体部、豆状核的中间大部、屏状核以及内囊后肢上3/5；脉络膜前动脉的纹状体内囊动脉供应豆状核的后内侧部、尾状核尾部以及内囊的下 2/5；大脑后动脉发出的后组豆纹动脉和 P1 段发出的丘脑穿通动脉供应中脑和丘脑。基底节区有占位效应的病变可分为肿瘤性病变、血管性病变、炎性病变及脱髓鞘病变等。

【征象描述】

基底节区不同疾病产生的占位效应表现不同。肿瘤通常占位效应最明显，原发肿瘤单发常见，转移瘤多发常见，生殖细胞瘤与淋巴瘤也可多发，伴或不伴瘤周水肿或占位效应；脑出血在基底节区最常见，占位效应与出血量多少有关；炎性或脱髓鞘病变占位效应较轻，脑脓肿常单发，结核性病变可伴钙化。

1. CT 表现　基底节区有占位效应病变 CT 平扫可表现为不同密度。肿瘤通常呈等或低密度，表现为边界不清楚，圆形、类圆形或不规则形结节或肿块，病变内坏死、囊变呈低密度，出血、钙化呈高密度，增强扫描表现形式多样，大多数肿瘤实性部分常中等或明显不均匀强化，而淋巴瘤为均匀强化；脑出血通常呈圆形、类圆形、肾形或不规则形高密度灶，如果血肿内出现液平面、漩涡征、混合密度征、黑洞征、低密度征、岛征、卫星征，或 CTA 出现点征、渗漏征提示活动性出血或血肿有扩大风险。脑脓肿急性脑炎期病灶呈 T_1WI 低信号，T_2WI 高信号表现，占位效应多较明显；化脓期和包膜形成期病灶中心出现更低密度脓腔，典型者可见气 - 液平面，增强扫描脓肿壁强化明显，脓肿壁具有完整、光滑、均匀、薄壁等特点，脑实质内结核病变常表现为多发葡萄状环形强化征象。

2. MRI 表现　除脑出血外，MRI 对绝大多数基底节区病变的显示更为敏感、特异。基底节区有占位效应的肿瘤性病变 T_1WI 多呈等或稍低信号，T_2WI 呈等、稍高或高信号，可合并钙化、囊变及出血（图 4-1-1、图 4-1-2）；基底节区出血（图 4-1-3）及脑梗死根据分期不同在 T_1WI、T_2WI 呈现不同的信号特点。根据病变类型及血供特点，增强扫描表现形式多样，但基本与 CT 一致，其中较有特征的，如胶质瘤可呈"花环状"强化，转移瘤、脑脓肿及结核（图 4-1-4）可呈"环形"强化；部分病变，如结核，可有脑膜强化，MRI 显示脑膜强化较 CT 更清楚；此外，DWI、SWI 等特殊序列亦可提供关键诊断信息，如部分肿瘤、超急性期及急性期脑梗死 DWI 呈高信号，相应的 ADC 图呈现低值。

【相关疾病】

单侧基底节区有占位效应病变的种类较多，包括原发性肿瘤、转移瘤、血管性病变、炎性病变、脱髓鞘病变等（表 4-1-1）。

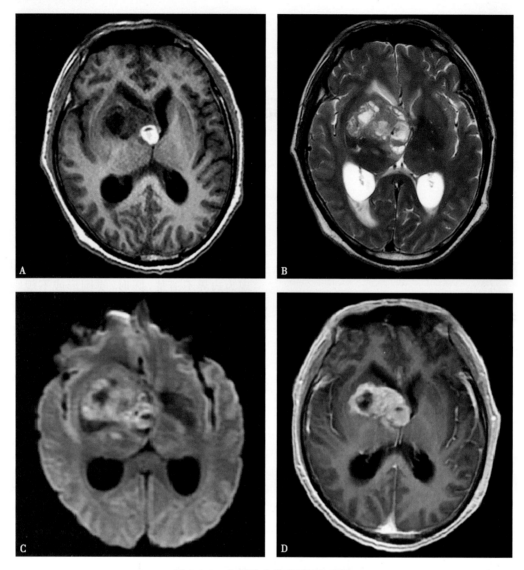

图 4-1-1　右侧基底节胶质母细胞瘤

男性，53 岁。A～D. 分别显示右侧基底节区胶质母细胞瘤，T_1WI 呈低信号为主伴有高信号，提示出血；T_2WI 呈混杂高信号伴有坏死和出血液平；DWI 以呈稍高信号为主，伴有少许低信号；增强后肿块实性部分明显强化，囊变和坏死区无强化，三脑室和右侧脑室体部受压左移。

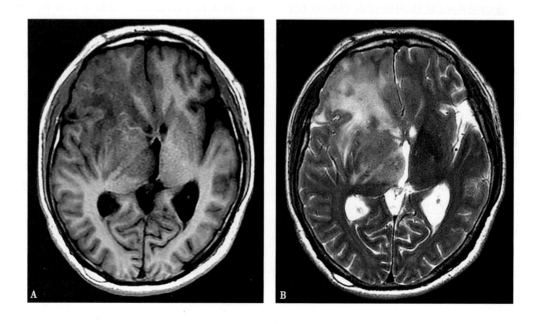

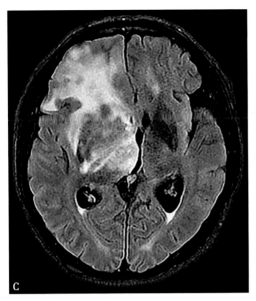
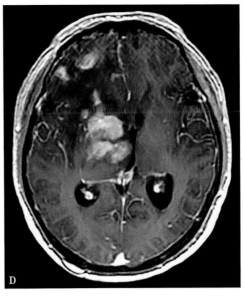

图 4-1-2　右侧基底节区、岛叶及额颞叶弥漫性大 B 细胞淋巴瘤

男性，59 岁。A～D. 右侧基底节区、岛叶及额颞叶多发结节、肿块伴灶周水肿，T_1WI 呈等 / 低信号影，T_2WI 及 T_2FLAIR 呈等和稍高信号影，增强后结节、肿块明显均匀强化，呈典型"尖角征""脐凹征"。

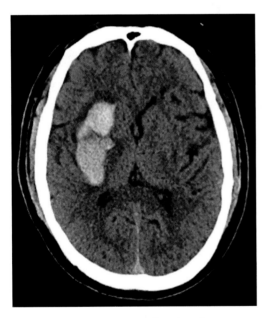

图 4-1-3　右侧基底节外囊脑出血

男性，68 岁。CT 显示右侧基底节区脑出血伴周围少许水肿，右侧脑室前角受压，中线轻度左移。

【分析思路】

单侧基底节区有占位效应的病变分析思路如下：

第一，单侧基底节区有占位效应病变的检出。病变较大时影像容易检出，但病变较小、病变早期或不典型阶段时 CT 或 MRI 平扫很可能遗漏病变，需进行多模态 MRI 扫描如 SWI、弥散加权成像（diffusion weighted imaging，DWI）、磁共振波谱（magnetic resonance spectroscopy，MRS）、灌注加权成像（perfusion weighted imaging，PWI）及增强扫描等，可明显提高病变的检出率，同时也有助于提升诊断及鉴别诊断的准确性。

第二，检出病变之后的关键问题是区分肿瘤与非肿瘤性病变。肿瘤除转移、生殖细胞瘤、淋巴瘤外，通常单发，表现为结节、肿块样病变，需仔细观察病变边界、灶周水肿、占位效应及病变内成分，如坏死、囊变、出血及钙化等；脑出血 CT 容易诊断，但 MRI 表现与血肿期龄密切相关，表现形式较复杂，容易误诊，而炎性或脱髓鞘病变通常呈多灶性分布。

第三，单侧基底节区有占位效应病变，表现为单发结节或肿块时，倾向于肿瘤性病变，如弥漫性星形细胞瘤、胶质母细胞瘤、弥漫性中线胶质瘤、非典型畸胎瘤 / 横纹肌样瘤等；脑脓肿通常单发，但 DWI 中心明显高信号，增强扫描脓肿壁表现为完整、光滑、均匀、薄壁有助于鉴别。当病变为多灶性分布时，倾向于炎性或脱髓鞘病变，如活动性脑结核、脑弓形虫病、急性播散性脑脊髓炎（acute disseminated encephalomyelitis，ADEM）；此外，某些肿瘤可单发、也可多发或双侧同时发生，需提高警惕；如转移瘤一般多发，"小病灶大水肿"特点、原发肿瘤病史有助于鉴别。淋巴瘤也可多发，多模态 MRI 有较典型表现。

第四，结合患者的临床病史、临床症状及体征、诊疗经过、实验室检查、多次影像检查前后对比结果等临床资料，可缩小鉴别诊断范围。如淋巴瘤，病灶变化快，对化疗、放疗敏感；肿瘤一般 DWI 呈

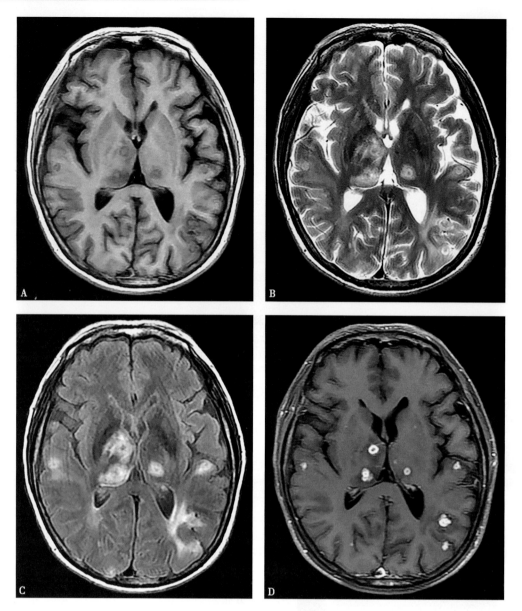

图4-1-4 脑内多发小结核瘤

男性，59岁。A～C.脑内（双侧大脑半球、右侧基底节、双侧丘脑、脑干）多发结节状、团片状异常信号伴周围水肿，中线轻度左移，病灶中心干酪样坏死 T_1WI、T_2WI 及 T_2FLAIR 呈等信号，部分病灶中心呈 T_2WI 低信号，D示增强后呈多发结节状、环状强化。

表4-1-1 单侧基底节区有占位效应病变

原发性肿瘤	转移瘤	血管性病变	炎性病变	脱髓鞘病变
弥漫性星形细胞瘤、胶质母细胞瘤、弥漫性中线胶质瘤、淋巴瘤、非典型畸胎瘤/横纹肌样瘤、畸胎瘤等	肺癌、乳癌、胃癌等转移	脑出血、脑梗死	活动性脑结核、脑脓肿、脑弓形虫病	急性播散性脑脊髓炎、脱髓鞘假瘤等

高信号，PWI呈低灌注，MRS代谢物N-乙酰天门冬氨酸峰（N-acetyl aspartate，NAA）峰缺失，常有宽大升高的脂质（lipid，Lip）峰，增强后出现典型的"尖角征""脐凹征"，肿瘤累及胼胝体时，可表现为"蝶翼征"；胶质母细胞瘤一般体积较大，形态不规则，密度或信号不均匀，MRS代谢物胆碱（choline，Cho）峰升高，NAA峰减低，Cho/肌酐（creatinine，Cr）比值明显升高（大于4），增强后显著不均匀强化，呈典型花环样或不规则厚壁环形强化；急性播散性脑脊髓炎（ADEM）常呈多灶性、双侧非对称性分布，病灶多呈圆形、卵圆形，棉花球样病灶有一定特征性，常发生于儿童接种或感染后。

【疾病鉴别】

在诊断单侧基底节区有占位效应的病变时需结合多种影像特征、临床信息及实验室检查进行诊断和鉴别诊断。

1. 基于临床信息的鉴别诊断流程图见图4-1-5。

2. 单侧基底节区有占位效应的肿瘤性与非肿瘤性病变主要鉴别诊断要点分别（表4-1-2、表4-1-3）。

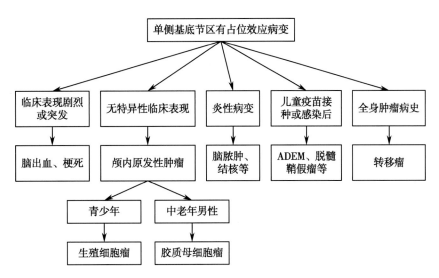

图 4-1-5　单侧基底节区有占位效应病变的鉴别诊断流程图

表 4-1-2　单侧基底节区受累肿瘤性病变的主要鉴别诊断要点

疾病	典型影像特征	鉴别要点	主要伴随征象
胶质母细胞瘤	多发生于大脑半球皮层下白质区，一般体积较大，形态不规则，密度或信号不均匀；T_1WI呈等低信号影，T_2WI呈等高信号影，瘤周水肿明显，MRS代谢物Cho峰升高，NAA峰减低，Cho/Cr比值明显升高（>4），可见Lip峰；增强后显著不均匀强化，呈典型花环样或不规则厚壁环形强化	中老年男性多见，常发生于颞、顶、额、枕叶，基底节区少见	肿瘤出血坏死常见，钙化罕见，DWI实质部分一般呈高信号，PWI呈高灌注，SWI为低信号出血灶
弥漫性中线胶质瘤	中线区域膨胀性肿块，CT表现为低密度，MRI信号多不均匀，T_1WI和T_2WI信号不均匀，T_2FLAIR呈较典型失配征（即肿瘤内信号减弱，提示微囊性改变），DWI弥散受限程度不同，MRS显示NAA峰明显减低，Cho峰升高，Cr峰、肌醇（myo-inositol，MI）峰减低，Cho/Cr和Cho/NAA比值升高，可见Lac峰	与H3野生型胶质母细胞瘤相比，rCBF与rCBV常减少；H3 K27改变是一种预后不良的恶性胶质瘤，主要累及儿童患者	偶见瘤内出血和钙化，SWI对瘤内出血敏感，继发性脑积水，增强后可表现为无强化，斑点、片状轻度强化，伴坏死呈明显环状强化
淋巴瘤	多发生于近脑表面或靠近中线的实性肿块，好发于额顶叶深部、基底节区、胼胝体及侧脑室周围，出血、囊变及坏死少见，呈等或稍高密度，增强多呈明显均匀强化；DWI呈高信号，PWI灌注减低，MRS代谢物NAA峰减低，Cho峰升高，Cr峰减低，常有宽大升高的Lip峰	中老年多见，病灶变化快，对化疗、放疗敏感	无包膜，多呈浸润性生长可沿软脑膜及室管膜播散；肿瘤伴中重度坏死时，增强后呈为不均匀强化，典型者表现为"尖角征""脐凹征"，肿瘤累及胼胝体时，可表现为"蝶翼征"
转移瘤	位于脑灰白质交界区、多发病灶，典型者表现为小病灶、大水肿，肿瘤信号或密度与原发肿瘤病理密切相关，累及基底节区可表现单发或多发囊性、实性或囊实性占位，增强后呈结节状、环形或不均匀强化，可见内环征	全身原发肿瘤病史有助于诊断	常可同时伴有其他脑实质、脑膜及颅骨转移等；DWI、SWI、PWI等功能成像有助于识别肿瘤坏死、出血及高灌注特点

注：发生于基底节区毛细胞型星形细胞瘤、少突胶质细胞瘤、节细胞胶质瘤、脑膜瘤、精原细胞瘤、生殖细胞瘤、胚胎癌等罕见病例未在此阐述。

表4-1-3 单侧基底节区受累非肿瘤性病变的主要鉴别诊断要点

疾病	典型影像特征	鉴别要点	主要伴随征象
脑出血	高血压性脑出血常见,常伴灶周水肿,较大者有占位效应,亚急性期可出现"融冰征",CT平扫血肿内出血液平面、漩涡征、混合密度征、黑洞征、低密度征、岛征、卫星征等和CTA出现点征、渗漏征、碘征等提示活动性出血或血肿有扩大风险。MRI表现与血肿期龄密切相关	成人多见;需注意其他基础疾病或因素导致脑出血,如脑外伤、动脉瘤破裂、海绵状血管瘤、AVM、原发中枢神经系统血管炎等	血液可破入脑室、进入蛛网膜下腔,表现为脑室、脑沟或池密度增高
活动性脑结核	表现为结核性脑膜炎、脑结核瘤及结核性脑脓肿,基底节区结核瘤及结核性脑脓肿,常伴有占位征象,结核瘤表现为等、高及混杂密度/信号结节,部分可有钙化,增强扫描呈小结节状或环状强化;典型结核性脑脓肿脓腔DWI多呈高信号	结合肺部、全身病变及实验室检查有助于诊断	结核性脑膜炎晚期可见点状钙化,可伴有脑水肿、脑积水、脑梗死;结核瘤单发常见,少数多发,周围有轻度水肿,有占位效应
脑弓形虫病	好发于基底节区和灰白质交界区,常多发、散在分布,表现为斑片状、团块状不均匀密度/信号灶,常见灶周水肿;增强后可呈明显结节状、环状、偏心性靶征或环中环样强化	常为免疫功能低下或艾滋病患者的机会性感染,AIDS患者$CD4^+$T淋巴细胞计数$<50/\mu l$者易患弓形虫脑炎	可伴出血,T_2WI及T_2FLAIR上的"靶征"信号与增强"靶征"信号相反
ADEM	呈多灶性、双侧非对称性分布,可融合成片,少数表现为孤立大病灶;典型部位为皮层下及中央白质、皮层灰白质交界区、基底节区、小脑、脑干,约1/2患者累及深部灰质核团,约1/3患者累及脊髓,增强后急性期病灶表现多样,呈点状、线状、环状或开环状	儿童疫苗接种或感染后出现脑脊髓病灶有一定提示作用;大部分患者激素治疗几个月后病灶完全或部分缓解	累及脊髓典型表现为长节段的横贯性脊髓炎,也可表现为多个短节段;急性期伴灶周水肿,DWI大部分患者ADC值升高

二、无占位效应的病变

【定义】

单侧基底节区密度或信号异常的病变,无中线结构移位,无邻近侧脑室牵拉移位。根据发病基础,可以将其分为血管性病变、感染性病变、肿瘤性病变、代谢性病变、生理性改变等。

【病理基础】

基底节区是脑深部灰质核团的统称,这些结构主要涉及运动产生,并且是锥体外系运动系统的一部分,同时也可参与记忆、情绪和其他认知功能。由于壳核和苍白球富含线粒体、血管供应和神经递质,且代谢活性高、葡萄糖和氧的利用更多,因此易受代谢异常和许多全身性疾病的影响。丘脑则是由多个核团组成,负责感觉和运动信号的中继,参与意识、睡眠和警觉性的调节,因此,丘脑病变常导致意识障碍和感觉异常。内囊前肢、膝部和后肢均有重要的投射纤维通过,如丘脑中央辐射、皮质脊髓束等,内囊损害常导致躯干和四肢的运动障碍。

【征象描述】

基底节区无占位效应的单侧病变多种多样,往往以病变早期或偏良性病变多见。CT可表现为低密度或高密度,部分病灶CT呈等密度难以诊断。MRI大多数表现为T_1WI低信号和T_2WI高信号影,部分T_1WI高信号影。下述将对各种病变分别讲述。

1. CT表现

(1)血管性病变

1)脑梗死:脑梗死是基底节区常见的单侧病变,发病24小时内CT可无阳性发现,或仅显示模糊的低密度区,24小时后呈现清楚的低密度区,其低密度的范围与责任血管供血区一致,多数为颈内动脉、大脑中动脉、大脑前动脉及脉络膜前动脉的深部穿支动脉闭塞。

2)海绵状血管瘤:海绵状血管瘤又称海绵状血管畸形,并非真正意义上的肿瘤,而是由众多薄壁血管组成的海绵状异常血管团。CT表现为边界清晰的圆形或类圆形高密度结节,密度常不均匀,可见斑点状钙化。一般无占位效应,若合并有出血,可以短期增大,并出现明显占位效应。

(2)感染性病变:颅内乙型脑炎、弓形虫、人类免疫缺陷病毒(human immunodeficiency virus, HIV)、隐球菌、结核等早期感染时,偶可见单发的病灶,表现为基底节区低密度影,但这些病变的早期无特异性表现,需要结合临床及实验室检查,或者增强检查以及随诊观察。

（3）肿瘤性病变:基底节区单侧肿瘤性病变早期瘤体较小时,可无占位效应,CT 常表现为稍低、稍高或等密度,若病灶内有钙化或出血,可呈高密度,但定性诊断非常困难。

（4）代谢性病变:糖尿病非酮症性偏侧舞蹈症是一种罕见疾病,主要发生在血糖控制不佳的非酮症性高血糖患者中。主要累及壳核、尾状核头部及苍白球,偶可延伸至中脑,多为单侧受累,也可表现为双侧受累。CT 表现为单侧基底节区高密度,CT 值 30～50HU。

（5）生理性改变:血管周围间隙(Virchow-Robin Space,VRS),CT 表现为边界清晰的、直径小于 5mm、脑脊液样低密度影。基底节区的钙化通常以双侧多见,偶可见单发的细小钙化影。

2. MRI 表现

（1）血管性病变

1）脑梗死:超急性期(6 小时之内),由于细胞毒性水肿,DWI 呈高信号,ADC 呈低信号,T_1WI 和 T_2WI 呈等信号,T_2FLAIR 呈等或稍高信号。急性期(6 小时～3 天),由于神经元细胞坏死,血脑屏障破坏,出现血管源性水肿,T_1WI 呈低信号,T_2WI 呈稍高信号,DWI 呈高信号,ADC 呈低信号。亚急性期(3 天～2 周),血管源性水肿明显,坏死组织吸收,T_1WI 呈低信号,T_2WI 呈高信号,DWI 呈等信号,ADC 呈等或稍高信号(图 4-1-6)。慢性期(2 周以上),软化灶逐渐形成,周围胶质增生,T_1WI 呈低

信号,T_2WI 呈高信号,DWI 呈低信号,ADC 呈高信号。部分小病灶后期不显示。

2）脑微出血:基底节区微出血很常见,通常导致含铁血黄素沉积于血管周围。微出血灶在梯度回波序列清晰显示,表现为直径 2～5mm 边界清晰的低信号,SWI 序列可作为首选检查(图 4-1-7)。

3）海绵状血管瘤:具体影像表现见本节特殊征象——铁环征。

（2）感染性病变:颅内早期感染时,基底节区偶可见单发的无占位效应的小病灶,但这些病变的早期无特异性表现,MRI 显示病灶敏感性高,如弓形虫感染,增强后可呈明显结节状、环状、偏心性靶征或环中环样强化(图 4-1-8)。

（3）肿瘤性病变:基底节区最常见的肿瘤是生殖细胞瘤和星形细胞瘤,另外还有一些罕见肿瘤,如转移瘤、淋巴瘤、畸胎瘤、少突胶质瘤等。大多数 T_1WI 呈现等信号或稍低信号,T_2WI 呈稍高信号。基底节区生殖细胞瘤多见于 20 岁以下年轻男性,早期不可见且无占位效应,诊断困难,瘤内常发生微出血,SWI 表现为苍白球、壳核内明显低信号具有一定特异性,较大肿瘤可出现坏死及液-液平面,需要结合多参数 MRI 检查和动态治疗随访(图 4-1-9)。

（4）代谢性病变:糖尿病非酮症性偏侧舞蹈症 MRI 多表现为不均匀 T_1WI 高信号,边界清楚。T_2WI 及 T_2FLAIR 序列多呈等信号或低信号,DWI 呈低信号,增强无强化或者轻度强化(图 4-1-10),可能与微出血、矿物质沉积、脱髓鞘及脑梗死后胶质细胞增多有关。

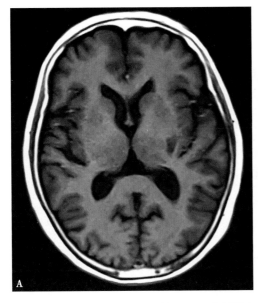
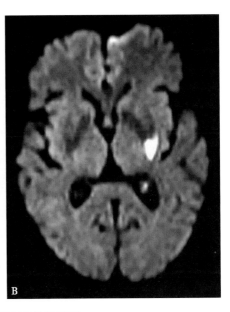

图 4-1-6　左侧基底节区急性脑梗死
女性,76 岁。A. T_1WI 呈低信号,B. DWI 呈高信号。

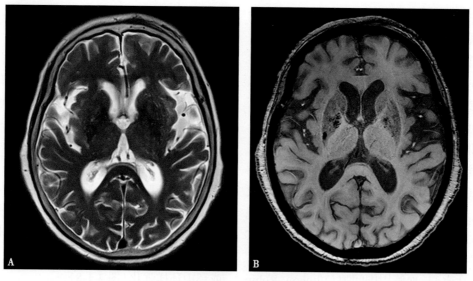

图 4-1-7 右侧基底节区微出血灶

女性，70 岁。A. T_2WI 右侧基底节区低信号影，B. SWI 低信号。

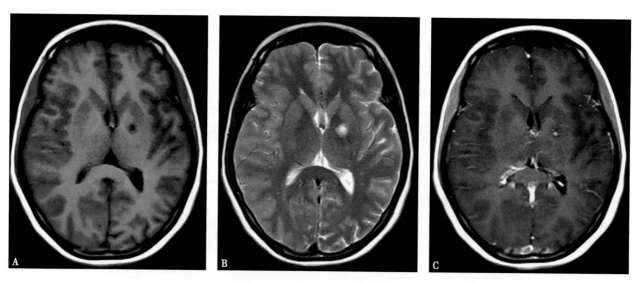

图 4-1-8 左侧基底节区弓形虫病

女性，41 岁。A. 左侧基底节区 T_1WI 呈低，B. T_2WI 呈高信号，C. 增强后病灶呈偏心性靶样强化。

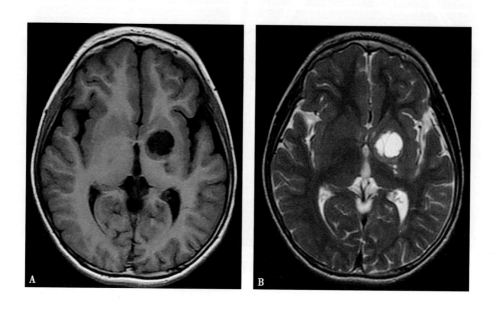

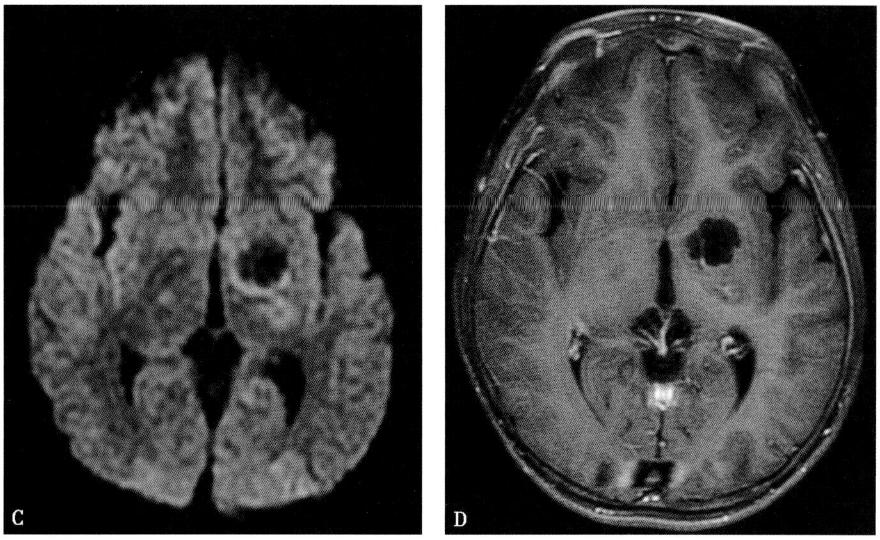

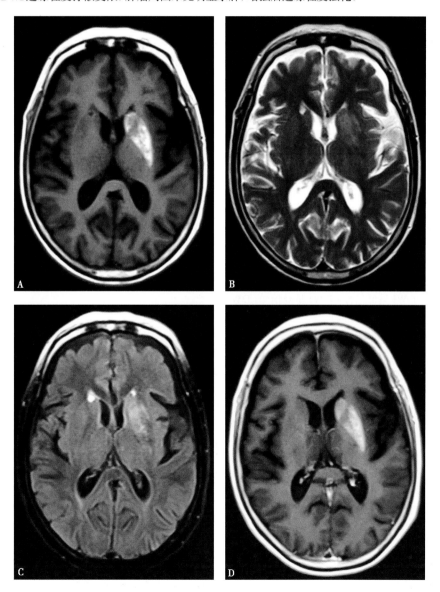

图 4-1-9　左侧基底节区生殖细胞瘤
男性,7 岁。A～D. 左侧基底节区肿块,T_1WI 和 T_2WI 边缘呈等信号,中心呈低 / 高信号,
DWI 边缘轻度弥散受限,肿瘤周围未见明显水肿,增强后边缘轻度强化。

图 4-1-10　非酮症性高血糖性偏侧舞蹈症
女性,62 岁。A～C. 左侧壳核和尾状核头部 T_1WI、T_2WI 及 T_2FLAIR 呈均高信号,
D. 增强后未见明显强化。

（5）生理性改变：VR 间隙是颅内的一种正常解剖结构，信号与脑脊液一致，T_1WI 呈低信号，T_2WI 呈高信号，T_2FLAIR 呈低信号，DWI 弥散不受限，呈低信号。

上述疾病总结见表 4-1-4：

【分析思路】

第一，由于病变无占位效应，仅靠密度或信号的改变来检出，病变较小时 CT 容易漏诊，MRI 的检出率高于 CT。

第二，此类病变大多数偏向于良性或恶性病变的早期，病变形态较规则且边界清楚，若病变突然增大且形态不规则时，需要警惕疾病的进展。

第三，CT 一般表现为低密度灶，鉴别较困难，若出现单侧稍高密度影，且患者平时血糖控制不佳，可以考虑糖尿病非酮症性偏侧舞蹈症。多参数 MRI 帮助定性，若 DWI 呈高信号，提示弥散功能受限，如急性脑梗死、淋巴瘤；若 SWI 序列出现极低信号，提示微出血或钙化。

第四，结合患者的临床及实验室检查、多次影像学检查前后对比，可有助于诊断和鉴别。

【疾病鉴别】

在诊断基底节区单侧无占位效应的病变，由于常见疾病的病种不多，根据患者年龄、发病急缓，同时需结合多种影像学特征及实验室检查进行诊断和鉴别诊断（表 4-1-5）。

表 4-1-4　单侧基底节区无占位效应的病变

血管性病变	感染性病变	肿瘤性病变	代谢性病变	生理性改变
脑梗死 微出血 海绵状血管瘤	早期感染（如乙脑、弓形虫、HIV、隐球菌、结核）	早期肿瘤（如生殖细胞瘤、星形细胞瘤、转移瘤、淋巴瘤、畸胎瘤、少突胶质瘤）	糖尿病非酮症性偏侧舞蹈症	VR 间隙 生理性钙化

表 4-1-5　基底节区单侧无占位效应的病变的主要鉴别诊断要点

疾病	典型影像特征	鉴别要点	主要伴随征象
脑梗死	CT：早期无阳性表现，24 小时后呈低密度。MRI：超急性期和急性期，DWI 呈高信号，ADC 呈低信号。亚急性期 DWI 呈高信号，ADC 呈等或稍高信号具有特征性。慢性期，T_1WI 呈低信号，T_2WI 呈高信号，DWI 呈低信号，ADC 呈高信号	中老年人常见，突发对侧肢体偏瘫、感觉障碍、偏盲	责任血管的狭窄或闭塞
海绵状血管瘤	CT 平扫可见点状钙化；MRI：T_1WI 呈爆米花样混杂信号，T_2WI 呈桑葚状混杂信号，SWI 呈明显低信号。增强扫描无强化或轻度强化	无症状或者头痛	周围含铁血黄素沉积
生殖细胞瘤	好发于松果体区，其次为鞍上池、基底节区CT：基底节区稍高密度MRI：早期病灶较小，信号较均匀，基底节区斑片状 T_1WI 稍低信号，T_2WI 稍高信号，SWI 可见低信号，增强后无明显强化或轻度强化	多见于儿童或青少年，基底节区生殖细胞瘤以男性多见；进行性肢体活动障碍，早期一般无占位效应，发展缓慢，缺乏特异性；对放射性治疗敏感，试验性放疗有效是诊断该病的有力证据	常有瘤内出血，SWI 表现为低信号；可伴沃勒变性。实验室检查：血清或脑脊液甲胎蛋白（AFP）、β-人绒毛促性腺激素（β-HCG）可升高
糖尿病非酮症性偏侧舞蹈症	CT：单侧基底节区稍高密度；MRI：单侧基底节区不均匀性 T_1 高信号，边界清楚。T_2WI 及 FLAIR 序列多呈等信号或低信号	好发于血糖控制不佳的非酮症性高血糖患者；实验室检查及临床表现（非酮性高血糖、单侧肢体不自主运动）有助于疾病诊断；治疗后影像学可恢复正常	无

三、负占位效应的病变

【定义】

基底节区局限性或者不规则异常低密度影或信号影，形态及范围不一，常伴随邻近脑组织的萎缩或同侧脑室的扩大。

【病理基础】

各种病理或生理性的原因导致的脑组织减少，脑组织坏死、液化，经治疗或手术后吸收，局部被脑脊液充填形成的低密度或信号异常，伴随局限性的脑萎缩，为不可逆性改变，或脑组织发育不良或缺失，表现为病灶周围局部脑室扩大或蛛网膜下腔增宽表现，称为负占位效应。

【征象描述】

负占位效应病变通常边界清楚，表现为片状或条状低密度影或异常信号影伴有同侧脑室不同程度扩大；增强扫描大多数病变无强化。如果病灶位于表浅脑实质，可伴有相应区域脑回变窄，脑沟加深；部分病灶可与脑池或脑室系统相通，形成穿通畸形。

1. CT 表现　负占位效应的病变 CT 平扫常表现为低密度，表现为边界清楚、形态不一的低密度影；增强扫描无强化（图 4-1-11）。

2. MRI 表现　以脑血管源性病变慢性期为主的负占位效应病变 T_1WI 通常呈低信号，T_2WI 呈稍高信号，T_2FLAIR 呈低信号，当合并胶质增生时可表现为中央低信号、周围高信号，DWI 常呈低信号，部分病灶可脑室系统形成脑穿通畸形，表现为脑组织缺失或者脑组织减少，同侧脑室牵拉扩大（图 4-1-12）。

【相关疾病】

负占位效应病变的种类较少，主要包括血管源性病变、基底节区脑发育畸形等，如陈旧性脑梗死、脑出血后遗症、脑穿通畸形等。

【分析思路】

第一，负占位效应病变的检出。病变较大时影像容易检出，但病变较小时 CT 平扫很可能遗漏病变，且易将病变误诊为脑梗死、局部脑水肿或脑脓肿等病变，但 MRI 显示病灶较为清晰，尤其在合并胶质增生时，T_2FLAIR 更容易发现病灶，MRI 检查可明显提高病变的检出率。

第二，检出病变之后的重点问题是鉴别诊断。结合患者的临床病史、临床症状及体征、诊疗经过等临床资料，可缩小鉴别诊断范围。如陈旧性脑梗死或者脑出血后遗症，患者有明确临床病史。

【疾病鉴别】

在诊断负占位效应病变时，由于常见病种不多，主要根据患者的病史，同时结合 CT 或 MRI 等影像特征及实验室检查进行诊断和鉴别诊断。

具有负占位效应病变的主要诊断及鉴别诊断要点（表 4-1-6）。

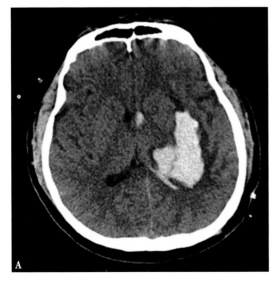
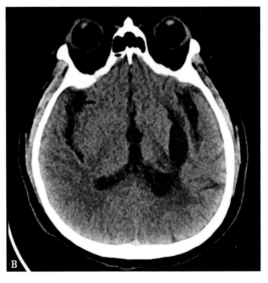

图 4-1-11　脑出血后遗症

男性，46 岁。A. 左侧基底节区急性脑出血；B. 经开颅引流术后 1 年后随访，病灶形成软化灶，左侧脑室轻度牵拉扩大。

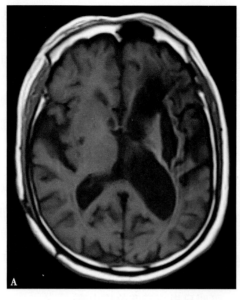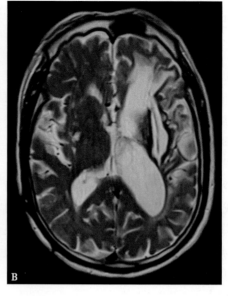

图 4-1-12 脑出血后遗症

男性,75 岁,14 年前脑出血病史。A. 左侧基底节区 T_1WI 低信号;B. T_2WI 呈高信号,提示软化灶形成伴胶质增生,邻近左侧侧脑室扩大,并与侧脑室形成穿通畸形。

表 4-1-6 具有负占位效应病变的主要鉴别诊断要点

疾病	典型影像特征	鉴别要点
陈旧性脑梗死	CT 表现为病变区体积缩小,呈不规则的条片状或片状低密度影,边界清楚;MRI 表现为 T_1WI 低信号,T_2WI 及 T_2FLAIR 高信号,病变区域无强化,合并胶质增生时可见轻度强化,邻近脑室局限性扩大,脑沟增宽,位于脑室旁病灶可见穿通畸形	明确的脑梗死病史,中老年人常见,发病初期出现肢体的偏侧无力、感觉障碍、失语、共济失调等症状
脑出血后遗症	CT 表现为病变区内不规则状低密度影,边界清晰,密度与脑脊液相近,相应区域脑沟加深、脑回变窄,位于脑室旁病灶可与脑池或脑室相通,形成穿通畸形;MR 表现为 T_1WI 呈低信号,T_2WI 及 FLAIR 呈高信号,无明显强化,合并胶质增生时可见轻度强化	明确的颅脑外伤病史或高血压病史,发病初期出现头晕、头痛等症状
脑穿通畸形	脑基底节区内囊性密度或信号影,境界清楚,边缘较光滑,形态不定,囊肿呈类圆形,部分不规则性或片状;MR 各序列呈脑脊液样信号,囊周可有胶质增生。病变与邻近脑室系统交通,邻近脑室扩大,周围脑实质萎缩,出现负占位效应	多见于外伤、出血、感染,手术或梗死后,这些部位造成脑实质软化,并与脑室系统交通

四、特殊征象

(一)灰白质模糊征

【定义】

脑梗死早期,CT 图像显示受累大脑区呈稍低密度影,皮层灰质密度轻微下降与白质密度相近似,皮层灰质与白质边界模糊,局部脑回轻度肿胀、脑沟脑裂变浅或闭塞,称为灰白质模糊征(fogging effect sign);如果梗死发生在岛叶皮层灰质与皮层下白质交界区,表现为二者界限模糊,称之为"岛带

征"(图 4-1-13),是大脑中动脉供血区闭塞后,发生急性梗死的早期征象。

【病理基础】

大脑半球的皮层或皮层下白质区,常为大脑中动脉和大脑前动脉的皮层支供血,特别是分水岭区,供血更差一些,一旦闭塞容易形成灰白质分界区的神经元细胞内水肿;脑岛带是位于岛叶内侧的灰白质界面,包括脑岛、极外囊、屏状核。脑梗死早期,神经元因缺血缺氧而发生细胞毒性水肿,致受累区域脑组织呈低密度改变,一般在发病后 6 小时内出

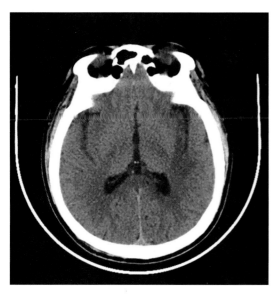

图 4-1-13 左侧岛叶、颞叶脑梗死
女性，63 岁。头颅 CT 平扫显示左侧岛叶区条片状低密度影，即"岛带征"。

现，提示脑缺血水肿。全部岛带或后部岛皮质边界模糊不清，前者是由于大脑中动脉 M2 段主干闭塞，而后者是由于岛叶内大脑中动脉终末支闭塞引起，属于分水岭区，侧支循环不足，是血运障碍后容易受累的区域，大面积脑梗死患者以前者多见。

【征象描述】

大脑半球或脑岛带区灰白质界限模糊，灰质密度降低至与白质一致，或者二者密度均降低，增强不强化或呈脑回样强化，CT 平扫需要调节窄窗技术，CT 灌注可显示异常，MRI 敏感性高，特别是 DWI 表现为明显高信号（图 4-1-14，彩图见文末彩插）。

【相关疾病】

病变的种类：包括急性脑梗死，单纯疱疹病毒脑炎，自身免疫性脑炎、副肿瘤综合征、低级别胶质瘤等。

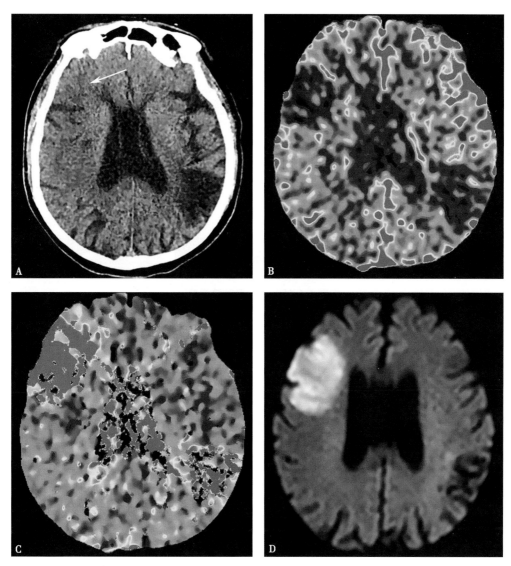

图 4-1-14 右侧额颞叶交界区急性脑梗死
女性，72 岁。A. 右侧额颞叶交界区灰白质模糊；B. 灌注显示 CBF 降低；C. MTT 延长；D. DWI 高信号。

【分析思路】

第一，白质模糊征和岛带征的检出。采用窄窗宽技术、结合两侧对比可明显提高病变的检出率。急性脑卒中患者最好采取一站式 CT 平扫加 CT 灌注和 CTA 检查，CTA 原始图像由于正常组织强化进一步提高了与缺血区的密度对比，更有利于病灶检出，CT 灌注可以直观显示异常。

第二，检出病变之后需同时观察邻近基底节区、脑内其他区域有无其他异常的影像学改变，有助于提升诊断及鉴别诊断的准确性。

第三，结合患者的临床病史、临床症状及体征、多模态影像学检查结果等临床资料进行鉴别诊断。单纯疱疹病毒脑炎常伴有发热、头痛，血液及脑脊液检查提示病毒感染；而脑梗死常表现为急性神经功能缺损，实验室检查无明显异常。单纯疱疹病毒脑炎主要累及海马、颞叶及岛叶，常非对称分布，典型征象为"刀切征"，即病灶与豆状核分界清晰如刀切；而急性梗死由于梗死病因不同而伴有岛叶之外受累血管供血或引流区梗死。自身免疫性脑炎、副肿瘤综合征多有精神行为及运动异常，血清和脑脊液抗体异常，后者多有原发肿瘤病史，两侧可表现为与对应血管不匹配的多发病灶；低级别胶质瘤表现不典型（图 4-1-15），CT 可能误诊为自身免疫性脑炎，MRS 显示 Cho 峰升高有助于鉴别。

【疾病鉴别】

在诊断岛带征时需结合临床信息、其他影像学特征及实验室检查进行诊断和鉴别诊断。

1. 基于临床信息的鉴别诊断流程图见图 4-1-16。
2. 岛带征的主要鉴别诊断要点见表 4-1-7。

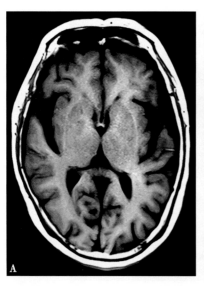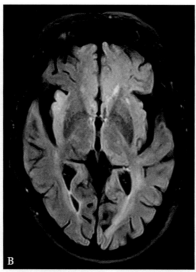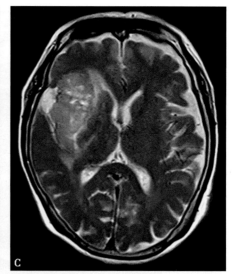

图 4-1-15 右侧岛叶胶质瘤

女性，72 岁。A～B. MRI 显示 T_1WI 和 T_2FLAIR 右侧岛叶显示异常的稍低和稍高信号，岛叶略肿胀，灰白质界限不清；C. 一年后随访，病灶明显增大。

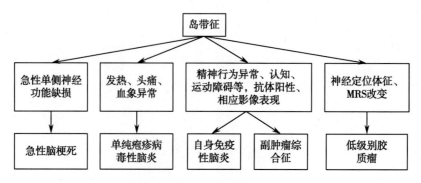

图 4-1-16 岛带征的鉴别诊断

表 4-1-7 岛带征病变的主要鉴别诊断要点

疾病	典型影像特征	鉴别要点	主要伴随征象
急性脑梗死	脑岛带区灰白质界限模糊，灰质密度降低至与白质一致，或者二者密度均降低，增强无强化或脑回样强化。DWI 示扩散受限	中老年患者，主要表现为急性单侧神经功能缺损，常见症状和体征包括偏瘫、偏身感觉障碍、偏盲失语等	可伴有同侧大脑中动脉狭窄、闭塞（动脉高密度征）及供血区低密度病
单纯疱疹病毒脑炎	海马、颞叶、岛叶斑片低密度，一侧或双侧发生，常为非对称分布，典型征象为"刀切征"，即病灶与豆状核分界清晰如刀切。增强示轻度脑回样或线样强化	儿童成年患者，发热，头痛，意识障碍等急性脑炎症状，血液及脑脊液检查异常	邻近脑膜明显强化
自身免疫性脑炎	①边缘性脑炎：多为边缘系统受累，包括海马、杏仁核、扣带回和下丘脑；②抗 NMDAR 脑炎：MRI 可呈现分布广泛的大脑皮层、皮层下白质、胼胝体、基底节区、丘脑、小脑、脑干斑片状 T_2WI 高信号病灶	主要症状为精神行为异常、认知、运动障碍等。血液或脑脊液检查可查见相应抗体	少数患者可见一过性轻度强化或软脑膜强化，部分患者表现为硬脑膜增厚伴强化
副肿瘤综合征	副肿瘤综合征导致的边缘性脑炎主要表现为颞叶内侧、海马肿胀，T_2WI 呈斑片状高信号	症状同自身免疫性脑炎，全身肿瘤病史、血液和脑脊液检查有助鉴别	可伴或不伴强化
低级别胶质瘤	病灶主要位于白质内，表现为脑内均匀或不均匀低密度病灶，多数病灶周围无水肿带；MRS 可显示病灶内 NAA 含量明显降低、Cho 含量增高、Cr 含量轻度下降，Cho/Cr 比值上升	症状主要为肿瘤所致定位体征，包括偏瘫、头痛、呕吐、视盘水肿、视力视野改变、癫痫、复视等，短期内影像随访有助于鉴别	病灶不强化或轻度强化

（二）脐凹征/握拳征

【定义】

原发性中枢神经系统淋巴瘤（primary central nervous system lymphomas，PCNSL）注入对比剂后，出现团块状或结节状强化，肿瘤边缘表现为脐凹样或勒痕样缺损，形如凹陷的肚脐或紧握的拳头，称之为脐凹征/握拳征（umbilicus sign、clenched fist sign）。

【病理基础】

肿瘤细胞排列紧密，以血管间隙（V-R 间隙）为中心呈"袖套状"生长，血管壁受侵，血脑屏障破坏；肿瘤血管无明显的内皮细胞增生，缺乏新生血管，是一种乏血管的肿瘤。PCNSL 增强扫描明显强化，与血脑屏障破坏，对比剂渗到血管外的组织细胞间隙中，引起病变强化有关。肿瘤在生长过程中遇到较大的血管阻挡或肿瘤各部分生长速度不均，均会引起脐凹征/握拳征。

【征象描述】

PCNSL 以幕上多见，多发生于近脑表面或靠近中线，好发于额顶叶深部、胼胝体、基底节区和侧脑室周围，表现为单个/多发的圆形或类圆形肿块，边界清晰，囊变、坏死、出血及钙化少见，增强扫描大部分呈明显均匀强化，在瘤周轻中度水肿无强化的映衬下，肿瘤强化边缘的脐凹样或勒痕样缺损清晰可见。

1. **CT 表现** 高/等密度，周围轻中度水肿，增强扫描明显均匀强化。

2. **MRI 表现** T_1WI 呈等/稍低信号，T_2WI 呈等/稍高信号，T_2FLAIR 呈稍高信号，DWI 呈高信号，ADC 图呈低信号；瘤周水肿及占位效应常为轻中度，增强扫描大部分呈结节样、团块状明显均匀强化，边界清晰；PWI 呈低灌注；MRS 显示 N-乙酰天门冬氨酸（NAA）峰明显降低，Cho 峰升高，Cr 峰减低，常有宽大高耸的 Lip 峰为特征性表现（图 4-1-17，彩图见文末彩插）。

【相关疾病】

脐凹征/握拳征最常见于 PCNSL，偶可见于其他疾病，包括其他肿瘤（如转移瘤和高级别胶质瘤等）、瘤样脱髓鞘及感染性病变（如脑结核和弓形虫感染等）等。

【分析思路】

具有脐凹征/握拳征影像表现的病变分析思路如下：

第一，病变的检出。病变较大时影像容易检出，但病变较小时 CT 平扫很可能遗漏病变，且易将病变误诊为结核瘤等病变，但 MRI 显示病灶较为清晰，T₂FLAIR 及 MRI 增强扫描更容易发现病灶，因此，在进行 CT 检查病灶显示不清或平扫未明确病变时，进行 MRI 检查可明显提高病变的检出率。

第二，检出病变之后的重点问题是确定病灶累及范围及鉴别诊断。CT 检查往往难以确定病变范

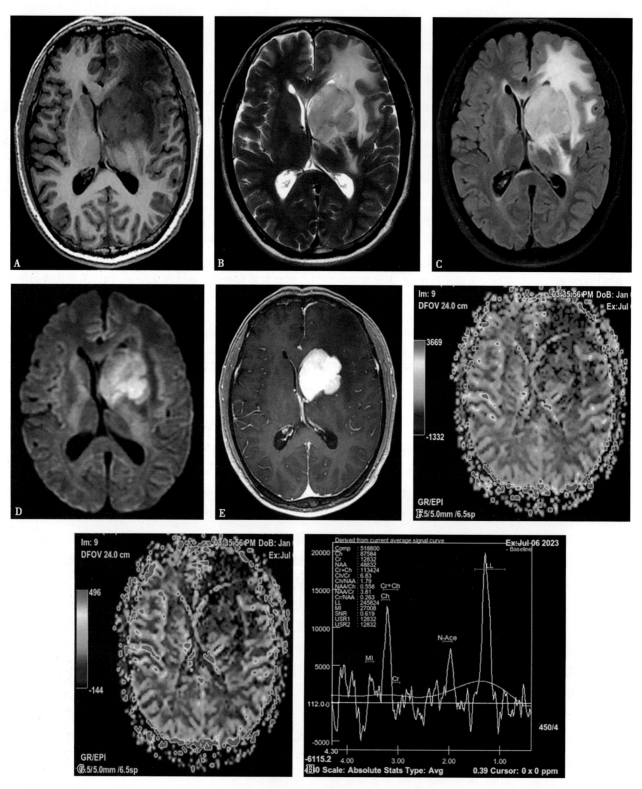

图 4-1-17　左侧基底节区原发性中枢神经系统淋巴瘤

男性，52 岁。A～H. T₁WI 呈等 / 稍低信号影，T₂WI 呈等 / 稍高信号，T₂FLAIR 呈高信号，DWI 呈高信号，中度瘤周水肿及占位效应；增强扫描呈明显均匀强化，边缘可见脐凹征 / 握拳征；PWI 呈低灌注；MRS 显示病灶区 N- 乙酰天门冬氨酸（NAA）峰明显降低，胆碱（Cho）峰升高，肌酸（Cr）峰减低，Cho/NAA 约为 1.79，并出现特征性的宽大高耸的 Lip 峰。

围,需要进一步 MRI 检查,T_1WI 和 T_2WI 呈等信号,均匀性强化伴有脐凹征/握拳征具有特征性;病变范围确定后进一步结合患者的临床病史、症状及体征、诊疗经过、实验室检查以及影像特点等进行对比,可缩小鉴别诊断范围。如患者存在肿瘤病史时,应高度怀疑转移瘤;当患者胸部 CT 提示肺结核,实验室检查证实结核分枝杆菌感染时,结核瘤的可能性更大;而当患者存在免疫缺陷病史时,则高度提示 PCNSL。

第三,当常规 MRI 检查不能满足鉴别诊断需求时,需进行多参数 MRI 扫描如 DWI、MRS、PWI、SWI 等,可反映病灶更多的特征,有助于提升鉴别诊断的准确性。如常规 MRI 不能鉴别 PCNSL 与高级别胶质瘤(high grade glioma, HGG)时,多参数

MRI 可提供更多的鉴别诊断证据:PCNSL 核浆比更高,ADC 值低于 HGG;PCNSL 出血及钙化罕见,HGG 易发生出血,HGG 在 SWI 上更易出现低信号改变;PCNSL 是乏血供肿瘤,HGG 富含血供,故 PWI 显示 PCNSL 的 CBV 值低于 HGG;MRS 显示 PCNSL 周围淋巴细胞和巨噬细胞浸润(Lac+Lip)/Cr>HGG,PCNSL 肿瘤细胞密集,Cho 明显升高,而 PCNSL 的 MI 水平明显低于 HGG。

【疾病鉴别】

在诊断具有脐凹征/握拳征征象的病变,基于患者的发病年龄,瘤样脱髓鞘和结核常见于年轻人,而 PCNSL 和胶质瘤常发生于老年人,转移瘤常有原发肿瘤病史,同时诊断需结合多种影像学特征及实验室检查进行诊断和鉴别诊断(表 4-1-8)。

表 4-1-8　脐凹征/握拳征病变的主要鉴别诊断要点

疾病	典型影像特征	鉴别要点	主要伴随征象
原发性中枢神经系统淋巴瘤	好发于额顶叶深部、胼胝体、基底节区及侧脑室周围,呈高/等密度,T_1WI 等/稍低信号,T_2WI 稍高信号,DWI 均匀高信号,ADC 均匀低信号,囊变、坏死、钙化及出血发生率低,增强扫描明显均匀强化;PWI 呈低灌注;MRS 显示 NAA 峰明显降低,Cho 峰升高,Cr 峰减低,常有宽大高耸的 Lip 峰	中老年多见;多有免疫缺陷病史;病灶变化快;对放化疗敏感	无包膜,可沿软脑膜及室管膜播散;瘤周水肿常为轻中度;累及胼胝体时,可表现为"蝶翼征"
转移瘤	单个/多发,沿血行播散,好发于脑灰白质交界区,典型表现为"小结节、大水肿",周围水肿明显呈"指压迹样"改变;肿瘤密度或信号与原发肿瘤病理密切相关,增强呈结节、环形或不均匀强化	中老年多见,原发肿瘤病史有助于诊断	常伴其他脑实质、脑膜及颅骨转移;DWI、SWI、PWI 等功能成像有助于识别肿瘤坏死、出血及高灌注特点
高级别胶质瘤	多发生于大脑半球皮层下白质区,肿瘤一般体积较大,形态不规则,边界不清呈分叶状,密度/信号不均匀,T_1WI 呈等低信号、T_2WI 呈等高信号,瘤周水肿及占位效应明显,囊变、坏死及出血常见,增强扫描明显不规则环形/花环状强化;PWI 高灌注,SWI 可发现低信号出血灶,MRS 示 NAA 峰减低,Cho 峰升高,Cho/Cr 比值明显升高,可见 Lip 峰	中老年多见	
瘤样脱髓鞘	好发于皮层及皮层下;急性期血脑屏障被破坏,病灶周围伴随细胞毒性水肿,T_2WI 及 FLAIR 呈高信号,部分病灶 DWI 呈中度高信号,增强后以斑片状和结节样强化为主;进展至亚急性期后病灶呈开环样强化;而慢性期血脑屏障部分恢复,炎性反应消退,以浅淡斑片状强化为主	以中青年居多;对激素治疗敏感;随病程延长病情趋于稳定	
结核瘤	好发于灰白质交界区及基底节区,CT 表现为等、高或混杂密度结节,部分可钙化;T_1WI 呈低信号、T_2WI 呈等/稍低信号,DWI 呈等低信号,增强扫描呈小结节或环形强化,强化环多较规则	青少年多见;结合胸部、全身病变及实验室检查有助于诊断;抗结核治疗有效	颅外其他结核感染征象;常伴结核性脑膜炎

（三）塑形征

【定义】

弥漫性胶质瘤在皮层内沿原有结构（如神经、血管、软脑膜下等）弥漫性生长，浸润但不破坏原有结构，使皮层肿胀、增厚、形态僵硬，但其仍保持原有的形态，呈塑形征（shaping sign）。

【病理基础】

肿瘤生长依赖于正常的神经结构，浸润区域原有解剖结构无破坏，即所谓"结构性生长"，肿瘤细胞浸润正常神经元，导致神经元移位或破坏，因肿瘤细胞密集，细胞外间隙狭窄，肿瘤压迫周围脑实质导致血脑屏障被破坏，出现瘤周水肿，而水肿区域内还存在大量肿瘤细胞，导致病变与周围正常脑组织界限不清。

【征象描述】

弥漫性胶质瘤病灶与正常脑组织相连，呈浸润性弥漫生长，形状多不规则，与周围脑组织也无明显边界，相应区域脑组织增厚、肿胀；增强扫描病变无强化或轻度强化，部分高级别胶质瘤实性成分显著强化。

1. CT 表现　弥漫性胶质瘤 CT 平扫常表现为边界不清、形态不一的低密度影；增强扫描病变无强化或轻度强化，部分高级别胶质瘤可见显著强化。

2. MRI 表现　弥漫性胶质瘤 MRI 平扫常表现边界不清、不规则片状异常信号，为 T_1WI 呈等-低信号，T_2WI 呈稍高信号，FLAIR 呈稍高信号，增强扫描通常无强化或轻度强化（图 4-1-18、图 4-1-19），部分高级别胶质瘤呈显著强化。

【相关疾病】

具有"塑形征"影像学表现的疾病类型多样，包括肿瘤、感染、发育不良、脱髓鞘病变及血管源性病变等（表 4-1-9）。

表 4-1-9　具有塑形征的病变

肿瘤性病变	感染性病变	发育变异	脱髓鞘病变	血管源性病变
弥漫性胶质瘤、淋巴瘤	病毒性脑炎	单侧巨脑回畸形	肿瘤样脱髓鞘病变	急性期脑梗死

【分析思路】

具有"塑形征"影像学表现的病变分析思路如下：

第一，病变的检出。病变较大时容易检出，较小时 CT 平扫很可能遗漏病变，且易误诊为脑梗死、脑水肿、肿瘤性病变等病变，但 MRI 显示病灶较为清晰，T_2FLAIR、DWI 序列及 MRI 增强扫描更容易发现病灶，因此，在 CT 检查病灶显示不清或病变不明确时，MRI 检查可明显提高病变的检出率。

第二，检出病变之后的重点问题是确定病灶累及范围及鉴别诊断。MRI 检查比 CT 检查更有优势，病变范围确定后进一步结合患者的临床病史、症状及体征、诊疗经过、实验室检查以及影像学特点等进行对比，可缩小鉴别诊断范围。如弥漫性胶质瘤，以颅内高压为主，通常表现为头痛、头晕、恶

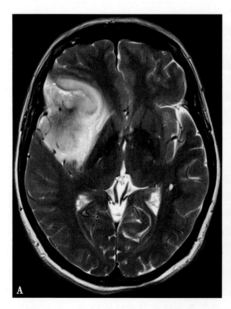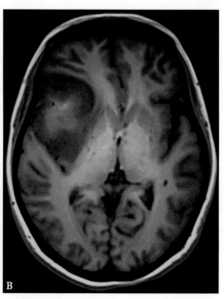

图 4-1-18　右侧额颞岛叶少突胶质细胞瘤，WHO 2 级

女性，39 岁。A～B. T_2WI 及 T_1WI 示肿瘤沿右侧额颞岛叶皮层浸润性生长，皮层增厚肿胀、僵硬，原有形态仍保留。

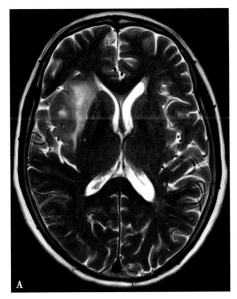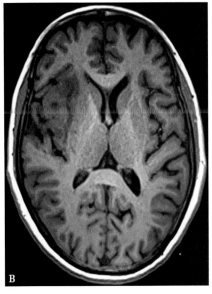

图 4-1-19　右侧岛叶弥漫性中线胶质瘤,伴 H3K27 改变,WHO 4 级

女性,61 岁。A~B. T₂WI 及 T₁WI 示右侧岛叶皮层增厚肿胀、走行僵硬,但仍保留原有形态。

心呕吐和肿瘤压迫导致的中枢神经系统功能障碍,MRI 检查表现为边界不清的团片状影,增强后多无强化或呈轻度强化;病毒性脑炎是常见的非肿瘤性病变,常伴发热、头痛,并可有早期和频繁的癫痫发作,具有一定占位效应,多累及边缘系统,ADC 值较低级别胶质瘤更高,MRS 检查显示 Cho 峰相对较低,实验室检查如血清或脑脊液抗体阳性具有重要诊断价值;单侧巨脑回畸形,常发生于婴幼儿,临床表现为严重的精神运动发育迟缓和难治性癫痫,多见于额叶,表现为皮质增厚,常合并脑积水、胼胝体异常、脑干或小脑萎缩等病变;急性期瘤样脱髓鞘病变,病灶以侧脑室旁白质为主,周围合并细胞毒性水肿,以斑片状和结节样强为主,亚急性期可见典型"开环样"强化,DWI 序列呈中度高信号;急性期脑梗死,起病急,临床症状较明显,短时间内进展较快,病灶沿动脉供血区分布。

【疾病鉴别】

在诊断具有塑形征征象的病变时需结合多种影像学特征、临床信息及实验室检查进行诊断和鉴别诊断。

1. 基于临床信息的鉴别诊断流程图见图 4-1-20。

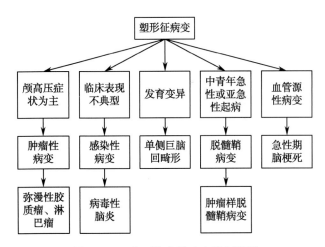

图 4-1-20　塑形征相关病变鉴别诊断

2. 塑形征病变的主要鉴别诊断要点见表 4-1-10。

表 4-1-10　塑形征病变的主要鉴别诊断要点

疾病	典型影像特征	鉴别要点
弥漫性胶质瘤	沿脑叶弥漫分布,常表现为单个脑叶的增大,呈等或稍低密度,T₁WI 呈等信号或稍低信号,T₂WI 呈等或稍高信号,DWI 呈稍高信号,增强后可无强化或轻度强化	肿瘤常无明显占位效应,受累脑实质保持原有形态,双侧大脑半球、脑干、小脑、脑脊膜甚至脊髓均可受累
病毒性脑炎	病灶多呈斑片状、脑回状、大片状,常发生于边缘系统、基底节区、丘脑;T₁WI 呈低信号,T₂WI 呈高信号,T₁WI 增强扫描呈不同程度的强化,病变早期可出现 DWI 一过性信号增高,随病程进展 DWI 高信号消失,无明显强化	ADC 值较低级别胶质瘤普遍偏高,Cho 峰相对较低,特征性低,需紧密结合临床病史、脑脊液检查

续表

疾病	典型影像特征	鉴别要点
单侧巨脑回畸形	脑组织轮廓为椭圆形或沙钟形，皮质增厚、白质变薄，灰白质之间正常指状结构消失，脑沟加深，白质内无明显异常信号改变，密度或信号显示较为清晰	好发于婴幼儿
淋巴瘤	CT 平扫呈稍高密度；T_2WI 呈稍高信号，T_1WI 呈等 - 低信号，DWI 以高信号为主，坏死、囊变发生率较低，增强扫描明显均匀强化，少数为无强化坏死区，肿瘤中央坏死多发于合并免疫缺陷者中，部分病灶周围可见水肿，脑室周围病变常侵犯室管膜	发现其他部位肿瘤及免疫缺陷病史有助于诊断，MR 增强多均匀强化，少见坏死、囊变
急性期瘤样脱髓鞘病变	急性期血脑屏障被破坏，病灶周围合并细胞毒性水肿，T_2WI 及 FLAIR 呈高信号，部分病灶 DWI 呈稍高信号，增强后以斑片状和结节样强化为主，亚急性期病灶呈"开环样"强化，而慢性期血脑屏障部分恢复，炎性反应消退，以浅淡斑片状强化为主	对激素治疗敏感，随病程延长病变范围稳定或缩小
急性期脑梗死	灰白质同时受累，病变发生约 6 小时后出现血管源性水肿，病变区脑回肿胀，T_1WI 呈低信号，T_2WI、FLAIR 及 DWI 均呈高信号，增强后病灶多以边缘强化为主，无明显占位效应	起病急，临床症状较明显，短时间内进展较快

（四）铁环征

【定义】

基底节区病灶周围在磁共振 T_2WI 和 SWI 表现为环形的低信号，称之为"铁环征"。

【病理基础】

铁环征是颅内海绵状血管瘤的 MR 表现。海绵状血管瘤是由众多薄壁血管组成的海绵状异常血管团，其血管壁由菲薄的内皮细胞和结构不正常的成纤维细胞组成，这些小血管缺乏肌层和弹力纤维，导致病灶出现自发性反复多次少量慢性出血，在病灶周围形成以含铁血黄素为主的环形区域，MR T_2WI 和 SWI 表现为环形的低信号影。

【征象描述】

铁环征主要在 MR 显示，同时伴有海绵状血管瘤的其他影像表现。海绵状血管瘤内畸形血管紧密相连，其内血流压力低，血流缓慢，容易形成血栓机化并钙化，部分胶质增生及坏死囊变形成，增强后强化程度与病灶内血栓形成和钙化程度有关，血栓与钙化越多，强化越不明显，反之强化明显。海绵状血管瘤非真性肿瘤，一般无占位效应，近期病灶内新鲜出血时可出现轻度占位效应。MR 是该征象的检出工具，对海绵状血管瘤的诊断敏感性高于 CT。

1. CT 表现 海绵状血管瘤呈圆形或类圆形，部分可分叶，边界清晰，病灶内密度常不均匀，多呈等密度或稍高密度，在略高密度的背景下，其内高密度的钙化及低密度的血栓呈颗粒样改变，一般无占位效应及水肿，部分可出现轻度占位及水肿，病灶增强后常无强化或轻度强化。其中铁环征在 CT 平扫时呈等或稍低密度影，显示欠佳，增强后环无强化。

2. MRI 表现 铁环征在 MR 各序列均呈低信号，以 T_2WI、SWI 及 GRE 序列显示最佳，一般是环形或类圆形，边界清晰，环无强化。海绵状血管瘤呈圆形或类圆形，边界清晰，其内 MR 信号改变与瘤内出血密切相关，T_1WI 及 T_2WI 常表现为高低混杂信号，呈"爆米花"样改变，无占位效应、无水肿，增强后一般无强化或轻度强化，SWI 表现为以低信号为主的混杂信号，低信号环呈增宽、增大改变，对病灶有放大效应（图 4-1-21）。

【相关疾病】

铁环征被认为是脑实质海绵状血管瘤的特征性表现。该征象也可以出现在脑出血的慢性期、瘤卒中、动静脉畸形破裂等。脑出血的慢性期，病灶周围含铁血黄素沉积，T_2WI 表现为环形低信号影。瘤卒中常出现在高级别胶质瘤和富血供的转移瘤中，肿瘤生长过快产生大量不成熟结构的血管，容易破裂出血，长期反复出血也可出现瘤周含铁血黄素沉积。动静脉畸形由无数细小的动静脉分流团聚而成，其内血管壁薄因发育不良，易破裂出血，形成 T_2WI 低信号的含铁血黄素环。

【分析思路】

铁环征相关病变分析思路如下：

第一，铁环征的检出。CT 对该征象检出不敏感，主要靠 MR。该征象在各序列均呈低信号影，以 T_2WI 为主，SWI 及 GRE 序列也可以敏感地检出

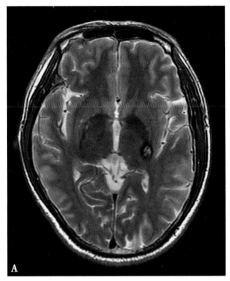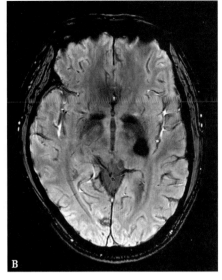

图 4-1-21　左侧基底节区海绵状血管瘤

男性，50岁。A. T$_2$WI左侧基底节区结节状稍高信号，周围环形低信号影围绕；B. SWI病灶稍增大，呈低信号。

该征象，一般呈环形或类环形，边界清晰，增强后无强化。

第二，铁环征形态观察。环的形态、厚度、完整性、连续性对病变的诊断及鉴别有一定帮助。如海绵状血管瘤的环一般呈圆形及类圆形，环厚度多均匀、连续性完整；脑出血的环一般呈不规则，厚度均匀、完整；瘤卒中含铁血黄素环常不规则、离散、零乱、厚度不均匀。

第三，病变的定位及定量。海绵状血管瘤常单发，也可多发，可以发生在脑内任何部位，以幕上多见；脑出血发生在基底节区，单发。高级别胶质瘤伴瘤卒中单发多见，常发生在大脑深部核团；转移瘤卒中多发，好发在皮髓质交界区；动静脉畸形破裂出血以幕上、单发多见。

第四，结合患者的临床病史、临床症状及体征、实验室检查及影像学检查等临床资料，缩小鉴别诊断范围。比如海绵状血管瘤好发40～60岁，可无症状，也可出现癫痫及神经功能缺损；脑出血好发中老年人，有高血压病史，患者突发头痛、呕吐，甚至昏迷，主要发生在基底节区；瘤卒中亦好发中老年人，有原发肿瘤病史；动静脉畸形好发20～40岁，以头痛为主要临床表现。

【疾病鉴别】

在诊断铁环征相关病变时需结合多种影像学特征、临床信息及实验室检查进行诊断和鉴别诊断。

1. 基于临床信息的鉴别诊断流程图见图 4-1-22。

2. 铁环征相关疾病的主要鉴别诊断要点见表 4-1-11。

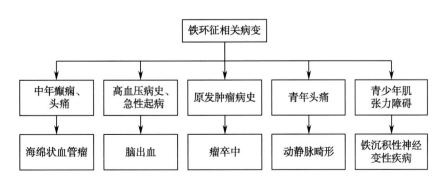

图 4-1-22　铁环征相关病变鉴别诊断

表 4-1-11　铁环征相关病变的主要鉴别诊断要点

疾病	典型影像特征	鉴别要点
海绵状血管瘤	圆形或类圆形占位，边界清晰，其内多伴钙化，CT 平时可见高密度钙化及低密度血栓；MR T_1WI 及 T_2WI 呈混杂信号影，似爆米花样改变，T_2WI 序列可见铁环征，SWI 序列显示更敏感，有放大效应；一般无水肿及占位效应，增强后多无强化或轻度强化	发病高峰 40～60 岁，无性别差异，以癫痫为主要临床表现，部分无症状，单发、幕上多见；含铁血黄素环一般呈圆形及类圆形，厚薄多均匀、连续性完整
脑出血慢性期	基底节区不规则团块状混杂密度影，边界欠清晰，以等低密度为主，部分高密度血栓；MR 上血肿 T_1WI 及 T_2WI 高信号，血肿吸收 T_1WI 及 T_2WI 呈略低或低信号，软化灶形成 T_1WI 低、T_2WI 高信号，周围伴有含铁血黄素的 T_2WI 低信号环；早期病灶周围水肿、有占位效应，增强后一般无强化，软化灶形成后呈负占位效应	中老年患者多见，有高血压病史，以突发头痛、呕吐、昏迷为临床表现，好发在基底节区；血肿周围含铁血黄素环一般厚度均匀、形态不规则、完整
瘤卒中	不规则软组织肿块或结节，边界欠清晰，CT 密度不均，可见低密度坏死及高密度出血；MR T_1WI 及 T_2WI 呈混杂信号，周围可出现 T_2WI 低信号环，增强后不均匀明显强化，病灶占位效应重，水肿明显，可跨中线生长	好发中老年人，有原发肿瘤病史，高级别胶质瘤卒中常单发，转移瘤卒中常多发；瘤卒中形成含铁血黄素环较少见，且该环一般不规则离散、零乱、厚度不均匀
动静脉畸形	形态不规则、边界欠清的混杂密度影，部分可见等高密度的蛇形血管；MR T_2WI 序列可见增粗迂曲的流空血管，呈"蠕虫窝"样，部分病灶出血可有含铁血黄素沉积，T_2FLAIR 序列可见周围高信号的胶质增生，增强后可以显示粗大的供血动脉及引流静脉；出血时可有轻度水肿及占位表现	好发于 20～40 岁的青年人，以头痛为主要临床表现，单发、幕上多见，表浅的病变可伴蛛网膜下腔出血，周围脑组织常有脑萎缩改变，可见增粗的供血动脉及引流静脉

（五）豆状核征

【定义】

脑梗死早期豆状核轮廓模糊、密度减低，表现为豆状核模糊征（lenticular nucleus obscuration），见于大脑中动脉近端梗死。

【病理基础】

大脑中动脉的 M1 段闭塞后，豆纹动脉供血区血管闭塞，其对缺血缺氧敏感，早期导致神经元发生细胞毒性水肿和皮质肿胀，脑组织含水量增加，从而使灰质核团密度降低。

【征象描述】

豆状核组织密度下降、轮廓模糊或部分消失，CT 的窄窗技术会更明显（图 4-1-23）。DWI 可显示病灶区扩散受限。

【相关疾病】

病变的种类：包括急性脑梗死、中毒、炎症、代谢性疾病、肿瘤等（表 4-1-12）。

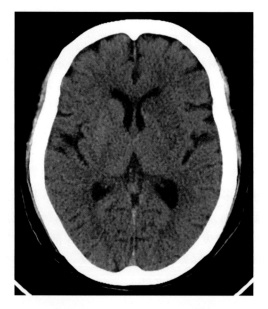

图 4-1-23　左侧基底节区脑梗死

男性，89 岁。头颅 CT 平扫显示左侧豆状核结构显示不清，局部呈低密度改变。

表 4-1-12　豆状核征

脑血管疾病	中毒	炎性疾病	代谢性疾病	肿瘤性疾病
急性脑梗死	一氧化碳	病毒性脑炎	缺血缺氧性脑病	神经纤维瘤病 I 型
脑深静脉栓塞	甲醇	CNS 弓形体病	Wilson 病	
	氰化物		韦尼克脑病	
			克 - 雅病	
			利氏病	

【分析思路】

豆状核征的分析思路如下：

第一，豆状核征的检出。采用窄窗宽技术、结合两侧对比可明显提高病变的检出率，CTA 原始图像由于正常组织强化进一步提高了与缺血区的密度对比，更有利于病灶检出。

第二，检出病变之后需同时观察邻近基底节区、病灶累及单侧还是双侧、双侧者病灶是否对称、脑内其他区域有无其他异常的影像学改变，有助于提升诊断及鉴别诊断的准确性。

第三，结合患者的临床病史、临床症状及体征、诊疗经过、实验室检查、多参数影像学检查及前后对比结果等临床资料，可缩小鉴别诊断范围。如急性脑梗死常发生于老年患者，起病急，且伴有对侧神经功能缺损的症状，病灶为单侧，CTA/MRA 可发现狭窄、闭塞的责任血管，DWI 检查表现出典型的责任血管供血区扩散受限表现；中毒患者常有明确的毒物接触史，病灶为双侧对称发生，一氧化碳中毒主要累及苍白球，氰化物和甲醇中毒主要表现为壳核出血坏死，且甲醇中毒可伴脑白质肿胀；感染性疾病多伴随发热、血象异常等感染相关指标异常

等共性特征，同时伴有独特的发病人群、实验室、影像学及相关辅助检查特征，如脑弓形虫病好发于免疫功能减弱者，表现为基底节区或灰白质交界区多发病灶，有明显占位效应及血管源性脑水肿，可伴出血，增强扫描典型呈"偏心靶征"，包括 3 层：最内层强化核心（偏心多见），中间是低信号区，最外层是高信号强化环高；代谢性疾病的诊断较为困难，多种疾病影像表现可重叠，且不同病程影像表现不同，必须结合相关病史、体征、实验室检查及其他辅助检查，如 Wilson 病儿童、青少年男性多见，临床上表现为进行性加重的锥体外系症状、肝硬化、精神症状、肾功能损害及角膜色素环 K-F 环，血清铜蓝蛋白降低，影像学主要表现为对称性基底节异常信号同时伴有脑干病灶；肿瘤性疾病少见，需警惕神经纤维瘤病 I 型，结合牛奶咖啡斑、神经纤维瘤等特征可诊断。

【疾病鉴别】

在诊断豆状核征时需结合临床信息、其他影像学特征及实验室检查进行诊断和鉴别诊断。

1. 基于临床信息的鉴别诊断流程图见图 4-1-24。

2. 豆状核征的主要鉴别诊断要点见表 4-1-13。

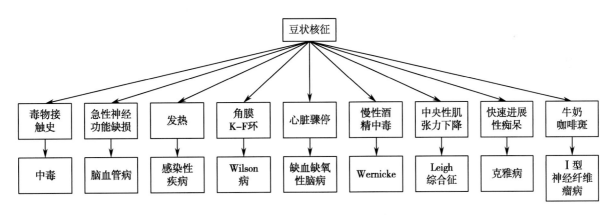

图 4-1-24 豆状核征的鉴别诊断

表 4-1-13 豆状核征病变的主要鉴别诊断要点

疾病	典型影像特征	鉴别要点	主要伴随征象
急性脑梗死	CT 平扫示单侧豆状核轮廓模糊、密度减低	好发于中老年患者，急性单侧神经功能缺损为主要表现，DWI 检查病灶区扩散受限	可因缺血区脑组织肿胀表现出邻近岛叶脑沟变浅，或伴有与大脑中动脉供血区一致的低密度病灶
中毒	CT 平扫示双侧对称病灶，一氧化碳中毒主要累及苍白球，氰化物和甲醇中毒主要表现为壳核出血坏死	有明确的毒物接触史	一氧化碳中毒可伴有灰白质受累，甲醇中毒可伴脑白质肿胀
缺血缺氧性脑病	重度急性缺氧表现为基底核密度减低、灰白质界面模糊及斑点状出血	常伴有心脏骤停、窒息等病史	可同时伴有皮层及皮层下白质受累

续表

疾病	典型影像特征	鉴别要点	主要伴随征象
克 - 雅病	基底节区、丘脑对称异常密度 / 信号,尾状核、壳核和丘脑枕同时受累,为典型征象"曲棍球棒征"	急进性痴呆、肌阵挛并多灶性神经功能障碍	大脑灰质受累显著
利氏病	双侧对称性异常信号 / 密度:纹状体(壳核 > 尾状核 > 苍白球)	中央性肌张力低下、眼肌麻痹、呼吸和延髓功能障碍、共济失调	MR 可显示导水管周围灰质、黑质 / 下丘脑、脑桥背侧、小脑病灶。SWI 序列显示低信号微出血
神经纤维瘤病Ⅰ型	双侧苍白球局限性异常密度 / 信号,增强扫描无强化	牛奶 - 咖啡斑、腋窝斑点、Lisch 结节、神经纤维瘤、丛状神经纤维瘤等	可累及小脑及脑干,MRS 提示 N- 乙酰胆碱、N- 乙酰肌酸、肌酸 / 胆碱升高

(六)壳核裂隙征

【定义】

基底节区显示壳核与外囊之间裂隙状改变,称之为壳核裂隙征。

【病理基础】

可能是壳核与外囊之间的神经元广泛缺失、反应性小胶质和星形胶质增生及铁质沉积,也可能与壳核萎缩、和外囊之间的组织间隙细胞外液聚集有关。壳核裂隙征多见于多系统萎缩(multiple system atrophy, MSA),这是一种少突胶质细胞 α- 突触核蛋白病,尸检表现为多部位少突胶质细胞胞质内涵体形成和神经细胞死亡,主要包括黑质纹状体变性、橄榄脑桥小脑萎缩、脑干多核团神经元丢失。其病理基础可能是壳核与外囊之间的神经元广泛缺失、反应性小胶质和星形胶质增生,也可能与壳核萎缩导致细胞外液聚集有关。

【征象描述】

壳核裂隙征对于多系统萎缩的诊断及鉴别有一定参考价值,3.0T MR 出现该征象时可能是正常表现,不作为诊断依据(2022 版多系统萎缩诊断标准)。

1. **CT 表现**　壳核裂隙征 CT 表现不明显,可表现壳核外缘条带状或裂隙样低或稍低密度,边界欠清晰,增强后无强化。

2. **MRI 表现**　壳核与外囊之间条带状异常信号,T_1WI 显示不明显,常表现为等及稍低信号,T_2WI 及 T_2FLAIR 序列呈高信号,DWI 呈低信号,ADC 呈高信号,SWI 呈低信号,增强后无强化。

【相关疾病】

壳核裂隙征被认为是多系统萎缩的特异性征象,MSA 是一种进行性神经退行性疾病,以自主神经功能障碍、帕金森病和小脑性共济失调的不同组合为主要临床表现,病理主要表现为黑质 - 纹状体和橄榄脑桥小脑系统的胶质细胞质包涵体形成和神经元缺失。根据患者临床表现分为二种亚型:帕金森型多系统萎缩(MSA-Parkinsonian, MSA-P)和小脑型多系统萎缩(MSA-cerebellar, MSA-C)。

该征象也可见于部分正常人。

【分析思路】

第一,壳核裂隙征的检出。CT 显示不明显,主要是以 1.5T MR 为主,常规 T_2WI 及 T_2FLAIR 显示为裂隙状异常信号影,DWI 序列及 ADC 也可以显示,SWI 序列更加敏感。

第二,检出病变之后的重点问题是该征象的诊断及鉴别。正常人和 MSA 均可出现壳核裂隙征。正常人或者 MSA-C 型的壳核裂隙征主要表现在壳核外侧缘的前半部或前 3/4,且大部分连续,宽度不超过 2mm。此时应该结合临床资料综合考虑,如影像无其他颅内病灶,临床无症状,则考虑是正常人。当患者 MR 出现脑桥"十字面包征"、双侧桥臂对称性 T_2WI 略高信号及双侧小脑半球萎缩等征象,同时伴有小脑共济失调临床表现,应考虑 MSA-C 型(图 4-1-25)。MSA-P 型的壳核裂隙征多位于壳核外侧缘的后半部分,宽度大于 2mm,不连续性,同时伴有壳核萎缩及壳核背外侧低信号,大部分患者出现多巴治疗效果差的帕金森综合征(图 4-1-26)。

【疾病鉴别】

在诊断壳核裂隙征相关病变时需结合多种影像学特征、临床相关资料等进行诊断和鉴别诊断。

1. 基于临床信息的鉴别诊断流程图(图 4-1-27)。

2. 壳核裂隙征相关病变的主要鉴别诊断要点(表 4-1-14)。

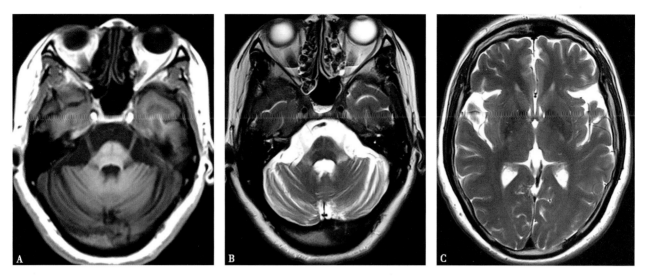

图 4-1-25 MSA-C 型

男性，62 岁。A～B. 脑桥"十字形"T_1WI 低信号 T_2WI 高信号影，脑桥及桥臂萎缩，桥臂对称性 T_1WI 低信号 T_2WI 高信号；C. 双侧壳核与外囊间条状、连续、均匀高信号影，宽度小于 2mm。

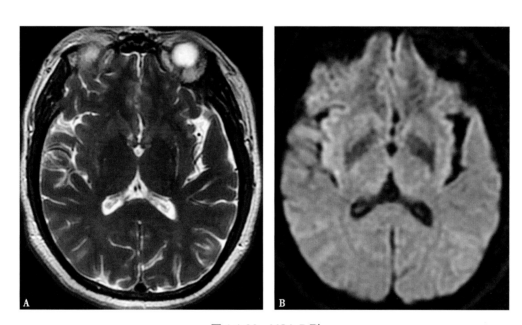

图 4-1-26 MSA-P 型

A. T_2WI 左侧壳核外侧缘后半部条状、欠规整、不连续的高信号影；B. DWI 呈低信号，邻近壳核稍萎缩、信号减低。

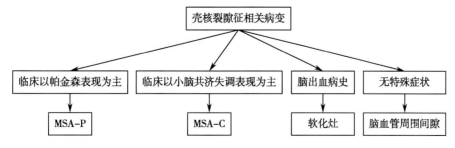

图 4-1-27 壳核裂隙征相关病变鉴别诊断

表 4-1-14　壳核裂隙征相关病变的主要鉴别诊断要点

疾病	典型影像特征	鉴别要点
MSA-P	壳核裂隙征，壳核萎缩，壳核背外侧信号减低	此处壳核裂隙征主要位于壳核外侧缘的后半部分，宽度大于 2mm，且不连续；脑桥及小脑一般无异常；临床以帕金森综合征表现为主，多巴胺制剂治疗效果差
MSA-C	脑桥十字形 T_1WI 低信号 T_2WI、T_2FLAIR 高信号的"十字面包征"，双侧桥臂对称性 T_2WI 稍高信号，双侧小脑半球萎缩，也可出现壳核裂隙征	此处壳核裂隙征主要位于壳核外侧缘的前半部或前 3/4，且大部分连续，宽度不超过 2mm；壳核一般无异常；临床以小脑性共济失调为主要表现
软化灶	不规则 T_1WI 低信号 T_2WI 高信号影，T_2FLAIR 呈低信号，周围高信号的胶质增生，邻近脑室扩大、脑沟增宽	临床有脑出血病史，一般体积较大，T_2FLAIR 周围有高信号的胶质增生，出现负占位效应（图 4-1-28）
脑血管周围间隙	双侧基底节区对称性 T_1WI 低信号 T_2WI 高信号影，T_2FLAIR 呈低信号	单发囊型或多发局限性簇集样分布，后者表现为沿纤维走行的条状或线状液体信号；T_2FLAIR 周围不伴有高信号胶质增生，无占位效应；一般无临床症状

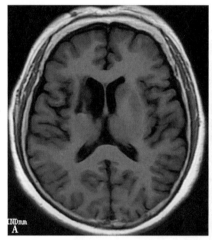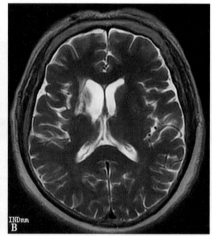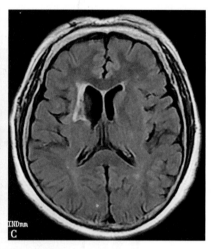

图 4-1-28　右侧基底节区软化灶伴胶质增生

女性，59 岁。A～B. 右侧基底节区斑片状 T_1WI 低信号 T_2WI 高信号影，邻居侧脑室前角稍增大；C. T_2FLAIR 病灶信号减低，周围高信号胶质增生。

（李咏梅）

第二节　双侧病变

一、有占位效应的病变

【定义】

是一种脑组织病理解剖发生改变的影像学表现，由发生于基底节区病灶本身及周围水肿所致，表现局部脑沟、脑池、脑室受压变窄或闭塞，明显时可伴中线结构向对侧移位。

【病理基础】

基底节是大脑半球深部灰质核团，包括尾状核、豆状核、屏状核和杏仁体，其中豆状核又包括壳核和苍白球。基底节的功能是复杂的，这些结构主要参与运动的产生，是锥体外系运动系统的一部分，但也可参与记忆、情绪等认知功能的调节。基底节的血供来自大脑前动脉、大脑中动脉和脉络膜前动脉，均起源于颈内动脉。壳核和苍白球与脑内其他区域相比，具有丰富的线粒体、血管供应、神经递质和化学物质，再加上其高代谢活性和对葡萄糖和氧气的高利用，使其对有害刺激反应最敏感。具有占位效应的双侧基底节病变可由多种疾病引起，包括遗传性、获得代谢性/中毒性、感染性、缺血性疾病和肿瘤等。

【征象描述】

遗传性和获得代谢性/中毒性病变多为双侧对称性改变,边界不清,累及苍白球和壳核较为多见;感染性病变通常累及范围广泛,多为不对称的多发病灶,边界不清,周围伴炎性水肿带,除病毒性脑炎一般无强化外,其他感染性疾病多伴环形或片状强化;缺血性疾病根据累及血管的不同而表现各异,病变可合并出血。肿瘤性病变通常边界清楚,呈圆形或类圆形,病变较小时密度和信号均匀,较大时可存在坏死、囊变、出血等。

1. **CT 表现** 双侧基底节区有占位效应的病变平扫可表现为不同密度,以低密度较为多见。遗传性和获得代谢性/中毒性多为双侧基底节对称性分布的片状低密度影,边界不清,增强扫描后强化不明显。感染性病变通常呈多发、不对称的片状或结节状的等或低密度影,界线不清楚,增强扫描部分可见斑片状、环形强化(图 4-2-1);缺血缺氧性脑病可呈等或低密度影,皮髓质密度分界不清,表现为脑组织肿胀、灰白质密度反转;高血压性脑出血急性期 CT 显示效果较好,表现为高密度,边界清楚,而随时间延长,血肿吸收,病灶密度减低,周围可见低密度水肿带;深静脉血栓形成和脑血管病为双侧基底节区多发基本对称性低密度,部分内可伴出血可呈高密度(图 4-2-2);肿瘤性病变往往占位效应更明显,病灶内如出现坏死、囊变呈低密度,出血、钙化呈高密度,增强扫描大多数病变呈不均匀强化(图 4-2-3)。

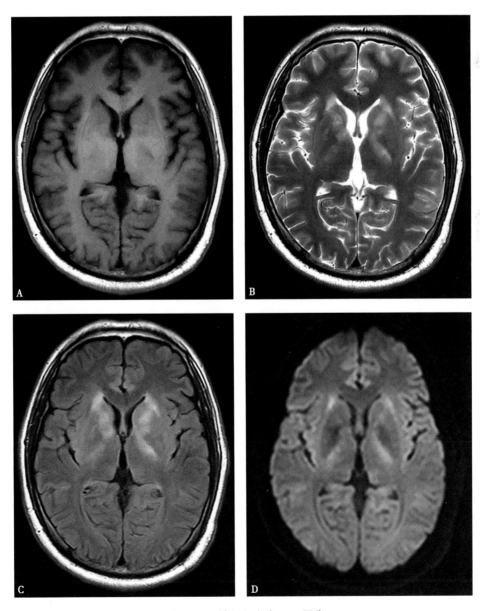

图 4-2-1 神经白塞病 MRI 图像

A~D. 依次为头颅 MRI T_1WI、T_2WI、FLAIR 和 DWI 图像,显示双侧尾状核头及内囊病变,呈 T_1WI 低信号、T_2WI、FLAIR 和 DWI 高信号。

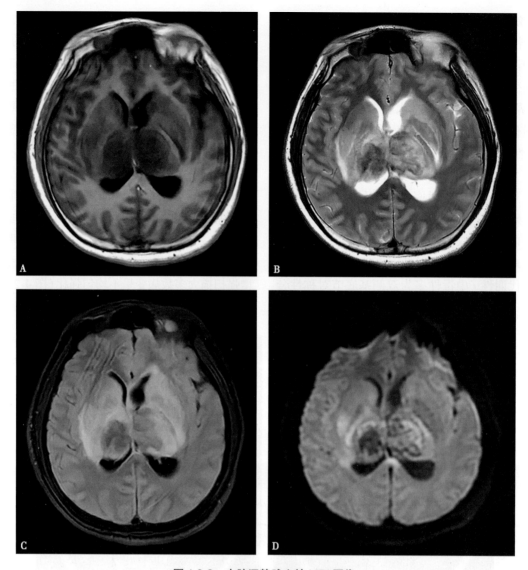

图 4-2-2　大脑深静脉血栓 MRI 图像

A～D. 依次为头颅 MRI T$_1$WI、T$_2$WI、FLAIR 和 DWI 图像，显示双侧丘脑、基底节区病变，呈 T$_1$WI 低信号、T$_2$WI、FLAIR 和 DWI 高信号，局部可见低信号出血影，双侧丘脑明显肿胀，侧脑室受压。

2. **MRI 表现**　双侧基底节区有占位效应的病变 T$_1$WI 呈等、稍低或稍高信号，T$_2$WI 呈高信号，部分 DWI 呈高信号；增强扫描通常多呈不均匀强化，部分病变可见"偏心靶征""曲棍球征"及"缺口征"等；相较于 CT，MRI 对微小病变的检出率更高，并能根据信号差异对病变进行分期；MRI 对出血灶的发现和分期更敏感，不同时期 MRI 表现不一致，亚急性期容易诊断，通常在 T$_1$WI、T$_2$WI 均为高信号，陈旧性出血灶 SWI 呈明显低信号；坏死、囊变通常呈 T$_1$WI 低信号、T$_2$WI 高信号，增强后无强化。

【相关疾病】

双侧基底节有占位效应的病变大致分为以下几类，包括遗传性、获得代谢性/中毒性、感染性、血管相关性和肿瘤性等，详见表 4-2-1。

【分析思路】

有占位性效应的双侧基底节病变分析思路如下：

第一，病变的检出。病变多发、与周围正常结构密度差异大时 CT 平扫容易检出，但病灶较小或呈等密度时，CT 平扫容易遗漏，MRI 对于病灶的检出率较高；联合 MRI 增强以及 CTV/MRV 检查有助于进一步分析疾病病因。

第二，病变是否对称分布。应注意病变累及的范围、密度/信号、边界等。对称性病变多发生于遗传性、获得性代谢/中毒性和部分血管相关性疾病，而非对称性，多为感染性病变和肿瘤性病变，也有小部分遗传和血管相关性疾病表现为非对称。对于部分既可以表现为对称性，又可以表现为不对称性的疾病，应结合病史和实验室检查综合判断。

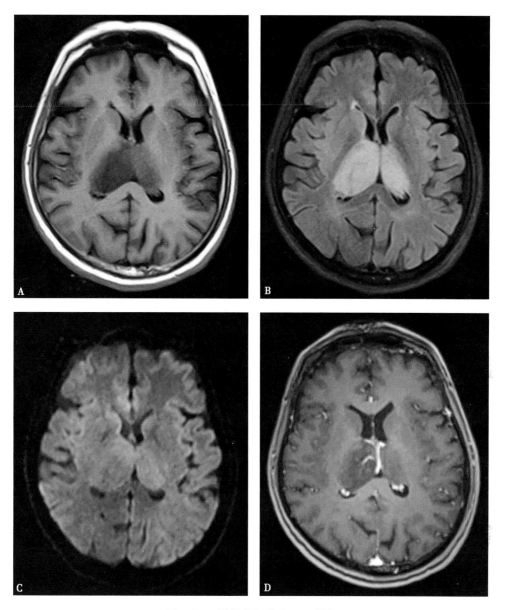

图 4-2-3 胶质母细胞瘤 MRI 图像

A~D. 依次为头颅 MRI T_1WI、FLAIR、DWI 和 T_1WI 增强图像，显示双侧丘脑肿胀伴异常信号，呈 T_1WI 低信号、FLAIR 和 DWI 高信号，增强后强化不显著。

表 4-2-1 双侧基底节有占位效应的病变

遗传性病变	获得代谢性/中毒性损伤	感染性疾病	血管相关疾病	肿瘤性病变
亚急性坏死性脑病	乙二醇中毒	病毒性脑炎	缺血缺氧性脑病	生殖细胞瘤
神经纤维瘤病 I 型	一氧化碳中毒	隐球菌病	高血压脑出血	原发性中枢神经系统淋巴瘤
		脑弓形虫病	可逆性后部脑病	胶质瘤
		急性播散性或脱髓鞘性脑脊髓炎	大脑深静脉血栓形成	转移瘤
		克-雅病	脑血管病	
		神经白塞病		

第三，发病年龄。在双侧基底节对称性病变中，亚急性坏死性脑病和缺血缺氧性脑病多见于婴儿和儿童；可逆性后部脑病多见于中年女性，大脑深静脉血栓形成多见于妊娠/产褥期妇女。在非对称性病变中，神经纤维瘤病Ⅰ型、病毒性脑炎和急性播散性或脱髓鞘性脑脊髓炎多见于儿童，隐球菌病和脑弓形虫病多见于免疫缺陷人群，神经白塞病和生殖细胞瘤多见于年轻男性，克-雅病、脑血管病、高血压性脑出血、原发性中枢神经系统淋巴瘤、多发胶质瘤和转移瘤多见于中老年人。

第四，结合临床病史、实验室及脑脊液检查、诊疗经过和影像学动态观察有助于缩小鉴别诊断范围，对疾病作出诊断。亚急性坏死性脑病可以出现动脉血和/或脑脊液中乳酸水平升高，感染性疾病可在血液及脑脊液检查中发现异常，成年人的感染多与免疫抑制有关，高血压性脑出血和可逆性后部脑病多有高血压病史，大脑深静脉血栓可以见静脉窦内充盈缺损；遗传性疾病多有家族史；中毒性疾病多有毒物接触史，且影像学表现可逆；生殖细胞瘤对放化疗敏感，淋巴瘤有特征性影像学表现，多发性胶质瘤无原发肿瘤病史。

【疾病鉴别】

在诊断有占位效应的双侧基底节病变时需要结合临床病史、实验室检查、诊疗经过和影像资料综合判断。

1. 鉴别诊断流程图见图4-2-4。

2. 有占位效应的双侧基底节病变主要鉴别诊断要点见表4-2-2。

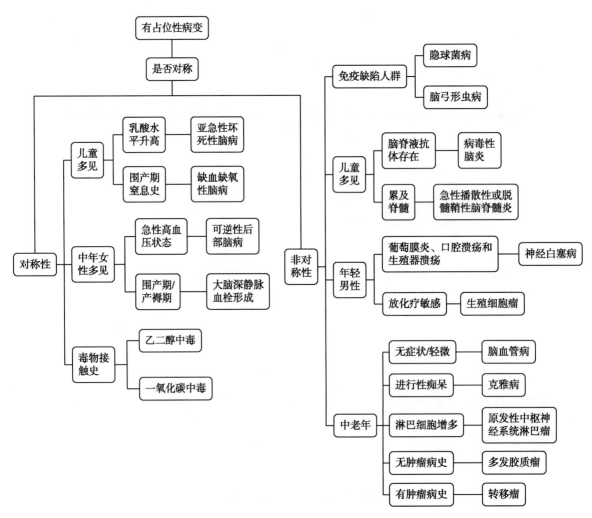

图4-2-4 有占位效应的双侧基底节病变鉴别诊断

表 4-2-2　双侧基底节占位性病变的主要鉴别诊断要点

疾病	典型影像特征	鉴别要点	主要伴随征象
亚急性坏死性脑病（利氏病）	双侧基底节对称性分布的低密度影，壳核受累最为常见，T$_2$WI 呈高信号，无强化，MRS 乳酸峰（Lac）明显升高	婴儿和儿童常见，血清和或脑脊液中乳酸水平升高	急性期，弥散受限；病变也可累及丘脑、脑干、黑质、尾状核、苍白球和小脑齿状核
神经纤维瘤病 I 型	CT 显示不清，MR 上表现为基底节区、丘脑、脑干和小脑散在 T$_2$WI 高信号，强化不明显	家族史，有牛奶咖啡斑、多发性神经纤维瘤等临床表现	部分病灶 T$_1$WI 上可见稍高信号
乙二醇中毒	双侧基底节和丘脑的弥漫性低密度，T$_1$WI 呈低信号，T$_2$WI 呈高信号	酒精、药物史及实验室检查有助于诊断	可见颅神经强化和周围神经病变
一氧化碳中毒	后期表现为双侧苍白球对称性病灶，CT 呈低密度，T$_2$WI、FLAIR 呈高信号，急性期弥散受限，增强后可见部分强化	明确的一氧化碳中毒史	可存在半卵圆中心及侧脑室周围白质病变
病毒性脑炎	累及双侧基底节，多不对称，CT 呈低密度，T$_2$WI 呈高信号，病灶边界清楚或不清楚，DWI 弥散受限	儿童多见，血清和脑脊液中抗体存在有助于诊断	常累及其他脑组织，丘脑或其他部位病变可同时存在
急性播散性或脱髓鞘性脑脊髓炎	病灶多发，累及范围广泛，基底节和丘脑的累及多为双侧，表现为非对称的边界不清的 T$_2$WI 和 FLAIR 高信号，增强后不均匀强化，弥散受限	常见于儿童和青少年，往往与感染和疫苗接种有关	病灶累及范围广泛，包括脑白质和脊髓
隐球菌病	表现多样，可见双侧基底节区和中脑对称分布的低密度影，伴血管周围间隙增宽，MRI 呈 T$_1$WI 低、T$_2$WI 高信号，FLAIR 呈高信号，深部灰质可见 T$_2$ 高信号内伴结节，增强后可见环形及脑膜强化	好发于免疫抑制人群，多合并肺部感染史	部分患者可出现轻度脑萎缩，脑膜炎渗出可继发血管炎
脑弓形虫病	双侧基底节和皮髓质交界区多发低、等密度影，T$_2$WI 及 FLAIR 多呈高或混杂信号，伴周围组织水肿，DWI 无弥散受限，多为环形强化	常见于免疫抑制人群，结合血清学及脑脊液检查有助于诊断	T$_2$WI 和 FLAIR、增强后可见"偏心靶征"
克-雅病	局灶性或弥漫性、对称性或非对称性累及大脑皮层、基底节区及小脑皮层，T$_2$WI 和 FLAIR 呈稍高信号，DWI 呈高信号	多于中老年发病，结合进行性痴呆、共济失调及肌阵挛临床典型三联征有助于诊断	通常不累及中央沟附近，可存在小脑萎缩，丘脑枕部可见"曲棍球征"
神经白塞病	脑干、基底节（约 1/3 为双侧累及）和丘脑多发病变，T$_1$WI 为低信号，T$_2$WI 及 FLAIR 为高信号，DWI 弥散受限，可见片状及环形强化	好发于青中年男性，葡萄膜炎、口腔溃疡和生殖器溃疡三联征	大脑半球受累时，为多发小白质病变，脊髓受累时可见单发或多发的不同程度炎性病变，常位于颈胸髓
缺血缺氧性脑病	基底节、丘脑和皮层对称性受累，CT 上表现为弥漫性脑水肿，皮髓质分界消失，T$_2$WI 表现为高信号，急性期弥散受限	常见于足月新生儿和 1 岁以下婴儿，围产期窒息史有助于该病诊断	可出现"反转征"，灰白质密度反转，"白色小脑征"提示预后不良
高血压脑出血	根据血肿时期的不同表现不一，多累及壳核和丘脑，急性期 CT 上为高密度影，边界清；MRI 上信号差异大	多为中老年男性，有高血压病史	血肿周围低密度水肿带对周围脑组织产生压迫、推移征象
可逆性后部脑病	只有 10%～20% 累及基底节区，双侧近乎对称的 T$_2$WI 及 FLAIR 高信号，DWI 等或低信号，ADC 值升高	中年女性多见，急性或亚急性起病，多伴有急性血压升高史	双侧大脑半球后部白质为主的血管源性水肿
大脑深静脉血栓形成	双侧丘脑、基底节区多发对称性病灶，基底节可见多发小出血灶，MRV 及 CTV 可见大脑深静脉闭塞，增强后可见线状强化	多见于妊娠/产褥期妇女或有肿瘤病史的患者，结合实验室及影像学检查有助于诊断	MRV 示大脑大静脉均受累，其次为大脑内静脉和基底静脉，多数累及静脉窦
脑血管病	累及一侧或双侧基底节及其周围白质，尾状核头和豆状核完全梗死时，表现为同侧侧脑室额角受压变窄，CT 上病灶为低密度，MRI 上 T$_2$WI 为高信号	多见于中老年人，结合临床病史及影像学检查有助于诊断	病变内可合并出血，半卵圆中心及脑室旁也可见多发梗死灶

续表

疾病	典型影像特征	鉴别要点	主要伴随征象
生殖细胞瘤	主要位于鞍上和松果体区域，6%～10%发生在中线外（基底节、丘脑等），单侧或双侧，呈圆形或不规则形，边界清楚，CT呈稍高密度影，T_1WI和T_2WI呈稍高信号，可伴囊变、钙化或出血	好发于年轻男性，对放化疗敏感	易沿脑脊液及室管膜播散，也可侵犯脑实质
原发性中枢神经系统淋巴瘤	幕上多见，CT为等或高密度，周围中度水肿，T_1WI呈等、低信号，T_2WI呈等、稍高信号，DWI高信号，增强后呈明显均匀强化，MRS出现脂质峰升高	好发于50～70岁，男性多于女性，实验室检查及影像学表现有助于诊断	可发生脑室周围及室管膜下播散，部分可出现"缺口征""尖角征"，可有脑外部位受累
多发胶质瘤	脑内多发病灶，大小不一，CT呈低或等密度，T_2WI见大范围高信号累及多个脑叶，呈浸润弥漫性生长，病变界限不清，常见囊变、坏死、出血、钙化，增强后呈不同程度强化	好发于50～70岁，无性别差异，病灶间无影像学及肉眼可见的联系，无原发肿瘤病史	常有脑水肿表现，MRS显示Cho峰增高，NAA峰减低
转移瘤	皮髓质交界区单发或多发囊性、实性、囊实性结节灶，边界清楚，呈圆形或类圆形，周围水肿明显，增强后呈结节样、环形、不均匀强化	好发于45岁以上中老年人，有原发肿瘤病史	与原发灶强化方式相类似，小结节大水肿

二、无占位效应的病变

【定义】

基底节区的病变未对其周围脑组织解剖结构产生明确受力改变，即未发现基底节区病灶引起邻近脑沟、脑池、脑室及中线结构的受压变形和移位。

【病理基础】

基底节是大脑深部成对的灰质结构，新陈代谢活动广泛，因此在病理状态下极易受到损伤。在双侧基底节病变中，无占位效应的病变占据了很大一部分比例，引起双侧基底节区无占位效应病变的病因和引起有占位效应病变的病因基本相似。遗传性疾病多在大脑发育和髓鞘形成阶段发生障碍，部分也可同代谢、中毒性疾病相一致，表现为异常物质在脑内的蓄积，导致一系列畸形和精神神经疾病。部分克-雅病、脑血管病和生殖细胞瘤病变也可表现为无占位效应。

【征象描述】

遗传类疾病常累及双侧苍白球和壳核，边界清楚，可伴有脑内其他灰质核团的受累，部分可以继发囊变；有些代谢性疾病表现为脑内多发钙化，可以累及脑膜、血管，原发性甲状旁腺功能减退可存在颅骨弥漫性溶骨性改变；中毒性疾病表现多样，可伴坏死和出血，增强扫描大多呈周围强化或轻度强化，影像学特征大多可逆；克-雅病大多病灶比较局限，没有血管源性水肿或皮质增厚；脑血管病病

灶较小时，通常仅在MRI上可以观察到；而生殖细胞瘤通常边界清楚，呈圆形或类圆形，可伴囊变、钙化或出血。

1. **CT表现** 双侧基底节区无占位效应的病变CT平扫可表现为不同密度，部分等密度病变CT表现为阴性。遗传性和中毒性疾病所致病变多呈条状或片状低密度影，边界较清，部分病变CT上可表现为阴性；但CT对于钙化的显示敏感，部分代谢性疾病表现为脑内多发钙化（图4-2-5），呈高密度，可伴有脑膜、血管的钙化，骨窗可见颅骨的溶骨性改变；病变内出血为高密度，囊变呈低密度；增强扫描大多病变呈无强化或轻度强化。

2. **MRI表现** 无占位效应的病变多累及双侧苍白球和壳核，在MRI上信号差异较大，大多数病变T_1WI呈等或稍低信号，部分中毒性疾病T_1WI呈高信号；T_2WI及FLAIR多呈高信号，异常铁沉积时表现为低信号；钙化在T_2WI及SWI呈低信号；DWI呈高信号的病灶，增强后大多数病灶无强化或边缘轻度强化（图4-2-6）；MRI对于大脑深部灰质结构和形态显示较CT更清楚，可以观察到畸形灰质结构；部分病灶在MRI上可有特征性表现，如"熊猫脸征""叉状征"及"曲棍球征"等。

【相关疾病】

双侧基底节无占位效应的病变种类有很多，主要包括以下几类：遗传性、代谢性、中毒性、感染性、血管相关疾病、肿瘤性病变等。

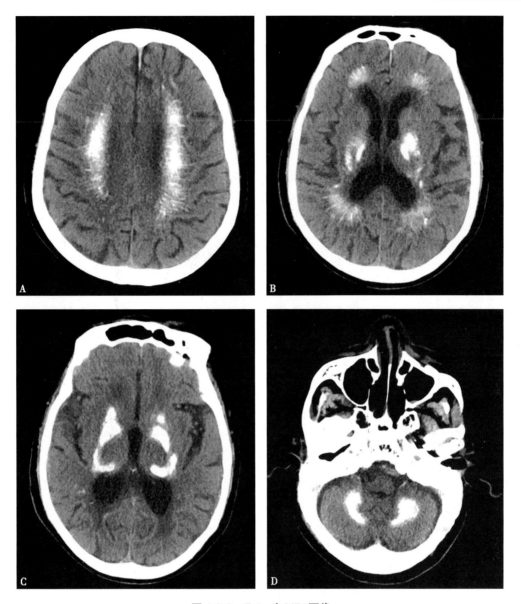

图 4-2-5 Fahr 病 MRI 图像

A～D. 头颅 CT 图像，显示双侧皮质下白质及半卵圆区、基底节区、丘脑和齿状核对称性钙化，CT 呈明显高密度。

【分析思路】

双侧基底节病变无占位性效应的病变分析思路如下：

第一，对于无占位效应病变的检出。无占位效应病变通常不如占位效应病变表现明显，部分等密度病变在 CT 上可能为阴性发现，但 CT 对于钙化敏感，对于一些代谢性疾病的钙化检出效果较好。MRI 平扫及增强可以作为 CT 为阴性发现时的重要检查手段，SWI 对于微出血及铁剂沉积非常敏感，有利于提高疾病的检出率。

第二，病变是否对称。遗传、代谢、中毒类的疾病多为双侧对称性分布，部分也可呈非对称性，如微管蛋白病、神经纤维瘤病 I 型，低血糖和高血糖既

可以表现为对称性也可以表现为非对称性。感染性和肿瘤性病变多为非对称性。

第三，患者发病年龄。遗传病变多见于儿童及青少年，胆红素脑病多见于新生儿，自身免疫性脑炎多见于儿童，代谢性疾病及脑血管病多见于中老年人，生殖细胞瘤早期没有占位效应，好发于年轻男性。

第四，需要结合临床病史、诊疗经过、实验室检查和影像学的多次随访，才能更好地对疾病作出诊断。血清低铜蓝蛋白、高尿铜和虹膜周围凯 - 弗环（Kayser-Fleischer ring）的存在有助于肝豆状核的诊断，微管蛋白病可以合并脑内其他畸形，神经退行性变伴脑铁沉积部分可以出现"虎眼征"，神经纤维

瘤病Ⅰ型和原发性家族性脑钙化具有家族史,与甲状旁腺激素相关的内分泌疾病多伴有钙磷代谢紊乱,中毒性疾病多有毒物的接触史,高血糖和低血糖所致的中枢改变多见于未规律服用降糖药物的糖尿病患者,渗透性髓鞘溶解综合征多见于快速纠正低钠血症的患者。

【相关疾病】

双侧基底节无占位效应病变相关疾病见表4-2-3。

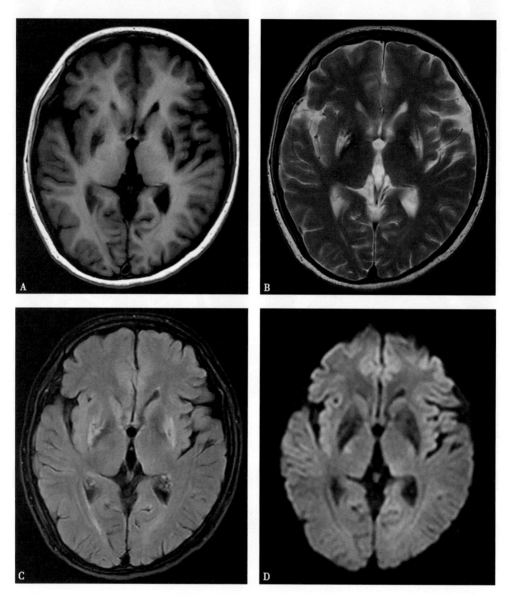

图 4-2-6　肝豆状核变性 MRI 图像

A～D. 依次为头颅 MRI T_1WI、T_2WI、FLAIR 和 DWI 图像,显示双侧豆状核对称性异常信号,呈 T_1WI 低信号,T_2WI、FLAIR 高信号,周围伴低信号,DWI 呈低信号。

表 4-2-3　双侧基底节无占位效应病变

遗传性病变	代谢性疾病	中毒性损伤	感染性疾病	血管相关疾病	肿瘤性病变
亚急性坏死性脑病	胆红素脑病	甲醇中毒	克-雅病	脑血管病	生殖细胞瘤
肝豆状核变性	慢性肝性脑病	钆剂沉积	自身免疫性脑炎		
神经退行性变伴脑铁沉积	尿毒症脑病和代谢性酸中毒				
微管蛋白病	低血糖				
神经纤维瘤病Ⅰ型	非酮症高血糖				
原发性家族性脑钙化	渗透性髓鞘溶解综合征				
	与甲状旁腺激素紊乱相关的内分泌疾病				

【疾病鉴别】

结合多次影像学检查、临床病史和实验室检查有助于对疾病进行诊断和鉴别诊断。

1. 双侧基底节无占位效应病变的鉴别诊断流程图见图 4-2-7。

2. 双侧基底节无占位效应病变的主要鉴别诊断要点见表 4-2-4。

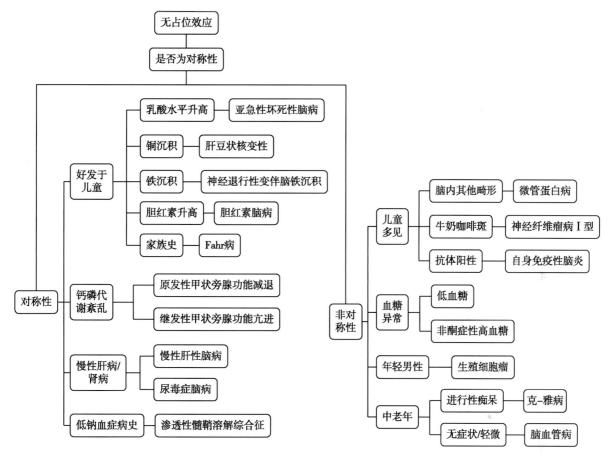

图 4-2-7 双侧基底节无占位效应病变的鉴别诊断

表 4-2-4 双侧基底节无占位效应病变的主要鉴别诊断要点

疾病	典型影像特征	鉴别要点	主要伴随征象
亚急性坏死性脑病	双侧基底节对称性分布的低密度影, 壳核受累最为常见, T_2WI 呈高信号, 无强化, MRS Lac 峰出现并明显升高	婴儿和儿童常见, 血清和或脑脊液中乳酸水平升高	急性期, 弥散受限; 病变也可累及丘脑、脑干、黑质、尾状核、苍白球和小脑齿状核
肝豆状核变性	双侧豆状核对称性低密度影, 呈条状或新月状, T_1WI 呈低信号, T_2WI 和 FLAIR 上呈高信号, 无强化	多见于儿童和青少年, 男性多于女性, 血清低铜蓝蛋白、高尿铜和虹膜周围凯 - 弗环的存在有助于诊断	病变亦可累及尾状核、苍白球、丘脑和脑干, 多伴脑萎缩, T_2WI 上可见"熊猫脸"征
神经退行性变伴脑铁沉积	双侧苍白球在 T_2WI 呈明显低信号	多为儿童、青少年起病, MRI 上异常铁沉积	部分亚型伴有"虎眼症"、双侧黑质对称性 T_1 高信号伴或不伴中间低信号、铁沉积部位可继发囊变
微管蛋白病	MR 上表现为深部畸形灰质结构以及内囊组织结构的异常, 尾状核、壳核和苍白球无法区分, 丘脑肥大	新生儿及婴儿多见, 脑内存在多种畸形	还可能伴有脑干发育不全以及小脑、大脑皮层和胼胝体的各种畸形
神经纤维瘤病 I 型	CT 显示不清, MR 上表现为基底节区、丘脑、脑干和小脑可见散在的边界不清的 T_2 高信号, 很少强化	家族史, 有牛奶咖啡斑、多发性神经纤维瘤等临床表现	部分病灶 T_1WI 上可见稍高信号

续表

疾病	典型影像特征	鉴别要点	主要伴随征象
Fahr病	CT上表现为双侧苍白球、壳核和尾状核对称性钙化，T_2WI和SWI可见相应低信号	家族史，无钙磷代谢紊乱	也可累及大脑皮层、皮层下和小脑
原发性甲状旁腺功能减退	CT上可见双侧基底节钙化	钙磷代谢障碍，结合实验室检查有助于诊断	颅骨弥漫性斑片状溶骨性改变
继发性甲状旁腺功能亢进	大脑镰和小脑幕广泛钙化，同时基底节区也伴有多发对称性钙化	钙磷代谢障碍，结合实验室检查有助于诊断	可出现斑块样硬脑膜钙化和血管钙化，尤其是颈动脉
胆红素脑病	急性期：T_1WI双侧苍白球对称性高信号，T_2WI大部分无明显变化；慢性期：T_1WI双侧苍白球为等或低信号，T_2WI双侧苍白球高信号，DWI改变不明显或低信号	新生儿多见，结合实验室检查有助于诊断	部分可伴有丘脑腹外侧核对称性稍高信号，黑质或小脑齿状核也可见T_2WI高信号
慢性肝性脑病/锰中毒	T_1WI上苍白球和部分内囊结构的双侧对称性高信号，CT上密度未见明显异常	慢性肝病史，MRI表现可逆	双侧小脑齿状核、黑质、丘脑下核和顶盖也可出现T_1WI高信号
钆剂沉积	苍白球对称性T_1WI高信号	常发生于多次增强MRI（主要是线性钆对比剂）扫描后	双侧小脑齿状核也可受累及
甲醇中毒	双侧壳核坏死，CT为低密度，T_2WI呈高信号，并伴有不同程度的出血表现，T_1WI可见高信号，急性期弥散受限，并伴周围强化	毒物接触史	可伴不同程度皮质下白质和小脑受累及视神经坏死，MRS显示N-乙酰天冬氨酸（NAA）减少，乳酸峰升高
尿毒症脑病和代谢性酸中毒	CT表现为双侧对称性的基底节区低密度影，MRI表现出双侧壳核和苍白球对称性肿胀，T_2WI和FLAIR图像呈高信号	结合临床有肾病等病史有助于诊断	可以见到豆状核"叉状征"，皮质可发生肿胀，表现为增厚，且与皮层间界限不清
渗透性髓鞘溶解综合征	病灶对称位于基底核团和丘脑，病灶形态多样，T_1WI为低信号，T_2WI及FLAIR呈高信号，部分DWI呈高信号，无强化或边缘轻度强化	好发于35～60岁，男女发病率相同，结合实验室检查有助于诊断	桥脑的病变可见"三叉戟"和"猪鼻样"改变
低血糖	大脑皮质、胼胝体、基底节区、海马等区域对称或不对称异常信号，呈稍长T_1稍长T_2信号，FLAIR高信号，DWI高信号，ADC低信号	多见于中老年人，有糖尿病史和降糖药物服用史，部分病灶可逆，丘脑不受累	可伴短暂和孤立的白质异常，累及胼胝体压部、内囊和辐射冠
非酮症性高血糖	CT上表现为单侧或双侧壳核的高密度影，MRI显示出相应壳核的T_1WI高信号，T_2WI、FLAIR、DWI均可正常、低或稍高信号，SWI正常，增强后不强化或轻度强化	常见于患有2型糖尿病的老年人，尤其是亚洲女性患者，影像学特征可逆	伴或不伴有尾状核和苍白球的受累
克-雅病	局灶性或弥漫性、对称性或非对称性累及大脑皮层、基底节及小脑皮层，T_2WI和FLAIR呈稍高信号，DWI呈高信号	多于中老年发病，结合进行性痴呆、共济失调及肌阵挛临床典型三联征有助于诊断	通常不累及中央沟附近，可存在小脑萎缩，丘脑枕部可见"曲棍球征"
自身免疫性脑炎	斑片状或"脑回样"病灶，呈T_1WI低信号，T_2WI及FLAIR高信号，一过性轻度强化或软脑膜强化	病变高度集中于内侧颞叶，脑脊液和脑电图检查有助于诊断	累及海马常表现为弥漫性病变，发病初期，弥散受限，ADC值减低
脑血管病	双侧基底节区多发斑点状、斑片状病灶，小病灶CT显示较为困难，MRI上可见T_2WI高信号，无弥散受限	多见于中老年人，结合临床病史及影像学检查有助于诊断	半卵圆中心及脑室旁可见多发腔隙性梗死灶
生殖细胞瘤	主要位于鞍上和松果体区域，6%～10%发生在中线外（基底节、丘脑等），单侧或双侧，呈圆形或不规则形，边界清楚，CT呈稍高密度影，T_1WI和T_2WI呈稍高信号，可伴囊变、钙化或出血	好发于年轻男性，部分有HCG、a-AFP等指标增高，对放化疗敏感	易沿脑脊液及室管膜播散，也可侵犯脑实质

三、负占位效应的病变

【定义】

发生于基底节区病变伴邻近脑沟、脑裂增宽，或伴邻近同侧脑室扩大。

【病理基础】

局部脑叶以及灰质核团萎缩，而颅腔内体积固定，因此需要牵拉周围的组织（扩大的脑裂和脑沟）来填充多余的空间。双侧基底节负占位性病变主要存在于遗传性疾病和获得性代谢/中毒性、血管性、感染性等疾病的晚期。遗传性疾病，包括戊二酸尿症1型、亨廷顿病等。戊二酸尿症1型由于戊二酰辅酶A脱氢酶活性降低或缺失，其生成代谢产物不易通过血脑屏障，导致在体内的异常蓄积，引起神经系统受损。亨廷顿病受基因突变的影响，会将突变的亨廷顿蛋白聚集在轴突末梢，并导致神经元细胞死亡。而那些不同疾病晚期多伴随局部脑组织损伤，软化灶形成、局部脑实质的萎缩，从而引起邻近脑组织结构的牵拉移位，即产生负占位效应。

【征象描述】

戊二酸尿症1型表现为双侧额颞叶体积萎缩，双侧额颞部蛛网膜下腔增宽；亨廷顿病表现为双侧尾状核及壳核萎缩，双侧尾状核间距增大，正常凸出的额角外侧壁变平或凹陷；缺血缺氧性脑病慢性期表现为部分脑回的萎缩和软化，广泛缺血可呈现海马和基底节的萎缩。

1. CT表现 负占位性病变在CT上表现为双侧基底节区对称性低密度，边界清楚；邻近额颞叶体积缩小，脑沟增宽，可出现硬膜下积液，呈低密度；部分可并发侧脑室额角及第三脑室扩大；CT对于钙化显示较MRI敏感，有时可见病灶内钙化，呈高密度。增强扫描未见明显强化。

2. MRI表现 基底节区的负占位性病变多表现为T_1WI呈低信号，T_2WI高信号（铁沉积时可表现为低信号），邻近的脑沟、外侧裂扩大，呈"蝙蝠翼"样扩张；蛛网膜下腔扩大；增强扫描大多无明显强化。

【相关疾病】

双侧基底节负占位效应的病变并不多，多见于部分遗传性和一些疾病的晚期阶段，包括戊二酸尿症1型、亨廷顿病和缺血缺氧性脑病（慢性期）等。

【分析思路】

双侧基底节病变负占位性效应的病变分析思路如下：

第一，同有占位效应和无占位效应的病变一样，负占位效应也要首先对病灶进行检出。CT上要注意局灶性的脑萎缩，MRI上要注意观察脑沟、脑池非对称性增宽，非创伤性硬膜下积液也有一定的提示作用。

第二，根据发病年龄进行分析。戊二酸尿症1型和缺血缺氧性脑病多见于婴儿，而亨廷顿病多为成年发病，发病平均年龄为40岁。

第三，需要结合临床病史、诊疗经过、实验室检查和影像学的多次复查进行综合判断。实验室检查以及特征性的外侧裂扩大（"蝙蝠翼"样）有助于戊二酸尿症1型的判断，围产期窒息史有助于对缺血缺氧性脑病进行诊断，亨廷顿病联合运动、认知和精神症状有助于作出诊断。

【疾病鉴别】

在诊断双侧基底节负占位效应病变时需要结合临床病史、发病年龄及多种影像学资料进行综合分析。

1. 双侧基底节负占位效应病变的诊断流程图见图4-2-8。

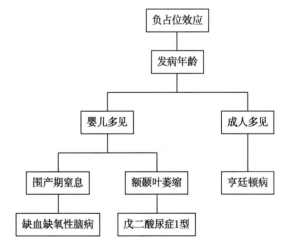

图 4-2-8 双侧基底节负占位效应病变的诊断流程图

2. 双侧基底节负占位效应的主要鉴别要点见表4-2-5。

表 4-2-5　双侧基底节负占位效应病变的主要鉴别要点

疾病	典型影像特征	鉴别要点	主要伴随征象
戊二酸尿症 1 型	MRI 特征性显示额颞叶萎缩，伴有外侧裂扩大。呈"蝙蝠翼"样扩张、硬膜下积液和迟发性髓鞘形成，T_2WI 上尾状核和壳核呈高信号，急性期弥散受限	好发于婴儿，属于罕见病变，神经体征及生化指标有助于诊断	可存在沿侧脑室的异常白质信号和室管膜下结节
亨廷顿病	双侧尾状核和壳核萎缩，尤其是尾状核头部，T_2WI 呈高信号	多为成年发病，平均发病年龄 40 岁，运动、认知和精神症状三联征	可存在双侧尾状核间距增大，正常凸出的额角外侧壁变平或凹陷
缺血缺氧性脑病	慢性期脑回萎缩及软化，有时可见模糊钙化影	常见于足月新生儿和 1 岁以下婴儿，围产期窒息史有助于该病诊断	旁矢状面瘢痕性脑回，广泛性缺血表现为海马、基底节区萎缩

四、特殊征象

（一）虎眼征

【定义】

虎眼征（eye-of-the-tiger sign）：颅脑 MRI 检查轴位 T_2WI 序列上，苍白球、黑质呈明显低信号，在苍白球的前内侧低信号中可见条片状高信号，整体形态与老虎的眼睛相似，故称为虎眼征。

【病理基础】

苍白球、黑质内铁质异常沉积，苍白球前内侧胶质增生、水分含量增多、神经元及有髓神经纤维崩解消失、神经纤维网空泡形成。

【征象描述】

1. **MRI**　轴位 T_2WI 及 FLAIR 序列上苍白球、黑质呈低信号，苍白球的前内侧低信号中见高信号。

2. **CT**　表现为双侧基底节区对称性的高密度影，可伴有双侧基底节的萎缩。

【相关疾病】

1. **常见疾病**　该征象最常见于苍白球 - 黑质红核色素变性，又称哈勒沃登 - 施帕茨病（Hallervorden-Spatz disease，HSD）。

2. **少见、罕见疾病**　肝豆状核变性、海洛因脑病、不典型帕金森病、有机磷中毒等。

（二）豆状核叉状征

【定义】

豆状核叉状征（lentiform fork sign）：在磁共振 T_2WI、FLAIR 像上，双侧壳核和苍白球对称性肿胀，豆状核边缘呈现出特征性的更高信号，豆状核被划分为壳核、内侧苍白球和外侧苍白球三个部分，呈叉状，故称豆状核叉状征。

【病理基础】

各种毒素及代谢性损伤（主要为代谢性酸中毒）容易使基底节区血脑屏障破坏，形成血管源性水肿，严重时可导致细胞毒性水肿，有文献中提出叉状的改变可能是由于神经胶质细胞和神经元对于代谢性毒性改变的损伤易感性不同。豆状核叉状征的构成：①外侧肢，水肿的外囊；②主干，由水肿的外囊和内囊合并组成；③内侧肢，靠近主干的近端由水肿的内囊构成，远端一分为二，分别为内侧髓纹和外侧髓纹，将豆状核分为三部分（壳核、苍白球的内侧部和外侧部）。

【征象描述】

1. **头颅 CT**　双侧豆状核对称性低密度病灶，有时可见豆状核边缘呈更低密度。

2. **头颅 MRI**　T_1WI 双侧豆状核对称性低信号，T_2WI、FLAIR 基底节区肿胀，豆状核边缘呈特征性高信号，增强扫描常无强化，多无周围水肿及占位效应。

【相关疾病】

主要与代谢性酸中毒疾病相关。

1. **常见疾病**　肾病尿毒症脑病（图 4-2-9）、糖尿病酮症酸中毒等。

2. **少见、罕见疾病**　甲醇或乙二醇中毒、丙酮酸脱氢酶缺乏症、霉变甘蔗中毒、低血糖、丙酸血症等。

（三）刀切征

【定义】

MRI 上显示病变侵犯大脑额叶、颞叶、枕叶及岛叶皮质等脑区，病变区与豆状核之间边界清楚，如刀切样，称刀切征（knife-cut sign）。

【病理基础】

部分单纯疱疹病毒性脑炎病变多起于颞叶内侧区域，逐渐向额叶及海马等边缘系统扩展，基底节不受累。病情发展期间神经细胞发生变性和坏死、脑组织出现水肿以及炎症细胞浸润。

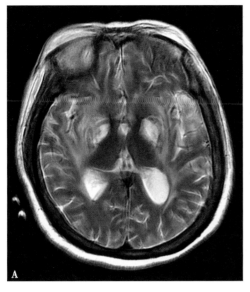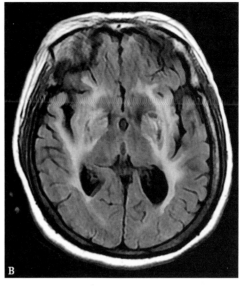

图 4-2-9　肾病尿毒症脑病 MRI 图像

A～B. 头颅 MRI 图像，依次为 T_2WI 和 FLAIR 图像，显示双侧壳核和苍白球对称性肿胀，豆状核边缘呈现出特征性的更高信号，呈叉状。

【征象描述】

1. **颅脑 CT**　病灶呈低密度，刀切征显示不如 MRI 清楚。

2. **颅脑 MRI**　病灶分布不对称，可从颞叶内侧面、额叶眶面延续累及扣带回、岛叶，基底节不受累，形成典型的刀切征象，在 T_1WI 呈低信号，T_2WI 或 FLAIR 呈高信号。

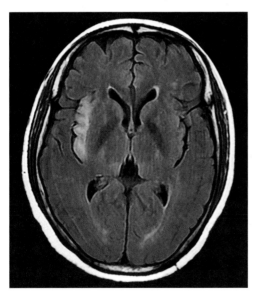

图 4-2-10　病毒性脑炎 MRI 图像

FLAIR 显示右侧岛叶略肿胀伴高信号，右侧岛叶病灶与豆状核之间边界清楚，如"刀切样"。

【相关疾病】

1. **常见疾病**　常见于病毒性脑炎（图 4-2-10），特别是单纯疱疹病毒性脑炎。

2. **少见、罕见疾病**　神经梅毒、胶质瘤、中枢神经系统淋巴瘤等。

（四）八字水肿征

【定义】

第三脑室、鞍上肿瘤并发瘤周脑组织不同程度的水肿累及双侧视束时会出现形似"八"字的改变，称八字水肿征（octagonal edema sign）。

也有文献报道视束水肿样变（edema-like change along optic tract），是指在 MRI 的 T_2WI 上沿视束分布的高信号，T_1WI 增强不强化，可单侧或双侧，严重时可以累及基底节区。

【病理基础】

目前认为双侧视束的肿胀可能是由于：①视束周围血管周围间隙（V-R 间隙）通向蛛网膜下腔的开口受压，导致组织间液潴留和组织水肿。②血管源性组织水肿可能也是一种机制。③肿瘤对视束的直接浸润和伴发神经纤维瘤病等也可能引起（即假性水肿，可以通过增强判断）。

【征象描述】

颅脑 MRI：双侧视束走行区肿胀，在 T_1WI 呈低信号，T_2WI 或 FLAIR 呈高信号。

【相关疾病】

1. **常见疾病**　脊索样胶质瘤（图 4-2-11）、颅咽管瘤、垂体大腺瘤等。

2. **少见、罕见疾病**　漏斗隐窝生殖细胞瘤、下丘脑视路胶质瘤、视隐窝毛细胞型星形细胞瘤、淋巴瘤、淋巴细胞增殖性炎症等。

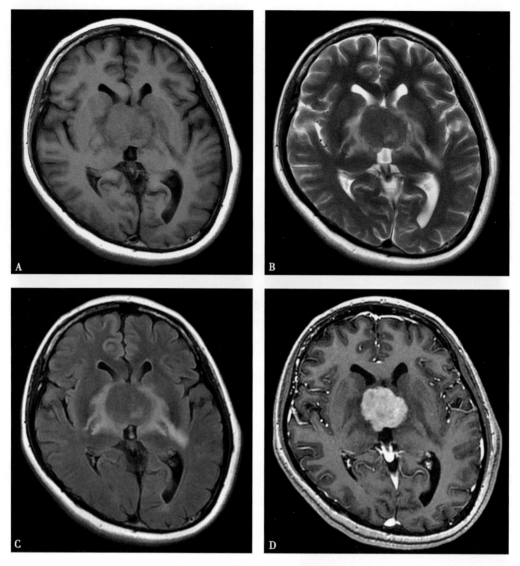

图 4-2-11 脊索样胶质瘤 MRI 图像

A～D. 头颅 MRI 图像，依次为 T_1WI、T_2WI、FLAIR 和 T_1WI 增强图像，显示三脑室占位，肿瘤周围沿视束分布 T_1WI 低信号、T_2WI 和 FLAIR 高信号水肿，呈"八字水肿征"。

（五）多囊征

【定义】

多囊征（polycystic sign）指 MRI 上基底节区、丘脑、中脑、小脑和脑室旁等区域可见多发小的圆形或卵圆形病灶，于 T_1WI 图像呈低至等信号，T_2WI 图像呈高信号，呈多囊样改变，又称为肥皂泡征（图 4-2-12）。

【病理基础】

单纯血管周围间隙扩大呈簇状聚集，或黏液样物质填充而扩大，形成小囊腔。

【征象描述】

MRI 表现为双侧基底节区边界清楚的多个圆形或卵圆形病变，T_1WI 图像呈低至等信号，T_2WI 图像呈高信号，增强后无强化。

【相关疾病】

1. **常见疾病** 脑小血管疾病、中枢神经系统隐球菌感染、神经退行性病变等。

2. **罕少见疾病** 生殖细胞瘤、脑脓肿等。

（六）反转征

【定义】

反转征（reversal sign）指大脑半球灰质密度普遍降低、伴有灰白质界限不清或消失，而基底节、背侧丘脑、脑干和小脑密度相对较高。也被称为白色小脑或致密小脑征。

【病理基础】

灰白质密度减低是由于缺血缺氧以后神经细胞及轴索变性、坏死等所致，伴脑组织水肿；基底节、

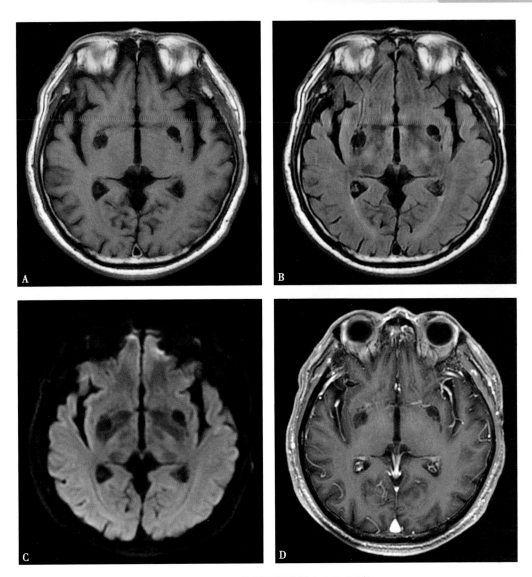

图 4-2-12 血管周围间隙扩大 MRI 图像
A～D. 头颅 MRI 图像，依次为 T_1WI、FLAIR、DWI 和 T_1WI 增强图像，显示双侧基底节区卵圆形病灶，边界清楚，呈 T_1WI 低、FLAIR、DWI 低信号，增强后无明显强化，呈"多囊样"改变。

背侧丘脑、脑干及小脑高密度与后循环在严重缺氧时具有优先血流，增加中央结构的血流灌注，以及髓质静脉扩张淤血等相关。

【征象描述】

CT 表现为双侧大脑半球灰质和白质弥漫性水肿，密度减低，灰质密度低于白质，伴有灰白质界限不清或消失，而基底节、背侧丘脑、脑干和小脑密度相对较高。

【相关疾病】

1. **常见疾病** 重度新生儿缺氧缺血性脑（hypoxic-ischemic encephalopathy，HIE）。

2. **罕少见疾病** 颅脑外伤、低氧血症、颅内严重感染、癫痫持续状态、窒息等，凡引起大脑缺血缺氧的病因均可导致反转征。

（七）猫眼征

【定义】

猫眼征（cat's eye sign）指 MRI 横断面 T_2WI 图像可见双侧苍白球对称性斑片状稍高信号，其内可见片状等信号区，边界清楚，形似猫眼。

【病理基础】

苍白球由脉络膜前动脉及大脑中动脉深穿支供血，对缺血缺氧敏感，容易最先受累。缺血缺氧后血管内皮细胞发生肿胀而造成血液循环障碍，进一步导致基底节局灶性的缺血坏死以及广泛脱髓鞘病变。

【征象描述】

1. **CT** 双侧苍白球低密度或局灶性低密度改变。

2. **MRI** 双侧苍白球对称性斑片状异常信号，

T_1WI 图像示稍低信号，其内见片状稍高信号区；T_2WI 图像示稍高信号，其内见片状等信号区；可累及双侧豆状核、丘脑、内外囊等区域。

【相关疾病】

1. **常见疾病** 一氧化碳中毒迟发性脑病（图4-2-13）。

2. **少见病及罕见病** 中毒性疾病（如霉变甘蔗中毒、酒精中毒）及缺血缺氧性脑病。

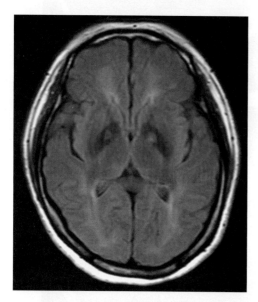

图4-2-13 一氧化碳中毒迟发性脑病MRI图像
双侧苍白球对称性病灶，FLAIR 呈稍高信号，其内可见片状等信号区，边界清楚，呈"猫眼征"。

（刘含秋）

参 考 文 献

[1] LI Q, LIU Q J, YANG W S, et al. Island sign: An imaging predictor for early hematoma expansion and poor outcome in patients with intracerebral hemorrhage[J]. Stroke, 2017, 48(11): 3019.

[2] KUROEDOV D, CUNHA B, PAMPLONA J, et al. Cerebral cavernous malformations: Typical and atypical imaging characteristics[J]. J Neuroimaging, 2023, 33(2): 202-217.

[3] LOU X, MA L, WANG FL, et al. Susceptibility-weighted imaging in the diagnosis of early basal ganglia germinoma[J]. AJNR Am J Neuroradiol, 2009, 30(9): 1694-1699.

[4] 中华医学会神经病学分会神经感染性疾病与脑脊液细胞学学组. 中国自身免疫性脑炎诊治专家共识（2022年版）[J]. 中华神经科杂志, 2022, 55(9): 931-949.

[5] LIN X, LEE M, BUCK O, et al. Diagnostic accuracy of T_1-weighted dynamic contrast-enhanced-MRI and DWI-ADC for differentiation of glioblastoma and primary CNS lymphoma[J]. AJNR Am J Neuroradiol. 2017, 38(3): 485-491.

[6] 邹兴雄, 卓丽华, 王艳菊, 等. 影像误诊为胶质瘤的中枢神经系统血管内大B细胞淋巴瘤一例[J]. 中国CT和MRI杂志, 2022, 20(10): 180-181.

[7] VAN CAUTER S, SEVERINO M, AMMENDOLA R, et al. Bilateral lesions of the basal ganglia and thalami (central grey matter)—pictorial review[J]. Neuroradiology, 2020, 62(12): 1565-1605.

[8] HEGDE AN, MOHAN S, LATH N, et al. Differential diagnosis for bilateral abnormalities of the basal ganglia and thalamus[J]. Radiographics, 2011, 31(1): 5-30.

[9] ZUCCOLI G, YANNES MP, NARDONE R, et al. Bilateral symmetrical basal ganglia and thalamic lesions in children: an update (2015)[J]. Neuroradiology, 2015, 57(10): 973-989.

[10] GUILLERMAN RP. The eye-of-the-tiger sign[J]. Radiology, 2000, 217(3): 895-896.

[11] MULROY E, BALINT B, ADAMS ME, et al. Animals in the Brain[J]. Movement Disorders Clinical Practice, 2019, 6(3): 189-198.

[12] LEVIN J, KURZ A, ARZBERGER T, et al. The differential diagnosis and treatment of atypical parkinsonism[J]. Deutsches Arzteblatt International, 2016, 113(5): 61-69.

[13] KUMAR G, GOYAL MK. Lentiform Fork sign: a unique MRI picture. Is metabolic acidosis responsible?[J]. Clinical Neurology and Neurosurgery, 2010, 112(9): 805-812.

[14] KIM D M, LEE I H, SONG C J. Uremic encephalopathy: MR imaging findings and clinical correlation[J]. American Journal of neuroradiology, 2016, 37(9): 1604-1609.

[15] 曹树刚, 牛世慧, 王嵘峰, 等. 表现为豆状核叉征的透析性失衡综合征一例[J]. 中华神经科杂志, 2016, 49(4): 312-313.

[16] 张岩岩, 李云芳, 王杏, 等. 单纯疱疹病毒性脑炎的CT及MRI表现[J]. 放射学实践, 2014, 29(03): 276-278.

[17] LIU H, DONG D. MRI of neurosyphilis with mesiotemporal lobe lesions of "knife-cut sign" on MRI: A case report and literature review[J]. Heliyon, 2023, 9(4): e14787.

[18] HATTORI Y, TAHARA S, YAMADA O, et al. Suprasellar hemangioblastoma with reversible edema-like change along the optic tract: A Case Report and Literature Review[J]. World Neurosurgery, 2018, 114: 187-193.

[19] 张爱军, 黄聪, 汪文胜, 等. 三脑室脊索样胶质瘤的MR征象分析及鉴别诊断[J]. 中国临床医学影像杂志, 2020, 31(9): 609-612.

[20] 施裕新, 张志勇, 万红燕, 等. 艾滋病合并新型隐球菌脑膜脑炎的影像学表现[J]. 放射学实践, 2009, 24(9): 935-938.

[21] VIEIRA MA, COSTA CH, RIBEIRO JC, et al. Soap bubble appearance in brain magnetic resonance imaging: cryptococcal meningoencephalitis[J]. Revista da Sociedade

Brasileira de Medicina Tropical，2013，46（5）：658-659.

［22］WARDLAW M J，SMITH E E，BIESSELS J G，et al. Neuroimaging standards for research into small vessel disease and its contribution to ageing and neurodegeneration[J]. Lancet Neurology，2013，12（8）：822-838.

［23］LYNCH M，PHAM W，SIINCLAIR B，et al. Perivascular spaces as a potential biomarker of Alzheimer's disease [J].

Front Neurosci，2022，16：1021131.

［24］BABY N，GILVAZ P，KURIAKOSE M A. White cerebellum sign: A poor prognostic sign[J]. Pediatric Neurology，2019，101：86-87.

［25］MACIEL B C，D'AMICO S R，GUPTA A. The reversal sign: An ominous imaging finding[J]. The Neurohospitalist，2015，5（4）：251-252.

第五章 丘脑病变

第一节 单侧病变

一、有占位效应的病变

【定义】

丘脑影像学显示实性或囊性肿块与斑片状病变，占据正常组织的位置，并使中线移位，压迫三脑室与侧脑室、邻近的脑组织。

【病理基础】

丘脑主要由灰质组成，与上丘脑和后丘脑一起位于背侧间脑，两个丘脑通过薄薄的丘脑间粘连穿过中线连接，该粘连也由灰质组成；被"Y"形内髓板分为前核、内侧核和外侧核群。丘脑由前后循环共同供血，主要分为后交通动脉的分支丘脑结节动脉，大脑后动脉 P1 段或者基底动脉分出的旁正中动脉，大脑后动脉 P2 段分出的脉络膜后动脉，丘脑膝状体动脉供血。丘脑可发生多种病变，部分病变具有占

位效应，最常见的占位性病变是星形细胞瘤，其他占位性病变包括淋巴瘤、转移瘤、活动期脱髓鞘、急性及亚急性期脑梗死、感染性病变等。

【征象描述】

丘脑单侧占位病变多为肿瘤性病变，如星形细胞瘤、转移瘤、淋巴瘤，丘脑也是高血压脑出血好发部位。

1. CT 表现　淋巴瘤在 CT 显示等或稍高密度病灶，周围水肿明显，占位效应较明显，由于血脑屏障破坏，中度 - 明显强化，强化均匀；星形细胞瘤与转移瘤均平扫表现为等或稍低密度，周围脑水肿明显，占位效应明显，增强后多不均匀强化，中心坏死、液化，内壁不光整（图 5-1-1）；丘脑出血急性期和亚急性期 CT 上显示为高密度，CT 值 50～90HU，周围不同程度脑水肿，占位效应与出血量相关；随时间延长，密度减低，10 天左右与脑组织相等，其后低于脑组织呈低密度，慢性期液化、囊变，呈脑腔隙表现。

2. MRI 表现　星形细胞瘤 WHO 分 I～IV 级，分

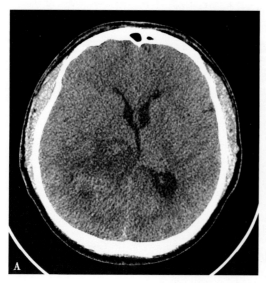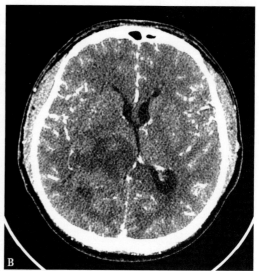

图 5-1-1　右侧丘脑弥漫性中线胶质瘤 CT 图像

头颅 CT 平扫及增强图像。A. 轴位平扫，右侧丘脑不均匀低密度占位病变，第三脑室受压；B. 轴位增强，显示右侧丘脑病变不均匀轻度强化。

级越高，恶性程度也越高，影像表现也有差异；常规MRI呈长 T_1、长 T_2 信号影，恶性程度越高，边界从清到不清，周边脑水肿从没有到明显，占位效应从轻到明显，DWI 信号逐渐增高，ADC 值逐渐降低，SWI 病变区域内微出血逐渐增多，坏死、囊变等表现逐渐增多，钙化少见；增强扫描逐渐强化明显，且越是恶性强化越明显，越不均匀（图 5-1-2）。转移瘤以多发病变较为常见，多位于脑皮质下，丘脑病变

单独存在少见，具有恶性肿瘤的特点，脑水肿、占位效应明显，强化明显，多不均匀。丘脑淋巴瘤多合并其他部位病变，呈多发分布，如基底节、邻近的脑组织等，由于淋巴瘤是富细胞肿瘤，T_2WI 呈等低信号，T_1WI 呈低信号，DWI 呈高信号，ADC 值降低，多小于 $1 \times 10^{-3} mm^2/s$，增强后强化较均匀，可有脐凹征、握拳征。脑脓肿的壁常光滑，无壁结节，DWI 脓液呈高信号，ADC 值降低，增强后呈环形强化。

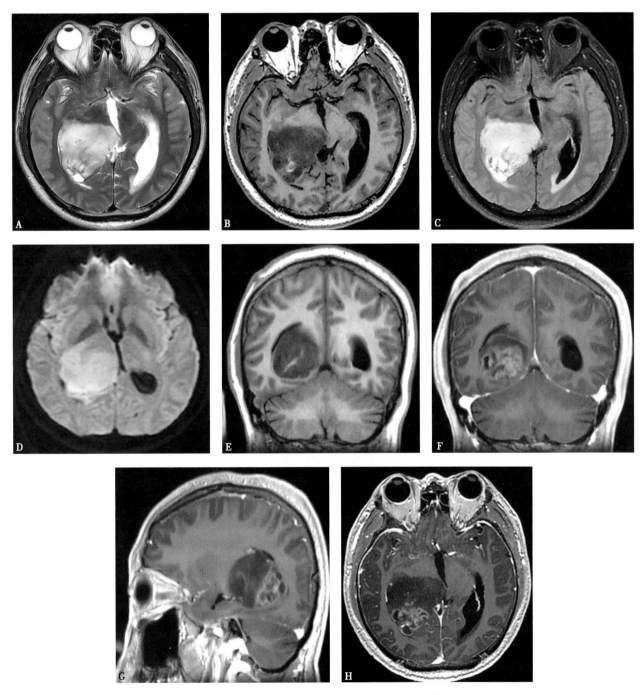

图 5-1-2　右侧丘脑弥漫性中线胶质瘤 MRI 图像

头颅 MRI 图像。A. 轴位 T_2WI；B. 轴位 T_1WI；C. 轴位 T_2 FLAIR；D. 轴位 DWI；E. 冠状位 T_1WI；F. 冠状位 T_1WI 增强；G. 矢状位 T_1WI 增强；H. 轴状位 T_1WI 增强。显示右侧丘脑肿块，呈 T_2WI 及 FLAIR 不均匀高信号，T_1WI 不均匀低信号，DWI 呈稍高及高信号，增强扫描不均匀明显强化，部分区域无强化，右侧侧脑室三角区及第三脑室受压变形。

【相关疾病】

丘脑最常见的占位性病变是星形细胞瘤,其他占位性病变包括淋巴瘤、转移瘤、感染性病变等,详见表5-1-1。

表5-1-1 丘脑有占位效应的病变

原发肿瘤	转移瘤	血管性疾病	感染性病变
胶质瘤、淋巴瘤	肺癌、乳癌、胃癌等转移	出血、动静脉畸形	化脓性细菌感染的脑脓肿,结核菌感染的肉芽肿等

【分析思路】

第一,根据CT、MRI表现,确定丘脑有无病变,是否占位性病变,是否单侧丘脑占位性病变。

第二,寻找单侧丘脑占位病变的CT、MRI特征,如病变的形态、大小、数目、分布、边缘、边界、密度/信号特点、强化特征(强化的均匀性、强化程度和强化曲线类型)、周边情况、功能影像特点和随访病灶变化趋势。

第三,丘脑占位病变的定性诊断流程。判断是肿瘤还是非肿瘤,肿瘤是良性还是恶性,恶性肿瘤是原发还是继发肿瘤(转移肿瘤);非肿瘤需结合临床特点、生化检查,区分是血管性病变还是感染性病变等,最后做出病理组织学的可能性推论。

第四,对病变进行临床评价,以期指导临床治疗方案,如肿瘤的范围、是否累及重要的脑结构,是否有脑脊液播散,是否引起脑疝,脑出血的容积、是否有扩大的风险等。

【疾病鉴别】

在诊断丘脑占位性病变时需结合多种影像学征象、临床信息及生化检查进行诊断和鉴别诊断。

1. 基于临床信息的丘脑单侧占位性病变鉴别诊断流程图见图5-1-3。

2. 丘脑单侧占位性病变的主要鉴别诊断要点见表5-1-2。

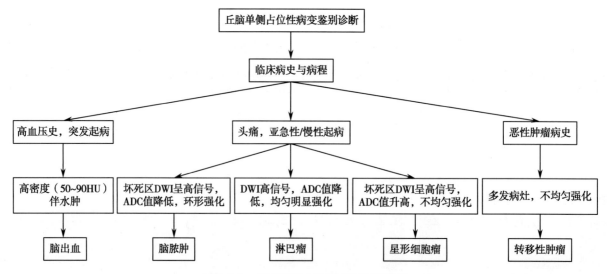

图5-1-3 丘脑单侧占位性病变鉴别诊断

表5-1-2 丘脑单侧占位性病变的主要鉴别诊断要点

疾病	典型影像特征	鉴别要点
星形细胞瘤	占位性病变,长T_1长T_2信号,边缘多较清,DWI不均匀高信号,ADC值多低于$1×10^{-3}mm^2/s$。高级别者增强不同程度强化,多不均匀,呈现皱折的花环征;中心坏死、液化和出血多见	多见坏死、液化;坏死的内壁不规则,强化不均匀,呈现皱折的花环征
淋巴瘤	CT表现为等或稍高密度,较均匀强化;MRI T_2WI和T_1WI呈低信号至等信号,DWI呈高信号,ADC值降低,脑水肿明显,可呈"火焰征";增强后多强化均匀,可有"脐凹征"、"握拳征";由于缺乏新生血管,PWI呈低灌注。MRS见典型恶性肿瘤谱线,特点是有宽大的脂质峰	T_2WI呈等低信号,强化均匀,PWI呈低灌注,MRS有宽大的脂质峰
转移瘤	常多发,出血、坏死、液化多见,边界多清楚,水肿明显;强化不均匀	全身肿瘤病史有助于鉴别诊断
出血	实质内出血在急性期和亚急性期CT呈高密度(CT值50~90HU),周围水肿较轻。可伴破入三脑室、侧脑室	多为突发起病,伴神经定位体征有助于鉴别
脑脓肿	CT表现为低密度,环形强化,内壁较光滑;MRI脓肿壁呈等及稍长T_2信号,脓液DWI呈高信号,ADC值降低,扩散受限,增强呈环形强化,内壁光滑	DWI脓液呈高信号,ADC值降低,扩散受限最具鉴别意义

二、无占位效应的病变

【定义】

丘脑病变在 CT、MRI 上表现为密度/信号、强化的异常，无占位效应。

【病理基础】

丘脑单侧无占位性病变以血管病变，脑梗死、血管畸形为常见，部分感染早期也无占位效应。高血压引起的脑部小动脉玻璃样变、动脉硬化性病变及纤维素样坏死等，丘脑供血的小穿支动脉粥样硬化、血管炎及遗传性疾病等也可导致小穿支动脉闭塞，发生缺血性梗死，梗死灶多为直径 0.2～15mm，呈多发性，小梗死灶仅稍大于血管管径。坏死组织被吸收后，可残留小囊腔。感染性病变早期轻微水肿，多没有占位改变。

【征象描述】

丘脑单侧非占位性病变以非肿瘤为主，以丘脑腔隙性脑梗死、病毒感染、血管畸形等多见，主要表现为：

1. **CT 表现** 丘脑梗死平扫呈类圆形低密度灶，边界清楚，大小 10～15mm，无明显占位表现，可多发。增强扫描，梗死后 3 天～1 个月可发生均匀或不规则形斑片状强化，第 2～3 周最明显，形成软化灶后不再强化，并难与其他原因所致的软化灶相鉴别（图 5-1-4）。病毒感染早期多为等或稍低密度，占位效应不明显，增强早期强化不明显，稍后期血脑屏障破坏后可有轻微斑片状强化；血管畸形可有动静脉畸形、静脉畸形、海绵状血管瘤，动静脉畸

形平扫呈等或稍高密度，无明显占位，合并出血后可有明显占位效应，增强后可见迂曲的血管团样强化，CTA 可见典型的畸形血管团、供应动脉与引流静脉；静脉畸形平扫易漏诊，增强后可见引流静脉扩大连接髓静脉增粗，呈"水蛇头征"；海绵状血管瘤多见钙化病灶，增强后病灶多无明显强化。

2. **MRI 表现** 丘脑梗死病灶呈长 T_1、长 T_2 信号，没有占位征象。MRI 对腔隙性脑梗死的检出比 CT 更敏感，能发现 CT 上难以显示的小病灶（<8mm），尤其是 DWI 检查更有利于检出早期腔隙性梗死灶，在常规 MRI 病灶信号改变不明显时，DWI 已呈高信号，ADC 值降低（图 5-1-5）。病毒感染早期多为稍长 T_1 长 T_2 信号，DWI 病灶无明显扩散受限，呈等或稍高信号，占位效应不明显，增强多不强化或有轻微斑片状强化；动静脉畸形 T_2WI 可见迂曲的流空血管，MRA 可见典型的畸形血管团、供应动脉，MRV 对显示引流静脉有优势。静脉畸形典型征象在 SWI 显示得较好；MRI 可检出微小海绵状血管瘤，T_2WI 见典型"铁环征"，中心血管结构呈高信号，周围含铁血黄素呈低信号，SWI 可检出 5mm 以下的微小海绵状血管瘤，呈低信号，增强多无强化。

【相关疾病】

丘脑单侧无占位病变多以非肿瘤常见，以缺血性血管性疾病、血管畸形、感染性病变多见，详见表 5-1-3。

【分析思路】

第一，根据 CT、MRI 表现，确定丘脑有无病变，有无占位效应，是否单侧丘脑病变。

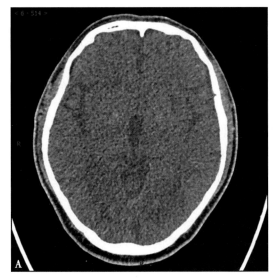
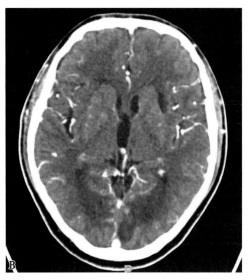

图 5-1-4　左侧丘脑腔隙性脑梗死 CT 图像

A. 轴位 CT 平扫，左侧丘脑斑片状稍低密度影；B. 轴位 CT 增强，右侧丘脑微小梗死灶，无明显强化。

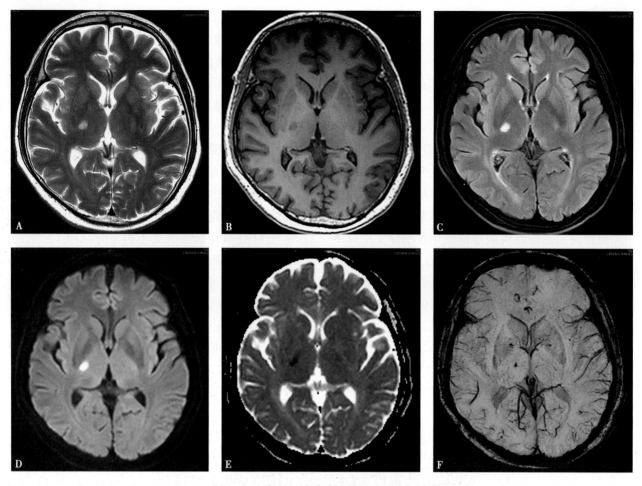

图 5-1-5　右侧丘脑腔隙性脑梗死 MRI 图像

A～F. 头颅 MRI 图像，依次为轴位 T₂WI、T₁WI、FLAIR、DWI、ADC 图像及 SWI 图像，显示右侧丘脑斑片状异常信号，呈 T₂WI、FLAIR 高信号，T₁WI 稍低信号，DWI 明显高信号，ADC 明显低信号，提示扩散受限；SWI 示腔隙性脑梗死对应区域无微出血征象。

表 5-1-3　丘脑单侧无占位病变

缺血性血管性疾病	血管畸形	感染性病变
腔隙性脑梗死、高血压微出血	动静脉畸形、静脉畸形、海绵状血管瘤	病毒感染：乙型脑炎、细菌、结核等

第二，寻找单侧丘脑无占位病变的 CT、MRI 特征，如病变的形态、大小、病变的数目、分布、边缘、边界、病变的密度 / 信号特点、强化特征（强化的均匀性、强化程度和强化曲线类型）、周边情况、图像后处理血管特点、功能影像特点和随访病灶变化趋势。

第三，丘脑无占位效应病变的定性诊断流程：是肿瘤还是非肿瘤，非肿瘤应结合临床特点、生化检查，区分是血管性病变（出血还是缺血、血管畸形

的类型）、感染性病变（细菌、病毒或其他）等，最后做出病理组织学的可能性推论。

第四，对病变进行临床评价，以期指导临床治疗方案，如脑梗死区域，有无重要脑结构累及，梗死的影像分期，有无缺血半暗带；感染病灶的数目和范围，其他重要脑区有无累及，血脑屏障破坏程度；血管畸形病灶大小，累及脑区等。

【疾病鉴别】

丘脑单侧无占位效应病变间需要鉴别，其鉴别要点如下：

1. 丘脑单侧无占位效应病变的鉴别诊断流程图见图 5-1-6。

2. 丘脑单侧无占位效应病变的鉴别诊断要点见表 5-1-4。

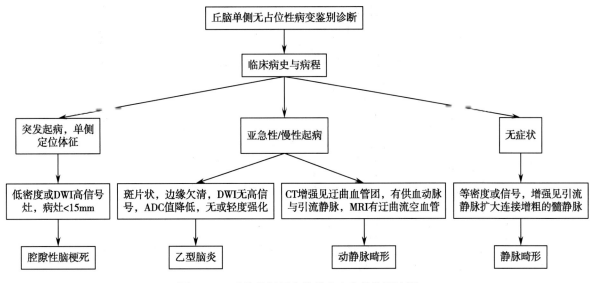

图 5-1-6　丘脑单侧无占位效应病变的鉴别诊断

表 5-1-4　丘脑单侧无占位效应病变的鉴别诊断要点

疾病	典型影像特征	鉴别要点
腔隙性脑梗死	穿支动脉闭塞,致 10～15mm 区域脑缺血坏死,MRI DWI 急性期呈高信号,扩散受限,可多个病灶融合,达 20mm 大小	结合临床急性起病,有神经定位体征以资鉴别
乙型脑炎	多累及单侧丘脑,可有多发病变,同时累及灰白质,CT 不敏感,MRI 病灶呈边缘不清的斑片影,DWI 无高信号,ADC 无扩散受限,增强强化不明显或轻度斑片状强化	急性或亚急性起病,灰质、白质同时受累,多灶病变,同时累及脑膜有助于鉴别
动静脉畸形	CT 平扫呈等或稍高密度,易漏诊,增强后可见迂曲的血管团,供血动脉与引流静脉。MRI 可见畸形血管团的迂曲流空血管,MRA 更有利于显示供血动脉、引流静脉的数量、来源,提供治疗决策信息	显示出迂曲的血管团,供血动脉与引流静脉可明确诊断
静脉畸形	CT 平扫易漏检,增强后可见引流静脉扩大连接增粗的髓静脉,呈"水蛇头"征;静脉畸形典型征象在 SWI 显示得较好	影像显示引流静脉扩大连接增粗的髓静脉有助于鉴别

三、负占位效应的病变

【定义】

丘脑区域病变,引起丘脑萎缩,侧脑室或三脑室扩大。

【病理基础】

丘脑单侧负占位效应病变引起丘脑组织萎缩,体积缩小,牵拉周围结构向病变侧移位,以脑出血、脑梗死后脑软化,形成腔隙病灶,或感染病变愈合后瘢痕形成多见,也可见于丘脑肿瘤术后,组织容积减少所致。

【征象描述】

丘脑单侧负占位效应病变以血管性病变(出血或缺血病变)多见,出血或缺血组织坏死、液化,引起负占位效应,主要表现为:

1. CT 表现　丘脑出血或梗死后 4 周左右,坏

死组织液化,形成脑脊液样低密度软化灶,周围胶质瘢痕形成,体积收缩,出现病灶附近脑室扩大、脑沟、脑池增宽等局部萎缩性变化(图 5-1-7),CT 不能区分脑腔隙病灶的原因是出血还是缺血。

2. MRI 表现　丘脑出血或梗死后慢性期,出血或梗死组织液化,呈长 T_1 长 T_2 信号,T_2FLAIR 可显示周围胶质组织增生,T_2WI 可见病灶周围含铁血黄素沉积的低信号区,以 GRE 或 SWI 序列显示得更明显;病变区域丘脑萎缩,邻近脑室扩大、脑沟、脑池增宽等局部萎缩性变化,不需要增强亦可明确诊断,显示病变的转归过程(图 5-1-8)。

【相关疾病】

丘脑单侧负占位病变多以病变的慢性期改变常见,以血管性疾病、感染性病变或术后改变多见,详见表 5-1-5。

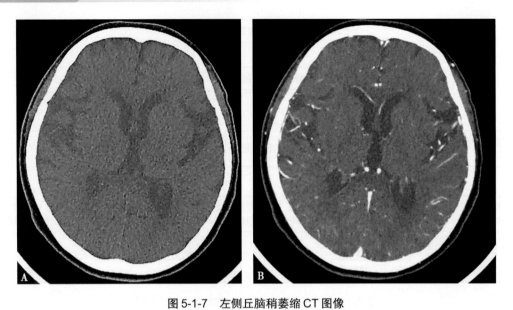

图 5-1-7 左侧丘脑稍萎缩 CT 图像

A. 轴位 CT 平扫，B. 轴位 CT 增强，左侧丘脑微小软化灶，无明显强化灶，邻近脑组织稍萎缩。

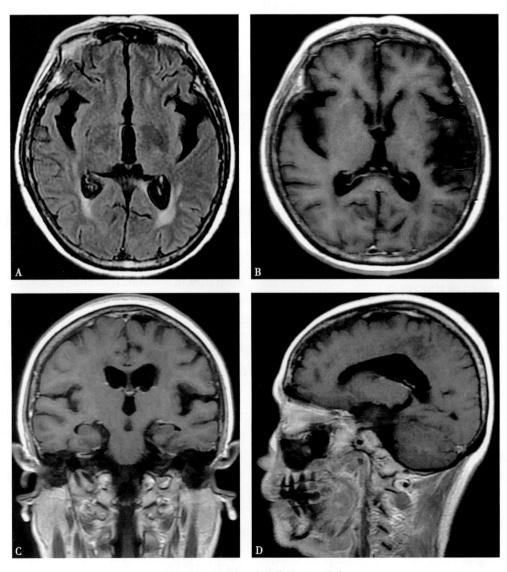

图 5-1-8 左侧丘脑稍萎缩 MRI 图像

头颅 MRI 图像。A. 轴位 T$_2$FLAIR；B. 轴位 T$_1$WI；C. 冠状位 T$_1$WI；D. 矢状位 T$_1$WI。左侧丘脑区稍萎缩，邻近脑室扩大，外侧裂增宽。

表 5-1-5　丘脑单侧负占位病变

血管性疾病	感染性病变	术后改变
脑出血或脑梗死慢性期表现	细菌、结核、病毒性脑炎的后遗表现	丘脑肿瘤、创伤术后表现

【分析思路】

第一，根据 CT、MRI 表现，确定丘脑有无病变，有无占位效应，是否单侧负占位效应病变。

第二，寻找单侧丘脑负占位效应病变的 CT、MRI 特征，如病变的形态、大小、病变的数目、分布、边缘、边界、病变的密度/信号特点、强化特征（强化的均匀性、强化程度和强化曲线类型）、周边情况、图像后处理血管特点、功能影像特点和随访病灶变化趋势。

第三，丘脑负占位效应病变的定性诊断流程：是肿瘤还是非肿瘤，非肿瘤应结合临床特点、生化检查，区分是血管性病变（出血还是缺血、血管畸形的类型）、感染性病变（细菌、病毒或其他）等后遗改变，最后做出病理组织学的可能性推论。

第四，对病变进行临床评价，以期指导临床治疗方案，如脑软化区域，有无重要脑结构受累等。

【疾病鉴别】

丘脑单侧负占位效应病变间需要鉴别的不多，表现多典型，多不需要鉴别。

（吕发金）

第二节　双侧病变

一、有占位效应的病变

【定义】

双侧丘脑部位影像学显示异常的密度或信号，有占位效应。

【病理基础】

丘脑是产生意识的核心器官，负责中继来源于大脑皮层的感觉和运动神经的信号，调节意识和睡眠。丘脑起源于胚胎间脑，是间脑中最大的卵圆形灰质核团，位于第三脑室的两侧，左、右丘脑借灰质团块（中间块）相连。丘脑的主要滋养血管为大脑后动脉的穿孔分支和后交通动脉。丘脑静脉收集丘脑的静脉引流，血液流经大脑内静脉和基底静脉后汇入直窦。

【征象描述】

MRI 是评估丘脑病变首选的影像学方法，在患者出现意识障碍和急性发作的情况下，CT 是常用的检查方法。大脑深静脉血栓形成的直接征象为受累静脉血流消失，间接征象为双侧丘脑、基底节区对称性的水肿、梗死甚至出血。急性高血压危象表现为双侧基底节区、尾状核、丘脑、脑干和脑白质的水肿。丘脑的胶质瘤通常表现为受累部位体积增大、坏死密度/信号不均匀；原发性中枢神经系统淋巴瘤可表现为局灶性或浸润性病变，位于大脑半球、基底节、丘脑、小脑和脑干，可累及并跨越胼胝体。急性播散性脑脊髓炎表现为累及白质、基底节区和丘脑的水肿，急性期呈环状或结节状强化。急性坏死性脑病表现为婴幼儿急性感染后引起的丘脑、基底节、大脑和小脑、脑干多发、对称的急性病灶。线粒体脑肌病表现为可累及丘脑的对称性、不对应大动脉分布区的白质水肿。癫痫持续状态可以表现为患者的海马、丘脑和大脑皮层的水肿和弥散受限。

1. CT 表现　丘脑占位性病变 CT 平扫可表现不同密度。大脑深静脉血栓形成表现为深静脉的密度增高，CT 静脉造影示深静脉内充盈缺损、脑表面静脉窦广泛扩张、双侧基底节和丘脑的对称性水肿、出血。高血压危象表现为双侧受累部位的脑水肿和密度减低。丘脑胶质瘤通常呈等密度或稍高密度，多表现为边界清楚、椭圆形肿块影，晚期累及邻近实质，脑积水。原发性中枢神经系统淋巴瘤可呈等或稍高密度，表现为分叶状、双侧对称或非对称的肿块，常沿室管膜表面延伸，周围多伴水肿。急性坏死性脑病表现为对称性低密度，增强后环形强化；1 周后，丘脑病变表现为花瓣状低密度区中出现高密度出血灶。

2. MRI 表现　T_1WI 异常高信号对钙化和出血的诊断很有意义，大部分病变在 T_2WI 信号增高，T_2WI 对于发现丘脑病变及基底节区的灰质核团的受累非常重要，病变合并坏死、囊变通常呈 T_1WI 低信号、T_2WI 高信号，出血通常在 T_1WI、T_2WI 均呈高信号，SWI 呈极低信号。DWI 对于急性期梗死、肿瘤性病变和脑炎的细胞毒性水肿的诊断非常敏感。MRS 发现乳酸峰有利于 MELAS 诊断，也有助于感染和肿瘤性病变的鉴别诊断。丘脑常见的各类有占位效应的病变包括如血管病（图 5-2-1、图 5-2-2）、肿瘤性病变（图 5-2-3～图 5-2-5）、炎性病变（图 5-2-6）、代谢性病变（图 5-2-7～图 5-2-9）以及其他病变（图 5-2-10、图 5-2-11）。

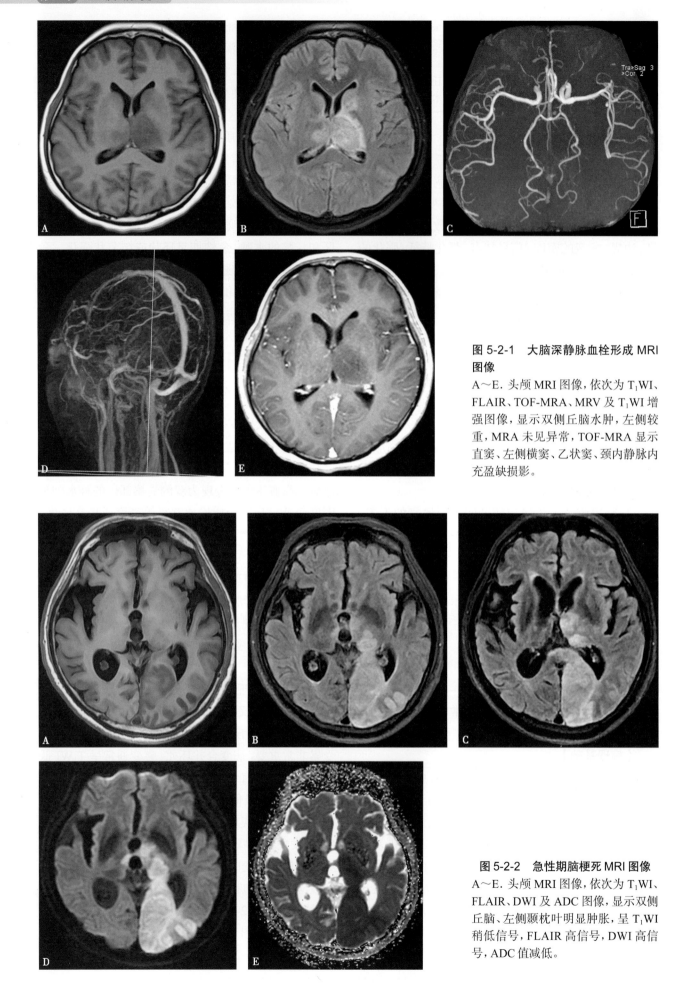

图 5-2-1 大脑深静脉血栓形成 MRI 图像

A～E. 头颅 MRI 图像，依次为 T₁WI、FLAIR、TOF-MRA、MRV 及 T₁WI 增强图像，显示双侧丘脑水肿，左侧较重，MRA 未见异常，TOF-MRA 显示直窦、左侧横窦、乙状窦、颈内静脉内充盈缺损影。

图 5-2-2 急性期脑梗死 MRI 图像

A～E. 头颅 MRI 图像，依次为 T₁WI、FLAIR、DWI 及 ADC 图像，显示双侧丘脑、左侧颞枕叶明显肿胀，呈 T₁WI 稍低信号，FLAIR 高信号，DWI 高信号，ADC 值减低。

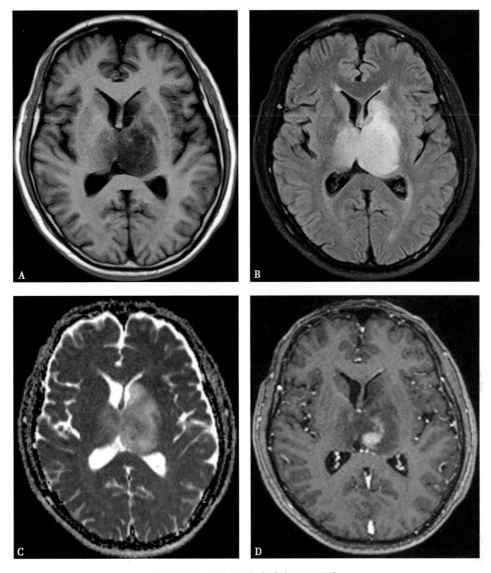

图 5-2-3 双侧丘脑胶质瘤 MRI 图像

A～D. 头颅 MRI 图像，依次为 T_1WI、FLAIR、ADC 及 T_1WI 增强图像，显示双侧丘脑肿胀并信号异常，呈 T_1WI 低信号，FLAIR 高信号，ADC 图示左侧丘脑内小灶状弥散受限区，增强扫描可见左侧丘脑不均匀性强化。

【相关疾病】

双侧丘脑对称性病变提示为血管性、肿瘤、炎症/感染和遗传代谢和中毒性等疾病，需要根据患者的病史、影像学特点和有无丘脑外病变、临床及实验室检查缩小诊断范围。其中具有占位效应的病变包括如下：

①急性期血管性病变，如：急性高血压危象（恶性高血压）、大脑深静脉血栓形成；②肿瘤性病变，如：脑胶质瘤、生殖细胞瘤、畸胎瘤、原发性中枢神经系统淋巴瘤（PCNSL）；③炎症/感染性病变，如：ADEM、急性坏死性脑病、日本脑炎、黄病毒脑炎等；④遗传代谢性和中毒性病变，如：MELAS，氨基酸和尿素循环代谢紊乱、癫痫发作、一氧化碳中毒急性期等。详见表 5-2-1。

表 5-2-1 双侧丘脑占位性病变

血管性病变	肿瘤性病变	炎症/感染性病变	代谢性疾病/中毒
深静脉性血栓形成	胶质瘤	ADEM	MELAS
急性高血压危象	原发性中枢神经系统淋巴瘤（PCNSL）	急性坏死性脑病	氨基酸和尿素循环代谢紊乱
动脉闭塞/脑梗死	转移瘤	日本脑炎（黄病毒脑炎）	血糖异常
			癫痫发作
		进行性多发性白质脑病	一氧化碳中毒

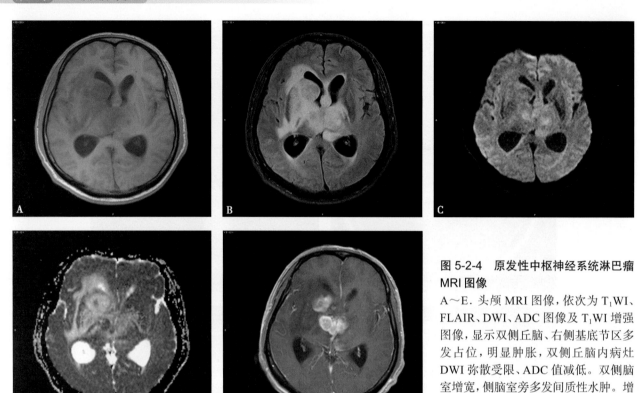

图 5-2-4 原发性中枢神经系统淋巴瘤 MRI 图像

A～E. 头颅 MRI 图像，依次为 T_1WI、FLAIR、DWI、ADC 图像及 T_1WI 增强图像，显示双侧丘脑、右侧基底节区多发占位，明显肿胀，双侧丘脑内病灶 DWI 弥散受限、ADC 值减低。双侧脑室增宽，侧脑室旁多发间质性水肿。增强扫描示右侧基底节区、双侧丘脑内多发结节样不均匀强化。

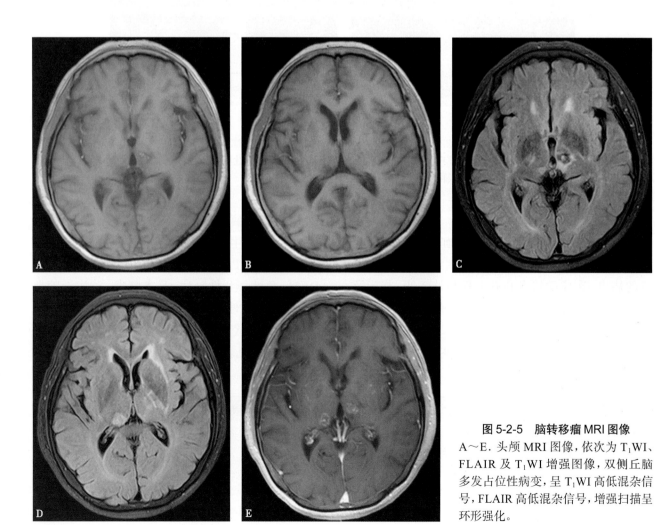

图 5-2-5 脑转移瘤 MRI 图像

A～E. 头颅 MRI 图像，依次为 T_1WI、FLAIR 及 T_1WI 增强图像，双侧丘脑多发占位性病变，呈 T_1WI 高低混杂信号，FLAIR 高低混杂信号，增强扫描呈环形强化。

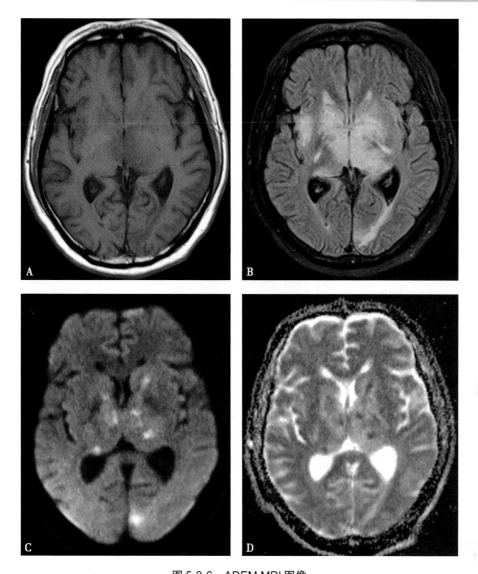

图 5-2-6 　ADEM MRI 图像

A～D. 头颅 MRI 图像，依次为 T_1WI、FLAIR、DWI 及 ADC 图像，右侧岛叶、双侧基底节区、双侧丘脑肿胀，呈多发长 T_1、FLAIR 高信号，其中见多发小灶状 DWI 弥散受限 ADC 值减低。

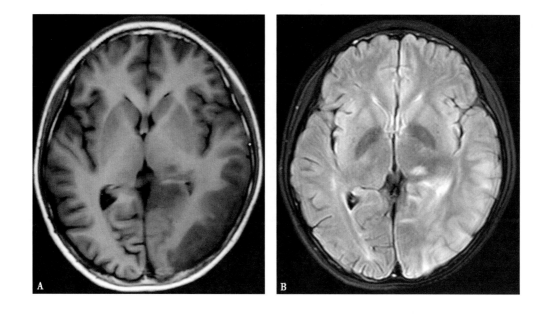

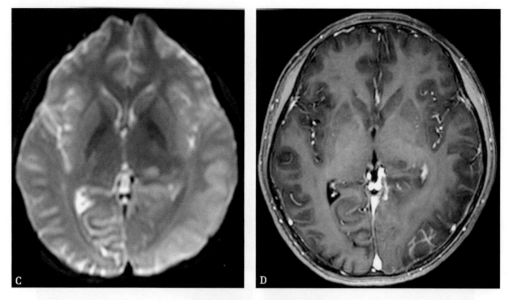

图 5-2-7 MELAS MRI 图像

A~D. 头颅 MRI 图像,依次为 T_1WI、FLAIR、ADC 图像及 T_1WI 增强图像,左侧丘脑、左枕颞叶脑组织肿胀,T_2FLAIR 信号稍增,病灶 ADC 值增高,增强扫描示病灶周围柔脑膜稍增厚强化。

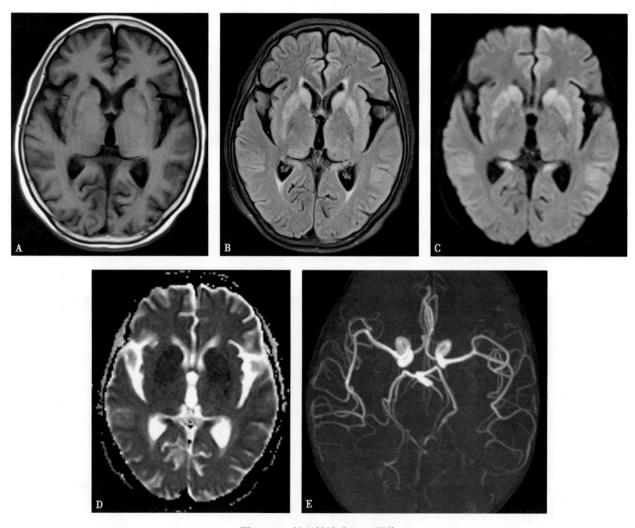

图 5-2-8 低血糖脑病 MRI 图像

A~E. 头颅 MRI 图像,依次为 T_1WI、FLAIR、DWI、ADC 及 TOF-MRA 图像,显示双侧基底节区的尾状核头、壳核、右背侧丘脑多发水肿,呈 T_1WI 稍低信号,FLAIR 稍高信号,DWI 弥散受限,ADC 值减低,TOF-MRA 未见异常。

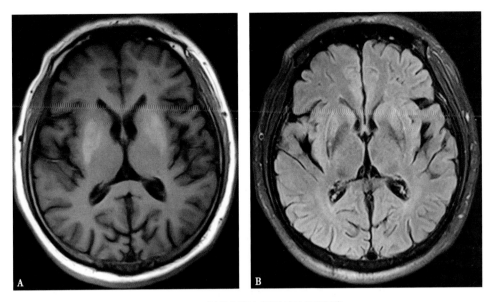

图 5-2-9　非酮症高血糖脑病 MRI 图像

A～B. 头颅 MRI 图像，依次为 T_1WI、FLAIR 图像，显示双侧纹状体短 T_1WI、FLAIR 混杂信号影。

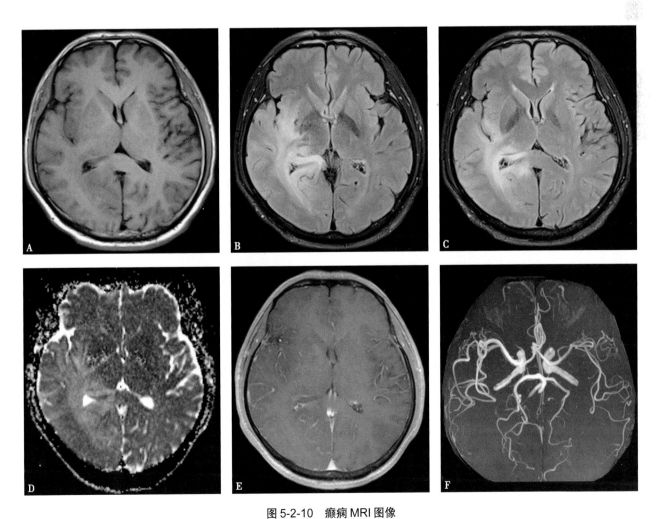

图 5-2-10　癫痫 MRI 图像

A～F. 头颅 MRI 图像，依次为 T_1WI、FLAIR、DWI、ADC 图、TOF-MRA 及 T_1WI 增强图像，显示右侧颞叶、岛叶、海马多发水肿，累及右侧背侧丘脑，ADC 值增高，增强后病灶周围柔脑膜轻度强化。TOF-MRA 示病灶供血动脉稍扩张增粗。

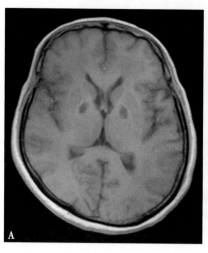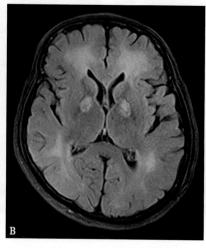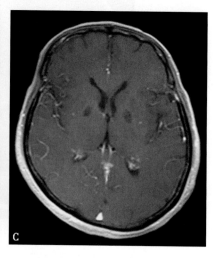

图 5-2-11 CO 中毒 MRI 图像

A~C. 头颅 MRI 图像,依次为 T_1WI、FLAIR 及 T_1WI 增强图像,显示双侧苍白球异常信号影,呈 T_1WI 低信号,FLAIR 高信号,增强扫描未见明显异常强化,双侧丘脑无受累。

【分析思路】

双侧丘脑占位性病变分析思路如下:

第一,双侧丘脑占位性病变的检出。CT 检查对钙化和出血病变有诊断价值,病变较小时 CT 可能遗漏病变,建议首选 MRI 检查。增强检查有助于观察病变的强化特征和其他脑及脑膜的强化病变。DWI 对发现急性期血管性病变、肿瘤性病变、缺氧低血糖等造成的细胞毒性水肿更为敏感,MRS 有助于 MELAS、缺氧缺血、肿瘤等病变的鉴别诊断。CTA、MRA 及 CTV、MRV 对观察静脉性梗死和动脉性梗死的病变,有助于鉴别诊断。合理应用各种影像学检查手段,可缩小鉴别诊断范围。

第二,检出病变后需重点观察病变累及的部位。在大多数情况下,基底节和丘脑同时受累,如缺氧、炎症/感染、淋巴瘤等病变,代谢性或系统性疾病多合并双侧豆状核、尾状核受累。累及丘脑但不累及基底节区的病变相对较少见,如黄病毒脑炎、原发性双侧丘脑胶质瘤等。对于血管性病变,同时发生丘脑和基底节区病变均为静脉性梗死,而基底动脉或大脑后动脉梗死一般累及丘脑及颞枕叶皮质;感染和肿瘤性病变可以累及邻近脑实质或脑膜等部位。

第三,双侧丘脑占位性病变鉴别诊断的范围包括:血管性疾病、肿瘤、炎症感染、代谢性中毒性疾病,结合患者的临床病史、临床症状及体征、实验室检查、有无丘脑外病变影像学检查等临床资料,可缩小鉴别诊断范围。诊断医师应该综合临床、影像、实验室检查等结果,也注意到脑部其他部位如脑皮层、白质、脑干的病变以及结合 DWI、MRS、MRA、MRV 的病变特征,有利于鉴别诊断。

【疾病鉴别】

在诊断双侧丘脑占位性病变时需结合多种影像学特征、临床信息及实验室检查进行诊断和鉴别诊断。

1. 基于临床信息的鉴别诊断流程图见图 5-2-12。

2. 双侧丘脑占位性病变的主要鉴别诊断要点见表 5-2-2。

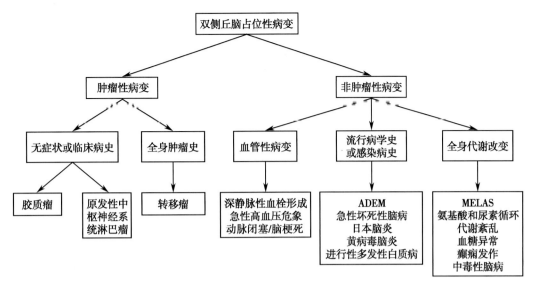

图 5-2-12　双侧丘脑占位性病变鉴别诊断流程图

表 5-2-2　双侧丘脑占位性病变的主要鉴别诊断要点

疾病	典型影像特征	鉴别要点	主要伴随征象
深静脉性血栓形成	双侧丘脑水肿,急性期伴有占位效应和弥散受限,伴或不伴出血,病变与动脉供血范围不一致。CTV、MRV显示静脉窦内充盈缺损	可发生于各年龄段,以中青年为主,患者常有高凝因素,深静脉系统闭塞,多为慢性起病	伴或不伴出血,伴或不伴强化
急性高血压危象	双侧基底节区、尾状核、丘脑和脑干、脑白质弥漫性水肿	急性重度高血压引起的头痛、视力障碍、恶心、呕吐等	DWI弥散受限
脑梗死(超急性期-亚急性期)	由于受累的大、中或小动脉闭塞性血管炎引起的脑梗死,超急性期至亚急性期早期受累范围内的脑水肿和占位效应	好发于中老年人,多为卒中样起病,结合实验室检查有助于诊断。基底动脉尖或Percheron动脉闭塞引起丘脑水肿、弥散受限	缺血性梗死、细胞毒性水肿
胶质瘤	边界不清的占位性病变,密度或信号均匀/不均匀,可伴有出血、坏死,强化或不强化	MRS可见Cho峰明显升高,NAA峰显著降低,可见Lip波	可能累及基底节区、脑干和小脑
原发中枢神经系统淋巴瘤	PCNSL位于大脑半球、基底节、丘脑、小脑和脑干中,可以累及胼胝体。弥散性软脑膜和硬脑膜强化是淋巴瘤的少见特征	免疫正常或低下患者均可见,病变呈等密度或高密度,弥散受限,可表现为均匀强化	MRS:Cho峰升高,Lip峰显著升高
转移瘤	可以出现在颅脑的各个部位,灰白质交界处,结节样或环状强化,周围常伴有T_2高信号水肿	好发于中老年颅外原发性肿瘤转移,常见原发肿瘤包括:肺癌、乳腺癌等	伴或不伴出血、囊肿或钙化
ADEM	出现在大脑白质、表浅及深部灰质水肿及脱髓鞘	可有细胞毒性或血管源性水肿	可能伴弥散受限
急性坏死性脑病	双侧丘脑水肿或伴出血信号/密度,伴弥散受限	双侧丘脑出血性坏死	伴大脑其他部位白质、表浅及深部灰质水肿
日本脑炎(黄病毒脑炎)	以白质为主,脑干并双侧丘脑、基底节水肿	血管炎并脑炎和水肿,少见出血及坏死,可有脑膜炎	可伴弥散受限或强化,可有脑膜强化,可有脑膜炎
进行性多发性脑白质病	脑白质(弓形U形纤维)中单发或多发局灶性水肿,可能累及丘脑和基底节区灰质结构,急性期可有弥散受限	主要累及免疫抑制的患者,JC病毒感染有关,表现为进行性发展的脱髓鞘病变	伴或不伴脑皮质受累,伴或不伴轻度占位效应

疾病	典型影像特征	鉴别要点	主要伴随征象
MELAS	通常为后部脑区，可能累及丘脑和基底节区的对称性、不对应大动脉分布区的大脑和小脑皮质和皮质下白质高信号	具有"此消彼长、游走多变"的特点，不限于脑动脉支配区，MRA无异常	可伴有弥散受限，MRS出现高大乳酸峰
氨基酸和尿酸循环代谢障碍	大脑或小脑白质水肿，可能伴有丘脑或基底节区、脑干水肿	与影响线粒体功能酶缺陷有关的常染色体遗传，导致代谢产物的累及，线粒体功能障碍、酮症酸中毒或高氨血症及髓鞘形成障碍	在代偿性酮症中毒和缺血时弥散受限
低血糖	脑内皮质、海马、基底节、桥脑内单侧或双侧的脑水肿，病变不对应动脉供血区	病因可能为使用胰岛素或糖尿病患者使用药物、胰岛素分泌肿瘤、Addison病、严重的脓毒血症、肝肾功能衰竭	可能广泛脑水肿、伴脑萎缩，DWI可显示弥散受限
非酮症高血糖	单侧或双侧尾状核和壳核或丘脑底核水肿	可发生在血糖控制不佳的2型糖尿病患者，DWI可显示弥散受限	可能伴有弥漫性脑水肿和中枢性脑疝、脑梗死
癫痫发作	海马、丘脑和大脑皮质的弥散受限，可见上述部位信号异常和脑部肿胀	发生在癫痫持续、全身性癫痫和发热性惊厥的患者	可伴有一过性的弥散受限，可累及双侧或单侧
一氧化碳中毒	基底节区苍白球的信号异常，DWI显示急性坏死的弥散受限	双侧基底节区累及壳核和苍白球的坏死	可伴或不伴强化，DWI可以显示急性坏的弥散受限

二、无占位效应的病变

【定义】

双侧丘脑部位影像学显示密度或信号异常，但无占位效应。

【病理基础】

病理基础参见第159页"一、有占位效应的病变"。

【征象描述】

双侧丘脑的非占位性病变在不同疾病中的表现不同：基底动脉尖综合征 TOBS 主要表现为双侧丘脑、中脑、小脑、枕叶、颞叶同时发生两个以上部位的缺血区高信号，DWI 弥散受限，MRA、CTA 显示基底动脉尖栓子。Percheron 动脉血栓主要表现为丘脑和中脑旁中央区梗死，典型的表现为丘脑旁正中对称的 DWI 高信号及中脑的"V"征。颅内多动脉炎可能引起动脉狭窄和狭窄后扩张，可见双侧多发累及大脑和小脑的梗死灶。CADASIL 可能出现中小动脉血管病变，表现为皮质下和脑室周围白质、基底节、丘脑和脑干的缺血灶和微出血灶。利氏病表现为双侧基底节区、丘脑及脑干水肿，急性期弥散受限。Fabry 病表现为双侧丘脑枕部 T_1WI 高信号和 T_2WI 低信号。神经节苷脂贮积病（婴儿型）表现为双侧丘脑的高密度和丘脑腹侧 DWI 弥散受限。克拉伯病表现为丘脑、基底节区高密度和 T_1WI 高信号。Wilson 病主要表现为基底节和丘脑密度减低，MRI 显示病变区 T_2WI 高信号，大脑、小脑和脑干进行性萎缩。Fahr 病表现为基底节、齿状核和脑白质中多发钙化。脑桥及桥外髓鞘溶解症主要累及脑桥、基底节和白质水肿，少见累及丘脑。PRES 中央变异型主要表现为可逆性的双侧顶枕叶白质水肿，可以累及脑干和基底区、丘脑和脑室周围白质。韦尼克脑病主要累及丘脑内侧和中脑后部水肿，多呈双侧对称分布。CJD 朊蛋白感染主要累及部位为双侧皮层-纹状体-脊髓，表现为"曲棍球征"。乙脑及黄病毒感染、西尼罗河脑炎主要累及双侧基底节区及丘脑。

1. CT 表现 大部分病变表现为双侧丘脑的 CT 低密度影。Fahr 病显示为双侧丘脑及基底节区、齿状核和脑白质的多发钙化。神经节苷脂贮积病（婴儿型）和克拉伯病表现为双侧丘脑的高密度病灶，脑炎合并出血时为高密度，可以帮助鉴别诊断。

2. MRI 表现 T_2WI 对双侧丘脑的深部核团病变有重要诊断价值，多数病变急性期表现为 T_2WI 高信号病变（图5-2-13、图5-2-14），T_1WI 高信号和 T_2WI 低信号对 Fabry 病诊断有意义（图5-2-15）。DWI 对发现 PRES 中央变异型（图5-2-16）、韦尼克脑病（图5-2-17）、CJD（图5-2-18）、血管性和代谢性病变（图5-2-19、图5-2-20）的急性期水肿有重要意义，MRS 有利于诊断线粒体病脑病，SWI 有助于检出 CADASIL 的微出血灶（图5-2-21）。

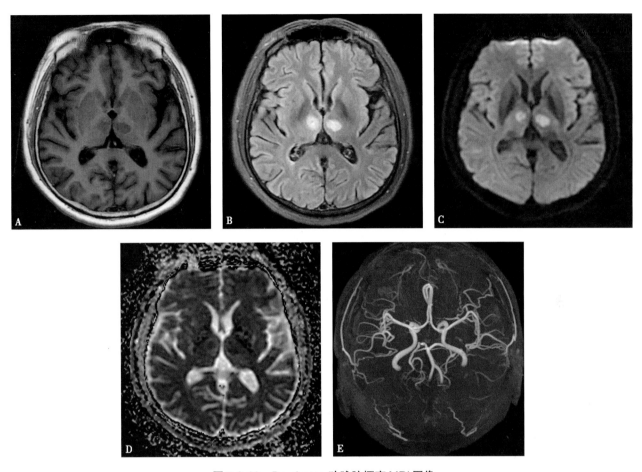

图 5-2-13　Percheron 动脉脑梗塞 MRI 图像

A～E. 头颅 MRI 图像，依次为 T_1WI、FLAIR、DWI、ADC 及 TOF-MRA 图像，显示双侧丘脑区域对称性分布的异常信号影，呈 T_1WI 低信号，FLAIR 高信号，DWI 弥散受限呈高信号，ADC 值减低，TOF-MRA 示右侧 PCA 可疑发出 Percheron 动脉。

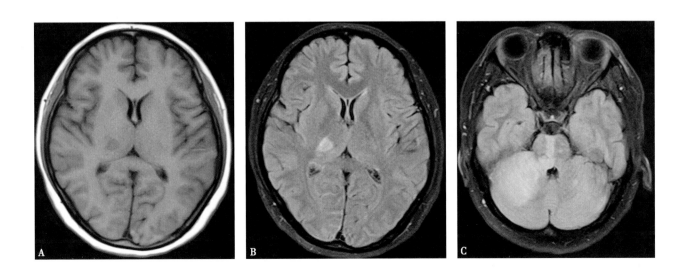

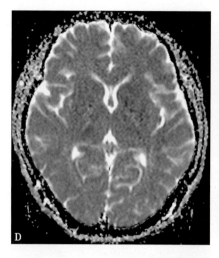
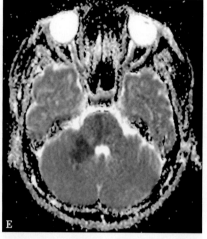
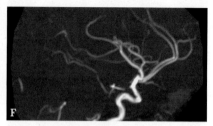

图 5-2-14　基底动脉尖综合征 MRI 图像

A～F. 头颅 MRI 图像，依次为 T_1WI、FLAIR、ADC 图及 TOF-MRA 图像，显示右侧丘脑、桥脑及右侧小脑半球异常信号影，呈 T_1WI 低信号，FLAIR 高信号，病灶 ADC 值减低，TOF-MRA 示右侧小脑上动脉和基底动脉闭塞。

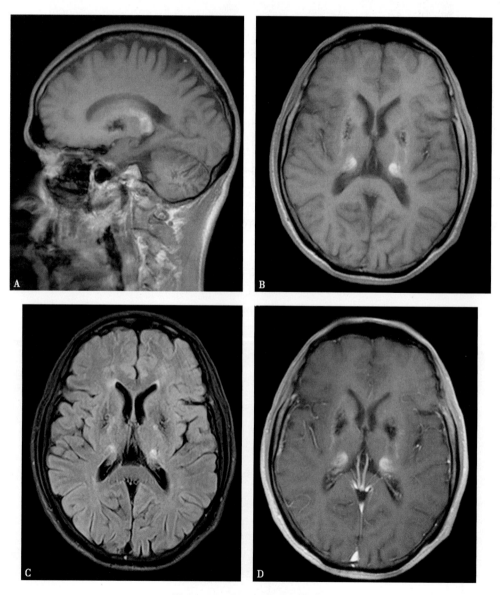

图 5-2-15　Fabry 病 MRI 图像

A～D. 头颅 MRI 图像，依次为 T_1WI、FLAIR 及 T_1WI 增强图像，显示双侧丘脑枕部斑片状异常信号影，呈对称分布的 T_1WI 高信号，FLAIR 高信号，增强扫描未见强化。

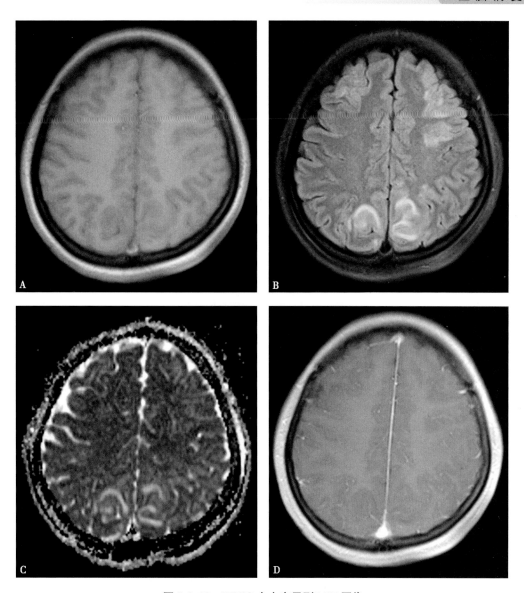

图 5-2-16 PRES 中央变异型 MRI 图像
A～D. 头颅 MRI 图像，依次为 T_1WI、FLAIR、ADC 图及 T_1WI 增强图像，显示双侧顶枕叶皮层下白质非对称性异常信号影，呈 T1WI 稍低信号，FLAIR 高信号，ADC 值减低，增强扫描未见明显异常强化。

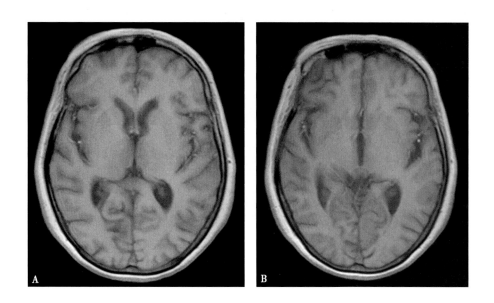

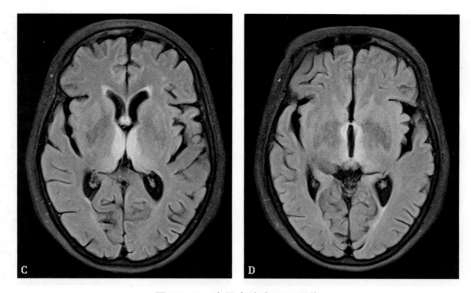

图 5-2-17 韦尼克脑病 MRI 图像

A～D. 头颅 MRI 图像，依次为 T₁WI、FLAIR 图像，显示双侧丘脑、三脑室周围呈对称性分布的异常信号影，呈 T₁WI 稍低信号，FLAIR 高信号。

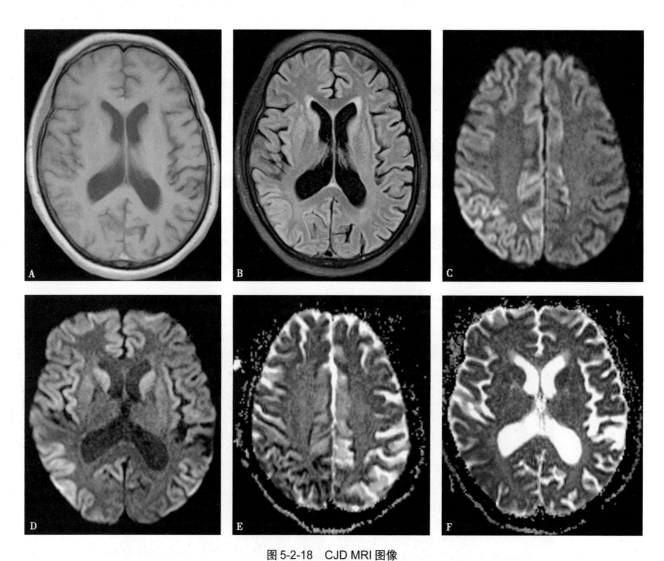

图 5-2-18 CJD MRI 图像

A～F. 头颅 MRI 图像，依次为 T₁WI、FLAIR、DWI 图及 ADC 图像，显示双侧大脑半球皮层、双侧基底节尾状核头及壳核区域对称分布的异常信号影，呈 T₁WI 稍低信号，T₂WI 稍高信号，DWI 弥散受限，ADC 值减低。

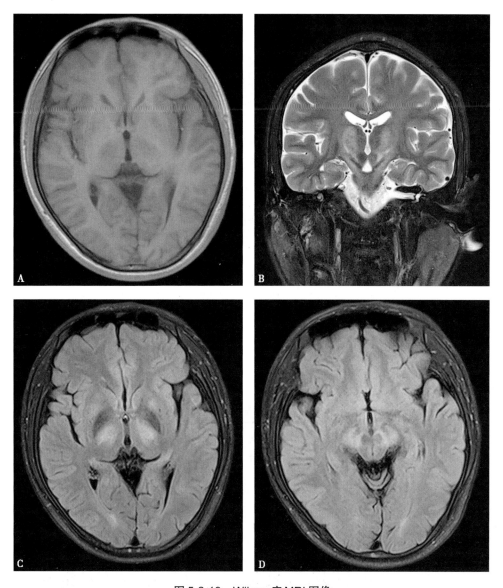

图 5-2-19　Wilson 病 MRI 图像
A~D. 头颅 MRI 图像，依次为 T₁WI、T₂WI、FLAIR 图像。显示双侧丘脑、基底节区域对称性分布异常信号影，呈 T₁WI 低信号，T₂WI 高信号。中脑区域可见"熊猫眼"征。

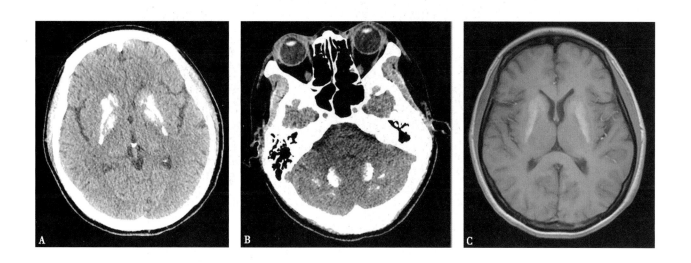

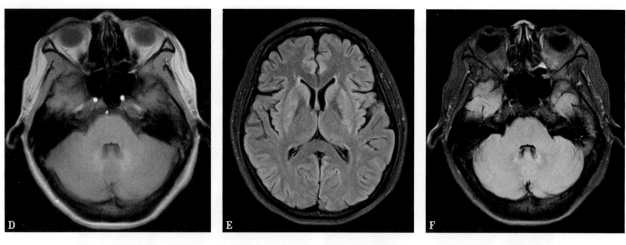

图 5-2-20　Fahr 病 CT、MRI 图像

A～B. 头颅 CT 图像，显示双侧基底节区域、小脑齿状核对称性分布多发钙化灶。C～F. 头颅 MRI 图像，依次为 T_1WI 及 FLAIR 图像。显示双侧基底节区域、小脑齿状核对称性分布的钙化灶呈短 T_1WI、混杂 T_2WI 信号。

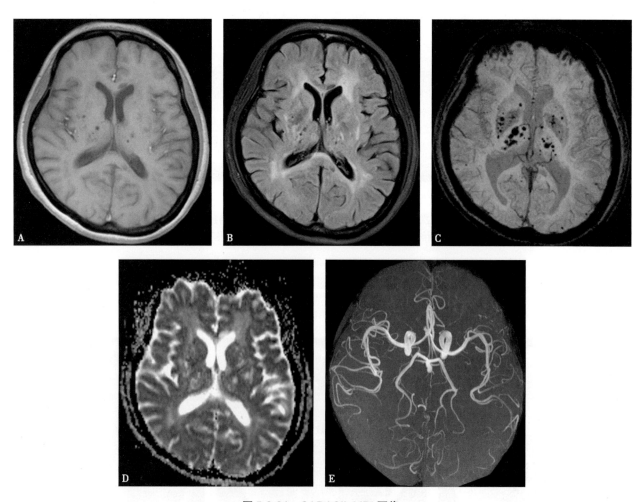

图 5-2-21　CADASIL MRI 图像

A～E. 头颅 MRI 图像，依次为 T_1WI、FLAIR、SWI、ADC、TOF-MRA 图像，显示双侧基底节、侧脑室旁、外囊及双侧丘脑多发白质高信号和 VR 间隙，T_1WI 稍低信号，FLAIR 稍高信号，SWI 示双侧基底节区、丘脑多发微出血灶，ADC 值增高，TOF-MRA 示颅内大动脉未见明显狭窄。

【相关疾病】

双侧丘脑对称性病变提示为血管性、肿瘤、炎症/感染、遗传和获得代谢疾病、中毒性等疾病，需要根据患者的病史、影像学特点和有无丘脑外病变、临床及实验室检查缩小诊断范围。其中非占位性病变的种类，主要包括如下：

1. 血管性病变 如基底动脉尖综合征 TOBS、Percheron 动脉血栓、多动脉炎、CADASIL。

2. 先天性代谢性病变 如利氏病、Fabry 病、神经节苷脂贮积病、克拉伯病、Wilson 病等。

3. 获得性代谢性和变性病 如 Fahr 病、桥脑和脑桥外髓鞘溶解、PRES 中央变异型、韦尼克脑病、感染性病变：如：朊病毒感染 CJD、流行性乙脑、西尼罗河脑炎。详见表 5-2-3。

【分析思路】

第一，双侧丘脑无占位性病变的检出。病变较大时容易检出，但病变较小时 CT 很可能遗漏病变，

需进行 MRI 平扫及增强、MRA 及 CTA 扫描，可明显提高病变的检出率。

第二，检出病变后即需对病变进行定位，双侧丘脑非占位性病变范围多较为广泛，可累及多个区域，为避免漏诊需同时观察脑灰质、脑室以及软组织有无其他异常的影像学改变，有助于提升诊断及鉴别诊断的准确性。

第三，结合患者的临床病史、临床症状及体征、实验室检查、多次影像学检查前后对比结果等临床资料，可缩小鉴别诊断范围。如韦尼克脑病好发于酗酒人群及营养不良人群，实验室检查可检出维生素 B_1（硫胺素）缺乏；CJD 和流行性乙脑有病毒感染史。

【疾病鉴别】

1. 基于临床信息的鉴别诊断流程图见图 5-2-22。

2. 双侧丘脑无占位性病变的主要鉴别诊断要点见表 5-2-4。

表 5-2-3 双侧丘脑无占位效应病变

血管性病变	先天性代谢性疾病	获得代谢性疾病、变性病	感染
基底动脉尖综合征	利氏病 Fabry 病	Fahr 病	朊病毒感染 CJD
Percheron 动脉血栓	神经节苷脂贮积病（溶酶体病）	桥脑和脑桥外髓鞘溶解	流行性乙脑
多动脉炎 CADASIL	克拉伯病 Wilson 病	PRES 中央变异型 韦尼克脑病	西尼罗河脑炎

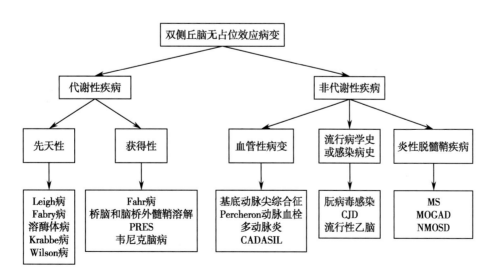

图 5-2-22 双侧丘脑无占位效应病变诊断流程图

175

表 5-2-4　双侧丘脑无占位性病变的主要鉴别诊断要点

疾病	典型影像特征	鉴别要点	主要伴随征象
基底动脉尖综合征 TOBS	双侧丘脑、中脑、小脑、枕叶、颞叶同时发生两个以上部位的缺血区高信号，DWI 弥散受限，MRA/CTA 显示基底动脉尖栓子	主要是脑栓塞和血栓形成。丘脑梗死表现为易激动、反应迟钝或昏迷、记忆力减退以及各种视觉和行为改变	可伴有 DWI 弥散受限。梗死灶除了丘脑之外，还可能伴随中脑、椎基底动脉供血的部分颞叶、枕叶及小脑
Percheron 动脉血栓	丘脑旁正中对称的 DWI 高信号。"中脑 V 征"是其特征性的影像表现，表现为 FLAIR 图像上在脚间池沿中脑表面向两侧延伸的高信号	Percheron 动脉起源于一侧大脑后动脉主干，导致丘脑和中脑旁中央区梗死	DWI 弥散受限
多动脉炎	表现为多发动脉闭塞及狭窄、狭窄后扩张，累及颅内多发动脉，出现大脑及小脑多发梗死灶	累及脑血管壁的混合型炎性疾病	MRA 显示多发颅内动脉狭窄、闭塞及狭窄后扩张
CADASIL	皮层下、脑室周围白质、基底节、丘脑和脑干多发白质高信号，通常不伴弥散受限，无占位效应、无强化	伴皮层下梗死和脑白质的常染色体显性遗传性脑动脉疾病。累及中小动脉，患者出现头痛，短暂性脑缺血发作、脑卒中和皮质下痴呆	可能伴有微出血灶
利氏病	豆状核、尾状核、丘脑、导水管周围灰质、顶盖、红核、齿状核的 T_2 高信号对称性坏死病变	线粒体酶缺乏导致的脑水肿，线粒体脑肌病中的一种	MRS 可出现乳酸峰
Fabry 病	表现为双侧丘脑枕外侧部钙化 T_1WI 高信号和 T_2WI 低信号	溶酶体储蓄异常，发生于青年男性的 X 连锁的鞘糖脂代谢障碍疾病	可能伴随心肌缺血、卒中
神经节苷脂贮积病（婴儿型）	双侧丘脑的高密度和丘脑腹侧 DWI 弥散受限	溶酶体病，髓鞘发育迟滞	伴随双侧壳核、尾状核和苍白球的高密度，脑白质低密度，MRS 示 NAA 减低
克拉伯病	丘脑、基底节区高密度和 T_1WI 高信号	脑苷脂沉积病，引起髓鞘广泛脱失	可能累及锥体束，伴随脑萎缩、小脑萎缩
Wilson 病	基底节和丘脑密度减低，MRI 显示病变区 T_2WI 高信号	铜代谢异常，患者出现构音障碍、震颤、舞蹈病和肌张力障碍，眼角膜色素环	伴随肝硬化、基底节和脑干的退行性变
Fahr 病	基底节、齿状核和脑白质中多发钙化	脑内钙化沉积。患者出现肌张力障碍、帕金森病、共济失调、行为和认知障碍	伴随双侧丘脑外的结构钙化
桥脑和脑桥外髓鞘溶解（CPM 和 EPM）	累及脑桥、基底节和白质水肿，少见累及丘脑	与快速纠正低钠血症相关，可能出现 DWI 高信号	CPM 和 EPM 可以单独或共同发生
PRES 中央变异型	可逆性的双侧顶枕叶白质水肿，可以累及脑干和基底区、丘脑和脑室周围白质	伴有癫痫、自身免疫病、意识障碍症状，血管源性水肿，通常累及皮层下白质，较少累及皮质	DWI 弥散受限提示预后不良
韦尼克脑病	要累及丘脑内侧和中脑后部水肿，多呈双侧对称分布	好发于酗酒人群及营养不良人群，需结合全身情况及实验室检查	扫描范围内可能显示壳核、尾状核、齿状核、胼胝体、脑桥、红核、中脑黑质、颅神经核、小脑蚓部、穹窿以及中央前后回等受累
朊病毒感染克-雅病	双侧皮层-纹状体-脊髓，表现为"曲棍球征"	丘脑、基底节及受累皮层水肿，细胞毒性水肿	DWI 弥散受限
流行性乙脑	累及双侧基底节区及丘脑	成人发病，急性发病，有典型的临床症状、体征和流行病学特征	早期细胞毒性水肿，DWI 呈高信号
西尼罗河脑炎	累及丘脑多见	病毒性脑炎表现，好发于丘脑、基底节、脑干和小脑	DWI 可弥散受限

三、负占位效应的病变

【定义】

双侧丘脑影像学显示负占位效应的异常密度或信号。

【病理基础】

丘脑又称背侧丘脑，是间脑中最大的卵圆形灰质团块，对称分布于第三脑室两侧，左、右丘脑借丘脑间黏合相连。丘脑是全身各种感觉（除嗅觉外）传导的皮质下中枢和中继站。丘脑前端窄而突，称丘脑前结节，后端膨大，为丘脑枕，其下方为内侧膝状体和外侧膝状体。丘脑被薄层 Y 形白质纤维（内髓板）分隔为若干核群，主要有前核群、内侧核群、外侧核群。丘脑的血供主要来自大脑后动脉和后交通动脉的穿支血管。丘脑的动脉供血包括丘脑结节动脉、丘脑穿通动脉、脉络膜后动脉、丘脑膝状体动脉，分别供应丘脑的前、旁正中、后、下外侧四个区域。

【征象描述】

1. CT 表现　双侧丘脑负占位效应病变 CT 平扫表现为第三脑室扩大显著，双侧丘脑体积缩小，侧脑室相应扩大，外侧裂亦可增宽。可伴有丘脑外的结构萎缩。

2. MRI 表现　双侧丘脑负占位效应病变主要表现为丘脑及丘脑外结构萎缩，第三脑室及侧脑室扩大，外侧裂增宽。MRI 发现丘脑病灶比 CT 更敏感。常见各种负占位效应病变包括变性病（图 5-2-23）、血管病（图 5-2-24）及其他病变（图 5-2-25、图 5-2-26）等。

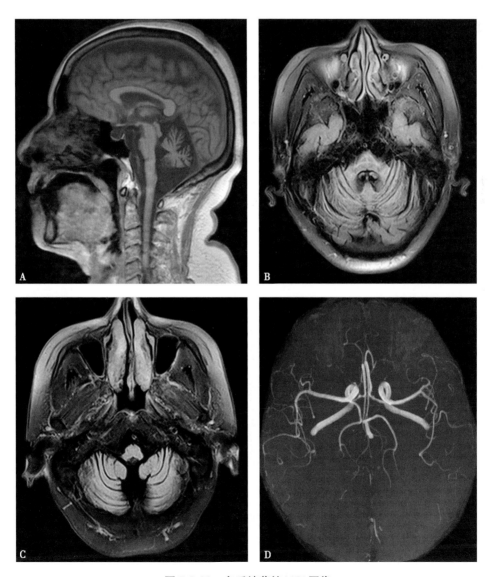

图 5-2-23　多系统萎缩 MRI 图像

A～D. 头颅 MRI 图像，依次为 T$_1$WI、FLAIR、TOF-MRA 图像，显示脑干、双侧小脑萎缩，桥脑显示"十字面包征"。TOF-MRA 未见明显颅内大动脉狭窄。

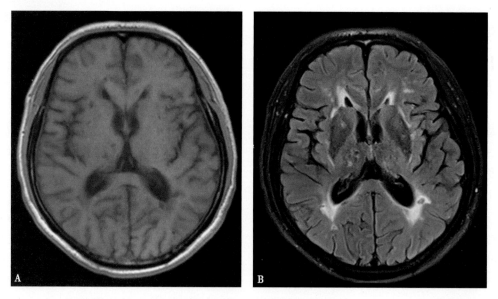

图 5-2-24 小血管缺血性疾病 MRI 图像

A～B. 头颅 MRI 图像, 依次为 T_1WI 及 FLAIR 图像, 显示双侧侧脑室旁白质、双侧基底节、丘脑多发斑片状异常信号影, 呈 T_1WI 低信号, FLAIR 高信号。

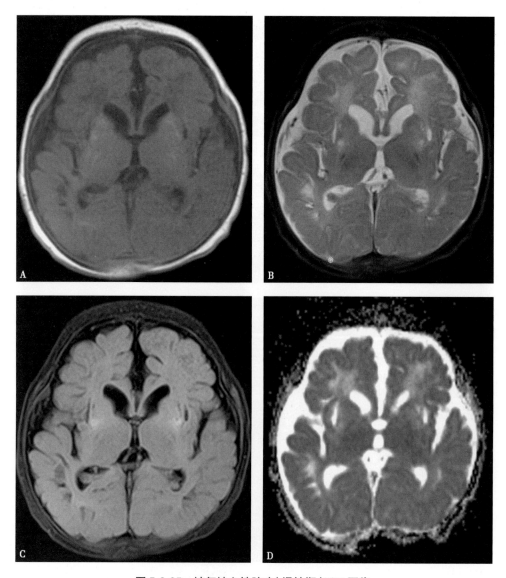

图 5-2-25 缺氧缺血性脑病(慢性期)MRI 图像

A～D. 头颅 MRI 图像, 依次为 T_1WI、T_2WI、FLAIR 及 ADC 图像, 显示双侧基底节区多发囊变、软化灶形成, 呈 T_1WI 低信号, T_2WI 高信号。DWI 示 ADC 值增高。双侧丘脑偏小, 幕上脑室系统增宽。

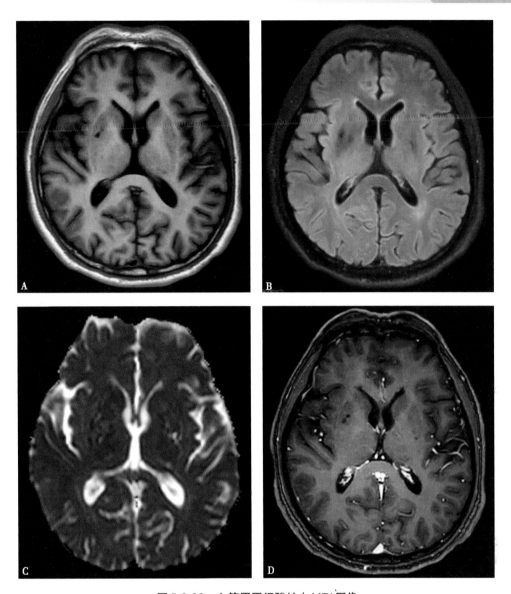

图 5-2-26　血管周围间隙扩大 MRI 图像

A～D. 头颅 MRI 图像,依次为 T_1WI、FLAIR、ADC 及 T_1WI 增强图像,显示双侧基底节区少许小灶状异常信号影,呈 T_1WI 低信号,FLAIR 低信号,ADC 值增高,增强扫描未见明显异常强化。

【相关疾病】

双侧丘脑负占位效应病变主要为脑缺血、神经退行性疾病、遗传代谢性疾病或中毒等各种病因所致的丘脑病灶,常伴有脑萎缩,其中包括脑缺血:缺氧缺血性脑病(慢性期)、神经退行性疾病、遗传代谢性疾病 / 中毒,详见表 5-2-5:

表 5-2-5　双侧丘脑负占位效应病变

脑缺血	神经退行性疾病	遗传代谢性疾病 / 中毒
缺氧缺血性脑病(慢性期)	亨廷顿病	科凯恩综合征(Cockayne syndrome)
小血管缺血性疾病	多系统萎缩 血管周围间隙扩大	Canavan 病 一氧化碳中毒晚期

【分析思路】

第一,双侧丘脑负占位效应病变的检出。MRI 软组织分辨率高,并且能多方位成像,故 MRI 对深部脑灰质病变的定位更为准确,因此对怀疑双侧丘脑负占位效应病变的病人应首选 MRI 检查,为寻找病因提供证据。

第二,在分析双侧丘脑负占位效应病变时,应仔细观察病变的形态及病变在丘脑的准确定位。

第三,需同时观察大脑、基底节区、脑干及小脑有无其他异常的影像学改变。

第四,结合患者的临床病史、临床症状及体征等临床资料,可缩小鉴别诊断范围。

【疾病鉴别】

1. 基于临床信息的鉴别诊断流程图见图 5-2-27。

在诊断双侧丘脑负占位效应病变时需结合多种影像学特征及临床信息进行诊断和鉴别诊断。

2. 双侧丘脑负占位效应病变的主要鉴别诊断要点见表 5-2-6。

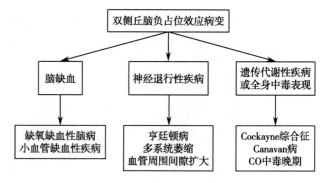

图 5-2-27 双侧丘脑负占位效应病变诊断流程图

表 5-2-6 双侧丘脑负占位效应病变的主要鉴别诊断要点

疾病	典型影像特征	鉴别要点	主要伴随征象
缺氧缺血性脑病（慢性期）	双侧基底节核团、丘脑、脑干及外侧裂白质区皮层的病灶	由于低血压或缺氧导致的颅内缺血和梗死	
小血管缺血性疾病	皮层下白质、基底节区、脑干多发病灶	由于高血压、动脉粥样硬化导致的穿通动脉闭塞，无占位效应	无强化
亨廷顿病	基底节不成比例萎缩，尤其是尾状核和壳核萎缩	40 岁以后的进行性运动障碍，行为异常和痴呆	
多系统萎缩	脑干、小脑、大脑进行性萎缩	累及椎体系、椎体外系、自主神经三个系统，中老年起病的进行性神经退行性疾病	
血管周围间隙扩大	双侧基底节区脑脊液样高信号局灶性病灶	常位于基底节和皮层下白质区	
科凯恩综合征	脑室周围白质、基底节和齿状核钙化，大脑和小脑进行萎缩	常染色体隐性遗传导致 DNA 损伤修复缺陷，髓鞘形成不良、髓鞘丢失	脑萎缩伴钙化
Canavan 病	大脑、小脑弥漫性白质高信号，累及中央白质脑萎缩	常染色体隐性遗传导致 NAA 在脑中累积，导致胶质细胞损伤	
一氧化碳中毒晚期	苍白球对称密度减低，选择性基底节区的坏死	一氧化碳中毒史，脑干和小脑坏死，后期脑萎缩，可伴有认知障碍	

四、特殊征象

（一）曲棍球征

【定义】

头颅磁共振轴位像显示对称的丘脑枕和背内侧核高信号称为曲棍球征（hockey stick sign），通常认为是变异型克-雅病（Variant Creutzfeldt-Jakob Disease，vCJD）的特异表现之一。

【病理基础】

克-雅病（Creutzfeldt-Jakob Disease，CJD）也称为皮质-纹状体-脊髓变性，是一种进展迅速、罕见、致命的神经系统退行性病变，具有传染性和遗传性。主要是由于异常形态的膜联合蛋白质与朊病毒蛋白质在神经元中的积聚引起，临床上分为散发型（sporadic CJD，sCJD）、家族遗传型（familial CJD，fCJD）、医源型（iatrogenic CJD，iCJD）和变异型（variant CJD，vCJD）4 种类型。最常见的是 sCJD（85%～90%），fCJD 占 10%～15%，iCJD 和 vCJD 不到 1%。T_2WI 及 FLAIR 序列出现高信号与异常的朊蛋白和星形细胞沉积、病理学上的空泡变性、胶质增生及神经元丢失有关。

【征象描述】

头颅 T_2WI 及 FLAIR 序列轴位像显示对称的丘脑枕和背侧丘脑同时累及的高信号（图 5-2-28）。

【相关疾病】

"曲棍球征"见于变异型克-雅病。

【分析思路】

"曲棍球征"病变分析思路如下：

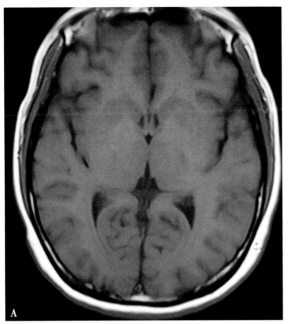
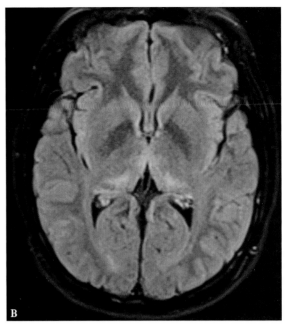

图 5-2-28 曲棍球征

A～B. 头颅 MRI 图像，依次为 T_1WI、FLAIR 图像，显示双侧丘脑枕和背侧丘脑同时累及的 FLAIR 高信号。

第一，仔细观察病灶部位是否同时累及丘脑枕部（丘脑后结节）和背侧丘脑，表现为对称性高信号，这是变异型 CJD 的特征，这种影像表现也可能出现在散发型 CJD 患者中。

第二，注意分析患者的临床病史，是否有精神、智力障碍及肌阵挛表现。

【疾病鉴别】

曲棍球征通常认为是克雅氏病的特异性表现之一，是双侧丘脑枕和背内侧丘脑同时对称受累的 T_2WI、FLAIR 或 DWI 高信号病变，部分文献广义将曲棍球征涵盖在丘脑枕征中，指向 vCJD 的诊断，研究发现，曲棍球征也可能出现在乙脑、韦尼克脑病、急性播散性脑脊髓炎、边缘叶脑炎等疾病中。诊断病变时需结合多种影像学特征、临床信息及实验室检查进行诊断和鉴别诊断。诊断 vCJD 时，还需要结合病史，鉴别散发性 CJD。

"曲棍球征"相关病变鉴别诊断流程图见图 5-2-29。

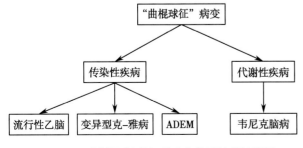

图 5-2-29 "曲棍球征"相关病变鉴别诊断流程图

（二）丘脑枕征

【定义】

头颅磁共振轴位像显示对称的背侧丘脑后枕部（背侧丘脑垫状隆起）的高信号称为丘脑枕征（pulvinar sign）。

【征象描述】

丘脑枕部在 T_1WI、T_2WI、FLAIR 或 DWI 序列中出现对称性的高信号。FLAIR 序列敏感性高（图 5-2-30）。

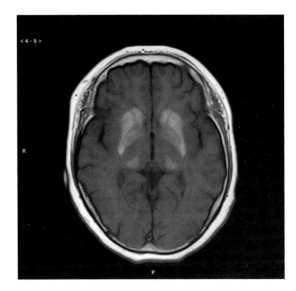

图 5-2-30 丘脑枕征

头颅 MRI 图像，为 T_1WI 图像，显示背侧丘脑后枕部 T_1WI 对称性高信号。

【相关疾病】

"丘脑枕征"最常见于变异型克-雅病,也可见于代谢性、传染性、血管性、自身免疫性、遗传性及肿瘤性疾病。详见表5-2-7。

【分析思路】

第一,vCJD的MRI特征表现为背侧丘脑区FLAIR序列对称性高信号,病变范围超过壳核的前半部分。患者在临床表现上表现为进行性痴呆、肌阵挛、共济失调等,但类似症状可能出现在其他神经系统病变如:感染、自身免疫性疾病或肿瘤性病变中,鉴别诊断包括丘脑梗死、缺血、铁或铜沉积、肿瘤浸润等,vCJD的诊断需要结合特异性的神经体征和特征性脑电图结果。

第二,背侧丘脑以外的部位如:基底节区、皮质区的可能有对称分布的T₂高信号,特征性表现为大脑皮层对称分布的带状高信号(飘带征或花边征)和/或尾状核、壳核高信号改变、中央前回避现象。

DWI可能提高vCJD早期诊断的敏感性。磁共振灌注加权成像、PET-CT成像可能有助于鉴别诊断。

第三,结合患者的临床病史、临床症状及体征、诊疗经过、实验室检查等临床资料,可缩小鉴别诊断范围。

【疾病鉴别】

在诊断"丘脑枕征"病变时需结合多种影像学特征、临床信息及实验室检查进行诊断和鉴别诊断。鉴别诊断包括vCJD、两侧背侧丘脑梗死、局部缺血、铁或铜沉积、肿瘤学浸润等多种疾病。代谢性疾病常累及多个部位。传染性疾病进展快速,经实验室检查可确诊。血管性疾病常有高血压、高脂血症病史。自身免疫性疾病诊断需结合临床表现及实验室检查。遗传性疾病有家族遗传史,常见于儿童。肿瘤性疾病常有颅内压增高征象。

"丘脑枕征"相关病变鉴别诊断流程图见图5-2-31。

表5-2-7 "丘脑枕征"相关疾病

代谢性	传染性	血管性	自身免疫性	遗传性	肿瘤性	MT₁高信号	DWI高信号
非酒精性韦尼克脑病、渗透性髓鞘溶解症	变异型克-雅病、巨细胞病毒、猫抓病、艾滋病、感染后脑炎、西尼罗河病毒、狂犬病病毒、脑型疟疾、丘脑脓肿、日本脑炎	Percheron动脉梗塞、大脑深静脉血栓形成、后部可逆性脑病、基底动脉尖综合征	急性播散性脑脊髓炎、神经结节病、空泡性白质脑病、副肿瘤性边缘脑炎	Alpers病、利氏病	双侧丘脑胶质瘤	Fabry病、克拉伯病、新生儿严重缺氧、Fahr病	内侧颞叶癫痫(癫痫持续状态)

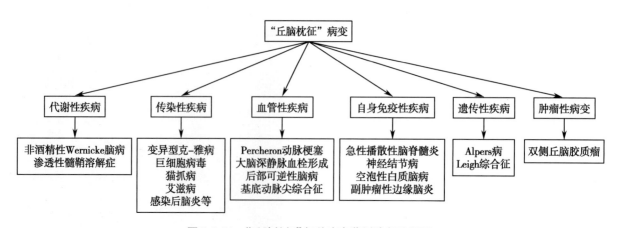

图5-2-31 "丘脑枕征"相关病变鉴别诊断流程图

(汪 晶)

参 考 文 献

[1] TUTTLE C, BOTO J, MARTIN S, et al. Neuroimaging of acute and chronic unilateral and bilateral thalamic lesions. Insights Imaging[J]. 2019, 10(1): 24-36.

[2] HAUG V, LINDER-LUCHT M, ZIEGER D, et al. Unilateral venous thalamic infarction in a child mimicking a thalamic tumor[J]. J Child Neurol, 2009, 24(1): 105-109.

[3] BORDES S, WERNER C, MATHKOUR M, et al. Arterial Supply of the Thalamus: A Comprehensive Review[J]. World Neurosurg, 2020, 137: 310-318.

[4] LI S, KUMAR Y, GUPTA N, et al. Clinical and Neuroimaging Findings in Thalamic Territory Infarctions: A Review[J]. J Neuroimaging, 2018, 28(4): 343-349.

[5] OTA Y, CAPIZZANO AA, MORITANI T, et al. Comprehensive review of Wernicke encephalopathy: pathophysiology, clinical symptoms and imaging findings[J]. Jpn J Radiol, 2020, 38(9): 809-820.

[6] JARIUS S, AKTAS O, AYZENBERG I, et al. Neuromyelitis Optica Study Group(NEMOS). Update on the diagnosis and treatment of neuromyelits optica spectrum disorders(NMOSD)- revised recommendations of the Neuromyelitis Optica Study Group(NEMOS). Part I: Diagnosis and differential diagnosis[J]. J Neurol, 2023, 270(7): 3341-3368.

第六章 下丘脑病变

一、实性病变

【定义】

下丘脑部位影像表现为形态或密度 / 信号异常，病变呈实性或实性为主改变。

【病理基础】

下丘脑（hypothalamus）又称丘脑下部，位于丘脑下沟的下方，是间脑的组成部分。下丘脑背侧面围绕第三脑室的外侧及底部，腹侧面由前向后依次有视交叉、灰结节、乳头体，灰结节向下延伸出漏斗与神经垂体相连。下丘脑长约 1cm，体积很小，重量约 4g，约为全脑体积的 3%，但含有 15 对以上的神经核团，其纤维联系广泛而复杂，与脑干、基底节、丘脑、边缘系统及大脑皮质之间均有密切联系。下丘脑的核团分为 4 个区。①视前区：含有视前核，位于第三脑室的两旁，终板的后方，与身体的体温调节有关。②视上区：含有视上核和室旁核。视上核在视交叉之上循灰结节向前延伸，由此发出视上垂体束，经垂体茎至神经垂体，与水的代谢有关；室旁核在第三脑室两旁前连合的后方，与糖的代谢有关。③结节区：含有下丘脑腹内侧核和背内侧核及漏斗核，下丘脑腹内侧核是位于乳头体之前视上核之后的卵圆形灰质块，其功能与性功能有关；下丘脑背内侧核居于腹内侧核之上，第三脑室的两旁及室旁核的腹侧，与脂肪代谢有关。④乳头体区：含有下丘脑后核和乳头体核，下丘脑后核位于第三脑室两旁，与产热保温有关。下丘脑是人体较高级的神经内分泌及自主神经系统的整合中枢，是维持机体内环境稳定和控制内分泌功能活动的重要结构。可通过血管及神经途径调节脑垂体前、后叶激素的分泌和释放，并对摄食行为、体温调节、水盐平衡、情绪变化、睡眠、生殖功能、内脏活动等方面进行广泛调节。下丘脑损害可产生严重的内脏功能活动紊乱。

多种病变均可累及下丘脑，多数病变可表现为实性或实性为主的病变，在影像学上表现为与脑灰质密度 / 信号类似的病变，部分肿瘤性病变或肉芽肿性病变可有占位效应，出现周围水肿，还有部分病变较小，虽有临床症状，但在影像学上可能难以发现，需要动态观察。

【征象描述】

下丘脑实性病变通常呈类圆形或不规则形结节 / 肿块。生殖细胞瘤通常表现为边缘清楚的稍高密度肿块，可位于松果体区、鞍上区或基底核 - 丘脑区；错构瘤如位于下丘脑内可表现为广泛附着于下丘脑的无蒂肿块，可导致第三脑室变形；恶性肿瘤发生于下丘脑除了可导致下丘脑 / 垂体功能障碍，还可能压迫第三脑室导致梗阻性脑积水，造成颅内压增高；垂体大腺瘤亦可向上累及下丘脑，其内钙化少见，增强扫描常明显均匀强化，少数内含坏死、液化区而不均匀强化。炎性肉芽肿性疾病如朗格汉斯组织细胞增多症也可累及下丘脑，鞍上区病变表现为类圆形软组织密度影；此外，下丘脑因富含水通道蛋白 AQP4，是视神经脊髓炎谱系疾病的特征性颅内受累部位。下丘脑实性病变根据其部位不同可表现为颅压增高、中枢性尿崩症、内分泌紊乱等症状。

1. CT 表现　下丘脑实性病变在 CT 平扫上可表现为不同密度，多数缺乏特征性表现。垂体大腺瘤多呈等密度，也可为略高密度或低密度，钙化少见。朗格汉斯组织细胞增多症易累及下丘脑 - 垂体轴，可表现为鞍上区类圆形软组织密度影，常伴有特征性的颅内溶骨性骨质破坏。病变内如发生坏死、囊变呈低密度，出血、钙化呈高密度，肿瘤性病变及急性期炎性病变增强扫描可见强化。

2. MRI 表现　生殖细胞瘤在 MRI 上肿瘤信号缺乏特异性，T_1WI 一般呈等信号或稍高信号，T_2WI 为等或高信号，鞍上生殖细胞瘤具有均质性特点，增强扫描可见均匀明显强化，缺乏囊性和钙化成分（图 6-0-1）；下丘脑生殖细胞瘤也可能很小，甚至影像学上无法看到，因此这类患者需动态复查头部 MRI。下丘脑错构瘤在 T_1WI 呈等 / 稍低信号，在 T_2WI 呈等 / 高信号，增强扫描无强化，通常无钙化。海绵状血管瘤因包含不同阶段的出血灶而表现为中央信号不均匀，周边低信号代表含铁血黄素，周围通常无水肿（图 6-0-2）；胶质母细胞瘤为高级别胶质瘤，可累及下丘脑，部分肿瘤内可发生坏死、囊变，增强扫描强化不均匀（图 6-0-3）；由于灰结节、漏斗柄和神经垂体缺乏血脑屏障，亦可发生转移瘤，漏斗柄转移瘤可表现为其显著增粗，在 T_1WI 上呈等信号，增强扫描有强化，此外，转移到下丘脑 - 垂体轴的肿瘤通常有明显的骨质破坏，鞍区无明显增大。少数淋巴瘤可累及鞍区及鞍上，在 T_1WI 呈等信号，T_2WI 呈低 / 等信号，增强扫描多为均匀强化，少数不均匀强化或无强化（图 6-0-4）；垂体大腺瘤累及鞍上可见"束腰征"，T_1WI、T_2WI 显示鞍内肿瘤向上生长，信号强度与脑灰质相似或略低，垂体多无法显示。

累及下丘脑的炎性及肉芽肿性病变中，朗格汉斯细胞组织细胞增生症易累及下丘脑 - 垂体轴，MRI 上最常见表现为漏斗柄增厚，受累范围可表现为漏斗柄轻度增厚，也可表现为下丘脑肿块，增强扫描可见病变明显强化，正常的垂体腺后叶 T_1WI 高信号消失，部分或完全空泡蝶鞍，或漏斗部线状变窄（图 6-0-5）。视神经脊髓炎谱系疾病可累及下丘脑区域，病变在 T_1WI 呈等或稍低信号，T_2WI 呈稍高或高信号，DWI 信号通常不高（图 6-0-6）。淋巴细胞性垂体炎影像学表现通常无特异性，MRI 示下丘脑和漏斗增大，有时还显示垂体腺增大，T_1WI 呈等 / 稍低信号，T_2WI 呈高信号，部分可囊变，增强扫描示较均匀强化（图 6-0-7）；大多数患者可出现神经垂体 T_1WI 高信号消失，垂体柄增粗，失去正常形态，可累及邻近硬脑膜、海绵窦。韦尼克脑病的典型 MRI 表现包括第三、四脑室旁、中脑导水管周围、乳头体、四叠体及丘脑对称性 T_1WI 低信号、T_2WI 高信号病变，FLAIR 上呈高信号，增强扫描示急性期病变明显强化，慢性期乳头体明显萎缩，部分患

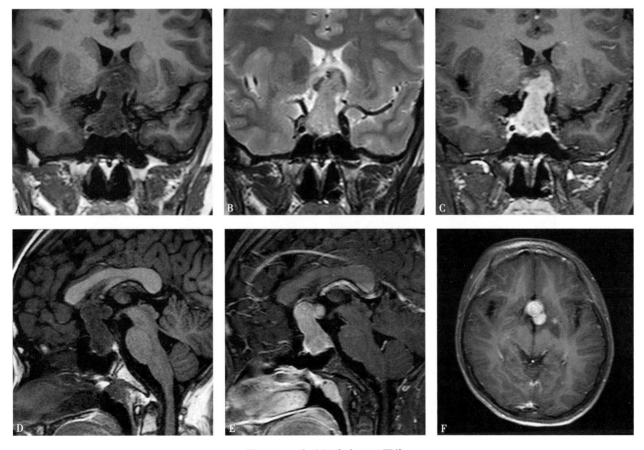

图 6-0-1 生殖细胞瘤 MRI 图像

A～F. 头颅 MRI 图像，依次为冠状位 T_1WI、冠状位 T_2WI、冠状位 T_1WI 增强、矢状位 T_1WI、矢状位 T_1WI 增强及轴位 T_1WI 增强图像，显示鞍区及鞍上区不规则异常信号影，呈 T_1WI 低信号，T_2WI 稍高信号，T_1WI 增强扫描不均匀强化，邻近下丘脑区域受压。

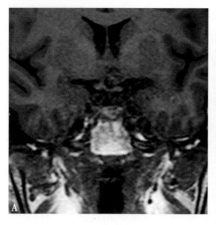
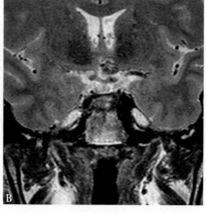
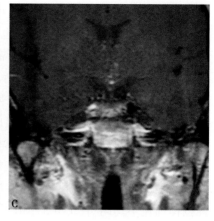

图 6-0-2　海绵状血管瘤 MRI 图像

A～C. 头颅 MRI 图像，依次为 T_1WI、T_2WI 及 T_1WI 增强图像，显示左侧下丘脑不规则团片状异常信号影，呈 T_1WI 稍低信号，T_2WI 混杂稍高 / 低信号，其内见血管流空影，视交叉稍受压。

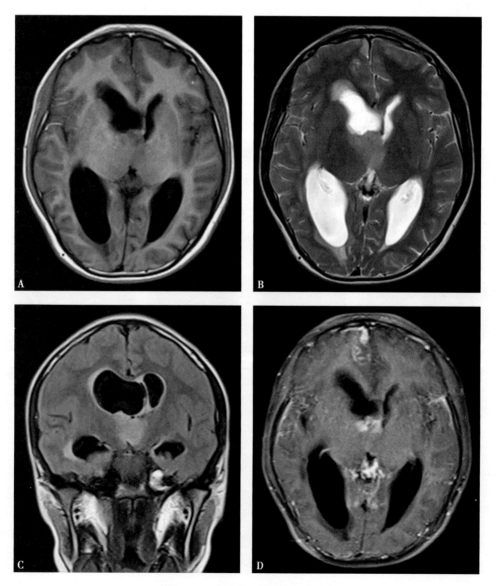

图 6-0-3　胶质母细胞瘤 MRI 图像

A～D. 头颅 MRI 图像，依次为 T_1WI、T_2WI、FLAIR 及 T_1WI 增强图像，显示第三脑室、下丘脑区不规则异常信号影，呈 T_1WI 稍低信号，T_2WI 及 FLAIR 稍高信号，T_1WI 增强扫描示病变区域不均匀结节样强化；双侧脑室明显扩张，右侧为著，中线结构向左侧移位。

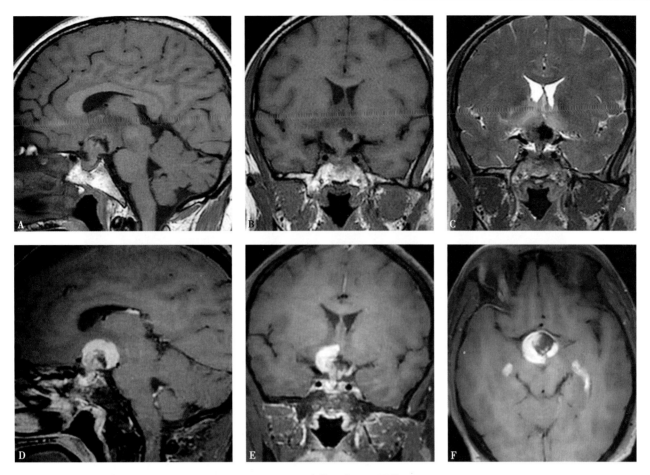

图 6-0-4　脑淋巴瘤 MRI 图像

A~F. 头颅 MRI 图像，依次为 T_1WI 的矢状位、冠状位图像、矢状位 T_2WI、T_1WI 增强的矢状位、冠状位及轴位图像，显示垂体柄增粗，垂体柄及鞍上区不规则异常信号影，大部分呈 T_1WI 等 / 稍高信号、T_2WI 等 / 稍低信号，其内见小片状 T_1WI 及 T_2WI 低信号影，增强扫描示部分明显强化、部分无强化；病灶向鞍上生长，视交叉受累、显示不清，双侧下丘脑见大片状长 T_1、长 T_2 信号影。

者可仅表现乳头体强化，因此如无增强扫描有漏诊可能；病变早期 DWI 上呈高信号，ADC 值常明显下降，为细胞毒性水肿与血管源性水肿并存，以细胞毒性水肿为主。神经结节病显示硬脑膜肉芽肿性浸润可能表现为斑块状或结节状增厚，可见于漏斗柄和视交叉，在 T_1WI 呈等信号，在 T_2WI 呈低信号，MRI 平扫可能无法发现脑膜肉芽肿病变，增强扫描可见脑膜明显强化。

【相关疾病】

下丘脑病变的种类较多，可分为实性（或实性为主）病变和囊性（或囊性为主）病变。其中，可累及下丘脑的实性病变包括生殖细胞瘤、错构瘤、海绵状血管瘤、胶质母细胞瘤、脑转移瘤、脑淋巴瘤、鞍上垂体瘤、朗格汉斯组织细胞增多症、视神经脊髓炎谱系疾病、淋巴细胞性垂体炎、韦尼克脑病、神经结节病。详见表 6-0-1。

表 6-0-1　下丘脑实性病变

发育异常病变	血管性肿瘤	中枢神经系统原发肿瘤	垂体肿瘤性病变	系统性肿瘤	炎症性和肉芽肿病变
生殖细胞瘤	海绵状血管瘤	胶质母细胞瘤	鞍上垂体瘤	转移瘤	朗格汉斯细胞组织细胞增生症
错构瘤				淋巴瘤	视神经脊髓炎谱系疾病
					淋巴细胞性垂体炎
					韦尼克脑病
					神经结节病

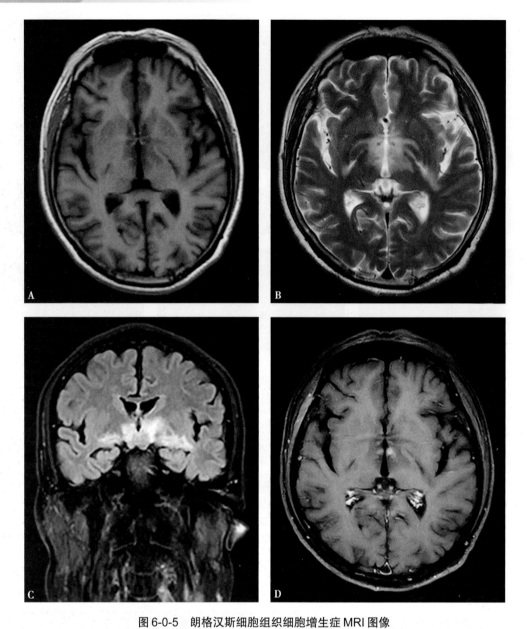

图 6-0-5　朗格汉斯细胞组织细胞增生症 MRI 图像

A～D. 头颅 MRI 图像,依次为 T_1WI、T_2WI、FLAIR 及 T_1WI 增强图像,显示双侧基底节区、三脑室周围、双侧下丘脑区域对称性斑片状异常信号影,呈 T_1WI 稍低信号,T_2WI、FLAIR 高信号,增强扫描示少许结节状强化。

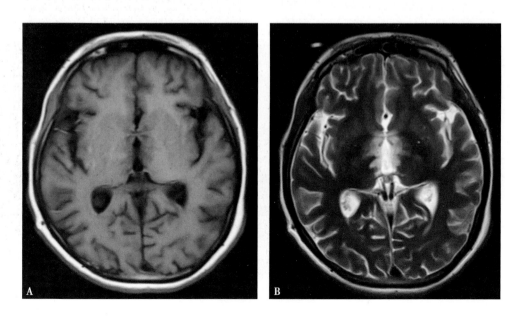

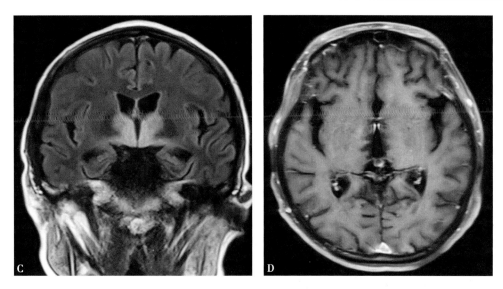

图 6-0-6　视神经脊髓炎谱系疾病 MRI 图像

A～D. 头颅 MRI 图像，依次为 T_1WI、T_2WI、FLAIR 及 T_1WI 增强图像，显示三脑室周围、双侧下丘脑区域对称性分布异常信号影，呈 T_1WI 稍低信号，T_2WI、FLAIR 稍高信号，增强扫描未见明显异常强化。

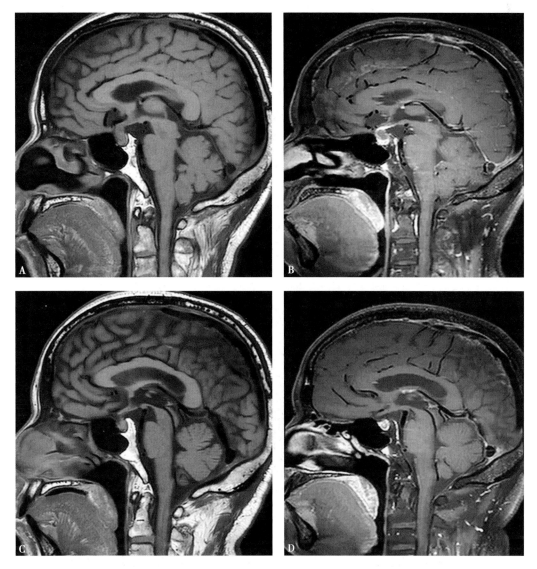

图 6-0-7　淋巴细胞性垂体炎治疗前与治疗后 MRI 图像

A～D. 头颅 MRI 图像，依次为治疗前 T_1WI、T_1WI 增强、治疗后 T_1WI 及 T_1WI 增强图像，显示治疗前垂体增大，T_1WI 增强示强化低于正常垂体信号，治疗后垂体体积较前缩小。

【分析思路】

第一,下丘脑病变的影像学检出。下丘脑病变的检出和囊实性特征判断通常需要借助 CT 和 MRI 检查,其中,MRI 对于病变细节的显示至关重要。增强扫描可提高较小病变的检出率,并有助于判断病变的血供情况。

第二,病变检出后需要判断病变累及的范围,是仅累及鞍旁还是鞍区与鞍旁同时受累。

第三,对于下丘脑病变性质的判断需根据其形态、密度/信号等综合分析,根据其形态判断该病变是属于肿瘤样病变还是炎性肉芽肿性病变。在肿瘤性病变的鉴别中,当病变形态不规则、信号/密度不均匀时,倾向于恶性病变,如生殖细胞瘤、淋巴瘤;当形态较规则且密度均匀时,则倾向于良性病变;在炎性肉芽肿性病变的鉴别中,病变密度/信号通常较均匀,且部分疾病的病变范围较大且分散,如韦尼克脑病、视神经脊髓炎谱系疾病,部分疾病可结合增强扫描判断病变是否属于急性期;此外,还需要结合其他部位的影像学检查,判断是否存在其他系统的病灶,以进行全面的定位和定性。

第四,结合患者临床病史、实验室检查及影像学检查,对多次检查结果进行前后对比,可提高诊断及鉴别诊断的准确性。如视神经-下丘脑胶质瘤、生殖细胞瘤、朗格汉斯组织细胞增多症的发病年龄较小;朗格汉斯细胞组织细胞增生症往往有骨骼受累,以肿块形成、溶骨性破坏和多灶性为其特点;转移瘤可呈哑铃状、胸腹部 CT 可能有原发肿瘤证据;视神经脊髓炎的血液、脑脊液抗体检测可发现 AQP4 抗体呈阳性;韦尼克脑病可检测到维生素 B_1 缺乏。

【疾病鉴别】

在诊断下丘脑实性病变时需结合多种影像学特征、临床信息及实验室检查进行诊断和鉴别诊断。

1. 基于临床信息的鉴别诊断图见图 6-0-8。
2. 下丘脑实性病变的主要鉴别要点见表 6-0-2。

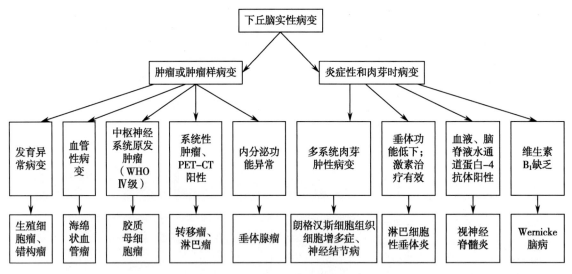

图 6-0-8 下丘脑实性病变鉴别诊断

表 6-0-2 下丘脑实性病变的主要鉴别诊断要点

疾病	典型影像特征	鉴别要点	主要伴随征象
生殖细胞瘤	T_1WI 呈等/稍高信号,T_2WI 呈等/高信号,DWI 呈高信号,增强扫描明显均匀强化;鞍上生殖细胞瘤具有均质性,缺乏囊性和钙化成分	松果体区最常见肿瘤,也可松果体区及鞍上同时受累,多见于儿童和青少年,可沿室管膜和脑脊液播散,对放疗敏感	T_1WI 垂体后叶高信号消失
错构瘤	边界清晰,T_1WI 呈等/稍低信号,T_2WI 呈等/高信号,增强扫描无强化,通常无钙化。下丘脑旁错构瘤(有蒂)通过狭窄基底附着于下丘脑底部;下丘脑内错构瘤(无蒂)广泛附着于下丘脑	好发于 10~20 岁男性	

续表

疾病	典型影像特征	鉴别要点	主要伴随征象
海绵状血管瘤	良性病变,病变因包含不同阶段的出血灶而表现为中央信号不均匀,周边有含铁血黄素而呈低信号,周围无水肿	发生于下丘脑的海绵状血管瘤以儿童更多见	
脑转移瘤	漏斗柄增粗,T_1WI 呈等信号,增强扫描有强化	多见于 40～60 岁男性;胸腹部 CT 可能发现原发肿瘤证据	转移到下丘脑 - 垂体轴的肿瘤有明显骨质破坏,无明显鞍区增大
脑淋巴瘤	T_1WI 呈等信号,T_2WI 呈低 / 等信号,增强扫描均匀强化	为恶性肿瘤,中老年多见;累及鞍区及鞍上多表现为头痛、恶心呕吐等症状,还可出现视神经、动眼神经及展神经受累以及垂体功能低下症状	脑内可见多发病灶
胶质母细胞瘤	T_1WI 以稍低信号为主,T_2WI 以高信号为主,增强扫描不均匀强化	WHO Ⅳ级肿瘤	
垂体大腺瘤	CT 平扫多呈等密度,也可为略高密度、低密度,垂体瘤钙化少见,增强扫描可见明显强化,多数均匀强化,少数内含坏死、液化区而不均匀强化。MRI T_1WI、T_2WI 显示鞍内肿瘤向上生长,信号强度与脑灰质相似或略低。肿瘤出现坏死囊变,T_1WI 信号略高于脑脊液;肿瘤出血,T_1WI 呈高信号	垂体大腺瘤为直径 >10mm 的垂体肿瘤,病变可呈分叶状或不规则形,冠状位显示"束腰征"或"8 字征",垂体正常形态消失	病变可向上累及下丘脑,向外可侵犯海绵窦并延伸至颅中窝,向后可压迫脑干,向下可突入蝶窦
朗格汉斯细胞组织细胞增生症	鞍上区的肉芽肿性疾病;T_1WI 呈等 / 高信号,T_2WI 呈稍高信号,FLAIR 呈高信号,增强扫描明显强化;病灶可累及三脑室周围及下丘脑区域	好发于儿童和青少年;以肿块形成、溶骨性破坏和多灶性为特点;鞍上区病变可表现为漏斗柄轻度增厚或下丘脑肿块	颅内病变可表现为颅骨的溶骨性骨质破坏
视神经脊髓炎谱系疾病	常累及脊髓和视神经;脑部病变好发于第三、四脑室周围、下丘脑、极后区等部位;T_1WI 呈低信号,T_2WI 呈高信号,DWI 信号通常不高,急性期病变可见强化,慢性病变可无强化	好发于中年女性;血液和脑脊液 AQP4 抗体多为阳性	脊髓病变常累及三个及以上脊椎节段;视神经病变多位于视神经后部及视交叉,偶可累及视束
淋巴细胞性垂体炎	下丘脑和漏斗部增大,T_1WI 呈等 / 稍低信号,T_2WI 呈高信号,部分可囊变,增强扫描示增强的区域较均匀强化;大多数患者可出现神经垂体 T_1WI 高信号消失	好发于女性,可表现为腺垂体功能障碍(促肾上腺皮质激素分泌低下)及神经垂体功能障碍(中枢性尿崩症)等症状	可累及邻近硬脑膜、海绵窦
韦尼克脑病	典型 MRI 表现为第三、四脑室旁、中脑导水管周围、乳头体、四叠体及丘脑对称性 T_1WI 低信号、T_2WI 高信号,FLAIR 呈高信号	实验室检查提示维生素 B_1 缺乏;经典三联征(眼外肌麻痹、共济失调和精神障碍)	
神经结节病	T_1WI 呈等信号、T_2WI 呈低信号,平扫可能无法发现病灶,增强扫描可见脑膜明显强化	该病为多系统肉芽肿病变,常见于青年,中枢神经系统受累倾向于大脑底部、下丘脑和垂体	最常累及肺、皮肤和淋巴结

二、囊性病变

【定义】

下丘脑部位影像表现为形态或密度 / 信号异常,病变呈囊性或囊性为主改变。

【病理基础】

累及下丘脑的病变可表现为囊性或囊性为主的密度 / 信号,可能为发育异常病变、血管源性肿瘤或中枢神经系统原发肿瘤等,可有占位效应,推压邻近结构。

【征象描述】

颅咽管瘤在组织学上分为造釉细胞型（儿童）和乳头状型（成人），肿瘤以囊性多见，也可为实性或囊实性，常伴钙化，呈类圆形、多分叶状或多囊状，肿瘤易向多个方向扩展。皮样囊肿为边界清楚的单房性囊肿，囊内混合有毛囊、油脂和胆固醇碎屑等，鞍上的皮样囊肿相对少见，为良性病变，生长缓慢。表皮样囊肿为非肿瘤性异位囊肿，有包膜，其内无肿瘤成分，病变边缘清楚，呈分叶状，质地柔软，生长缓慢，循邻近脑脊液腔呈"塑形性"或"填充式"钻缝样生长。蛛网膜囊肿囊壁多由透明而富有弹性的薄膜组成，囊内充满脑脊液，为边界清晰的圆形或卵圆形脑脊液性囊肿，部分可位于鞍上区。多数Rathke裂囊肿局限于蝶鞍，位于垂体前、后叶之间，也可向上生长突破鞍膈到达鞍上，有少数报道仅位于鞍上而不累及垂体的病例，通常无临床症状，部分患者因压迫垂体或下丘脑而产生相应症状。血管母细胞瘤通常为孤立性肿瘤，也可以与希佩尔-林道病（von Hippel-Lindau disease）相关，肿瘤位于下丘脑-垂体轴罕见，如发生该部位的血管母细胞瘤应高度怀疑希佩尔-林道病。毛细胞型星形细胞瘤为低级别胶质瘤，边界较清晰，生长缓慢，可发生于所有神经轴，若发生于下丘脑、丘脑和脑干的较大病变突入脑室内，则很难确定其原发部位。

1. CT 表现 CT 可对下丘脑囊性病变进行定位和定性，且对其合并钙化的显示具有优势。造釉细胞型 CT 平扫大多为等密度的实性与低密度的囊性混合，钙化率大于 90%；乳头状型钙化罕见，实性者为等密度；增强扫描多呈实性结节状或边缘环状强化。皮样囊肿的 CT 平扫常表现为类圆形低密度囊性肿块，含脂肪密度（极少数为实质性），20% 有钙化，增强扫描一般无强化；如皮样囊肿破裂，脂肪散布于脑池，在脑室内可见脂肪-液体平面，可能因化学性脑膜炎导致脑膜广泛强化。表皮样囊肿影像学上为近似脑脊液密度或信号的囊性病变，可包绕局部神经与血管，CT 平扫绝大多数为低密度，近似脑脊液，少数可见斑点状或包膜钙化，极少数可能因内含出血、高蛋白、钙质或混有含铁血黄素表现为高密度囊肿，增强扫描一般无强化，但囊壁可见轻微强化。蛛网膜囊肿 CT 平扫表现为局部脑裂或脑池扩大，囊内为均匀的低密度，与脑脊液密度完全一致，病变可使颅骨变薄或变形，局部脑组织被推压移位，甚至脑萎缩。Rathke 裂囊肿在 CT 上显示欠清晰，平扫多呈低密度或略高密度。血管母细胞瘤在 CT 上常表现为低密度囊和等密度结节，增强扫描可见结节显著均匀强化。

2. MRI 表现 MRI 对肿瘤定位及定性均较准确，优于 CT。MRI 上的信号因肿瘤成分不同而异。颅咽管瘤可分为造釉细胞型（图 6-0-9）和乳头状型（图 6-0-10），在 T_1WI 上可以为高、等、低或混杂信号，若囊性部分内含较多蛋白成分则呈高信号，T_2WI 上囊性部分为明显高信号，实性部分为不均匀等、高或低信号，后者代表钙化，邻近脑实质也可见因胶质增生、肿瘤侵犯或囊液外溢引起的 T_2WI 高信号，视交叉及视束受压可导致水肿；增强扫描示囊壁及实性部分明显强化。皮样囊肿在 T_1WI、T_2WI 上可能与脂肪瘤相似，典型表现为 T_1WI 高信号、T_2WI 稍高信号，但在脂肪抑制序列上脂肪瘤表现出比皮样囊肿更多的信号强度抑制；皮样囊肿破裂后脂肪滴沿蛛网膜下腔和脑室内播散，可见多发短 T_1WI、等 T_2WI 信号影，FLAIR 上相对于脑脊液表现为高信号，因此可与含脑脊液的蛛网膜囊肿鉴别。表皮样囊肿 T_1WI 上大部分为低信号，略高于脑脊液信号，边缘可呈轻微高信号，少数因内含不饱和脂肪酸及

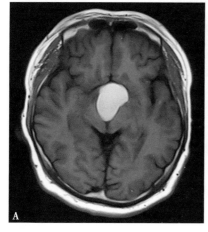
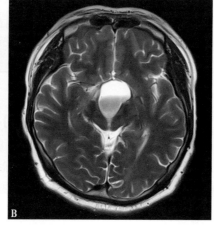
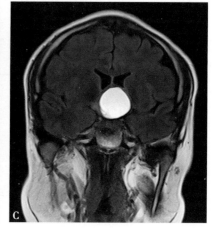

A   B   C

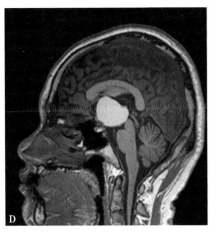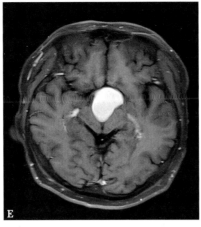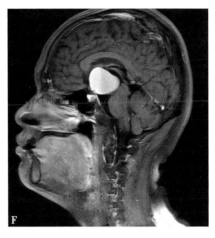

图 6-0-9 造釉细胞型颅咽管瘤 MRI 图像

A～F. 头颅 MRI 图像，依次为轴位 T_1WI、T_2WI、FLAIR、矢状位 T_1WI、T_1WI 增强的轴位及矢状位图像，显示鞍上区、三脑室前下部囊性占位性病变，呈 T_1WI、T_2WI 及 FLAIR 高信号，其内见液 - 液平面，邻近双侧下丘脑受压显示不清。

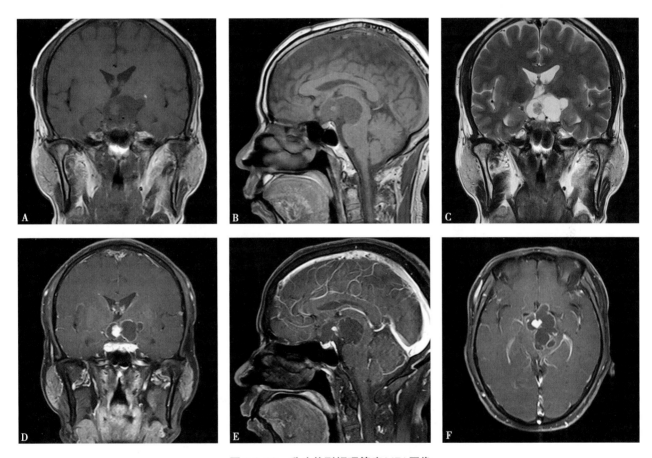

图 6-0-10 乳头状型颅咽管瘤 MRI 图像

A～F. 头颅 MRI 图像，依次为 T_1WI 的冠状位、矢状位图像、T_2WI、T_1WI 增强的冠状位、矢状位及轴位图像，显示鞍上区团块状囊实性异常信号影，呈 T_1WI 低信号、T_2WI 高信号为主囊性成分，其内混杂结节状 T_1WI、T_2WI 等信号实性成分，增强扫描示实性部分明显强化，囊性部分环形强化；邻近脑组织受压，下丘脑显示不清，垂体、垂体柄受压移位。

高浓度三酰甘油而呈 T_1WI 高信号，极少数囊肿因内含实性胆固醇结晶及角化蛋白而呈 T_1WI 很低信号，T_2WI 上囊肿信号近似脑脊液或稍高，少数因钙化、含水较少、分泌物黏稠及铁沉积表现为低信号；FLAIR 上囊肿信号不能被完全抑制，在低信号的背景下可见不规则斑片状高信号及等信号影，DWI 上囊肿扩散受限，呈高信号，ADC 值近似脑实质，增强 T_1WI 部分病例见囊壁轻微强化。蛛网膜囊肿通常表现为 T_1WI 低信号、T_2WI 高信号，FLAIR 呈低信号，DWI 呈低信号，增强扫描病变无强化（图 6-0-11）；

当蛛网膜囊肿的囊液内蛋白和脂类成分较高时，其信号可稍高于正常脑脊液，但增强扫描无强化。Rathke 裂囊肿位于垂体前、后叶之间，因囊内容物成分多变可表现为不同的信号，部分和脑脊液信号相似，呈 T_1WI 低信号、T_2WI 高信号，部分呈 T_1WI 高信号、T_2WI 等 / 高信号，增强扫描囊内无明显强化，有时可见受压的正常垂体边缘强化，囊内可见不强化小结节。血管母细胞瘤通常表现为 T_1WI 低信号、T_2WI 高信号的囊性病变，并可见 T_1WI 等 / 低信号、T_2WI 稍高信号的实性壁结节，增强扫描显著强化；肿瘤内或肿瘤旁迂曲的流空血管影是其特征。毛细胞型星形细胞瘤（图 6-0-12）为低级别胶质瘤，边界较清晰，生长缓慢，常发生于儿童和青年，该病变可发生于所有神经轴，若发生于下丘脑、丘脑和脑干的较大病变突入脑室内，则很难确定其原发部位。

【相关疾病】

下丘脑囊性或囊性为主的病变包括颅咽管瘤、皮样囊肿、表皮样囊肿、蛛网膜囊肿、Rathke 裂囊肿、血管母细胞瘤、毛细胞型星形细胞瘤。详见表 6-0-3。

表 6-0-3　下丘脑囊性病变

发育异常病变	血管性肿瘤	中枢神经系统原发肿瘤
颅咽管瘤	血管母细胞瘤	毛细胞型星形细胞瘤
皮样囊肿		
表皮样囊肿		
蛛网膜囊肿		
Rathke 裂囊肿		

【分析思路】

第一，下丘脑病变的影像学检出及病变累及范围的判断。如前所述，下丘脑病变的检出和囊实性特征判断通常需要借助 CT 和 MRI 检查，其中，MRI 能更好地显示病变细节，并可对病变累及的范围进行更好的判断。

第二，下丘脑囊性病变的诊断和鉴别诊断过程中，我们需结合患者的病史、实验室检查及影像学检查提高鉴别的准确性。如发现鞍上区累及下丘脑的囊性肿瘤样病变通常需要考虑颅咽管瘤的可能，

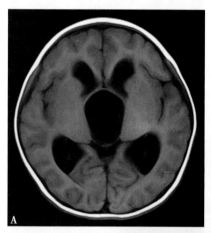
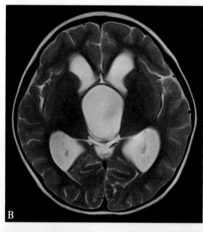
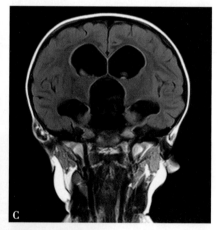
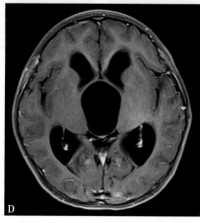
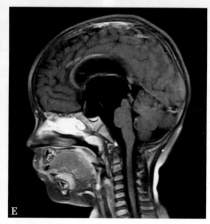

图 6-0-11　蛛网膜囊肿 MRI 图像

A～E. 头颅 MRI 图像，依次为 T_1WI、T_2WI、FLAIR、T_1WI 增强的轴位及矢状位图像，显示三脑室囊性病变，呈 T_1WI 低信号、T_2WI 高信号，增强扫描无强化，邻近下丘脑受压，双侧脑室显著扩张。

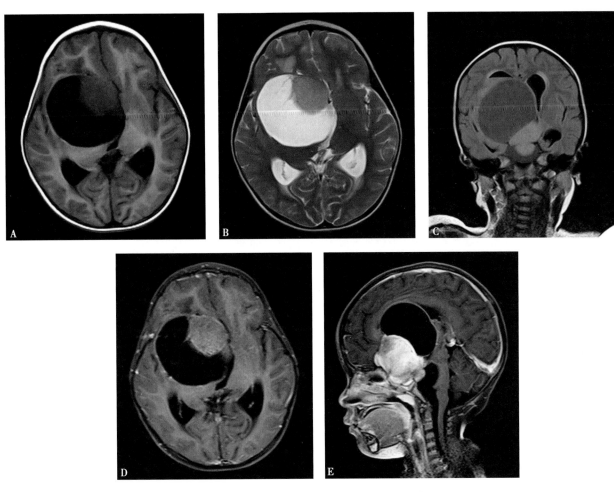

图 6-0-12 毛细胞型星形细胞瘤 MRI 图像

A～E. 头颅 MRI 图像,依次为 T$_1$WI、T$_2$WI、FLAIR、T$_1$WI 增强的轴位及矢状位图像,显示鞍区及鞍上区囊实性肿块影,大部分呈 T$_1$WI 低信号、T$_2$WI 高信号囊性成分,并可见类圆形 T$_1$WI、T$_2$WI 等信号实性成分,增强 T$_1$WI 示实性部分不均匀强化,囊性部分无强化;肿块压迫脑干、右侧大脑半球(包括右侧下丘脑)、右侧脑室及三脑室,双侧脑室扩张,中线结构左移。

其中造釉细胞型多发于儿童,乳头状型多发于成人。此外,囊伴结节是血管母细胞瘤和毛细胞型星形细胞瘤的突出特点,其中血管母细胞瘤好发于成人,毛细胞型星形细胞瘤好发于儿童。表皮样囊肿有钻缝样生长的特点,且表现为 DWI 高信号、ADC 低信号,可与蛛网膜囊肿相鉴别。

【疾病鉴别】

在诊断下丘脑囊性病变时需结合多种影像学特征、临床信息及实验室检查进行诊断和鉴别诊断。

1. 基于临床信息的鉴别诊断流程图见图 6-0-13。

2. 下丘脑囊性病变的主要鉴别要点见表 6-0-4。

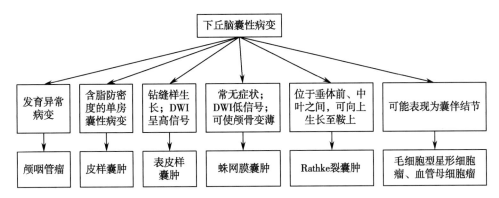

图 6-0-13 下丘脑囊性病变鉴别诊断流程图

195

表 6-0-4 下丘脑囊性病变的主要鉴别诊断要点

疾病	典型影像特征	鉴别要点	主要伴随征象
颅咽管瘤	肿瘤为囊性多见，也可为囊实性，MRI 上信号因肿瘤成分不同而变化很大	造釉细胞型多发于儿童，乳头状型多发于成人	造釉细胞型颅咽管瘤大多可伴钙化，乳头状型钙化少见
皮样囊肿	良性病变，为边界清楚的单房性囊肿，含脂肪密度，表现为 T_1WI、T_2WI 高信号；如破裂可致脂肪滴沿蛛网膜下腔和脑室内播散	含有脂肪密度，但在抑脂序列上抑制强度低于脂肪瘤；FLAIR 呈高信号，可与蛛网膜囊肿鉴别	
表皮样囊肿	CT 平扫多为低密度，近似脑脊液，增强扫描一般无强化。MRI T_1WI 大部分呈低信号，略高于脑脊液，T_2WI 上信号近似或高于脑脊液，DWI 呈高信号，增强扫描囊壁轻微强化	非肿瘤性异位囊肿，较皮样囊肿多见，好发于 20～60 岁；呈"塑形性"或"填充式"钻缝样生长	可包绕局部神经和血管；囊内可能含有出血、高蛋白、钙质或含铁血黄素等
蛛网膜囊肿	边界清晰的类圆形脑脊液性囊肿，呈 T_1WI 低信号、T_2WI 高信号，DWI 呈低信号，增强扫描无强化	多见于儿童，男性多见；多无症状，有时可出现头痛、头晕等症状	可使颅骨变薄或变形，局部脑组织被推压移位，甚至脑萎缩
Rathke 裂囊肿	鞍内或鞍上的类圆形肿块，边缘清晰，MRI 显示其位于垂体前、后叶之间。因囊内容物成分多变而表现为不同信号，增强扫描囊内无强化，有时可见受压的正常垂体边缘强化	多见于 50～60 岁，好发于蝶鞍内，也可向上生长到达鞍上；累及垂体 - 下丘脑可产生相应症状	
血管母细胞瘤	良性肿瘤，CT 上呈低密度囊和等密度结节，MRI 上呈 T_1WI 低信号、T_2WI 高信号囊性病变，并见 T_1WI 等 / 低信号、T_2WI 稍高信号的实性壁结节，增强扫描显著强化	常见于 35～45 岁，儿童罕见；多为孤立性肿瘤，也可与希佩尔 - 林道病相关；肿瘤内或肿瘤旁迂曲流空血管影	
毛细胞型星形细胞瘤	WHO 1 级，可表现为囊伴结节的特征表现，壁结节有强化	儿童多见	

三、特殊征象

以垂体柄增粗为例。

垂体柄增粗常见于生殖细胞瘤、朗格汉斯细胞组织细胞增多症、淋巴细胞性垂体炎等，少见病变包括转移瘤、淋巴瘤、神经结节病等。

【鉴别诊断】

1. **脑淋巴瘤** 颅内肿瘤中，孤立的脑垂体出现脑淋巴瘤较少见，诊断较困难，往往需病理确诊。MRI 可表现为鞍区和 / 或鞍上区肿块，累及垂体柄、丘脑，垂体后叶 T_1WI 高信号消失，垂体前叶形态相对完好。肿瘤信号不均，可含出血 / 钙化，实性部分 T_1WI 稍高信号，T_2WI 等 - 稍低信号，实性部分均质显著强化，占位效应不明显。

2. **颅咽管瘤** 颅咽管瘤是位于鞍区或鞍旁区生长缓慢的中枢神经系统良性肿瘤，起源于颅咽管的上皮细胞或 Rathke's 囊的残留（造釉型）或由残留的鳞状上皮细胞化生而来（乳头型），可从垂体 -

下丘脑轴的任何一点发生并沿此轴发展，约 50% 的肿瘤起源于第三脑室底水平的漏斗和 / 或灰结节区域，主要向第三脑室发展，可出现头痛、视力损害和由中枢性尿崩症导致的多饮多尿等症状，儿童可出现发育迟缓，成人可出现性功能障碍和下丘脑综合征（如体温调节紊乱、水电平衡紊乱）。病变内信号不均匀，可有钙化，囊壁强化。好发于 20 岁以下和 50～70 岁，信号特点多变。

3. **垂体后叶肿瘤** 在垂体后叶肿瘤中，垂体颗粒细胞瘤起源于神经垂体胶质细胞，体积通常较小且无明显临床症状，偶有头痛、视觉缺损等症状，好发于 40～50 岁，女性较男性多见，可位于鞍内或鞍上。病变体积较大时可以推压视神经，对周围组织只有压迫，无明显浸润及破坏征象。病灶与垂体柄分界不清，垂体可见，但正常垂体后叶高信号消失。CT 平扫见病灶与脑实质相比呈略高密度，钙化及囊变罕见；MRI 平扫 T_1WI 以等信号为主，T_2WI 信号与脑白质大致相仿，呈等信号或低信号，体积较大时，肿块内部信号欠均匀，可见多发点状长 T_1、短 T_2 低信号，增强扫描有强化。通常不会单纯累及鞍上。

4. 垂体细胞瘤 垂体细胞瘤是起源于垂体后叶或垂体漏斗部的一种胶质细胞瘤，又称漏斗瘤。该病发生于男性多见，较少见，预后较差。肿块位于鞍区和 / 或鞍上区，常呈椭圆形或圆形，边界清晰，通常在 T_1WI 上一般呈等信号至低信号，T_2WI 上呈等信号至高信号，增强扫描均匀强化。

5. 垂体转移瘤 常见的症状是尿崩症、垂体功能减退和眶后疼痛等，伴或不伴乏力、体重减轻、全身疼痛和中枢神经系统受累等相关表现，临床症状和体征的出现与进展通常较快。MRI 缺乏特异性，可表现为垂体柄增粗、T_1WI 垂体后叶高信号消失，垂体信号不均匀。常有原发肿瘤病史，伴有全身广泛转移，肿瘤标记物明显增高。

6. 胶质瘤 胶质瘤是中枢神经系统最常见的原发性颅脑肿瘤，可发生于脑实质的各个部位，发生于下丘脑相对少见，如发生于下丘脑，可压迫第三脑室导致梗阻性脑积水，巨大下丘脑肿瘤经常造成下丘脑 / 垂体功能障碍，包括肥胖、尿崩症等。其中胶质母细胞瘤为高级别胶质瘤，生长速度快，颅内压增高症状明显，大部分患者都有头痛、头晕、呕吐症状，部分患者有癫痫发作。毛细胞型星形细胞瘤为低级别胶质瘤，WHO Ⅰ级肿瘤，边界较清晰，生长缓慢，常发生于儿童和青年。毛细胞型星形细胞瘤可发生于所有神经轴，若发生于下丘脑、丘脑和脑干的较大病变突入脑室内，则很难确定其原发部位。下丘脑 - 视交叉肿瘤可能发生软脑膜播散，预后不良。

（刘　军）

参 考 文 献

[1] 贾建平, 陈生弟. 神经病学 [M]. 8 版. 北京: 人民卫生出版社, 2018.

[2] 仝冠民, 张继. 中枢神经系统 CT 与 MRI 影像解读 [M]. 2 版. 北京: 人民卫生出版社, 2017.

[3] 于春水, 郑传胜, 王振常, 等. 医学影像诊断学 [M]. 5 版. 北京: 人民卫生出版社, 2022.

[4] SALEEM SN, SAID AH, LEE DH. Lesions of the hypo-thalamus: MR imaging diagnostic features[J]. Radiograph-ics, 2007, 27（4）: 1087-1108.

第七章 松果体区病变

一、实性病变

【定义】

松果体区影像学显示为实性异常密度或信号的病变，伴或不伴囊变。

【病理基础】

松果体前后径一般小于 10mm，位于中线，第三脑室后部、中脑上丘的上方，前方借松果体柄附着于三脑室顶后部，柄分为上板和下板，上板与缰连合延续，下板与后连合延续，上下板之间的间隙称为松果体隐窝。松果体主要由松果体细胞组成，表面包以由软脑膜而来的结缔组织被膜，被膜伸入实质内分成许多不规则小叶。小叶由松果体细胞（约占95%），神经胶质细胞和有髓、无髓神经纤维等组成。松果体常出现生理性钙化，一般 2 岁时开始出现钙化，随年龄增加钙化率增高，青少年时期钙化率高达 40%，40 岁后钙化率达 70%。

松果体区是一个复合的解剖空间，由胼胝体压部、小脑上蚓部、中脑顶盖和三脑室顶后壁围成的区域，包括松果体、血管等结构和充满脑脊液的四叠体池。松果体区实性病变多数为松果体固有肿瘤，包括起源松果体的松果体实质肿瘤（pineal parenchymal tumor, PPT）、生殖细胞肿瘤（germ cell tumor, GCT）、胶质瘤及转移瘤，其中以生殖细胞肿瘤最为常见，少数为松果体外邻近结构起源的实性病变，包括胼胝体、下丘脑、中脑或中脑顶盖、硬脑膜及大脑大静脉来源的肿瘤或肿瘤样病变，如脑膜瘤、胶质瘤、大脑大静脉瘤、脂肪瘤。

【征象描述】

松果体固有肿瘤中心通常位于中线区的松果体，偶也可偏中线生长，使松果体结构膨胀、消失，较大者可因占位效应使大脑大静脉受压上抬，同时下压四叠体板而堵塞中脑导水管，引起第三脑室和侧脑室积水。松果体外来源的病变，中心常位于起源的邻近结构，有时可见正常松果体存在或松果体仅受推压移位，周围紧邻结构改变与病灶起源中心位置相关，如脑膜瘤往往向下推压大脑大静脉和松果体（图 7-0-1）。

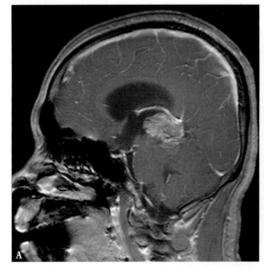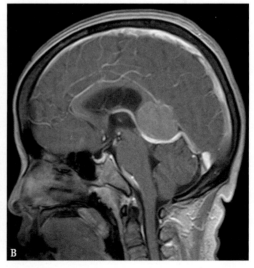

图 7-0-1　肿瘤与大脑大静脉的关系
T_1WI 矢状位增强。A. 生殖细胞瘤，大脑大静脉受压上抬；B. 脑膜瘤，向下推压大脑大静脉。

1. **CT 表现**   松果体区实性病变 CT 平扫密度多数呈等或稍高密度，部分少见的松果体区胶质瘤可呈稍低密度，畸胎瘤和脂肪瘤内因含有脂肪成分而呈现特征性的脂性低密度。病变内的钙化形态对鉴别松果体固有肿瘤有较大意义；松果体实质肿瘤的钙化位于肿瘤外周，表现为"爆裂样"的外观；生殖细胞瘤常常吞噬松果体的钙化，钙化位于中心；非生殖细胞瘤性生殖细胞肿瘤（non-germinomatous germ cell tumors，NGGCTs），比如胚胎性癌、卵黄囊瘤或绒毛膜癌，可将松果体钙化推向一边，也可吞没松果体的钙化。松果体固有肿瘤中生殖细胞瘤和松果体细胞瘤往往比较均质，而松果体母细胞瘤、绒毛膜癌和胚胎性癌常见囊变、坏死、出血；畸胎瘤虽然因成分复杂导致密度混杂、多囊变，但以膨胀性生长方式为主，边界清楚，实性部分强化程度较轻。松果体外的实性病变，良性者往往边界清晰，密度均匀，如脑膜瘤；恶性者边界模糊，内部囊变、坏死多见，如胶质瘤。

2. **MRI 表现**   MRI 更有利于观察病灶与松果体区诸解剖结构的关系，但对钙化观察不如 CT。松果体区多数实质肿瘤表现为 T_1WI 等或稍低信号，T_2WI 稍高信号，病灶内囊变可表现类似脑脊液信号（图 7-0-2），病灶内出血可表现为 T_1WI 等或高信号，T_2WI 高或低信号，畸胎瘤及脂肪瘤内的脂肪成分表

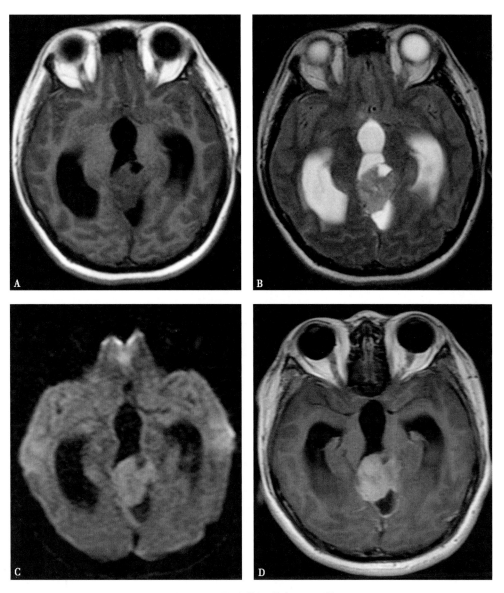

图 7-0-2   松果体细胞瘤 MR 图像
A～D. 头颅 MRI 图像，依次为 T_1WI、T_2WI、DWI 和 T_1WI 增强图像，显示松果体区团块状异常信号影，呈 T_1WI 等低信号、T_2WI 混杂稍高信号、DWI 稍高信号，增强后可见强化，局部见小囊状无强化灶。

现为 T_1WI、T_2WI 均高信号（图 7-0-3），大脑大静脉瘤因血管流空效应呈极低信号（图 7-0-4）。不同肿瘤生长方式不同，与周围结构关系亦有所差异，松果体细胞瘤往往边界清晰，向前突向第三脑室后部致其呈杯口状扩大，而生殖细胞瘤向三脑室两侧浸润性生长，使三脑室后部"V"形狭窄。松果体固有肿瘤属于脑实质外肿瘤，瘤周水肿往往不明显，而起源邻近脑实质结构的胶质瘤往往水肿明显。增强扫描病灶实性成分均有不同程度强化，其中畸胎瘤及松果体细胞瘤轻度强化，其他松果体固有肿瘤多呈明显强化（图 7-0-5），松果体外病变亦多呈明显强化，且具有颅内其他位置相应肿瘤的强化特征，如弥漫性胶质瘤可有磨玻璃样强化（图 7-0-6），脑膜瘤可有"脑膜尾征"，典型的孤立性纤维瘤在 T_2WI 上可表现为"阴阳征"。

【相关疾病】

松果体区实性病变的种类较多，包括起源松果体的松果体实质肿瘤、生殖细胞肿瘤、胶质瘤、转移瘤，及起源于邻近结构的实性肿瘤或肿瘤样病变等，详见表 7-0-1。

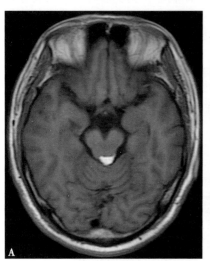
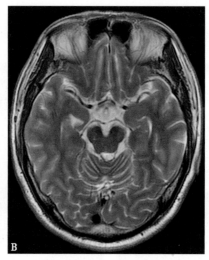
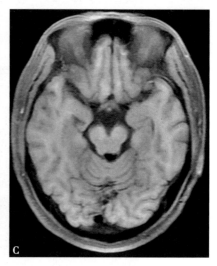

图 7-0-3　脂肪瘤 MR 图像

A～C. 头颅 MRI 图像，依次为 T_1WI、T_2WI 和 T_1WI 压脂图像，显示松果体区条带状异常信号影，呈 T_1WI、T_2WI 均高信号，T_1WI 压脂序列呈低信号。

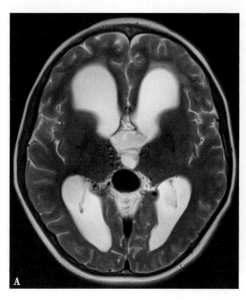
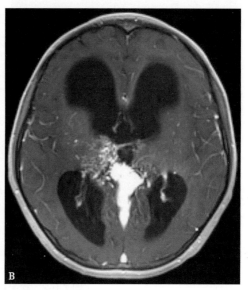

图 7-0-4　大脑大静脉瘤 MR 图像

A、B. 头颅 MRI 图像，依次为 T_2WI 和 T_1WI 增强图像，显示大脑大静脉池内一类圆形异常信号影，T_2WI 呈流空效应，T_1WI 增强呈血管样强化，与大脑大静脉相连。

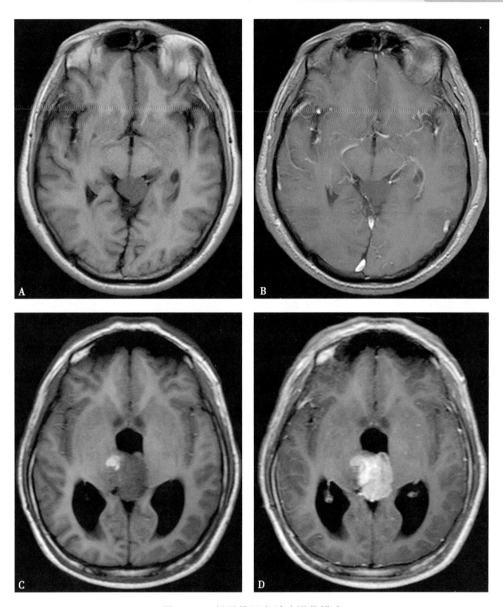

图 7-0-5 松果体固有肿瘤强化模式

A～D. 头颅 MRI 图像。A、C. T_1WI；B、D. T_1WI 增强；A、B. 松果体细胞瘤，增强后肿瘤强化不明显；C、D. 生殖细胞瘤，增强后明显强化。

【分析思路】

第一，松果体区实性病变的检出。关键在于认识松果体区解剖结构的影像学表现，松果体实性病变较大时，占据四叠体池并压迫或侵犯邻近结构，影像学容易检出，但病灶较小时，阅片时忽视观察松果体区而造成漏诊。注意出现以下情况时，需要排查松果体区病变：钙化的松果体明显偏离中线；松果体钙化直径大于 12mm；6 岁以下儿童松果体钙化直径大于 10mm。正中矢状位 MRI 图像最有利于观察松果体，增强扫描也有助于提高病变的检出率。

第二，判断病灶起源部位，即区分病变是来自松果体还是邻近组织。识别正常松果体是否存在是重要鉴别点，松果体起源病灶常常使松果体结构膨胀或消失，松果体外病变往往仅推移松果体，影像上仍能找到松果体结构，但较大的病灶或浸润性病变也可能过度压迫松果体或浸润包埋松果体，使松果体显示不清；一般来说，松果体固有肿瘤位于中线区，大脑大静脉受压上抬，四叠体板下移而堵塞中脑导水管，引起幕上脑积水；松果体外起源的病变与起源结构关系更为密切，如脑膜瘤呈宽基底附着小脑幕，四叠体板的胶质瘤导致四叠体板增厚，大脑大静脉瘤可见大脑大静脉明显扩张并连通供血动脉及引流静脉；松果体外起源病变引起脑积水相对较少见。多方位立体观察可助于判断肿瘤的起源。

第三，结合患者年龄、性别特点。生殖细胞瘤

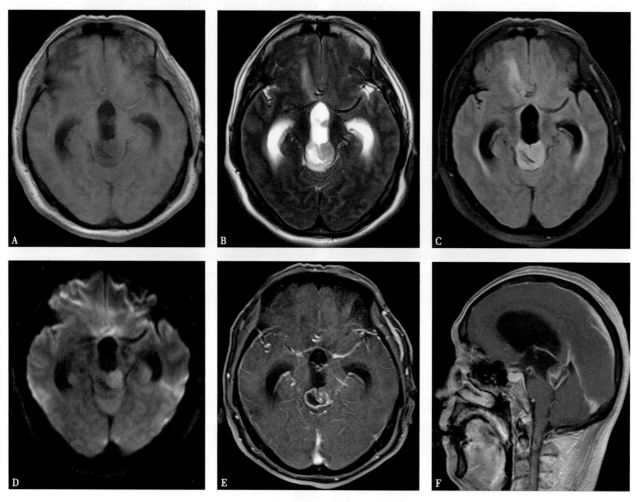

图 7-0-6 弥漫性胶质瘤 MR 图像

A～F. 头颅 MRI 图像,依次为 T_1WI、T_2WI、FLAIR、DWI、T_1WI 横轴位增强和 T_1WI 矢状位增强图像,显示松果体区结节状异常信号影,呈 T_1WI 混杂低信号,T_2WI 混杂高信号,内见囊变坏死区,肿瘤实质部分可见弥散受限,增强后肿瘤实质部分磨玻璃样强化,坏死囊变区不强化。

通常好发于 30 岁以下的青少年患者,松果体母细胞瘤多见于 10 岁以下儿童,松果体细胞瘤好发于青年女性,而其他松果体实质肿瘤更多见于成人,脑膜瘤多见于中年女性(50 岁左右)。

第四,分辨松果体区病变生长方式。病变局限,

与周围结构分界清晰者,倾向于良性病变,如松果体细胞瘤等;当病变形态不规则,侵犯周围组织时,倾向于恶性病变,如松果体母细胞瘤等。

第五,分析松果体区实性病变的影像特征。病灶内钙化的特点:生殖细胞瘤通常吞噬包埋松果体

表 7-0-1 松果体区实性病变

松果体实质肿瘤	生殖细胞肿瘤	其他松果体固有肿瘤	起源于邻近结构的实性病变
松果体细胞瘤	生殖细胞瘤	胶质瘤	胶质瘤(起源胼胝体、丘脑、中脑或中脑顶盖)
中分化松果体实质肿瘤	胚胎性癌	转移瘤	脑膜瘤
松果体母细胞瘤	卵黄囊瘤		大脑大静脉瘤
松果体区乳头状瘤	绒毛膜癌		脂肪瘤
松果体区促结缔组织增生性黏液样瘤,SMARCB1 突变型	混合性生殖细胞肿瘤		
	畸胎瘤		

钙化，钙化往往位于病灶中心，而松果体细胞瘤的钙化往往位于病灶四周，呈"爆裂样"改变。病灶内是否存在囊变、出血：松果体实质肿瘤的恶性程度越高，病灶内囊变往往越多，生殖细胞肿瘤若囊变、出血成分较多则更倾向于恶性程度更高的胚胎性癌或绒毛膜癌。病灶成分复杂，含有脂肪、骨骼和囊变等多种信号的需考虑畸胎瘤，仅含有脂肪成分的需考虑脂肪瘤。

第六，需同时观察颅内其他部位有无异常的影像学改变。生殖细胞瘤可多发，除了松果体区，也可同时发生在鞍上池、基底节区、脑室或脑实质内，其他部位的病灶特点与松果体区的病灶一致；转移瘤在颅内亦可多发，好发于皮髓质交界处；松果体母细胞瘤则有可能沿蛛网膜下腔、软脑膜、室管膜种植生长。

第七，结合患者的临床病史、临床症状及体征、诊疗经过、实验室检查等临床资料，可缩小鉴别诊断

范围。临床症状对肿瘤定性具有提示价值，肿瘤压迫形成脑积水，可引起相应的临床症状，包括头痛、恶心、呕吐、视力减退、视物重影等；部分肿瘤因压迫或侵犯丘脑，如中分化的松果体实质性肿瘤、松果体母细胞瘤以及生殖细胞肿瘤，而出现上丘脑综合征（也称帕里诺综合征），典型三联征表现为：①上视不能；②瞳孔光-近反射分离；③聚合退缩性眼震。部分血生化指标对于肿瘤定性亦有提示价值，如卵黄囊瘤或含有卵黄囊瘤成分的混合性生殖细胞肿瘤通常 AFP 阳性；含有绒毛膜癌或绒毛膜癌成分的混合性生殖细胞肿瘤可出现血清 β-HCG 升高。

【疾病鉴别】

在诊断松果体区实性病变时需结合多种影像学特征、临床信息及实验室检查进行诊断和鉴别诊断。

1. 基于临床信息的鉴别诊断流程图见图 7-0-7。

2. 松果体区实性病变的主要鉴别诊断要点见表 7-0-2。

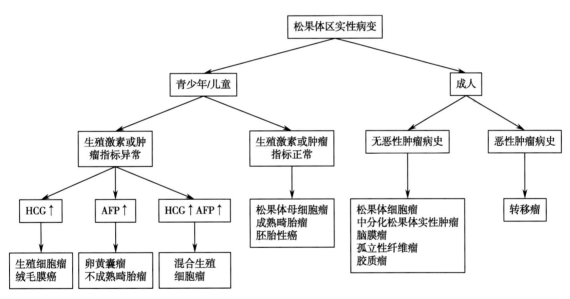

图 7-0-7 松果体区实性病变鉴别诊断

表 7-0-2 松果体区实性病变的主要鉴别诊断要点

疾病	典型影像特征	鉴别要点	主要伴随征象
生殖细胞瘤	肿瘤呈圆形、类圆形或稍不规则，有轻度分叶，绝大多数境界清楚，肿瘤多为实性，较均质，CT平扫时呈稍高或等密度，T_1WI 上常呈等或稍低信号，T_2WI 呈稍高信号，常接近脑灰质信号，均质显著强化，向三脑室两侧后部浸润性生长	松果体区最常见的肿瘤，通常好发于 30 岁以前的青少年，男性明显多于女性，三脑室后部呈"V"形狭窄，肿瘤呈蝴蝶状，吞噬松果体钙化；病灶对放疗敏感	鞍上池、基底节区、脑室或脑实质内可同时存在同性质病灶
畸胎瘤	多数为部分囊性，囊内成分复杂，CT 密度或 MR 信号混杂，囊性部分不强化，实性部分轻度强化，若实性部分显著强化需考虑恶性畸胎瘤	松果体区第二常见的肿瘤，内部同时存在钙化、囊变、脂肪、出血	可含有脂质、毛发和牙齿等结构

续表

疾病	典型影像特征	鉴别要点	主要伴随征象
松果体母细胞瘤	肿瘤体积较大,向周围浸润性生长,边界不清,内部囊变、出血、坏死常见,实性部分弥散明显受限,增强不均匀显著强化	多见于10岁以下儿童,肿瘤内部不均质,显著强化	可侵犯周围组织及沿脑脊液播散
松果体细胞瘤	CT平扫呈较为均匀稍高密度或等密度,T_1WI稍低或等信号,T_2WI稍高信号或等信号,圆形或类圆形,轮廓较光整,境界清楚,肿瘤内可出现散在性钙化	青年女性常见,钙化位于肿瘤外周,表现为"爆裂样"的外观	肿瘤向前可压迫三脑室后部变形扩大
中分化松果体实性肿瘤	T_1WI等低信号,T_2WI等稍高信号,增强均匀或不均匀强化,边界清晰或向周围浸润,可沿着脑脊液播散	可发生于任何年龄,高峰期在成人	影像表现可类似松果体细胞瘤,但一段时间内生长迅速,ADC值较低
转移瘤	CT平扫时常呈等或稍高密度,T_1WI呈稍低信号,T_2WI呈高信号,境界清楚,圆或类圆形,密度较均匀,增强呈均匀强化,较少囊变	好发于中老年人,结合原发肿瘤存在可帮助鉴别	其他部位脑实质内也可存在转移瘤灶
胶质瘤	CT平扫时多呈低密度,T_1WI呈低信号,T_2WI呈中等或高信号,低级别者可不强化,高级别者可出现显著强化	若发现肿瘤来自于胼胝体、顶盖等松果体周围结构时,应考虑松果体区胶质瘤的可能	顶盖胶质瘤由于容易压迫中脑导水管,引起梗阻性脑积水
脑膜瘤	CT平扫多呈均匀等或稍高密度,境界清楚。T_1WI呈等或稍低信号,T_2WI呈等或稍高信号,增强扫描时呈均匀显著强化	矢状位T_1WI增强扫描确定肿瘤来源于小脑幕切迹	伴有脑膜尾征
孤立性纤维瘤	一般体积较大,呈不规则形或椭圆形,CT上呈等、低混杂密度,T_1WI呈等信号或等低混杂信号,T_2WI呈不均匀稍高信号或稍低信号,部分边缘见低信号环,典型者呈"阴阳征",增强均匀明显强化,可见杂乱血管	T_2WI呈"阴阳征",增强明显强化伴杂乱血管	脑膜尾征不明显,T_2WI可出现阴阳征
大脑大静脉瘤	CT表现为三脑室后部四叠体池内等或稍高密度肿块影,呈圆形或三角形,密度均匀,境界清楚,边缘常见钙化,增强CT扫描呈均匀显著强化。在T_1WI和T_2WI图像上,供血动脉、大脑大静脉及引流静脉均呈低信号	多见于儿童,属于少见的脑动静脉畸形,增强CT血管样显著强化,MR观察到流空信号	CTA或MRA可以观察到粗大的供血动脉及引流静脉
脂肪瘤	多位于胼胝体压部下方或周围,呈条带状,CT呈脂肪样低密度,较大者可有蛋壳样钙化,T_1WI和T_2WI均呈高信号	CT脂肪样密度或MR各序列符合脂肪信号特点	可有蛋壳样钙化

二、囊性病变

【定义】

松果体区影像学显示囊性异常密度或信号的病变。

【病理基础】

松果体区囊性病变可大致分为三类。①先天性发育异常,包括松果体囊肿和蛛网膜囊肿,分别来自松果体和蛛网膜,发病机制尚不明确。松果体囊肿可能是第三脑室顶部闭合障碍,或由本应分化为神经胶质的原始细胞残留演变,或因松果体实质发生坏死形成,还可能是内衬于原始脑室系统的神经

上皮产生一囊袋状物凸出脑室。囊壁分3层:外层为纤维层,中间层含有松果体细胞成分,内层为菲薄的胶质细胞层。蛛网膜囊肿为蛛网膜和软脑膜之间的腔隙内过量积聚脑脊液而成,内衬蛛网膜细胞,可能有分泌脑脊液的功能。②外胚层来源的囊性病变,包括表皮样囊肿和皮样囊肿。表皮样囊肿的囊壁为复层扁平上皮,囊内容物有细胞碎屑、水、角蛋白和胆固醇,不含表皮附属物。皮样囊肿的囊内容物包含表皮附属器,毛囊、皮脂腺、汗腺及其分泌物,甚至有牙齿或毛发等。③松果体固有肿瘤的囊性变,如完全囊性变的松果体细胞瘤、生殖细胞肿瘤,临床上罕见。

【征象描述】

松果体囊肿通常为圆形薄壁的囊性灶,增强后薄壁强化;蛛网膜囊肿无囊肿壁显示,增强扫描无囊壁强化;表皮样囊肿有"见缝就钻"的特点,在DWI上呈高信号;皮样囊肿密度/信号更接近脂肪而非脑脊液;囊性松果体肿瘤一般囊壁不规整,可见壁结节,增强扫描囊壁及壁结节强化明显。

1. CT 表现 松果体区囊性占位一般呈现类似脑脊液样密度,表皮样囊肿和皮样囊肿还可因含有胆固醇或脂肪成分而呈现更低密度,CT值可为高于成熟脂肪的负值。囊性占位形态多为类圆形,松果体囊肿通常较小,小于10mm,无占位效应;蛛网膜囊肿、皮样囊肿相对较大,可压迫邻近脑实质使其变形或移位;表皮样囊肿钻缝样生长,可包绕邻近血管或神经,而非压迫邻近结构。囊壁一般菲薄、规则或不可见,皮样囊肿壁常有钙化。

2. MRI 表现 松果体区囊性病变因囊内容物的不同而表现为不同信号,T_1WI 可呈低、等、稍高或高信号,T_2WI 呈等、稍高或高信号,表皮样囊肿表现为典型的弥散受限。松果体囊肿通常呈圆形,在 MR 上常呈脑脊液信号,内部信号较均匀,囊肿壁呈 T_1WI 等信号或稍高信号,T_2WI 呈低信号,明显低于囊液和周围脑脊液信号。T_1WI 增强扫描,松果体囊肿本身不强化,但常可见正常的松果体强化,围绕在囊肿周围,故约60%的病灶可见周边环形强化(呈完整或不完整的环形),一般为不超过2mm的薄壁强化(图7-0-8),而松果体肿瘤囊变可见囊壁不规则或壁结节形成伴强化。当松果体囊肿含有较多蛋白质时,T_1WI 信号稍高于脑脊液但低于脑实质,

当发生出血后,信号因出血的时间而异,急性期呈 T_1WI 等或稍低信号,亚急性期呈 T_1WI 高信号。蛛网膜囊肿在 MR 上为典型的脑脊液信号,增强扫描囊肿周围见不到强化的松果体组织,故囊壁不强化。表皮样囊肿通常形态不规则,因其具有沿蛛网膜下腔、脑的裂隙部位钻缝样生长的特点;典型者信号为 T_1WI 低信号,T_2WI 高信号,弥散受限(图7-0-9);不典型者囊内含脂质较多时,呈 T_1WI、T_2WI 高信号,含胆固醇结晶、钙化、陈旧性出血时,呈 T_1WI、T_2WI 低信号;多数不强化,少数病例轻度环形强化。皮样囊肿通常形态规则,呈圆形或类圆形。皮样囊肿未破裂时因含有液体胆固醇,信号与脂质信号类似,T_1WI 为高信号,T_2WI 信号不均匀,增强扫描无强化或轻微环形强化;破裂后表现为脑沟脑池和脑室内的脂滴,引起脑膜炎时可有软脑膜强化。

【相关疾病】

松果体区囊性病变的种类相对较少,包括松果体囊肿、蛛网膜囊肿、表皮样囊肿和皮样囊肿、松果体区肿瘤的囊变,详见表7-0-3。

表 7-0-3 松果体区囊性病变

先天性发育异常	外胚层来源病变	松果体固有肿瘤囊变
松果体囊肿	表皮样囊肿	完全囊性变的松果体实质肿瘤
蛛网膜囊肿	皮样囊肿	完全囊性变的生殖细胞肿瘤

【分析思路】

松果体区囊性病变分析思路如下:

第一,松果体区囊性病变的检出。病变较大时

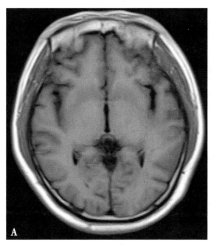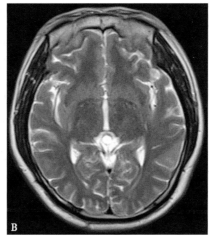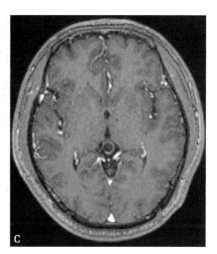

图 7-0-8 松果体囊肿 MR 图像

A~C. 头颅 MRI 图像,依次为 T_1WI、T_2WI 和 T_1WI 增强图像,显示松果体区囊状异常信号影,呈 T_1WI 低信号,T_2WI 高信号,增强后未见强化,周围见环形 T_1WI、T_2WI 等信号,增强后环形强化。

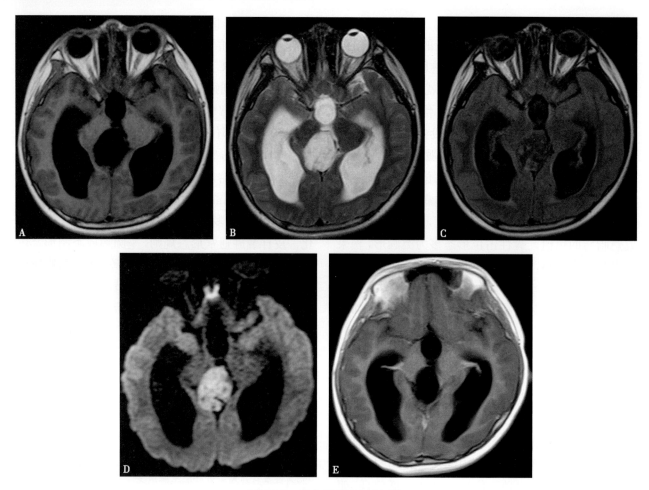

图 7-0-9　表皮样囊肿 MR 图像

A～E. 头颅 MRI 图像,依次为 T_1WI、T_2WI、FLAIR、DWI 和 T_1WI 增强图像,显示松果体区囊状异常信号影,呈 T_1WI 低信号,T_2WI 高信号,FLAIR 高、低混杂信号,DWI 高信号,增强后未见强化。

存在占位效应,邻近结构受挤压,影像学容易检出;但病变较小时,在 CT 或 MRI 平扫上,病灶密度和信号与周边大脑大静脉池和四叠体池脑脊液一致,很可能被遗漏,需仔细观察是否有囊壁的存在,钙化的囊壁有助于病变检出。

第二,病变的定位,囊性病灶位于松果体内还是位于松果体外。因松果体本身位于脑外,其内囊性病变较大时与松果体外病灶鉴别有困难,松果体内囊性灶多位于中线,被大脑大静脉池环绕,病变较大压迫上丘时可能引起 Parinaud 综合征,压迫中脑导水管时可导致梗阻性脑积水。而松果体外的蛛网膜囊肿可压迫邻近血管神经,表皮样囊肿则包绕邻近的神经或血管生长。熟悉松果体区解剖有助于提高病变的检出率。

第三,观察松果体区囊性病变形态。松果体区囊性病变通常多较规则,呈类圆形,如松果体囊肿、蛛网膜囊肿、皮样囊肿,其中松果体囊肿通常小于 10mm,占位效应不明显,而蛛网膜囊肿及皮样囊肿

发现时通常较大,可见占位效应。松果体囊肿最常见,主要需要与完全囊性变的松果体固有肿瘤鉴别。但松果体区肿瘤影像学表现类似囊肿者非常罕见,可以通过观察囊壁形态差异来鉴别。表皮样囊肿形态不规则,具有沿蛛网膜下腔、脑的裂隙部位钻缝样生长的特点,但多与周围结构分界清楚,占位效应相对较轻。

第四,分析囊性病变内部成分。松果体囊肿内部可有蛋白质成分,往往 CT 值略高于脑脊液,T_1WI 信号稍高于脑脊液但低于脑实质,T_2WI 信号稍低于脑脊液;表皮样囊肿内有胆固醇成分,CT 值可低于脑脊液,MRI 有特征性的弥散受限;皮样囊肿内含脂质成分,T_1WI 为高信号,T_2WI 信号不均匀,但 DWI 不呈高信号;蛛网膜囊肿往往与脑脊液信号一致;松果体肿瘤囊变内部成分多变,可为单纯脑脊液信号,也可含有不同时期的血液成分。

第五,分析囊壁影像学特点。松果体囊肿常可见环形强化(呈完整或不完整的环形),一般为不超

过 2mm 的薄壁强化,为正常的松果体强化,围绕在囊肿周围;肿瘤囊变壁通常不规则增厚,并可见结节状实性成分,通常直径也较大,多大于 15mm;蛛网膜囊肿壁菲薄,难以在影像学上观察到;皮样囊肿壁通常偏厚,可有钙化。

第六,结合患者的临床病史、临床症状及体征、诊疗经过、多次影像学检查前后对比结果等,可缩小鉴别诊断范围。松果体区囊性病变通常没有临床症状。松果体囊肿多数是在 MR 颅脑检查时偶然发现,其影像学表现很少类似肿瘤,故囊肿小于 10mm 或无梗阻症状时无须随访。松果体囊性占位大于 10mm 时,需要随访观察,一般松果体囊肿不增大或

略缩小,少数可因出血等原因短期内增大,但内部不强化,而肿瘤囊变可见逐渐增大。表皮样囊肿和皮样囊肿,生长缓慢,发现时往往病灶较大,通常为无症状偶然发现或因病灶较大压迫引起症状就诊。皮样囊肿破裂后可导致化学性脑膜炎。

【疾病鉴别】

在诊断松果体区囊性病变时需结合多种影像学特征、临床信息及实验室检查进行诊断和鉴别诊断。

1. 基于影像学特征和临床信息的鉴别诊断流程图见图 7-0-10。

2. 松果体区囊性病变的主要鉴别诊断要点见表 7-0-4。

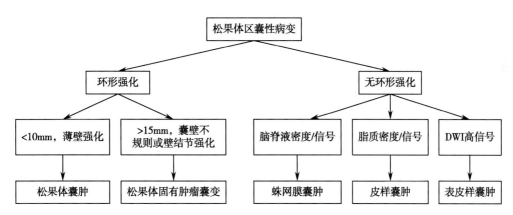

图 7-0-10　松果体区囊性病变鉴别诊断流程图

表 7-0-4　松果体区囊性病变的主要鉴别诊断要点

疾病	典型影像特征	鉴别要点	主要伴随征象
松果体囊肿	圆形,密度/信号均质,通常 T_1WI 低信号,T_2WI 高信号,囊肿壁呈 T_1WI 等或稍高信号,T_2WI 呈低信号,增强扫描环形强化	常见,通常小于 10mm,一般为不超过 2mm 的薄壁强化	出血时可引起囊肿增大压迫中脑导水管而引起梗阻性脑积水
表皮样囊肿	形态不规则,密度/信号似脑脊液,囊壁及囊内容物不强化,弥散受限	形态不规则,弥散受限,见缝就钻	多与周围结构分界清楚,占位效应轻,周围无水肿
皮样囊肿	圆形或类圆形,密度/信号似脂质,CT 平扫呈极低密度,T_1WI 呈高信号,增强扫描无强化	密度/信号似脂质	破裂后表现为脑沟脑池和脑室内的脂滴,引起脑膜炎时可有软脑膜强化
松果体固有肿瘤囊变	通常形态不规则,囊壁不均匀增厚或可见分隔、壁结节甚至实性成分,增强扫描通常不均匀强化	罕见,多大于 15mm,囊壁不规则,可见壁结节	松果体细胞瘤主要由于肿瘤生长压迫或侵犯周围结构和脑室系统引起相应症状,生殖细胞瘤通常出现内分泌症状
蛛网膜囊肿	最常见于外侧裂池,偶可见于四叠体池、帆间池,密度/信号均质,为脑脊液密度/信号,无囊肿壁,增强扫描无强化	偶发,脑脊液密度/信号,平扫及增强均无囊肿壁显示	较大时邻近结构(中脑导水管、穹窿等)受压改变

三、特殊征象

（一）蝴蝶征

【定义】

蝴蝶征指松果体区生殖细胞瘤沿三脑室两侧壁向前生长，造成三脑室后部呈"V"形狭窄，尖指向肿瘤内，形态类似一只振翅飞翔的蝴蝶，是生殖细胞瘤较具特征性的征象。

【病理基础】

生殖细胞瘤沿着三脑室室管膜组织向前方蔓延浸润，而生长呈蝴蝶样的肿瘤外观。

【征象描述】

1. CT 表现　CT 上生殖细胞瘤呈偏高密度影，在横断位或者冠状位上瘤体形态类似蝴蝶，中心常有结节样的钙化灶，两侧"蝴蝶翅膀"向前包绕三脑室后部。

2. MRI 表现　MR 上生殖细胞瘤表现为 T_1WI 等或稍低信号、T_2WI 等或稍高信号，边界清晰，增强后瘤体均匀明显强化，与 CT 类似，在横断位或者冠状位上表现为蝴蝶样形态，前方三脑室后部"V"形狭窄（图 7-0-11）。

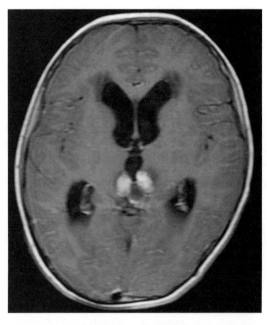

图 7-0-11　蝴蝶征

患者，男，8 岁，生殖细胞瘤。T_1WI 增强肿瘤明显强化，形似蝴蝶，两侧"翅膀"沿三脑室后方两侧生长，三脑室后方呈"V"形狭窄。

【相关疾病】

该征象为松果体区生殖细胞瘤的特征性征象，但据文献统计，具有典型"蝴蝶征"的仅占约 20%。

【分析思路】

蝴蝶征主要反映了松果体区生殖细胞瘤的形态特征，分析思路如下：

第一，认识这个征象。

第二，分析肿瘤的影像特征，邻近结构改变及颅内其他病变。观察肿瘤大小、密度或信号、强化特点，确认是否符合生殖细胞瘤的影像学表现，同时要评价肿瘤可能导致的临床症状或并发症，如是否存在脑积水，同时还要评估颅内是否存在多个病灶，以帮助临床更好地制定治疗策略。

第三，对照影像表现和患者临床资料，分析是否符合生殖细胞瘤表现。虽然这是个特征性征象，但也只是一个影像征象，决不能孤立看待，需要联合其他影像学特征和临床信息进行诊断和鉴别诊断。

【疾病鉴别】

典型的蝴蝶征是生殖细胞瘤的特征性表现，诊断可基本明确。然而生殖细胞瘤并非都表现为典型的蝴蝶样外观，可仅表现为部分蝴蝶样改变（如只有一侧翅膀），此时需与松果体区其他浸润性生长的肿瘤鉴别，如松果体母细胞瘤。

不典型的蝴蝶征在几种不同疾病的主要鉴别诊断要点见表 7-0-5。

（二）生吞松爆

【定义】

生吞松爆是指在松果体区肿瘤中，生殖细胞瘤通常吞噬包埋松果体钙化，钙化往往位于病灶中心；而松果体实质肿瘤，通常为松果体细胞瘤或松果体母细胞瘤，钙化位于肿瘤外周，表现为"爆裂样"的外观。

【病理基础】

正常松果体会发生生理性钙化。生理学家提出了松果体钙化的一些机制，但病因尚不明确。生殖细胞瘤本身不钙化，肿瘤吞没松果体，并促使松果体钙化，从而形成中心性钙化；而来源于松果体细胞的肿瘤也会产生钙化，典型表现为肿瘤边缘的"爆裂样"钙化。

【征象描述】

CT 表现：CT 可清晰显示肿瘤中的钙化位置、形态，是观察钙化的主要检查手段。生殖细胞瘤的钙化表现为位于肿块中央位置的单一块状钙化，一般认为是被吞没的正常松果体的生理性钙化。松果体实质肿瘤的钙化位于肿块边缘，呈爆裂样改变，或者表现为位于肿瘤内的多个微小散点状钙化，一般认为是肿块自身产生的钙化（图 7-0-12）。

表 7-0-5 不典型蝴蝶征的主要鉴别诊断要点

疾病	典型影像特征	鉴别要点	主要伴随征象
生殖细胞瘤	CT 稍高密度,吞噬松果体钙化,MR 信号类似脑灰质,通常均匀显著强化,囊变少见,SWI 可见内部微出血灶,向三脑室两侧后部浸润性生长	50% 的松果体区肿瘤,通常好发于 30 岁以前的青少年,男性明显多于女性;钙化位于中心;病灶对放疗敏感	鞍上池、基底节区、脑室或脑实质内可同时存在同性灶病灶
松果体母细胞瘤	CT 呈等或稍高密度,MR 信号与脑灰质接近,内部囊变、出血、坏死常见,边界不清,实性部分弥散明显受限,增强不均匀显著强化,早期可出现脑脊液种植	多见于 10 岁以下儿童,肿瘤内部不均质,显著强化,但强化往往不及生殖细胞瘤显著	可侵犯周围组织及脑脊液播散
转移瘤	可单发于松果体,亦可颅内多发,CT 平扫时常呈等或稍高密度,T₁WI 呈稍低信号,T₂WI 呈高信号,境界清楚,圆或类圆形,密度较均匀,增强呈均匀强化,较少囊变	好发于老年人,结合存在原发肿瘤可帮助鉴别	其他部位脑实质内也可存在转移瘤灶
胶质瘤	多来源于松果体外邻近结构,少数也可来源于松果体间质成分,T₁WI 上常呈等或稍低信号,在 T₂WI 上呈中等高或高信号,边界模糊,低级别者可不强化,高级别者可出现显著强化	若发现肿瘤来自胼胝体、顶盖等松果体周围结构时,应考虑松果体区胶质瘤的可能	顶盖胶质瘤由于容易压迫中脑导水管,引起梗阻性脑积水

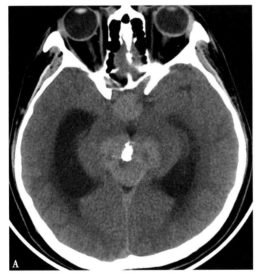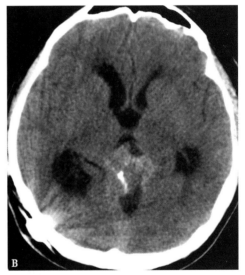

图 7-0-12 生吞松爆
A. 生殖细胞瘤,可见肿瘤吞噬松果体的钙化;B. 松果体细胞瘤,钙化位于肿瘤边缘。

【相关疾病】

生吞的钙化特征对生殖细胞肿瘤有提示价值,包括松果体区生殖细胞瘤和 NGGCTs。松爆的钙化特征对于松果体实质肿瘤有提示价值,包括松果体细胞瘤、松果体母细胞瘤等。

【分析思路】

"生吞松爆"主要指松果体肿瘤内部的钙化特征,分析思路如下:

第一,认识这个征象。

第二,分析肿瘤内部的钙化数量、分布和形态特征。数量多、形态小、位于肿瘤边缘的多见于松果体实质肿瘤,数量单一、形态大、位于肿瘤中央的多见于生殖细胞瘤。

第三,结合其他影像表现,和患者的临床资料,进一步缩小诊断范围。如松果体母细胞瘤多见于 10 岁以下儿童,弥散明显受限,出血坏死囊变多见。生殖细胞瘤多密度 / 信号均匀,而 NGGCTs 更多见囊变、出血。

【疾病鉴别】

"生吞松爆"只是生殖细胞肿瘤和松果体实质肿瘤两类肿瘤在钙化特点上的鉴别点,决不能孤立看待,需要联合其他影像学特征和临床信息进行诊断和鉴别诊断。

1. 生殖细胞肿瘤的主要鉴别诊断要点见表 7-0-6。
2. 松果体实质肿瘤的主要鉴别要点见表 7-0-7。

表 7-0-6　生殖细胞肿瘤的主要鉴别诊断要点

疾病	典型影像特征	鉴别要点	主要伴随征象
生殖细胞瘤	肿瘤呈圆形或分叶状,可呈蝴蝶样外观,内部均质,CT 稍高或等密度,中心性钙化,MR 信号类似脑灰质,显著强化,向三脑室两侧后部浸润性生长	好发于青少年男性;三脑室后部呈"V"形狭窄,吞噬松果体钙化;HCG 可升高;病灶对放疗敏感	鞍上池、基底节区、脑室或脑实质内可同时存在同性质病灶
绒毛膜癌	肿瘤向周围浸润性生长,形态不规则,边界不清,密度和信号多混杂;可合并出血,钙化少见;增强后明显不均匀强化	罕见,多见于青少年男性;肿瘤不均质,浸润性生长;HCG 明显升高	易早期转移;临床有性早熟表现
内胚窦瘤	影像学无特异性,类似绒毛膜癌,不均质,多囊变、出血	罕见,多见于儿童;AFP 明显升高	易转移和复发
胚胎性癌	影像学类似绒毛膜癌,CT 密度不定,T_1WI 呈等低混杂信号,T_2WI 呈不均质高信号,侵袭性强	罕见,多见于儿童;HCG、AFP 通常正常	易早期转移

表 7-0-7　松果体实质肿瘤的主要鉴别诊断要点

疾病	典型影像特征	鉴别要点	主要伴随征象
松果体细胞瘤	类圆形,CT 平扫稍高密度,T_1WI 稍低或等信号,T_2WI 稍高信号或等信号,边界清楚,囊变、出血少见,肿瘤内可出现散在性钙化	青年女性常见,钙化位于肿瘤外周,表现为"爆裂样"的外观	肿瘤向前可压迫三脑室后部变形扩大
松果体母细胞瘤	肿瘤体积较大,向周围浸润性生长,边界不清,内部囊变、出血、坏死常见,实性部分弥散明显受限,增强不均匀显著强化	多见于 10 岁以下儿童,肿瘤内部不均质,显著强化	可侵犯周围组织及脑脊液播散
中分化松果体实性肿瘤	影像表现介于松果体细胞瘤和松果体母细胞瘤,或类似二者	可发生于任何年龄,高峰期在成人	影像类似松果体细胞瘤,但随访生长迅速
松果体乳头状瘤	边界清楚的病变,T_1WI 上可为多种信号强度,T_2WI 上呈高信号,囊变常见,增强实性部分明显强化	好发于成年人	T_1WI 上可呈高信号,可能与分泌的包涵体内含蛋白质或糖蛋白有关

（杨运俊）

参 考 文 献

[1] BOUTTELGIER RM, SIE M, HALLAERT GG. Spontaneous involution of a large pineal cyst: Case report and narrative review[J]. Headache, 2022, 62(8): 1059-1062.

[2] MAJOVSKY M, NETUKA D, LIPINA R, et al. Pineal apoplexy: a case series and review of the literature[J]. J Neurol Surg A Cent Eur Neurosurg, 2022, 83(1): 31-38.

[3] HAYASHIDA Y, HIRAI T, KOROGI Y, et al. Pineal cystic germinoma with syncytiotrophoblastic giant cells mimicking MR imaging findings of a pineal cyst[J]. AJNR Am J Neuroradiol, 2004, 25(9): 1538-1540.

[4] SMIRNIOTOPOULOS JG, RUSHING EJ, MENA H. Pineal region masses: differential diagnosis[J]. Radiographics, 1992, 12(3): 577-596.

[5] ZACCAGNA F, BROWN FS, ALLINSON KSJ, et al. In and around the pineal gland: a neuroimaging review[J]. Clin Radiol, 2022, 77(2): e107-e119.

［6］UENO T，TANAKA YO，NAGATA M，et al. Spectrum of germ cell tumors：from head to toe[J]. Radiographics，2004，24（2）：387-404.

［7］KONOVALOV AN，PITSKHELAURI DI. Principles of treatment of the pineal region tumors[J]. Surg Neurol，2003，59（4）：250-268.

［8］AWA R，CAMPOS F，ARITA K，et al. Neuroimaging diagnosis of pineal region tumors-quest for pathognomonic finding of germinoma[J]. Neuroradiology，2014，56（7）：525-534.

［9］GAILLARD F，JONES J. Masses of the pineal region：clinical presentation and radiographic features[J]. Postgrad Med J，2010，86（1020）：597-607.

［10］沈情，解骞，梁宗辉. 松果体区囊性占位的影像诊断思维 [J]. 影像诊断与介入放射学，2022，31（6）：469-472.

［11］鱼博浪. 中枢神经系统 CT 和 MR 鉴别诊断 [M]. 西安：陕西科学技术出版社，2005.

第八章 脑 干 病 变

第一节 中 脑 病 变

一、有占位效应的病变

【定义】

影像学显示中脑异常密度或信号，伴中脑体积增大。

【病理基础】

中脑位于间脑、脑桥和小脑之间。腹侧面可见向脑桥汇聚的纤维束，即大脑脚，主要包括额桥束、皮质核束、皮质脊髓束和颞桥束。大脑脚之间为脚间窝，窝内有动眼神经穿出。背侧面有四个圆形隆起，即四叠体，上丘接受视觉刺激，下丘接受听觉刺激。在下丘后方有滑车神经穿出，绕过大脑脚向腹侧走行。侧面观可见两侧小的隆起，即内侧膝状体（听觉传导束的换元站）和外侧膝状体（视觉传导束的换元站）。中脑血供复杂而丰富：5个动脉主干供应中脑，由下至上分别为小脑上动脉（主要为内侧支）、丘动脉、脉络膜后内侧动脉、大脑后动脉和脉络膜前动脉。正常中脑的 MRI 影像学所见如图 8-1-1。

【征象描述】

中脑占位性病变主要引起中脑双侧或者单侧体积增大，伴或不伴邻近结构受推挤移位、中线移位等（图 8-1-2）。

【相关疾病】

中脑区域占位性疾病，少部分为单发于中脑，多数病变是多个部位联合发生累及中脑区域。其中具有占位性病变的疾病包含肿瘤性疾病如胶质瘤、淋巴瘤、较大的海绵状血管瘤等，血管性病变如急性及亚急性期脑梗死，以及活动期脱髓鞘病变等（表 8-1-1）。病变累及中脑区域的不同结构或者核团，会引起相应的中脑综合征。

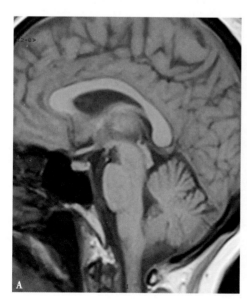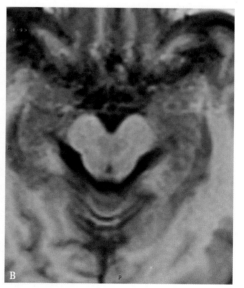

图 8-1-1 正常中脑 MRI 表现

女性，55 岁，正常中脑 MRI 表现。A. MRI T_1WI 矢状位；B. MRI T_1WI 轴位。

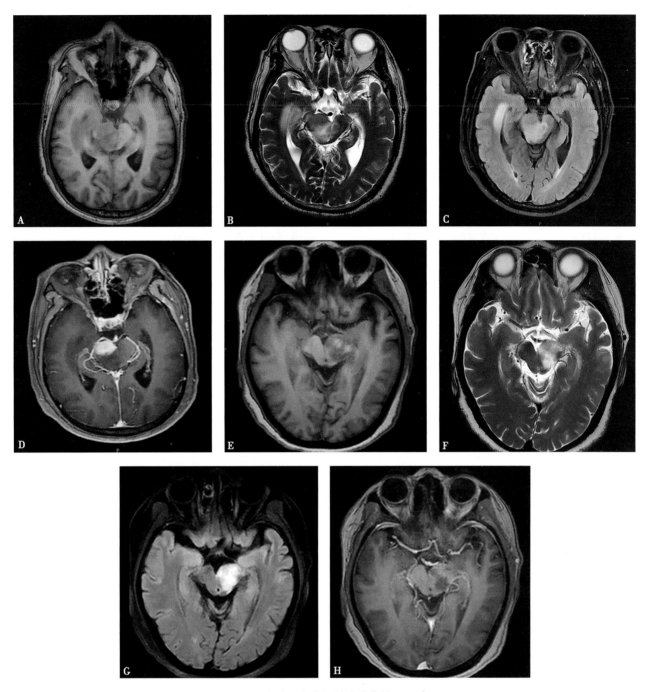

图 8-1-2　中脑具有占位效应病变的 MRI 表现

A～D. 右侧中脑淋巴瘤，右侧中脑体积增大，见稍长 T_1 等、稍长 T_2 信号影，周围伴长 T_1 长 T_2 信号水肿，水肿累及部分左侧中脑，增强扫描右侧中脑大脑脚肿瘤呈均匀强化。同时右侧颞叶可见片状水肿；E～H. 左侧中脑脱髓鞘疾病；左侧中脑体积增大，见不均匀片状长 T_1 长 T_2 信号影，T_1WI 上病灶内伴少许稍短 T_1 信号影，增强扫描无明显强化。

表 8-1-1　中脑占位性病变

肿瘤	血管性	炎性
胶质瘤（毛细胞型星形细胞瘤、弥漫中线胶质瘤等）、淋巴瘤、较大的海绵状血管瘤	急性期及亚急性期脑梗死；血肿	活动期脱髓鞘病变

【分析思路】

中脑占位性病变分析思路如下：

第一，区别病变是肿瘤性病变还是非肿瘤性病变，结合中脑部位的病灶，以及是否有脑部其他部位病灶及临床病史，多可判断。

第二，肿瘤性病变，分析累及部位、范围，结合多模态影像如 DWI、灌注成像等，判断具体类别。

第三，缺血性病变，结合临床症状及病灶累及的供血区域，判断具体为哪一种中脑综合征。

【疾病鉴别】

中脑疾病鉴别诊断难点主要在于中脑综合征几种类别之间的鉴别。

中脑综合征通常是由后循环分支的血管闭塞引起或继发于占位性病变，根据发病部位及临床表现进行鉴别（表8-1-2）。

表 8-1-2　中脑综合征鉴别诊断

名称	累及部位	临床表现	可能受累血管/病因
韦伯综合征（Weber syndrome）	病变位于一侧中脑大脑脚脚底，损伤动眼神经和锥体束	同侧动眼神经麻痹+对侧偏瘫。如果累及黑质，表现为对侧帕金森式样震颤、强直	基底动脉或大脑后动脉的旁正中支闭塞，单侧大脑梗死
贝内迪克特综合征（Benedikt syndrome）	病变位于中脑被盖部，损伤红核、动眼神经、黑质	侧动眼神经麻痹+对侧肢体震颤、强直+对侧肢体舞蹈、手足徐动及共济失调	大脑后动脉脚间支闭塞
帕里诺综合征	病变位于中脑顶盖前部，损伤中脑上丘	双眼向上凝视麻痹，通常表现为复视、瞳孔近光分离、会聚-回缩性眼球震颤三联征	胼胝体后联合、松果体区中脑肿瘤压迫上丘所致。可能受累的动脉为：丘动脉、脉络膜后动脉
Wernekink 连合综合征	中脑导水管前方中脑下部旁正中区。受累结构主要为 Wernekink 连合（小脑上脚交叉）、内侧纵束、网状结构	双侧小脑性共济失调，伴或不伴有眼外肌麻痹、腭肌阵挛及嗜睡	可能受累血管：中脑旁正中动脉下干闭塞
克洛德综合征（Claude syndrome）	病变位于中脑被盖背侧部导水管附近，损伤动眼神经、红核内侧部	同侧动眼神经麻痹+对侧共济失调	大脑后动脉小穿支闭塞
诺特纳格尔综合征（Nothnagel syndrome）	小脑上脚	单侧或双侧动眼神经麻痹、同侧小脑性共济失调	四叠体内的肿块或梗死累及小脑上脚

二、无占位效应的病变

【定义】

中脑影像学显示异常密度或信号，中脑体积不变。

【病理基础】

同中脑有占位效应病变。

【征象描述】

中脑可见异常密度或者信号，中脑体积无明显变化（图8-1-3）。

【相关疾病】

如发生在中脑的可能血管源性脑白质高信号，可能血管源性腔隙，炎性脱髓鞘病变，血管周围间隙扩大等。

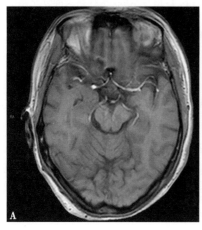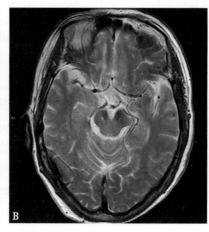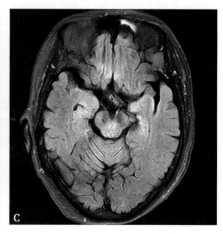

图 8-1-3　中脑无占位效应病变的 MRI 表现

A～C. 右侧中脑可能血管源性腔隙，右侧中脑可见斑点状长 T_1 长 T_2 信号，T_2 FLAIR 呈低信号。中脑未见明显增大或缩小。

【分析思路】

中脑无占位效应的病变比较简单，根据常规影像学检查多可诊断。

【疾病鉴别】

无。

三、负占位效应的病变

【定义】

中脑影像学显示异常密度或信号，中脑萎缩、体积缩小，如沃勒变性、脑梗死慢性期、进行性核上性麻痹等。

【病理基础】

沃勒变性（Wallerian degeneration）是一种继发性神经变性疾患，是指神经细胞胞体坏死或远端轴突损伤，切断了椎体细胞与轴突的联系，锥体束失去了营养来源，引起远端轴索和髓鞘变性。锥体束包括皮质脊髓束、皮质延髓束、皮质脑桥束等神经纤维，分别下行止于脑干脑神经运动核和脊髓前角运动细胞，途经内囊膝部或内囊后肢的前半部、大脑脚和桥脑基底部、延髓锥体、脊髓。变性以皮质脊髓束最常见。病理过程分为两部分：轴突变性和髓鞘变性。轴突变性在先，髓鞘变性在后。Kuhn 等根据原发性脑损伤发生后不同阶段的病理改变，将 Wallerian 变性分为 4 期。①第 1 期：病程 4 周内，轴索退化退变，伴轻微生物化学变化；②第 2 期：病程 4～14 周，髓鞘蛋白破坏，髓鞘脂质尚保持完整，变性组织的亲水性有所增加；③第 3 期：起病后数月至 1 年，变性组织的亲水性明显增加，髓鞘脂质破坏并有神经胶质增生；④第 4 期：在发病后 1 年至数年，表现为受侵区域萎缩，其中以脑干病侧缩小最

为突出。锥体束沃勒变性临床上除表现为脑损害部位的神经系统功能缺损外，其所致神经功能障碍主要表现为明显的锥体束征，如对侧瘫痪、肌张力增高、巴宾斯基征阳性等。

【征象描述】

沃勒变性的特征性表现为锥体束走行区的条状异常信号。此异常信号必须经由放射冠、穿过内囊膝部或内囊后肢的前半部、大脑脚和桥脑基底部，条状异常信号可以是连续的，也可以不连续，但一定与锥体束走行一致，与原发病灶梗死或出血等相连。

1. CT 表现　患侧脑干萎缩、密度减低，能显示引起变性的原发病，但这已是变性的晚期。

2. MRI 表现　MRI 因无骨伪影，能更清楚地显示脑干萎缩，能清晰地显示变性的锥体束信号强度改变，因此对变性的诊断有明显优势。第 1 期在影像上难以显示信号异常；第 2 期表现为 T_1WI 低信号，T_2WI 低信号；第 3 期表现为 T_1WI 低信号，T_2WI 高信号；第 4 期表现为受侵区域萎缩，其中以脑干病侧缩小最为突出，有时可显示第 3 期所表现 T_2WI 高信号（图 8-1-4）。

【相关疾病】

能引起沃勒变性的最常见原因为脑梗死。较少见者还有脑出血、脑外伤、脑肿瘤、脱髓鞘病变等。

【分析思路】

中脑萎缩病变主要为沃勒变性、脑梗死慢性期和其他退行性疾病，沃勒变性的影像表现比较典型，结合原发病变，很容易诊断。其他退行性疾病的具体分析诊断需要结合临床及影像进行综合分析。

【疾病鉴别】

中脑萎缩疾病的鉴别诊断见表 8-1-3。

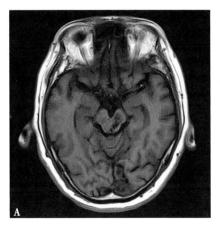
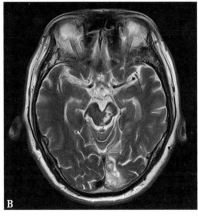
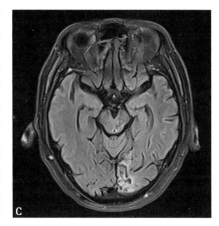

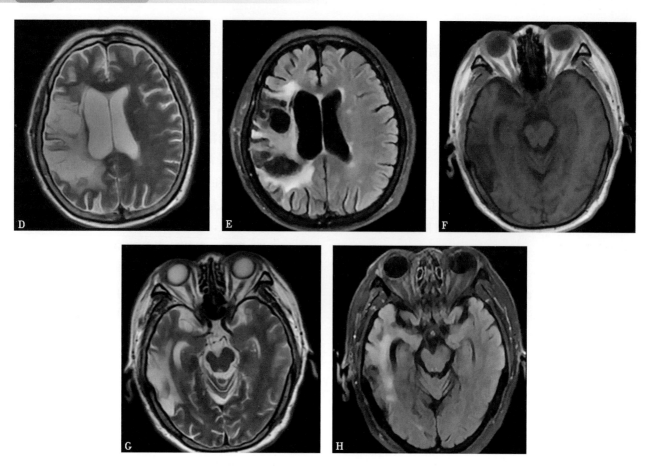

图 8-1-4　中脑具有负占位效应病变的 MRI 表现

A～C. 左侧中脑梗死慢性期，左侧中脑体积缩小，内见不规则斑片状长 T_1 长 T_2 信号，T_2FLAIR 呈稍低信号影。同时伴有左侧枕叶慢性期脑梗死；D～H. 右侧中脑沃勒变性第 4 期，右侧大脑半球大面积脑梗死伴多发软化灶形成。右侧中脑萎缩、体积缩小，信号未见明显异常。

表 8-1-3　中脑综合征鉴别诊断

疾病名称	帕金森病（PD）	多系统萎缩 C 型（MSA-C）	多系统萎缩 P 型（MSA-P）	进行性核上性麻痹（PSP）
T_1WI 萎缩	无	小脑、脑桥萎缩，中脑轻度萎缩，介于 PD 和 PSP 之间	基底节萎缩，中脑轻度萎缩，介于 PD 和 PSP 之间	中脑萎缩
T_2WI FLAIR 高信号	无	脑桥、桥臂高信号	/	中脑被盖高信号（出现率低）
SWI 铁沉积	苍白球内侧、黑质小体铁沉积	无特异性	壳核外侧，从壳核后部开始，往前、内侧发展	中脑（黑质红核）、苍白球、壳核广泛、严重铁沉积
T_2WI 高信号	无	无	壳核裂隙征	中脑被盖高信号（出现率低）
特征征象	燕尾征消失（SWI），仅鉴别 PD 和正常对照，不能鉴别帕金森叠加综合征	脑桥十字征（T_2WI、T_2WI FLAIR）先竖线后横线	壳核裂隙征（T_2WI）	蜂鸟征（T_1WI 矢状位）、牵牛花征、米老鼠征（T_1WI 轴位）

四、特殊征象

（一）燕尾征

【定义】

健康人的黑质小体 -1 在高分辨率 T_2^*WI 或 SWI 上显示为黑质背外侧的线性或逗号形状高信号，而其前、外侧和中部被低 SWI 信号包围，类似于燕子独特的分裂尾巴，被称为燕尾征（swallow tail sign）。

【病理基础】

黑质（substantia nigra，SN）富含黑色素，是人体内合成多巴胺的主要核团。黑质中钙化蛋白缺乏区的含多巴胺神经元簇被称为黑质小体 1（nigrosome 1，N1），位于 SN 的尾部和后外侧，在 SWI 上表现为高信号。帕金森病患者多巴胺神经元凋亡，多巴胺合成减少。N1 区多巴胺能神经元缺少最早、最严重，与铁代谢异常密切相关。由于铁代谢异常，黑质小体 -1 的 SWI 信号较低，因此表现为燕尾征消失。燕尾征消失可能的机制：①铁含量增加；②神经黑色素含量减少伴铁储量减低，导致出现更多具有顺磁性特性的游离铁。

【征象描述】

高分辨率 T_2^*WI 或 SWI：正常人中脑区 N1 表现为高信号，其前、外侧和中部被低 SWI 信号包围，表现为"燕尾征"；PD 患者等由于铁沉积、黑质萎缩等异常，表现为黑质小体 -1 高信号消失，即"燕尾征"消失（图 8-1-5）。

【相关疾病】

"燕尾征"消失可见于帕金森病及帕金森叠加综合征，包括多系统萎缩、进行性核上麻痹。也可见于路易体痴呆。

【分析思路】

第一，SWI 报告中，应明确指出燕尾征存在或消失。

第二，燕尾征消失可以用于判断退行性疾病，无法判断帕金森综合征的亚型。

第三，燕尾征存在较高的假阳性、假阴性，成像技术非常重要。

第四，正常人群的黑质小体形态各异，部分正常人群的燕尾征显示不清。

【疾病鉴别】

"燕尾征"消失对于鉴别退行性帕金森病和非退行性病变具有一定意义，但是对于鉴别帕金森病与帕金森叠加缺乏特异性、准确性，需密切结合临床表现等进行鉴别诊断。

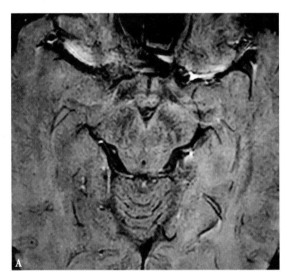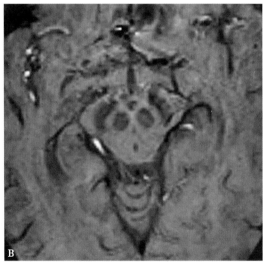

图 8-1-5　燕尾征存在与燕尾征消失的 MRI 表现
中脑 SWI 成像。A. 正常女性，44 岁，燕尾征存在；B. 帕金森病患者，男性，55 岁，燕尾征消失。

（二）蜂鸟征、牵牛花征、米老鼠征

【定义】

蜂鸟征（hummingbird sign）是由于中脑萎缩、脚间窝和脑桥相对延长所致。中脑嘴侧萎缩、中脑上缘平坦或凹陷，导致 MR 正中矢状面图像，中脑嘴侧类似蜂鸟的喙，因而称为"蜂鸟征"。

牵牛花征（morning glory sign）是在轴位观察到中脑被盖萎缩，中脑结构形似牵牛花。

米老鼠征（Mickey sign）是由于中脑萎缩，中脑前后径缩短、脚间窝距离增大、导水管扩大、四叠体池增大，中脑被盖萎缩导致中脑被盖区域内陷，轴位观察大脑脚形似米老鼠的耳朵，称为米老鼠征。

【病理基础】

进行性核上性麻痹（progressive supranuclear palsy，PSP）是一种常见的非典型帕金森综合征，是一种由4个重复区的tau蛋白（4R tau）异常聚集引起的具有独特病理特征的4R tau蛋白病，其核心病理改变为基底节和脑干出现神经原纤维缠结和/或神经毡细丝，临床表型涉及行为、语言和运动障碍。主要为中脑和小脑上脚萎缩，在结构性MRI上表现为"蜂鸟征""牵牛花征"和"米老鼠征"。

【征象描述】

蜂鸟征：在T₁WI矢状位观察，中脑嘴侧萎缩、中脑上缘平坦或凹陷，中脑嘴侧类似蜂鸟的喙（图8-1-6～图8-1-8）。

牵牛花征：在MRI轴位上观察，中脑被盖萎缩，形似牵牛花（图8-1-7）。

米老鼠征：在T₁WI轴位观察，中脑前后径缩短、脚间窝距离增大，中脑被盖萎缩，大脑脚形似米老鼠的耳朵（图8-1-8）。

【相关疾病】

能够引起中脑被盖萎缩、脑桥前后径变小、脚间池扩大的疾病均可见蜂鸟征。可见于进行性核上性麻痹、橄榄脑桥小脑萎缩、多系统萎缩等疾病。

【分析思路】

见中脑负占位效应疾病部分内容。

【疾病鉴别】

见中脑负占位效应疾病部分内容。

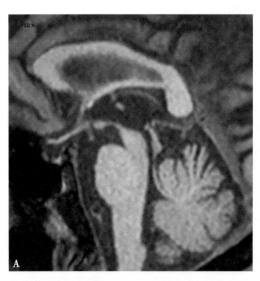
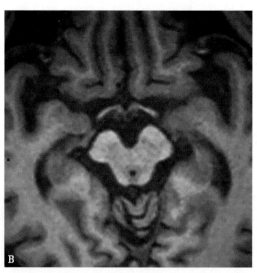

图8-1-6 蜂鸟征与米老鼠征的MRI表现
患者男，69岁，进行性核上性麻痹。A. 蜂鸟征；B. 米老鼠征。

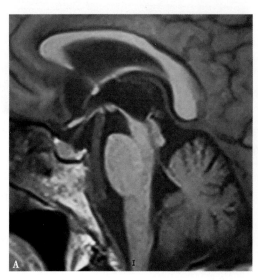
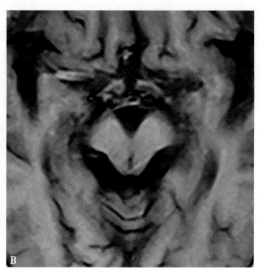

图8-1-7 蜂鸟征与牵牛花征的MRI表现
患者女，72岁，进行性核上性麻痹。A. 蜂鸟征；B. 牵牛花征。

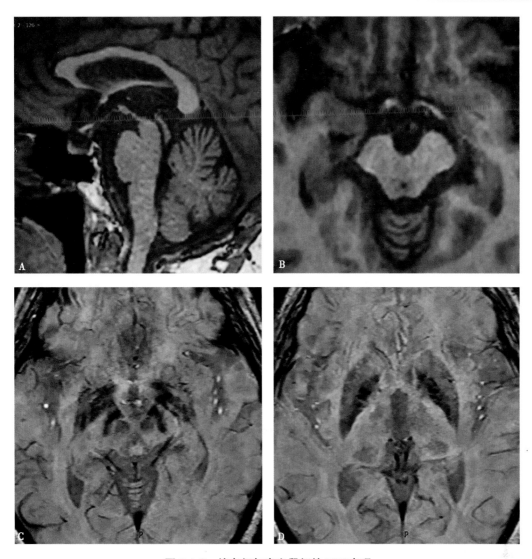

图 8-1-8　蜂鸟征与米老鼠征的 MRI 表现

患者女，71 岁，进行性核上性麻痹。A. 蜂鸟征；B. 米老鼠征；C、D. 中脑（黑质红核）、苍白球、壳核广泛重度铁沉积。

（徐海波）

第二节　脑桥及桥臂病变

一、有占位效应的病变

【定义】

脑桥及桥臂影像学显示异常密度或信号，有占位效应。

【病理基础】

脑桥连接大脑和小脑，可分为腹侧部分和背侧被盖。腹侧部分主要包含来自皮质脊髓束、皮质球束和皮质脊髓束的纵向纤维。背侧被盖包含三叉神经、展神经、面神经和前庭蜗神经的核，以及白质束，包括内侧纵束、内侧丘系、外侧丘系、脊髓丘脑束等。脑桥由小脑上动脉的内侧支、基底动脉的穿支和小脑前下动脉供血。桥臂又称小脑中脚（middle cerebellar peduncle，MCP），是 3 对小脑脚中最大者，是连接大脑皮质和脑桥、小脑的中继站。桥臂位于脑桥被盖部外侧，由连接桥脑和小脑的纤维束组成。桥臂的血供主要由小脑前下动脉（AICA）和小脑上动脉（SCA）供应。脑桥及桥臂可发生占位性病变，包括脑血管疾病、神经系统变性疾病、脱髓鞘疾病、肿瘤及感染性疾病等。

【征象描述】

脑桥及桥臂可发生多种病变，包括血管病、炎性脱髓鞘病变、肿瘤性病变等。脑桥是脑干中最容易梗死的部位，其中三分之二的病灶位于脑桥旁正中区域，脑桥梗死占所有急性缺血性脑卒中的 7%

左右,孤立性脑桥梗死占后循环梗死的 15% 左右。脑桥及桥臂可发生多发性硬化、急性播散性脑脊髓炎、中央脑桥髓鞘溶解、渗透性髓鞘溶解等炎性脱髓鞘疾病。脑干胶质瘤占儿童中枢神经系统肿瘤的 10%～20%,其中 80% 为弥漫性内生型脑桥胶质瘤(DIPGs);成人原发中枢神经系统淋巴瘤(PCNSL)发生在后颅窝只占 7%,而 3% 有脑干受累;脑干转移瘤最常见的部位是脑桥,现有最大的多中心回顾性数据分析报告显示,最常见的原发恶性肿瘤是肺(44.9%,主要是非小细胞),其次是乳腺(20.2%)。

1. CT 表现 脑桥及桥臂急性及亚急性期脑梗死 CT 平扫表现为低密度,颅脑 CTA 可伴有基底动脉粥样硬化表现(基底动脉走行僵直、管腔狭窄)。炎性脱髓鞘病变可呈斑片状、结节状密度减低区。脑桥胶质瘤表现为低或等密度,不同程度增强,肿瘤内罕见钙化。PCNSL 呈等或稍高密度,通常明显强化。转移瘤平扫密度不等,肿瘤小者可为实性结节,大者中间多有坏死、出血,可伴有脑水肿,且多表现为很小的肿瘤却有广泛水肿,此为转移瘤的特征,增强扫描绝大多数瘤灶发生强化,多为结节状或环形强化。

2. MRI 表现 脑桥及桥臂急性及亚急性期脑梗死大约 4 小时之后开始出现 T_1WI 低信号、T_2WI 高信号,DWI 能在数分钟后检出梗死灶,呈 DWI 高信号、ADC 低信号(图 8-2-1),MRA 显示基底动脉的闭塞,较大面积的脑梗死其水肿发生速度快,可早期表现出占位效应。炎性脱髓鞘病灶多呈稍长 T_1WI、稍长 T_2WI 信号,FLAIR 能够更为清晰地显示病灶(图 8-2-2),当患者处于急性期或进展期时,应进行增强检查,以明确新病灶或活动期病灶的位置,强化病灶多表现为斑点状和斑片状强化,少数病灶也可呈环形或结节样强化,而慢性期和陈旧性病变无强化。脑桥胶质瘤呈弥漫性肿胀,表现为 T_1WI 低信号、T_2WI 不均匀高信号,横断位图像示病灶边

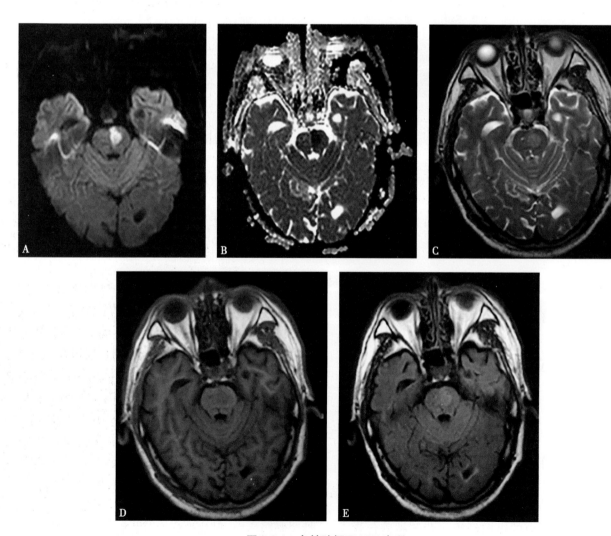

图 8-2-1 急性脑梗死 MRI 表现

A～E. 头颅 MRI 图像,依次为 DWI、ADC 图、T_2WI、T_1WI、FLAIR 图像,显示脑桥左侧部分局限性异常信号影,呈 T_1WI 低信号、T_2WI、FLAIR 和 DWI 高信号,ADC 图呈明显低信号,示扩散受限。

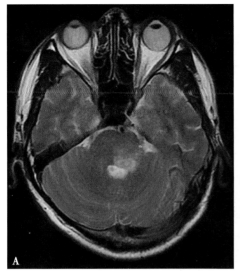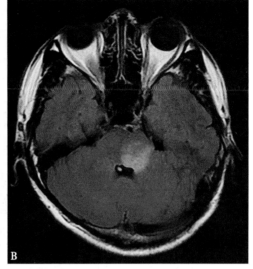

图 8-2-2　脱髓鞘病变 MRI 表现

A. T_2WI, B. FLAIR 图像，左侧部分脑桥斑片状 T_2WI 及 FLAIR 高信号。

界不清，肿瘤沿脑干上、下方侵袭性生长，向前可包绕基底动脉，向后可推挤第四脑室，但脑积水罕见，增强扫描时肿瘤多不强化或轻度斑片状强化，灌注成像 rCBV（相对脑血容量）增加，MRS 示 Cho/NAA 比值增加。PCNSL 呈 T_1WI 等或稍低信号，T_2WI 等或稍高信号，DWI 多呈高信号，增强扫描均质显著强化（图 8-2-3），免疫缺陷患者可环形强化，弥漫浸润性淋巴瘤可以不均质强化或部分强化，MR 波谱中实质部分出现明显的脂质峰，提示可能为淋巴瘤。转移瘤在 T_1WI 为低信号，T_2WI 上为高信号，由于病理情况复杂，肿瘤信号变化较多，通常肿瘤周围水肿广泛，占位效应明显，增强扫描肿瘤有明显强化，强化形态多种多样，如结节状、环形、花环状，有时内部还有不规则小结节，在 T_2WI 肿瘤表现为低信号或等信号者，多半来自结肠癌、骨肉瘤、黑色素瘤，有出血的转移瘤，提示来自黑色素瘤、绒癌、甲状腺癌和肺癌等。

【相关疾病】

脑桥及桥臂具有占位效应的病变种类较多，包括脑血管病、脱髓鞘疾病、原发良、恶性肿瘤、转移瘤等（表 8-2-1）。

表 8-2-1　脑桥及桥臂有占位效应的病变

脑血管病	脱髓鞘疾病	原发性肿瘤	转移瘤
脑梗死	多发性硬化	胶质瘤	肺癌、乳
脑出血	急性播散性脑脊髓炎	原发性中枢	癌、胃癌
	中央脑桥髓鞘溶解	神经系统淋	等转移
	渗透性髓鞘溶解	巴瘤	

【分析思路】

脑桥和桥臂有占位效应的病变分析思路如下：

第一，脑桥和桥臂病变的检出。病变较大时影像学容易检出，但病变较小时 CT 或 MRI 平扫很可能遗漏病变，需进行对比剂增强扫描；因此，在脑桥和桥臂局限性病变的 CT 或 MRI 检查时，建议行对比剂增强扫描，可明显提高病变的检出率。

第二，检出病变之后的另一个重点问题是定性，即区分病变是脑血管病、脱髓鞘炎症还是肿瘤。DWI 在脑梗死的诊断中具有重要价值，DWI 的扩散受限通常在早期出现，损伤脑组织分布在闭塞血管的供血区域；脑出血的影像学表现遵循血肿的演变规律。脱髓鞘疾病通常表现为多发的斑片样或结节样，FLAIR 呈高信号，能够清晰地显示病灶。脑干肿瘤均可引起脑干增粗变形，及不同程度的第四脑室、周围脑池受压、变形；肿瘤向前生长可出现基底动脉包埋征，为脑干肿瘤的特征性表现之一。其他具有占位效应的脑干外肿瘤如听神经瘤发生在桥小脑角区，脑膜瘤强化具有脑膜尾征，表皮样囊肿表现为水样信号等。

第三，脱髓鞘疾病中，多发性硬化通常需与急性播散性脑脊髓炎相互鉴别。脑桥中央髓鞘溶解症为脑桥中央对称性、孤立性的髓鞘脱失；若累及脑桥外的其他部位，如基底节、丘脑等（约占 10%），称之为脑桥外髓鞘溶解症，合并出现时将两者合称为渗透性脱髓鞘综合征。

第四，结合患者的临床病史、临床症状及体征、诊疗经过、实验室检查、多次影像学检查前后对比

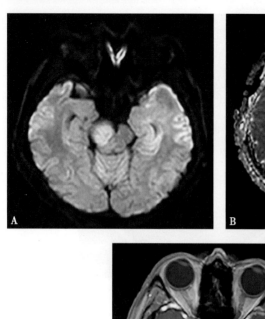
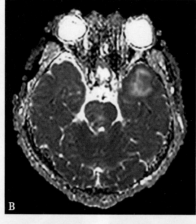
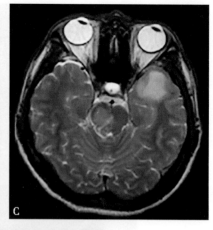
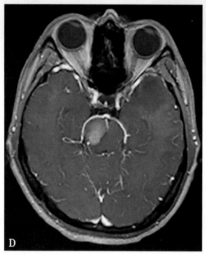
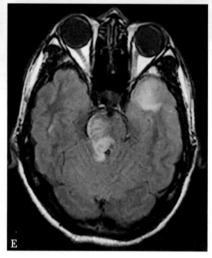

图 8-2-3 淋巴瘤 MRI 表现

A～E. 头颅 MRI 图像，依次为 DWI、ADC 图、T₂WI、T₁WI 增强、FLAIR 图像，显示脑桥右侧部分异常信号影，DWI 呈高信号，但扩散不受限，增强扫描呈明显均匀强化。

结果等临床资料，可缩小鉴别诊断范围。如脑干梗死作为致命性的脑缺血事件，通常伴随着突发的头晕、眩晕、复视、感觉障碍、意识障碍等症状，以及瘫痪、共济失调等典型体征。脱髓鞘疾病中多发性硬化多见于年轻人；而急性播散性脑脊髓炎多见于儿童，与感染有关且病程具有自限性；髓鞘溶解症见于长期饮酒、营养不良及电解质异常患者，常与快速纠正低血钠相关。脑干原发胶质瘤多见于儿童及年轻人，而脑干淋巴瘤好发于老年人。

【疾病鉴别】

在诊断脑桥和桥臂有占位效应的病变时需结合多种影像学特征、临床信息及实验室检查进行诊断和鉴别诊断见表 8-2-2。

表 8-2-2 脑桥和桥臂有占位效应的病变主要鉴别诊断

疾病	典型影像特征	鉴别要点	主要伴随征象
脑梗死	CT 平扫表现为低密度，MRI 中 T₁WI 低信号、T₂WI 高信号，DWI 能早期检出脑缺血灶，呈高信号，ADC 减低	好发于老年人，有明显的眩晕、感觉运动障碍等脑桥症状群；早期 DWI 即可见扩散受限	多为基底动脉闭塞所致，CTA 及 MRA 可见基底动脉及其他后循环血管闭塞
脑出血	CT 急性期呈高密度团块；MRI 超急性期：T₁WI 等低信号，T₂WI 高信号；急性期 T₁WI 等低信号，T₂WI 显著低信号；亚急性早期 T₂WI 外周高信号，中心低信号，T₂WI 低信号减轻；亚急性晚期 T₁WI 显著高信号，T₂WI 高信号；慢性期 T₁WI 高信号，T₂WI 高信号	常见高血压、头痛、呕吐等症状；遵循血肿影像演变规律	MRI 增强扫描可见边缘强化，持续数月；SWI 晚期呈低信号

疾病	典型影像特征	鉴别要点	主要伴随征象
多发性硬化	多发长圆形病灶，呈 T_1WI 低信号、T_2WI 高信号散在分布；增强扫描可见点状、环状强化，增强和非增强病变同时存在	最常见于年轻人	脑室周围典型者，长圆形病灶的长轴与大脑或侧脑室长轴垂直、沿周围小静脉延伸，即直角脱髓鞘征（Dawson finger sign）
急性播散性脑脊髓炎	广泛多发圆形、卵圆形、斑片状病灶，CT 为低密度，T_1WI 低信号、T_2WI 高信号；可见假瘤样、占位样病变；增强后病灶可见强化	多见于儿童，出现在感染/疫苗接种后，有自限性；广泛多发圆形、卵圆形、斑片状病灶	多灶性脑白质和深部灰质病灶，不经常累及胼胝体间隔分界面
中央脑桥髓鞘溶解	T_1WI 低信号、T_2WI 高信号，边界清；病灶可表现为条片状、斑片状、圆形或卵圆形；位于脑桥基底部，脑桥腹侧不受累；表现为"三叉戟征""猪鼻征"	见于长期饮酒、营养不良及电解质异常患者，常与快速纠正低血钠有关；位于脑桥基底部，脑桥腹侧不受累；表现为"三叉戟征""猪鼻征"	累及脑桥外的其他部位，如基底节、丘脑，称之为脑桥外髓鞘溶解症，两者合并出现时将两者合称为渗透性脱髓鞘综合征
胶质瘤	CT 表现为低或等密度；MRI 表现为脑桥呈弥漫性肿胀，病灶 T_1WI 低信号、T_2WI 高信号；肿瘤沿脑干上、下方侵袭性生长，可向前包绕基底动脉；增强扫描时肿瘤多不强化或轻度斑片状强化	脑桥呈弥漫性肿胀及不同程度的第四脑室、周围脑池受压、变形；肿瘤向前生长可出现基底动脉包埋征；增强扫描时肿瘤多不强化或轻度斑片状强化	MRI 波谱成像示 Cho/NAA 比值增加
转移瘤	肿瘤表现为很小的肿瘤却有广泛水肿，此为转移瘤的特征。增强扫描绝大多数瘤灶发生强化，多为结节状或环形强化	全身肿瘤病史有助于诊断；小肿瘤，大水肿	通常无脑膜尾征，常可同时伴有脑实质转移、软脑膜转移、骨质破坏等

二、无占位效应的病变

【定义】

脑桥及桥臂影像学显示密度或信号异常，但无占位效应。

【病理基础】

脑桥是脑干的组成部分，位于延髓和中脑之间。桥臂又称为小脑中脚，是起于脑桥基底核的纤维，横越过中线，在脑桥两侧汇聚投射至小脑。脑桥主要由脑桥旁正中动脉、短旋动脉和长旋动脉供血。脑桥可发生多种疾病，但非占位病变较少见，包括海绵状血管瘤、继发性变性的病变。

【征象描述】

海绵状血管瘤是由含少量间隔组织的血管腔隙和不同时期出血所组成的桑葚状病灶。脑桥小脑束沃勒变性为锥体外系的沃勒变性，相对少见，它是一种继发性神经变性疾病，指神经元细胞体或近段轴突损伤后，其远端轴突及所属髓鞘发生变性、崩解和被吞噬的过程，多由缺血梗死导致。

1. CT 表现 海绵状血管瘤多呈边缘清楚的圆形、类圆形高密度病灶，病灶密度可均匀，也可不均匀，约 1/3 以上病灶有钙化，钙化程度不一，可为斑点状钙化，也可以完全钙化形成"脑石"。海绵状血管瘤一般无占位效应，或仅有轻度占位效应，病灶多无水肿，这与病灶大小有关，增强扫描强化程度不一，可表现为从轻度到明显强化，强化程度与病灶内血栓形成和钙化程度有关，血栓形成多、钙化程度重，则强化程度不明显，血栓形成少、钙化程度少则强化明显。CT 对于早期沃勒变性的检出并不敏感，随变性程度逐渐加重，则表现为脑桥小脑束走行区的低密度影，当病变进入慢性期时，可发现脑桥小脑束的萎缩。

2. MRI 表现 海绵状血管瘤在常规 MRI 序列上常表现为边界清楚的混杂信号病灶，病灶周围一般都可见含铁血黄素造成的 T_2WI 低信号带环绕，此低信号带以对磁化率效应较敏感的成像序列 T_2WI 或 T_2^*WI 明显，这使病灶呈"爆米花"状，极具特征性，在 SWI 像上表现为明显低信号（图 8-2-4）。脑桥小脑束沃勒变性第一期为梗死后 3～4 周，异常信号尚难以显示；第二期为 4～14 周，T_1WI 信号增高，T_2WI 信号减低；第三期约为起病后数月至 1 年，变性组织的亲水性明显增加，髓鞘的脂质也遭破坏，并有胶质增生，表现为明显的 T_1WI 低信号，T_2WI 高信号；第四期为梗死发生后 1 年至数年，表现为白质纤

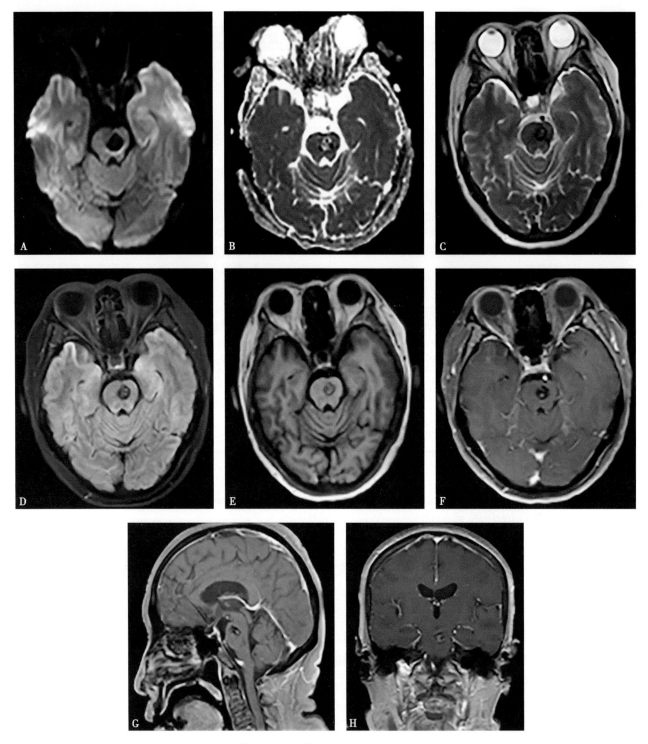

图 8-2-4 海绵状血管瘤 MRI 表现

A～H. 头颅 MRI 图像，依次为 DWI、ADC 图、T₂WI、FLAIR、T₁WI、T₁WI 增强轴位、T₁WI 增强矢状位、T₁WI 增强冠状位图像，显示脑桥中央偏左侧部分局限性异常信号影，呈混杂信号，病灶边缘为 T₂WI 低信号环。

维束萎缩，体积缩小，此时病变呈现负占位效应。其中 DWI 序列发现病变要优于常规序列（图 8-2-5），但其时间临界点尚待进一步研究。

【分析思路】

脑桥及桥臂的非占位性疾病分析思路如下：

第一，脑桥及桥臂的非占位效应性疾病较少，

当出现团块状且周围无水肿或仅有轻度水肿时要想到以上两种病变。

第二，病变的检出。病灶较大时，影像学技术较容易检出，但当病灶较小或者不伴有钙化时，CT 技术不易检出。MRI 对软组织分辨率高于 CT，再结合特有的 SWI 序列，可以提高海绵状血管瘤的检

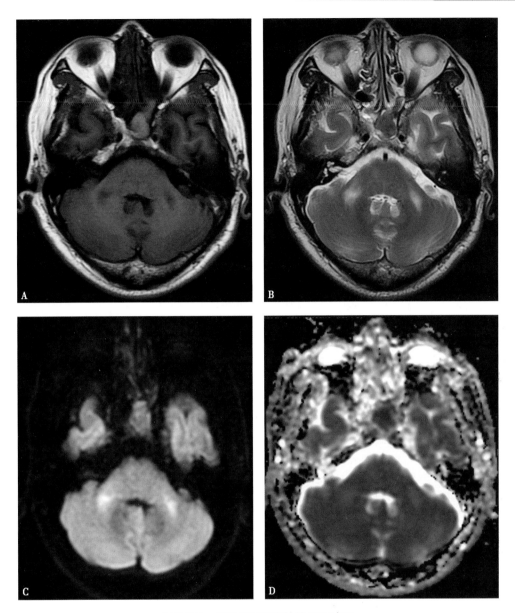

图 8-2-5　桥臂华勒氏变性的 MRI 表现

A～D. 头颅 MRI 图像,依次为 T_1WI、T_2WI、DWI、ADC 图,显示两侧桥臂斑片状 T_1WI 低信号、T_2WI 高信号、DWI 高信号。

出率。另外 CT 对于早期脑桥小脑束沃勒变性检出效能有限,应结合 MRI 检查。

第三,定性诊断。其中海绵状血管瘤形态较规则,边界清晰,在 CT 上一般可以看到钙化灶,而在 MRI T_2WI 序列表现为混杂信号主要为中心高信号边缘环绕低信号含铁血黄素环,使病灶形似"爆米花",此表现比较具有特征性。若遇到脑桥梗死或出血病灶的远隔部位(双侧桥臂)出现 T_2WI 或 DWI 高信号,需要考虑到脑桥小脑束沃勒变性的可能性。

第四,结合患者的一般临床信息及表现。海绵状血管瘤表现为反复多次出血或脑干受压形成的颅高压征或相应的神经功能损伤症状。如头痛、眩晕、视物重影、呕吐、肢体活动障碍、感觉障碍等,神经系统体征可表现为眼球运动障碍、眼球凝视、锥体束征、共济失调等。与幕上海绵状血管瘤多发癫痫相比,幕下的海绵状血管瘤较少表现癫痫发作。男女的发病率大致相等,发病平均年龄为 42 岁,也可见于青少年。大部分为单发 / 散发病灶,少数为多发 / 家族性疾病。

【疾病鉴别】

脑桥及桥臂非占位性病变的疾病鉴别见表 8-2-3。

【疾病鉴别】

表 8-2-3 脑桥及桥臂非占位性病变的疾病鉴别

疾病	典型影像特征	鉴别要点	主要伴随征象
血栓形成的动脉瘤	CT 图像上表现为环状高密度围绕等或略高密度中心,增强后血栓部分无强化,残余瘤腔与囊壁明显强化。T_1WI、T_2WI 均表现为混杂信号	颅内动脉瘤的发生和吸烟,酗酒、高血压、性别(女性)相关。并且大约 20% 的颅内动脉瘤患者有动脉瘤性蛛网膜下腔出血的家族史。女性患者、重度吸烟患者(超过 200 支/年)和长期高血压病史(超过 10 年)患者发病率更高	血栓无强化,残余瘤腔与囊壁明显强,称为"靶征"
高血压脑干出血	急性期表现为脑干内圆形、类圆形或不规则高密度灶。亚急性期血肿周边密度减低,中心仍为高密度。慢性期病灶为低密度表现,大者出现软化灶表现。在 MRI 中,脑内血肿随着时间的推移,时期不同信号亦有不同:①超急性期(24 小时以内),血肿在 T_1WI 上多表现为稍低信号,在 T_2WI 上多表现为稍高信号;②急性期(1~3 天),血肿在 T_1WI 多表现为稍低信号,在 T_2WI 上多表现为低信号;③亚急性早期(3~7 天),血肿在 T_1WI 上多表现为高信号,在 T_2WI 上多表现为低信号;④亚急性晚期(7~14 天),血肿在 T_1WI、T_2WI 上一般均表现为高信号,T_2WI 上血肿周围还会出现低信号环;⑤慢性期(14 天以后),血肿在 T_1WI 上多表现为低信号,在 T_2WI 上表现为高信号也可以为低信号	易发在中老年人群体中,尤其是伴有高血压、高血糖、高血脂、肥胖等因素的人群中。发病急,可突然出现剧烈头痛、呕吐、言语不清、嗜睡等症状	CT 可表现为"融冰征"
动静脉畸形	CT 显示为蜂窝状或团块状高低混杂密度影,可伴有钙化,增强扫描可见供血动脉和引流静脉;MRI 表现为"蠕虫窝"状/匐行的"蜂巢状"血管缠结的流空影,病变之间无正常的脑组织,轻微或无占位效应,FLAIR 成像为等高信号(胶质增生),若存在脑出血,T_2WI GRE 可见"开花征"	DSA 表现为供血动脉扩张;密闭的血管巢;引流静脉扩大	MRI 表现为"蠕虫窝"状/匐行的"蜂巢状"的留空血管影。T_2WI GRE 可见"开花征"
脑桥胶质瘤	低级别脑胶质瘤常规 MRI 呈长 T_1、长 T_2 信号影,边界不清,周边轻度水肿影,局部轻度占位征象;增强扫描显示病变极少数出现轻度异常强化影。高级别脑胶质瘤 MRI 信号明显不均匀,呈混杂 T_1/T_2 信号影,周边可见明显的指状水肿影;占位征象明显;增强扫描呈明显花环状及结节样异常强化影	以儿童多见,3~10 岁为高峰年龄,男性稍多于女性,临床大多数为颅神经麻痹为主要临床表现,病程缓慢,临床症状进行性加重	高级别胶质瘤可表现为"花环状"强化

三、负占位效应的病变

【定义】

脑桥及桥臂影像学显示负占位效应的异常密度或信号。

【病理基础】

脑桥包括位于腹侧的基底部与背侧的被盖两个部分,基底部主要包括锥体束与脑桥小脑纤维,被盖则包含众多颅神经核及感觉传导束等结构。神经系统变性疾病可见脑干、小脑萎缩,MRI 可见脑桥异常信号。负占位效应常合并同侧脑室扩大,脑沟裂增宽等脑萎缩改变,局限性脑萎缩由于脑叶脑实质局限性体积缩小,而颅腔体积固定,这就需要其他组织(扩大的脑室和脑沟裂)来填充多余空间,相当于脑室旁脑组织产生一种外力把邻近脑室牵拉扩大的一种改变。

【征象描述】

脑桥及桥臂负占位效应的病变常见于变性病,如多系统萎缩、脊髓小脑性共济失调等。

1. CT 表现　多系统萎缩可以显示部分脑实质

结构改变，脑组织局限性容积缩小为主，而脑沟增宽，脑室扩大。脊髓小脑性共济失调可以显示小脑萎缩，有时可见脑干萎缩，脑室扩大。

2. MRI表现 MRI是诊断多系统萎缩的主要影像学检查手段，MRI可显示壳核、脑桥、小脑中脚和小脑等出现明显萎缩，第四脑室、脑桥小脑脚池扩大，高场强（1.5T以上）T₂WI可见壳核背外侧缘条带状弧形高信号、脑桥基底部"十字征"和小脑中脚高信号（图8-2-6）。脊髓小脑性共济失调MRI显示有两种不同的小脑萎缩的图像：橄榄桥小脑萎缩（OPCA）表现为桥脑基底部和桥臂中一重度萎缩伴有小脑半球萎缩；小脑皮质萎缩（CCA）表现为小脑半球中度萎缩，桥脑基底部保留，MRI特点为脑干、小脑、脊髓萎缩以及脑干、小脑、丘脑异常信号，伴有桥前池，第四脑室扩大（图8-2-7）。

【相关疾病】

腔隙性脑梗死，影像特征主要表现为位于深部脑组织的圆形、卵圆形的软化灶，增生的胶质细胞环绕其周围，较大的腔隙梗死灶可呈不规则形，其原因与增生的胶质细胞纤维化牵拉病灶有关，致使病灶呈负占位效应。

【分析思路】

负占位效应，分析思路如下：

第一，脑桥及桥臂的负占位效应性疾病相对较少，一般出现脑干萎缩，邻近脑裂、脑池脑室牵拉增大，中线结构牵拉移位情况考虑此类疾病。

第二，病变的检出，CT可以显示部分脑质与结构改变，MRI是神经系统疾病检查的主要手段，主要表现为脑桥小脑的萎缩以及脑桥区异常信号。

第三，定性诊断。多系统萎缩在MRI显示壳核、脑桥和小脑中脚萎缩，以及第四脑室扩张，T₂WI序列上的信号强度变化特征为"十字征"（脑桥水平的十字形高信号）和"壳核裂隙征"（壳核背外侧缘的高信号）。脊髓小脑性共济失调在MRI显示主要为小脑萎缩，但也可出现更为广泛的脑萎缩，如脑干等，T₂WI序列上可见双侧桥臂对称性高信号改变。

第四，结合患者的临床病史、临床症状、实验室检查结果等资料，进行鉴别诊断。多系统萎缩以进展性自主神经功能障碍，伴帕金森症状、小脑性共济失调症状及锥体束征为主要临床特征的神经系统退行性疾病，早期患者临床症状缺乏特异性，被误诊概率高。脊髓小脑性共济失调是一组以慢性进行性共济失调为特征的遗传变性疾病，主要累及脊髓、小脑和脑干，基因测序是目前唯一有效的诊断方法，但临床症状和神经影像检查也不可或缺。临床表现为共济失调、构音障碍、动作笨拙、眼动异常等，可伴锥体外系症状。

【疾病鉴别】

负占位效应不能孤立看待，需要联合疾病本身其他影像特征和临床信息进行诊断和鉴别诊断。

1. 基于临床信息的鉴别诊断流程图（图8-2-8）。

2. 负占位效应在不同常见疾病的主要鉴别诊断要点（表8-2-4）。

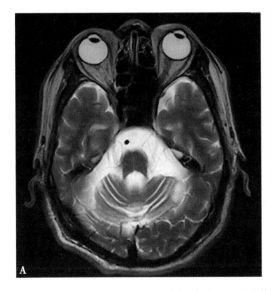
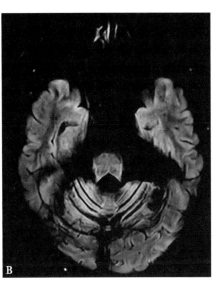

图8-2-6 多系统萎缩MRI表现
A. T₂WI可见脑桥中央十字交叉样高信号，即"脑桥十字征"；B. FLAIR可见第四脑室扩张，脑池、脑沟增深增宽，小脑萎缩，半球小叶变细呈枯树枝状。

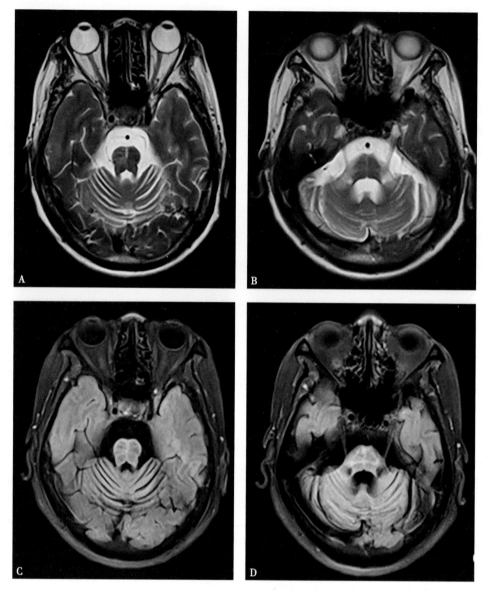

图 8-2-7　脊髓小脑性共济失调 MRI 表现

A～D. 头颅 MRI 图，依次为 T_2WI 和 FLAIR 图像，显示脑桥高信号，呈"脑桥十字征"。

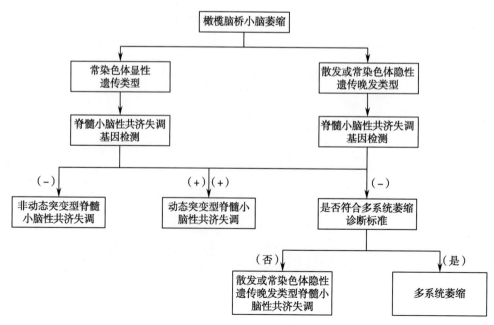

图 8-2-8　基于临床信息的鉴别诊断流程图

表 8-2-4　脑桥及桥臂负占位效应病变的鉴别诊断

疾病	病变位置	影像学表现	症状
多系统萎缩	脑桥、小脑、壳核、小脑中脚	小脑、脑桥萎缩，第四脑室扩大"脑桥十字征""壳核裂隙征"	帕金森病样症状小脑共济失调症状自主神经运动
脊髓小脑性共济失调	小脑、脑干、脊髓	小脑、脑干萎缩伴四脑室扩大晚期脑桥中央可见线样 T_2WI 高信号	共济失调症状可伴有锥体外系征、眼动异常、构音障碍、外周神经病变等

四、特殊征象

（一）十字面包征

【定义】

十字征（hot cross bun sign）即轴位 T_2WI 上脑桥的十字形异常高信号影，因其形似面包上的十字，故又称十字面包征。

【病理基础】

十字征的形成可能与脑桥神经元、桥横纤维、小脑中脚因变性而进行性受损，同时神经胶质增生使其含水量增加有关。Horimoto 把 MSA-C"十字征"的演变过程分为 6 期：0 期为正常；Ⅰ期为脑桥开始出现垂直的高信号影；Ⅱ期为出现清晰的垂直高信号影；Ⅲ期为继垂直线后开始出现水平高信号影；Ⅳ期为清晰的垂直线和水平线同时出现；Ⅴ期为水平线前方的脑桥腹侧出现高信号，或脑桥基底部萎缩引起的腹侧脑桥体积缩小。此外，水平线总是继垂直线后出现。

【征象描述】

1. X线、CT　无特异性征象。

2. MRI　轴位 T_2WI 或 TLAIR 像上脑桥的十字形异常高信号影（图 8-2-9）。

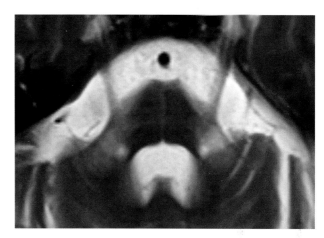

图 8-2-9　十字面包征 MRI 表现

T_2WI 显示脑桥"十字"样高信号，呈"脑桥十字征"。

【相关疾病】

十字面包征相关疾病见表 8-2-5。

表 8-2-5　十字面包征相关疾病

神经系统变性疾病	遗传性疾病	炎性脱髓鞘性疾病	肿瘤性疾病	感染性疾病	其他
多系统萎缩 - 小脑型（最常见）	脊髓小脑性共济失调、脑腱黄瘤病等	多发性硬化等	睾丸肿瘤、乳腺癌脑膜转移等	变异性克 - 雅病、脑炎、HIV 等	中毒等

【分析思路】

第一，认识这个征象。

第二，分析脑内其他影像学表现，如是否伴随白质损伤、脑桥腹侧高信号或脑桥体积缩小。

第三，结合患者的临床病史、临床症状、诊疗经过、多次影像学检查前后对比结果及基因检测等临床资料，可缩小鉴别诊断范围。

【疾病鉴别】

脑桥十字征最初被认为是多系统萎缩 - 小脑型的特异性征象。随着研究的不断深入，人们发现其与遗传、炎症、肿瘤等因素有关。因此，可以从临床表现、伴随征象、基因检测等方面综合诊断（表 8-2-6）。

表 8-2-6 脑桥十字征疾病鉴别

疾病名称	疾病特点	主要临床表现	影像学征象
多系统萎缩-小脑型	成年起病的进展性神经退行性疾病,病因尚未阐明	MSA-C 以小脑综合征为主:步态共济失调、肢体共济失调、小脑性构音障碍、小脑性眼动障碍	脑干、小脑萎缩,壳核"裂隙征",脑桥十字征和小脑中脚对称高信号等
脊髓小脑性共济失调	是一组在临床和遗传上具有高度异质性的常染色体显性遗传性神经变性疾病	小脑变性为突出临床特点:小脑性共济失调、眼球运动障碍、构音障碍等	小脑及脑干萎缩,尤其是脑桥和小脑中脚萎缩,第四脑室扩大,小脑半球及蚓部沟回加深,矢状位呈树枝状
脑腱黄瘤病	先天性脂酸代谢障碍引起的脂质异常贮积病,属于常染色体隐性遗传病	常以青少年白内障、双跟腱肿物、智力下降作为首发症状	胆甾烷醇沉积引起脑实质内广泛长 T_2 信号,部分病例可见小脑齿状核非均匀高信号及小脑萎缩
多发性硬化	中枢神经系统脱髓鞘病最常见的类型,以中青年多见	中枢神经系统的多部位累及,临床分为复发缓解型、原发进展型、复发进展型,其中以复发缓解型最为常见	①空间多发:皮层/近皮层、脑室旁、幕下、脊髓、视神经5个部位中至少3个部位受累;②时间多发:随访发现新发至少一个病灶、任何时间同时存在增强和非增强病灶

(二)三叉戟征

【定义】

三叉戟征(Trident sign)是指 T_2WI 或 FLAIR 图像中桥脑部位的中央对称高信号,由脑桥横纤维受累及皮质脊髓下行束的相对稀疏而形成的 MRI 特殊征象,其形态类似古希腊武器三叉戟,故称三叉戟征,又称欧米茄征。

【病理基础】

组织病理学上,此征象多见于渗透性脱髓鞘综合征,这是一种少见的急性非炎性中枢系统脱髓鞘疾病,其中包括脑桥中央髓鞘溶解症(central pontine myelinolysis,CPM)及脑桥外中央髓鞘溶解症(extrapontine myelinolysis,EPM)。而三叉戟征为脑桥中央髓鞘溶解症患者发病 2～3 周左右的磁共振成像典型表现,其出现时间晚于临床表现。解剖学中,中脑大脑脚的皮质脑桥纤维终止于脑桥核,这些细胞的轴突发出脑桥横行纤维,后者越过中线与皮质脊髓束和皮质核束交叉,并将其分成许多小束。脑桥横行纤维进入小脑中脚,分布于小脑半球。当这些部位的髓鞘溶解时,就可形成三叉戟征。

【征象描述】

三叉戟征为 MRI 特殊征象。主要表现为脑桥基底部中央对称分布的异常信号,T_1WI 呈等/低信号,T_2WI、FLAIR 呈高信号,DWI 可显示病灶周围的局限性扩散受限,其中以 T_2WI、FLAIR 图像较易观察,且无占位效应。脑桥中央对称高信号,由脑桥横纤维受累及皮质脊髓下行束的相对稀疏而形成,形似三叉戟(图 8-2-10)。

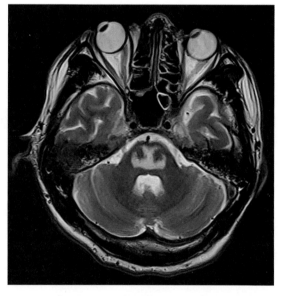

图 8-2-10 三叉戟征 MRI 表现
T_2WI 显示脑桥"三叉戟"样高信号,呈"三叉戟"征。

【相关疾病】

脑桥三叉戟征是渗透性脱髓鞘综合征中脑桥中央髓鞘溶解症的特异性征象。脑桥中央髓鞘溶解(CPM)是一种以脑桥基底部出现对称性非炎性脱髓鞘为病理特征的中枢脱髓鞘性疾病,以神经系统症状(四肢瘫和假性球麻痹)为主要临床表现。该疾病累及脑桥外的其他部位时,如基底节、丘脑及大脑皮层等,称为脑桥外髓鞘溶解(EPM),CPM 和 EPM 二者可以单独发生,也可以合并出现,两者一起发生比较少见。常见病因包括水电解质平衡紊乱、慢性酒精中毒、糖尿病、肿瘤等。发病机制可能为快速纠正慢性低钠血症时脑细胞急性失水皱缩,尤其少突胶质细胞对渗透压改变更敏感，导致髓鞘脱失、溶解。临床表现呈双向性，初期为原发病（如低钠血症）引起的全脑症状或癫痫发作，随着原发病（低钠血症）的治疗患者的症状逐渐好转，数日后患者病情恶化（症状明显期），表现为构音障碍、吞咽困难（皮质延髓束受累）和四肢瘫（皮质脊髓束受累），有时也可以出现闭锁综合征。

【分析思路】

三叉戟征脑桥横纤维受累及皮质脊髓下行束的相对稀疏而构成，分析思路如下：

第一，认识这个征象。

第二，重点关注脑桥基底部，阅片时以 T_2WI 或 FLAIR 图像尤为明显，且三叉戟征不伴有占位效应。注意识别时排除伪影。

第三，由于疾病进展阶段不同，且渗透性脱髓鞘综合征常以脑桥中央髓鞘溶解及脑桥外髓鞘溶解伴发，可以结合双侧基底节、丘脑及大脑皮层中的异常 T_1WI 等低信号及 T_2WI、FLAIR 的高信号进行辅助诊断。

第四，增强扫描时观察三叉戟征病灶无强化，边缘可轻度强化。

第五，结合患者的临床病史、临床症状、诊疗经过、多次影像学检查前后对比结果及三叉戟征象出现的时机等临床资料，可以准确诊断疾病。

【疾病鉴别】

三叉戟征作为脑桥中央髓鞘溶解征的特殊征象，对其识别很重要。由于其晚于临床表现 2～3 周才出现，应注意其假阴性表现，并可根据患者复查图像随访。

（三）猪鼻征

【定义】

猪鼻征（piglet sign）是指 T_2WI 或 FLAIR 图像中脑桥的对称分布的高信号，形似猪鼻子，故称猪鼻征。结合轴位颅脑图像看，又形似小猪。

【病理基础】

组织病理学上，此征象多见于渗透性脱髓鞘综合征。由于髓鞘溶解随时间变化存在演变过程，且三叉戟征与猪鼻征均为脑桥中央髓鞘溶解症患者的磁共振成像典型表现，其出现时间亦晚于临床表现。且有患者出现猪鼻征的时间早于三叉戟征，所以有部分研究将猪鼻征视为三叉戟的前期表现，即三叉戟征或许由猪鼻征演变而来。然而，从图像中

看，猪鼻征病变范围较三叉戟征扩大，所以有研究认为猪鼻征是三叉戟征演变而来。解剖学中，中脑大脑脚的皮质脑桥纤维终止于脑桥核，这些细胞的轴突发出脑桥横行纤维，后者越过中线与皮质脊髓束和皮质核束交叉，并将其分成许多小束。脑桥横行纤维进入小脑中脚，分布于小脑半球。以上部位发生髓鞘溶解，当仅累及脑桥中央区、边缘部分不受累时，严重的前方及侧方可仅存线状正常脑组织，则为三叉戟征，而后方髓鞘溶解达到脑桥背盖腹侧，部分患者随着病程进展能观察到典型的"猪鼻征"。

【征象描述】

猪鼻征为 MRI 特殊征象。主要表现为脑桥对称分布的异常信号，T_1WI 呈等 / 低信号，T_2WI、FLAIR 呈高信号，DWI 可显示病灶周围的局限性扩散受限，其中以 T_2WI、FLAIR 图像较易观察，且无占位效应。脑桥卵圆形对称高信号，由脑桥横纤维及皮质脊髓下行束受累而形成，残余正常脑组织形似鼻孔，而脑桥轴面形似猪鼻（图 8-2-11）。

【相关疾病】

脑桥猪鼻征是渗透性脱髓鞘综合征中脑桥中央髓鞘溶解征的特异性征象。CPM 通常对称性累及脑桥基底部、桥小脑纤维，相对保留了腹外侧桥和皮质脊髓束。由于猪鼻征和三叉戟征均为 CPM 特异征象，二者为不同病程的演变，故相关疾病同三叉戟征。

【分析思路】

三叉戟征由脑桥横纤维及皮质脊髓下行束受累而形成，分析思路如下：

第一，认识这个征象。

第二，重点关注脑桥基底部，阅片时以 T_2WI 或 FLAIR 图像尤为明显，且猪鼻征亦不伴有占位效应。

第三，由于疾病进展阶段不同，且渗透性脱髓鞘综合征常以脑桥中央髓鞘溶解及脑桥外髓鞘溶解伴发，可以结合双侧基底节、丘脑及大脑皮层中的异常 T_1WI 等低信号及 T_2WI、FLAIR 的高信号进行辅助诊断（同三叉戟征）。

【疾病鉴别】

猪鼻征作为脑桥中央髓鞘溶解征的特殊征象，对其识别很重要。值得注意的是征象阳性时，较易判断为脑桥中央髓鞘溶解，但仍可进一步结合患者临床病史、症状、诊疗经过等来确定病因，提示临床。

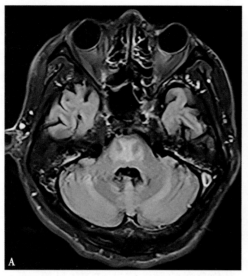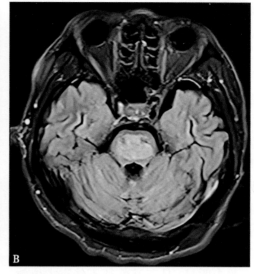

图 8-2-11 猪鼻征 MRI 表现

A～B. FLAIR 图像显示脑桥"猪鼻子"样高信号，图 A 中类圆形正常等信号为"鼻孔"。

（王光彬）

第三节 延髓病变

一、有占位效应的病变

【定义】

引起延髓肿胀或受压导致正常形态变化的病变。

【病理基础】

延髓为脑干最尾侧部分，向下延续为颈髓，是脑与脊髓交界的区域，内部包含重要的结构，对人体的基本功能如呼吸、心跳调节至关重要，因此病变累及时容易引起严重的不良后果。延髓有占位效应的病变主要为原发肿瘤，包括起源于胶质细胞的弥漫性胶质瘤，也有局限性生长的胶质瘤如毛细胞型星形细胞瘤。此外较常见的还有血管母细胞瘤，少见的有脉络丛乳头状瘤，后者往往起源于四脑室而非真正的延髓实质肿瘤，但因位置接近有时无法判断真实起源。

【征象描述】

延髓有占位效应的病变主要为原发肿瘤。从生长方式看，延髓肿瘤可分为内生肿瘤和外生肿瘤。内生肿瘤可表现为延髓整体肿胀，部分或全部延髓实质被肿瘤占据，有时可见残余延髓实质受压向一侧移位。外生型肿瘤表现为延髓肿块向外延伸进入小脑延髓池，也可压迫延髓导致其移位。值得注意的是，因延髓邻近四脑室下方且下部与脊髓相连，部分起源于四脑室的肿瘤与延髓紧密相贴时很难与

延髓外生型肿瘤鉴别，而起源于脊髓中央管的肿瘤向上生长也较难精确定位是否来源于延髓，如起源于闩附近的脉络丛乳头状瘤。

除成人弥漫性胶质瘤外，多数延髓原发肿瘤表现为边界清晰的肿块，外观呈圆形或分叶状。延髓肿瘤可表现为实性或囊实性，实性部分 CT 平扫一般表现为稍低密度或等密度，如低级别胶质瘤、血管母细胞瘤、毛细胞型星形细胞瘤，囊性部分在 CT 平扫表现为低密度，MRI 上实性部分表现为 T_1WI 稍低信号 T_2WI 稍高信号，内部信号可均匀或不均匀，高级别胶质瘤可见出血、坏死，导致肿瘤信号混杂。血管母细胞瘤可见肿瘤内部或周围流空血管影，囊性部分往往表现为类似脑脊液的信号，增强扫描多数肿瘤的实性部分表现为明显强化，而囊壁可强化或不强化。

【相关疾病】

延髓有占位效应的病变主要为肿瘤性病变，包括低级别或高级别弥漫性胶质瘤、血管母细胞瘤、毛细胞型星形细胞瘤、脉络丛乳头状瘤。

【分析思路】

因延髓的血供较其他脑区低，因此仅累及延髓的转移瘤在临床很罕见。延髓肿瘤多为原发，根据发病率总体可分为弥漫性胶质瘤和其他肿瘤。弥漫性胶质瘤是延髓最常见的原发肿瘤，以儿童和青少年多见，其中以组织学低级别胶质瘤更常见，表现为 T_1WI 低信号 T_2WI 高信号的延髓内膨胀生长肿块，增强扫描整体无明显强化（图 8-3-1），少部分为

高级别胶质瘤,可有不同程度强化(图8-3-2),这与其他区域的胶质瘤特点类似。其他肿瘤较为常见的包括血管母细胞瘤和毛细胞型星形细胞瘤。这两者均可表现为囊实性肿块,囊性成分和实性成分的比例各异,并不一定表现为大囊和壁结节,两者的共同点是实性部分均可明显强化,DWI/ADC没有弥散受限,两者的主要鉴别点如下:①毛细胞型星形细胞瘤以外生型常见,血管母细胞瘤多位于延髓实质内;②毛细胞型星形细胞瘤强化的实性部分T₂WI信号较高;③血管母细胞瘤内或瘤周可见血管流空影;④毛细胞型星形细胞瘤囊壁可强化,但血管母细胞瘤囊壁无强化(图8-3-3),虽然少数病例可不符

合;⑤血管母细胞瘤多数可见瘤周水肿,但毛细胞型星形细胞瘤无瘤周水肿或仅有轻度瘤周水肿。如影像表现不符合上述肿瘤,则需考虑较少见的脉络丛乳头状瘤。该区域的脉络丛乳头状瘤绝大部分发生于四脑室,部分肿瘤与延髓紧贴,无法与延髓外生型的肿瘤如毛细胞型星形细胞瘤鉴别。多数脉络丛乳头状瘤表现为实性肿块,部分可表现为实性肿瘤合并周围无强化囊性成分,但囊壁无强化,这点与毛细胞型星形细胞瘤可做鉴别。

【疾病鉴别】

延髓有占位效应的病变鉴别诊断见表8-3-1。

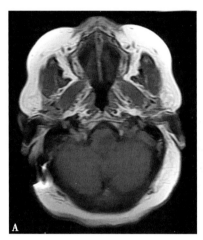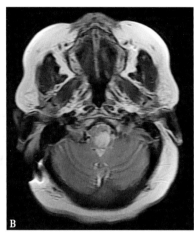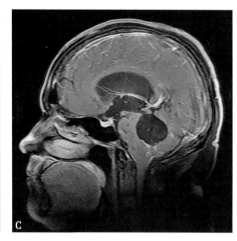

图8-3-1 低级别弥漫性胶质瘤MR图像

A～C.头颅MRI图像,依次为轴位T₁WI、轴位T₂WI、矢状位T₁WI增强扫描,显示延髓肿胀,延髓实质内见弥漫生长T₁WI低信号、T₂WI高信号肿块,增强扫描无明显强化,矢状位显示脑积水引流术后改变。

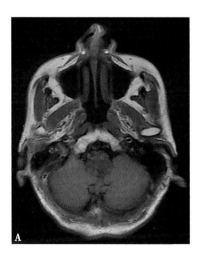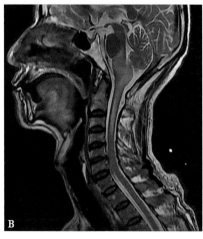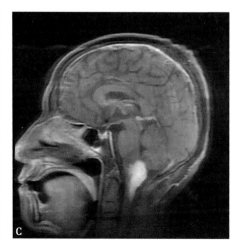

图8-3-2 高级别弥漫性胶质瘤MR图像

A～C.头颅MRI图像,依次为轴位T₁WI、矢状位T₂WI和T₁WI增强扫描,显示延髓肿胀,延髓实质内见弥漫生长T₁WI低信号、T₂WI高信号肿块,增强扫描明显强化,瘤周水肿明显。

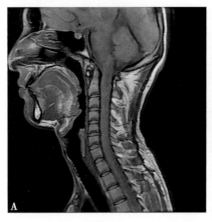
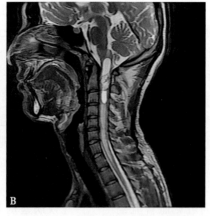
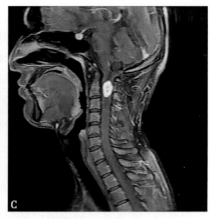

图 8-3-3　血管母细胞瘤 MR 图像

A～C. 头颅 MRI 图像,依次为矢状位 T_1WI、T_2WI 和 T_1WI 增强扫描,显示延髓、颈髓囊实性肿块,实性部分呈 T_1WI 等信号,T_2WI 高信号,增强扫描明显强化,囊性部分呈脑脊液样信号影,囊壁无强化。

表 8-3-1　延髓有占位效应的病变鉴别诊断要点

疾病	典型影像特征	临床信息
低级别弥漫性胶质瘤	延髓内膨胀性生长肿块,CT 平扫呈低密度,T_1WI 稍低信号,T_2WI 高信号,DWI/ADC 无弥散受限,增强扫描无强化	儿童或青少年
高级别弥漫性胶质瘤	不均质肿块,可合并出血坏死,DWI/ADC 可出现局部斑片状弥散受限,增强扫描不均匀斑片状强化或不规则花环样强化	成人多见
血管母细胞瘤	实质内生长,囊实性肿块,实性部分明显强化,囊壁无强化,瘤内或瘤周血管流空影,部分可表现为单纯强化结节;瘤周水肿较明显	成人,女性偏多,合并希佩尔 - 林道病可多发,需注意腹部检查
毛细胞型星形细胞瘤	外生型多见,囊实性肿块,实性部分 T_2WI 信号较高,均匀或不均匀强化,囊壁可强化,瘤周无水肿或轻微水肿	青少年或年轻成人,特别是 20 岁以下人群
脉络丛乳头状瘤	绝大部分起源于邻近四脑室与延髓关系紧密,表现为结节样强化的实性肿块,有时可见瘤周囊肿,囊壁无强化	儿童多见

二、无占位效应的病变

【定义】

不改变延髓形态和大小的病变。

【病理基础】

非占位病变一般不引起延髓本身形态和大小的改变,该类病变是延髓内的细胞本身发生变化,而非被本来不存在的细胞或组织占据。

【征象描述】

延髓无占位效应的病变一般表现为延髓局部的斑点状、斑片状或结节样异常密度或信号,延髓形态及大小基本正常。病变可位于中线一侧或跨中线受累,偏侧病变可位于旁正中或位于延髓外侧。相对而言,延髓梗死更常见于偏侧分布,其中尤以外侧更常见,超急性期或急性期延髓梗死在 CT 平扫易漏诊,MRI 表现为斑点状或斑片状 DWI/ADC 弥散受限,呈 T_1WI 低信号 T_2WI 高信号,T_2FLAIR 序列表现为高信号(图 8-3-4),增强扫描急性期无强化,亚急性期病灶范围较大时可表现为散在点片状强化。血管畸形以海绵状血管畸形较为常见,可随机位于延髓任何区域,表现为圆形或类圆形结节,T_2WI 可见边缘环形底信号,内部可因出血时期不同而成多变信号,但多数病例可见 T_2WI 高信号存在,SWI 表现为低信号(图 8-3-5)。脱髓鞘病变更多表现为跨中线受累,特别是视神经脊髓炎谱系疾病(NMOSD)经常累及延髓背侧邻近脑脊液区域,CT 平扫表现为片状稍低密度或显示不清,MRI 呈片状 T_1WI 低信号 T_2WI 高信号,T_2FLAIR 序列表现为高信号,增强扫描一般无明显强化(图 8-3-6)。

【相关疾病】

延髓无占位效应的病变主要包括:脑梗死、海绵状血管畸形、NMOSD。

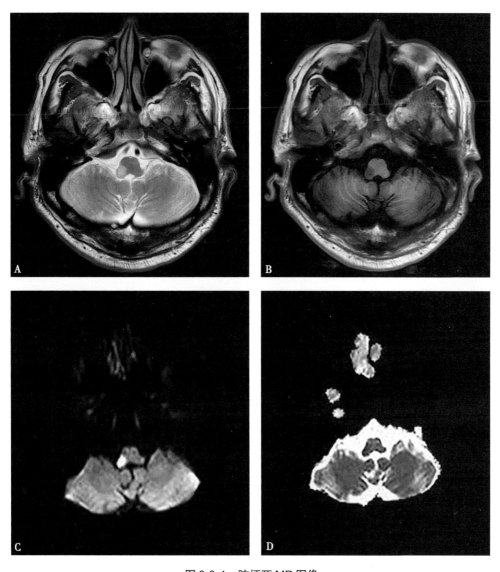

图 8-3-4 脑梗死 MR 图像

A～D. 头颅 MRI 图像，依次为轴位 T_2WI、T_1WI、DWI 和 ADC 图像，显示右侧延髓背外侧斑片状 T_1WI 低信号，T_2WI 高信号，DWI 呈高信号，ADC 图呈低信号。

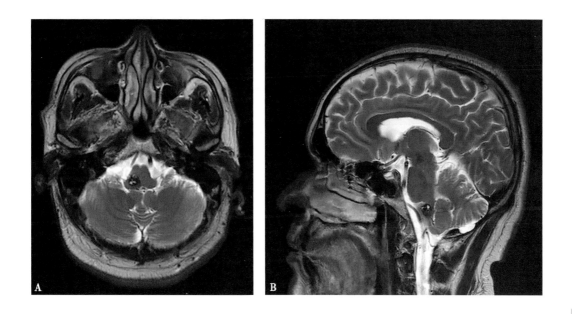

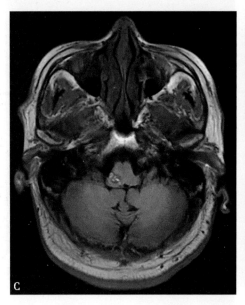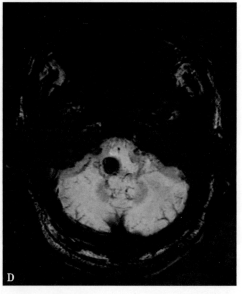

图 8-3-5　海绵状血管畸形 MR 图像

A～D. 头颅 MRI 图像,依次为轴位 T$_2$WI、矢状位 T$_2$WI、轴位 T$_1$WI 和 SWI 图像,显示延髓右侧异常信号,T$_2$WI 呈低信号,内部见散在小片状高信号,T$_1$WI 呈高低混杂信号,见"爆米花征",SWI 示病灶呈低信号,灶周未见水肿影,延髓大小形态未见异常。

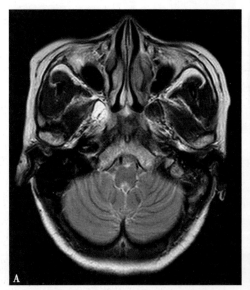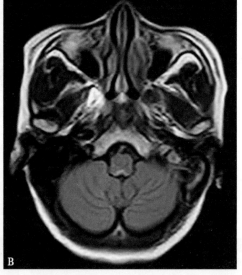

图 8-3-6　视神经脊髓炎谱系疾病 MR 图像

A～B. 头颅 MRI 图像,依次为轴位 T$_2$WI、FLAIR,显示延髓背侧"闩"附近 T$_2$WI 和 FLAIR 序列高信号影,延髓形态、大小未见异常。

【分析思路】

对于延髓无占位效应的病变,首要任务是避免病灶的遗漏,这点在临床工作中尤其重要。因为延髓位于脑的最尾侧且范围较小,内部的病变则更小,病变可能仅存在于其中一或两个层面,不利于发现病灶。特别是对于 CT 平扫,由于自身软组织分辨率有限,同时后颅窝伪影较重,延髓病变更易遗漏。因此当临床症状或体征提示病变位于延髓时,应常规行 MRI 检查。观察 MR 图像时,应注重横断面和矢状面的联合观察。此外,对于此类延髓,DWI 是必要序列,如在梗死的超急性或急性期,T$_1$WI、T$_2$WI 等常规序列信号变化可能并不明显。

发现病变以后，需要对病变的精细部位做出定位，如病变累及单侧或双侧，累及腹侧或背侧。因为延髓梗死在该类病变中最常见，因此对于延髓病变，特别是旁正中或外侧的单侧病变，首先要排除脑梗死。需要注意的是，延髓背外侧由小脑后下动脉供血，因此该处梗死常与小脑梗死同时出现，可帮助诊断。排除梗死后，根据病灶的形态可作出倾向性诊断，如边界不清的斑片状病变提示为非特异性炎症或炎性脱髓鞘病变，而病灶表现为类圆形结节，需考虑海绵状血管畸形的诊断，后者影像改变往往较为典型，表现为 T_2WI 外周低信号环和 CT 平扫结节样高密度。需注意的是，海绵状血管畸形如合并急性出血，可出现灶周水肿，甚至出现一定程

度的占位效应，同时，海绵状血管畸形合并畸形出血与单纯出血也有不同，单纯脑出血形态更不规则，海绵状血管畸形合并出血往往会保持圆形或类圆形形态，且急性出血吸收后，仍会保持原来的形态，但单纯出血信号或密度会消退或成为软化灶。

对于延髓炎性脱髓鞘病变，单纯依靠影像有时难以鉴别，需要紧密结合患者的病史、临床症状及体征、实验室检查、治疗反应及多次影像随访等。对于延髓炎症或脱髓鞘病变，往往会合并其他中枢神经系统的受累，这对鉴别诊断也显得尤为重要。

此外需注意肥大性下橄榄核变性（图 8-3-7），这是一种跨突触变性。小脑齿状核 - 对侧红核 - 对侧下橄榄核之间的环路称为 Guillain-Mollaret 三角，累

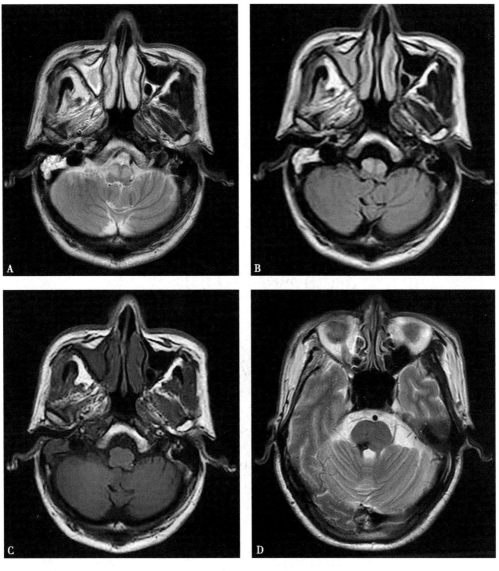

图 8-3-7　肥大性下橄榄核变性 MR 图像

A~D. 头颅 MRI 图像，依次为轴位 T_2WI、FLAIR、T_1WI、T_2WI。显示延髓双侧橄榄肿大，T_2WI 和 FLAIR 序列呈高信号，T_1WI 呈稍低信号。中脑右后方、小脑上脚见斑片状 T_2WI 低信号，提示陈旧出血。

及该环路的中脑、脑桥、小脑病变可导致该种改变，常见的病因为出血、梗死、肿瘤等，其结局是远隔部位的下橄榄核神经元在原发病变后的一段时期发生顺行性空泡化变性，导致下橄榄核部位信号和体积改变。初期表现为下橄榄核的 T_2WI 高信号，而后表现为下橄榄核肿胀，最后表现为萎缩。

【疾病鉴别】

延髓无占位效应的病变鉴别诊断见表8-3-2。

表8-3-2　延髓无占位效应的病变鉴别诊断要点

疾病	典型影像特征	临床要点	其他征象
脑梗死（急性或亚急性期）	偏侧中线偏或外侧斑点状或斑片状影，CT 平扫等或稍低密度，DWI 高信号，ADC 图低信号，T_1WI 等或稍低信号，T_2WI 高信号，增强扫描无强化	缺血性脑卒中高危因素，中老年，急性起病	有时可合并小脑梗死
海绵状血管畸形	圆形或类圆形结节，CT 平扫稍高密度，T_2WI 外缘低信号环，内部信号混杂，SWI 低信号，增强扫描无强化或轻度强化，合并急性出血可出现水肿或轻度占位效应	成人多见，可急性起病或症状不明显	有时可合并发育性静脉异常
视神经脊髓炎谱系疾病	斑片状，后部多见，CT 平扫呈低密度，T_1WI 呈低信号 T_2WI 呈高信号，急性期 DWI/ADC 可见弥散受限，一般无明显强化	成人多好发于中年女性，属少见病变	视神经病变，脊髓长节段病变
肥大性下橄榄核变性	初期表现为下橄榄核所在区域延髓橄榄 T_2WI 高信号，而后表现为橄榄肿胀，最后表现为橄榄萎缩	继续发出血、梗死、肿瘤的其他疾病	无

三、负占位效应的病变

【定义】

引起延髓局部或整体萎缩的病变。

【征象描述】

梗死后软化灶表现为原梗死区域的脑脊液样密度或信号影，T_2-FALIR 序列可见灶周胶质增生形成的高信号改变（图8-3-8）。延髓整体萎缩则见于神经系统退变性疾病，比如脊髓延髓肌萎缩症或多系统萎缩（图8-3-9）。

【相关疾病】

慢性期梗死、脊髓延髓肌萎缩症、多系统萎缩等。

【分析思路】

第一步先区分是延髓整体萎缩或局部萎缩，局部萎缩一般由延髓本身病变引起，最常见为延髓梗死，整体萎缩则需结合临床表现、肌电图、实验室检查甚至基因检测做出诊断。

【疾病鉴别】

延髓负占位效应的病变鉴别诊断见表8-3-3。

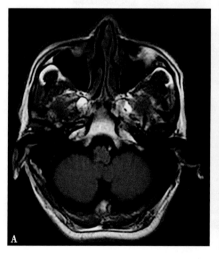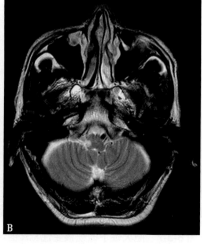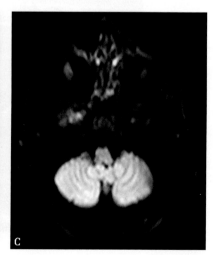

图8-3-8　慢性期梗死 MR 图像

A～C. 头颅 MRI 图像，依次为轴位 T_1WI、T_2WI、DWI，显示右侧延髓背外侧体积缩小并局部信号异常，T_1WI 呈低信号，T_2WI 呈高信号，DWI 呈低信号。

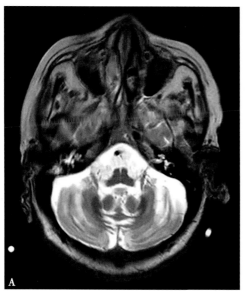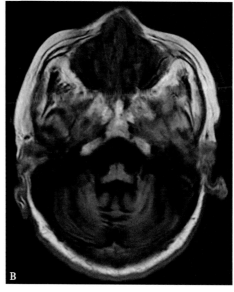

图 8-3-9　多系统萎缩 MR 图像

A～B. 头颅 MRI 图像,依次为轴位 T_2WI、T_1WI,显示延髓整体萎缩,同时伴有小脑萎缩。

表 8-3-3　延髓有占位效应的病变鉴别诊断要点

疾病	典型影像特征	临床信息
慢性期梗死	板块状脑脊液样信号影,相应区域体积缩小	脑梗死病史
脊髓延髓肌萎缩症	延髓萎缩,以背侧明显	多见成年男性,肢体近端进行性肌萎缩、肌无力和真性球麻痹;血清肌酸激酶升高
多系统萎缩 C 型	延髓整体萎缩	共济失调和植物神经症状为主,多合并小脑、脑桥萎缩,存在"脑桥十字征"

（江桂华）

参 考 文 献

[1] 黄碧娟,王晏佳,刘丰韬,等. 不同亚型多系统萎缩的影像学诊断 [J]. 中国临床神经科学,2023,31(2):146-152.

[2] 费露,刘美琪,朱其风,等. 磁敏感加权成像在帕金森病和多系统萎缩的诊断及鉴别诊断中的应用研究 [J]. 中国临床神经科学,2022,30(4):407-413.

[3] JABBARI E, HOLLAND N, CHELBAN V, et al. Diagnosis Across the Spectrum of Progressive Supranuclear Palsy and Corticobasal Syndrome[J]. JAMA Neurol, 2020, 77(3): 377-387.

[4] KOZIOROWSKI D, FIGURA M, MILANOWSKI ŁM, et al. Mechanisms of Neurodegeneration in Various Forms of Parkinsonism-Similarities and Differences[J]. Cells, 2021, 10(3): 656.

[5] PAINOUS C, PASCUAL-DIAZ S, MUÑOZ-MORENO E, et al. Midbrain and pons MRI shape analysis and its clinical and CSF correlates in degenerative parkinsonisms: a pilot study[J]. Eur Radiol, 2023, 33(7): 4540-4551.

[6] LIU X, WANG N, CHEN C, et al. Swallow tail sign on susceptibility map-weighted imaging(SMWI) for disease diagnosing and severity evaluating in parkinsonism[J]. Acta Radiol, 2021, 62(2): 234-242.

[7] 吴晨青,郑慧,邬昊婷,等. H3K27M 突变型与野生型儿童弥漫内生型脑桥胶质瘤的 MRI 鉴别诊断 [J]. 放射学实践,2021,36(1):47-52.

[8] 刘金来,周清安,金艳,等. 脑干转移瘤的 MRI 诊断与鉴别诊断 [J]. 中国 CT 和 MRI 杂志,2021,19(8):31-33.

[9] 张琳琳,拜承萍. 急性孤立性脑桥梗死与椎基底动脉系统血管位置分布的相关性 [J]. 中国实用神经疾病杂志,2023,26(4):432-438.

[10] POEWE W, STANKOVIC I, HALLIDAY G, et al. Multiple system atrophy[J]. Nat Rev Dis Primers, 2022, 8(1): 56.

第九章 小脑半球病变

第一节 皮层病变

一、弥漫性病变

【定义】

小脑半球皮层影像学显示弥漫性萎缩、肿胀或异常信号/密度。

【病理基础】

小脑皮质位于小脑表面,并向内部深陷形成沟,将小脑表面分成许多大致平行的小脑叶片,由深至浅依次为颗粒层、梨状细胞层和分子层。小脑皮质有五种不同类型的神经元组成,分别为浦肯野细胞(Purkinje cell)、颗粒细胞、星形细胞、篮状细胞和高尔基细胞(Golgi cell)。小脑皮层可发生多种病变,部分病变呈弥漫性,常见的弥漫性病变包括急性小脑炎、小脑梗死、小脑皮质发育不良、小脑发育不良性神经节细胞瘤、脊髓小脑共济失调等。病毒性脑炎中病毒直接侵犯脑组织,引起脑组织局限性或弥漫性水肿,神经细胞变性、出血性坏死,胶质细胞增生,脑膜或脑实质的炎性细胞浸润等病理改变。小脑发育不良性神经节细胞瘤大体上小脑叶片增厚,组织学上正常内颗粒层被异常神经节细胞取代,神经元杂乱排列,有髓鞘的轴突延伸通过分子层至软脑膜表面,胞质及分子层的空泡透明变,部分慢性病例可见钙化。小脑皮质发育不良往往不是孤立病灶,可能是由遗传和后天的不同原因引起的,可合并先天性肌营养不良。脊髓小脑共济失调主要病理改变是脊髓、脑干、小脑变性和萎缩,神经细胞脱失,小脑皮层浦肯野细胞、颗粒细胞脱失,齿状核神经细胞脱失,小脑白质纤维及皮质脊髓束、脊髓小脑束、后索等髓鞘脱失及轴索变性。

【征象描述】

1. CT 表现 病灶平扫一般呈低密度影。病毒性小脑炎小脑肿胀,增强扫描伴/不伴软脑膜及脑实质轻度强化;急性小脑梗死可有轻度占位效应,病灶内隐约见到脑沟,增强后无强化,部分边缘可见脑回样强化;小脑皮质发育不良可表现为皮层弥漫性增厚,皮质内可见囊状影,可合并脑内其他畸形。

2. MRI 表现 病灶 T_1WI 序列一般呈低/稍低信号, T_2WI/FLAIR 呈高信号。病毒性小脑炎灰质和白质可发生融合,DWI 病灶弥散受限,增强扫描伴/不伴软脑膜及脑实质强化(图 9-1-1)。急性小脑梗死 DWI 序列弥散受限,增强扫描无强化,部分后期边缘可见脑回样强化。小脑皮质发育不良可表现为皮层结构紊乱,弥漫增厚皮层内可见囊肿样信号,小脑灰白质交界处不规则,小脑裂缝走行异常及灰质移位,可伴有后颅窝畸形如丹迪-沃克畸形伴重度蚓部发育不全,胼胝体发育不全或幕上无脑回畸形等(图 9-1-2)。

【相关疾病】

小脑半球皮层弥漫性病变种类较多,包括先天性疾病、肿瘤、血管类疾病、感染性病变,中毒代谢性疾病、免疫介导性疾病及变性退行性疾病等(表 9-1-1)。

【分析思路】

小脑皮层弥漫性病变分析思路如下:

第一,小脑皮层弥漫性病变影像学容易检出,但是要全面评估如脑膜有无受累、病灶有无细胞毒性水肿,需进行对比剂增强扫描及 DWI 检查,因此在进行常规 MRI 平扫检查后建议行 DWI 及对比剂增强扫描,必要时可行 MRS、ASL 或 PWI 检查,以提高诊断的正确性。

第二,在分析小脑皮层弥漫性病变时,需同时观察周围邻近器官及组织如中耳乳突、软脑膜、幕上大脑半球、脊髓以及周围软组织有无其他异常的影像学改变,有助于提升诊断及鉴别诊断的准确性。

第三,结合患者的临床病史、临床症状体征、诊疗经过、实验室检查、多次影像学检查前后对比结

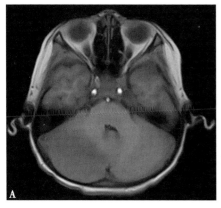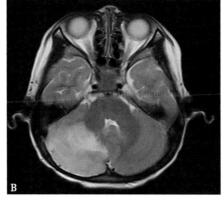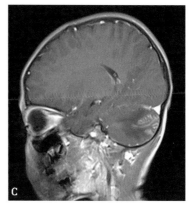

图 9-1-1　急性小脑炎 MRI 表现

男，5 岁，头痛、呕吐、发热 2 天。A. MRI 轴位 T_1WI；B. MRI 轴位 T_2WI；C. 矢状位增强扫描，右侧小脑半球肿胀，见大片状稍长 T_1、长 T_2 信号，累及小脑皮层，增强扫描可见片状强化，局部软脑膜可见强化。

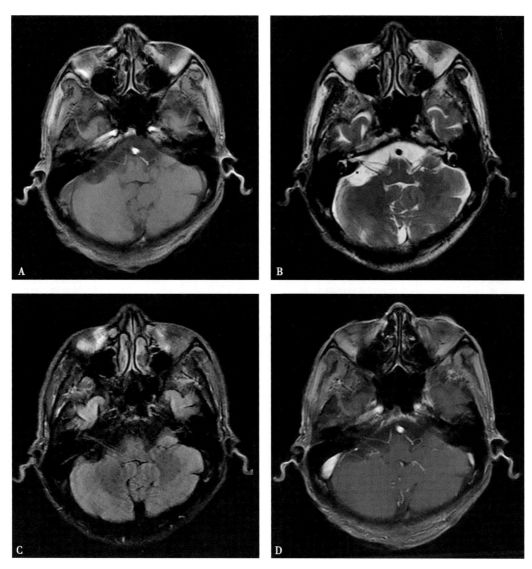

图 9-1-2　小脑皮层发育不良 MRI 表现

A. 轴位 T_1WI；B. 轴位 T_2WI；C. 轴位 T_2FLAIR，D. 轴位增强扫描，左侧小脑半球及蚓部结构紊乱，小脑裂缝走行异常，局部灰白质分界不清，小脑皮层增厚，左侧桥小脑角区可见异位的脑组织，增强扫描未见明显强化。

表 9-1-1　小脑半球皮层弥漫性病变相关疾病

感染性病变	中毒代谢性疾病	血管类疾病	变性退行性疾病	免疫介导性疾病	先天性疾病
水痘带状疱疹病毒性小脑炎	低镁血症小脑综合征	动脉梗塞	多系统萎缩	副肿瘤性小脑变性	先天性小脑皮层发育不良
单纯疱疹病毒性小脑炎	酒精中毒性脑病	静脉梗塞	脊髓小脑共济失调		
巨细胞病毒小脑炎	脑组织铁沉积神经变性病				
EB 病毒小脑炎	MELAS				
肺炎支原体小脑炎					

果等临床资料,可缩小鉴别诊断范围。如先天性小脑皮层发育不良患者年龄较小,可具有胎儿期宫内感染史,合并先天性肌营养不良、运动及语言发育迟缓等症状。急性小脑炎患者前驱有发烧、头痛、乏力等感染症状,血清学检查阳性有助于鉴别诊断。小脑皮层大面积梗死往往急性发病,可有动脉粥样硬化、心源性疾病等病史,病灶范围符合血供分布特点等。低镁血症小脑综合征实验室检查提示低镁血症有助于鉴别。脊髓小脑共济失调具有遗传早显

现象,小脑皮层可表现为弥漫性萎缩。免疫介导性疾病血/脑脊液相应抗体检查有助于鉴别诊断。

【疾病鉴别】

在诊断小脑半球皮层弥漫性病变时需结合多种影像学特征、临床信息及实验室检查进行诊断和鉴别诊断。

1. 基于临床信息的鉴别诊断流程图见图 9-1-3。

2. 小脑皮层弥漫性病变的主要鉴别诊断要点见表 9-1-2。

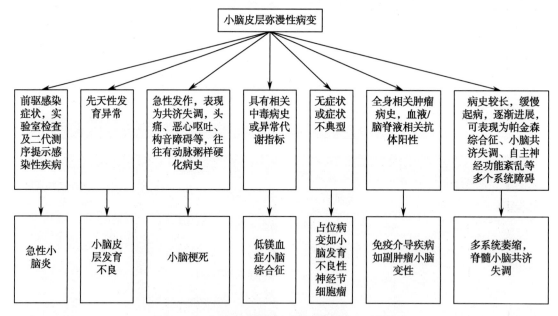

图 9-1-3　小脑皮层弥漫性病变鉴别诊断 MRI 表现

表 9-1-2　小脑皮层弥漫性病变的主要鉴别诊断要点

疾病	典型影像特征	鉴别要点	主要伴随征象
急性小脑炎	小脑肿胀,小脑皮质弥漫性 T_2WI/FLAIR 高信号影,可累及白质,DWI 弥散可受限,增强扫描伴/不伴软脑膜及轻度脑实质强化	一般有前驱感染病史,儿童好发,结合实验室检查有助于诊断	可伴有脑疝、后期可伴有小脑萎缩

疾病	典型影像特征	鉴别要点	主要伴随征象
小脑发育不良性神经节细胞瘤	典型者位于小脑半球或小脑蚓部，平扫呈等/低密度，可伴有钙化，T_1WI肿瘤沿小脑沟回走行的不均匀等、长T_1信号，T_2WI呈高、等信号相间的信号带，呈典型"虎纹征"，瘤周水肿不明显，DWI呈等/高信号，ADC呈等/略高信号，增强扫描病灶无明显强化	多见于青壮年，小脑占位呈典型"虎纹征"，无明显强化	可伴有小脑扁桃体疝、梗阻性脑积水，常和其他先天畸形同时发生，如巨脑回、多指趾和颅骨异常等
小脑梗死	平扫呈低/稍低密度影，T_1WI呈低信号，$T_2WI/FLAIR$序列呈高信号，急性期DWI呈高信号，增强扫描可有脑回样强化	沿小脑供血区域分布，急性期DWI呈高信号	可伴有占位效应，梗阻性脑积水，椎基底动脉血栓/夹层形成
小脑皮层发育不良	小脑皮层结构紊乱，小脑灰白质交界处不规则，皮层弥漫性增厚，并可见长T_2囊肿样信号影，小脑裂缝走行异常，可伴有灰质移位	好发于儿童，属于罕见病	可伴有颅脑其他先天畸形、可合并先天性肌营养不良
低镁血症小脑综合征	T_1WI呈等/低信号，$T_2WI/FLAIR$呈高信号，DWI及ADC呈高信号，增强扫描无明显强化	实验室检查提示低镁血症，小脑一般表现为血管源性水肿，补充镁剂后临床症状和MRI可迅速恢复	可压迫第四脑室导致梗阻性脑积水
脊髓小脑共济失调	小脑半球皮层及小脑蚓部、脑干及脊髓萎缩，齿状核体积缩小，小脑中脚萎缩，脑桥中央可见线样T_2WI高信号	具有遗传早显现象，基因测序是目前唯一有效的诊断方法	可伴有其他系统改变，如内分泌、心血管系统及皮肤病征等
副肿瘤性小脑变性	T_1WI呈低信号，$T_2WI/FLAIR$序列呈高信号，增强扫描可见强化，慢性期小脑皮层可见萎缩	脑脊液/血清抗神经元表面抗原的自身抗体阳性有助于诊断	可伴边缘性脑炎，脑干脑炎、及全身其他系统恶性肿瘤

二、局灶性病变

【定义】

小脑半球皮层影像学显示局灶性异常信号/密度。

【病理基础】

小脑皮层覆盖在小脑表面，由神经元的胞体和树突组成，由深至浅依次为颗粒层、梨状细胞层和分子层，累及小脑半球皮层常见的局灶性病变包括小脑梗死、出血、局灶性皮层层状坏死，感染、免疫介导性疾病如多发性硬化、转移瘤等。

【征象描述】

1. CT表现　病灶平扫一般呈低密度影。线粒体脑肌病伴高乳酸血症和卒中样发作一般跨血管分布，好发于幕上顶、枕叶皮质区，小脑皮质受累相对少见。多发性硬化好发于幕上脑白质区，脑干及脊髓也可受累，发生于小脑皮质较少见。中枢神经系统血管炎可表现为局限性脑缺血或梗死灶，并伴有少量出血，CTA可发现多发脑血管多灶性、弥漫性及节段性狭窄。真菌感染可有邻近的耳道感染蔓延，形成脑内脓肿和肉芽肿性病变，并伴有脑膜炎

及脑膜脑炎等。小脑转移瘤一般有原发病史，小脑转移瘤周围水肿可不明显。

2. MRI表现　病灶T_1WI序列一般呈低/稍低信号，$T_2WI/FLAIR$呈高信号。线粒体脑肌病伴高乳酸血症和卒中样发作病灶，急性期DWI及ADC均呈高信号，表现为血管源性水肿，增强扫描一般无强化，部分可呈线样脑回状强化，MRS可见乳酸峰（图9-1-4）。多发性硬化具有空间和时间上的多发性，常在侧脑室周围分布，呈卵圆形长T_2WI信号并指向侧脑室，即"直角脱髓鞘征"，具有提示意义，增强扫描急性期病灶可出现强化，少数可出现瘤样环形强化。中枢神经系统血管炎可见散在出血或梗死灶，DWI部分病灶弥散受限，MRA一些细小病变可表现为阴性，大多表现为弥漫节段性动脉收缩、狭窄。真菌性脓肿内壁T_1WI可呈等、低或稍高混杂信号，T_2WI多呈等、稍高信号，部分可出现T_2WI低信号灶，可伴不规则突起或结节，不均匀弥散受限，脓肿外壁可形成肉芽肿，增强扫描呈环形或不规则、不连续厚壁环状强化，此外真菌感染可伴有脑膜炎导致的脑膜强化，并可引起血管炎致血管闭塞，进而出现多发脑梗死，也可能导致霉菌性假

性动脉瘤。急性小脑局灶性梗死 DWI 序列弥散受限,增强扫描无强化,部分后期边缘可见脑回样强化(图 9-1-5)。小脑节细胞胶质瘤可致皮质肿胀,呈囊实性、实性病变,钙化常见,增强扫描部分实性结节可见强化。胶质母细胞瘤呈弥漫浸润性生长累及皮质,可伴有出血坏死囊变,呈不规则花环样强化(图 9-1-6,彩图见文末彩插)。

【相关疾病】

小脑半球皮层局灶性病变种类较多,包括血管类疾病、肿瘤、感染性病变、代谢类疾病、免疫介导性疾病等(表 9-1-3)。

【分析思路】

小脑皮层局灶性病变分析思路如下:

第一,小脑皮层局灶性病变检出,病变较大时影像学容易检出,但病变较小时 CT 可能遗漏,因此需结合 MRI 检查,但是要全面评估建议进行对比剂增强扫描及 DWI 检查以明确病灶强化方式及弥散受限情况,因此在进行常规 MRI 平扫检查后建议行DWI 及对比剂增强扫描,必要时可行 MRS、ASL 或PWI 检查,以提高诊断的正确性。

第二,在分析小脑皮层局灶性病变时,仍需同时观察周围邻近器官及组织如中耳乳突、软脑膜、幕上大脑半球、脊髓以及周围软组织有无其他异常的影像学改变,有助于提升诊断及鉴别诊断的准确性。

第三,在分析小脑皮层局灶性病变时,通过影像学检查明确是肿瘤 / 非肿瘤病变,肿瘤性病变判断是原发还是转移,需了解有无全身肿瘤病史。原发性小脑肿瘤如病灶内部坏死囊变及出血,边界不清,增强扫描不规则环状或花环状强化,需考虑恶性肿瘤如胶质母细胞瘤;病灶呈囊实性、实性,边界较清,增强扫描实性部分较均匀强化,倾向良性可能。非肿瘤性病变需考虑血管源性疾病、遗传代谢类疾病、感染性疾病、自身免疫介导疾病以及排除其他疾病后中枢神经系统血管炎等。

第四,结合患者的临床病史、临床症状体征、诊疗经过、实验室检查、多次影像学检查前后对比结果等临床资料,可缩小鉴别诊断范围。MELAS 可有血 / 脑脊液乳酸升高,卒中样发作是核心症状,影像学上病灶分布与供血范围不一致。原发性中枢神经系统血管炎血管壁增厚伴强化,血管腔节段性狭窄及闭塞可作为直接征象,并伴有脑实质多发出血及梗死灶。多发性硬化往往青壮年发病,病程可表现为复发 - 缓解交替改变,脑脊液寡克隆区带阳性有助于鉴别诊断。

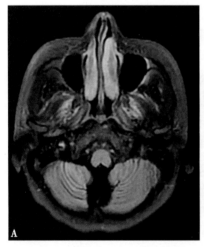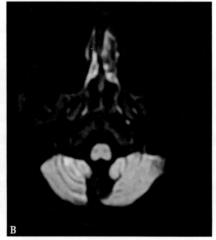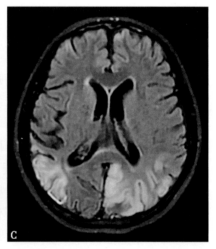

图 9-1-4 线粒体脑肌病 MRI 表现

女,31 岁,既往确诊线粒体脑肌病。A、C. 轴位 T_2FLAIR;B. 轴位 DWI,轴位 FLAIR 显示双侧顶、颞、枕叶皮层下、左侧额叶、右侧小脑半球见多发沿脑回分布片状高信号,DWI 序列右侧小脑半球病灶呈稍高信号,病灶以累及皮层为主,边界欠清。

表 9-1-3 小脑皮层局灶性病变相关疾病

肿瘤	血管类疾病	感染性病变	免疫介导性疾病	代谢性疾病	其他
转移瘤	动脉梗塞	甲型流感病毒脑炎	多发性硬化	MELAS	中枢神经系统血管炎
节细胞胶质瘤	静脉梗塞	真菌感染	髓鞘少突胶质细胞糖蛋白(MOG)抗体相关脑脊髓炎		
胶质母细胞瘤	出血	小脑脓肿			

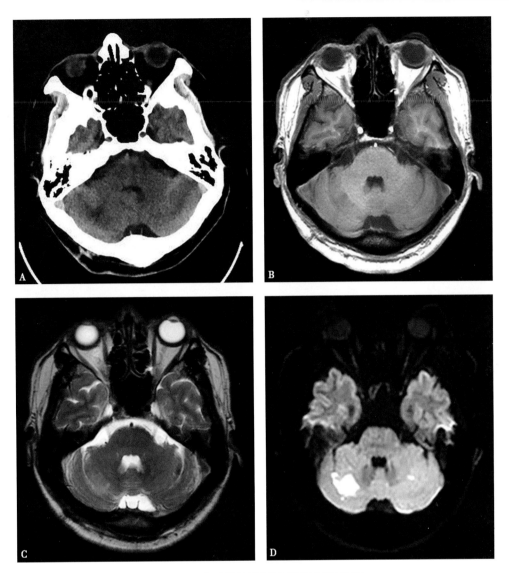

图 9-1-5　小脑局灶性梗死 CT 及 MRI 表现

A. 轴位 CT 平扫：右侧小脑半球见斑片状稍低密度影，边界欠清；B. MRI 轴位 T_1WI；C. MRI 轴位 T_2WI。双侧小脑半球见斑片状稍长 T_1、稍长 T_2 信号；D. MRI 轴位 DWI 呈明显高信号，可见明显扩散受限。

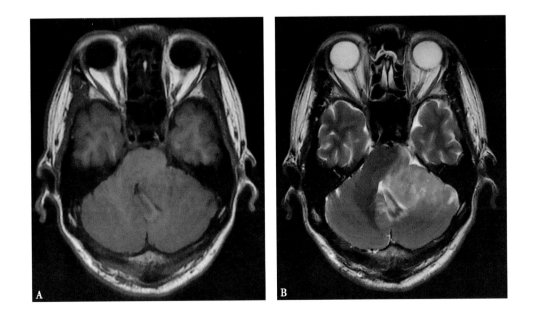

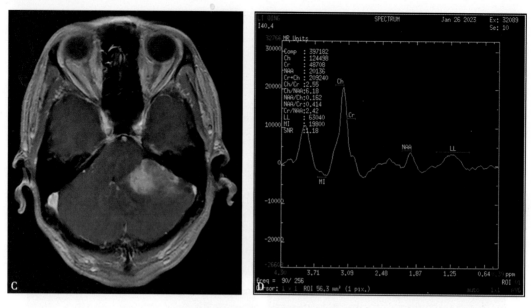

图 9-1-6 胶质母细胞瘤 MRI 表现

A. 轴位 T_1WI；B. 轴位 T_2WI；C. 轴位增强扫描，左侧小脑见团块状长 T_1、长 T_2 信号影，信号不均，周围见小片状水肿区，增强扫描不均匀强化，脑干及第四脑室受压；D. MRS，提示病灶内 Cho 峰升高，NAA 峰减低，Cho/NAA 比值明显增高。

【疾病鉴别】

在诊断小脑半球皮层局灶性病变时需结合多种影像学特征、临床信息及实验室检查进行诊断和鉴别诊断。

1. 基于临床信息的鉴别诊断流程图见图 9-1-7。

2. 小脑皮层局灶性病变的主要鉴别诊断要点见表 9-1-4。

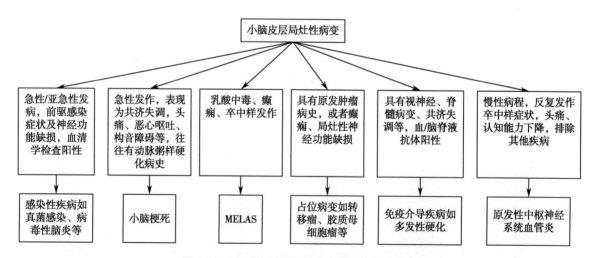

图 9-1-7 小脑皮层局灶性病变鉴别诊断流程图

表 9-1-4 小脑皮层局灶性病变的主要鉴别诊断要点

疾病	典型影像特征	鉴别要点	主要伴随征象
感染性病变	小脑肿胀累及皮质，T_2WI/FLAIR 高信号影，DWI 弥散可受限，可形成脓肿或肉芽肿，增强扫描可呈环形或结节样强化，伴/不伴软脑膜强化	急性/亚急性起病，一般有前驱感染病史，可伴有邻近器官如中耳乳突感染，血清学检查有助于诊断	可伴有脑疝、慢性期可伴有小脑萎缩

续表

疾病	典型影像特征	鉴别要点	主要伴随征象
肿瘤性病变	转移瘤一般具有原发肿瘤病史，可呈结节样或环形强化，周围水肿多较明显；节细胞胶质瘤可呈实性或囊实性改变，可伴钙化，增强扫描实性部分强化。胶质母细胞瘤弥漫浸润性生长累及皮质，可伴有出血坏死囊变，呈不规则花环样强化	占位性病变，结合病史及强化特点有助于鉴别诊断	可伴有占位效应、梗阻性脑积水
小脑梗死	平扫呈低/稍低密度影，T_1WI 呈低信号，T_2WI/FLAIR 序列呈高信号，急性期 DWI 呈高信号，增强扫描可有脑回样强化	沿小脑供血区域分布，急性期 DWI 呈高信号	可伴有占位效应，脑干及大脑半球多发缺血梗死灶
MELAS	以皮质受累为主，病变范围与脑供血动脉分布不一致，具有游走性特点，幕上颞枕叶受累常见，急性期 DWI 受限不明显，MRS 可见乳酸峰，灌注成像为高灌注，可出现皮层层状坏死，T_1WI 表现为脑回状、线状高信号，慢性期病灶软化、萎缩、脑室扩张	病变范围与脑供血动脉分布不一致，MRS 可见乳酸峰，血/脑脊液乳酸升高	可伴有身材矮小，生长发育停滞，家族成员有类似发作病史
多发性硬化	病灶以幕上侧脑室周围及深部脑白质为主，小脑皮层少见，幕上可见典型的"Dawson 手指征"、"煎蛋征"，视神经短节段受累，脊髓病灶多位于颈、胸髓，两个椎体节段以内	青壮年发病，时间-空间多发性，血/脑脊液抗体检测有助于鉴别诊断	可伴有 EB 病毒、麻疹病毒感染，家族聚集现象
原发性中枢神经系统血管炎	皮层、皮层下及深部白质非血管分布性的缺血梗死灶伴出血，双侧多见，增强扫描可呈斑片状、条索状及脑回状强化	急性炎性病变的血管壁增厚伴强化可作为血管炎的直接征象	脑血管造影脑内中小动脉节段性狭窄、串珠状、闭塞或分支减少，MRA 可正常

三、特殊征象

以小脑虎纹征为例。

【定义】

小脑虎纹征（Striated pattern）是 MRI 上显示 T_1WI 为沿小脑沟回走行的低信号和等信号相互交替的分层结构，T_2WI 为高信号和等信号交替，病变呈现出沿小脑脑叶走行的条纹状分层结构，形似虎纹，故称虎纹征。

【病理基础】

病理显示小脑皮层异常弥漫性肥厚，颗粒层的浦肯野细胞与颗粒细胞被神经节细胞所取代，而内层颗粒层增厚，外层分子层虽增厚但仍维持皮层结构伴邻近白质萎缩，从而影像学上呈特征性虎纹征表现。病变区血脑屏障无明显破坏。

【征象描述】

1. **CT 表现**　主要表现为非特异性的低密度或等密度病灶，可见钙化。

2. **MRI 表现**　MRI 显示相对边界清楚的小脑肿块，T_1WI 呈等及低信号，T_2WI 呈高及低信号相间排列，呈虎纹状或条纹状改变；DWI 为等或稍高信号，ADC 图为等或稍高信号；由于病变区血脑屏障无明显破坏，增强扫描通常无强化（图 9-1-8）；占位效应较轻，无明显瘤周水肿，病变较大时，可引起周围邻近结构受压，引起幕上脑积水。

【相关疾病】

虎纹征是小脑发育不良性神经节细胞瘤（dysplastic cerebellar gangliocytoma）的特征性表现。

【分析思路】

第一，认识虎纹征的特点。该征象典型表现为沿小脑沟回走行的低信号和等信号相互交替的分层结构，T_2WI 为高信号和等信号交替，DWI 呈等或稍高信号，增强扫描无强化。

第二，虎纹征是小脑发育不良性神经节细胞瘤的特征性影像表现，是一种罕见的、进展缓慢的小脑肿瘤，WHO I 级，属于神经元和混合神经元-神经胶质肿瘤，小脑皮质的局部惰性生长，大量异常增生的皮质神经元和分子层的增厚，小脑叶增大，浦肯野细胞丢失和受累叶白质变薄。影像上表现为 T_1WI 等低信号，T_2WI 表现为沿小脑皮质走行的高低信号相间的条纹状特征性表现。国内外多篇文献报道，部分小脑发育不良性神经节细胞瘤患者可合

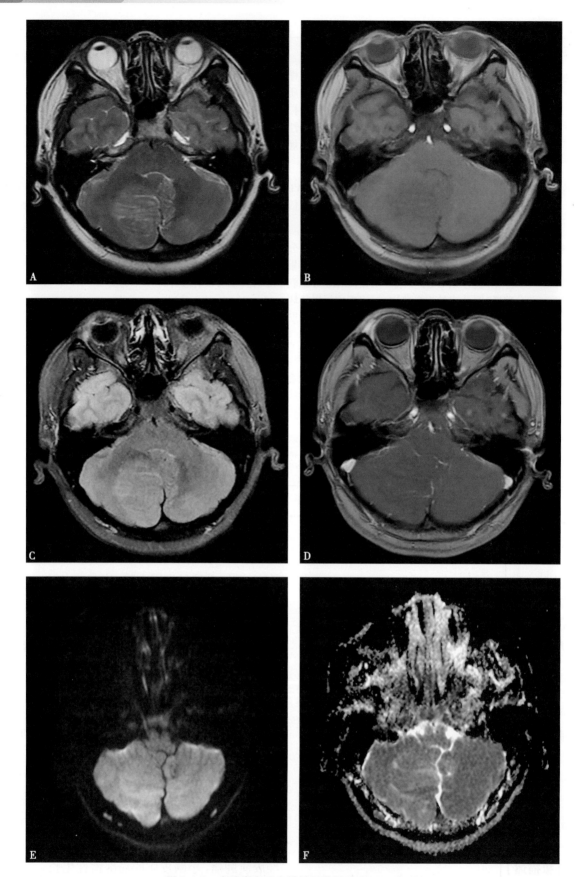

图 9-1-8 小脑发育不良性神经节细胞瘤 MRI 表现

女，37 岁，1 个月前因头晕就诊，检查发现小脑占位。A. 轴位 T₂WI；B. 轴位 T₁WI；C. 轴位 T₂FLAIR；D. 轴位增强扫描，T₁WI 呈等及低信号，T₂WI 呈高及低信号相间排列，呈虎纹状或条纹状改变，增强扫描无强化；E、F. 轴位 DWI 及 ADC 图，DWI 为等或稍高信号，ADC 图为等或稍高信号。

并 Cowden 综合征,后者为常染色体显性遗传病,以多种畸形或错构瘤样病变为特征,如巨脑、脊髓空洞症、多指/趾,以及皮肤黏膜或内脏多种肿瘤等。

第三,结合患者的临床病史、临床症状、诊疗经过、实验室检查、多次影像学检查前后对比结果等临床资料,可与其他小脑病变进行鉴别。小脑发育不良性神经节细胞瘤需与小脑肿瘤(髓母细胞瘤、毛细胞型星形细胞瘤、血管母细胞瘤、淋巴瘤等)(图 9-1-9、图 9-1-10、图 9-1-11)、小脑梗死、小脑脑炎等鉴别;发病高峰年龄在 20~40 岁,患者早期症状轻微或无症状,部分于体检时发现,一般首发症状以颅内高压为主,包括头痛、恶心、呕吐,主要是肿瘤压迫第四脑室造成梗阻性脑积水所致;其次为后组神经麻痹、小脑压迫症状(共济失调、辨距不良、步态不稳)等,虎纹征为其典型影像学表现。小脑肿瘤信号或密度多不均匀,增强扫描强化明显。小脑半球脑梗死,发病年龄较大,发病急骤,病变区域与血管分布一致,占位效应轻,增强扫描急性期无强化,亚急性期脑回样强化。脑炎患者多有相应临床病史,占位效应不明显,周围水肿突出,增强扫描可有强化。

【疾病鉴别】

虎纹征虽然是小脑发育不良性神经节细胞瘤的特征性影像表现,也需要联合其他影像学特征和临床信息与小脑其他病变进行鉴别诊断。

1. 基于临床信息的鉴别诊断流程图见图 9-1-12。

2. 小脑发育不良性神经节细胞瘤与常见小脑病变的主要鉴别诊断要点见表 9-1-5。

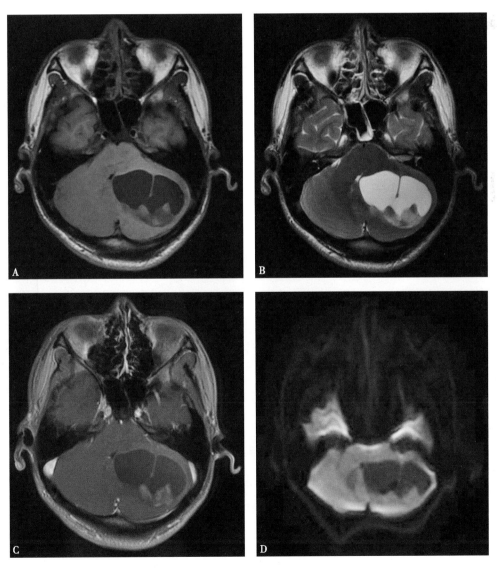

图 9-1-9　毛细胞型星形细胞瘤 MRI 表现

A. 轴位 T_1WI;B. 轴位 T_2WI;C. 轴位增强扫描;D. 轴位 DWI。左侧小脑半球囊实性占位,T_1WI 低信号,T_2WI 呈高信号,信号欠均,DWI 呈低信号,增强扫描实行成分中度强化。周围无明显水肿,桥脑及四脑室受压。

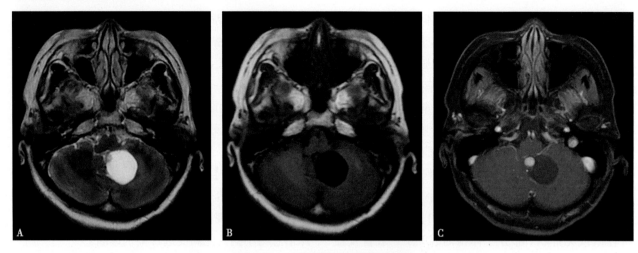

图 9-1-10　血管母细胞瘤 MRI 表现

A. 轴位 T_2WI；B. 轴位 T_1WI；C. 轴位增强扫描。左侧小脑半球见一囊性灶，囊壁见一壁结节，囊性成分 T_1WI 低信号，T_2WI 高信号，壁结节 T_1WI 稍低信号，T_2WI 稍高信号，增强扫描壁结节明显强化，瘤周无水肿。

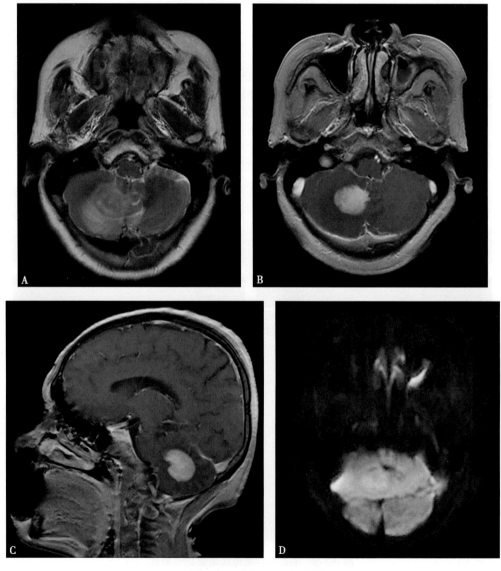

图 9-1-11　淋巴瘤 MRI 表现

A. 轴位 T_2WI；B. 轴位增强扫描；C. 矢状位增强扫描；D. 轴位 DWI。右侧小脑半球见团块状 T_2WI 稍高信号，DWI 呈稍高信号，增强扫描明显均匀强化，可见"脐凹征"，周围水肿无强化。

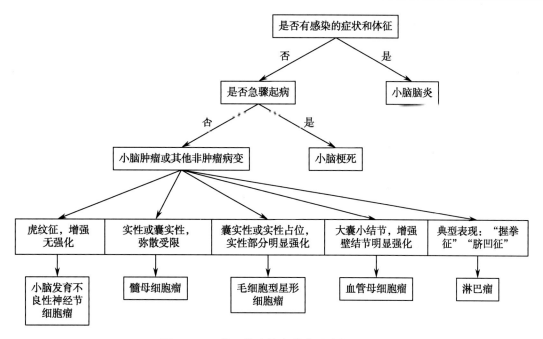

图 9-1-12　基于临床信息的鉴别诊断流程图

表 9-1-5　小脑发育不良性神经节细胞瘤与常见小脑病变的主要鉴别诊断要点

疾病	典型影像特征	鉴别要点	主要伴随征象
小脑发育不良性神经节细胞瘤	虎纹征，增强无强化	发病高峰年龄在 20～40 岁，一般首发症状以颅内高压为主	梗阻性脑积水
髓母细胞瘤	实性或囊实性，实性成分不均质强化，弥散受限	儿童常见颅内恶性肿瘤，最好发于小脑蚓部，其次为小脑半球	梗阻性脑积水
毛细胞型星形细胞瘤	囊实性或实性占位，边界清楚，可伴钙化，实性部分明显强化	儿童最常见小脑肿瘤，主要位于小脑蚓部或小脑半球	边界清楚，生长缓慢
血管母细胞瘤	大囊小结节，边界清楚，DWI 呈低信号，增强扫描囊壁及囊液无强化，壁结节明显强化	多见于成年人，好发于中线旁小脑半球，单发为主，多发者多见于 VHL 综合征患者	如伴有肝、肾、胰腺囊肿或肿瘤，临床上称之为 VHL 综合征
淋巴瘤	多发或单发，典型表现有"握拳征""脐凹征"	肿瘤较均质，瘤周水肿轻，与肿瘤大小无关	增强扫描明显强化，弥散受限、低灌注
小脑梗死	沿血管分布，占位效应轻，急性期弥散受限，增强扫描最初无强化，后期脑回样强化	发病年龄较大，发病急骤，病变区域与血管分布一致	责任血管狭窄闭塞
脑炎	占位征象不明显，周围可有水肿，增强扫描可有强化	多有相应的临床病史	中枢神经系统感染症状及体征

（刘　影）

第二节　白质病变

一、弥漫性病变

【定义】

小脑半球白质影像学显示弥漫性萎缩、肿胀或密度/信号异常。

【病理基础】

小脑位于颅后窝内，延髓和脑桥的背面。可分为中间的小脑蚓部和两侧膨大的小脑半球。根据小脑表面的沟和裂，小脑分为三个主叶，即绒球小结叶、前叶和后叶。小脑表面覆以灰质（小脑皮质），由分子层、梨状细胞层和颗粒层三层组成。皮质下为白质（小脑髓质）。在两侧小脑半球白质内各有四个小脑核，由内向外依次为顶核、球状核、栓状核和齿状核。小脑是运动的重要调节中枢，有大量的传入和传出联系。小脑半球弥漫性病变相对较少，可分为弥漫性萎缩性病变及弥漫性肿胀性病变两类。弥漫性萎缩性病变如多系统萎缩（multiple system atrophy，MSA）、齿状核红核苍白球丘脑下部萎缩（dentatorubral-pallidoluysian atrophy，DRPLA）等；弥漫性肿胀性病变如大面积脑梗死、进行性多灶性白质脑病（小脑型）等。

【征象描述】

1. **CT 表现** 小脑半球弥漫性萎缩性病变 CT 上通常表现为小脑体积的缩小，脑沟、脑裂、脑池的增宽。弥漫性肿胀性病变 CT 平扫通常表现为低密度，范围广泛者可同时累及灰白质。当 CT 平扫上小脑弥漫性密度减低，而幕上大脑实质密度正常时，出现黑小脑征，提示不可逆性脑损伤和不良预后。

2. **MRI 表现** 萎缩性病变对应的脑沟裂的增宽在 MRI T$_2$WI 显示更为清晰。肿胀性病变在 T$_1$WI 通常为低信号，T$_2$WI 通常为高信号，部分呈等信号。

多系统萎缩是一种散发性神经退行性疾病（突触核蛋白病），以小脑症状为主时为小脑共济失调型（MSA-C），临床表现为步态共济失调，伴小脑性构音障碍，肢体共济失调或小脑性眼动障碍等。影像表现为脑桥、小脑和延髓橄榄核的萎缩，四叠体池、桥前池、小脑延髓池、桥小脑角池增大、四脑室也表现为扩大，可见脑桥"十字面包征"（图 9-2-1）。相对于 T$_2$WI 序列，T$_2$*WI 序列对"十字面包征"的显示更为敏感。

DRPLA 是一种常染色体显性遗传神经系统退行性疾病，主要表现为小脑性共济失调、癫痫、痴呆、肌阵挛以及舞蹈性手足徐动症等。头颅 MRI 为诊断 DRPLA 的重要检查，常见表现为脑干和小脑的进行性萎缩，T$_2$WI 或 FLAIR 序列可见广泛脑白质病变。

小脑半球脑梗死范围较大时，通常累及灰白质，CT 表现为低密度灶，磁共振表现为 T$_1$WI 低信号，T$_2$WI 高信号，DWI 呈高信号，增强可呈沟回样强化（图 9-2-2）。

进行性多灶性白质脑病（progressive multifocal leukoencephalopathy，PML）是一种由 John Cunning-ham 病毒（JC 病毒）引起的严重中枢神经系统疾病。PML 病灶位于小脑白质时（PML 小脑型），形似大虾，故又称小脑虾征，T$_2$WI 及 FLAIR 高信号，T$_1$WI 低信号（图 9-2-3），病灶毗邻齿状核但不侵及齿状核（偶可累及齿状核门白质），从而勾勒出齿状核轮廓。

【相关疾病】

小脑半球白质弥漫性病变的种类较少，如多系统萎缩、齿状核红核苍白球丘脑下部萎缩、大面积脑梗死、进行性多灶性白质脑病（小脑型）等。

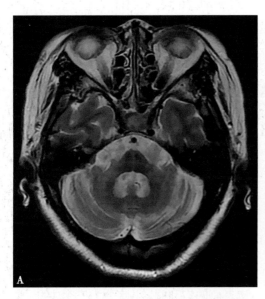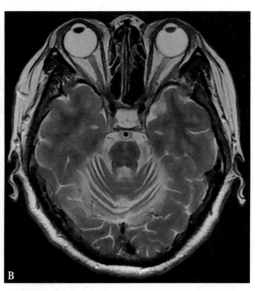

图 9-2-1 多系统萎缩 - 小脑共济失调型 MRI T$_2$WI 图像

A. 小脑半球、脑桥明显萎缩，脑沟裂、桥前池增宽，四脑室扩大；B. 脑桥"十字面包征"，小脑蚓部亦见萎缩。

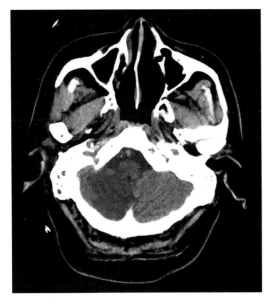

图 9-2-2 小脑半球大面积脑梗死 CT 平扫图像
右侧小脑半球大面积低密度区,灰质、白质同时受累。

【分析思路】

小脑半球白质弥漫性病变分析思路如下:

需结合部位、影像学表现和临床特点共同分析。位于小脑上动脉等主要动脉供血区的病灶,需考虑到脑梗死。PML 通常见于免疫能力低下的人群(如 HIV 感染,那他珠单抗治疗多发性硬化及癌症、器官移植、风湿免疫性疾病等免疫治疗的人群),合并大脑白质多形性、多灶性病变更易诊断。萎缩性病变表现为小脑的萎缩,可合并脑桥、脑干的萎缩,DRPLA 可见较广泛的白质病变。

【疾病鉴别】

小脑半球白质弥漫性病变的主要鉴别诊断要点见表 9-2-1。

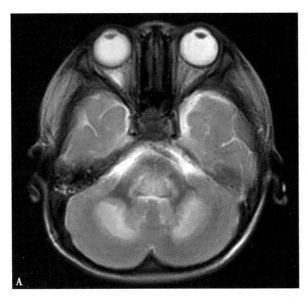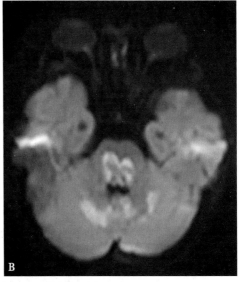

图 9-2-3 进行性多灶性白质脑病 MRI 图像
A. T_2WI 双侧小脑半球对称性的高信号,形似大虾,称"小脑虾征",脑干亦可见高信号;B. DWI 示病灶呈高信号。

表 9-2-1 小脑半球白质弥漫性病变的主要鉴别诊断要点

疾病	典型影像特征	鉴别要点
多系统萎缩 - 小脑共济失调型	脑桥、小脑和延髓橄榄核萎缩,脑沟、裂、脑池增宽	小脑共济失调症状 + 脑桥、小脑萎缩,十字面包征
齿状核红核苍白球丘脑下部萎缩	脑干和小脑的进行性萎缩,白质病变	罕见病,可呈家族聚集性
大面积脑梗死	灰、白质同时受累,CT 表现为低密度灶,MRI 表现为 T_1WI 低信号,T_2WI 高信号,DWI 呈高信号,增强可呈脑回样强化	与小脑动脉相应供血区范围一致
进行性多灶性白质脑病(小脑型)	小脑虾征,MRI 表现为 T_2WI 及 FLAIR 高信号,T_1WI 低信号,病灶毗邻齿状核但不侵及齿状核,从而勾勒出齿状核轮廓	免疫力低下人群

二、局灶性病变

【定义】

小脑半球影像学显示局灶性密度/信号异常。

【病理基础】

在两侧小脑半球白质内各有四个小脑核，由内向外依次为顶核、球状核、栓状核和齿状核。小脑是运动的重要调节中枢，有大量的传入和传出联系。小脑半球可发生多种病变，部分病变呈局灶性，包括肿瘤及肿瘤样病变、感染性病变、血管性病变，如胶质瘤、转移瘤、淋巴瘤、炎性脱髓鞘、病毒感染、肉芽肿、脑梗死、脑出血等。

【征象描述】

小脑半球的病灶，儿童以毛细胞星形细胞瘤、弥漫星形细胞瘤、髓母细胞瘤多见，中老年人以淋巴瘤、转移瘤多见。无论级别高低，发生于小脑半球的胶质瘤增强后多有较明显的强化，这与幕上不同。良性者边界通常较为清晰，恶性者由于细胞较为致密，弥散加权成像 DWI 呈明显的高信号，ADC 值减低，可伴远处的播散和脑脊液的种植转移。转移瘤有原发肿瘤病史，原发肿瘤以肺癌、乳腺癌、前列腺癌和消化道肿瘤多见，转移的病灶多表现为小病灶大水肿，增强不均匀强化（图 9-2-4）。炎性脱髓鞘可见开环征。肉芽肿性病变 T_2WI 信号偏低，簇状、条状分布较有特点（图 9-2-5），增强明显强化。小脑炎呈片状分布，同时累及灰白质。脑梗死表现为 CT 呈低密度，T_1WI 低信号，T_2WI 高信号，急性期 DWI 呈明显的高信号（图 9-2-6）。脑出血 CT 呈高密度，MRI 信号特点取决于不同的时期，可以呈高信号（图 9-2-7），亦可以呈低信号，SWI 呈明显的低信号。

1. **CT 表现** 小脑半球病变 CT 平扫可表现为不同密度，多呈低密度，细胞较致密者可呈等或稍高密度。囊变坏死区呈水样低密度，出血、钙化呈高密度。增强扫描大多病变可见强化，强化程度取决于病灶的血供情况、血脑屏障破坏情况及对比剂在细胞外间隙潴留的情况。此外增强扫描有助于脑发育性静脉畸形的检出。小脑半球病变良性者一般边界清晰，邻近组织呈受压推移样改变；恶性者边界不清，可见坏死、囊变，可伴远处的播散和脑脊液的种植转移。

2. **MRI 表现** 磁共振结合常规序列和多种功能序列可为小脑半球病变的诊断和鉴别诊断提供更多的信息。形态上，毛细胞星形细胞瘤典型者呈大囊大结节外观（图 9-2-8），血管母细胞瘤则多呈大囊小结节改变，周围可见流空血管影，髓母细胞瘤一般以实性为主。DWI 对于鉴别肿瘤的性质很有帮助，血管母细胞瘤的壁结节在 DWI 呈特征性的低信号（图 9-2-9），髓母细胞瘤 DWI 呈高信号（图 9-2-10），毛细胞星形细胞瘤 DWI 信号低于髓母，呈稍高信号。灌注成像 PWI 可帮助鉴别胶质母细胞瘤和淋巴瘤，胶质母细胞瘤呈高灌注，而淋巴瘤呈低灌注。

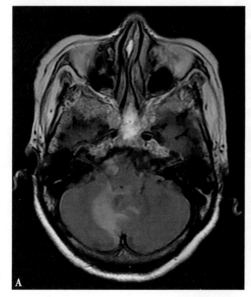
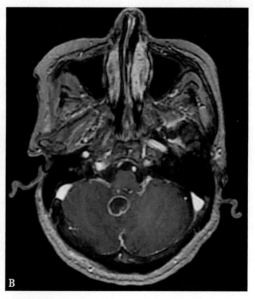

图 9-2-4 小脑转移瘤
A. T_2FLAIR，小病灶大水肿表现；B. 增强扫描，病灶呈环形强化。

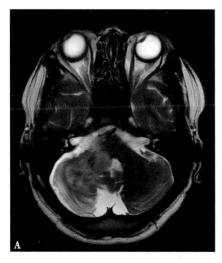
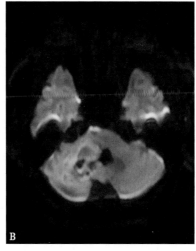
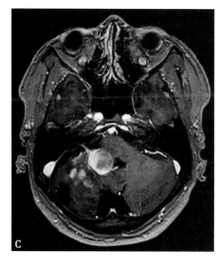

图 9-2-5 小脑半球肉芽肿性病变

A. T₂WI,病灶信号偏低;B. DWI,病灶信号不高;C. 增强扫描,病灶明显强化,呈现一种成簇样分布的形态。

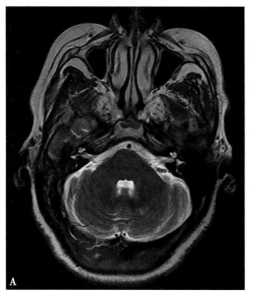
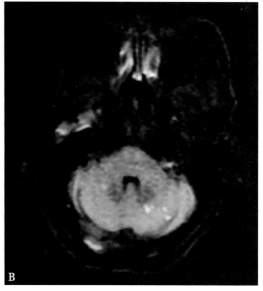

图 9-2-6 小脑半球局限性急性期脑梗死

A. T₂WI,小脑半球见多发局限性点状高信号;B. DWI,呈明显高信号,提示为急性期脑梗死。

此外淋巴瘤在 T₂WI 信号常呈等偏低信号,MRS 常见 Lip 峰,均具有一定的特征性(图 9-2-11,彩图见文末彩插)。坏死、囊变通常呈 T₁WI 低信号、T₂WI 高信号,出血根据血红蛋白演变,信号多变,磁敏感加权成像 SWI 通常呈低信号。SWI 对脑发育性静脉畸形的显示也较好,表现为粗大静脉血管周围多发小静脉,均呈明显低信号表现,增强可更好显示脑发育性静脉畸形"海蛇头"的外观。此外 MRI 对病变内血管的显示更加敏感,表现为流空信号。

【相关疾病】

小脑半球白质局灶性病变的种类较多,包括原发良、恶性肿瘤(如胶质瘤、髓母细胞瘤、淋巴瘤、血管母细胞瘤)、转移瘤、炎性脱髓鞘、肉芽肿性病变、脑梗死、脑出血、感染性病变等,详见表 9-2-2。

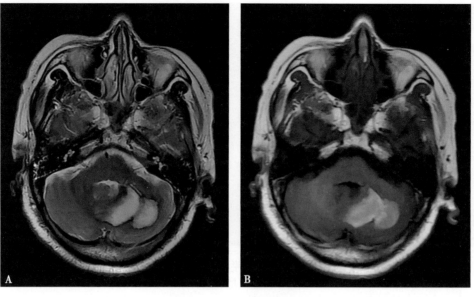

图 9-2-7　小脑半球脑出血

A. T$_2$WI，左侧小脑半球见团块状高信号；B. T$_1$WI，亦为高信号，提示为亚急性期脑出血。

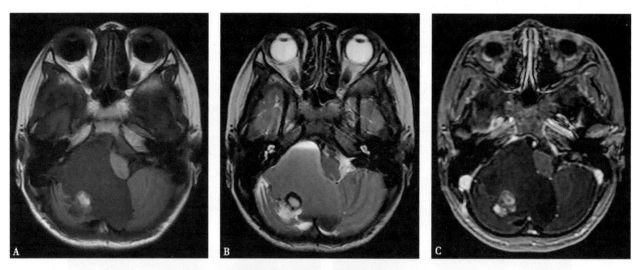

图 9-2-8　毛细胞型星形细胞瘤

A、B. T$_1$WI 及 T$_2$WI，右侧小脑半球囊实性病变，呈大囊大结节样表现；C. 增强扫描，结节明显强化。

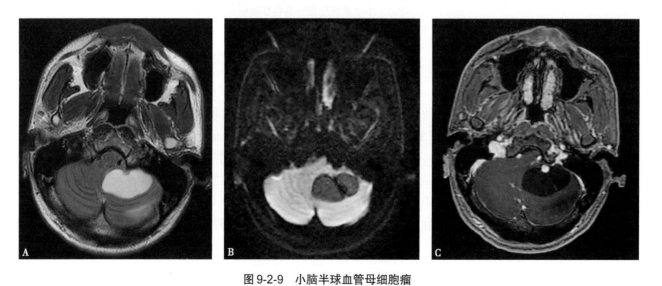

图 9-2-9　小脑半球血管母细胞瘤

A. T$_2$WI，左侧小脑半球囊实性占位，呈大囊小结节表现；B. DWI，呈明显低信号，实性成分亦呈低信号；C. 增强扫描，实性结节明显强化。

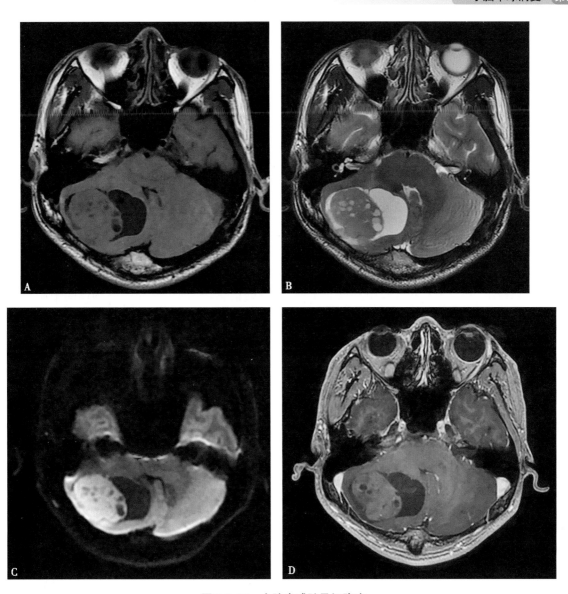

图 9-2-10　小脑半球髓母细胞瘤

A、B. T₁WI 及 T₂WI，右侧小脑半球占位，实性成分在 T_2WI 信号偏等低信号，内有小囊变（小泡征）；C. DWI，呈明显高信号，可见明显扩散受限；D. 增强扫描，病灶不均匀强化。

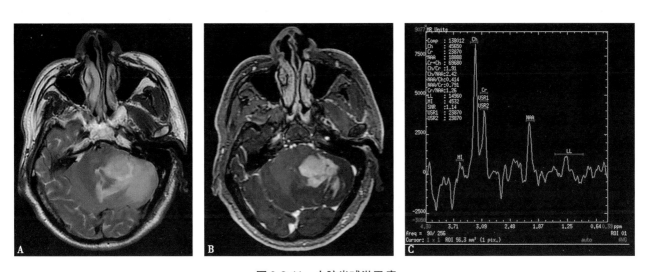

图 9-2-11　小脑半球淋巴瘤

A. T_2WI，左侧小脑半球实性占位，T_2WI 信号偏低；B. 增强扫描，明显均匀强化；C. MRS，可见 Lip 峰。

表 9-2-2　小脑半球白质局灶性病变

原发性肿瘤	转移瘤	炎性脱髓鞘	肉芽肿性病变	脑血管疾病	感染性病变
胶质瘤（包括低级别、高级别）	肺癌、乳癌、胃癌等转移	脱髓鞘假瘤	结核性肉芽肿 血吸虫肉芽肿	脑梗死	病毒感染
髓母细胞瘤				脑出血	
淋巴瘤				脑发育性静脉畸形	
血管母细胞瘤					

【分析思路】

小脑半球白质局灶性病变分析思路如下：

第一，小脑半球局灶性病变的检出。病变较大时影像学容易检出，但病变较小或较隐匿时，CT 或 MRI 平扫很可能遗漏病变，这时需借助对比剂增强扫描或其他功能序列（如 DWI、SWI 等），以提高病变的检出率。

第二，定位，即区分病变具体的位置。病灶较小时容易定位，但当病灶较大时，需仔细区分病灶是位于小脑半球还是小脑蚓部，以及跟四脑室之间的关系等。

第三，定性。诊断时一般首先区分良、恶性，再做进一步的具体疾病的诊断。当小脑局灶性病变形态较规则，边界较清晰时，倾向于良性病变，如毛细胞星形细胞瘤、血管母细胞瘤、肉芽肿等；当病变细胞很致密，如 CT 值偏高，DWI 呈明显扩散受限时，应倾向于恶性病变，如髓母细胞瘤、淋巴瘤等。需注意，恶性病变不见得一定伴有囊变、坏死、出血多的征象，譬如髓母细胞瘤出血就少见，典型的淋巴瘤信号较为均匀，在合并免疫缺陷时，才容易出现囊变、坏死的表现。当病变影像学多变，不典型时，应考虑到转移瘤的可能性。恶性病变可伴远处的播散和脑脊液的种植转移。

第四，小脑半球局灶性病变累及脑膜时，亦可出现脑膜尾征，如促纤维增生型的髓母细胞瘤易合并脑膜尾征，这时切勿诊断为脑膜瘤，需结合多序列、多方位的图像，判断肿瘤是位于脑内还是脑外。

第五，结合患者的临床病史、实验室检查、多次影像学检查前后对比结果等临床资料，可缩小鉴别诊断范围。磁共振多序列、多参数成像可提供更丰富的信息，有助于疾病的鉴别诊断。髓母细胞瘤、毛细胞型星形细胞瘤好发于儿童，而与毛细胞型星形细胞瘤相比，血管母细胞瘤年龄更大（好发于中青年）、结节强化更明显且可伴有流空血管；转移瘤好发于老年人，形态多样、强化方式多样，可单发和多发，并可累及软脑膜、颅骨以及软组织，部分患者存在原发肿瘤病史，部分患者可能病史并不确切，但对于老年人，一定不能忽略转移瘤的可能性；DWI 信号可反映细胞的致密程度，髓母细胞瘤在 DWI 呈明显的高信号，血管母细胞瘤在 DWI 则呈特征性的低信号，而毛细胞星形细胞瘤 DWI 信号介于两者之间，呈稍高信号。对于多发血管母细胞瘤的患者应想到 VHL 综合征可能。PWI 可帮助鉴别淋巴瘤和高级别胶质瘤，淋巴瘤呈低灌注，而高级别胶质瘤呈高灌注。淋巴瘤 MRS 常见 Lip 峰。脑发育性静脉畸形可见特征性的海蛇头征表现。

【疾病鉴别】

在诊断小脑半球局灶性病变时需结合多种影像学特征、临床信息及实验室检查进行诊断和鉴别诊断。

1. 鉴别诊断流程图见图 9-2-12。

2. 小脑半球白质局灶性病变的主要鉴别诊断要点见表 9-2-3。

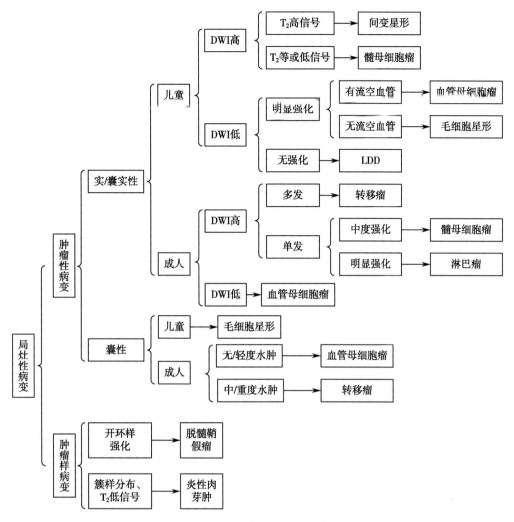

图 9-2-12 小脑半球白质局灶性病变鉴别诊断

表 9-2-3 小脑半球白质局灶性病变的主要鉴别诊断要点

疾病	典型影像特征	鉴别要点
毛细胞型星形细胞瘤	囊实性多见，边界较清晰，实性成分 DWI 呈稍高信号，增强较明显强化	儿童、青少年，大囊大结节
髓母细胞瘤	实性多见，CT 高密度肿块，可见钙化及囊变，出血少见。DWI 明显高信号，ADC 值减低，增强不均匀强化。促纤维增生型侵犯脑膜时可见"脑膜尾征"	儿童，CT 稍高密度，DWI 明显高信号，ADC 值明显减低
血管母细胞瘤	囊实性多见，可见附壁结节，DWI 低信号，增强实性成分显著强化，可见流空血管	中青年，大囊小结节，DWI 特征性低信号，多发者应考虑到 VHL 的可能
淋巴瘤	常发生于中线深部脑组织或邻近脑表面。T_1WI 等、低信号，T_2WI 等、稍低信号为主，也可呈稍高信号。一般情况下信号/密度较为均匀，囊变坏死少见，增强明显强化。合并免疫缺陷时，囊变、坏死较多	中老年，DWI 呈高信号，T_2WI 信号偏低，握拳征，PWI 呈低灌注
转移瘤	小病灶大水肿，增强不均匀强化	老年人，原发肿瘤病史
炎性脱髓鞘	增强扫描可见开环样强化	开环征（又称马蹄铁征）
肉芽肿性病变	簇状、条状分布，T_2WI 等或稍低信号，增强扫描明显强化	条、簇状分布的形态较有特点，T_2WI 信号偏低
脑梗死	CT 呈低密度，T_1WI 低信号，T_2WI 高信号，急性期 DWI 呈明显的高信号	DWI 高信号
脑出血	CT 呈高密度，MRI 信号特点取决于不同的时期，可以呈高信号，亦可以呈低信号，SWI 呈明显的低信号	SWI 低信号，T_1WI 高信号
脑发育性静脉畸形	畸形血管，海蛇头征，增强更为明显	海蛇头征

三、特殊征象

（一）海蛇头征

【定义】

海蛇头征（caput medusae sign），又称为水母头征，常见于脑发育性静脉畸形（developmental venous anomalies，DVA），包括单支扩张的静脉或一簇异常扩张的静脉。

【病理基础】

是由放射状排列的异常髓静脉汇入中央扩张的引流静脉干所组成，畸形血管周围是正常的组织，

形成"海蛇头"征，通常不伴供血动脉和直接的动静脉短路。

【征象描述】

多见于大脑深部和小脑白质内，由畸形的静脉呈放射状排列并汇聚汇入中央扩张的静脉干组成，最终汇入表浅皮层静脉或硬膜窦。在影像学检查时呈海蛇头状，称为"海蛇头征"。通常在 CT 或 MR T_1WI 增强扫描序列显示明显（图 9-2-13）。梯度回波序列显示畸形静脉更加敏感。

【相关疾病】

脑发育性静脉畸形（DVA）。

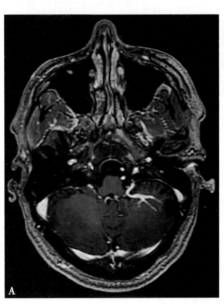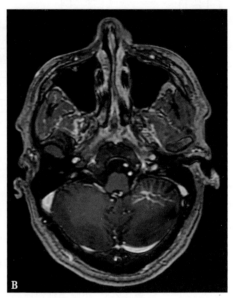

图 9-2-13　海蛇头征

左侧小脑半球多发小静脉汇入粗大的中心静脉，最终引流至静脉窦，呈海蛇头征。

（二）握拳征

【定义】

握拳征（clenched fist sign），见于原发性中枢神经系统淋巴瘤在增强扫描时的表现。

【病理基础】

原发性中枢神经系统淋巴瘤多起源于脑血管周围间隙内的单核吞噬细胞系统，常发生于近中线深部脑组织，与室管膜关系密切，一部分则可位于脑表面附近。握拳征的出现与淋巴瘤好发脑深部区域、围管性生长、周围组织结构的异质性、血供不足及血管阻挡等造成肿瘤生长的非均一性有关。

【征象描述】

原发性中枢神经系统淋巴瘤在增强扫描时呈现团块状及结节状明显均匀强化，周围可见一些切迹，呈手握拳样的表现，称为握拳征（图 9-2-14）。

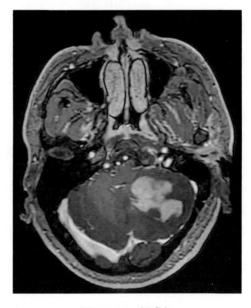

图 9-2-14　握拳征

左侧小脑半球原发性中枢神经系统淋巴瘤，增强扫描明显强化，可见握拳征。

【相关疾病】

原发性中枢神经系统淋巴瘤。

（三）马蹄铁征

【定义】

马蹄铁征（horseshoe sign），又称开坏征或 C 形征，即非闭合性环形强化。常见于神经系统炎性脱髓鞘假瘤。

【病理基础】

是以神经纤维的髓鞘破坏、脱失为主要病理特征的疾病，它并非真正意义上的肿瘤。强化提示病灶处于活动期，强化程度与病灶区吞噬细胞的浸润及血脑屏障的破坏有关。

【征象描述】

炎性脱髓鞘假瘤在增强扫描后通常表现为一个不完整的环状强化，形态似马蹄铁，因而称之为"马蹄铁征"或"开环征"。缺口侧通常为环的灰质侧；强化环代表脱髓鞘的前缘，因此通常面对白质。

【相关疾病】

炎性脱髓鞘假瘤。

（余永强）

第三节　小脑蚓部病变

一、有占位效应的病变

【定义】

发生在小脑蚓部具有占位效应影像表现的病变。

【病理基础】

小脑蚓部位于小脑中间部分、两侧小脑半球之间，呈纵贯上下的狭窄部分，外形卷曲如虫，故称蚓部；其前下方毗邻第四脑室。在功能上，其与头部和身体的本体感受和外感受的传入信息有关，调节随意运动的肌紧张以及位相性活动的协调运动等。在占位性病变中，髓母细胞瘤好发生在小脑蚓部，转移瘤、淋巴瘤、毛细胞型星形细胞瘤及血管母细胞瘤等也可以发生在该部位，但无部位特异性；此外，发生于周围组织的病变，也可以推压或侵犯小脑蚓部，在影像上难与蚓部起源的病变鉴别，如起源于四脑室的室管膜瘤、脉络丛乳头状瘤等；先天性 Blake's 囊肿也与蚓部空间关系密切。

【征象描述】

小脑蚓部占位性病变主要表现为该解剖部位的肿块或囊性病变，常向前压迫第四脑室或脑干、向后和两侧推压小脑半球，致其变形移位；并常继发

梗阻性脑积水。病变本身特征随其性质而不同，实性占位包括：髓母细胞瘤、淋巴瘤、部分（单纯实性）毛细胞型星形细胞瘤和血管母细胞瘤、部分实性转移瘤；囊实性占位包括：部分（囊 - 结节）毛细胞性星形细胞瘤和血管母细胞瘤，部分髓母细胞瘤和转移瘤也可有囊变出现；囊性占位包括：部分（单纯囊性）毛细胞性星形细胞瘤和血管母细胞瘤等。

1. CT 表现　小脑蚓部位于后颅窝，较常受到后颅窝骨伪影的影响而显示欠佳，在与起源于脑室内病变鉴别的定位时较为困难。髓母细胞瘤（图 9-3-1）多为等高密度占位，增强呈不均匀强化，可有出血、坏死甚至钙化密度；毛细胞型星形细胞瘤（图 9-3-2）和血管母细胞瘤（图 9-3-3）影像表现较为相似：都可以表现为囊实性（囊结节）、单纯囊性或单纯实性，增强时实性结节多明显强化。

2. MRI 表现　髓母细胞瘤呈 T_1WI 等低信号、T_2WI 等高信号，增强扫描强化模式多样化，DWI 常弥散受限。淋巴瘤（图 9-3-4）特征表现为明显均匀强化且 DWI 弥散受限；毛细胞型星形细胞瘤和血管母细胞瘤 MRI 表现也较相似：大体形态和强化如 CT 部分描述，但 DWI 上实性成分可呈等低或等高信号。转移瘤（图 9-3-5）常多发、常坏死出血、实性部分明显强化，DWI 扩散受限。

【相关疾病】

髓母细胞瘤好发生在小脑蚓部，毛细胞型星形细胞瘤及血管母细胞瘤等好发生在小脑，但无小脑部位特异性，而转移瘤和淋巴瘤更无部位特异性；此外，发生于周围组织的病变，如起源于第四脑室的室管膜瘤、脉络丛乳头状瘤、先天性 Blake's 囊肿也与蚓部空间关系密切，需要与起源于蚓部的病变相鉴别（表 9-3-1）。

表 9-3-1　小脑蚓部占位性病变

可发生在蚓部的恶性肿瘤	可发生在蚓部低级别肿瘤	周围起源占位
髓母细胞瘤	毛细胞型星形细胞瘤	第四脑室室管膜瘤
淋巴瘤	血管母细胞瘤	第四脑室脉络丛乳头状瘤
转移瘤		Black's 囊肿

【分析思路】

小脑蚓部占位性病变分析思路如下：

第一，病变的定位分析。小脑蚓部与第四脑室毗邻，发生在第四脑室的肿瘤（室管膜瘤和脉络丛

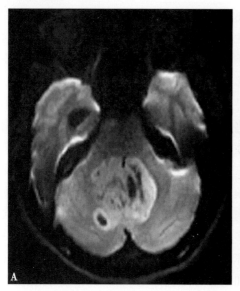
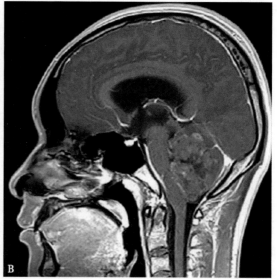

图 9-3-1　髓母细胞瘤

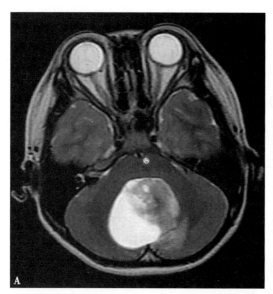
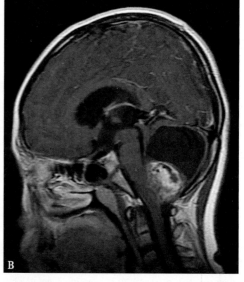

图 9-3-2　毛细胞型星形细胞瘤

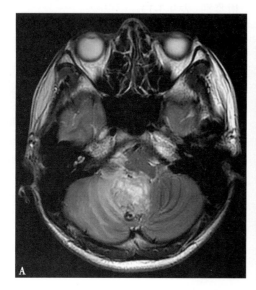
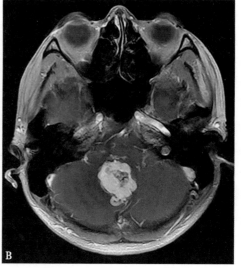

图 9-3-3　血管母细胞瘤

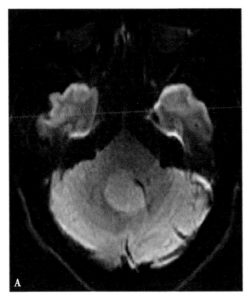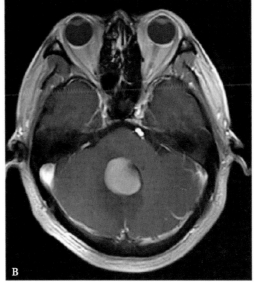

图 9-3-4 淋巴瘤

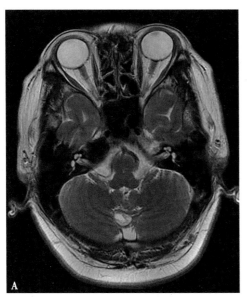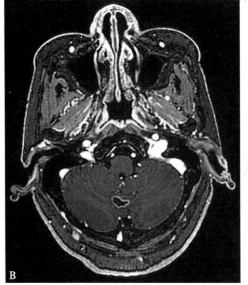

图 9-3-5 转移瘤

乳头状瘤）和蚓部肿瘤有时难以区分；仔细辨认肿瘤周围的环形脑脊液影有助于定位，如脑脊液环影完整，则支持第四脑室肿瘤。

第二，形态特征和强化特征有助于鉴别良恶性。恶性肿瘤均为实性或囊实性病变，而单纯囊性病变为低级别的毛细胞型星形细胞瘤和血管母细胞瘤。髓母细胞瘤、转移瘤或淋巴瘤都可为实性表现，且 DWI 呈弥散受限；部分毛细胞型星形细胞瘤和血管母细胞瘤为单纯实性，但其强化程度相比恶性肿瘤更明显，边界轮廓更光整。囊实性病变中，恶性肿瘤为中心坏死性，囊壁多不光整；而毛细胞型星形

细胞瘤和血管母细胞瘤壁多光滑，血管母细胞瘤还可见血管流空影。

第三，需要结合年龄及临床因素对病变进行具体组织学鉴别。如髓母细胞瘤、毛细胞型星形细胞瘤好发生在儿童和青少年，而转移瘤、淋巴瘤和血管母细胞瘤发生在成人。

第四，需要注意远处神经系统甚至是全身多系统地观察。如髓母细胞瘤好沿脑脊液发生全神经系统转移，而转移瘤、淋巴瘤常多器官好发，血管母细胞瘤也需要注意希佩尔 - 林道病时视网膜、肾脏等器官的观察。

【疾病鉴别】

1. 在诊断小脑蚓部占位性病变时需结合多种影像学特征、年龄及临床信息进行诊断和鉴别诊断，基于临床信息的鉴别诊断流程图见图9-3-6。

2. 小脑蚓部占位性病变的主要鉴别诊断要点见表9-3-2。

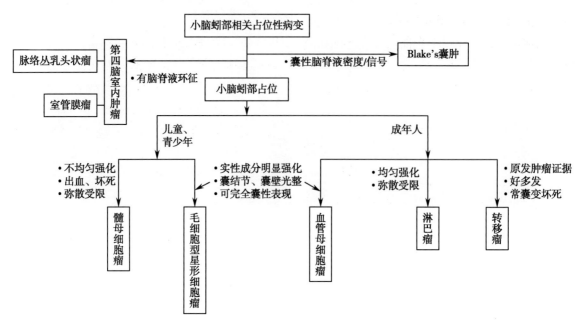

图9-3-6 小脑蚓部占位性病变鉴别诊断

表9-3-2 小脑蚓部占位性病变的主要鉴别诊断要点

疾病	典型影像特征	鉴别要点	主要伴随征象
髓母细胞瘤	小脑蚓部CT稍高密度占位，CT及MRI不均匀强化；DWI稍高信号，可伴有囊变、坏死、钙化	儿童常见，实性肿瘤，DWI扩散受限	常发生幕上脑室梗阻性脑积水
毛细胞型星形细胞瘤	囊结节为特征性表现，也可单纯实性或囊性表现；实性成分明显强化	儿童青少年好发，囊实性多见，DWI扩散受限不明显	梗阻性脑积水程度常常较轻
血管母细胞瘤	囊结节为特征性表现，也可单纯实性或囊性表现；实性成分明显强化；可见血管流空影	成年人，DWI不受限，PWI高灌注，部分出现血管流空现象	水肿大，可出现幕上脑室梗阻性脑积水
淋巴瘤	多均质明显强化，DWI扩散受限，PWI多低灌注，少见出血	老年人多见，实性肿瘤，DWI扩散受限，常低灌注	常发生幕上脑室梗阻性脑积水
转移瘤	常多发、坏死出血、实性部分明显强化，DWI扩散受限	多见于老年人，多有原发肿瘤证据，环形强化常见	肿瘤占位效应和肿瘤大小和水肿相关

二、负占位效应的病变

发生在小脑蚓部的负占位效应病变中，主要见于各种病因引起的脑萎缩，局部萎缩可见于梗死后萎缩，广泛小脑萎缩可见于多系统萎缩、癫痫相关小脑萎缩及副肿瘤性小脑变性等。但是，这些疾病发生的影像（主要是形态）改变可发生在小脑任何部位，都不是蚓部特异。

三、小脑蚓部缺如

【病理基础】

小脑蚓部缺如征象见于多个小脑先天性发育畸形，包括：丹迪-沃克综合征、菱脑畸形、朱伯特综合征等，均属于器官源性异常；这些疾病在临床上除了表现为运动障碍、共济失调外，还可合并智力发育迟缓等；这些疾病常有多处较严重的影像学异常，小脑蚓部缺如只是其中的一个征象。

丹迪-沃克综合征是最常见的小脑畸形，特征是颅后窝囊肿且与扩大的第四脑室相通以及小脑蚓部完全或部分缺如。其包括三种类型：当蚓部严重发育不良，形成丹迪-沃克畸形；仅下蚓部发育不良时，形成丹迪-沃克变异；当蚓部轻度发育不良时，形成大枕大池。丹迪-沃克综合征也可合并脑或全身其他畸形。

菱脑融合是双侧小脑半球融合并小脑蚓部分化障碍或发育不良为特点的菱脑先天畸形，除了小脑中线未分化的特征性改变，还可出现脑干、幕上等异常改变。属于严重畸形，大多数患者在婴幼儿期死亡。

朱伯特综合征是一种罕见常染色体隐性遗传性疾病。典型病理改变为小脑蚓部发育异常或不发育，同时齿状核、桥脑基底部及延髓的神经核团也可发育不良，锥体交叉几乎完全缺如。

【征象描述】

目前有小脑蚓部缺如的几种小脑发育畸形，其影像检出诊断基本依靠 MRI。除了正常的小脑蚓部消失外，还合并其他影像异常。丹迪-沃克畸形表现为后颅窝巨大囊肿，并与扩大的第四脑室相通，小脑蚓部完全或部分不发育，扩大的第四脑室推压小脑蚓部使其向前上移位或旋转，与小脑幕接近。小脑幕或直窦抬高，窦汇上抬位于人字缝水平以上，形成所谓的窦汇-人字缝倒置，直窦与窦汇交界处接近水平位。有时合并脑积水或小脑半球部分缺如、发育不良（图 9-3-7）。丹迪-沃克变异的严重程度相对较轻，蚓部发育较丹迪-沃克畸形好，多仅出

现小脑下蚓部发育不良，第四脑室扩大程度及后颅窝囊肿相对较小；由于部分第四脑室出口通畅，脑积水程度较轻（图 9-3-8）。

菱脑融合畸形除小脑蚓部发育不良外，还表现为双侧小脑半球融合、小脑脑叶和脑裂跨过中线，齿状核、小脑脚、下丘的背侧和腹侧融合，导致第四脑室在轴位图像呈典型的方形或锁孔形改变；并且后颅窝变小，但无囊肿形成。朱伯特综合征因小脑蚓部全部或部分缺损致两侧小脑半球在中线部位紧密相邻而不相连，脑脊液进入其中而形成裂隙，该裂隙向前延伸与第四脑室相连续。因锥体交叉的缺乏使两侧小脑上脚增宽且近于平行走向，致使两侧小脑上脚与变形的中脑在轴面上形似臼齿，称为"磨牙征"或"臼齿征"。其次，第四脑室扩张变形，横轴位上中脑和桥脑连接部位的第四脑室呈"蝙蝠翼"状改变，而第四脑室中部呈"三角形"改变。

【相关疾病】

小脑蚓部缺如征象见于丹迪-沃克综合征、菱脑畸形、朱伯特综合征等；这些疾病常均有小脑蚓部缺如或发育不全，但只是疾病诸多征象中的一个。

【分析思路】

如前所述，小脑蚓部缺如病变只是诸多脑发育畸形疾病其中的一个征象；结合其他影像征象及临床表现，不难诊断。

【疾病鉴别】

在对合并有小脑蚓部缺如病变进行鉴别时，需结合多征象进行诊断和鉴别诊断。主要鉴别诊断要点见表 9-3-3。

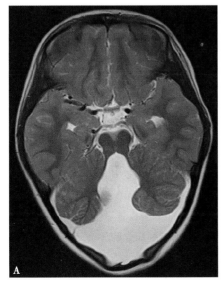
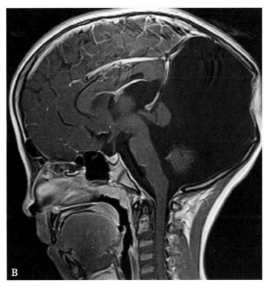

图 9-3-7 丹迪-沃克综合征

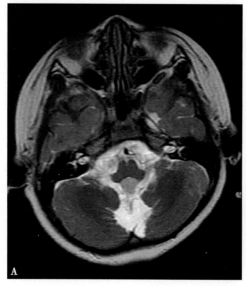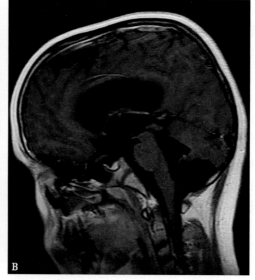

图 9-3-8 丹迪 - 沃克综合征变异型

表 9-3-3 合并小脑蚓部缺如病变的主要鉴别诊断要点

疾病	典型影像特征	鉴别要点	主要伴随征象
丹迪 - 沃克综合征	后颅窝巨大囊肿，小脑蚓部完全或部分不发育、向前上移位或旋转。小脑幕或直窦抬高，窦汇上抬位于人字缝水平以上。有时合并脑积水或小脑半球部分缺如、发育不良	除了后颅窝巨大囊肿外，要有小脑蚓部为主的发育不全，需要与后颅窝囊肿鉴别	小脑幕或直窦抬高，窦汇上抬位于人字缝水平以上
菱脑畸形	双侧小脑半球融合、齿状核、小脑脚、下丘的背侧和腹侧融合，导致第四脑室在轴位图像呈典型的方形或锁孔形改变；并且后颅窝变小，无囊肿形成	导致第四脑室在轴位图像呈典型的方形或锁孔形改变	后颅窝一般无扩大，不伴有窦汇及小脑幕抬高
朱伯特综合征	锥体交叉的缺乏，致使两侧小脑上脚与变形的中脑在轴面上形似臼齿，称为"磨牙征"或"臼齿征"。其次，第四脑室扩张变形，横轴位上于中脑和桥脑连接部位的第四脑室呈"蝙蝠翼"状改变	锥体交叉缺乏使两侧小脑上脚与变形的中脑在轴面上形似臼齿，称为"磨牙征"	第四脑室扩张变形，不伴有窦汇及小脑幕抬高

（张志强）

参 考 文 献

[1] 关鸿志，任海涛，彭斌，等. 抗 Yo 抗体阳性的副肿瘤性小脑变性分析 [J]. 中华神经科杂志, 2015, 48 (2): 89-93.

[2] KAMM CP, NYFFELER T, HENZEN C, et al. Hypomagnesemia-induced cerebellar syndrome-A distinct disease entity? Case Report and Literature Review[J]. Front Neurol, 2020, 11: 968.

[3] YILDIRIM M, GOCMEN R, KONUSKAN B, et al. Acute cerebellitis or postinfectious cerebellar ataxia? Clinical and imaging features in acute cerebellitis[J]. J Child Neurol, 2020, 35 (6): 380-388.

[4] DE COCKER LJ, LÖVBLAD KO, HENDRIKSE J. MRI of cerebellar Infarction[J]. Eur Neurol, 2017, 77 (3-4): 137-146.

[5] RENARD D, CASTELNOVO G, BOULY S, et al. Cortical abnormalities on MRI: what a neurologist should know[J]. Pract Neurol, 2015, 15 (4): 257-65.

[6] SOTO-ARES G, DELMAIRE C, DERIES B, et al. Cerebellar cortical dysplasia: MR findings in a complex entity[J]. AJNR Am J Neuroradiol, 2000, 21 (8): 1511-1519.

[7] OYAMA M, IIZUKA T, NAKAHARA J, et al. Neuroimaging pattern and pathophysiology of cerebellar stroke-like lesions in MELAS with m.3243A＞G mutation: a case

report[J]. BMC Neurol, 2020, 20(1): 167.

[8] FAVARETTO A, LAZZAROTTO A, POGGIALI D, et al. MRI-detectable cortical lesions in the cerebellum and their clinical relevance in multiple sclerosis[J]. Mult Scler, 2016, 22(4): 494-501.

[9] 兆道春, 刘国顺, 黎雷, 等. 颅内神经节细胞胶质瘤的 MRI 诊断 [J]. 医学影像学杂志, 2014, 24(1): 21-24.

[10] 纪怡璠, 许静, 吕佩源. 多模态影像学在 MELAS 综合征中的应用研究进展 [J]. 中国神经免疫学和神经病学杂志, 2022, 29(1): 66-69.

[11] MURAMATSU D, YAMAGUCHI H, IWASA K, et al. Cerebellar hyperintensity lesions on diffusion-weighted MRI in MELAS[J]. Intern Med, 2019, 15; 58(12): 1797-1798.

[12] CALABRESE M, MATTISI I, RINALDI F, et al. Magnetic resonance evidence of cerebellar cortical pathology in multiple sclerosis[J]. J Neurol Neurosurg Psychiatry, 2010, 81(4): 401-404.

[13] ZUCCOLI G, PIPITONE N, HALDIPUR A, et al. Imaging findings in primary central nervous system vasculitis[J]. Clin Exp Rheumatol, 2011, 29(1): S104-S109.

[14] JIANG T, WANG J, DU J, et al. Lhermitte-Duclos disease (Dysplastic gangliocytoma of the cerebellum) and Cowden syndrome: Clinical experience from a single institution with long-term follow-up[J]. World neurosurgery, 2017(104): 398-406.

[15] WU C H, CHAI J W, LEE C H, et al. Assessment with magnetic resonance imaging and spectroscopy in Lhermitte-Duclos disease[J]. Journal of the Chinese Medical Association, 2006, 69(7): 338-342.

[16] BARAJAS RF, POLITI LS, ANZALONE N, et al. Consensus recommendations for MRI and PET imaging of primary central nervous system lymphoma: guideline statement from the International Primary CNS Lymphoma Collaborative Group(IPCG)[J]. Neuro Oncol, 2021, 23(7): 1056-1071.

[17] HSU CC, KRINGS T. Symptomatic developmental venous anomaly: State-of-the-art review on genetics, pathophysiology, and imaging approach to diagnosis[J]. AJNR Am J Neuroradiol, 2023, 44(5): 498-504.

[18] CARROLL LS, MASSEY TH, WARDLE M, et al. Dentatorubral-pallidoluysian atrophy: An update[J]. Tremor Other Hyperkinet Mov(N Y), 2018, 8: 577.

[19] FANCIULLI A, STANKOVIC I, KRISMER F, et al. Multiple system atrophy[J]. Int Rev Neurobiol, 2019, 149: 137-192.

[20] KASHGARI A, AL OTAIBI R, AL SUFIANI F, et al. A rare cerebellar vermis high-grade neuroepithelial tumor: Radiological-pathological correlation[J]. Int J Pediatr Adolesc Med, 2021, 8(4): 264-267.

[21] KOELLER KK, RUSHING EJ. From the archives of the AFIP: medulloblastoma: a comprehensive review with radiologic-pathologic correlation[J]. Radiographics, 2003, 23(6): 1613-1637.

[22] DOHERTY D, MILLEN KJ, BARKOVICH AJ. Midbrain and hindbrain malformations: advances in clinical diagnosis, imaging, and genetics[J]. Lancet Neurol, 2013, 12(4): 381-393.

[23] REITH W, HAUSSMANN A. Dandy-Walker-Malformation[J]. Radiologe, 2018, 58(7): 629-635.

[24] SOCIETY FOR MATERNAL-FETAL MEDICINE(SMFM), MONTEAGUDO A. Dandy-Walker Malformation[J]. Am J Obstet Gynecol, 2020, 223(6): B38-B41.

[25] RADHA RAMA DEVI A, NAUSHAD SM, LINGAPPA L. Clinical and molecular diagnosis of Joubert syndrome and related disorders[J]. Pediatr Neurol, 2020, 106: 43-49.

第十章 脑室系统病变

第一节 侧脑室病变

【定义】

侧脑室部位影像学显示异常密度或信号。

【病理基础】

脑室是指脑内部的腔隙,具有分泌、储存、循环脑脊液的结构,包括侧脑室、第三脑室、第四脑室,各脑室之间经小孔或管道相通。侧脑室位于大脑半球,左右各一,分为前角、中央部、后角及下角,侧脑室体部之间是透明隔间腔,后角与下角结合处称为三角区,左右侧脑室经左右室间孔与第三脑室相通。脑室上皮的内层是室管膜细胞,室管膜内皮下是一层神经胶质细胞组成的室管膜下层;透明隔由胶质细胞和残存的神经前体细胞排列组成;脉络丛由软脑膜(富含血管)和室管膜(脉络膜上皮 + 基膜 + 结缔组织)组成,是产生脑脊液的主要结构。起源于脑室壁及透明隔膜的病变有:室管膜瘤、室管膜下瘤、室管膜下巨细胞星形细胞瘤、室管膜囊肿、中枢神经细胞瘤;起源于脉络丛的病变有:脉络丛乳头状瘤、脉络丛黄色肉芽肿、脑膜瘤。

【征象描述】

侧脑室病变通常边界清楚、呈类圆形软组织肿块,可引起一侧侧脑室扩张、积水。不同侧脑室病变的发病部位具有一定的特征性,好发于侧脑室三角区的病变有室管膜瘤、脑膜瘤、脉络丛乳头状瘤、脉络丛黄色肉芽肿、转移瘤,好发于孟氏孔区的病变有中枢神经细胞瘤、室管膜下瘤、室管膜下巨细胞星形细胞瘤。部分病变可伴有其他伴随征象,如室管膜瘤病灶具有见缝就钻、塑型生长的特点,常伴梗阻性脑积水(图 10-1-1)。室管膜下巨细胞星形细胞瘤常伴有结节性硬化,表现为皮层下或脑室内钙化小结节,CT 较 MRI 敏感(图 10-1-2)。脉络丛乳头状瘤常与脉络丛组织相连,呈乳头状或分叶状,

病灶边缘为颗粒状改变,呈"桑葚征"或"颗粒征"表现,常伴有脑室不同程度扩张、积水,积水严重者肿瘤几乎完全浸泡在脑脊液内,可沿脑脊液循环种植播散转移(图 10-1-3)。

1. **CT 表现** 侧脑室病变 CT 平扫可表现为不同密度,室管膜瘤、室管膜下瘤、室管膜下巨细胞星形细胞瘤、中枢神经细胞瘤通常密度不均匀,可出现囊变、坏死及钙化;脑膜瘤通常密度较均匀,呈等或稍高密度,可伴有钙化;室管膜囊肿、脉络丛黄色肉芽肿通常呈边缘光滑的类圆形低密度影。增强扫描室管膜瘤、脑膜瘤、脉络丛乳头状瘤、室管膜下巨细胞星形细胞瘤、脉络丛黄色肉芽肿、转移瘤通常呈明显强化;中枢神经细胞瘤通常呈中度强化;室管膜下瘤通常呈轻度强化或无强化(图 10-1-4);室管膜囊肿增强扫描无强化(图 10-1-5)。

2. **MRI 表现** 侧脑室病变绝大多数 T_1WI 呈等或稍低信号,T_2WI 呈等或稍高信号,少部分病变例如脑膜瘤 T_1WI、T_2WI 均呈等信号(图 10-1-6),增强扫描强化方式与 CT 相似;MRI 对病变内血管的显示更加敏感,表现为流空信号;坏死、囊变通常呈 T_1WI 低信号、T_2WI 高信号,出血通常在 T_1WI、T_2WI 均呈高信号,SWI 呈低信号。部分病变在 MRI 上具有特征性表现,如中枢神经细胞瘤有六大特征性表现(图 10-1-7):扇贝征(囊变区的分隔呈条索样结构与脑室壁、透明隔及胼胝体相连),宽基底征(肿瘤与透明隔宽基底相连),皂泡征(肿瘤多发囊变形成肥皂泡样表现),边缘囊变征(肿瘤内多发囊性病变,且边缘囊变多于中心),液-液平面征(液-液平面将每个囊性病变为不同信号强度的两部分),宝石征(轻度增强的肿瘤背景上显示出明显的强化边界)。脉络丛黄色肉芽肿多为双侧,特征性的表现是 DWI 上呈高信号,对应 ADC 为低信号,病灶扩散受限的原因为病灶内含有较丰富的胆固醇结晶(图 10-1-8)。

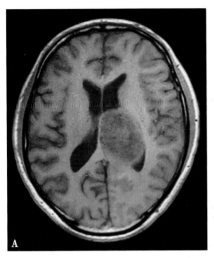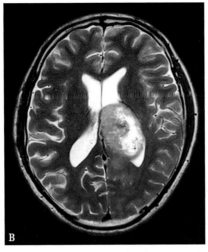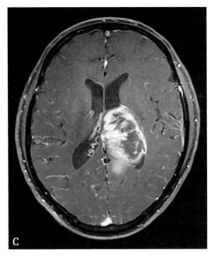

图 10-1-1 室管膜瘤

A. T₁WI 肿瘤呈稍低信号，B. T₂WI 肿瘤呈稍高信号，其内可见明显高信号囊变区，C. 增强扫描肿瘤不均匀明显强化，囊变区域无强化。

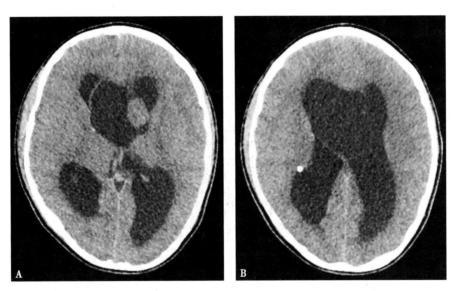

图 10-1-2 室管膜下巨细胞星形细胞瘤

A. CT 平扫呈等密度，B. 右侧侧脑室体部边缘可见结节状钙化影，提示伴有结节性硬化。

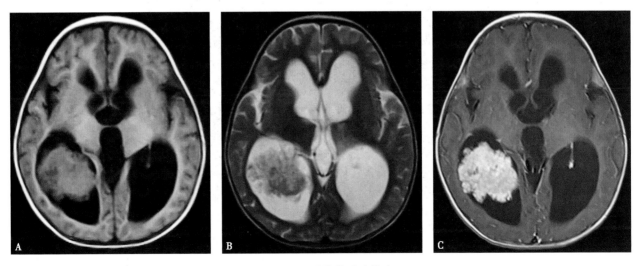

图 10-1-3 脉络丛乳头状瘤

病灶导致严重的脑积水，肿瘤完全浸泡在脑脊液内。A. T₁WI 肿块呈等信号；B. T₂WI 肿块呈稍高信号；C. 增强扫描肿块不均匀明显强化，肿块边缘呈"桑葚征"或"颗粒征"表现。

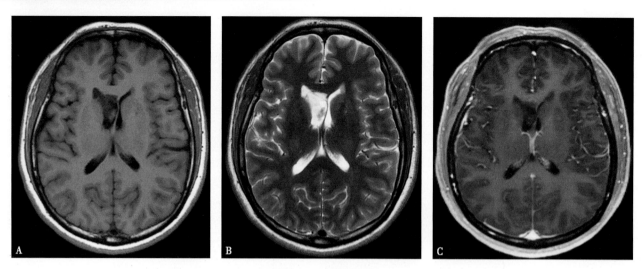

图 10-1-4　室管膜下瘤
A. T₁WI 肿瘤呈低信号；B. T₂WI 肿瘤呈高信号；C. 增强扫描肿瘤几乎无强化。

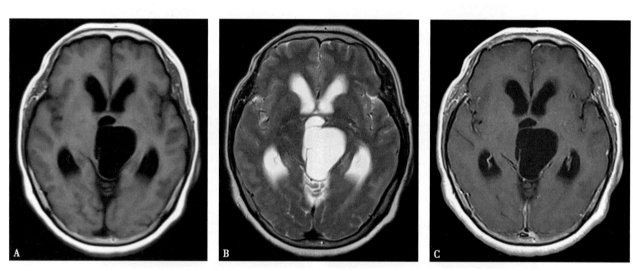

图 10-1-5　室管膜囊肿
A. T₁WI 病灶呈低信号；B. T₂WI 病灶呈高信号；C. 增强扫描病灶无强化。

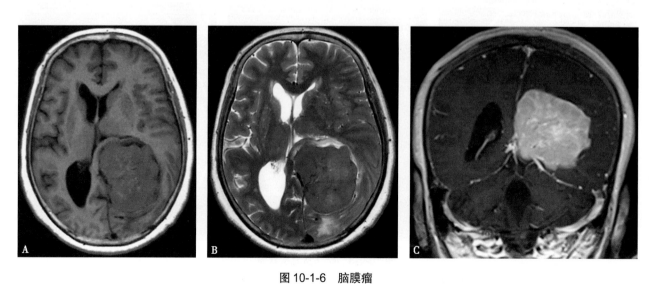

图 10-1-6　脑膜瘤
A. T₁WI 肿块呈等信号；B. T₂WI 肿块呈等信号；C. 增强扫描，肿块均匀明显强化，邻近脑膜明显强化，呈"脑膜尾征"表现。

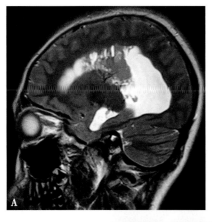
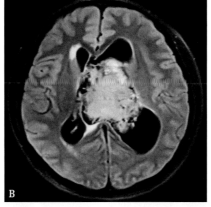
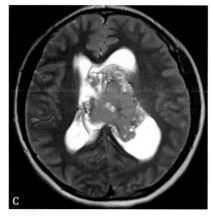
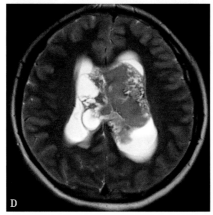
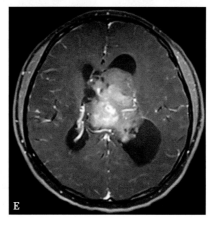

图 10-1-7　中枢神经细胞瘤

A. T$_2$WI 扇贝征；B. FLAIR 宽基底征；C. T$_2$WI 皂泡征、边缘囊变征；D. T$_2$WI 液 - 液平面征；E. 增强扫描，宝石征。

【相关疾病】

侧脑室病变的种类较多（表 10-1-1），包括室管膜瘤、室管膜下瘤、室管膜下巨细胞星形细胞瘤、室管膜囊肿、中枢神经细胞瘤、脉络丛乳头状瘤、脉络丛黄色肉芽肿、脑膜瘤、转移瘤等。

表 10-1-1　侧脑室病变相关疾病

原发性肿瘤	转移瘤	肉芽肿性病变	其他病变
脑膜瘤（包括良性、不典型、恶性）	肺癌、乳癌、胃癌等转移	脉络丛黄色肉芽肿	室管膜囊肿
室管膜瘤			
室管膜下瘤			
室管膜下巨细胞星形细胞瘤			
中枢神经细胞瘤			
脉络丛乳头状瘤			

【分析思路】

侧脑室病变分析思路如下：

第一，侧脑室病变的检出。病变较大时影像学容易检出，但病变较小时 CT 或 MRI 平扫很可能遗漏病变，需进行对比剂增强扫描；因此，在侧脑室病变的 CT 或 MRI 检查时，建议行对比剂增强扫描，可明显提高病变的检出率。

第二，检出病变之后的另一个重点问题是定位，即区分病变是来自脑室内还是脑室外。病变较小时容易做出准确定位，但病变较大时定位可能存在困难，应仔细观察病变与侧脑室之间的关系，当病变整体位于脑室内、病变宽基底附着或贴壁于脑室壁、侧脑室局部扩张、出现"脑脊液环"征、病变形态有塑性趋势时，支持病变定位于脑室内。

第三，病变定位于脑室内之后仍需进一步精确定位，即明确病变是发生于孟氏孔区还是侧脑室三角区，不同部位好发的病变类型不同，如室管膜瘤、

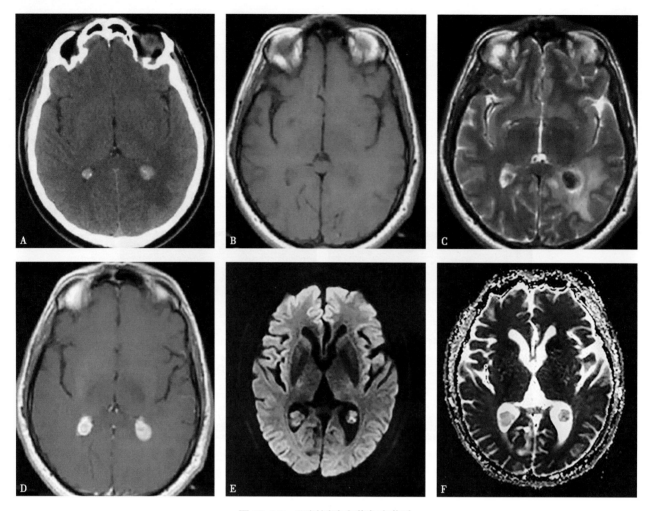

图 10-1-8　双侧侧脑室黄色肉芽肿

A. CT 平扫示双侧侧脑室三角区各见一类圆形高密度病变,左侧脑室周围血管源性水肿;B. T$_1$WI 上呈等信号;C. T$_2$WI 呈低信号;D. 增强扫描呈边缘明显强化;E. DWI 呈高信号;F. ADC 图呈低信号。

脑膜瘤、脉络丛乳头状瘤、室管膜囊肿、脉络丛黄色肉芽肿、转移瘤好发于侧脑室三角区,而中枢神经细胞瘤、室管膜下瘤、室管膜下巨细胞星形细胞瘤好发于孟氏孔区。

第四,观察病变的强化方式及影像学特征,孟氏孔区好发的肿瘤中,中枢神经细胞瘤多为不均匀轻中度强化,可出现"扇贝征""皂泡征""宽基底征""边缘囊变征""液 - 液平面征""宝石征"等特征性影像表现;室管膜下瘤一般无强化或局部轻度强化;室管膜下巨细胞星形细胞瘤一般表现为明显强化。侧脑室三角区好发的病变多表现为明显强化,需通过其他影像征象进一步鉴别;如室管膜瘤易出现粗大钙化和囊变,一般是不均匀明显强化;脑膜瘤强化程度高且均匀;脉络丛乳头状瘤常表现为"桑葚状""颗粒状"明显强化;脉络丛黄色肉芽肿可出现钙化,增强扫描无强化或边缘呈轻 - 中度强化;

转移瘤多为不均匀明显强化;室管膜囊肿表现为液体密度及信号,增强扫描无强化;根据病变的强化方式及其他影像学特点,有助于提升诊断及鉴别诊断的准确性。

第五,结合患者的年龄、临床病史、临床症状及体征、诊疗经过、实验室检查等临床资料,可缩小鉴别诊断范围。如室管膜下巨细胞星形细胞瘤、脉络丛乳头状瘤儿童、青少年好发;室管膜瘤、室管膜下瘤、脑膜瘤、中枢神经细胞瘤成人好发;室管膜下巨细胞星形细胞瘤常与结节性硬化相关;转移瘤多有原发肿瘤病史。

【疾病鉴别】

在诊断侧脑室病变时需结合多种影像学特征、临床信息及实验室检查进行诊断和鉴别诊断。

1. 基于影像学特征的鉴别诊断流程图见图 10-1-9。

2. 侧脑室病变的主要鉴别诊断要点见表 10-1-2。

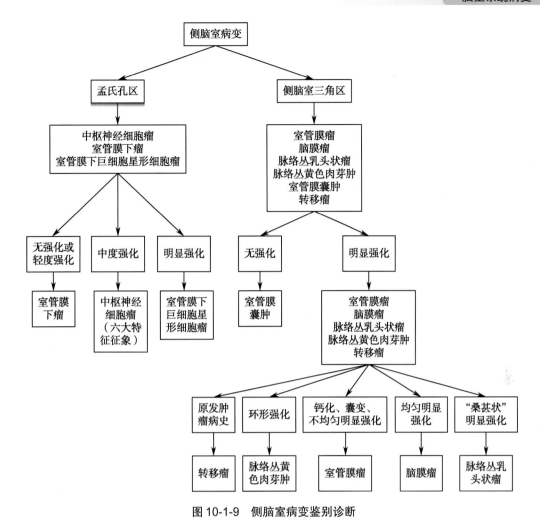

图 10-1-9　侧脑室病变鉴别诊断

表 10-1-2　侧脑室病变的主要鉴别诊断要点

疾病	典型影像特征	鉴别要点	主要伴随征象
室管膜瘤	不规则分叶状，囊变坏死及钙化多见，出血少见，信号不均匀，具有见缝就钻、塑型生长的特点，增强扫描不均匀明显强化，囊变坏死区无强化	儿童多见，两个发病高峰1~5岁和30岁；儿童好发于四脑室，成人好发于侧脑室三角区	常伴有梗阻性脑积水，可浸润邻近脑实质引起水肿区
室管膜下瘤	常伴有囊变，钙化及出血少见，体积常在2cm以内，T_1WI 多呈等或稍低信号，T_2WI 多呈均匀高信号，增强扫描肿瘤无强化或轻微强化（特征）	好发于成年男性，多位于侧脑室靠近室间孔或透明隔处，多呈类圆形，边界清楚	可引起侧脑室积水
室管膜下巨细胞星形细胞瘤	边缘清楚，钙化多见，可有囊变，出血少见，T_1WI 呈等或稍低信号，T_2WI 呈等或稍高信号，增强扫描不均匀明显强化	好发于青少年，30岁以下多见，多位于孟氏孔或透明隔附近	常伴发于结节性硬化
中枢神经细胞瘤	囊实性肿瘤，囊变区主要位于病灶的边缘部，表现为"皂泡征"改变，肿瘤内或边缘常可见流空血管影，增强扫描实性部分呈轻-中度强化	好发于20~40岁青壮年，多位于侧脑室孟氏孔区	
脉络丛乳头状瘤	类圆形、分叶状，边缘凹凸不平，呈"桑葚征""颗粒征"表现，囊变、出血及钙化少见，部分可见流空血管影，增强扫描明显强化	儿童好发于侧脑室三角区，成人好发于四脑室	可沿脑脊液种植播散，常伴有脑积水，脉络丛乳头状瘤（发生在5岁以前）可侵犯脑实质，脑脊液环消失

疾病	典型影像特征	鉴别要点	主要伴随征象
脑膜瘤	圆形或分叶状，分叶较大，边界清楚，可囊变及钙化，CT呈稍高密度，T_2WI呈等信号为主，增强扫描明显强化，可见与肿瘤关系密切的脉络丛或脉络丛动脉	好发于成年女性，侧脑室三角区多见	可合并脑积水，无脑膜尾征，不典型脑膜瘤可侵犯脑实质，脑脊液环消失
脉络丛黄色肉芽肿	可有钙化，钙化较多时可呈低信号，DWI上呈高信号，对应ADC为低信号，增强检查病灶无强化或边缘呈轻-中度强化，中心均无强化	好发于侧脑室三角区，多为双侧	
室管膜囊肿	水样液体密度或信号，边界光滑、锐利，使侧脑室膨胀，可引起同侧颞角扩大，在MRI上可显示其薄壁，增强后无强化，相邻增强的脉络丛被推移	好发于侧脑室三角区	
转移瘤	转移瘤可完全位于侧脑室内也可部分位于脑室，部分位于侧脑室壁脑实质，CT平扫呈等或稍高密度，T_1WI呈等或稍低信号，T_2WI呈等或稍高信号，增强扫描呈均匀或不均匀明显强化	通常有原发肿瘤病史，肿瘤通过血行转移或脑脊液播散，脉络丛血运丰富，故转移瘤易发生于此	常可同时伴有脑实质转移、软脑膜转移、骨质破坏等

（周智鹏）

第二节 第三脑室病变

【定义】

影像学显示第三脑室异常密度或信号。

【病理基础】

根据第三脑室各壁重要结构标志，将三脑室区分为前部、上部、下部、后部及内部五部分，其中前部、上部以前联合为界；前部、下部以乳头体为界；后部、上部以松果体上隐窝为界；后部、下部以中脑为界；内部与其他各部以室管膜为界。第三脑室病变包括胶样囊肿、神经上皮肿瘤、脑囊虫等。

胶样囊肿起源于神经上皮组织，为第三脑室室管膜脉络丛在形成的过程中由原始神经上皮组织变异而形成，属于神经上皮性囊肿。胶样囊肿光滑、囊壁薄而完整，病理组成主要为致密黏稠的胶样物质，同时含有大量的其他成分，如陈旧出血、含铁血黄素、胆固醇结晶、脑脊液以及顺磁性物质钠、钙、镁、铁、铜等。囊肿较大者可间歇性或持久性地阻塞室间孔，引起脑积水。

第三脑室肿瘤原发于第三脑室室管膜或脉络丛组织，或起源于脑室周围结构向三脑室内侵犯，占颅内肿瘤的2.2%，常造成梗阻性脑积水并产生相应临床症状。原发于三脑室的神经上皮肿瘤较为罕

见，主要有星形细胞瘤、脊索样胶质瘤、室管膜瘤、脉络丛肿瘤、中枢神经细胞瘤等。

脑囊虫多为人体误食绦虫卵或含绦虫节片的猪肉，经肠道反流入胃，胃液消化卵壳后成六钩蚴，进入肠道，经肠壁血管进入血流，散布到脑和全身各部位形成囊尾蚴，粪-口传播是最常见的感染途径。根据囊尾蚴的寄生部位、感染的数目、病灶分期及人体差异而出现不同的症状。囊尾蚴大体病理表现为内壁为虫体本身的体壁，外壁为周围组织反应，囊内含有透明液体和头节，多为圆形或卵圆形，直径4～5mm；显微镜下囊壁有三个明显的层：外层、中间细胞层、内网状层，头节有带小钩和肌肉吸盘的顶突，并伴有不同的炎症反应表现。依据囊虫的病理变化，分为活动期、退变死亡期、慢性期。

【征象描述】

胶样囊肿常位于三脑室的前上部，少见者位于脉络丛、蛛网膜下腔甚至脑实质，呈球形或卵圆形，大小0.3～4.0cm。

第三脑室内星形细胞瘤形态不规则，多呈分叶状，瘤内伴有囊变、坏死，部分可出血，瘤周水肿明显，增强后实性部分中等-明显强化，囊变、坏死部分不强化。脊索样胶质瘤多发生在第三脑室前部，体积较大，可呈浸润性向周围生长，多合并幕上脑室梗阻性脑积水，肿瘤内部无明显囊变、坏死及出

血,钙化少见,增强后肿瘤显著强化。室管膜瘤少见,发病年龄呈10～15岁及40～50岁双高峰分布,肿块多见分叶,与脑室壁呈广基底相连,肿瘤内可见囊变、钙化、出血,增强后呈中度不均匀强化。脉络丛乳头状瘤好发于5岁以下儿童,常累及室管膜下脑白质,表面多呈颗粒状,多伴有交通性脑积水。中枢神经细胞瘤多见于中青年人,三脑室少见,信号不均匀,可见流空血管影,囊变钙化较多见,增强扫描呈轻中度不均匀强化。

脑室内囊虫占脑囊虫病的15%～20%,多见于青壮年。寄生于脑室内者常单发,以第四脑室多见,第三脑室次之,易导致梗阻性脑积水。脑室型活囊虫的比重与脑脊液相近,在脑室内呈悬浮状态,可随脑脊液的流动方向而移动。发生于第三脑室者常较早出现症状且症状严重。由于中脑导水管细而狭长,囊虫难以通过,滞留于第三脑室后部导水管开口处造成粘连,导致严重脑积水,急性积水时可昏迷。

1. CT 表现　第三脑室病变CT平扫可表现为不同密度。胶样囊肿呈圆形或卵圆形,边缘锐利,2/3病灶呈均质高密度(45～75HU)(图10-2-1),1/3为等密度影,极少数囊肿中心呈低密度。CT高密度可能是由于囊肿壁屑状分泌物、含铁血黄素及CT上看不到的微小钙化。增强后囊肿偶尔有较薄的边缘环形强化,但典型的是无强化及无钙化。神经上皮肿瘤实质部分CT表现为等密度或稍高密度,病变内坏死、囊变呈低密度,出血、钙化呈高密度,增强后实性部分呈不同程度强化。部分肿瘤可呈浸润

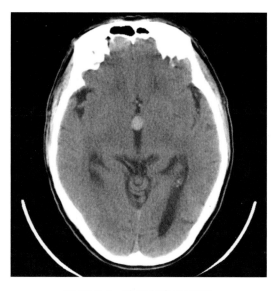

图 10-2-1　胶样囊肿CT图像
头颅CT平扫图像,显示第三脑室类圆形稍高密度影,密度均匀。

性向周围生长,与脑室壁广基底相连,周围脑实质内可见水肿;部分肿瘤可伴有梗阻性脑积水。脑囊虫囊内液体与脑脊液密度类似,平扫难以显示。增强扫描部分可显示头节,头节位于囊肿的中心或边缘,呈点状高密度影。增强后囊壁可呈明显强化,也可不强化。

2. MRI 表现　胶样囊肿信号表现变化很大,最常见的表现是T_1WI高信号、T_2WI低信号(图10-2-2)。尽管胶样囊肿在CT上通常均质,但多数在MRI上不均质。根据囊肿信号强度表现分为4型:①顺磁性型:最常见(60%),表现为T_1WI高信号,T_2WI低信号,外围有T_2WI高信号环。②囊状型:不常见(20%),表现为T_1WI低信号,T_2WI高信号。③等信号型:罕见(10%),表现为T_1WI等信号,T_2WI等或高信号。④混杂型:罕见(少于10%),表现为T_1WI高信号,T_2WI等信号。增强后胶样囊肿内部无强化,边缘强化可能为囊壁内含有血管所致。由于肿瘤可以阻塞孟氏孔,因此可以引起梗阻性脑积水,表现为双侧侧脑室扩大,第三脑室缩小或显示不清。

神经上皮肿瘤实质部分T_1WI呈稍低或等信号,T_2WI呈稍高信号,坏死、囊变通常呈T_1WI低信号、T_2WI高信号,出血通常在T_1WI、T_2WI均呈高信号。第三脑室内星形细胞瘤肿瘤成分不同时,可见DWI扩散受限,^{1}H-MRS可见Cho峰升高,NAA峰减低(图10-2-3)。第三脑室脊索样胶质瘤MR信号多较均匀,T_1WI呈低信号,T_2WI呈明显高信号,DWI呈低信号。脊索样胶质瘤的功能磁共振序列相关研究较少,既往有报道发现第三脑室脊索样胶质瘤MRI灌注成像呈明显低灌注,比脑膜瘤及恶性胶质瘤rCBV低。室管膜瘤多为较良性肿瘤,DWI呈等或稍高信号,^{1}H-MRS成像NAA及Cr峰降低程度不及恶性肿瘤明显,Cho/Cr比值多在2～4之间。脉络丛乳头状瘤DWI呈低信号,^{1}H-MRS成像可见Lip峰和Ala峰升高,Cho峰和NAA峰下降。中枢神经细胞瘤信号不均匀,表现为中度及明显不均匀强化。Cho峰明显增高,NAA峰下降,Cho/Cr比值增高,NAA/Cr比值减低(图10-2-4)。

发生于第三脑室的脑囊虫,囊肿在T_1WI上信号略高于脑脊液,囊壁呈高信号的细环,头节表现为高信号的膜状或斑片状结节,T_2WI上囊肿信号与脑脊液相似,不能区分;增强扫描囊壁可呈环状强化,常伴梗阻性脑积水。MRI能准确显示脑实质囊虫的发病特点,如部位、数目、大小等。脑囊虫活

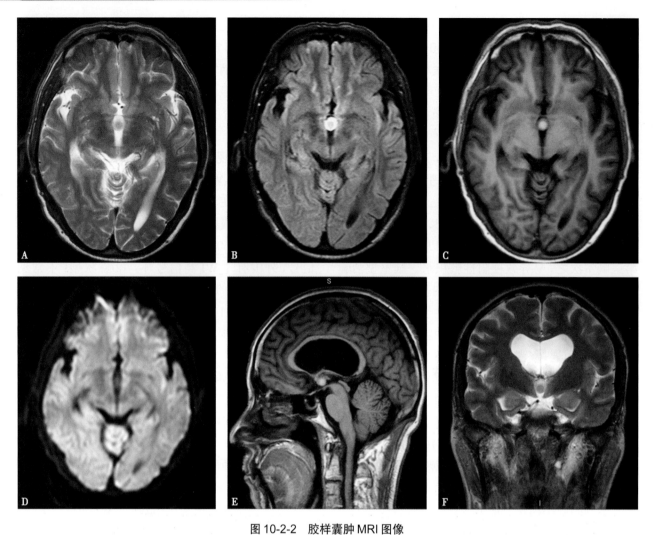

图 10-2-2　胶样囊肿 MRI 图像

A～F. 头颅 MRI 图像,依次为 T_2WI、T_2FLAIR、T_1WI、DWI、T_1WI 矢状位及 T_2WI 冠状位图像,显示第三脑室类圆形异常信号影,呈 T_1WI 高信号、T_2WI 稍低信号、FLAIR 等信号、DWI 信号不高,侧脑室显著扩大。

动期 MRI 特征是见到囊壁、囊液和头节 3 个部分,是诊断的直接征象,表现为小圆形长 T_1 长 T_2 信号囊腔,囊内见逗点状稍短 T_1 短 T_2 信号头节,增强囊虫头节不强化。退变死亡期:典型的标志是头节消失,囊壁增厚而不规则,囊泡在 T_1WI 上信号有所增高。慢性期为囊虫死亡后机化、钙化,MRI 表现为 T_1WI 等或低信号,T_2WI 呈低信号。与脑实质内囊虫相比,MRI 上一般不见见到脑室内囊虫头节。如头节不能显示,CT 及 MRI 很难诊断,仅表现为脑室扩大和梗阻性脑积水,需结合临床病史、疫区居住史及脑脊液检查等综合诊断。

【相关疾病】

第三脑室病变主要包括先天性疾病、肿瘤性病变及感染性病变,详见表 10-2-1。

【分析思路】

第一,第三脑室病变的检出。病变较大时影像学容易检出,但病变较小时 CT 平扫很可能遗漏病变,需进行 MRI 平扫及对比剂增强扫描,可提高病变的检出率。

第二,检出病变之后的另一个重点问题是定位,即区分病变是来自第三脑室还是脑室外病变向三脑室内侵犯。病变较小时容易做出准确定位,但病变较大时定位诊断可能存在困难,应仔细观察病变的中心层面、与周围组织结构的关系等,当病变周围脑组织为受压或水肿改变时,支持病变定位于第三脑室内。

表 10-2-1　第三脑室病变

先天性疾病	肿瘤性病变	感染性病变
胶样囊肿	星形细胞瘤	脑囊虫病
	脊索样胶质瘤	
	室管膜瘤	
	脉络丛乳头状瘤	
	中枢神经细胞瘤	

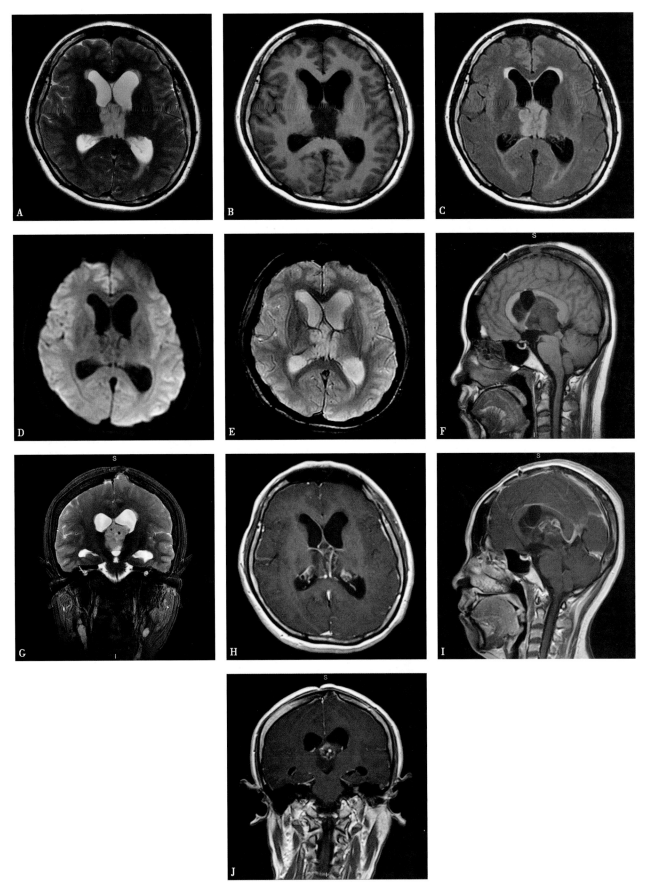

图 10-2-3　第三脑室胶质瘤 MRI 图像

A~J. 头颅 MRI 图像，依次为 T_2WI、T_1WI、T_2FLAIR、DWI、T_2^*WI、T_1WI 矢状位、T_2WI 冠状位、T_1WI 增强的轴位、矢状位及冠状位图像，显示第三脑室内一不规则肿块影，呈 T_1WI 稍低信号、T_2WI 及 FLAIR 稍高信号，内可见斑片状 T_1WI 低信号、T_2WI 高信号影，DWI 等信号，增强示肿块边缘呈不规则轻度强化，肿瘤大部分未见明显强化，肿块累及室间孔，导致两侧侧脑室梗阻扩张积水改变。

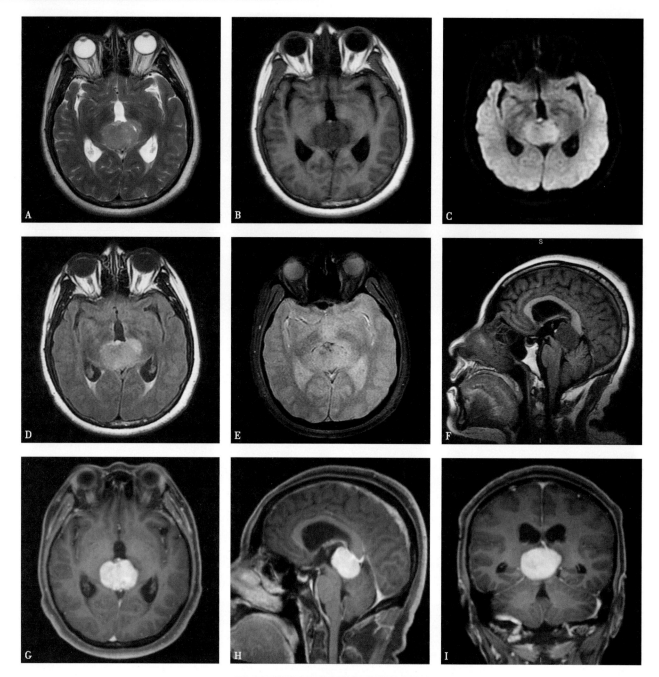

图 10-2-4 第三脑室中枢神经细胞瘤 MRI 图像

A～I. 头颅 MRI 图像,依次为 T_2WI、T_1WI、DWI、T_2FLAIR、T_2^*WI、T_1WI 矢状位、T_1WI 增强的轴位、矢状位及冠状位图像,显示第三脑室后部一类圆形肿块影,呈 T_1WI 低信号、T_2WI 及 FLAIR 稍高信号、DWI 稍高信号,T_2^*WI 点状低信号,增强示肿块明显均匀强化,双侧丘脑受压改变。

第三,第三脑室病变形态较规则、信号较均匀时,倾向于胶样囊肿、脊索样胶质瘤等;当病变形态不规则、信号不均匀时,倾向于星形细胞瘤、室管膜瘤、脉络丛乳头状瘤、中枢神经细胞瘤等;当病变内发现脑囊虫头节,诊断相对容易。

第四,在分析第三脑室病变时,需同时观察脑实质等有无其他异常的影像学改变,有助于提升诊断及鉴别诊断的准确性。

第五,结合患者的临床病史、临床症状及体征、诊疗经过、实验室检查、多次影像学检查前后对比结果等临床资料,可缩小鉴别诊断范围。如胶样囊肿为三脑室的前上部类圆形占位,典型者 CT 平扫呈高密度,T_1WI 高信号,通常不强化。星形细胞瘤边缘不规则分叶状,瘤内伴有囊变、坏死或出血,增强后实性部分中等 - 明显强化。脊索样胶质瘤多发生在第三脑室前部,体积较大,可呈浸润性向周围生长，多合并幕上脑室梗阻性脑积水，肿瘤密度或信号较为均匀，增强后肿瘤显著强化。室管膜瘤肿块多呈分叶状，与脑室壁呈广基底相连，肿瘤内可见囊变、钙化、出血，增强后呈中度不均匀强化。脉络丛乳头状瘤好发于 5 岁以下儿童，常累及室管膜下脑白质，肿瘤表面多呈颗粒状，多伴有交通性脑积水。中枢神经细胞瘤多见于中青年人，第三脑室少见，信号不均匀，可见流空血管影，囊变钙化较多

见，增强扫描呈轻中度不均匀强化。脑囊虫常多发，可见钙化，可伴有脑膜炎，实验室检查有助于鉴别诊断。

【疾病鉴别】

在诊断第三脑室病变时需结合多种影像学特征、临床信息及实验室检查进行诊断和鉴别诊断。

1. 基于影像特征的鉴别诊断流程图见图 10-2-5。

2. 第三脑室病变的主要鉴别诊断要点见表 10-2-2。

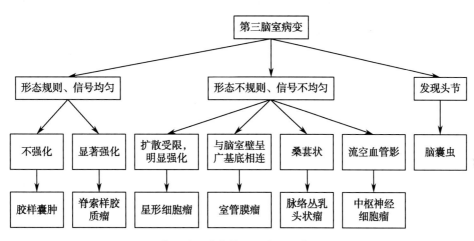

图 10-2-5　第三脑室病变基于影像特征鉴别诊断流程图

表 10-2-2　第三脑室病变

疾病	典型影像特征	鉴别要点
胶样囊肿	三脑室的前上部类圆形占位，典型者 CT 平扫呈高密度，T_1WI 高信号，通常不强化	肿瘤形态较规则 可引起脑积水
星形细胞瘤	瘤内伴有囊变、坏死，部分可出血，瘤周水肿明显，增强后实性部分中等 - 明显强化。肿瘤成分不一时，可见扩散受限，Cho 升高，NAA 峰减低	根据病灶的形态、信号、强化程度及对周围组织的累及情况等进行鉴别
脊索样胶质瘤	CT 及 MRI 上密度或信号较为均匀，DWI 上扩散不受限，瘤周水肿少，增强后肿瘤显著强化	多发生在第三脑室前部，体积较大，可呈浸润性向周围生长，多合并幕上脑室梗阻性脑积水
室管膜瘤	肿瘤内可见囊变、钙化、出血，增强后呈中度不均匀强化。DWI 呈等或稍高信号，NAA 及 Cr 波降低程度不及恶性肿瘤明显	少见，发病年龄呈 10～15 岁及 40～50 岁双高峰分布，肿块多见分叶，与脑室壁呈广基底相连
脉络丛乳头状瘤	肿瘤与脑脊液分界清晰，呈颗粒状或桑葚状，部分可见囊变和钙化，DWI 呈低信号，增强扫描强化明显。磁共振波谱成像可见 Lip 峰和 Ala 峰升高，Cho 峰和 NAA 峰下降	好发于 5 岁以下儿童，肿瘤表面多呈颗粒状、瘤内钙化灶等为其特征性影像表现
中枢神经细胞瘤	肿瘤内可见流空血管影，囊变、钙化较多见，增强扫描实性部分呈轻中度不均匀强化	多见于中青年人，"蜂窝状"或"丝瓜瓤状"囊变及瘤体内的流空血管为其特征性表现
脑囊虫	常多发，可见钙化，可伴有脑膜炎	实验室检查有助于鉴别诊断

（宋　焱）

第三节　中脑导水管病变

【定义】

影像学检查显示的中脑导水管狭窄或闭锁。

【病理基础】

中脑导水管是一个狭窄的通道，长约15mm，连接第三和第四脑室。它位于中脑背侧，被导水管周围灰质包围，是脑脊液通路中最狭窄的部分，也是脑脊液循环受阻最常见的部位。导水管狭窄是幕上脑积水的常见病因，可以发生在宫内，也可以发生在出生后。狭窄多发生于导水管远段，少数位于近段或全程狭窄。炎性粘连是导水管狭窄最常见的原因，其病理改变主要是由于脑室和中脑导水管室管膜炎症而发生脑脊液通路阻塞所致。在宫内感染中，弓形虫病最常与中脑导水管狭窄相关。先天性狭窄可分为线样狭窄、分叉样狭窄或横膈膜形成。胚胎2~4个月时，导水管管径较小，此后导水管管径迅速增大到正常水平，这一过程中如果发育出现障碍，会导致导水管线样狭窄；分叉样狭窄是导水管被正常脑组织分隔成两个细小的管道；横膈膜形成常位于导水管出口处，由纤维性神经胶质构成，呈薄膜状。导水管先天性狭窄可能与不同的中枢神经系统畸形有关，如Chiari畸形1型和2型、脊柱裂、枕部脑膨出、丹迪-沃克畸形等。

【征象描述】

1. X线表现　头颅呈球形增大，囟门增宽，骨壁变薄，额部及枕部突出，蝶鞍骨质吸收，颅面比例失调。

2. CT表现　CT判断脑积水梗阻部位的标准是脑室系统从扩张到非扩张的过渡区。中脑导水管以上脑室明显扩大，侧脑室对称性扩大，周围可见带状低密度影，第四脑室正常。

3. MRI表现　较CT显示更清楚，可清楚显示导水管狭窄的部位、范围、形态及程度，最佳显示层面是中线矢状切面，可见中脑导水管的狭窄及形态，导水管狭窄上端扩大，典型的呈漏斗状外观（图10-3-1）。

【相关疾病】

中脑导水管病变主要包括中脑导水管炎性粘连及先天性狭窄等。

【分析思路】

第一，中脑导水管病变的检出。当出现导水管以上脑室明显扩张而四脑室正常时应高度怀疑导水管狭窄，需结合患者的临床病史来诊断。

第二，检出病变之后的另一个重点问题是病因诊断，即区分病变是先天性狭窄、导水管炎性粘连、还是导水管周围占位性病变引起的继发性狭窄。导水管周围占位性病变较大时可以根据直接征象及邻近结构的移位容易进行鉴别，占位性病变较小时CT检查难以发现，通过MRI检查可以确诊。导水管先天性狭窄和炎性粘连可通过临床病史进行鉴别。

第三，结合患者的临床病史、临床症状及体征、诊疗经过、影像学检查等临床资料，可缩小鉴别诊断范围。如第三脑室后部、顶盖或被盖占位性病变

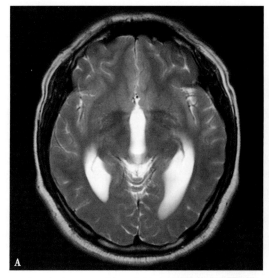
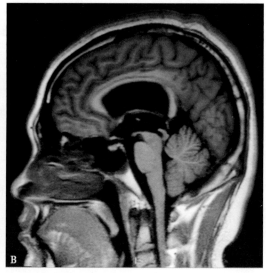

图10-3-1　中脑导水管炎性粘连MR图像

A~B. 头颅MRI图像，依次为 T_2WI、T_1WI 矢状位，可清楚显示导水管狭窄的部位、范围、形态及程度，最佳层面是中线矢状切面，导水管狭窄上端扩大。

压迫导水管导致阻塞，可观察到占位性病变形态及邻近结构的移位；导水管炎性粘连通常有早产或脑膜炎病史，颅内感染后导水管可发生炎性粘连；导水管先天性狭窄是胎儿脑积水的常见原因，出生后数周或数月出现临床症状。

【疾病鉴别】

在诊断中脑导水管病变时需结合影像学特征、临床信息及实验室检查进行诊断和鉴别诊断。

1. 基于临床信息的鉴别诊断流程图见图 10-3-2。

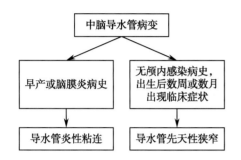

图 10-3-2　中脑导水管病变基于临床信息鉴别诊断流程图

2. 中脑导水管病变的主要鉴别诊断要点见表 10-3-1。

表 10-3-1　中脑导水管病变

疾病	典型影像特征	鉴别要点
第三脑室后部、顶盖或被盖占位性病变压迫导水管阻塞	脑室或脑室外占位，较大时可引起周围结构的移位	仔细观察有无占位性病变
导水管炎性粘连	导水管以上脑室明显扩大，侧脑室对称性扩大，四脑室正常	通常有早产或脑膜炎病史
导水管先天性狭窄	导水管以上脑室明显扩大，侧脑室对称性扩大，四脑室正常	无颅内感染病史，是胎儿脑积水的常见原因

（宋　焱）

第四节　第四脑室病变

【定义】

指原发于第四脑室室壁或室壁下组织并向脑室内生长的肿瘤或肿瘤样病变。

【病理基础】

第四脑室是延髓、脑桥、小脑之间的腔隙，是脑脊液流通的一个重要通道，形似尖端向上的帐篷。底为菱形窝，由延髓的上半部和桥脑的背侧面组成；顶从前上向后下分别由前髓帆、小脑白质、后髓帆

和第四脑室脉络组织构成；两个外侧角突向小脑与脑干之间，称为第四脑室外侧隐窝，隐窝的末端形成一孔，称为第四脑室外侧孔，也称为 Luschka 孔；靠近菱形窝的下角处有单一的第四脑室正中孔；第四脑室向上借中脑水管连通第三脑室，向下连通脊髓中央管。

脑室内侧壁附衬室管膜，由室管膜细胞组成的内膜和由神经胶质细胞组成的室管膜下板构成，这些层可相应发生室管膜瘤、室管膜下瘤。脉络膜丛是脑室系统中血管含量最高的部分，并产生脑脊液，来自该组织的肿瘤具有高度血管性，通常与脑积水有关，可发生脉络乳头状瘤（癌）、脑膜瘤和转移瘤等。

【征象描述】

第四脑室占位性病变常因病变病因或病理起源的不同在定位上、病变形态、密度或信号各有其特征性的表现。

定位及定性征象。①起源于第四脑室病变的征象有：肿瘤全部位于第四脑室内；肿瘤中心点位于第四脑室内；肿瘤沿第四脑室内膜生长；以第四脑室为起点经孔道进入邻近间隙；与脑室壁交角为锐角；第四脑室呈铸型改变，四周可见环形脑脊液信号影。如室管膜瘤一般起源于四脑室底的菱形窝，常将四脑室推向后部呈裂隙，外周或一侧可见窄条状脑脊液密度/信号。脉络丛起源的病变常沿着后下壁两侧孔的连线区域，或侧孔连线中心垂线的两侧生长。②外部病变向第四脑室生长的征象：常可见一侧新月形脑脊液信号。如髓母细胞瘤常位于第四脑室顶部，肿瘤的前方及上方可见新月形脑脊液密度/信号（图 10-4-1）。

1. CT 表现　第四脑室占位性病变 CT 平扫可表现出不同密度，外源性寄生虫感染的囊性病变由于囊壁太薄显示不清而整体呈现脑脊液样密度，囊虫病可以显示钙化的头节。胚胎起源的病变由于富含脂质呈不均匀低密度，可见低于脑脊液密度区域。脉络丛起源肿瘤病变呈实性，形态不规则，增强扫描显著强化。室管膜起源肿瘤呈囊实性，可见钙化、出血，增强扫描呈不均匀明显强化（图 10-4-2，彩图见文末彩插），室管膜下瘤则强化多不明显（图 10-4-3）。

2. MR 表现　第四脑室占位病变 MRI 上一般呈 T_1WI 等低信号，T_2WI 呈等高信号，部分病灶信号不均匀，部分病灶可见不同时期出血信号，DWI 部分病灶呈弥散受限改变，增强扫描强化程度不一，部分呈轻微强化，部分呈结节状强化，少数肿瘤呈显著强化（图 10-4-4）。

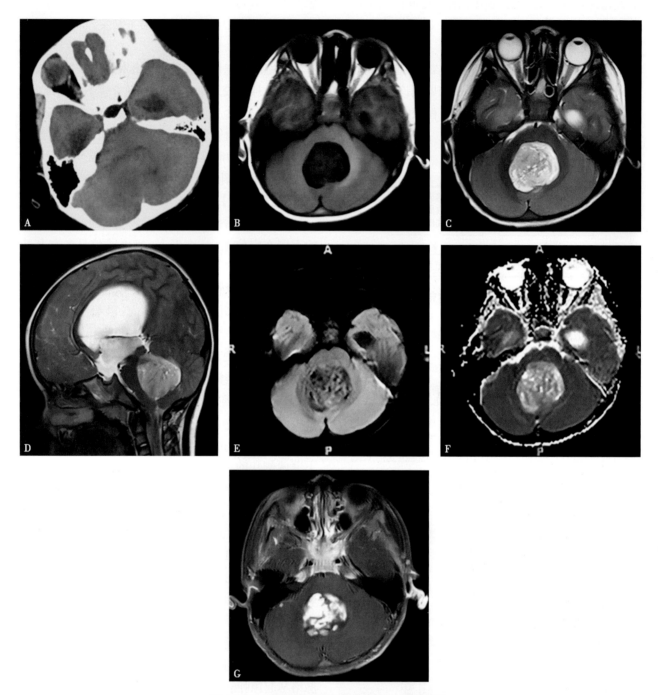

图 10-4-1 第四脑室髓母细胞瘤 CT、MRI 图像

A. 头颅 CT 平扫图像：CT 平扫显示第四脑室占位病变，CT 平扫呈不均匀等高密度；B～G. 头颅 MRI 图像，依次为轴位 T_1WI、轴位 T_2WI、矢状位 T_2WI、DWI、ADC、T_1W+C。MRI 图示 T_1WI 呈低信号，T_2WI 呈不均匀等高信号，弥散序列可见不均匀 ADC 低 DWI 高弥散受限区，增强扫描呈"棉花团状"强化。

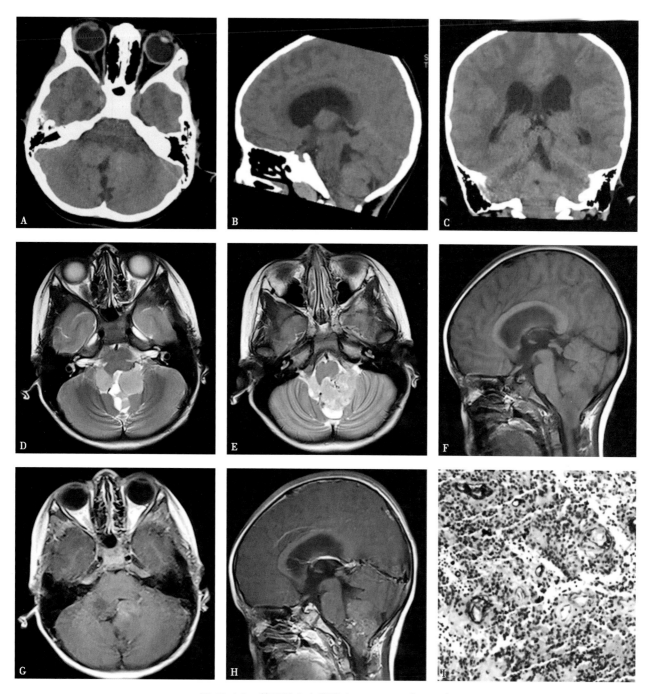

图 10-4-2 第四脑室室管膜瘤 CT、MRI、病理图像

A～C. 头颅 CT 轴位、矢状位、冠状位图像，平扫 CT 呈混杂密度；D～H. 头颅 MRI 图像，依次为轴位 T_2WI、轴位 T_2WI、矢状位 T_1WI、轴位 T_1WI+C、矢状位 T_1WI+C，常规 MR 信号不均匀，T_1WI 呈等稍低信号，T_2WI 呈高信号，病灶多位于下髓帆，呈"钻孔样生长"，病灶内部可见小囊变，无明显钙化，增强扫描实性部分不均匀强化；I. 病理图像，间变性室管膜瘤（WHO Ⅲ级），免疫组化结果：GFAP（+）、SYN（−）、Ki-67 约 30%、BMA（−）。

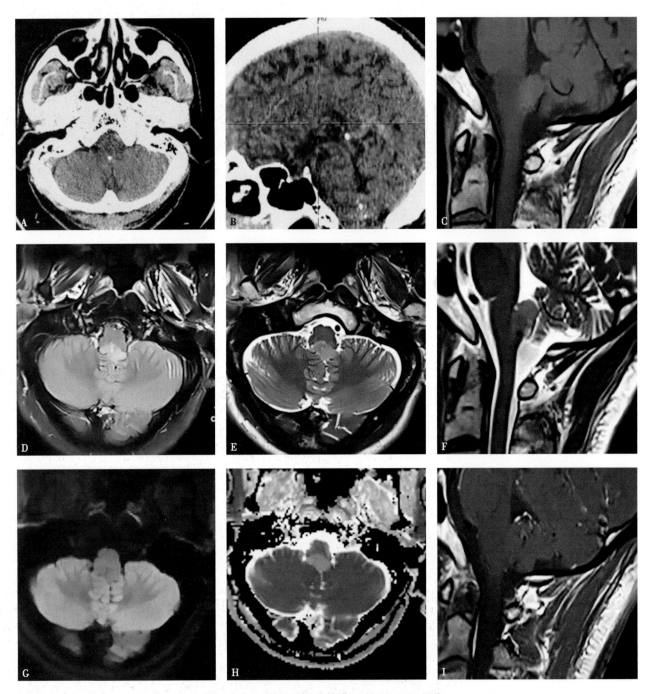

图 10-4-3 第四脑室室管膜下瘤 CT、MRI 图像

A~B. 头颅 CT 平扫图像，瘤体大部分呈等密度，内见小斑点钙化灶；C~I. 头颅 MRI 图像，依次为矢状位 T_1WI、轴位 T_2WI FLAIR、轴位 T_2WI、矢状位 T_2WI、DWI 图、ADC 图、矢状位 T_1WI+C。T_1WI 呈等信号，T_2WI 呈高信号，弥散序列呈 ADC 稍高信号、DWI 等信号，增强扫描呈不均匀轻度强化。

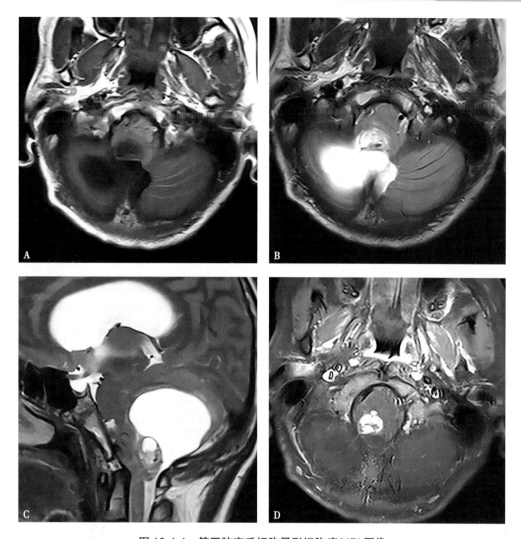

图 10-4-4　第四脑室毛细胞星形细胞瘤 MRI 图像

A～D. 头颅 MRI 图像, 依次为轴位 T_1WI、轴位 T_2WI、矢状位 T_2WI、轴位 T_1WI+C。T_1WI 呈低信号, T_2WI 呈高信号, 矢状位 T_2WI 可见前下部小的附壁结节, 增强扫描附壁结节明显强化。

【相关疾病】

第四脑室内占位性病变常见的有：室管膜起源的室管膜瘤、室管膜下瘤；小脑来源的髓母细胞瘤和毛细胞型星形细胞瘤；邻近脑组织来源的血管母细胞瘤；脉络丛来源的脉络丛肿瘤、脑膜瘤（图 10-4-5）、转移瘤；胚胎残留所致的表皮样囊肿及外源性的脑囊虫病等（图 10-4-6～图 10-4-8, 其中图 10-4-6、图 10-4-8 彩图见文末彩插）, 详见表 10-4-1。

表 10-4-1　第四脑室占位性病变

室管膜来源	脉络丛来源	脑实质来源	胚胎残余来源	外源性
室管膜瘤	脉络丛肿瘤	髓母细胞瘤	表皮样囊肿	脑囊虫病
室管膜下瘤	转移瘤	毛细胞型星形细胞瘤		
	脑膜瘤	转移瘤		
		血管母细胞瘤		

【分析思路】

第四脑室占位性病变分析思路如下：

第一, 首先是病变的检出和显示。病变较小或者为囊性时易与周围脑脊液分界不清, 需要多方位、多序列观察, 增强扫描容易检出部分实性小病灶, 其他成像序列如 DWI、PWI、MRS、SWI 对于病变显示及定性具有一定价值。因此需综合采用多种影像手段以提高病灶检出率。

第二, 需辨别病变来源, 区分病变是源自脑室壁或邻近脑实质。病变与第四脑室壁的交角、病变周围脑脊液围绕的形态都有助于定位诊断。室管膜瘤起源于室管膜组织, 周边可见脑脊液环绕；髓母细胞瘤起源于小脑蚓部, 其与小脑之间无脑脊液, 前方及周围可见脑脊液信号环绕；如果病变以脉络丛为中心, 要考虑脉络丛乳头状瘤（癌）、脑膜瘤或者转移瘤。

第三, 观察和分析病灶的形态和内部特征。室

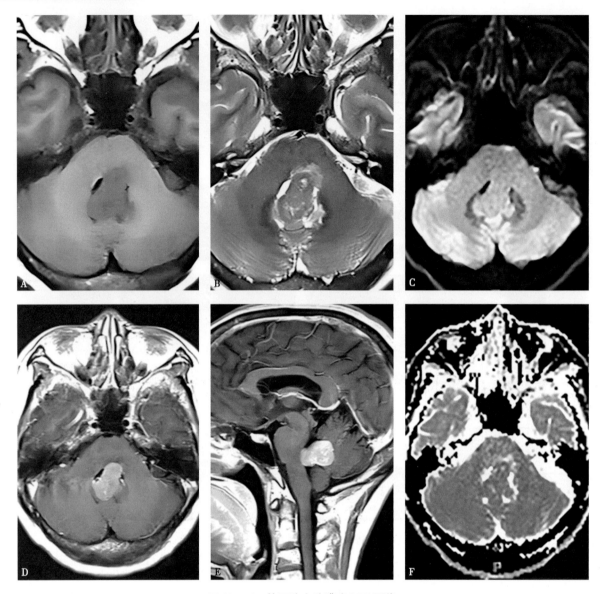

图 10-4-5 第四脑室脑膜瘤 MRI 图像

A～F. 头颅 MRI 图像 依次为轴位 T_1WI、轴位 T_2WI、DWI 图、轴位 T_1WI+C、矢状位 T_1W+C、ADC 图。T_1WI 呈等信号，T_2WI 呈等信号伴少许囊变，病变边界清楚，增强扫描明显强化，弥散序列呈 ADC 混杂信号、DWI 不均匀等高信号。

管膜瘤常囊变、钙化，有"见缝就钻"特征，病变呈"舌状"突向后正中孔；表皮样囊肿同样呈"缝隙样"生长，但 DWI 呈明显高信号；脉络丛乳头瘤边缘不规则，呈"菜花状"外观；髓母细胞瘤典型呈实性，多数 DWI 呈高信号；囊虫病呈囊性，常伴有头节。

第四，强化特征有助于定性诊断。室管膜一般呈不均匀环形强化；室管膜下瘤多为轻度强化；脉络丛乳头状瘤呈"菜花样"显著强化；髓母细胞瘤典型的呈"棉花团状"强化；毛细胞星形细胞瘤一般可见明显强化结节；表皮样囊肿及囊虫病一般无强化或者轻度薄层强化。

第五，综合临床信息有助于诊断和鉴别诊断。儿童常见星形细胞瘤、髓母细胞瘤、室管膜瘤等；成人常见转移瘤、血管母细胞瘤、脉络丛乳头状瘤和室管膜下瘤。另外结合患者临床信息（如脑囊尾蚴病经常有到过疫区或者进食生肉的病史）、诊疗经过、实验室检查结果等，通过综合判断可缩小鉴别诊断范围。

【疾病鉴别】

在诊断第四脑室占位病变时需要结合发病年龄、临床信息及多种影像学特征进行诊断与鉴别诊断。诊断流程图见图 10-4-9。

主要鉴别诊断要点见表 10-4-2。

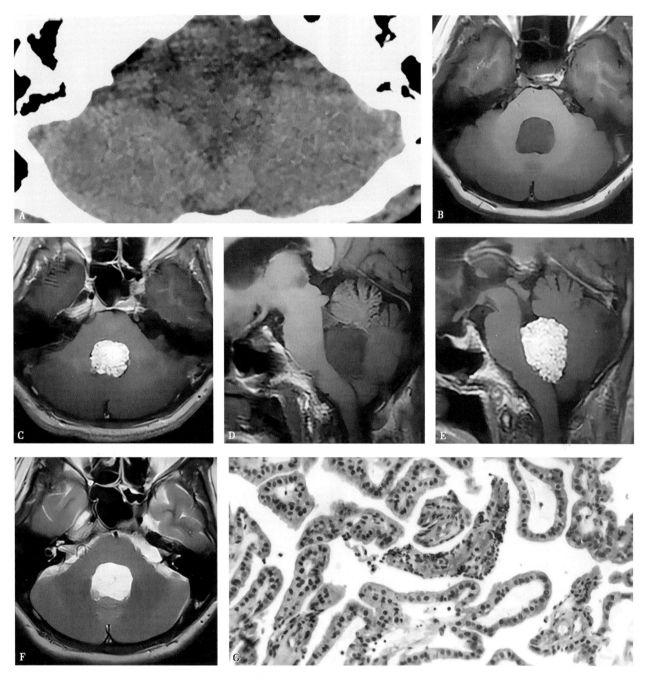

图 10-4-6 第四脑室脉络丛乳头状瘤 CT、MRI 图像

A. 头颅 CT 平扫图像，第四脑室占位，瘤体呈不均匀等低密度。B～F. 头颅 MRI 图像，依次为轴位 T_1WI、轴位 T_1WI+C、矢状位 T_1WI、矢状位 T_1WI+C、轴位 T_2WI。T_1WI 呈低信号，T_2WI 呈高信号，增强扫描明显强化，呈典型的"桑葚状"外观。G. 病理图像，提示为脉络丛乳头状瘤，伴乳头结构间质变性。（WHO Ⅰ级）；免疫组化：CK 阳性，BMA 阴性，S-100 阳性，Vimenlin 间质阳性，GFAP 阴性，TTF-1 阴性，SYN 局灶阳性。

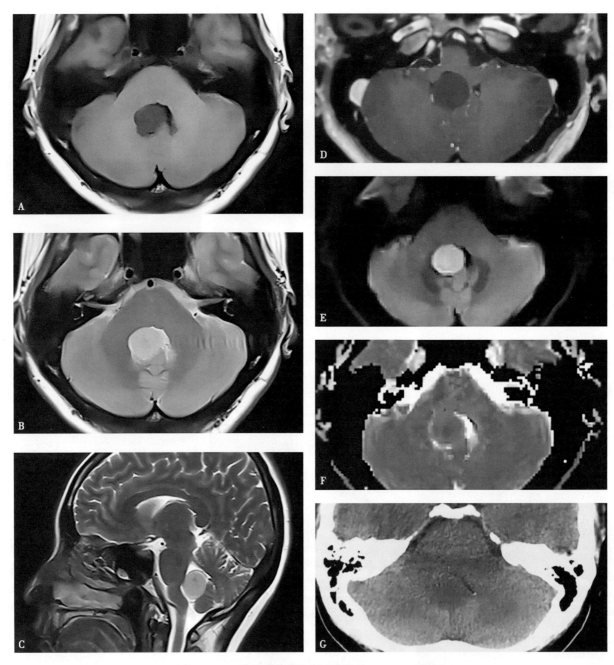

图 10-4-7 第四脑室脉络表皮样囊肿 CT、MRI 图像

A～F. 头颅 MRI 图像，依次为轴位 T_1WI、轴位 T_2WI、矢状位 T_2WI、轴位 T_1WI+C、DWI 图、ADC 图。肿物边缘清楚，T_1WI 呈均匀低信号，T_2WI 呈高信号，弥散序列呈 ADC 低信号、DWI 显著高信号，增强扫描无强化。G. 头颅 CT 平扫图像，第四脑室占位，瘤体呈均匀稍低密度。

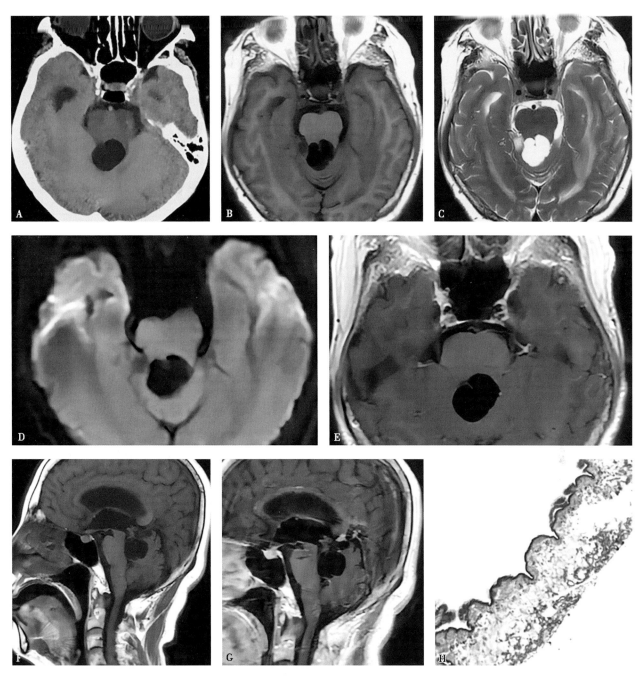

图 10-4-8 第四脑室囊虫病 CT、MRI 图像

A. 头颅 CT 平扫图像，第四脑室占位，边界清楚，瘤体呈显著低密度；B～G. 头颅 MRI 图像，依次为轴位 T_1WI、轴位 T_2WI、DWI 图、轴位 T_1WI+C、矢状位 T_1WI、矢状位 T_1W+C。第四脑室扩张，内部将囊性占位，边界清晰，矢状位可见附着于第四脑室后壁，病变基本呈囊性信号，T_1WI 呈低信号，T_2WI 呈高信号，弥散序列呈低信号，增强扫描上壁可见附着明显强化头节。H. 病理图像，提示为囊虫病。

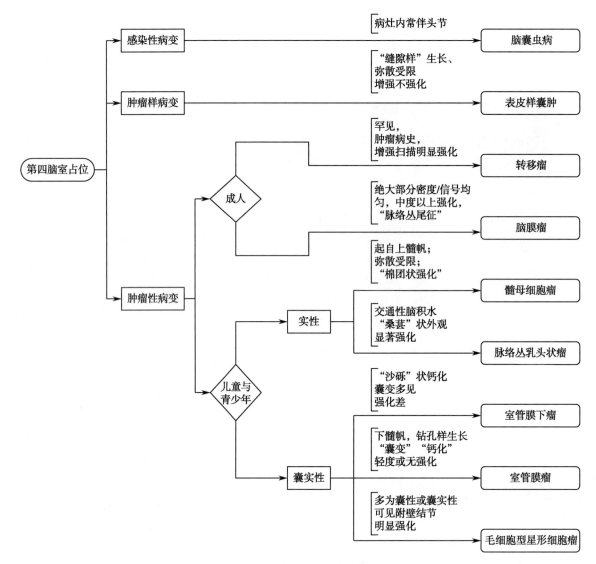

图 10-4-9 第四脑室占位病变诊断流程图

表 10-4-2 第四脑室占位病变的主要鉴别诊断要点

疾病	典型影像特征	鉴别要点	主要伴随征象
髓母细胞瘤	实性为主，坏死囊变少而小，CT 为稍高、等密度，T_1WI 为稍低信号，T_2WI 为等或稍高信号，DWI 呈高信号，增强扫描表现多样，强化程度可以轻微到明显，典型呈"棉花团状"强化，少数不强化或者轻度强化（第 4 组），肿瘤细胞易沿脑脊液播散	好发于儿童，多位于上髓帆，前方可见脑脊液，"棉花团样"强化，DWI 呈高信号	可伴梗阻性脑积水，可见沿脑脊液播散灶
室管膜瘤	呈不规则形，可见"钻孔样生长"，边界清楚，平扫 CT 呈等、稍高、稍低混杂密度，可见钙化，囊变坏死多见；T_2WI 呈高信号，信号不均匀，增强扫描实性部分呈明显强化，部分可浸润邻近脑组织，常合并脑积水	通常发生在儿童和青少年，病灶多位于下髓帆，呈"钻孔样生长"，囊变、钙化常见，可浸润周围脑组织	可侵犯邻近脑组织，可合并梗阻性脑积水；部分可伴脑脊液种植转移
室管膜下瘤	体积一般较小，病灶呈圆形、类圆形、结节状，实性为主，部分可见钙化和小囊变，平扫 CT 呈均匀等密度，T_1WI 呈等或稍低信号，T_2WI 呈高信号，T_2FLAIR 呈高信号，强化形式多样，典型表现为局灶性轻度强化	多见于中老年男性，病灶内沙砾样钙化和小囊变，病灶强化轻	较大病灶可合并梗阻性脑积水
毛细胞型星形细胞瘤	为囊性或囊实性，可见附壁结节，CT 为低密度，T_1WI 呈低信号，T_2WI 为高信号，附壁结节呈稍长 T_1 稍长 T_2 信号，增强扫描壁结节明显强化，囊壁不强化	儿童或青少年多见，多为囊性或囊实性，可见附壁结节，结节可明显强化	可压迫四脑室合并脑积水

续表

疾病	典型影像特征	鉴别要点	主要伴随征象
脑膜瘤	边界清楚，圆形、卵圆形或分叶状，CT 平扫一般为等或稍高密度，可见钙化。T_1WI/T_2WI 趋向于等信号；可见囊变，增强后多数呈均匀中度以上强化，有时可呈条纹状强化，并显示与脉络膜相连	好发于中年女性，等或稍高密度，多数均匀中度以上强化。有时可显示"脉络丛尾征"	可继发脑积水及周围脑实质水肿
脉络丛肿瘤	可发生在四脑室或者桥小脑角区。典型的"菜花"状、"桑葚"样外观，可见点状、沙砾状钙化。平扫 CT 多呈等或稍高密度；T_1WI 呈等或低信号，T_2WI 信号多变，可见血管流空信号，增强扫描显著强化，常合并交通性脑积水	因病变性质不同可发生在各种年龄，呈"菜花"状、"桑葚"样外观，伴交通性脑积水，增强扫描呈显著强化	常伴交通性脑积水，脉络丛乳头状癌可通过脑脊液转移
表皮样囊肿	类圆形或不规则形态，边界清晰，呈"缝隙样生长"，CT 呈低密度，T_1WI 呈低信号，T_2WI 呈高信号，T_2FLAIR 呈稍高信号，DWI 呈高信号，增强扫描多无强化	呈"缝隙样生长"，DWI 呈高信号，增强扫描不强化	较大者可出现梗阻性脑积水，囊肿破裂可进入脑脊液形成脂-液平面
脑囊虫病	典型为四脑室内圆形、卵圆形囊性病灶，CT 呈低密度，MR 呈 T_1WI 低、T_2WI 高信号，T_2FLAIR、DWI 呈低信号；病灶内部可见头节，增强扫描囊壁可强化或者不强化	囊性病灶内伴头节	可导致脑室变形及梗阻性脑积水，常伴发脑实质、脑膜病变

（魏新华）

第五节　脑室内弥漫性病变

【定义】

指脑室内为主的广泛弥漫性病变。

【病理基础】

脑室系统为脑脊液循环中重要的解剖结构。弥漫性脑室内病变多由脑室旁病变液性物质进入并充填脑室所致，包括脑室内的血肿、脓肿等；其次是脑室内或脑室旁组织起源病变"铸型"生长充填，如脉络丛乳头状瘤、室管膜瘤及菊形团形成胶质神经元肿瘤等，以第四脑室的脉络丛乳头状瘤为典型；第三，由于脑脊液可作为促进病变传播的重要载体，因此感染或肿瘤沿脑脊液传播转移也可导致脑室内弥漫性病变的形成，如室管膜炎、生殖细胞瘤或高级别胶质瘤沿室管膜传播等；室管膜下区常出现炎性水肿。此外，弥漫性脑室内病变常出现脑积水，实性肿瘤和血肿常导致梗阻性脑积水，而感染、出血的慢性期也可出现交通性脑积水。

【征象描述】

由于室管膜壁的存在，最典型的脑室内弥漫性病变影像征象就是形成脑室"铸型"：即以脑室壁为约束的、边界清晰规则的脑室状异常。因病变病理性质的不同，影像表现也可存在差别：①以液性物质充填为主的，主要表现为脑室内相对均匀的异常密度或信号，常有液-液平的出现，在急性期，增强扫描多无强化；②铸型生成的肿瘤则表现为实性肿块密度或信号，质地相对不均，部分肿瘤可出现肿瘤特征性的坏死、出血及异常强化等；③沿脑脊液传播转移的肿瘤或脓肿，则以脑室壁异常强化为主要表现，可有室管膜下的水肿出现等。此外，以上病变常出现不同形式的脑积水表现。

1. CT 表现

（1）脑室内异常的液性物质充填表现为脑室内较均匀的异常密度影，脑室内出血通常密度较高，但也会因脑脊液稀释而低于脑组织内血肿；血肿导致脑脊液循环梗阻时，可呈较高密度的铸型改变；而脑室内脓肿则呈等、低密度；血肿或脓肿都可以出现"液-液平面"现象。增强扫描异常的液性成分均不强化。

（2）脑室内"铸型"生长的肿瘤，常以空间较小的第四脑室为多见；以实性肿瘤密度为主；增强扫描瘤体组织可出现强化；其中，脉络丛乳头状瘤常以桑葚状较明显均匀强化及沙砾样钙化为特征，室管膜瘤则常呈现坏死、出血和钙化密度；菊形团形成胶质神经元肿瘤以低密度为主，其内钙化较为多见。

（3）沿脑脊液播散的感染或肿瘤，一般均出现室管膜的不均匀增厚，增强扫描多呈明显强化，而室管膜下脑组织常伴有水肿带；此外，肿瘤播散易形成脑室附壁的结节，而感染性室管膜炎相对较光整均匀。

2. MRI 表现

（1）脑室内血肿的信号与血肿的期相有关，急性期 T_1WI 信号高于脑脊液，T_2WI 信号可低于脑实质；亚急性期 T_1WI 高信号是出血的特征表现（图 10-5-1）；但凝固血红蛋白也可呈 DWI 高信号，从而造成与脑室积脓的鉴别困难；脑室内积脓多继发于开放性外伤感染或脑内脓肿破裂进入脑室；DWI 高信号是其特征性 MRI 表现（图 10-5-2）。

（2）脑室内"铸型"生长肿瘤信号多不均匀，如有坏死、出血和钙化则更为明显，其与肿瘤的种类有关，但增强扫描瘤体成分均可出现强化。

（3）沿脑脊液播散的感染所致室管膜炎、或肿瘤所致室管膜种植转移，以明显的室管膜增厚强化为特征。

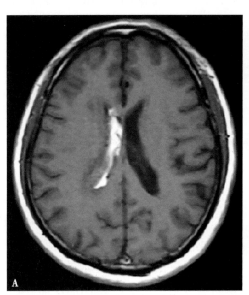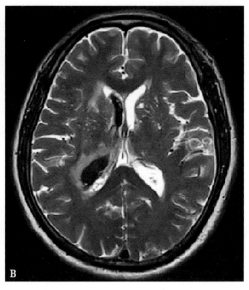

图 10-5-1　侧脑室积血 MRI 图像

A～B. 头颅 MRI 图像，依次为轴位 T_1WI、T_2WI 图像，右侧脑室内铸型异常信号，T_1WI 呈高信号，T_2WI 呈低信号，符合亚急性早期出血。

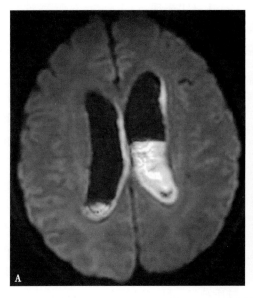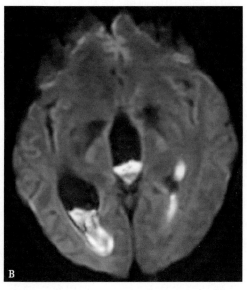

图 10-5-2　侧脑室积脓 MRI 图像

A～B. 头颅 MRI 图像，依次为轴位 DWI 图像，第三脑室、双侧脑室内异常信号，DWI 呈明显高信号，双侧脑室室管膜亦呈 DWI 高信号。

【相关疾病】

脑室内弥漫性病变根据病因病理可分为：①异常液性物质进入并充填脑室，包括脑室内血肿、脑室内积脓及脓肿等；②呈脑室内"铸型"生长的肿瘤，包括脉络丛乳头状瘤（图10-5-3）、室管膜瘤（图10-5-4）及菊形团形成胶质神经元肿瘤（图10-5-5）；③室管膜炎（图10-5-6）或沿室管膜播散转移的肿瘤，如生殖细胞瘤、高级别胶质瘤等（图10-5-7）。

【分析思路】

脑室内弥漫性病变的影像诊断分析思路如下：

第一，结合患者的临床病史、临床症状及体征、诊疗经过、实验室检查等临床资料最为重要。从病因上看，脑室旁出血破入脑室是临床最常见的脑室内弥漫性病变，好发于高血压性脑出血，且具有典型的出血性卒中症状；其次是感染性病变，无论是脑室内积脓还是室管膜炎，一般都有典型的头实验室检验证据和严重的感染症状；对于脑室转移的肿瘤播散，多为颅内高级别肿瘤，如生殖细胞瘤、高级别胶质瘤和髓母细胞瘤等，一般有原发肿瘤的病史且较易发现原发灶；最后是脑室内铸型生长的原发肿瘤，虽然发病症状可能相对较为隐匿，但比较容易缩小诊断范围、明确诊断方向。

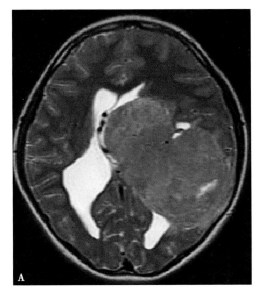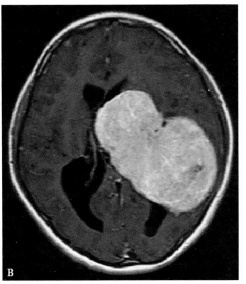

图 10-5-3　脉络丛乳头状瘤 MRI 图像

A～B. 头颅 MRI 图像，依次为轴位 T_2WI、T_1WI 增强图像，左侧侧脑室内椭圆形肿块，T_2WI 呈等信号，增强后肿块明显均匀性强化。

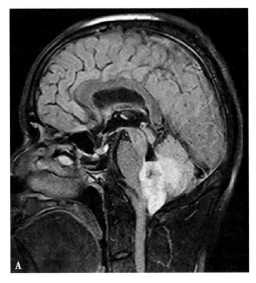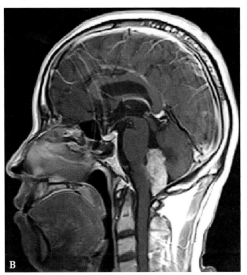

图 10-5-4　室管膜瘤 MRI 图像

A～B. 头颅 MRI 图像，依次为矢状位 T_2FLAIR、T_1WI 增强图像，第四脑室内铸型异常信号，T_2FLAIR 呈高信号，增强后明显强化。

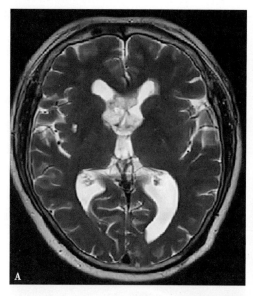
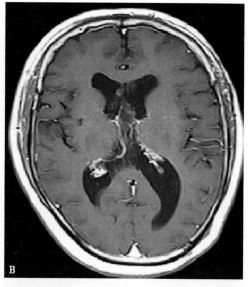

图 10-5-5　菊形团形成胶质神经元肿瘤 MRI 图像

A～B. 头颅 MRI 图像，依次为轴位 T_2WI、T_1WI 增强图像，双侧脑室内多发结节状异常信号，T_2WI 呈明显高信号，增强后轻度不均匀强化。

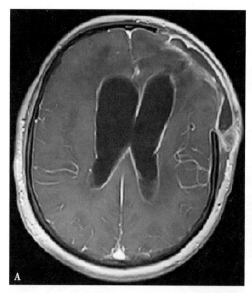
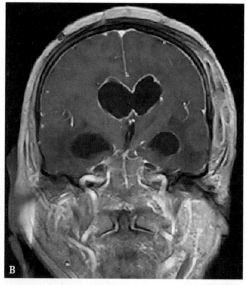

图 10-5-6　室管膜炎 MRI 图像

A～B. 头颅 MRI 图像，依次为轴位 T_1WI 增强、冠状位 T_1WI 增强图像，双侧侧脑室扩张，室管膜增强后呈明显连续、线样强化。

第二，在影像上，可通过观察病变本身的影像特征进行病因判断：如脑室内异常密度 / 信号较为均匀且有"液 - 液平"出现，则为积血或积脓；实体密度 / 信号则多考虑肿瘤性病变；沿脑室壁为主的强化病变，则多为沿脑脊液播散的感染或肿瘤。

第三，结合脑室外等整体影像观察。通过查看有无脑室周围的血管畸形来寻找出血的病因；寻找有无脑实质或脑膜感染表现，判断室管膜炎；判断有无其他部位原发颅内肿瘤来判断是否为脑室内播散转移。

【疾病鉴别】

脑室内弥漫性病变诊断和鉴别诊断需结合多种影像学特征、临床信息及实验室检查等综合证据。

1. 基于临床信息的鉴别诊断流程图见图 10-5-8。

2. 脑室内弥漫性病变的主要鉴别诊断要点见表 10-5-1。

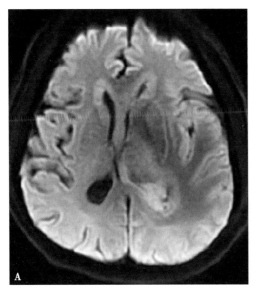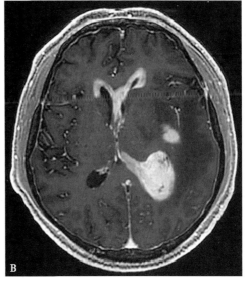

图 10-5-7　胶质母细胞瘤室管膜转移 MRI 图像

A～B. 头颅 MRI 图像，依次为轴位 DWI、T₁WI 增强图像，双侧侧脑室室管膜明显增厚，DWI 呈稍高信号，增强后明显强化。左侧岛叶亦见结节样强化灶。

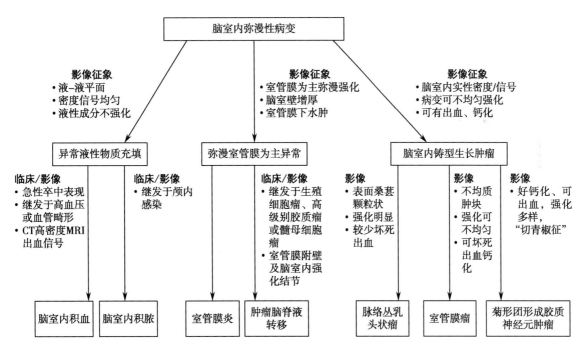

图 10-5-8　基于临床信息的鉴别诊断流程图

表 10-5-1　脑室内弥漫性病变的主要鉴别诊断要点

疾病	典型影像特征	鉴别要点	主要伴随征象
脑室内积血	CT 高密度、MRI 出血信号 可有液 - 液平面	高血压、血管畸形等基础病，卒中发作	脑室周围原发病灶的寻找
脑室内积脓	DWI 高信号，液 - 液平面	颅内感染病史或证据	颅内其他部位感染或开放性外伤表现
脉络丛乳头状瘤（铸型）	桑葚状、明显较均匀强化、沙砾样钙化	儿童常见于侧脑室，成人第四脑室多见	部分出现脑脊液增多

续表

疾病	典型影像特征	鉴别要点	主要伴随征象
室管膜瘤（铸型）	不均匀质地、不均匀强化，易坏死、出血	儿童常见于第四脑室，成人侧脑室多见	梗阻性脑积水等
菊形团形成胶质神经元肿瘤（铸型）	CT低密度，内部环形钙化；T_2WI明显高信号，不均质强化，"切青椒征"	年轻人，第四脑室为主	梗阻性脑积水
室管膜炎	沿室管膜广泛强化，强化较均匀	颅内其他部位感染证据	室管膜下水肿
肿瘤转移	沿脑室壁或附壁结节强化	颅内原发高级别肿瘤证据	沿脑脊液循环通路的广泛播散转移

（张志强）

第六节 室管膜下病变

【定义】

指发生在室管膜下区的病变。

【病理基础】

室管膜下区是近来逐渐被重视的一个解剖区域，指背离脑室方向的脑室壁下脑组织区。该区域是胚胎期神经上皮细胞（包括神经元和神经胶质细胞）最先形成和向外迁移的部位，在成人期仍有较丰富的神经干细胞池，是胶质细胞分化产生的重要来源区。在组织解剖上，包被室管膜的星形胶质细胞及其突起组成了室管膜下层的框架。所以，在病理上该区域也被认为与胶质瘤的产生有关：①该区域与结节性硬化基因突变的室管膜下巨细胞星形细胞瘤发生有关；②因为含有丰富的神经干细胞，该区域被认为与高级别胶质瘤的发生有关；③因特殊的膜性结构，室管膜也是脑内肿瘤直接侵犯转移的常见途径之一，包括高级别胶质瘤、淋巴瘤等；沿室管膜下区的强化，也常被认为是胶质瘤术后复发的特异征象。本节仅叙述室管膜下区在脑肿瘤侵犯转移途径及胶质瘤术后复发判断方面的表现。

【征象描述】

对于肿瘤（包括胶质母细胞瘤、淋巴瘤等）室管膜下播散或胶质瘤的术后复发这些临床疾病场景，多以MRI应用为主，CT应用相对较少。在CT上，除了原发肿瘤灶的显示外，室管膜下播散多表现为相比周围脑组织更高的密度，且常可见近邻低密度水肿，增强扫描则可显示强化。在MRI上，可更加清晰地显示沿室管膜下区的线性强化，在T_2WI尤

其是FLAIR显示水肿信号。

【相关疾病】

脑胶质瘤（多发）侵犯播散，胶质母细胞瘤术后复发，淋巴瘤侵犯播散等。

【分析思路】

所述的几种室管膜下区异常影像表现都有原发肿瘤的基础，且有相对特异的临床场景，所以病因不是分析的主要目的。需要注意的是：需认识室管膜下区受侵的临床和病理生理重要意义，重视对该现象的检出和描述。在多发胶质瘤中，认识到该肿瘤播散的重要途径，为"多灶性胶质瘤"和"多中心胶质瘤"的分类提供证据；在判断胶质瘤放疗后是否存在复发时，多篇文献指出：原肿瘤邻近的室管膜下区出现强化是诊断肿瘤复发的特异征象，比原瘤区的"青椒征"及"瑞士奶酪征"在鉴别肿瘤复发、放疗坏死和假性进展方面准确性更高。

【疾病鉴别】

1. 室管膜下病变的临床鉴别诊断流程图见图10-6-1。

2. 室管膜下病变主要鉴别诊断要点

（1）肿瘤性质的鉴别，需要结合肿瘤灶的特征和信息；比如淋巴瘤为均匀强化占位、可有"握拳征"、"尖角征"、"裂隙征"等典型表现，而高级别胶质瘤多为环形强化、中间易出现坏死、出血等征象。在已知多发胶质瘤的基础上，如发现瘤灶间存在强化的室管膜的联系，则肯定多灶胶质瘤而否定多中心胶质瘤的诊断。

（2）在胶质瘤术后，原肿瘤区出现异常强化则需要对强化的性质进行鉴别，如果出现邻近原瘤灶区的室管膜下区强化，则支持肿瘤复发的诊断。

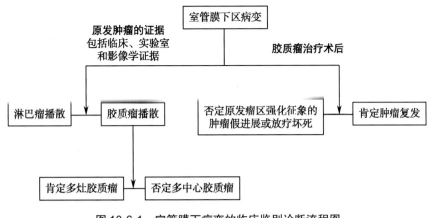

图 10-6-1　室管膜下病变的临床鉴别诊断流程图

（张志强）

第七节　脑室扩大

【定义】

由于生理性、萎缩性、梗阻性或脑室内的脑脊液（cerebrospinal fluid，CSF）产生过多导致的脑室扩大。

【病理基础】

成人脑脊液总量在 90～150mL，平均值约为 120mL。脑脊液主要由脑室脉络丛产生，少量由室管膜上皮和毛细血管产生。脑脊液处于不断产生、循环和回流的平衡状态中。侧脑室产生的脑脊液经室间孔流入第三脑室，后经中脑导水管流入第四脑室，然后通过第四脑室流出孔流入蛛网膜下腔，最后回流至血液中。

脑室扩大可由脑积水和脑萎缩造成。脑积水可分为梗阻性脑积水和交通性脑积水两类。梗阻性脑积水是由于脑脊液回流受阻，脑室内压力增高所致脑室扩大，引起梗阻原因不同，可有不同的病理表现。脑脊液回流受阻导致梗阻点近端的脑室扩张。梗阻可由先天或发育异常、原发性肿瘤、转移瘤或脑内其他占位、炎症、出血、脑水肿或脑组织肿胀等引起。交通性脑积水主要是由于脑脊液产生过多或吸收障碍所致。

如果未及时治疗，脑积水会导致颅内压升高，引起脑疝，严重者甚至死亡。

【征象描述】

脑室扩大主要表现为侧脑室增宽，也可合并其他脑室增大，根据诱发脑室扩大的原因不同，影像学表现也不同。

1. CT 表现　扩大的脑室呈低密度，增强扫描通常无强化（图 10-7-1）；若为脑出血导致的脑室扩大，脑室密度可增高或表现为不均匀密度（图 10-7-2）；若合并室管膜炎或肿瘤脑脊液转移，可见脑室室管膜强化。

2. MRI 表现　扩大的脑室 T_1WI 呈低信号，T_2WI 呈高信号，DWI 及 FLAIR 呈低信号，增强扫描通常无强化（图 10-7-3）；若为脑出血导致的脑室扩大，通常在 T_1WI、T_2WI 均呈高信号，SWI 呈低信号；若为炎症或肿瘤引起的梗阻性脑积水所致的脑室扩大，根据炎症或肿瘤的不同 MRI 信号有所差异，若侵犯脑室，增强扫描可见不均匀强化（图 10-7-4）。

【相关疾病】

引起脑室扩大的疾病种类较多，包括生理性表现、神经退行性变、脑积水、药物、治疗后脑改变、先天或发育异常、肿瘤、感染等，详见表 10-7-1。

【分析思路】

引起脑室扩大的病变分析思路如下：

第一，脑室扩大的检出。明确脑室扩大的征象。脑室普遍扩大时影像学相对容易检出，但脑室局限性轻微扩大时 CT 或 MRI 平扫很可能遗漏病变，因此需要连续性观察所有层面，避免遗漏。

第二，诊断脑室扩大之后，下一个重点是寻找引起脑室扩大的原因，可分为生理性扩大和病理性扩大。首先根据患者年龄排除生理性原因即先天或发育异常的可能，此时需要结合延髓、小脑和脑干等结构是否存在异常进行判定，以排除中枢神经系统畸形导致的脑室扩大；病理性扩大需要判定其是梗阻性脑积水或交通性脑积水，引起梗阻性脑积水的主要原因包括中脑导水管闭锁或狭窄，中脑导水管、正中孔、室间孔发育不良或受压阻塞、炎性粘连等；而引起交通性脑积水的主要原因包括脑膜炎、

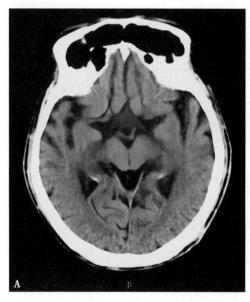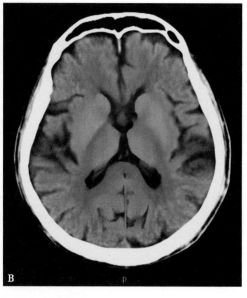

图 10-7-1 老年脑改变 CT 表现。

头颅 CT 平扫图像，中脑及侧脑室层面，显示脑沟增宽，侧脑室扩大。

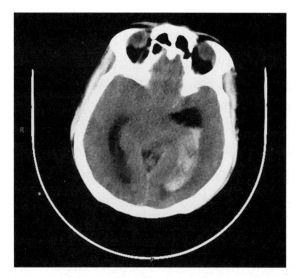

图 10-7-2 脑室内出血 CT 表现

颅脑 CT 平扫表现左侧顶枕叶 - 左侧丘脑区出血并破入左侧侧脑室致左侧侧脑室扩大。

蛛网膜下腔出血、治疗后脑改变和脑脊液吸收功能障碍等；需要根据影像学表现、发生部位，患者临床信息及相关实验室检查进行诊断。

第三，在分析引起脑室扩大的原因时，需同时观察脑实质、脊髓等有无其他异常的影像学改变，有助于提升诊断及鉴别诊断的准确性。

第四，结合患者的临床病史、临床症状及体征、诊疗经过、实验室检查、多次影像学检查前后对比结果等临床资料，可缩小鉴别诊断范围。

【疾病鉴别】

在诊断引起脑室扩大的原因时需结合多种影像学特征、临床信息及实验室检查进行诊断和鉴别诊断。

表 10-7-1 引起脑室扩大的病变

生理性表现	神经退行性病变	脑积水	药物、治疗后脑改变	先天或发育异常	肿瘤	感染
老年脑改变	阿尔茨海默病	梗阻性脑积水：室管膜炎 / 脑室炎 / 脑膜炎	放疗或化疗后脑改变	Chiari 畸形（Ⅰ、Ⅱ、Ⅲ型）	脉络丛乳头状瘤	克 - 雅病
	额颞叶痴呆	蛛网膜下腔出血	终末期肾病脑改变	丹迪 - 沃克畸形		
	Dyke-Davidoff-Mason 综合征	脑室内出血	脑软化	空洞脑		
	亨廷顿病	正常压力性脑积水	弥漫性轴索损伤	巨脑综合征		
			酒精性脑病			
			高血压脑病			
			药物滥用			

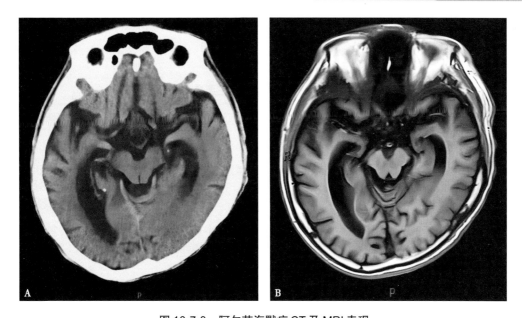

图 10-7-3　阿尔茨海默病 CT 及 MRI 表现
A. 依次为头颅 CT 平扫；B. 头颅 MRI 平扫 T₁WI 图像。表现为双侧海马及颞叶明显萎缩致脑室扩大。

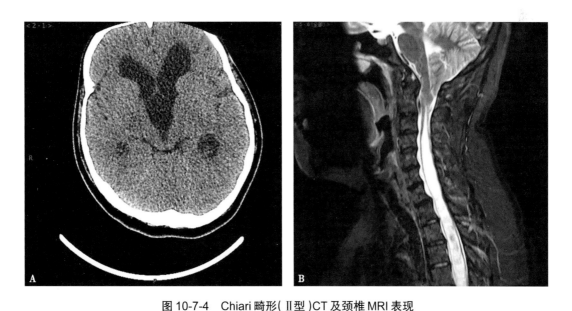

图 10-7-4　Chiari 畸形（Ⅱ型）CT 及颈椎 MRI 表现
A. 头颅 CT 平扫，表现幕上脑室系统扩大；B. 颈椎平扫 T₂WI 图像，表现为小脑扁桃体下疝、脊髓空洞征（颈段、胸段）。

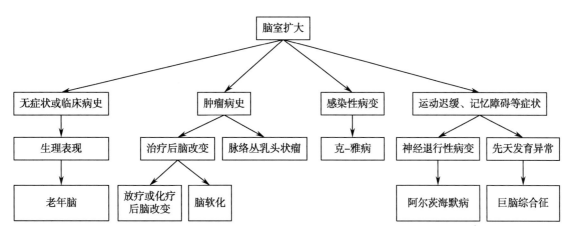

图 10-7-5　脑室扩大基于临床信息的鉴别诊断流程图

1. 脑室扩大基于临床信息的鉴别诊断流程图见图10-7-5。

2. 引起脑室扩大病变的主要鉴别诊断要点见表10-7-2。

表 10-7-2　引起脑室扩大的疾病主要鉴别诊断要点

疾病	典型影像特征	主要伴随征象
生理性表现	脑室扩大与脑沟成比例	脑沟增宽，脑实质减少
神经退行性病变	CT：脑室扩大、脑沟增宽，脑实质减少，密度减低，脑回变薄 MRI：T_1WI 和 DWI 呈低信号，T_2WI 和 FLAIR 呈高信号，增强扫描无强化	阿尔茨海默病伴有海马体积缩小；额颞叶痴呆伴有前额颞叶萎缩及白质高信号；亨廷顿病伴有尾状核萎缩
正常压力性脑积水	幕上幕下脑室系统普遍扩张，脑实质受压变薄，中重度的正常压力性脑积水因脑脊液渗漏，脑室周围可见间质性脑水肿	共济失调、尿失禁、智力减退
药物或治疗后改变	CT：脑室扩大，脑容量减少； MRI：脑室扩大，脑容量减少，白质 T_2WI 高信号	使用药物或接受放疗等治疗病史
Chiari 畸形	Ⅰ型：小脑扁桃体向下延伸低于枕骨大孔位置；Ⅱ型：小脑蚓部下降伴有延髓异常，颅后窝小，枕骨大孔裂开；Ⅲ型：Chiari 畸形Ⅱ型伴有枕部或颈部部位脑膨出	常合并中枢神经系统异常，Ⅱ型合并脊髓脊膜膨出，Ⅲ型伴有脑膨出
Dandy-Walker 畸形	小脑蚓部未见或体积小，小脑后囊肿与第四脑室相通，颅后窝扩大	可合并其他中枢神经系统的异常，如脑膨出、脑裂畸形、灰质异位、胼胝体发育不全等
肿瘤	CT：低密度实性或囊性病灶，也可表现为混合性病灶，增强扫描强化方式多样 MRI：实性、囊性或混合性病灶，T_1WI 多呈低-等信号，T_2WI 和 FLAIR 多呈高信号，增强扫描表现多样，若为侵袭性，可出现脑室及软脑膜的强化	可伴有出血、囊变、钙化等表现，侵袭性肿瘤可侵犯中枢神经系统其他部位
克-雅病	典型表现为局灶性或弥漫性、对称或非对称性累及大脑皮层、纹状体、基底节区及小脑皮层，可伴有小脑萎缩	可分为 Heidenhain 变异型、Brownell-Oppenheimer 共济失调型、Stern 变异型

（陈　峰）

参 考 文 献

[1] 李金燕，陈小明，张宇. 室管膜下瘤临床病理分析 [J]. 诊断病理学杂志，2023，30（1）：21-39.

[2] MU W，DAHMOUSH H. Classification and neuroimaging of ependymal tumors [J]. Front Pediatr，2023，11：1181211.

[3] 颜临丽，贾旭春，王映梅，等. 室管膜下巨细胞星形细胞瘤临床病理特征与鉴别诊断 [J]. 临床与病理杂志，2018，38（2）：298-306.

[4] 盛宇达. 结节性硬化并室管膜下巨细胞星形细胞瘤二例 [J]. 放射学实践，2014，（12）：1492-1493.

[5] LI X，GUO L，SHENG S，et al. Diagnostic value of six MRI features for central neurocytoma[J]. Eur Radiol，2018，28（10）：4306-4313.

[6] LIN H，LENG X，QIN CH. Choroid plexus tumours on MRI: similarities and distinctions in different grades[J]. Cancer Imaging，2019，19（1）：17.

[7] SMITH AB，SMIRNIOTOPOULOS JG，HORKANYNE-SZAKALY I. From the radiologic pathology archives: intraventricular neoplasms: radiologic-pathologic correlation[J]. Radiographics，2013，33（1）：21-43.

[8] MULY S，LIU S，LEE R，et al. MRI of intracranial intraventricular lesions[J]. Clin Imaging，2018，52：226-239.

[9] 李坚，曹代荣，王弘岩，等. 侧脑室室管膜囊肿的 MRI 诊断及鉴别诊断（附 10 例报告）[J]. 生物医学工程与临床，2008，12（2）：108-110.

[10] OSBORN AG，PREECE MT. Intracranial cysts: radiologic-pathologic correlation and imaging approach[J]. Radiology，2006，239（3）：650-664.

[11] EMON ST，OZTURK E，MERIC K，et al. Symptomatic Bilateral Xanthogranuloma of the Choroid Plexus[J]. J Neurosci Rural Pract，2017，8（Suppl 1）：S123-S126.

[12] 王志辉，张振勇. 侧脑室脉络丛黄色肉芽肿的 MRI 表现 [J]. 医学影像学杂志，2019，29（10）：1645-1647.

[13] 朱红春, 黄飚, 杜中立, 等. 脉络丛黄色肉芽肿的常规 MRI 及 DWI 表现 [J]. 放射学实践, 2016, 31 (5): 393-396.

[14] ARMAO D, CASTILLO M, CHERT H, et al. Colloid cyst of the third ventricle: Imaging-pathologic correlation[J]. Am J Neuroradiol, 2000, 21 (8): 1470-1477.

[15] KABASHI A, DEDUSHI K, YMERI L, et al. Colloid cyst of the third ventricle: case report and literature review[J]. Acta Inform Med, 2020, 28 (4): 283-286.

[16] ROLDÁN-VALADEZ E, HERNÁNDEZ-MARTÍNEZ P, ELIZALDE-ACOSTA I, et al. Colloid cyst of the third ventricle: case description and survey of the literature[J]. Rev Neurol, 2003, 36 (9): 833-836.

[17] YILMAZ B, EKŞI MŞ, DEMIR MK, et al. Isolated third ventricle glioblastoma[J]. Springerplus, 2016, 5: 115.

[18] MA Z, YAN H, SHI H, et al. The typical and atypical MR imaging findings of central neurocytomas: Report on eighteen cases and review of the literature[J]. Clin Neurol Neurosurg, 2016, 146: 18-23.

[19] SHAH MH, ABDELHADY M, OWN A, et al. A Rare Case of Choroid Plexus Papilloma of the Third Ventricle in an Adult[J]. Cureus, 2020, 12 (8): e9582.

[20] NI HC, PIAO YS, LU DH, et al. Chordoid glioma of the third ventricle: four cases including one case with papillary features[J]. Neuropathology, 2013, 33 (2): 134-139.

[21] GRAND S, PASQUIER B, GAY E, et al. Chordoid glioma of the third ventricle: CT and MRI, including perfusion data[J]. Neuroradiology, 2002, 44 (10): 842-846.

[22] BARO V, ANGLANI M, MARTINOLLI F, et al. The rolling cyst: migrating intraventricular neurocysticercosis- a case-based update[J]. Childs Nerv Syst, 2020, 36 (4): 669-677.

[23] CUETTER AC, ANDREWS RJ. Intraventricular neuro-cysticercosis: 18 consecutive patients and review of the literature[J]. Neurosurg Focus, 2002, 12 (6): e5.

[24] KIMURA-HAYAMA ET, HIGUERA JA, CORONA-CEDILLO R, et al. Neurocysticercosis: radiologic-pathologic correlation[J]. Radiographics, 2010, 30 (6): 1705-1719.

[25] MATUSHITA H, PINTO FC, CARDEAL DD, et al. Hydrocephalus in neurocysticercosis.[J]. Childs Nerv Syst, 2011, 27 (10): 1709-1721.

[26] CINALLI G, SPENNATO P, NASTRO A, et al. Hydro-cephalus in aqueductal stenosis[J]. Childs Nerv Syst, 2011, 27 (10): 1621-1642.

[27] LANGNER S, FLECK S, BALDAUF J, et al. Diagnosis and Differential Diagnosis of Hydrocephalus in Adults[J]. Rof, 2017, 189 (8): 728-739.

[28] GREITZ D. Radiological assessment of hydrocephalus: new theories and implications for therapy[J]. Neurosurgi-cal review, 2004; 27 (3): 145-165.

[29] SMITH AB, SMIRNIOTOPOULOS JG, HORKANYNE-SZAKALY I. From the radiologic pathology archives: intra-ventricular neoplasms: radiologic-pathologic correlation[J]. Radiographics, 2013, 33 (1): 21-43.

[30] SIMÃO D, TEIXEIRA JC, CAMPOS AR, et al. Fourth ventricle neurocysticercosis: A case report[J]. Surg Neurol Int, 2018, 9: 201.

[31] NASH TE, WARE JM, MAHANTY S. Intraventricular Neurocysticercosis: Experience and Long-Term Outcome from a Tertiary Referral Center in the United States[J]. Am J Trop Med Hyg, 2018. 98 (6): 1755-1762.

[32] WANI AA, RASWAN US, MALIK NK, et al. Posterior fossa ruptured dermoid cyst presenting with hydrocephalus[J]. Neurosciences (Riyadh), 2016, 21 (4): 358-360.

[33] HAMA Y, SASAKI T, YAMOTO T, et al. Hemangioblas-toma of the medulla oblongata that caused isolated fourth ventricle after stereotactic radiosurgery: A case report[J]. Mol Clin Oncol, 2023, 18 (5): 37.

[34] KUMAR S, SAHANA D, RATHORE L, et al. Fourth ventricular epidermoid cyst-Case series, systematic review and analysis[J]. Asian Journal of Neurosurgery, 2022, 16 (3): 470-482.

[35] WEN Z, ZHANG Y, FU F, et al. Clinical, radiological, and pathological features in 43 cases of intracranial sube-pendymoma [J]. Journal of Neurosurgery, 2015, 122 (1): 49-60.

[36] HAIDER AS, EL AHMADIEH TY, HAIDER M, et al. Imaging characteristics of 4th ventricle subependymoma [J]. Neuroradiology, 2022, 64 (9): 1795-1800.

[37] KAMMERER S, MUELLER-ESCHNER M, LAUER A, et al. Subependymomas-Characteristics of a "Leave me Alone" Lesion [J]. Rofo, 2018, 190 (10): 955-966.

[38] 蔡振德, 马捷. 脑室占位病变的影像表现分析及鉴别诊断 [J]. 中国 CT 和 MRI 杂志, 2023, 21 (7): 19-21.

[39] SPENNATO P, DE MARTINO L, RUSSO C, et al. Tumors of Choroid Plexus and Other Ventricular Tumors[J]. Adv Exp Med Biol, 2023, 1405: 175-223.

[40] ANYANWU CT, ROBINSON TM, HUANG JH. Rosette-forming glioneuronal tumor: an update[J]. Clin Transl Oncol, 2020, 22 (5): 623-630.

[41] BALIGA S, GANDOLA L, TIMMERMANN B, et al. Brain tumors: Medulloblastoma, ATRT, ependymoma[J]. Pediatr Blood Cancer, 2021, 68: e28395.

[42] LOMBARDI G, DELLA PUPPA A, PIZZI M, et al. An Overview of Intracranial Ependymomas in Adults[J]. Cancers (Basel), 2021, 13 (23): 6128.

[43] TRILLO-CONTRERAS JL, RAMÍREZ-LORCA R, VILLADIEGO J, et al. Cellular Distribution of Brain

Aquaporins and Their Contribution to Cerebrospinal Fluid Homeostasis and Hydrocephalus[J]. Biomolecules, 2022, 12(4): 530.

[44] GIANNIKOU K, ZHU Z, KIM J, et al. Subependymal giant cell astrocytomas are characterized by mTORC1 hyperactivation, a very low somatic mutation rate, and a unique gene expression profile[J]. Modern Pathology, 2021, 34(2): 264-279.

[45] ANDERSEN BM, MIRANDA C, HATZOGLOU V, et al. Leptomeningeal metastases in glioma: The Memorial Sloan Kettering Cancer Center experience[J]. Neurology, 2019, 92(21): e2483-e2491.

[46] HALDORSEN IS, ESPELAND A, LARSSON EM. Central nervous system lymphoma: characteristic findings on traditional and advanced imaging[J]. AJNR Am J Neuroradiol, 2011, 32(6): 984-992.

[47] CORKILL R. Differential Diagnosis in Neuroimaging: Brain and Meninges by Steven P Meyers[J]. Acta Radiologica, 2018, 59(6): 3.

[48] EARNEST MP, HEATON RK, WILKINSON WE, et al. Cortical atrophy, ventricular enlargement and intellectual impairment in the aged[J]. Neurology, 1979, 29(8): 1138-1143.

[49] CURRÀ A, PIERELLI F, GASBARRONE R, et al. The Ventricular System Enlarges Abnormally in the Seventies, Earlier in Men, and First in the Frontal Horn: A Study Based on More Than 3,000 Scans[J]. Front Aging Neurosci, 2019, 11: 294.

[50] DUBOST F, BRUIJNE M, NARDIN M, et al. Multi-atlas image registration of clinical data with automated quality assessment using ventricle segmentation[J]. Med Image Anal, 2020, 63: 101698.

第十一章　颅内血管病变

第一节　动脉血管病变相关征象

一、血管高密度征

【定义】

血管高密度征（hyperdense artery sign，HAS）是指在非增强 CT 检查时，脑动脉走行区或管腔的密度增高。

【病理基础】

脑动脉密度主要取决于血红蛋白的浓度，正常流动血液的 CT 值约 40HU，与脑皮质密度接近。当发生栓塞时，血浆浓缩形成富含红细胞的新鲜血栓，其密度高于正常血液，CT 值约 80HU，此时该段闭塞动脉的密度高于邻近未闭塞动脉和邻近脑皮质。

【征象描述】

CT 可以较清晰地显示闭塞动脉的高密度改变，表现为条索状或小结节样的高密度，边界清晰锐利（图 11-1-1），最常见于大脑中动脉，其次是基底动脉。颅内动脉相对细小，薄层 CT 扫描或重建图像可以提升显示效果，利于检测到更远端的分支动脉。

【相关疾病】

血管高密度征的相关疾病见表 11-1-1。

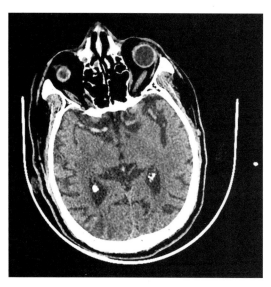

图 11-1-1　血管高密度征

患者男，74 岁，突发言语不能，左侧肢体无力半小时，临床诊断急性脑梗死。头颅 CT 平扫可见右侧大脑中动脉 M1 段密度较对侧增高，呈条索状高密度影。

【分析思路】

动脉高密度征通常提示脑动脉闭塞，是血管腔存在血栓的超早期影像学特征之一，其分析思路如下：

第一，认识这个征象。当临床怀疑脑血管意外事件发生时，需要注意颅内动脉走行区的密度是否存在非正常的增高、密度增高动脉的长度以及双侧是否对称。

第二，寻找其他影像征象。通常脑动脉高密度征患者还应有相应脑区梗死的其他影像学证据，如相应供血脑区密度减低、岛带征、灰白质模糊征等。

第三，学会鉴别。脑动脉局部、非对称性高密度是动脉高密度征诊断早期脑梗死的可靠征象，若出现两侧动脉对称性密度增加，则血栓栓塞的可能性小。

第四，结合患者的病史及临床症状，当出现血管高密度征时应给予临床相应的提示，明确是否需要进一步 CTA 等血管造影检查，尽早识别大脑动脉闭塞，以指导临床采取积极的治疗手段改善患者预后。

表 11-1-1　血管高密度征的相关疾病

血管源性疾病	血液系统疾病	医源性因素	其他
脑梗死	红细胞增多症	介入治疗后	假性大脑动
血管钙化		改变	脉高密度

血管高密度征通常提示脑动脉闭塞，是血管腔存在血栓的超早期影像学特征之一。在临床上，其他一些生理或非生理性因素也可导致血管密度的增高，比如血管壁的钙化、红细胞增多症、血管对比剂的使用、部分容积效应以及其他病因引起的假性大脑动脉高密度征等。

【疾病鉴别】

1. 血管高密度征鉴别诊断流程图见图11-1-2。　　2. 血管高密度征的主要鉴别诊断要点见表11-1-2。

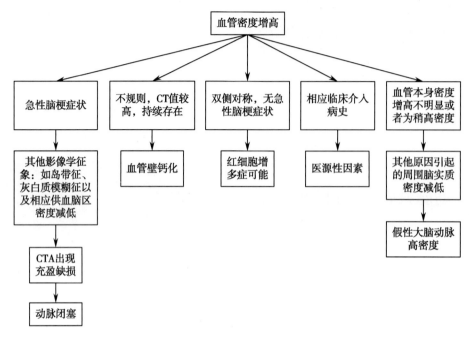

图 11-1-2　血管高密度征鉴别诊断流程图

表 11-1-2　血管高密度征的主要鉴别诊断要点

疾病	典型影像特征	鉴别要点
血管壁钙化	CT 值较高，可达 97～221HU。在动态随访 CT 扫描中，血管壁钙化持续存在	CT 值较血栓高
红细胞增多症	无脑卒中症状，双侧血管对称性稍高密度影	对称性稍高密度影
假性大脑动脉高密度	无卒中症状，血管密度增高不明显，多为对称性增高，脑实质密度降低时更加明显	血管密度增高不明显或者为稍高密度，和对侧相比基本一致
医源性因素	多有临床治疗史，可对称或不对称分布	临床治疗史

二、磁敏感血管征

【定义】

磁敏感血管征（susceptibility vessel sign，SVS）指在磁敏感成像序列（T_2^* GRE/SWI/QSM 等，常用的为 SWI 序列）中患侧责任动脉低信号影直径超过对侧正常动脉的低信号影。

【病理基础】

磁敏感血管征多见于急性缺血性脑卒中，造成责任动脉狭窄或闭塞的血栓内含有大量顺磁性、可引起磁敏感差异的脱氧血红蛋白，可导致局部磁场发生改变，在 SWI 上表现为相应血管内的低信号影。同时由于血栓会引起受累血管以远的血管内血流速度减慢，局部区域血流低灌注进一步导致血管内脱氧血红蛋白浓度的增加，因此责任血管会显示为显著的低信号。

【征象描述】

在 SWI 上表现为患侧的责任动脉出现条状低信号，其直径超过对侧血管的低信号（图 11-1-3）。

【相关疾病】

在临床上，SVS 多见于脑动脉血栓。

【分析思路】

磁敏感血管征分析思路如下：

第一，磁敏感血管征首先要明确征象概念。该征象需要在磁敏感加权成像上判断，当怀疑颅内大血管血栓形成时，需要在 SWI 上注意颅内动脉走行

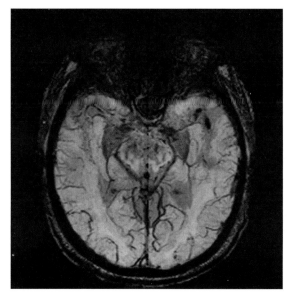

图 11-1-3　磁敏感血管征

患者男，66 岁，突发右侧肢体无力 3 天，临床诊断急性脑梗死。SWI 序列可见左侧大脑中动脉 M1 段末端及 M2 段近段条状低信号，管腔直径超过对侧正常血管。

区是否存在较对侧增粗的低信号影，尤其注意远端小血管内的低信号。

第二，寻找其他影像征象。SVS 一般出现在脑梗死区域的供血血管走行区，相应供血脑区应存在 MRA 血管闭塞、DWI 高信号、脑组织水肿等其他影像学证据。

第三，理解征象的临床意义。SVS 可以直观地显示责任动脉内的血栓及血栓的长度、形态等特点，有助于判断卒中亚型，评估病情严重程度及预后，为临床选择溶栓或血管内治疗提供相关参考信息。

【疾病鉴别】

1. 鉴别诊断流程图见图 11-1-4。

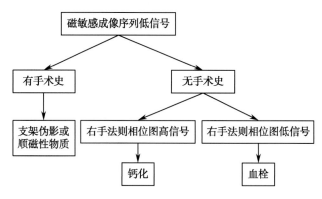

图 11-1-4　磁敏感成像序列低信号鉴别诊断

2. 磁敏感成像序列低信号的主要鉴别诊断要点见表 11-1-3。

表 11-1-3　磁敏感成像序列低信号的主要鉴别诊断要点

疾病	典型影像特征	鉴别要点
支架术后	磁敏感成像序列明显低信号，边界不清	手术病史
血栓	幅度图低信号，右手法则相位图低信号，患侧责任动脉低信号影直径超过对侧正常动脉	急性脑卒中病史，右手法则相位图低信号，责任血管增粗
血管壁钙化	幅度图低信号，右手法则的相位图高信号	右手法则相位图高信号

三、岛带征

【定义】

岛带征（insular ribbon sign）指岛叶灰质、白质界限模糊，分界欠清，呈均一的低密度影，为大脑中动脉供血区脑梗死早期征象。

【病理基础】

岛带区包括岛叶皮质、最外囊和屏状核，该部位由大脑中动脉供血，对急性梗死后的缺血缺氧敏感，梗死早期即出现细胞毒性水肿和皮质肿胀。大脑中动脉 M2 段分出的屏状核动脉灌注岛带区，当 M2 段闭塞时，该部位距离从大脑后动脉、大脑前动脉发出的侧支循环最远，故容易发生梗死。岛带消失是脑梗死造成急性脑水肿的一种反应。岛带征是脑梗死早期最敏感的指标之一。

【征象描述】

岛带征是脑梗死的早期 CT 表现之一。正常情况下，岛叶皮层灰质和白质泾渭分明。当发生岛叶皮层急性脑梗死时，CT 表现为全部岛带或后部岛带皮质边界模糊不清，灰白质密度一致、分界消失，可见带状低密度影（图 11-1-5），前者是由于大脑中动脉 M2 段（岛叶段）主干闭塞导致，而后者是由于岛叶内大脑中动脉分支闭塞引起，大面积脑梗死患者前者比较多见。

【相关疾病】

岛带征相关疾病见表 11-1-4。

表 11-1-4　岛带征相关疾病

血管病变	脑炎	脑肿瘤	外伤	放疗后改变
脑梗死	单纯疱疹病毒性脑炎	胶质瘤	脑外伤	放射性坏死

临床上，岛带征大多见于大脑中动脉供血区急性梗死的早期。

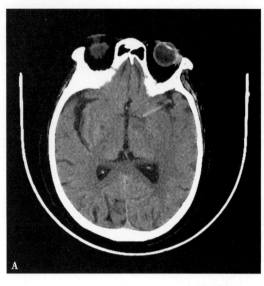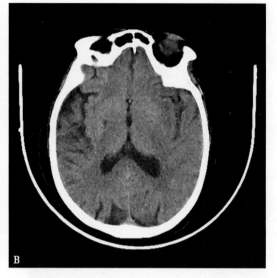

图 11-1-5　岛带征

患者，女，79 岁，发现右侧肢体无力伴言语不能 8 小时，临床诊断急性脑梗死。既往有高血压病史。
A. 头颅 CT 平扫，左侧大脑中动脉 M1 段可见条状高密度影；B. 左侧岛带区灰白质界面模糊，分界欠清，
见条带状稍低密度影，邻近脑组织稍肿胀。

【分析思路】

岛带征是 CT 检查时脑梗死早期敏感的指标之一，提示脑动脉闭塞，其分析思路如下：

第一，认识这个征象。当临床怀疑脑血管意外事件发生时，需要注意岛带区灰白质分界是否清楚、密度是否改变以及双侧岛带区是否对称。

第二，寻找其他影像征象。通常岛带征患者还应有相应脑区梗死的其他影像学证据，如相应供血脑区密度减低、血管高密度征、灰白质模糊征等。

第三，结合患者的病史及临床症状。当出现岛带征时应给予临床相应的提示，明确是否需要进一步 CTA、DSA 及 MRI 等检查，尽早识别大脑中动脉是否闭塞，对指导临床采取积极的治疗手段以改善患者的预后具有重要的意义。

【疾病鉴别】

1. 岛带征的鉴别诊断流程图见图 11-1-6。

2. 岛带征与几种疾病的主要鉴别诊断要点见表 11-1-5。

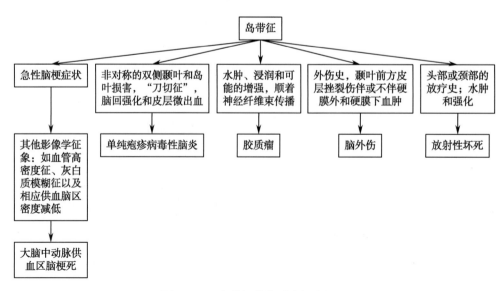

图 11-1-6　岛带征的鉴别诊断流程图

表 11-1-5　岛带征与几种疾病的主要鉴别诊断要点

疾病	鉴别要点
脑梗死	CT 表现为全部岛带或后部岛带皮质边界模糊不清，灰白质密度一致、分界消失，可见带状低密度影
单纯疱疹病毒性脑炎	具有一定的季节性和流行性，常有上呼吸道和胃肠道感染病史，伴有发热、头痛和精神行为异常，影像上表现为非对称的双侧颞叶和岛叶损害，病灶一般不累及基底节区，呈"刀切征"，脑回强化和皮层微出血
胶质瘤	隐匿起病的神经功能缺损，新发的癫痫，精神状态改变；水肿、浸润和可能的增强（根据肿瘤级别），顺着神经纤维束传播
脑外伤	外伤史，颞叶前方皮层挫裂伤伴或不伴硬膜外和硬膜下血肿
放射性坏死	头部或颈部的放疗史；水肿和强化

当岛带征为唯一表现时，主要需与单纯疱疹病毒性脑炎鉴别。病毒性脑炎发生有一定的季节性和流行性，常有上呼吸道和胃肠道感染病史，伴有发热、头痛和精神行为异常，确诊基于脑组织和脑脊液的病毒学检查。CT 表现：单侧或双侧颞叶、海马、岛叶皮层及边缘系统局灶性低密度区，可扩展至额叶。低密度病灶中散布点状高密度影提示出血性坏死，更支持单纯疱疹病毒性脑炎的诊断；急性期脑梗死呈低灌注，而急性期单纯疱疹病毒性脑炎呈明显高灌注。除此之外，结合病史及影像学征象，与脑肿瘤、脑外伤、放疗后改变等鉴别较容易。

四、错配征

【定义】

错配征（mismatch）是指低灌注区和梗死核心之间病变的显著体积差异，是存在相关可挽救脑组织的标志。基于 CT 灌注成像可间接测定缺血半暗带，并据此筛选出适合干预的患者。

【病理基础】

缺血半暗带（ischemic penumbra，IP）是指与脑梗死核心相同血管供血区内梗死灶周围的血流低灌注区，该区域神经细胞因缺血发生生理生化异常并导致功能障碍，但尚未死亡，及时改善低灌注可恢复正常，反之则进展为梗死灶，加重脑损害。

错配征，也称为"不匹配"或"错配"，但严格来讲，缺血半暗带和错配征并不等同。缺血半暗带是

"组织学"定义，错配征是"影像学"定义。根据 CT 灌注成像方法间接测定得到，并据此选择合适的患者进行干预，但错配征存在敏感性、特异性以及阈值确定等方面的缺陷。

【征象描述】

CT 灌注成像（CT perfusion，CTP）通过评价脑血流动力学改变，能准确反映脑组织血管化程度和血流灌注情况，可同时提供多个脑灌注参数图，包括脑血流量（cerebral blood flow，CBF）、脑血容量（cerebral blood volume，CBV）、平均通过时间（mean transit time，MTT）、达峰时间（time to peak，TTP）、残余功能达峰时间（time to maximum of the residual function，T_{max}）等，成为急性脑梗死多模式 CT 检查方案的重要组成部分。评估缺血半暗带多基于 CTP 参数图，评价梗死核心区与异常灌注区之间的"不匹配"（图 11-1-7，彩图见文末彩插），进而计算缺血半暗带与梗死核心体积比值或者设定阈值进行定量计算，有助于再灌注治疗前风险评估和临床预后判定。

CBF/CBV"不匹配"是目前急诊状态下快速评价缺血半暗带最简单实用的方法。很多灌注后处理软件都增加了 T_{max} 参数，作为定量评价低灌注区和梗死核心的敏感时间参数，通常将 $T_{max} > 6$ 秒或相对 MTT（relative MTT，rMTT）值 $> 145\%$ 作为缺血半暗带的外界阈值，相对 CBF（relative CBF，rCBF）值 $< 30\%$ 为梗死核心。多个血管内治疗临床试验证实，rCBF $< 30\%$ 是最终梗死体积和患者预后的较强预测因素，而定量评价中以 $T_{max} > 6$ 秒与 rCBF $< 30\%$"不匹配"应用更多。

【相关疾病】

CBF/CBV 错配征见于急性脑梗死缺血半暗带的临床影像学评估。

【分析思路】

错配征分析思路如下：

基于 CT 灌注技术的缺血灌注 / 梗死核心"错配"，已经成为评估缺血半暗带简单而快速的方法，并能指导临床救治，其分析思路如下：

第一，急性缺血性卒中依据起病时间的不同，采用影像学分层评价策略，比如对于发病时间在 6～16 小时的患者，应采用 CT 模式中 CBF/CBV"不匹配"定性评价缺血半暗带。

第二，识别是否存在错配征有助于评估患者是否能从再灌注治疗中获益以及评估预后。

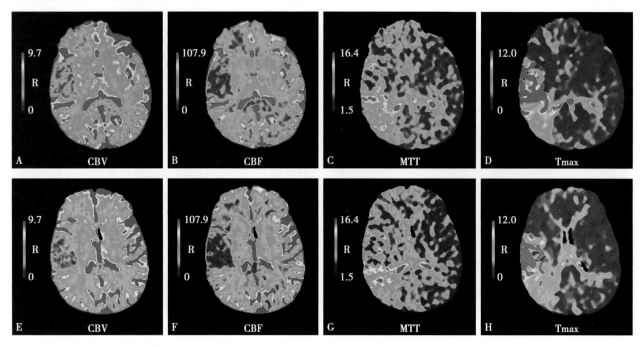

图 11-1-7　错配征

患者，男，50 岁，左侧肢体无力伴言语含糊 2 天余。右侧额颞叶较对侧相应区域脑血容量（CBV）降低（图 A、E），脑血流量（CBF）降低（图 B、F），平均通过时间（MTT）延长（图 C、G），残余功能达峰时间（T_max）延长（图 D、H）。CBF/CBV"不匹配"（图 A、B、E、F）。

五、T$_2$FLAIR 弥散错配征

【定义】

T$_2$FLAIR 弥散错配征（T$_2$FLAIR diffusion mismatch）是指当弥散加权成像（diffusion weighted imaging，DWI）上出现高信号区域，而液体衰减反转恢复（fluid attenuated inversion recovery，FLAIR）序列该区域信号改变不明显时，即 T$_2$FLAIR-DWI 不匹配。

【病理基础】

急性脑缺血时首先发生细胞毒性水肿，随后出现血管源性水肿。DWI 是目前检测因细胞毒性水肿而导致细胞外水分子布朗运动受限最为敏感的无创方法。在细胞毒性水肿阶段，DWI 序列即可出现高信号，与常规 MRI 序列相比能更早地发现梗死区的信号异常。DWI 序列是目前公认的鉴别早期脑组织核心梗死区灵敏度最高的影像学检查方法，症状出现后数分钟内即可有 DWI 高信号表现。T$_2$FLAIR 通过抑制脑脊液信号，消除脑脊液导致的部分容积效应影响，从而提高病变与正常组织的对比度，是优于常规 T$_2$WI 序列的磁共振技术。T$_2$FLAIR 高信号可以敏感地反映脑组织缺血缺氧后出现的血管源性水肿，提示血脑屏障的完整性被破坏。同时，T$_2$FLAIR 可以显示慢性脑缺血改变、脑白质病变及陈旧脑梗死征象，与 MRI 其他序列联合应用有助于判断急性缺血性卒中的病因和可能的发病机制。急性脑卒中特别是醒后卒中的患者有相当一部分存在 DWI 高信号，而 T$_2$FLAIR 无明显显示。研究认为 T$_2$FLAIR 和 DWI 不匹配的出现表明患者发病时间在 4.5 小时之内，该发现有助于指导醒后卒中及发病时间不明的患者进行安全有效的静脉溶栓治疗。

【征象描述】

脑梗死超急性期（<6 小时）：细胞毒性水肿，DWI 呈高信号，ADC 信号减低，而同一区域 T$_2$FLAIR 无明显异常高信号，即 T$_2$FLAIR- 弥散错配（图 11-1-8）。

【相关疾病】

T$_2$FLAIR 弥散错配征见于超急性期脑梗死的临床影像学评估。除最常见的脑梗死之外，脑外伤、中毒性脑病、肿瘤、炎症、脓肿、多发性硬化、线粒体病都可以在 DWI 上表现为高信号，但 T$_2$FLAIR 序列均可出现不同程度的异常改变，与超急性期脑梗死通过病史及影像学表现较易鉴别（表 11-1-6）。

此外，本征象需与另一 T$_2$FLAIR 错配征（T$_2$FLAIR mismatch）相区别，T$_2$FLAIR 错配征定义为：肿瘤在 T$_2$WI 显示完整或接近完整且几乎同质的高强度信

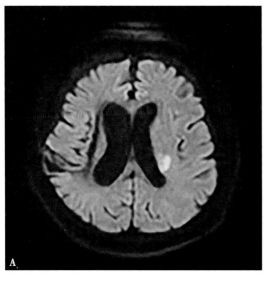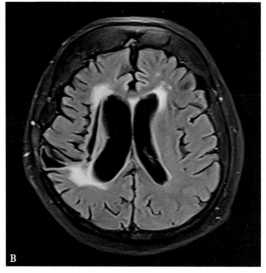

图 11-1-8　T$_2$FLAIR- 弥散错配征

患者女，77 岁，突发言语困难，右侧肢体无力 4 小时，临床诊断急性脑梗死。A. DWI 序列可见左侧脑室旁斑片状高信号；B. T$_2$FLAIR 序列相应区域未见异常高信号。

号；肿瘤在 T$_2$FLAIR 显示主体低信号（抑制的程度可能不均匀），但有高信号的薄边缘。T$_2$FLAIR 错配征是近年来影像基因组学领域中发现的最具突破的特征，是常规 MRI 可检测到的独特影像学特征，能够辅助在术前诊断 IDH 突变型星形细胞瘤（有 IDH 突变，但没有 1p/19q 共失），并且具有一定的特异性（表 11-1-6）。

表 11-1-6　错配征相关疾病

血管性疾病	肿瘤性疾病
超急性期和急性期脑梗死	IDH 突变型星形细胞瘤

【分析思路】

T$_2$FLAIR 弥散错配征通常提示急性缺血性脑卒中患者发病时间在 4.5 小时之内，该发现有助于指导醒后卒中及发病时间不明的患者进行安全有效的静脉溶栓治疗。其分析思路如下：

第一，认识这个征象。当临床怀疑脑血管意外事件发生时，需要注意是否有 DWI 高信号，DWI 可以在卒中发生后的短时间内（特别是发病 6 小时内）检查出脑缺血组织，T$_2$FLAIR 序列则是发病时间 6 小时以外的患者中可有阳性发现，出现 T$_2$FLAIR-弥散错配征有助于判断发病时间。

第二，当出现 T$_2$FLAIR- 弥散错配征时，还需结合患者的病史及临床症状，排除其他 DWI 高信号的疾病。

【疾病鉴别】

T$_2$FLAIR- 弥散错配征只是一个征象，不能孤立看待，需要联合其他影像学特征和临床信息进行诊断和鉴别诊断。

1. 错配征病变鉴别诊断流程图见图 11-1-9。

2. 不同常见疾病的主要鉴别诊断要点见表 11-1-7。

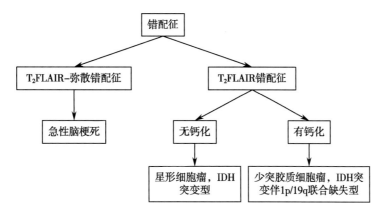

图 11-1-9　错配征病变基于临床信息的鉴别诊断流程图

表 11-1-7 不同常见疾病的主要鉴别诊断要点

疾病	典型影像学特征	鉴别要点	主要伴随征象
超急性期和急性期脑梗死	CT 平扫血管高密度征（特异性高，敏感性低），发病后 3 小时内灰白质模糊征占 50%~70%；T_2FLAIR 高信号，DWI 高信号，ADC 图低信号是其特征	突然发病；出现局灶性神经功能缺损症状；临床表现取决于梗死灶的大小和部位	可出现 T_2FLAIR 弥散错配征、岛带征
星形细胞瘤，IDH 突变型	T_2FLAIR 错配征（特异性高，敏感性低）	好发于 20~40 岁，多位于深部白质	增强扫描无明显强化或轻度强化
少突胶质细胞瘤，IDH 突变伴 1p/19q 联合缺失型	多伴有钙化，典型钙化呈条索状沿脑回分布；瘤周多无或仅有轻度水肿；瘤体强化	多见于 30~45 岁成人，额叶多见	皮质/皮质下受累伴脑回扩张和钙化

六、灰白质模糊征

【定义】

灰白质模糊征（gray-white matter blur sign）是超急性期脑梗死的 CT 征象之一，表现为大脑皮层与邻近白质的密度混淆在一起，灰白质界限模糊，两者从密度上不能区分。

【病理基础】

在超急性期脑缺血中，由于缺血区三磷酸腺苷供应不足，导致灰质及白质内的细胞膜离子泵功能失效，引起细胞毒性水肿。脑含水量每增加 1%，CT 衰减降低 2.5HU。由于皮层海马和纹状体对缺血最敏感，因此其密度减低较白质区更早、更明显，使灰质与白质的分界面模糊，呈现稍低密度影。

【征象描述】

在 CT 平扫图像中，表现为脑动脉供血区域局部脑灰质密度轻度减低，灰白质交界面模糊，同时受累脑组织肿胀，脑沟变浅/消失，CTA 可显示责任血管（图 11-1-10，彩图见文末彩插）。

【相关疾病】

灰白质模糊征多见于急性脑梗死超急性期，50%~70% 病例在发病后 3 小时内灰白质分辨不清。当出现岛叶灰白质分辨模糊时，则称为"岛带征"。

【分析思路】

灰白质模糊征分析思路如下：

第一，出现脑卒中症状的患者头颅 CT 发现局部脑灰质密度轻度减低，灰白质交界面模糊，同时受累脑组织肿胀，脑沟变浅/消失，病变区域需与闭

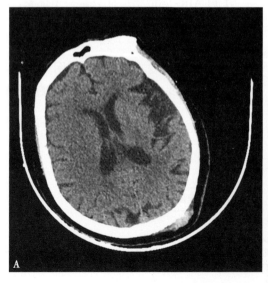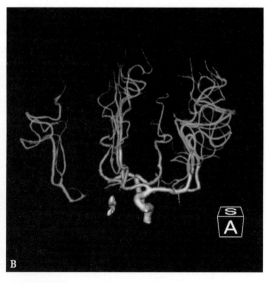

图 11-1-10 灰白质模糊征

患者，女，83 岁，左侧肢体麻木伴无力伴言语不清 3 小时，临床诊断急性脑梗死。既往有高血压病史。
A. CT 平扫：与左侧相比，右侧部分额顶叶区灰白质界面模糊，局部脑组织肿胀、脑沟消失；B. CTA 的 VR 图显示右侧大脑中动脉 M1 段及右侧颈内动脉颅内段未显影。

塞血管供血区一致。

第二，注意在观察时要用较窄的窗宽及合适的窗位，提高组织对比度，且双侧对比才能发现，当双侧相同部位 CT 值差值在 1.8HU 以上，在排除其他病变的基础上需警惕超急性期脑梗死。

第三，如果患者未出现卒中症状，并在前 6 小时内 CT 检测到脑灰白质密度同时减低，呈低 / 稍低密度改变，则对不可逆缺血性脑损伤的诊断具有高度特异性。如果已出现卒中症状，并在前 6 小时内 CT 显示低密度的患者往往被证实有更大的梗死面积、更严重的症状、更不利的临床病程，甚至有更高的出血风险。

【疾病鉴别】

在诊断急性脑梗死超急性期时需结合多种影像学特征、临床信息及实验室检查进行诊断和鉴别诊断（图 11-1-11）。

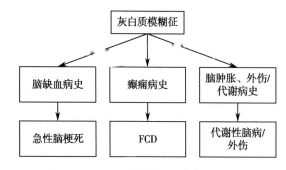

图 11-1-11 灰白质模糊征病变鉴别诊断

灰白质模糊征在以下 2 种疾病的主要鉴别诊断要点详见表 11-1-8。

表 11-1-8 灰白质模糊征在以下 2 种疾病的主要鉴别诊断要点

疾病	灰白质模糊征	鉴别要点
局灶性皮质发育不良（FCD）	病变常为局灶型，FCD 常表现为灰白质交界模糊、FLAIR 信号增高、脑沟回形态异常、穿透征及皮质厚度增加等。其中灰白质交界模糊和 FLAIR 信号增高是 II 型 FCD 常见的影像学表现	多见于儿童及青少年，临床通常有癫痫的病史。常合并皮层增厚、脑沟形态异常，FLAIR 信号增高及穿透征等其他影像表现
脑肿胀	脑肿胀时多见于一侧或双侧半球。平扫可见脑组织肿胀，脑实质密度普遍减低，灰白质界限模糊；脑沟、脑裂变浅，脑室受压变窄、变形，若是外伤引起，可合并脑挫裂伤、骨折等	外伤、感染、血缺氧性脑病、代谢性脑病时会引起脑肿胀，但通常为一侧或双侧大脑半球，范围较大，且多有临床病史

七、常春藤征

【定义】

脑沟或脑表面沿软脑膜分布的点或条状高信号影，因其似常春藤攀缘于石头上而得名常春藤征（ivy sign）。

【病理基础】

脑的血液供应主要包括颈内动脉系统和椎基底动脉系统。常春藤征主要见于烟雾病或烟雾综合征，在双侧颈内动脉、大脑前、中动脉重度狭窄或闭塞时，由颈外动脉及椎基底动脉系统（脑膜中动脉、颞浅动脉、枕动脉等）参与代偿性供血的侧支循环血管形成，沿双侧软脑膜分布。

【征象描述】

"常春藤征"分为 T_2FLAIR 的"常春藤征"和 T_1WI 增强的"常春藤征"。T_2FLAIR 的"常春藤征"表现为在 T_2FLAIR 序列上大脑半球脑沟或脑表面可见侧枝血管，表现为连续线性或点状的高信号；T_1WI 增强的"常春藤征"表现为大脑半球脑沟或脑表面连续线性或点状的强化。需要注意的是，T_1WI 增强扫描时大脑表面正常情况下可以显示强化的血管分布，但其数量少、管径较细，常春藤征则表现为迂曲强化的血管增多影。MRI 检查图像见图 11-1-12，DSA 可见烟雾状血管形成（图 11-1-13）。

【相关疾病】

常见疾病：烟雾病或烟雾综合征、蛛网膜下腔出血。

少见疾病：脑膜炎。

罕见疾病：脑膜转移瘤。

详见表 11-1-9。

表 11-1-9 常春藤征的相关疾病

血管病变	颅内血肿	非特异性炎症	转移瘤
烟雾病或烟雾综合征	蛛网膜下腔出血	脑膜炎	乳腺癌、前列腺癌、肺癌等转移

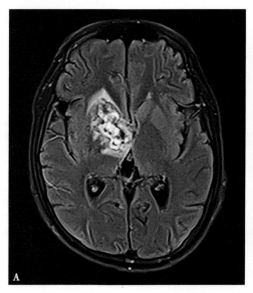
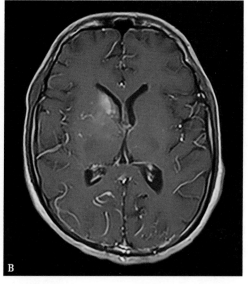

图 11-1-12 MRI 的常春藤征

患者，男，19 岁，头晕 4 天，临床诊断烟雾病。A. T$_2$FLAIR 显示右侧基底节区脑出血，双侧脑沟及脑表面可见连续高信号；B. 增强扫描可见双侧脑沟及脑表面可见迂曲强化的侧支血管。

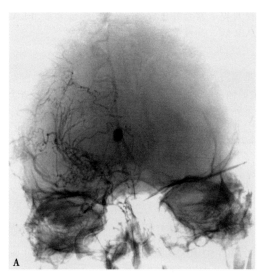
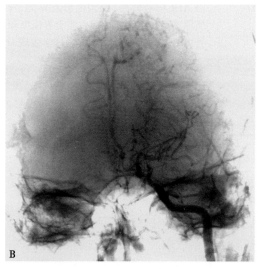

图 11-1-13 DSA 的常春藤征

同一患者 DSA 可见双侧大脑中动脉呈"常春藤样"改变。A. 右侧大脑中动脉；B. 为左侧大脑中动脉。

【分析思路】

常春藤征分析思路如下：

第一，常春藤征的检出通常与疾病的严重程度有关，如烟雾病患者缺血症状越严重，常春藤征出现的范围越大；缺血症状较轻时，常春藤征出现的范围就较小，很可能遗漏病变。在实际工作中，首诊通常仅有 MRI 平扫，因此在 T$_2$FLAIR 序列上能否发现此征象尤为关键。正常的 T$_2$FLAIR 序列双侧大脑半球的脑沟清楚可见，脑沟内为均匀的低信号，常春藤征表现为脑沟内的点、条状高信号，使得局部脑沟看上去更加密实。同时可以进行双侧对比，通过比对双侧大脑半球内脑沟的信号可以较为容易地发现患侧的常春藤征。T$_1$WI 增强扫描较 T$_2$FLAIR 序列更易显示常春藤征。

第二，在分析常春藤征时，需同时观察脑实质、脑沟、脑裂、脑池、脑室以及软组织有无其他异常影像学改变，有助于提升诊断及鉴别诊断的准确性。如烟雾病通常可伴有双侧颈内动脉末端和 / 或大脑前、中动脉变细、流空信号显示差,颅底中线两旁区域、基底节区出现烟雾状流空信号影,放射冠、半卵圆中心白质区出现的"刷子征"(垂直于侧脑室壁的刷子状高信号),脑梗死以及脑出血等。蛛网膜下腔出血若是自发性的(如动脉瘤引起的),常可见脑池内局限性或铸型异常信号影,偶可伴有脑积水、脑水肿、脑梗死、脑室内出血、脑疝等改变;若是由于外伤引起的,可伴有皮下软组织肿胀、硬膜外或硬膜下血肿、脑挫裂伤等;转移瘤可能同时存在有脑实质的转移瘤,并可累及颅骨以及软组织。

第三,结合患者的临床病史、临床症状及体征、诊疗经过、实验室检查、多次影像学检查前后对比结果等临床资料,可缩小鉴别诊断范围。

【疾病鉴别】

1.常春藤征基于临床信息的鉴别诊断流程图见图11-1-14。

2.出现常春藤征的病变需结合多种影像学特征、临床信息及实验室检查进行诊断和鉴别诊断。

常春藤征在几种疾病的主要鉴别诊断要点详见表11-1-10。

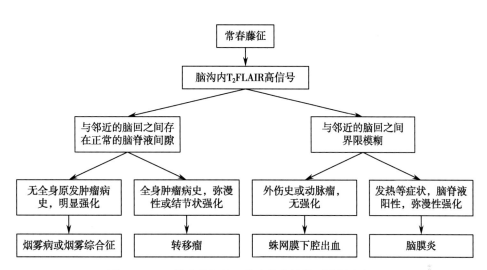

图 11-1-14 常春藤征基于临床信息的鉴别诊断流程图

表 11-1-10 常春藤征在几种疾病的主要鉴别诊断要点

疾病	常春藤征	鉴别要点
烟雾病或烟雾综合征	烟雾病时多见于双侧大脑半球,而烟雾综合征时常仅在患侧大脑半球可见。以额顶叶为多。病变越严重,常春藤征出现范围越大。T_2FLAIR 常显示其与邻近的脑回之间存在正常的脑脊液间隙,增强扫描常可见明显强化	常见于儿童及青少年和成人,临床症状为短暂性脑缺血发作等,偶可有脑出血的相关症状,但血压通常正常。常合并颅底中线两旁区域、基底节区烟雾状流空信号影
蛛网膜下腔出血	多位于患侧,T_2FLAIR 显示其与邻近的脑回之间界限模糊,正常的脑脊液间隙消失,增强扫描无强化	外伤引起的蛛网膜下腔出血存在外伤史,自发性出血的存在动脉瘤或其他病变,或有高血压病史,T_1WI 通常可见为高信号,除了脑沟内异常信号填充外,通常合并脑池血液积聚,CT 扫描可见病灶为高密度
脑膜炎	病变常为弥漫性分布,代表脑膜的弥漫性增厚,T_2FLAIR 显示其与邻近的脑回之间界限模糊,正常的脑脊液间隙消失,增强扫描可见弥漫性明显强化	常有颈项强直、发热等症状,脑脊液检查可有阳性发现
转移瘤	见于软脑膜转移瘤,可见病变为弥漫性或结节状,T_2FLAIR 显示其与邻近的脑回之间界限模糊或清楚,偶可见结节状占位性病变,增强扫描表现为弥漫性或结节状明显强化	全身肿瘤病史有助于诊断

八、三区域征

【定义】

三区域征(three territory sign, TTS)指多发急性缺血性脑卒中病灶同时累及双侧前循环和后循环三个以上血管区域,呈DWI高信号。

【病理基础】

多见于恶性肿瘤相关的缺血性脑卒中,是特鲁索综合征(Trousseau syndrome)的一种较为特异的影像学征象。目前将癌症患者在其发病过程中因为凝血和纤溶机制异常而出现的所有临床表现通称为特鲁索综合征。特鲁索综合征的发病机制较为复杂,涉及各种内外源性因素,主要是恶性肿瘤引起的血液高凝状态及非细菌性血栓性心内膜炎,血液高凝状态容易出现颅内动脉微小血栓形成和弥漫性血管内凝血;非细菌性血栓性心内膜炎的赘生物小且容易脱落,故微栓子易随着血液循环导致颅内动脉小分支栓塞,上述两种因素导致特鲁索综合征患者急性梗死灶数目多,累及血管区域更广泛。

【征象描述】

三区域征主要表现为MRI弥散加权成像上多发的高信号病变,呈多发性、双侧性、播散性且前后循环均可累及(图11-1-15)。常见受累部位为大脑皮层及皮层下,其次为大脑深部和小脑半球,脑干较少受累,分水岭少见,无弥漫皮质带状或深部灰质核团受累;以直径小于1cm的小梗死灶为主,也可合并数目不等的中、大梗死灶,单纯大面积梗死灶少见。病变多无强化、非环形、聚集成团。

【相关疾病】

三区域征多见于恶性肿瘤所致的特鲁索综合征,也可见于心源性疾病、免疫相关疾病、血液系统疾病和遗传性疾病等(表11-1-11)。

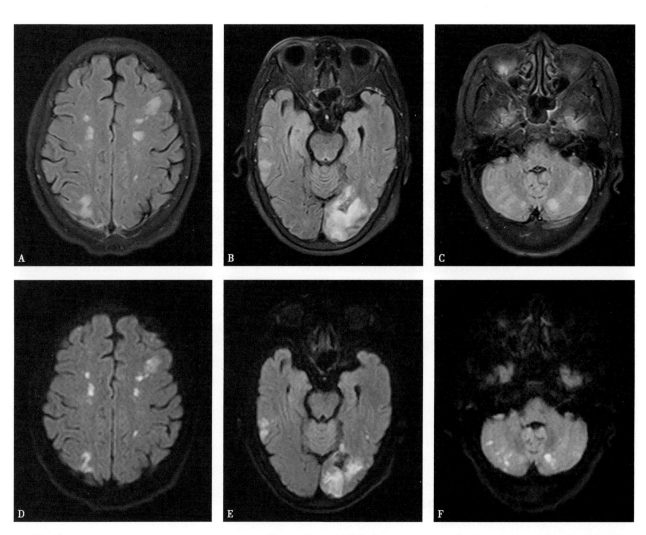

图11-1-15 三区域征

患者,女,67岁,胃癌治疗后10个月余,头晕5日,临床诊断特鲁索综合征。A～C. T$_2$FLAIR示双侧额顶枕颞叶、双侧小脑多发斑片斑点状高信号;D～F. DWI呈高信号。

表 11-1-11 三区域征病因

心源性疾病	肿瘤性病变	免疫相关疾病	血液系统疾病	遗传性疾病
感染性心内膜炎、非细菌性心内膜炎、心房纤颤	特鲁索综合征	类风湿关节炎、抗心磷脂抗体综合征	嗜酸性粒细胞增多症、血液高凝状态	Sneddon 综合征

【分析思路】

第一，认识这个征象。当 DWI 序列看到多个动脉供血区域的多发性小灶梗死时，应特别注意如果实验室检查提示 D- 二聚体水平明显升高，需警惕特鲁索综合征的可能性。

第二，学会鉴别。三区域征多为急性起病，颅内细小动脉的急性栓塞是其发病的主要机制，结合病史以及 CTA 或 MRA 的表现可与脑梗死、血管炎、转移瘤等做出鉴别。

【疾病鉴别】

1. 三区域征基于临床信息的鉴别诊断流程图见图 11-1-16。

2. 三区域征主要鉴别诊断要点见表 11-1-12。

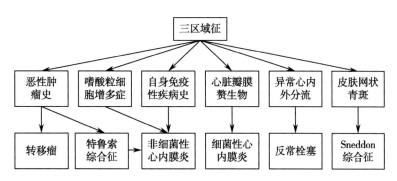

图 11-1-16 三区域征基于临床信息的鉴别诊断流程图

表 11-1-12 三区域征主要鉴别诊断要点

疾病	典型影像学特征	鉴别要点	主要伴随征象
特鲁索综合征	同时累及双侧前循环和后循环三个以上血管区域的梗死灶	恶性肿瘤病史，D- 二聚体水平明显升高	三区域征
脑转移瘤	多发明显强化灶伴周围明显水肿	恶性肿瘤病史，以皮髓质交界区多见	靶征
动脉粥样硬化性脑梗死	多为单侧脑梗，与动脉供血区一致	多有颈部及颅内动脉血管存在严重狭窄的证据	动脉粥样硬化斑块形成
中枢神经系统血管炎	多发脑动脉狭窄伴动脉瘤	无动脉粥样硬化基础	串珠样多发小动脉瘤

九、串珠样改变

【定义】

串珠样改变（string of pearls sign）是指侧脑室旁或放射冠区串珠样排列的梗死灶，主要见于皮质下型分水岭梗死。

【病理基础】

脑分水岭梗死（cerebral watershed infarction）是指相邻的 2 条或 3 条脑动脉供血区或基底节区深穿动脉供血的边缘带局限性缺血造成的梗死，可分为皮质型分水岭梗死（cortical watershed infarction，CWI）和皮质下型分水岭梗死（internal watershed infarction，IWI），同时存在 CWI 和 IWI 则为混合型分水岭梗死。低血压和低血容量是引起分水岭梗死最常见的原因，传统卒中危险因素（如高血压、高脂血症、糖尿病和心脏病）均是分水岭梗死的危险因素，其发病机制包括低灌注和 / 或栓子清除障碍。串珠样改变多见于 IWI。

【征象描述】

在弥散加权成像中，串珠样改变表现为一系列与侧脑室相邻但与侧脑室分开的圆形高信号区域，该征象的病灶通常≥3个，每个直径≥3mm，呈线性的珍珠串样排列，有时可相互融合或者呈带状，可出现于单侧（图11-1-17），也可出现在双侧。

【相关疾病】

串珠样改变多见于皮质下型脑分水岭梗死，不同类型的脑分水岭梗死发病部位有所不同。

【分析思路】

串珠样改变分析思路如下：

第一，串珠样改变首先要明确征象概念，该征象需要在弥散加权成像上判断，只在 T_2FLAIR 上出现的串珠样病灶无法评价为串珠样改变。弥散受限提示脑分水岭梗死处于急性期。若无弥散受限，则可能为慢性期脑分水岭梗死，也可能为多发腔隙性脑梗死。

第二，低血压和低血容量是引起脑分水岭梗死最常见的原因，因此出现串珠样改变需要进一步了解有无低血压或低血容量病史，心脏手术患者术后出现串珠样改变提示低灌注引起的皮质下型脑分水岭梗死。

第三，单侧还是双侧发病与脑分水岭梗死的发病机制有关。单侧出现串珠样改变可见于低灌注患者，也可见于微栓子脱落患者；双侧发病主要见于低灌注患者。

【疾病鉴别】

1. 多发腔隙性脑梗死、血液高凝状态下的多发性脑梗死等，病灶多为双侧散在分布，病灶排列无明确规律，也无累及分水岭区的特点。

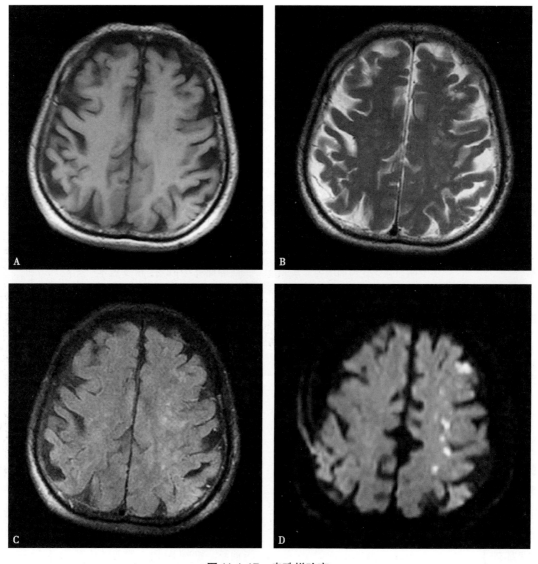

图 11-1-17　串珠样改变

患者，男，65岁，MRI 检查示左侧半卵圆中心呈珍珠串排列的异常信号灶，病灶≥3个，每个直径≥3mm。

A. T_1WI 呈低信号；B～C. T_2WI 及 T_2FLAIR 呈高信号；D. DWI 呈高信号。

2. 脑炎,临床上有发热等感染症状,病变以脑皮质及深部灰质结构为主,DWI 仅为轻度高信号。

3. MELAS,临床上有突发卒中、偏瘫、癫痫等症状,以累及脑皮质多发梗死样病变为特点,多为"游走性",DWI 仅为轻度高信号。

串珠样病变的主要鉴别诊断要点见表 11-1-13。

表 11-1-13 串珠样病变的主要鉴别诊断要点

疾病	典型影像特征	鉴别要点	主要伴随征象
皮质下型脑分水岭梗死	影像上表现为一系列与侧脑室相邻但与侧脑室分开的圆形高信号区域,呈线性的珍珠串样排列,有时可相互融合或者呈带状,CT 呈等或稍低密度,MRI 呈稍长 T1 稍长 T$_2$ 信号,急性期 DWI 见弥散受限	急性起病,急性低血压和低血容量为最常见病因,病变部位位于分水岭区,急性期 DWI 多发弥散受限病灶	
腔隙性脑梗(脑小动脉闭塞性梗死)	基底节、丘脑、脑干、半卵圆中心小病灶(5～15mm),可多发,CT 低密度,MRI 呈稍长 T$_1$ 稍长 T$_2$ 信号,急性期 DWI 见弥散受限	总体症状轻,主要病因为高血压、脑动脉硬化,分布于穿支小动脉旁,急性期 DWI 弥散受限,但无串珠样分布	常伴发动脉硬化脑白质疏松
高凝状态下多发脑梗	颅内多发大小不等脑梗死灶,CT 低密度,MRI 呈稍长 T$_1$ 稍长 T$_2$ 信号,急性期 DWI 见弥散受限	急性起病,有高凝状态病史(妊娠、长期卧床、抗卵磷脂综合征),无分水岭或穿支小动脉分布特征	可伴有其他部位血栓形成
病毒性脑炎	颅内段单发或多发病灶,对称或不对称分布,早期累及灰质为主,逐渐向皮层下及侧脑室旁白质累及;CT 呈低密度,MRI 呈长 T$_1$ 长 T$_2$ 信号,T$_2$FLAIIR 呈高信号,DWI 呈异常高信号,增强后弥漫或脑回样强化	急性或亚急性起病,好发于儿童,病变区局部脑回增宽,脑组织肿胀	轻度占位效应,可伴有脑膜炎表现
MELAS 综合征	脑灰质肿胀、脑沟变浅或消失,急性期 DWI 呈高信号,MRS 可见乳酸峰	年龄轻,卒中样发作	部分病例两侧苍白球可出现钙化

(薛蕴菁)

第二节 静脉血管病变相关征象

一、FLAIR 血管高信号征

【定义】

FLAIR 血管高信号征(FLAIR vascular hyperintensity,FVH)指部分缺血性脑卒中患者在 MRI 的 FLAIR 序列上大脑半球上沿脑沟或脑表面分布的点状、线状或管状的高信号影。

【病理基础】

依据缓慢血流学说,FVH 是由于血流缓慢淤滞,导致血液流空效应消失,在 FLAIR 表现为高信号。FVH 的出现代表了血流动力学的障碍,与软脑膜的侧支循环相关,这些侧支在闭塞血管的远端保持一定的灌注。近端 FVH 为顺行的通过狭窄或闭塞的血管的血流,远端 FVH 为基于软脑膜侧支的逆行血流。

【征象描述】

FVH 多出现于颞叶及额叶脑沟,其次为顶叶脑沟,这可能与不同解剖位置血管管径不同因而显示率存在差异有关。表现为在 FLAIR 序列上沿患侧大脑半球的脑沟及外侧裂,呈点状、线状或蛇纹状分布的高信号(图 11-2-1)。

【相关疾病】

FVH 征主要出现在动脉粥样硬化所致的大血管狭窄闭塞性疾病患者中,但在一些其他血管病变(如烟雾病)、感染性病变、蛛网膜下腔出血中也可以出现 FVH 征。详见表 11-2-1。

表 11-2-1 FVH 征的相关疾病

血管病变	颅内血肿	非特异性炎症
烟雾病或烟雾综合征	蛛网膜下腔出血	脑膜炎
大血管狭窄闭塞性疾病		

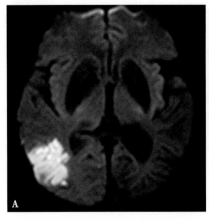
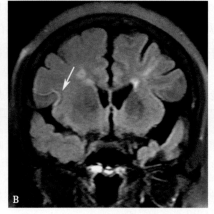
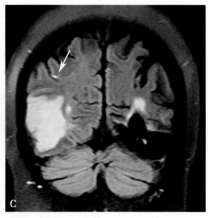

图 11-2-1　FLAIR 血管高信号征 MRI 图像

A~C. 头颅 MRI 图像,依次为 DWI 和 FLAIR 图像,DWI 示右侧顶枕叶急性脑梗死,FLAIR 示右侧额顶叶脑沟内可见点线状高信号影(箭头),呈血管高信号征。

【分析思路】

FVH 征是大血管闭塞或狭窄、侧支循环不足导致血流缓慢和早期缺血的指标,其分析思路如下:

第一,认识这个征象。大血管狭窄闭塞性患者,需要注意在 FLAIR 序列上观察大脑半球沿脑沟或脑表面是否存在点状、线状或管状的高信号影。

第二,结合患者的临床病史、临床症状、诊疗经过、多次影像学检查前后对比结果等临床资料,可缩小鉴别诊断范围。烟雾病常伴有常春藤征、毛刷征等其他征象,蛛网膜下腔出血常伴有头痛、外伤等临床病史,感染性病变可结合实验室检查及脑实质改变做出诊断。

【疾病鉴别】

FLAIR 血管高信号征只是一个征象,需要联合其他影像学特征和临床信息进行诊断和鉴别诊断(表 11-2-2)。

表 11-2-2　FLAIR 血管高信号征在几种疾病的主要鉴别诊断要点

疾病	FLAIR 血管高信号征	鉴别要点
大血管狭窄闭塞性疾病	闭塞血管远端出现沿脑沟或脑表面分布的点状、线状或管状的高信号影,反映了代偿的软脑膜侧支血流	可通过血管检查明确诊断,老年人出现 FVH 征的概率更大。
蛛网膜下腔出血	多位于患侧,FLAIR 上显示脑沟裂内可见高信号影,代表破入蛛网膜下腔的血红蛋白及其衍生物,其与邻近的脑回之间界限模糊,正常的脑脊液间隙消失,增强扫描无强化	T_1WI 通常可见为高信号,常合并有脑池血液积聚,CT 扫描时可见病灶为高密度
脑膜炎	病变常为弥漫性分布,反映了炎性渗出和沉积,增强扫描可见弥漫性明显强化	结合发热等临床症状,脑脊液检查可有阳性发现
烟雾病或烟雾综合征	烟雾病时多可在双侧大脑半球均可见,而烟雾综合征时常仅在患侧的大脑半球可见。以额顶叶为多,反应代偿的软脑膜侧支血流	常见于儿童及青少年和成人,常春藤征、毛刷征有助于诊断,血管检查可明确诊断

二、空三角征

【定义】

空三角征(empty delta sign)是指在 CT 或 MRI 增强图像上,在多个连续的横断 CT 或 MRI 图像上表现为上矢状窦三角形增强或高密度区域内出现相对低密度区,两者形成对比,类似于希腊字母“δ”,故称空三角征,常见于上矢状窦静脉血栓。

【病理基础】

由于静脉窦闭塞,对比剂通过硬膜窦的侧支吻合、未完全闭塞的静脉和增生的毛细血管进入血栓周围的窦隙及构成窦壁硬脑膜充血强化,形成了边缘强化的基础,中心低密度为栓子。

【征象描述】

空三角征是上矢状窦内新形成血栓病变早期的直接反映,表现为强化的三角形环,即中心低密度/信号,周边为三角形高密度/信号,位于上矢状窦区(图 11-2-2)。

【相关疾病】

空三角征为上矢状窦血栓形成时颅脑增强 CT 或 MRI 的常见征象。

【分析思路】

空三角征是上矢状窦血栓形成的早期直接反映,其分析思路如下:

第一,认识这个征象。当出现静脉引流区域的梗死/脑出血时要警惕静脉窦血栓的形成,其在 CT

增强显示空三角征,特征明显,对急性和亚急性患者有重要意义。

第二,寻找其他影像征象。通常静脉窦血栓患者由于静脉窦闭塞,通常会出现静脉淤血、静脉性脑梗死以及脑脊液重吸收障碍引起的病理征象,如静脉性梗死、多灶性脑出血等。

第三,结合患者的病史及临床症状。当出现空三角征时应立即给予临床相应的提示,明确是否需要进一步 DSA/MRI 等检查,尽早识别血栓的范围、时期等指标,对指导临床采取积极的治疗手段以改善患者的预后具有重要的意义。

【疾病鉴别】

有时需与解剖学变异(窦内存在脂肪)、蛛网膜颗粒相鉴别,同时还需要关注由于扫描期相的差异产生的伪影。

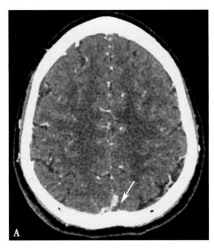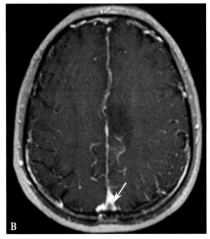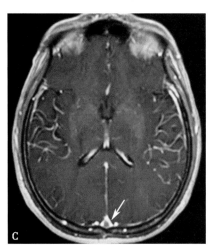

图 11-2-2 空三角征 CT/MRI 图像

A～C. 头颅 CT 和 MRI 图像,依次为 CT 增强和 T₁WI 增强图像,显示上矢状窦可见充盈缺损征象(箭头),呈"空三角征"改变。

三、海蛇头征

【定义】

海蛇头征(caput medusae sign)是指由发育畸形的静脉呈放射状排列并汇聚汇入中央扩张的引流静脉干组成,血流最终汇入表浅皮层静脉或硬膜窦,在影像学检查时呈海蛇头状,故称海蛇头征,常见于发育性静脉畸形。

【病理基础】

在脑的胚胎发育过程中,脑的动脉系统即将发育完成时,由于宫内意外因素,导致静脉回路阻塞,致胚胎髓静脉代偿性扩张,扩张的深髓静脉被大的

穿支静脉引流至邻近表浅静脉窦或室管膜下静脉而形成。组织学上由很多细小的深髓静脉和 1～2 条扩张的引流静脉组成。仅含有静脉成分,没有动脉,扩张的髓静脉间为正常的脑组织。通常不伴有供血动脉和直接的动静脉短路。

【征象描述】

多见于大脑深部和小脑白质内,最常见的部位为侧脑室前角周围,其次为小脑及纹状体区。一般无占位效应及水肿表现。增强 CT 或 MRI 可显示多发细小的髓质静脉汇入粗大的引流静脉,表现为从深部脑白质至皮质静脉或静脉窦的线状或弯曲状强化信号(图 11-2-3)。

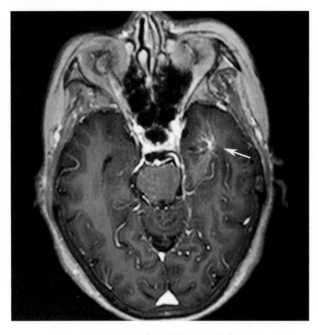

图 11-2-3　海蛇头征 MRI 图像

头颅 MRI 图像，为 T_1WI 增强图像，显示左侧颞叶见短条状流空信号影，增强周围可见增多、杂乱血管影，多发小静脉汇入粗大的中心静脉，呈"海蛇头征"（箭头）。

【相关疾病】

海蛇头征是脑部发育性静脉畸形（静脉畸形或静脉瘤）的特征性表现，但部分混合性的血管疾病也可出现此征象。

【分析思路】

海蛇头征主要由畸形的静脉呈放射状排列并汇聚汇入中央扩张的静脉干组成，分析思路如下：

第一，认识这个征象。CT 或 MRI 平扫很可能遗漏较小的病变，因此在怀疑该病变时，应建议行增强扫描或 SWI 检查，可明显提高病变的检出率。

第二，寻找其他影像征象。典型的海蛇头征一般无占位效应或灶周水肿表现，如周围伴出血 / 含铁血黄素沉积等征象，应考虑是否合并海绵状血管瘤。

第三，结合患者的病史及临床症状。当出现海蛇头征时如无其他影像学征象及临床症状时，一般无须特殊处理；当合并海绵状血管瘤或相关临床症状（癫痫等）时可选择手术等治疗。

【疾病鉴别】

根据海蛇头征的定义，需要与部分血管相关性病变相鉴别详见表 11-2-3。

表 11-2-3　海蛇头征在几种疾病的主要鉴别诊断要点

疾病	海蛇头征	鉴别要点
静脉窦血栓伴静脉瘀滞	髓静脉因侧支引流而扩张，可形成类似的海蛇头征象	由于存在静脉窦血栓，通常不会误诊
动静脉畸形	脑实质内存在簇状血管团，可见扩张的皮质动脉与引流静脉，部分可伴有脑结构异常（脑水肿或脑萎缩）	存在畸形血管团，扩张的皮质动脉
斯德奇 - 韦伯综合征	不同程度脑回样脑膜强化以及脑实质内增粗、增多的异常静脉畸形	结合其颜面部毛细血管瘤等表现，通常不会误诊

四、爆米花征

【定义】

爆米花征（popcorn sign）是指在 T_2WI 脑实质内病灶中心高低混杂信号，周边有完整的含铁血黄素环，有液平的血窦，类似于爆米花样改变，故称爆米花征，常见于海绵状血管瘤。

【病理基础】

爆米花征多见于海绵状血管瘤，由一群扩张的静脉血管组成，这些血管缺少肌层和弹力层，之间有纤维结构和囊腔形成，其间无正常脑组织，其内因反复少量出血致正铁血红蛋白残留、含铁血黄素沉淀、血栓及钙化形成，从而在 MRI 呈现中心高低混杂信号，边缘低信号，类似爆米花的外观。

【征象描述】

在 MRI 上，爆米花征表现为脑内圆形或类圆形病灶，边界清楚，T_1WI 呈高低或高等低混合信号，在 T_2WI 上周围有一低信号环。通常位于幕上，额颞叶灰白质交界最常见，少见于桥脑或小脑（图 11-2-4）。

【相关疾病】

爆米花征是脑内海绵状血管瘤的 MRI 特征性表现，部分肿瘤性病变、出血性病变及其他血管性疾病可出现类似的征象。

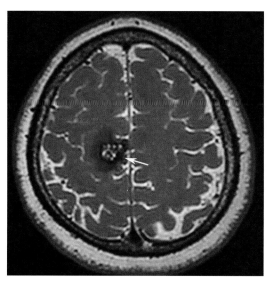

图 11-2-4　爆米花征 MRI 图像
头颅 MRI 图像，为 T_2WI 图像，显示右侧额叶见可见类圆形混杂信号影，中心呈高信号周边呈低信号，呈爆米花样改变（箭头）

【分析思路】

爆米花征分析思路如下：

第一，首先认识该征象，该征象表现为脑内类圆形高信号中心区（主体，正铁血红蛋白），混杂信号代表有不同时期的出血（呈现出不同的坏瓣），周围含铁血黄素沉积形成低信号环。

第二，寻找其他影像学征象，如果伴有水肿及占位效应、增强扫描出现强化则需考虑肿瘤性病变，病灶内存在流空效应可考虑动静脉畸形或动脉瘤的可能性。

【疾病鉴别】

基于爆米花征的影像学表现，当只有独立病灶时，有时与出血性或钙化性肿瘤等疾病具有相似性，需要进行鉴别，见表 11-2-4。

表 11-2-4　爆米花征在几种疾病的主要鉴别诊断要点

疾病	爆米花征	鉴别要点
海绵状血管瘤	中心高低混杂信号，周边有完整的含铁血黄素环，有液平的血窦，T_1WI 和 T_2WI 低信号表现较少见	常无周围水肿，无强化
出血性肿瘤	含铁血黄色环不完整，出血成分无序性演变，明显强化	常伴有水肿及占位效应，边界欠清，可见肿瘤实性成分
钙化性肿瘤	呈混杂信号，无含铁血黄素沉积	CT 上可见钙化影，可见肿瘤实性成分，增强可见强化
动脉瘤	T_1WI 和 T_2WI 常呈流空信号影	血管检查可明确诊断
高血压性脑出血	混杂信号，含铁血黄素环不完整，出血成分无序性演变	常发生于基底节区，有高血压病史

五、开花征

【定义】

开花征（blooming sign）是指在磁敏感成像序列中（$T_2^*GRE/SWI/QSM$ 等，常用的为 SWI 序列）显示的微量出血面积比实际大小（如组织病理学或常规 MRI 检查）显示的含铁血管素沉着面积大。

【病理基础】

当存在影响局部磁环境的顺磁性物质的情况下，在 SWI 序列上遇到的磁化率伪影，表现为信号在病变的实际边界之外放大显示（如绽开的花朵般）。尽管它是一种伪影，但可以被利用来提高对某些小病变的检测能力，SWI 是目前使用最广泛的序列之一，它最大限度地提高了开花伪影的效果。

【征象描述】

在 SWI 上呈现为比实际病灶更大的低信号影（图 11-2-5）。

【相关疾病】

很多磁敏感物质在 SWI 上均可出现开花征，较常见的为含铁血黄素，如海绵状血管瘤、脑出血、弥漫性轴索损伤等疾病，钙化、金属等亦可出现开花征。

【分析思路】

开花征是在 SWI 上常见的征象，通常提示存在异常化合物，其分析思路如下：

第一，认识这个征象。

第二，分析征象、学会鉴别。通常 SWI 上出现低信号影，考虑其为含铁血黄素沉积，但根据其部位、形态可分析其病因，如海绵状血管瘤常出现爆

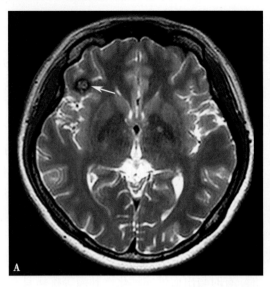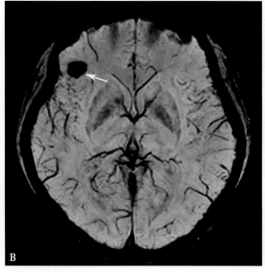

图 11-2-5 开花征 MRI 图像

A~B. 头颅 MRI 图像,依次为 T_2WI 和 SWI 图像,T_2WI 示右侧额叶见一混杂信号结节影,周围可见环状低信号影,SWI 呈片状低信号影,较 T_2WI 序列上显示面积更大,呈开花征(箭头)。

米花征改变,高血压脑出血常出现在深部灰质,淀粉样脑血管病常出现在脑叶灰白质交界处等;结合 CT 检查可排查其为钙化或金属等。

第三,结合患者的临床病史、临床症状、诊疗经过等临床资料,可缩小鉴别诊断范围。一些慢性高血压患者在深部灰质可出现开花征(微出血),外伤等患者常在额叶、颞角区出现脑出血/脑挫裂伤,形成开花征。

【疾病鉴别】

开花征在几种常见疾病的主要鉴别诊断要点,见表 11-2-5。

表 11-2-5 开花征在几种常见疾病的主要鉴别诊断要点

疾病	开花征影像特征	鉴别要点
微出血	小圆形,2~5mm,界限清晰,周围无水肿	CT 及普通 MR 序列上未见明显异常,SWI 为类圆形低信号影,高血压性微出血常分布于深部灰质,淀粉样脑血管病常分布于脑叶交界区
海绵状血管瘤	SWI 序列呈低信号,常呈现中心混杂信号,周围低信号环	一般具有典型的爆米花征
血管流空效应	线状或管状低信号多见于脑沟,常连续多个层面出现	连续多个层面出现
颅内钙化	SWI 幅度图呈低信号,右手法则相位图呈高信号	CT 呈高密度影,多见于基底节区、脉络丛、松果体等区域
弥漫性轴索损伤	除微出血表现,伴有脑出血等片状低信号影	多伴有脑外伤病史,有蛛网膜下腔出血、脑水肿等表现

(张 冰)

参 考 文 献

[1] LIM J, MAGARIK JA, FROEHLER MT. The CT-Defined Hyperdense Arterial Sign as a Marker for Acute Intracerebral Large Vessel Occlusion[J]. J Neuroimaging, 2018, 28(2): 212-216.

[2] BELACHEW NF, DOBROCKY T, ALEMAN EB, et al. SWI Susceptibility Vessel Sign in Patients Undergoing Mechanical Thrombectomy for Acute Ischemic Stroke[J]. AJNR Am J Neuroradiol, 2021, 42(11): 1949-1955.

[3] ALSHOABI S, ALNAJMANI R, SHAMSUDDIN M, et al. Early signs of middle cerebral artery infarction on multi-detector computed tomography: Review of 20 cases[J]. Brain Circ, 2019, 5(1): 27-31.

[4] 中国医师协会神经内科医师分会脑血管病学组. 急性脑梗死缺血半暗带临床评估和治疗中国专家共识 [J]. 中国神经精神疾病杂志, 2021, 47 (6): 324-335.

[5] 国家卫生健康委员会脑卒中防治工程委员会神经影像专业委员会, 中华医学会放射学分会神经学组. 脑血管病影像规范化应用中国指南 [J]. 中华放射学杂志, 2019, 53 (11): 916-940.

[6] 荆彦平, 骆宾, 黄敏, 等. 基于 DWI-FLAIR、DWI-3D ASL 双不匹配多模态 MRI 成像在不明发病时间急性脑梗死的应用价值探讨 [J]. 中风与神经疾病杂志, 2023, 40 (2): 129-132.

[7] HE X, WENGLER K, SCHWEITZER ME. Diffusion sensitivity of 3D-GRASE in arterial spin labeling perfusion[J]. Magn Reson Med, 2018, 80 (2): 736-747.

[8] WANG L X, WANG H, HAO F B, et al. Ivy Sign in Moyamoya Disease: A Comparative Study of the FLAIR Vascular Hyperintensity Sign Against Contrast-Enhanced MRI[J]. Am J Neuroradiol, 2021, 42 (4): 694-700.

[9] FINELLI PF. MR Three-Territory Sign in Cancer-Associated Hypercoagulation Stroke (Trousseau Syndrome): An Overlooked Diagnostic Feature: MR Three-Territory Sign[J]. The Neurologist, 2022, 27 (2): 37-40.

[10] BHATELE P, DAS A, PANDIT AK, et al. Three territory sign in COVID-19[J]. Acta Neurol Belg, 2022, 122 (6): 1601-1602.

[11] IDICULLA PS, GURALA D, PHILIPOSE J, et al. Cerebral Cavernous Malformations, Developmental Venous Anomaly, and Its Coexistence: A Review[J]. Eur Neurol, 2020, 83 (4): 360-368.

[12] GARRIDO-MÁRQUEZ I, OLMEDO-SÁNCHEZ E. Developmental cerebral thrombosed venous anomaly: findings in magnetic resonance imaging[J]. Rev Neurol, 2023, 77 (5): 125-127.

[13] AWAD IA, POLSTER SP. Cavernous angiomas: deconstructing a neurosurgical disease[J]. J Neurosurg, 2019, 131 (1): 1-13.

第十二章　鞍区及鞍上病变

第一节　鞍区病变

一、有占位效应的病变

【定义】

在鞍区部位出现异于正常结构之外的密度或信号，并压迫或侵袭周围正常组织结构。

【病理基础】

鞍区是指颅中窝中央部的蝶鞍及其周围区域，前界为前床突外侧缘和交叉前沟的前缘，后界是后床突和鞍背，两侧为颈动脉沟，面积约为5.5cm²，该区的主要结构有：蝶鞍、蝶窦、垂体、海绵窦、鞍周血管和神经等，是颅内结构最复杂、发生病变较多的区域之一。发生于鞍区的常见病变常起源于垂体或邻近结构（脑实质、第三脑室、脑膜、海绵窦、动脉、颅神经等），最常见具有占位效应的病变为垂体瘤，其他的病变如垂体脓肿、Rathke裂囊肿、垂体增生、淋巴细胞垂体炎等；此外，鞍区常见一些不具有占位效应，但在临床上不容忽视的疾病，如空泡蝶鞍、垂体发育不良、垂体柄阻断综合征等。

【征象描述】

鞍区有占位效应的病变大部分为肿瘤性病变，可对邻近结构造成压迫、推移等。垂体瘤可根据有无分泌功能分为垂体微腺瘤和大腺瘤，微腺瘤一般直径小于10mm，占位效应轻微，主要表现为内分泌功能异常，如闭经、泌乳、肢端肥大及库欣病等；大腺瘤直径一般直径大于10mm，边界清晰，占位效应明显，可向鞍上、鞍旁及周围生长，压迫正常的垂体及邻近结构，常表现为头痛、视野缺损等，肿瘤易发生囊变、坏死，亦可见出血、钙化；增强扫描病变内实性成分强化明显；肿瘤向鞍上生长由于中部受到鞍膈的束缚，呈"束腰征"，即"雪人征"或"8字征"，具有特异性；而侵袭性垂体瘤则表现为海绵窦、斜

坡骨质破坏等的恶性征象。鞍区有占位效应的非肿瘤性病变中以Rathke裂囊肿较多见。

1. CT表现　鞍区占位性病变根据病变部位、性质和大小，CT扫描可有不同的表现。

垂体微腺瘤起源于脑垂体前叶，局限在鞍内；CT平扫显示垂体微腺瘤欠佳，需行冠状位薄层增强扫描，若未合并出血、囊变，在CT平扫上不易观察，快速注射对比剂后立即扫描肿瘤为低密度，延迟扫描为等密度或高密度；其他间接征象可协助诊断，包括垂体高度增加、垂体上缘膨隆、垂体柄偏移和鞍底骨质改变（变薄、凹陷或侵蚀）等。

垂体大腺瘤多呈圆形，也可呈分叶或不规则形。平扫多为等密度，也可为略高或低密度，若肿瘤合并出血，急性出血为高密度，以后为等或低密度；增强扫描大腺瘤通常呈明显强化，多数均匀，少部分不均匀，坏死、液化区无强化，极少数呈环形强化。垂体脓肿：表现为鞍区低密度占位，正常垂体密度消失，部分可见鞍区骨质改变；增强扫描病变呈环状增强，一般为厚壁，代表脓肿壁。Rathke裂囊肿是一种先天性发育异常，多数位于鞍内，边缘清楚、锐利，呈圆形或类圆形，一般较小，偶可巨大，导致邻近脑实质及蝶鞍受压、扩大；CT平扫密度与囊肿内成分有关，多为低密度，还可见等-低混杂密度或高密度（内含较高蛋白成分或出血）；钙化少见，呈弧线状；增强扫描无明显强化或囊壁轻微强化（图12-1-1）。垂体增生CT表现为垂体对称性增大，密度均匀，增强扫描均匀强化。

2. MRI表现　鞍区有占位效应的病变T₁WI多呈低信号或等信号，T₂WI依据成分不同可呈等、高或低信号。

肿瘤性病变中垂体腺瘤易出血，T₁WI呈高信号，注意勿误认为垂体后叶正常的T₁WI高信号（图12-1-2）。垂体大腺瘤冠位扫描显示肿瘤向鞍上生长，中部受到鞍膈束缚而呈现葫芦状，即"束腰

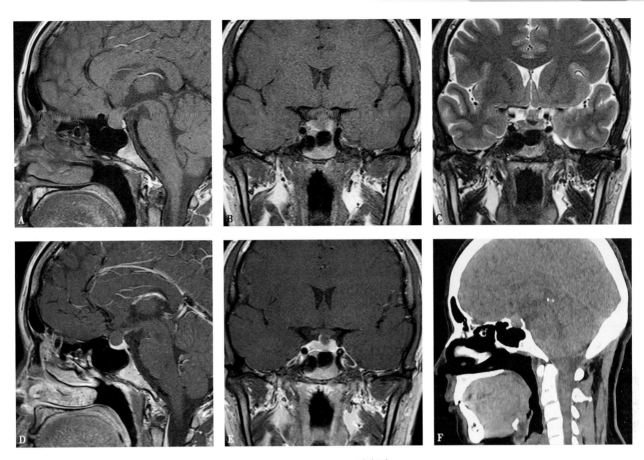

图 12-1-1　Rathke 裂囊肿

A~E. MRI 显示鞍区扩大,垂体增大,垂体偏左侧可见一类圆形结节影,呈等 T_1 等 T_2 信号,内见少许短 T_2 信号,增强后未见强化,垂体柄略右偏,视交叉受压轻度上抬。F. CT 平扫示垂体增大,呈等密度改变,密度较均匀。

征"或"雪人征",具有特异性,视交叉常受压上抬,肿瘤易囊变、坏死,T_2WI 呈高信号,出血 T_1WI 呈高信号,增强扫描实性成分多强化明显。垂体微腺瘤一般采用冠位和矢位薄层进行扫描,尤其是动态增强 MRI 对其检出尤为敏感,肿瘤信号早期低于垂体,延迟强化,后期稍低于或等于正常垂体信号。

非肿瘤性病变如 Rathke 裂囊肿,常表现为 T_1WI 高信号,增强扫描囊壁无强化(图 12-1-1)。垂体脓肿 MRI 表现不典型,且极易误诊,DWI 高信号较为敏感(图 12-1-3)。垂体增生表现为垂体增大,T_1WI、T_2WI 呈均匀的等信号,且均匀强化(图 12-1-4),可以在甲状腺激素替代治疗后体积回缩。淋巴细胞垂体炎是一种自身免疫性疾病,可表现为占位效应、垂体功能减退、中枢性尿崩及高催乳素血症,若炎症侵袭到海绵窦可出现颅神经功能障碍等海绵窦综合征表现;MRI 可表现为垂体弥漫性、对称性增大,垂体柄增粗居中不偏移,垂体后叶 T_1WI 高信号缺失,T_1WI 呈低信号、T_2WI 呈高信号,且信号均匀,增强扫描均匀一致的强化,部分可呈现特征性的三角征(冠状位上显示增粗的垂体柄和受侵犯的海绵窦

的联合征象)、舌形强化(病变沿垂体柄-神经漏斗部向下丘脑扩张呈舌状改变)及脑膜尾征(图 12-1-5)。

【相关疾病】

鞍区有占位效应的病变种类较多,包括肿瘤性疾病和非肿瘤性疾病,前者以垂体腺瘤最为常见,后者包括垂体脓肿、Rathke 裂囊肿、垂体增生、淋巴细胞垂体炎等。

【分析思路】

鞍区有占位效应病变分析思路如下:

第一,鞍区有占位效应的病变的检出。病变较大时影像学容易检出,但病变较小时 CT 或 MRI 平扫很可能遗漏病变,需进行对比剂增强扫描,尤其是动态对比增强 MRI 扫描,可明显提高鞍区病变的检出率。

第二,检出病变之后的另一个重点问题是定位,即区分病变是来自鞍区还是鞍上。病变较小时容易做出准确定位,当病变较大时定位可能存在困难,尤其是横跨鞍区及鞍上的肿瘤,应仔细观察病变与邻近结构之间的关系,正常垂体组织是否存在,蝶鞍扩大,鞍底下陷。

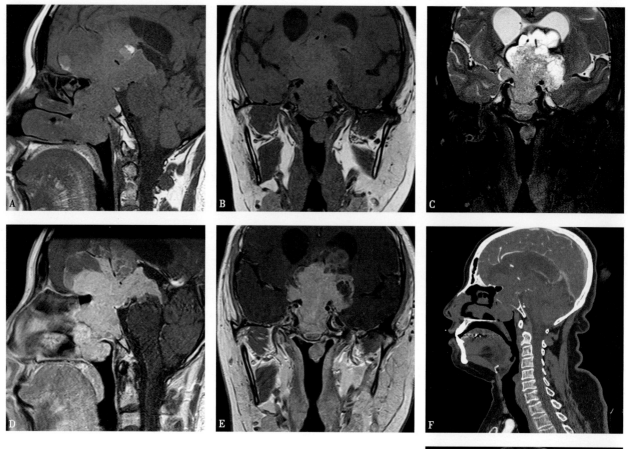

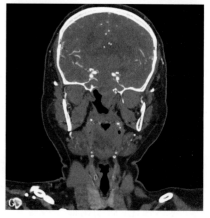

图 12-1-2 垂体腺瘤

A~E. MRI 示，以鞍区为中心可见团块状等 T_1 混杂长 T_2 信号影，其内可见大片状长 T_2 信号、小片状短 T_1 信号影，病灶向下至蝶窦、筛窦、鼻咽部，向上突破鞍膈至额叶、三脑室内，增强后呈不均匀明显强化。蝶鞍、鞍底、垂体、垂体柄、视交叉显示不清，双侧海绵窦受包绕，双侧脑室受压，幕上积水。F~G. CT 示，蝶鞍扩大，鞍底下陷，鞍背受压，向下突破骨质吸收变薄，局部骨质不连续，鞍区见囊实性密度影，向上突入鞍上池内，向下突入蝶窦内，病变下缘与左侧下鼻甲关系密切。

第三，鞍区有占位效应的肿瘤性病变大部分形态规则，倾向于良性病变，如微腺瘤、大腺瘤等；当病变形态不规则、边界模糊不清时，倾向于恶性病变，如侵袭性垂体瘤，可伴有颅底骨质及海绵窦的破坏；非肿瘤性病变中的垂体脓肿可波及邻近结构，如蝶窦或蝶鞍的感染等。

第四，在分析鞍区有占位效应的病变时，需同时观察视交叉、垂体柄、海绵窦以及蝶鞍有无其他异常的影像学改变，有助于提升诊断及鉴别诊断的准确性。

第五，结合患者的临床病史、临床症状及体征、诊疗经过、实验室检查、多次影像学检查前后对比

结果等临床资料，可缩小鉴别诊断范围。如分泌泌乳素的垂体微腺瘤好发于成人女性；"雪人征"对垂体大腺瘤的诊断具有特异性。

【疾病鉴别】

在诊断鞍区有占位效应的病变时需结合多种影像学特征、临床表现及实验室检查进行综合诊断和鉴别诊断。

1. 基于影像学改变和临床病史的鉴别诊断流程图见图 12-1-6。

2. 鞍区有占位效应病变的主要鉴别诊断要点见表 12-1-1。

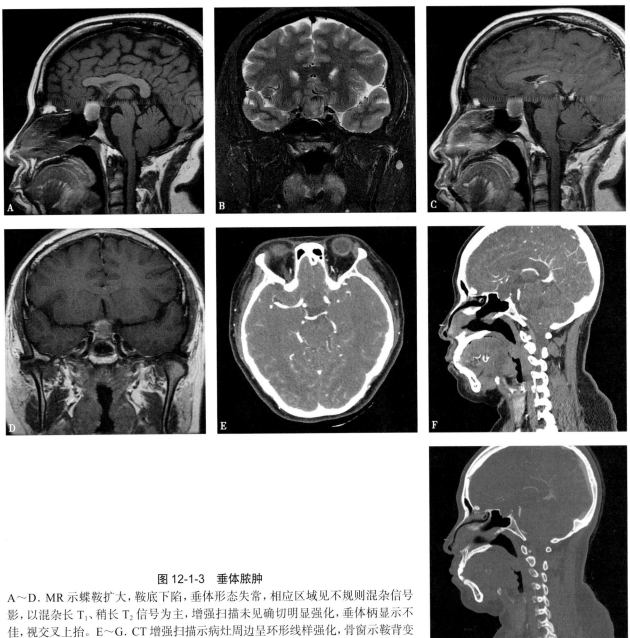

图 12-1-3 垂体脓肿

A～D. MR 示蝶鞍扩大,鞍底下陷,垂体形态失常,相应区域见不规则混杂信号影,以混杂长 T_1、稍长 T_2 信号为主,增强扫描未见确切明显强化,垂体柄显示不佳,视交叉上抬。E～G. CT 增强扫描示病灶周边呈环形线样强化,骨窗示鞍背变薄、局部吸收。

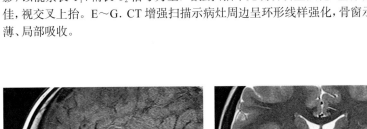

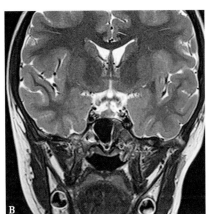
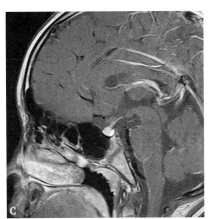

图 12-1-4 垂体增生

A～C. 患者,女,7 岁 4 个月,以"发现乳房触痛伴结节 1 周余"为主诉入院。MRI 示垂体饱满,上缘圆隆,信号未见异常改变,增强扫描未见异常强化灶。

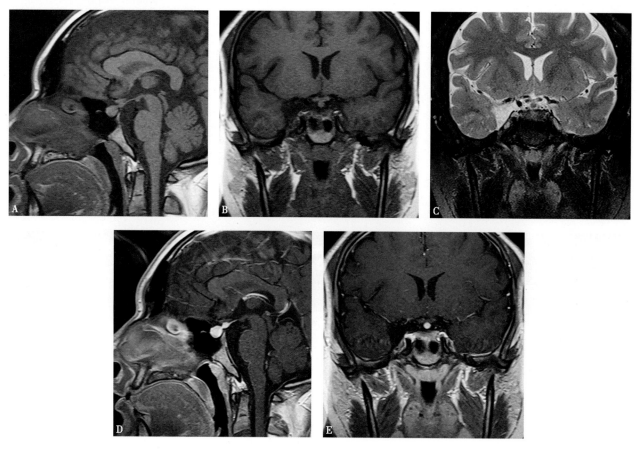

图 12-1-5 淋巴细胞垂体炎

A～E. MRI 示垂体形态饱满,上缘略膨隆,垂体后叶高信号消失,增强后垂体均匀强化,垂体后叶条带状强化。垂体柄呈结节状增粗,增强扫描明显强化,垂体柄基本居中,视交叉未见明显受压。双侧海绵窦较清晰。

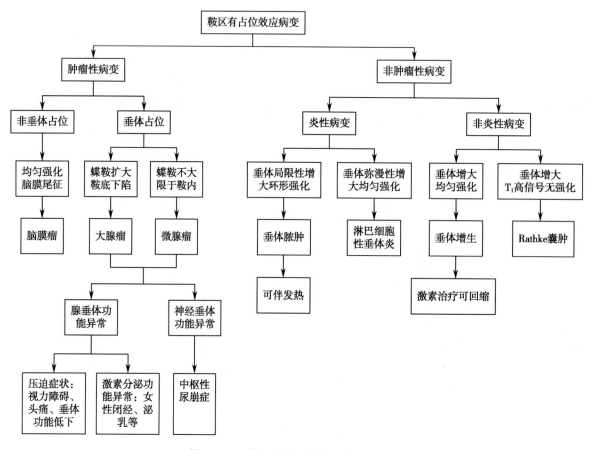

图 12-1-6 鞍区有占位效应病变鉴别诊断

表 12-1-1　鞍区有占位效应病变的主要鉴别诊断要点

疾病	典型影像特征	鉴别要点	主要伴随征象
肿瘤性病变	垂体微腺瘤，占位效应轻，动态增强 MRI 早期肿瘤信号低于垂体，延迟强化，后期稍低于或等于正常垂体信号。垂体大腺瘤，边界清晰，占位效应明显，T_1WI 低或等信号，可伴囊变、坏死，T_2WI 呈高信号，伴出血呈 T_1WI 高信号。增强扫描实性成分多明显强化	垂体微腺瘤直径小于 10mm，常伴内分泌功能异常。垂体大腺瘤直径大于 10mm，可向鞍上生长，肿瘤中部受鞍膈束缚呈葫芦状	垂体腺瘤邻近鞍底骨质可变薄、凹陷或侵蚀。垂体大腺瘤常表现为"雪人征"或"束腰征"
非肿瘤性病变	垂体增生表现为垂体增大，T_1WI、T_2WI 均为等信号，增强扫描均匀强化。Rathke 裂囊肿 CT 平扫密度与囊内成分有关，多为低密度，也可呈混杂密度或高密度。MRI 常表现为 T_1WI 高信号，增强扫描无强化。垂体脓肿 MRI 增强扫描可呈环形强化，周围海绵窦、脑膜、蝶窦及神经均有强化，但不典型，DWI 高信号较为敏感。淋巴细胞性垂体炎可见垂体弥漫性、对称性增大，垂体后叶高信号消失，T_1WI 呈低信号，T_2WI 呈高信号，信号均匀，增强扫描呈均匀一致强化	垂体增生可在甲状腺激素替代治疗后体积回缩。Rathke 裂囊肿内含较高蛋白成分或出血时，可能混杂高密度或 T_2WI 混杂信号。垂体脓肿临床常伴有发热等症状。淋巴细胞垂体炎临床可出现垂体功能减退、中枢性尿崩及高催乳素血症等表现	垂体脓肿可呈环形强化征象，但不典型。淋巴细胞性垂体炎可有占位效应，增强扫描大多均一强化，部分呈现特征性三角征、舌形强化或脑膜尾征

二、无占位效应的病变

【定义】

鞍区无占位性病变是指存在一些与鞍区相关的症状或临床问题，但在影像学检查中没有明显的结构性肿块或占位性病变。

【病理基础】

鞍区是指蝶鞍及其周围的区域，主要有蝶鞍、垂体、视神经和视交叉、下丘脑、海绵窦、颈内动脉、大脑前动脉等重要结构。垂体位于蝶鞍的垂体窝内，分为腺垂体和神经垂体，负责分泌多种重要激素，如生长激素、促肾上腺皮质激素、促甲状腺激素、卵泡刺激素和促黄体生成激素等。垂体柄通过鞍膈孔与垂体腺相连。鞍区可发生多种病变，部分病变在影像学检查中无明显的结构性肿块或占位性改变，最常见的无占位效应病变为空泡蝶鞍、垂体发育不良等。空泡蝶鞍系因鞍膈缺损或垂体萎缩，蛛网膜下腔在脑脊液压力冲击下突入鞍内，致蝶鞍扩大，垂体受压而产生的一系列临床表现。垂体发育不良系胎儿出生前因宫内不良因素影响垂体发育，以及产时损伤导致出生后垂体发育不良。

【征象描述】

空泡蝶鞍是指蝶鞍内充满不同数量的脑脊液，分原发性和继发性两种。原发性者指蛛网膜憩室通过扩大的漏斗孔从鞍上池突入到垂体窝内，其原因可能与鞍膈发育不全、鞍膈局部薄弱、或妊娠期垂体腺增大压迫鞍膈造成局部缺损有关。本病常于偶然行 CT 和 MR 检查时发现，最多见于女性。继发性空泡蝶鞍指的是因鞍内病变术后或放疗后，过大的蝶鞍被鞍上的蛛网膜疝入充填。

垂体发育不良蝶鞍通常正常，但垂体腺可能部分或完全缺失，或者呈异常形态。

1. CT 表现　空泡蝶鞍 CT 表现为蝶鞍扩大，可见垂体腺高度很小，呈扁平状紧贴鞍底分布，漏斗居中，可轻度向后移位，但仍伸入到鞍内，插入到垂体前后叶之间。漏斗仍插入垂体前后叶之间，没有移位，称为漏斗征，此征可作为空泡蝶鞍与其他鞍内囊性病变鉴别的重要依据。当鞍内大部为脑脊液信号占据时，若漏斗有明显移位，说明为鞍内囊肿或囊性肿瘤，而不是空泡蝶鞍。

CT 对垂体发育不良的病例显示欠佳，CT 检查表现为小蝶鞍，垂体体积减小，高度小于 2mm，漏斗部不显示。

2. MRI 表现　空泡蝶鞍通常表现为：

（1）蝶鞍扩大，为长期脑脊液搏动压迫所致，鞍底变薄。

（2）鞍内为脑脊液充填，表现为长 T_1 长 T_2 的水样均匀信号，与脑脊液信号一致，其内可见点状短 T_2 信号垂体柄，形成 T_1"白靶征"和 T_2"黑靶征"。

（3）垂体受压变扁紧贴鞍底，上缘凹陷，矢状位 T_1 像可显示下疝的鞍上池，受压变扁并向后移位的垂体，冠状位可以看到垂体受压变扁呈"凹"形。

（4）垂体柄居中，可延长后移，冠状位垂体柄延长，上连视交叉下接贴于鞍底的薄纸样垂体，状如"铁锚"样。

（5）可伴有脑积水等脑脊液压力增高病变，脑脊液压力增高可引起或加重空蝶鞍改变（图12-1-7）。

垂体发育不良表现为：①垂体窝浅，失去正常形态；②垂体低矮，垂体前叶体积小，垂体高度低于同年龄组同性别两个标准差；③神经垂体于胚胎发育时期未下移至垂体窝内，垂体柄纤细或缺如；④垂体窝内垂体后叶高信号消失，类似垂体后叶的高信号出现在下丘脑正中隆起处，垂体柄显示不清（图12-1-8）。

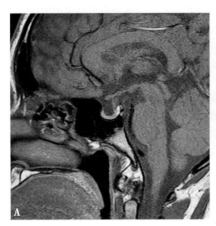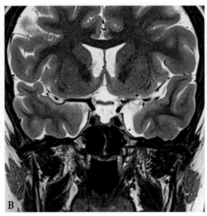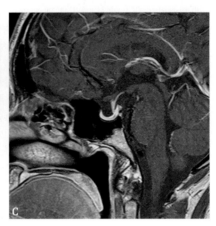

图 12-1-7　空泡蝶鞍

A～C. MR 示垂体变扁，信号未见确切异常，相应鞍区内可见液性长 T_1，明显长 T_2 信号影，增强扫描未见异常强化。

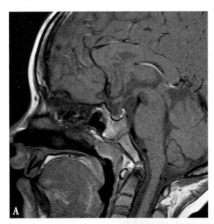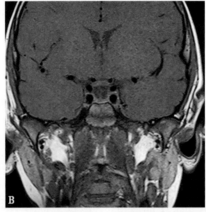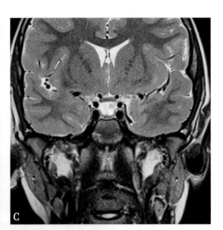

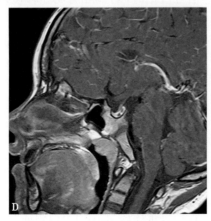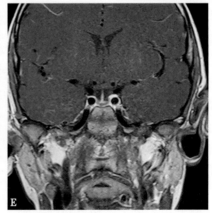

图 12-1-8　垂体发育不良

男性，7岁，身材矮小症病史。

A～E. MR 蝶鞍不大，鞍底无明显下陷，垂体变扁，平扫未见异常信号改变，垂体柄居中，视交叉位置正常，双侧海绵窦清晰，双侧颈内动脉海绵窦段走行正常，管腔内未见异常信号影。增强扫描垂体强化不均，可见斑点状无强化或弱强化。

【相关疾病】

鞍区无占位效应病变的种类较少,包括空泡蝶鞍、垂体发育不良等,详见表12-1-2。

表 12-1-2 鞍区无占位效应病变

空泡蝶鞍	垂体发育不良
原发性空泡蝶鞍:先天性鞍膈发育缺陷、肿大的垂体缩小后、颅内压增高、鞍区蛛网膜粘连及鞍上蛛网膜囊肿、下丘脑-垂体疾病	宫内不良影响(药物、毒物、放射等)、头部损伤
继发性空泡蝶鞍:鞍内肿瘤手术或放射治疗后	垂体柄阻断、双垂体

【分析思路】

鞍区无占位效应病变分析思路如下:

第一,鞍区无占位性病变的检出。由于颅底骨质的遮挡,以及 X 线射线对软组织分辨率较差,X线和 CT 检查效能不如 MRI。因此,在鞍区无占位性病变影像学检查时,建议行 MRI 扫描,可明显提高病变的检出率。

第二,病变的定位,即区分病变是垂体来源还是非垂体来源。主要通过判断垂体是否存在,当空泡蝶鞍脑脊液填充较多时,垂体受压,明显变薄,需要注意仔细观察垂体的有无。

第三,定位之后的另一个重点问题是定性。根

据影像学表现可判断是解剖异常病变还是垂体发育异常病变;空泡蝶鞍垂体受压变扁明显,垂体柄延长居中;垂体发育不良垂体常较小,垂体柄纤细、缺如。

第四,激素的测定。对于所有空泡蝶鞍的患者,必须进行基础垂体激素剂量检查,如果有指征,还建议行动态测定,以确定激素是否缺乏;垂体发育不良可能伴随由催乳素、生长激素、促肾上腺皮质激素、黄体生成素、卵泡刺激素和促甲状腺激素等腺垂体激素组成的垂体功能减退症,因此激素的测定对于诊断垂体发育不良具有一定意义。

第五,结合患者的临床病史、症状及体征、诊疗经过、实验室检查、多次影像学检查前后对比结果等临床资料,可缩小鉴别诊断范围。如垂体术后、放疗、希恩综合征可继发空泡蝶鞍,而原发性空泡蝶鞍可由肥胖、睡眠呼吸暂停、动脉性高血压、良性颅内高压等所致。垂体发育不良表现为各种腺垂体激素缺乏,如生长缓慢、畏寒、反应迟钝、乏力、食欲减退等,并伴垂体形态异常。

【疾病鉴别】

在诊断鞍区无占位效应病变时需结合影像学特征、临床信息及实验室检查进行诊断和鉴别诊断。

1. 基于影像学改变和临床病史的鉴别诊断流程图见图 12-1-9。

2. 鞍区无占位效应病变的主要鉴别诊断要点见表 12-1-3。

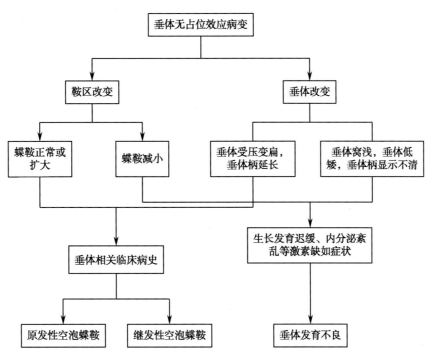

图 12-1-9 鞍区无占位效应病变鉴别诊断

表 12-1-3 鞍区无占位效应病变的主要鉴别诊断要点

疾病	典型影像特征	鉴别要点	主要伴随征象
空泡蝶鞍	蝶鞍扩大，鞍底变薄，鞍内为脑脊液充填，表现为长 T_1 长 T_2 的水样均匀信号，与脑脊液信号一致，其内可见点状短 T_2 信号垂体柄，形成 T_1 "白靶征" 和 T_2 "黑靶征"。垂体受压变扁并向后移位，冠状位可以看到垂体受压变扁呈 "凹" 形。垂体柄居中，可延长后移，冠状位垂体柄延长	原发性（鞍膈发育不良）或继发性（治疗后、围产期损伤、希恩综合征等）原因所致，多无症状或头痛等非特异性症状；鞍区正常或扩大	脑积水等脑脊液压力增高病变
垂体发育不良	垂体窝浅，垂体低矮，垂体前叶体积小；垂体柄纤细或缺如；垂体窝内垂体后叶高信号消失，类似垂体后叶的高信号出现在下丘脑正中隆起处，垂体柄显示不清	儿童多见，蝶鞍浅而小，垂体前叶小，后叶高信号消失	原发性嗅觉丧失或明显减弱；冠状位颅脑 MRI 显示嗅球、嗅束缺失，额叶嗅沟变浅或消失

三、雪人征

【定义】

雪人征（snowman sign）表现为鞍内垂体形态增大、突入鞍上，呈两头宽、腰部窄的雪人样改变，见于垂体大腺瘤患者，亦称束腰征。

【病理基础】

垂体大腺瘤通常为质软、实性的病灶，出血、坏死多见。肿瘤起源于鞍内，随着体积增大而向上生长，当逐渐增大的肿瘤组织通过鞍膈时，会在该水平受束缚形成细腰样压迹，而鞍内和鞍上的部分则较宽大，使得肿瘤的形态酷似雪人。

【征象描述】

CT 及 MR 显示鞍区内垂体形态增大、突入鞍上，呈两头宽、腰部窄的雪人样改变，形成 "雪人征"，"雪人征" 常见于较大的垂体大腺瘤，由于鞍膈的存在，使肿瘤呈现束腰样改变（图 12-1-10）。

【相关疾病】

"雪人征" 是垂体大腺瘤患者的特征性征象。

【疾病鉴别】

"雪人征" 提示肿瘤起自鞍内，可帮助鉴别起自鞍膈的脑膜瘤，后者不可见该征象且蝶鞍无扩大，鉴别要点见表 12-1-4。

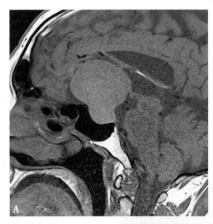
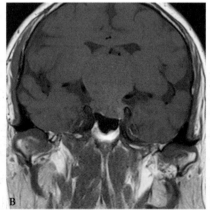
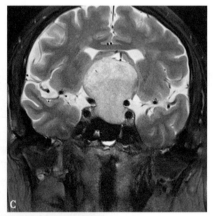
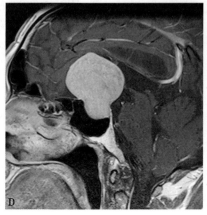
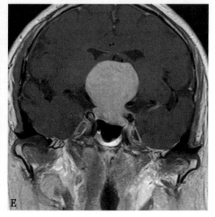

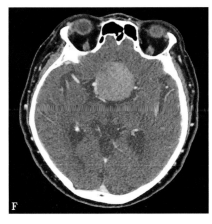
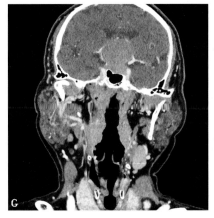
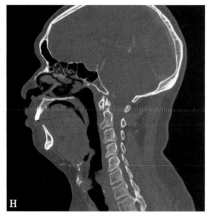

图 12-1-10 雪人征

51 岁男性，查体偶然发现。病理结果提示垂体促性腺激素细胞腺瘤（稀疏颗粒型）。
A～E. MR 图像。F～H. CT 图像。可见鞍区扩大，垂体形态增大，突入鞍上，呈现两头宽、腰部窄的雪人样改变。

表 12-1-4 "雪人征"的鉴别诊断

疾病	典型影像特征	鉴别要点	主要伴随征象
垂体大腺瘤	垂体大腺瘤，边界清晰，占位效应明显，T_1WI 低或等信号，可伴囊变、坏死，T_2WI 呈高信号，伴出血呈 T_1WI 高信号。增强扫描实性成分多明显强化	垂体大腺瘤直径大于 10mm，可向鞍上生长，肿瘤中部受鞍膈束缚呈葫芦状	垂体腺瘤邻近鞍底骨质可变薄、凹陷或侵蚀。垂体大腺瘤常表现为"雪人征"或"束腰征"
脑膜瘤	多位于鞍结节，居于中线或者偏侧性生长，增强扫描明显均匀强化	好发于中老年女性	增强扫描可见"脑膜尾"征
颅咽管瘤	多位于鞍上，可侵入鞍内，多为囊性或囊实性，易发生钙化	两大发病高峰：儿童和青少年（8～12 岁）、成年人（40～60 岁）	CT 扫描可见"蛋壳样"钙化
动脉瘤	CT 显示边界清楚高密度影，增强扫描明显强化；MRI 显示血管流空影，信号较混杂	好发于颈内动脉虹吸部，常发生在鞍上、鞍旁	MRI 显示"血管流空影"

（范国光）

第二节 鞍上病变

一、鞍上实性病变

【定义】

鞍上区影像学显示主要以实性成分为主的病变。

【解剖及病理基础】

鞍上区位于鞍区的上方，指从被覆于蝶鞍上方的鞍膈延伸至上方第三脑室底部的区域，其内包含视交叉、视神经、垂体柄和大脑基底动脉环，与第三脑室、下丘脑、灰结节和乳头体相邻。鞍膈是颅底的硬脑膜覆盖在垂体窝上方的隔膜状结构，由硬脑膜水平折叠而成，构成蝶鞍的顶壁，自后床突上缘至鞍结节上缘。鞍膈中间有个孔，称为鞍膈孔，垂体柄和垂体动脉由此处经过。垂体柄前上方是视交叉，位于鞍上池内，是脑组织的延伸，为神经胶质组织。垂体柄与上方下丘脑的灰结节相连。在解剖学上，下丘脑形成第三脑室的侧壁和底部。下丘脑-垂体由垂体-门脉系统毛细血管襻供血，这些毛细血管缺乏血脑屏障而有小孔，可允许分泌物直接进入循环。颈内动脉 C_3 段或后交通支发出垂体上动脉供应这一毛细血管网，而垂体下动脉起自颈内动脉 C_4 段，供应垂体柄下部和后叶。

鞍区结构复杂，可发生的疾病也多种多样，病变也可同时累及鞍区或鞍旁，如病变起源自脑膜、血管、神经、垂体、视交叉、下丘脑等。鞍膈可以发生脑膜瘤，神经胶质组织的下丘脑或视交叉可发生胶质瘤，也可发生脱髓鞘病变，尤其是多发性硬化；在儿童也可有下丘脑错构瘤、生殖细胞瘤以及嗜酸性肉芽肿。而垂体柄，胚胎学上也起源于 Rathke 裂上皮细胞，因此起源于垂体的病变也可起源于垂体柄，如颅咽管瘤、朗格汉斯细胞组织细胞增生症；在儿童，需要考虑生殖细胞瘤和嗜酸性肉芽肿；在成人，转移瘤可起源于垂体柄，偶尔有淋巴瘤可起源于垂体柄。发生于垂体的垂体腺瘤也可经过鞍膈孔，进入鞍上；而颅咽管瘤也可从鞍上进入鞍内。

【征象描述】

除了下丘脑错构瘤之外，鞍上区因没有血脑屏障，实性病变增强扫描常明显强化。鞍上区实性病变可同时累及鞍上、鞍区及鞍旁，垂体可受压 / 受累，如垂体大腺瘤（直径大于 10mm）出现特征性的"8"字征或雪人征，垂体正常形态消失；也可沿着垂体柄 - 下丘脑轴进展，垂体柄增粗。实性颅咽管瘤因其内矿物质沉积、胆固醇结晶、微小钙化，增强扫描时可呈网格样强化，出现"椒盐征"。鞍上生殖细胞瘤累及垂体柄时，垂体后叶 T_1WI 高信号可消失。

1. CT 表现 鞍上实性病变 CT 平扫以等或者稍高密度为主，增强扫描大多病变呈明显强化。下丘脑错构瘤密度与灰质相同，增强扫描不强化；脑膜瘤通常呈等或稍高密度，表现为边界清楚、扁圆形、宽基底与硬脑膜相连的肿物，增强扫描可见脑膜尾征；垂体大腺瘤多呈椭圆形或分叶状、边缘光整，可囊变、坏死、出血，呈现等 / 低 / 高混杂密度，钙化少见；鞍上实性颅咽管瘤多为乳头状颅咽管瘤，很少有钙化；生殖细胞瘤一般密度均匀，表现为高密度，无坏死、囊性变、钙化和出血。视通路胶质瘤多有小囊变，可见囊壁和结节，无钙化；转移瘤通常蝶鞍扩大并伴有周围骨质破坏。而淋巴细胞性垂体炎或者朗格汉斯细胞组织细胞增多症常表现为垂体柄增粗。

2. MRI 表现 鞍上实性病变 T_1WI 多呈等或稍低信号，T_2WI 多呈等或稍高信号，DWI 常呈稍高或高信号；增强扫描通常呈明显强化，部分病变可见脑膜尾征，MRI 显示脑膜尾征较 CT 更清楚（图 12-2-1，彩图见文末彩插）（图 12-2-2，图 12-2-3）；MRI 对病变内血管的显示更加敏感，表现为流空信号；坏死、囊变通常呈 T_1WI 低信号、T_2WI 高信号，出血通常在 T_1WI 呈高信号，SWI 呈低信号。

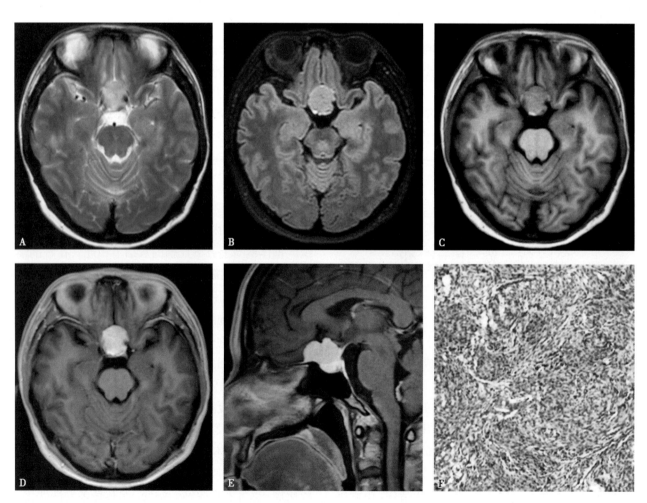

图 12-2-1 鞍区脑膜瘤 MRI 及病理图像

A～E. 鞍区脑膜瘤 MRI 图像，依次为 T_2WI、FLAIR、T_1WI 和增强图像。可见鞍结节一肿块，呈 T_1WI 稍低信号、T_2WI 和 FLAIR 呈高信号，增强扫描呈明显强化，邻近硬脑膜明显增厚、强化，右侧颈内动脉可见受压推移，正常垂体与肿块分界清楚。F. 病理图像。

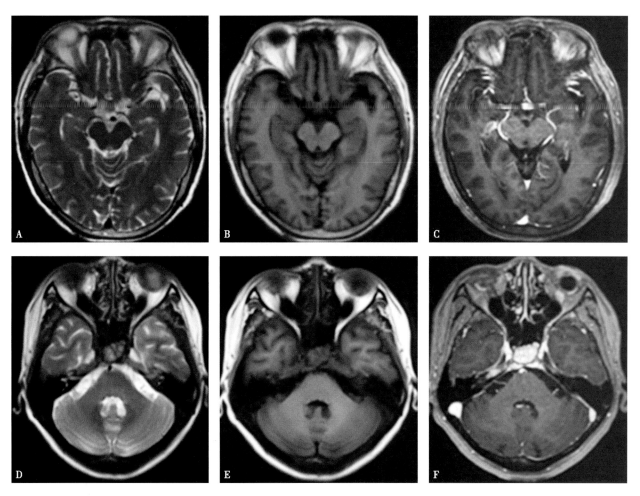

图 12-2-2　鞍区转移瘤 MRI 图像

A～C. 下咽癌及小细胞肺癌患者头颅 MRI 图像，依次为 T_2WI、T_1WI 和增强图像，显示蝶鞍区可见一结节，呈 T_2WI 稍高信号、T_1WI 低信号，增强扫描呈均匀明显强化。D～F. 直肠神经内分泌瘤患者头颅 MRI 图像，依次为 T_2WI、T_1WI 和增强图像，显示蝶鞍区可见一结节，呈 T_2WI 稍高信号、T_1WI 稍低信号，增强扫描呈稍不均匀明显强化。

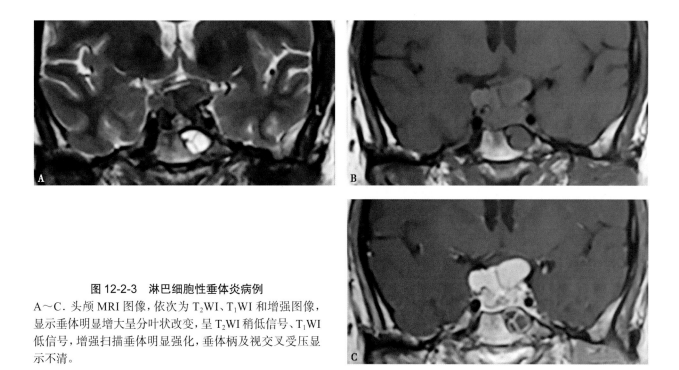

图 12-2-3　淋巴细胞性垂体炎病例

A～C. 头颅 MRI 图像，依次为 T_2WI、T_1WI 和增强图像，显示垂体明显增大呈分叶状改变，呈 T_2WI 稍低信号、T_1WI 低信号，增强扫描垂体明显强化，垂体柄及视交叉受压显示不清。

【相关疾病】

鞍上实性病变的种类较多，包括脑膜瘤、淋巴细胞垂体炎、转移瘤等，详见表 12-2-1。

【分析思路】

鞍上实性病变分析思路如下：

第一，定位。鞍上区结构较多，不同组织、结构好发的病变是不一样，因此肿瘤的准确解剖定位和邻近关系至关重要。首先要识别病变与垂体的关系。寻找垂体和蝶鞍，确定病变的中心位置，是在鞍上、鞍内、鞍下还是鞍旁。病变较小时容易做出准确定位，但病变较大时定位可能存在困难，可能同时累及鞍内和鞍上。可以借助于周围结构的变化来判断肿瘤来源。仅位于鞍上的病变，垂体不受累及，形态是正常的；从鞍内进展至鞍上的肿瘤，如垂体大腺瘤，垂体形态失常；从鞍上累及鞍内的病变，垂体可呈受压改变，垂体后叶 T_1WI 高信号可正常。视通路起源的肿瘤，视交叉受累及，而其他部位来源的病变，视交叉呈受推压改变；垂体柄起源的病变，可沿着下丘脑 - 垂体柄 - 神经垂体轴生长，而其他部位来源的病变，垂体柄常呈受推压改变；脑膜来源的病变，邻近的骨质常增厚。

第二，定性。判断良性还是恶性，是肿瘤性病变还是非肿瘤性病变。非肿瘤性病变中比较特殊的是下丘脑错构瘤，它不是肿瘤，而是异位的下丘脑神经组织，信号 / 密度同灰结节，增强扫描没有强化。病变形态较规则时，倾向于良性病变，如脑膜瘤、淋巴细胞性垂体炎、组织细胞增殖症、肉芽肿

等；当病变形态不规则时，倾向于低度恶性或恶性病变，如转移瘤、生殖细胞瘤；良性肿瘤如脑膜瘤常伴有硬膜尾征、颅骨增生等改变，恶性病变可伴有颅骨破坏。

第三，年龄在鞍区肿瘤的鉴别诊断中发挥重要的作用，成人与儿童鞍区好发病变明显不同，结合患者的年龄、实验室检查等临床资料，可缩小鉴别诊断范围。成人鞍区最常见的（发病率占 75%～80%）五大病变是：垂体大腺瘤、脑膜瘤、动脉瘤、颅咽管瘤、星形细胞瘤。儿童鞍区最常见的病变是：颅咽管瘤、视交叉 / 下丘脑胶质瘤、生殖细胞瘤、下丘脑错构瘤。如脑膜瘤好发于中老年女性，肿瘤通常较规则，缓慢生长，脑膜尾征较常见，可伴骨质增生；转移瘤形态通常不规则，病变呈不均匀强化，常多发，同时很可能存在脑实质转移瘤，并可累及软脑膜、颅骨以及软组织，大部分患者有原发肿瘤病史；囊性颅咽管瘤多见于儿童（造釉细胞型），实性颅咽管瘤多发生于成人（乳头型）；生殖细胞瘤青少年好发，对放化疗敏感；朗格汉斯细胞组织细胞增多症一般发生于 2 岁以下的幼儿，淋巴细胞垂体炎多发生于围产期妇女，尤其是孕晚期和产后期，而肉芽肿性垂体炎与妊娠无关。

【疾病鉴别】

在诊断鞍上实性病变时需结合影像学特征、临床信息及实验室检查进行诊断和鉴别诊断。

鞍上实性病变的鉴别诊断流程见图 12-2-4。

鞍上实性病变的主要鉴别诊断要点见表 12-2-2。

表 12-2-1　鞍上实性病变

原发性肿瘤	转移瘤	非特异性炎症	组织细胞增殖症	其他
脑膜瘤 生殖细胞瘤 胶质瘤 颅咽管瘤 垂体大腺瘤 淋巴瘤	肺癌、乳癌、肾癌及胃肠道肿瘤等转移，或由鼻咽癌及蝶窦癌直接侵犯	淋巴细胞性垂体炎 肉芽肿性垂体炎	朗格汉斯细胞组织细胞增生症 垂体炎	错构瘤 脱髓鞘病变

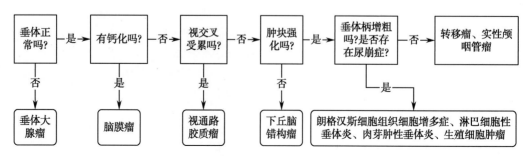

图 12-2-4　鞍上实性病变鉴别诊断

表 12-2-2　鞍上实性病变的主要鉴别诊断要点

疾病	典型影像特征	鉴别要点	主要伴随征象
脑膜瘤	鞍结节为中心，宽基底与硬脑膜相连，边界清楚，稍高密度，T_2WI 等或稍高信号，DWI 稍高信号，明显均匀强化，可伴有囊变、坏死、钙化	中老年女性常见。垂体位于肿瘤下方，与病变分界清楚，垂体信号均匀，形态完整	脑膜尾征较常见（35%～80%），但无特异性，可伴颅骨增生
转移瘤	可沿着下丘脑 - 垂体柄 - 神经垂体轴生长，T_1WI 常为低信号，T_2WI 信号各异，可强化	原发肿瘤史；病变生长迅速，漏斗增粗，蝶鞍骨质破坏	可经过血行转移、脑脊液播散以及软脑膜浸润
垂体大腺瘤	骨性蝶鞍通常扩大，可见雪人征，T_1WI 低信号，T_2WI 高信号，可合并坏死、囊变、出血，明显强化	好发于成人。视神经、视交叉和视束受压移位。邻近的颈内动脉分支可被包裹，但不会造成狭窄	表现为占位效应（如视交叉受压）的症状
实性颅咽管瘤	T_1WI 等信号，T_2WI 高或者稍高信号，明显强化，内呈网格样或颗粒状，DWI 上信号均匀，弥散不受限	乳头状颅咽管瘤多为实性，少有钙化，弥散不受限，40～55 岁好发	可同时累及蝶鞍和鞍上区
视通路胶质瘤	在 T_1WI 上呈等信号，T_2WI 上呈高信号，且常强化	儿童第二常见的鞍上肿瘤，多为低级别胶质瘤	少数患者可合并 I 型神经纤维瘤病
下丘脑错构瘤	位于第三脑室底部，垂体柄和乳头体之间（灰结节）的无蒂肿块，CT 等密度，MRI 信号与灰质相同，不强化	罕见先天发育异常，异位的下丘脑神经组织	临床表现为性早熟和痴笑样癫痫，儿童早期发病
生殖细胞肿瘤	均匀明显强化的中线肿块。CT 边界清，稍高密度，强化显著，一般密度均匀，无坏死、囊变、钙化和出血。MRI 垂体柄增粗，垂体后叶高信号消失。肿块在 T_2WI 上呈稍低信号，ADC 图上因细胞致密而呈低信号	青少年好发，10～12 岁发病高峰，90% 确诊时小于 20 岁。鞍上区女性好发	临床多有内分泌紊乱表现，以中枢性尿崩症多见。对放化疗有效
淋巴细胞性垂体炎	CT 示垂体增大，伴相邻的硬膜强化，它常沿漏斗扩展而无蝶鞍扩大，形成突向鞍上的等密度结节，边界清，密度均匀，增强后均匀强化。MRI 表现为 T_1WI 呈等信号，T_2WI 等或略高信号，增强后明显均匀强化，神经垂体 T_1WI 高信号可消失	一种自身免疫性炎症，常见于围产期妇女。对于激素治疗有效	临床表现为尿崩症、头痛、视觉障碍和内分泌功能失调
肉芽肿性垂体炎	垂体柄增粗，垂体后叶高信号缺失。典型的影像学表现与淋巴细胞性垂体炎类似，但无硬脑膜强化	由真菌、结核、结节病、朗格汉斯细胞性垂体炎和韦氏肉芽肿病引起。可以是特发性的也可继发于其他病变，如 Rathke 裂囊肿或垂体腺瘤	渐进性向心性强化，延迟后呈均匀强化，邻近结构（垂体、骨质等）受压改变
朗格汉斯细胞组织细胞增生症	垂体柄增粗（超过 3mm），垂体后叶正常高信号缺失，增强后明显强化	好发于下丘脑 - 垂体柄，一般好发于儿童	常合并骨骼系统病变，尿崩常见。

二、鞍上囊性病变

【定义】

鞍上区影像学显示主要以囊性成分为主的病变。

【病理基础】

鞍区囊性病变被认为是任何以液体成分为主的病变。液体可以是脑脊液、出血、坏死、高蛋白成分，并以非增强的形式出现在磁共振图像上。颅咽管瘤的组织起源不明，普遍认为是其起源于颅咽管退化过程中的残留上皮细胞。颅咽管瘤可沿鼻咽后壁、蝶窦、鞍内、鞍上至第三脑室前部发生，但以鞍上最为常见。Rathke 裂囊肿是起源于胚胎 Rathke 裂残余的良性病变，囊内容物是多变的，主要是黏稠富蛋白的液体。皮样囊肿典型的病理特征是内含有皮肤及附属器，如毛发、皮脂腺、汗腺、还有大量水分和脂质，少数出现钙化等，边界清楚，囊壁厚，内容物为黄白色。表皮样囊肿为异位胚胎残余的外胚层组织，神经鞘的外胚层细胞的包涵物在神经管内残留，这些残留物成为日后发生表皮样囊肿的病理根源，囊内含表皮成分。毛细胞型星形细胞瘤是一种罕见的、生长缓慢的胶质瘤，WHO 1 级，多数肿瘤伴囊变，有时囊变部分较大，将瘤体推向一侧形成壁结节。

【征象描述】

1. CT 表现　颅咽管瘤、脑膜瘤和动脉瘤伴有钙化在 CT 上显示较佳，而钙化特点在颅咽管瘤和 Rathke 裂囊肿的鉴别时特别有价值。颅咽管瘤囊壁呈连续或不连续蛋壳样钙化，具有特征性。

2. MRI 表现　鞍上囊性病变 T_1WI 多呈等或低信号，T_2WI 多呈高信号；增强后强化程度和方式因疾病种类而异。MRI 对囊变内的蛋白质及脂肪显示更加敏感，表现为 T_1WI 高信号；坏死、囊变通常呈 T_1WI 低信号、T_2WI 高信号，出血通常在 T_1WI、T_2WI 均呈高信号，SWI 呈低信号。囊性颅咽管瘤常为鞍上圆形或卵圆形囊性信号影，T_1WI 因内容物不同而呈现不同信号，T_2WI 以高信号多见，增强扫描囊壁呈环形强化（图 12-2-5，彩图见文末彩插）。Rathke 裂囊肿常为圆形、卵圆形或哑铃形薄壁囊状病变，大部分 T_1WI 表现为低信号，但部分因富含蛋白而呈高信号，T_2WI 表现为高信号，增强扫描无强化（图 12-2-6）。表皮样囊肿 MRI 上 T_1WI 呈低信号，T_2WI 呈高信号，FLAIR 呈低信号，增强扫描多数不强化，少数见囊壁轻度强化；DWI 扩散受限，并有"见缝就钻"的生长特点（图 12-2-7）。皮样囊肿多为含脂肪单腔囊性病变，T_1WI 上呈高信号，T_2WI 高信号，但信号强度较低，脂肪抑制像可见高信号消失（图 12-2-8）。毛细胞型星形细胞瘤囊性部分在 T_2WI 上呈高信号，且在 FLAIR 上不被抑制，DWI 上肿瘤实性部分与脑灰质扩散系数相似，增强扫描呈不均匀明显强化，MRS 表现为胆碱峰增高，NAA 峰下降（图 12-2-9，彩图见文末彩插）。

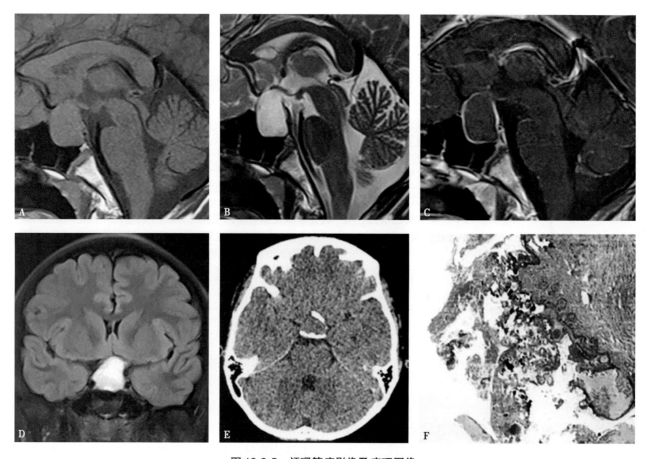

图 12-2-5　颅咽管瘤影像及病理图像

A～D. 头颅 MRI 图像，依次为 T_1WI、T_2WI、增强、FLAIR 及 CT 图像，蝶鞍扩大，鞍内及鞍上见囊性病灶，呈 T_1WI 等信号，T_2WI 及 FLAIR 高信号，增强扫描壁呈均匀强化。视交叉受压上移；E. CT 图像病灶边缘可见蛋壳样钙化；F. 病理图像。

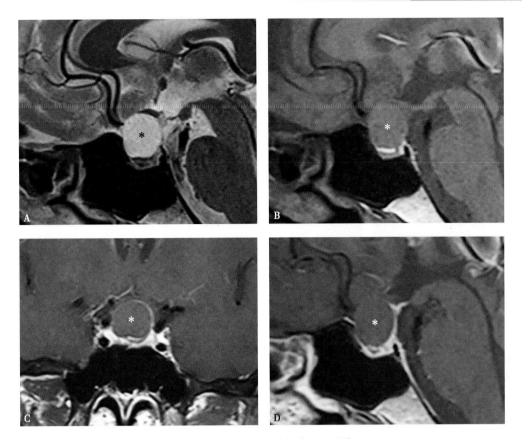

图 12-2-6　Rathke 裂囊肿 MRI 图像
A~D. 头颅 MRI 图像，依次为矢状面 T_2WI、T_1WI、冠状面及矢状面增强图像，垂体轻度受压，视交叉上移，囊性病灶呈 T_1WI 等信号，T_2WI 呈高信号，增强扫描未见强化。

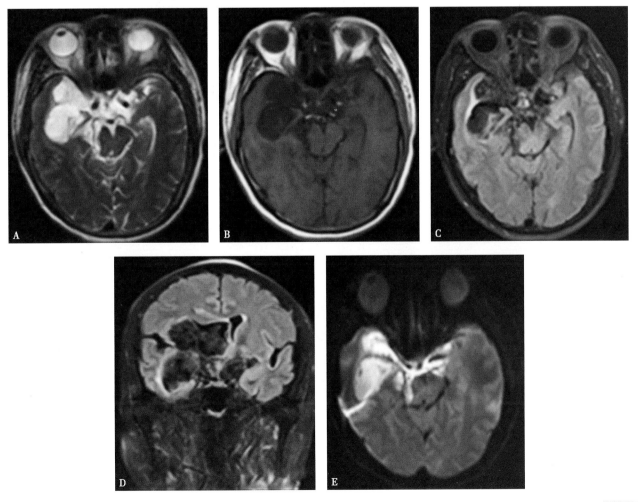

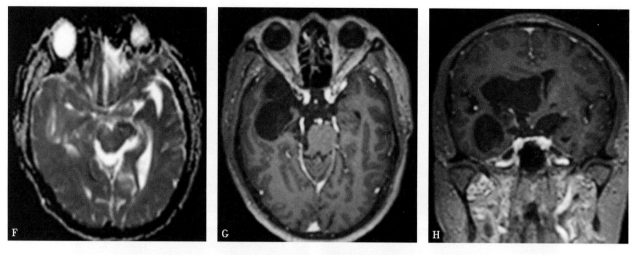

图 12-2-7 表皮样囊肿 MRI 图像

A～H. 头颅 MRI 图像，依次为 T_2WI、T_1WI、FLAIR、冠状面 FLAIR、DWI、ADC、横轴面增强及冠状面增强图像，鞍上及右侧鞍旁见多发异常信号影，T_1WI 呈低信号，T_2WI 呈高信号，FLAIR 压脂呈混杂低信号，边缘可见高信号环，高 b 值 DWI 呈不均匀高信号，对应 ADC 值稍减低，增强扫描未见强化。病灶沿腔隙生长，向上达右侧额岛叶，向外至右侧颞叶。

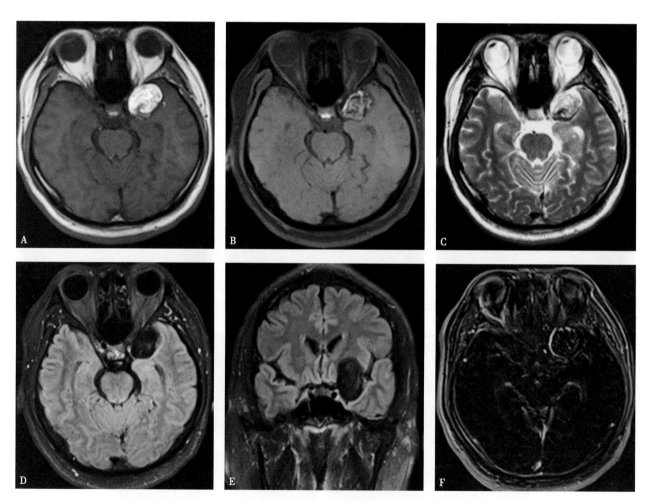

图 12-2-8 皮样囊肿 MRI 图像

A～F. 头颅 MRI 图像，依次为 T_1WI、T_1 压脂、T_2WI、FLAIR 压脂、冠状面 FLAIR 压脂和增强剪影图像，显示左侧鞍旁 - 外侧裂区域见一类圆形异常信号，T_1WI 呈明显不均匀高信号，T_1WI 压脂呈高低混杂信号，高信号区较 T_1WI 减低、范围减少，T_2WI 呈等高信号，T_2WI 压水压脂序列呈高、低混杂信号，增强扫描壁轻度环形强化，见剪影图。

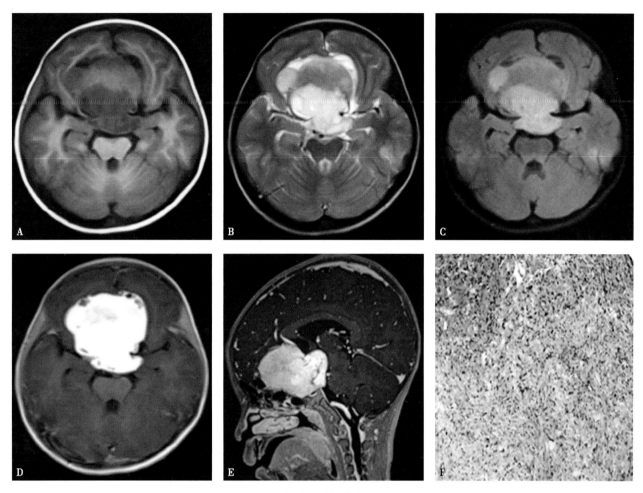

图 12-2-9 毛细胞型星形细胞瘤 MRI 及病理图像

A～E. 头颅 MRI 图像,依次为 T_1WI、T_2WI、FLAIR、T_1 增强及矢状面 T_1 增强图像,显示鞍上巨大混杂信号肿块,向上突入三脑室底,视交叉后移,增强后明显强化。F. HE 染色病理切片图,显示瘤组织梭形,细胞浆丰富,轻度异型,其间可见明显红染嗜酸性小体,病变符合毛细胞型星形细胞瘤,WHO Ⅰ级。

【相关疾病】

常见的鞍上囊性病变包括颅咽管瘤,Rathke 裂囊肿、表皮样囊肿、皮样囊肿、毛细胞型星形细胞瘤等,详见表 12-2-3。

表 12-2-3 鞍上囊性病变

肿瘤性囊性病变	非肿瘤性囊性病变
颅咽管瘤	Rathke 裂囊肿
毛细胞型星形细胞瘤	表皮样囊肿
垂体大腺瘤	蛛网膜囊肿
皮样囊肿	动脉瘤

【疾病鉴别】

在诊断鞍上囊性病变时需结合多种影像学特征、临床信息及实验室检查进行诊断和鉴别诊断。

1. 鞍上囊性病变的鉴别诊断流程见图 12-2-10。

2. 鞍上囊性病变的主要鉴别诊断要点见表 12-2-4。

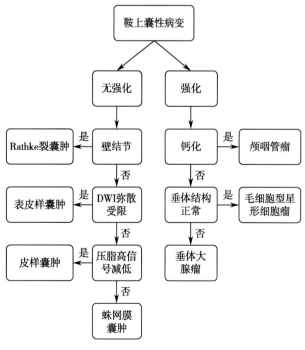

图 12-2-10 鞍上囊性病变鉴别诊断

341

表 12-2-4　鞍上区囊性病变的主要鉴别诊断要点

疾病	典型影像特征	鉴别要点	主要伴随征象
颅咽管瘤	多分叶状，多腔室；多呈囊性且多伴钙化；依囊性组分不同，信号多样；在 T_1WI、T_2WI 上，囊变呈多变的高信号，实性部分不均匀强化，囊壁显著强化；CT 可见囊壁呈连续或不连续蛋壳样钙化	年龄分布呈双峰，造釉细胞型发病高峰 5～15 岁，乳头型颅咽管瘤＞50 岁	MRS 示囊内成分脂质谱宽（0.9～1.5ppm）
Rathke 裂囊肿	无钙化、无强化，伴囊内结节的鞍上囊肿。多数（70%）位于鞍内及鞍上，25% 位于鞍内，仅 5% 完全位于鞍上，信号依囊内蛋白质成分高低而不同	好发于中年女性，常无症状；症状性 Rathke 裂囊肿常伴内分泌改变，偶有垂体功能低下、头痛、视觉障碍	"爪征"（边缘强化的受压垂体包绕无强化的囊肿）
皮样囊肿	CT 呈边缘锐利的低密度肿块，CT 值低于脑脊液，高于脂肪；MRI 上 T_1WI、T_2WI 均呈高信号，但信号不均，脂肪抑制高信号消失	可发生于任何年龄，儿童及青年人较常见，无性别差异	破裂后病灶与周围组织分界欠清，蛛网膜下腔或脑室内可见脂肪信号影，脑室内脂液界面可见化学位移伪影
表皮样囊肿	在 T_1WI 及 T_2WI 上的信号与脑脊液相似，偶尔病灶内信号不均，FLAIR 示信号不衰减或不完全衰减，DWI 呈高信号	尽管为先天性疾病，但在成年后发病，起病年龄范围大：20～60 岁，发病高峰年龄为 40 岁	联合 FLAIR 及 DWI 可做出诊断，DWI 是诊断复发的关键
毛细胞型星形细胞瘤	囊性鞍上肿块伴壁结节强化，或视神经/视交叉/视束增粗，伴不同程度强化；边界清楚，无瘤周水肿；若肿瘤表现强的侵袭力，容易导致误诊	儿童期出现的鞍上囊性肿块，伴强化壁结节，考虑该病	毛细胞型星形细胞瘤 MRS 特点与其临床表现相反

（初建平）

参 考 文 献

[1] INOSHITA N，NISHIOKA H. The 2017 WHO classification of pituitary adenoma：overview and comments[J]. Brain Tumor Pathol，2018，35（2）：51-56.

[2] YANG CH，WU CH，LIN TM，et al. Clinical and imaging findings for the evaluation of large Rathke's cleft cysts and cystic craniopharyngiomas[J]. Pituitary，2023，26（4）：393-401.

[3] STRINGER F，FOONG YC，TAN A，et al. Pituitary abscess：a case report and systematic review of 488 cases[J]. Orphanet J Rare Dis，2023，18（1）：165.

[4] CHILOIRO S，GIAMPIETRO A，BIANCHI A，et al. Diagnosis of endocrine diaease：primary empty sella：a comprehensive review. Eur J Endocrinol[J]. 2017，177（6）：R275-R285.

[5] DAI C，YU R，WANG H，et al. Editorial：The progress of rare lesions of the sellar region[J]. Front Endocrinol（Lausanne），2022，13：978284.

[6] HARDELIN JP，SOUSSI-YANICOSTAS N，ARDOUIN O，et al. Kallmann syndrome[J]. Adv Otorhinolaryngol，2000，56：268-274.

[7] AUER MK，STIEG MR，CRISPIN A，et al. Primary empty sella syndrome and the prevalence of hormonal dysregulation[J]. Dtsch Arztebl Int，2018，115（7）：99-105.

[8] FUJISAWA I，KIKUCHI K，NISHIMURA K，et al. Transection of the pituitary stalk：development of an ectopic posterior lobe assessed with MR imaging[J]. Radiology，1987，165：487-489.

[9] VITTORE CP，MURRAY RA，MARTIN LS. Case 79：pituitary duplication1[J]. Radiology，2005，234（2）：411-414.

[10] EMANUELLI E，ZANOTTI C，MUNARI S，et al. Sellar and parasellar lesions：multidisciplinary management[J]. Acta Otorhinolaryngol Ital，2021，41（Suppl. 1）：S30-S41.

[11] UGGA L，FRANCA RA，SCARAVILLI A，et al. Neoplasms and tumor-like lesions of the sellar region：imaging findings with correlation to pathology and 2021 WHO classification[J]. Neuroradiology，2023，65（4）：675-699.

[12] ANNA D，MARISA S，ADAM D，et al. Diseases of the sella and parasellar region：an overview[J]. Seminars in Roentgenology，2013，48（1）：35-51.

[13] 朱羽苑，梁宗辉. 鞍上区实质性肿瘤的影像诊断思维 [J].

影像诊断与介入放射学，2022，31（3），226-229.

［14］GADELHA MR，WILDEMBERG LE，LAMBACK EB，et al. Approach to the patient: differential diagnosis of cystic sellar lesions[J]. J Clin Endocrinol Metab，2022，107（6）: 1751-1758.

［15］ZADA G，LIN N，OJERHOLM E，et al. Craniopharyngioma and other cystic epithelial lesions of the sellar region: a review of clinical, imaging, and histopathological relationships[J]. Neurosurg Focus, 2010；28（4）: E4.

第十三章　海绵窦区病变

海绵窦（cavernous sinus, CS）位于蝶鞍两旁，是一对被两层硬脑膜包围的硬脑膜静脉丛，从颞骨岩尖至眶上裂内侧端，通过海绵间窦（intercavernous sinus, IS）前后相连接。其内容多样，一些重要神经、血管结构穿过海绵窦，包括动眼神经、滑车神经、外展神经和三叉神经的眼支和上颌支，并有颈内动脉海绵窦段穿行，可谓解剖学上的"珠宝箱"。

海绵窦病变患者常有共同的症状，如头痛（高达 90%）、复视（高达 90%）、无痛或疼痛性眼肌麻痹、眼睑下垂、眼球突出、结膜水肿、面部感觉丧失、视力丧失、发烧、面部不对称、听力损失和癫痫发作。这些症状可单独出现，也可组合出现；通常是单侧的，但也可能是双侧的；症状可能是急性的，也可能是缓慢进展的。

根据上述临床症状和体征，有经验的医生会将目光集中在海绵窦，并会开具 CT 或 MRI 检查。CT 在明确骨质受累或病变钙化方面有一定优势，而对 MRI 禁忌的病人而言，CT 可能是唯一的检查手段。CT 的另一个作用是引导立体定向技术对颅内（包括海绵窦）的病灶进行活检，以明确病变性质。尽管 CT 在病变筛查等方面有一定优势，MRI 仍是海绵窦占位性病变定性诊断的主要成像手段。显示海绵窦占位的 MRI 序列应包括：常规序列（T_1WI、T_2WI、FLAIR、平扫加增强），DWI/ADC 序列，3D 重 T_2 加权序列（如 CISS、FIESTA、DRIVE）和血管成像序列（如 TOF MRA 或 CE-MRA）。在影像上，可将海绵窦病变分为有占位效应的病变和无占位效应的病变。

第一节　有占位效应的病变

【定义】

海绵窦区的任何可能引起相邻结构移位、变形的病变，被称为这一区域有占位效应的病变，或者占位性病变。

【病理基础】

海绵窦区的占位性病变以肿瘤为多，包括原发性肿瘤（如脑膜瘤、神经鞘瘤、血管瘤、血管外皮细胞瘤），源于周围结构的肿瘤（如鞍区肿瘤、鼻咽癌）侵及海绵窦，还有转移至海绵窦的肿瘤。由于这三类肿瘤的病理构成不同，形成的影像表现各异，仅以常见的脑膜瘤为例叙述如下。

脑膜瘤是最常见的起源于海绵窦肿瘤。海绵窦脑膜瘤常起源于海绵窦的侧壁硬脑膜，或起源于岩斜区邻近硬脑膜、蝶骨嵴或延伸至海绵窦的床突。由于脑膜瘤的双重供血（硬脑膜到中心，软脑膜到外周）特性，注射对比剂后扫描呈均匀、明显强化。脑膜瘤的海绵窦受累程度也不同，侵犯海绵窦的脑膜瘤可包绕颈内动脉海绵窦段，使其变窄。缓慢生长的脑膜瘤可导致相邻骨肥厚，而较高级别脑膜瘤可导致相邻骨质侵蚀。60% 的脑膜瘤存在"脑膜尾征"，但"脑膜尾征"的病理基础存在争议，有观点认为是肿瘤细胞浸润硬脑膜使其增厚、强化，也有研究认为仅为硬脑膜的反应性改变，并不一定表明肿瘤参与。

【征象描述】

显示海绵窦区及其占位性病变的方法以头部 CT 和 MRI 为主，在 CT 或 MRI 上，海绵窦占位性病变可表现为圆形或椭圆形、不规则形状的团块或结节状异常密度或异常信号影，注射对比剂后呈均匀或不均匀强化，强化程度也不尽相同。大多数肿瘤性病变的表现具有一定特征，仅就注射对比剂后扫描病变的强化特征而言，脑膜瘤通常呈均匀、明显强化、伴"脑膜尾征"；神经鞘瘤常表现为不均匀强化，其内可见坏死、囊变；而海绵状血管瘤常表现为"渐进性"强化；软骨肉瘤呈"蜂窝状"强化；表皮样囊肿则不强化或很少强化等。虽然征象具有一定特征，但也常出现"同病异影"或"异病同影"的表现，加之海绵窦区占位性病变的"品种"多，有较宽的疾病谱（表 13-1-1），需对所表现的征象熟悉，才能更有信心地予以诊断。

1. CT 表现 CT 平扫可观察占位性病变的密度、有无钙化、有无相邻骨质破坏等征象，使用静脉注射对比剂的方法（增强扫描）可以使得海绵窦区病变发生不同程度的强化，增加了影像信息，有助于鉴别诊断，并对肿瘤侵犯的范围及其良恶性鉴别有帮助。

CT 平扫上海绵窦占位性病变表现为不同密度，有的可以表现为等密度，如痛性眼肌麻痹综合征中的肉芽肿性炎症病灶；有的表现为等或稍高密度（图 13-1-1），如脑膜瘤、淋巴瘤；有的则表现为低密度，如表皮样囊肿；有的可以看到钙化，如海绵状血管瘤、动脉瘤；有的可以看到"蜂窝状"高密度（图 13-1-2），如源于岩骨、侵及海绵窦的软骨肉瘤。

CT 增强扫描上海绵窦占位性病变发生强化的占大多数，如脑膜瘤、淋巴瘤的均匀、明显强化；有的病变强化具有特点，如海绵状血管瘤呈由外向内的"渐进性"强化；而"蜂窝样"强化是软骨肉瘤的特点（图 13-1-2），不强化则是表皮样囊肿等病变的特点。

2. MRI 表现 MRI 上可从多方位看占位性病变的 T_1WI 和 T_2WI 信号为主，结合其他序列观察病变，得到丰富的诊断信息。海绵窦区占位性病变的信号可有多种组合形式，但以 T_1WI 呈等或稍低信号、T_2WI 等或稍高信号的常见（图 13-1-3），DWI 序列是鉴别囊性病变的主要方法，如表皮样囊肿（图 13-1-4）表现为 DWI/ADC 组合上表现为高 / 等信号，而淋巴瘤在 DWI/ADC 组合为高 / 低信号，提示扩散受限（图 13-1-5）。

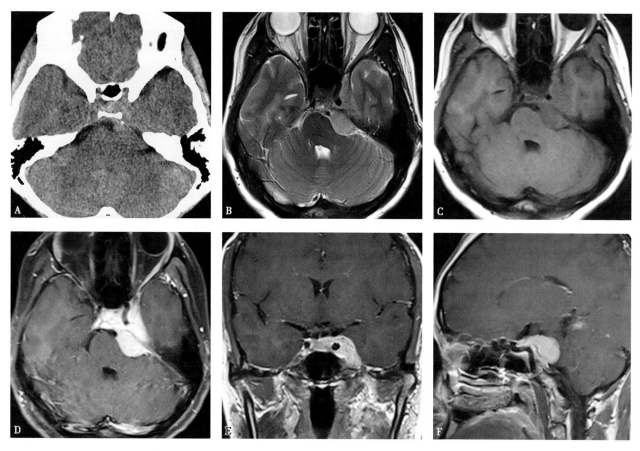

图 13-1-1 海绵窦脑膜瘤 CT 和 MRI 图像

A～F. 头部 CT 和 MRI 图像，依次为 CT、T_2WI、T_1WI、增强轴位、增强冠状位和增强矢状位图像。CT 平扫可见左侧岩尖、桥小脑角等密度影，无钙化，高度怀疑海绵窦有病变。MRI 平扫示病变接近等信号，脑脊液裂隙征可提示病变是脑外病变，颈内动脉流空影受压、向内移位，增强 MRI 扫描可见病变呈均匀、明显强化，并可见"脑膜尾征"，冠状位像可见病变完全包裹了左颈内动脉。MRI 的局限性仍存在，无法显示海绵窦的神经（第Ⅲ～Ⅵ对颅神经）。

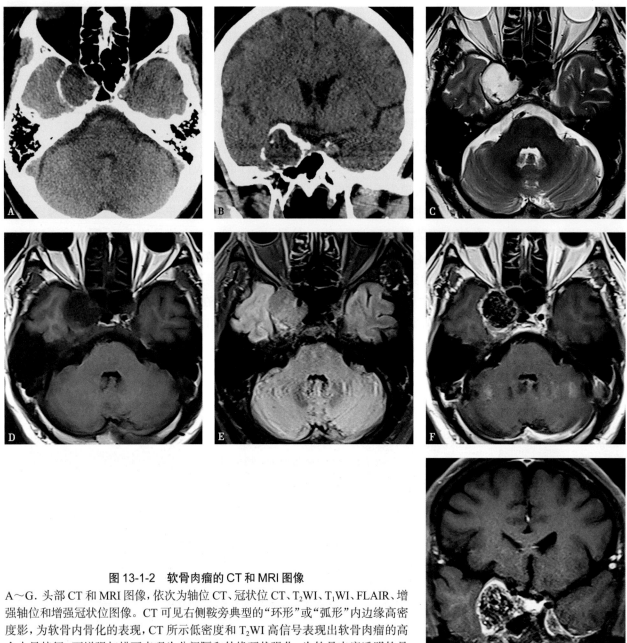

图 13-1-2　软骨肉瘤的 CT 和 MRI 图像

A～G. 头部 CT 和 MRI 图像,依次为轴位 CT、冠状位 CT、T_2WI、T_1WI、FLAIR、增强轴位和增强冠状位图像。CT 可见右侧鞍旁典型的"环形"或"弧形"内边缘高密度影,为软骨内骨化的表现,CT 所示低密度和 T_2WI 高信号表现出软骨肉瘤的高含水量特征,而增强扫描可表现为分间隔和外缘环状强化,为软骨肉瘤透明软骨小叶之间的纤维血管间隔和边缘弧形增强模式。

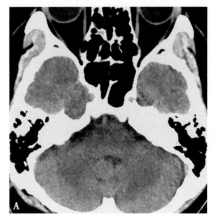

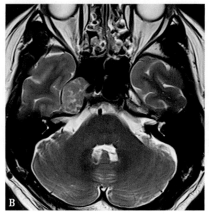

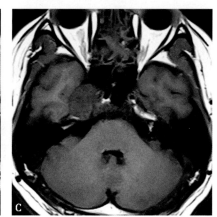

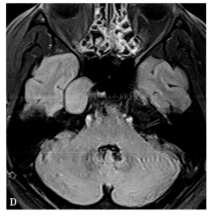
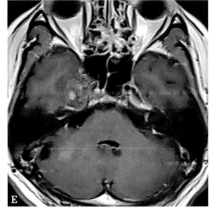
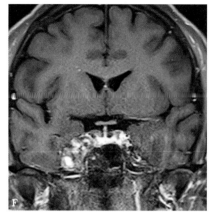

图 13-1-3 海绵窦神经鞘瘤

A～F. 头部 CT 和 MRI 图像,依次为轴位 CT、T_2WI、T_1WI、FLAIR、增强轴位和增强冠状位图像。CT 平扫可疑右侧蝶窦壁受压,并不能明确是否有占位。MRI 像见右侧海绵窦区 T_1WI 稍低信号、T_2WI 等高混杂信号为主的团块影,提示其内小灶囊变,注射对比剂后呈不均匀强化,考虑神经鞘瘤。

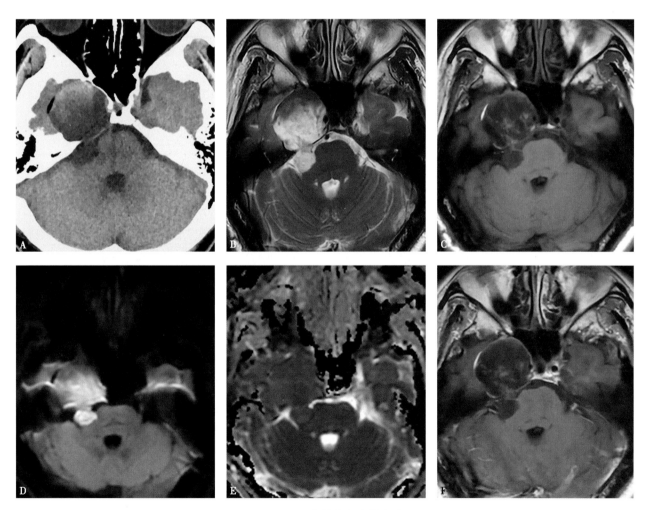

图 13-1-4 海绵窦表皮样囊肿

A～F. 头部 CT 和 MRI 图像,依次为轴位 CT、T_2WI、T_1WI、DWI、ADC 和增强轴位图像。CT 图像显示右侧鞍旁类圆形等低混杂密度,其外缘线状极低密度影与 MRI 的 T_1WI 外缘线状高信号位置相同,提示脂肪成分。MRI 表现为右侧鞍旁类圆形 T_1WI 低、T_2WI 高低混杂信号;DWI 序列呈高信号,而 ADC 图未提示病变扩散受限,提示病变成分复杂。印象诊断为表皮样囊肿。

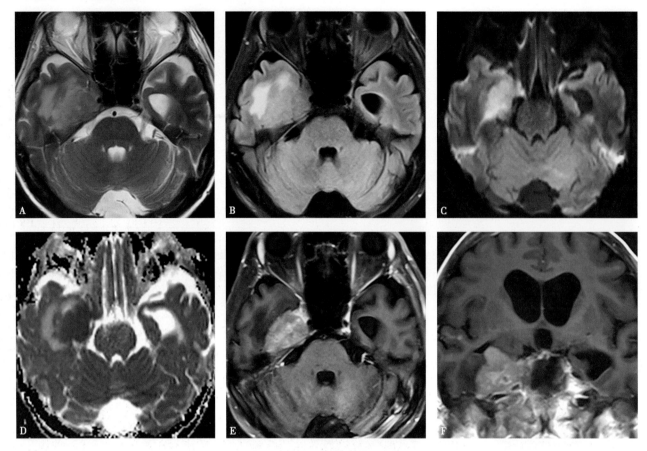

图 13-1-5　海绵窦区淋巴瘤

A～F. 头部 MRI 图像，依次为 T₂WI、FLAIR、DWI、ADC 图、增强轴位和增强冠状位图像。右侧鞍旁、海绵窦区见实性信号团块，DWI/ADC 组合像见扩散受限，增强扫描团块呈较明显、欠均匀强化。印象诊断为淋巴瘤。

　　流空效应本来是血液在 MRI 流动时发生的信号缺失，常出现在自旋回波（如 T₂WI 序列）上。流空效应可存在于正常血管中，也可以发生在与血管相关病变，反映血管增多或减少、血管狭窄或闭塞、瘤样扩张或囊状凸出等。如颈内动脉瘤内血流速度较快的部分可见流空效应（图 13-1-6）；如颈动脉海绵窦瘘除了表现为海绵窦增大、眼静脉增宽，还会出现血管异常流空效应。幼年型血管纤维瘤的瘤体是富含血管的，所以瘤体内也会看到流空效应。

　　增强扫描通常呈明显均匀强化，MRI 显示脑膜尾征较 CT 更清楚。MRI 对病变内血管的显示更加敏感，表现为坏死、囊变通常呈 T₁WI 低信号、T₂WI 高信号，出血通常在 T₁WI、T₂WI 均呈高信号，SWI 呈低信号。

　　【相关疾病】

　　如前文中所述，海绵窦区的占位性病变以肿瘤为多，根据其起源可划分为三类。

　　（1）源于海绵窦的肿瘤，这类肿瘤性病变较多，

占海绵窦肿瘤的 80% 以上，包括神经鞘瘤、脑膜瘤、丛状神经纤维瘤、孤立性纤维瘤 / 血管外皮细胞瘤、海绵状血管瘤、黑色素细胞瘤或黑色素瘤等。

　　（2）源于周围结构而侵及海绵窦的肿瘤，包括青少年鼻咽血管纤维瘤、软骨肉瘤、脊索瘤、鼻咽癌、腺样囊性癌、鼻腔癌、横纹肌肉瘤、鞍上肿瘤等。

　　（3）全身性肿瘤累及到海绵窦，包括转移瘤、淋巴瘤、骨髓瘤或浆细胞瘤和组织细胞增多症等。除肿瘤性病变以外，血管性病变（如动脉瘤）和囊肿性病变、炎症（如痛性眼肌麻痹综合征）和感染性病变也可能有占位效应，需要加以鉴别。

　　【分析思路】

　　当在影像上看到一个海绵窦的病变时，应该回答下面三个问题：

　　第一，分析是否是占位性病变。病变较大时影像学容易检出，但病变较小时 CT 或 MRI 平扫很可能遗漏病变，需进行特殊序列扫描和行对比剂增强扫描，常言道"工欲善其事，必先利其器"，在海绵窦

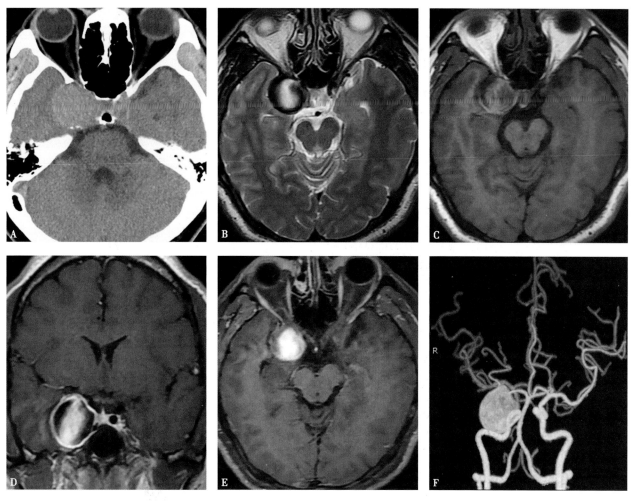

图 13-1-6　海绵窦区动脉瘤
A～F. 头部 CT 和 MRI 图像,依次为轴位 CT、T_2WI、T_1WI、增强冠状位、增强轴位和 MRA 图像。右侧鞍旁海绵窦区见一大的类圆形 CT 均匀稍高密度影,其后缘见点、线状钙化影,CTA 原始图见对比剂充盈,MRI 像上可见 T_2WI 流空影,注射对比剂后其内强化不均。MRA 成像见动脉瘤起自于右侧颈内动脉海绵窦段。

区病变检查尤其如此。因此,在怀疑海绵窦病变时,在静脉注射钆对比剂前后,行轴位和冠状位薄层、高分辨率 T_2WI 序列和薄层脂肪抑制 T_1WI 是必要的,冠状位薄层扫描范围应包括眼眶前到脑干后的区域。有时,还需要使用三维重 T_2WI 和 TOF MRA 以观察有无病变。

第二,分析这个占位性病变的部位。根据病变的起源或中心,占位可分为:①主要发生在海绵窦内的占位性病变;②从邻近结构侵入海绵窦的占位性病变;③转移性占位或血液病。应用前几行中提到的海绵窦扫描序列可以勾画出占位性病变的部位,通过观察未增强的神经与强化的血管,可以判断神经或血管起源的病变;此外,诸如稳态构成干扰(constructive inference in steady state,CISS)成像

序列等可以清楚显示颅神经走行,可有利于海绵窦病变部位的判断。

第三,分析是否是肿瘤性病变,能否明确其性质。

【疾病鉴别】

海绵窦占位性病变的鉴别诊断谱较宽,包括脑膜瘤、神经鞘瘤、淋巴瘤、血管外皮细胞瘤、海绵状血管瘤、表皮样囊肿、皮样囊肿、脊索瘤、垂体瘤、软骨肉瘤、鼻咽癌、幼年型血管纤维瘤、转移瘤等肿瘤或肿瘤样病变,还包括动脉瘤、海绵窦血栓形成、颈动脉海绵窦瘘等血管性病变,还包括一些炎症性病变,如痛性眼肌麻痹综合征。这些病变所具有的主要影像表现见表 13-1-1。以 CT 和 MRI 影像特征为依据的鉴别诊断要点见表 13-1-2。

表 13-1-1 常见海绵窦占位性病变的主要影像表现

诊断	主要影像表现
脑膜瘤	均匀、明显强化，"脑膜尾征"，挤压 ICA 使其变窄，邻近骨质增生
痛性眼肌麻痹综合征	一侧 CS 软组织影，累及眶尖、眶上裂和眼外肌；CT 可阴性或示 CS 稍宽，激素治疗有效
神经鞘瘤	常为三叉神经起源，为"哑铃状"，少见动眼神经、外展神经和滑车神经起源
海绵状血管瘤	CT 等或稍高密度，偶有钙化；T_2WI 高信号，增强扫描呈由外向内渐进性强化，强化显著
淋巴瘤	CT 稍高密度；DWI 序列可见扩散受限；均匀、明显强化，可有脑膜尾征，CS 增大而不压迫 ICA
转移瘤	原发性恶性肿瘤史，颅底孔的扩大或破坏
动脉瘤	ICA 起源，可见"流空"和搏动伪影；CT 可见边缘钙化
颈动脉海绵窦瘘	CS 增宽，眼上、下静脉扩张，MRI 上 CS 中的异常流空，伴有颅底骨折和脑挫裂伤
血栓形成	CS 扩张，增强扫描可见充盈缺损
表皮样囊肿	DWI 高信号，CT 低密度
皮样囊肿	T_1WI 高信号，脂肪抑制序列证实含脂质成分，内部可见脂肪-液体平面
垂体腺瘤	蝶鞍来源，可包绕 CS 中的颈内动脉
脊索瘤	斜坡起源，骨质破坏和病灶内钙化
软骨肉瘤	岩骨、斜坡起源，"蜂窝样"强化
幼年型血管纤维瘤	源于鼻咽穹隆，病灶内有"流空"影，男性
鼻咽癌	鼻咽肿物，沿神经周围扩散至 CS 或颅底直接侵犯

CS：海绵窦，ICA：颈内动脉。

表 13-1-2 海绵窦占位性病变的影像鉴别诊断要点

检查设备	影像征象	诊断
CT	高密度	脑膜瘤、黑色素瘤、伴有血栓的动脉瘤
	钙化	软骨肉瘤、脊索瘤
	骨质硬化	脑膜瘤
	出血	腺瘤、神经鞘瘤
MRI	T_1 高信号	皮样囊肿、黑色素瘤、伴出血的腺瘤、伴有血栓和/或低流动的动脉瘤、脂肪瘤
	T_2 低信号	慢性炎症、真菌感染、朗格汉斯细胞组织细胞增多症、淋巴瘤、动脉瘤
	T_2 高信号	海绵状血管瘤、软骨肉瘤
	DWI 高信号	淋巴瘤、表皮样囊肿
	流空	血管外皮细胞瘤、幼年型鼻咽血管纤维瘤、颈动脉海绵窦瘘
CT 和 MRI	明显均匀强化	脑膜瘤、淋巴瘤、海绵状血管瘤、动脉瘤、幼年型鼻咽血管纤维瘤、慢性炎症性病变
	脑膜尾征	脑膜瘤、炎症性病变
	沿周围神经延伸	神经源性肿瘤、腺样囊性癌、鼻咽癌、黑色素瘤、淋巴瘤
	颈内动脉狭窄	脑膜瘤、炎症性病变
	眼上静脉扩张	颈动脉海绵窦瘘、海绵窦血栓形成

（马　军）

第二节 无占位效应的病变

【定义】

海绵窦区未占据正常生理结构空间、不造成邻近结构推压和移位或压迫、阻塞生理腔隙的病变。

【病理基础】

海绵窦内部结构复杂，汇集了眼眶静脉（眼上静脉、眼下静脉）及颈内静脉的血流，具有引流眼眶静脉回流功能。部分海绵窦病变起源于其内部正常生理结构，无新生肿块，可不表现出占位效应。最常见的无占位效应的病变为血管性病变，如颈动脉海绵窦瘘、海绵窦血栓形成等。在血管性病变中，颈动脉海绵窦瘘（carotid cavernous fistula, CCF）为颈动脉与海绵窦间的异常血管分流，最常见于外伤，也可在动脉瘤或易导致动脉壁缺损的疾病情况下自发发生，多为单侧发生；海绵窦血栓形成（cavernous sinus thrombosis, CST）是一种罕见的危及生命的疾病，通常与感染有关，可能继发于面部中心区域的感染，尤其是面部危险三角区（从嘴角到鼻梁），包括脓肿或蜂窝组织炎、鼻窦炎、牙科感染等，但也可能是非感染性的，如外伤、手术或妊娠等，CST 的及早识别对获得良好的治疗效果至关重要。

其他无占位效应的病变包括非特异性炎症和感染性病变等。非特异性炎症较常见于托洛萨 - 亨特综合征、IgG4 相关炎症、结节病、韦格纳肉芽肿病等；其中托洛萨 - 亨特综合征被描述为伴有疼痛和眼球活动受限的严重单侧眶周头痛，还可被称为疼痛性眼肌麻痹、复发性眼肌麻痹、眼肌麻痹综合征，通常是特发性的，可能和海绵窦和 / 或眶上裂区域的非特异性炎症有关，创伤、肿瘤或动脉瘤可能是其潜在的诱因；IgG4 相关炎症是一种良性的、多器官免疫介导的疾病，类似于许多恶性、感染性和炎症性疾病，主要病理特征包括淋巴浆细胞浸润、层状纤维化和闭塞性静脉炎；结节病是一种全身性非干酪样肉芽肿性疾病，极少累及海绵窦，临床诊断通常是已知的。感染性病变包括真菌感染、结核等，其中真菌感染通常是由于副鼻窦的侵袭性真菌感染扩散所致，真菌菌丝侵入血管是这种疾病的特征；结核是由结核分枝杆菌感染引起，很少累及海绵窦，组织病理学表现为肉芽肿性炎症伴干酪样坏死。

【征象描述】

海绵窦血管性病变中，CCF 通常表现为海绵窦扩张，眼上静脉增粗，常伴有眼球突出，眼外肌增粗，眼睑肿胀；CST 直接影像征象为 CT/MRI 对比增强后显示为充盈缺损。各类海绵窦非特异性炎症影像学表现常有重叠，最常表现为患侧海绵窦区软组织增厚、强化程度增加，并蔓延至邻近眼眶及硬脑膜。海绵窦感染性病变中，真菌感染的典型影像特征为菌丝堆积，混合骨侵蚀和硬化。海绵窦结核表现缺乏特异性，常与其他慢性炎症类似，表现为海绵窦体积增大，强化程度增加。

1. CT 表现　CCF 常表现为海绵窦体积增大、密度增高，眼上静脉增粗，同时常伴有眼球突出，眼外肌增粗，眼睑肿胀。增强后增粗的眼上静脉和增大的海绵窦明显强化。CST 特征性 CT 表现为增强后围绕周围强化的充盈缺损。间接影像学表现包括海绵窦增大、眼上静脉扩张、眶内静脉充血、眼球突出等。海绵窦非特异性炎症 CT 表现常有重叠，主要表现为患侧海绵窦区软组织增厚，增强后明显强化，并向眶尖及颅底部位延续；真菌菌丝浸润是海绵窦真菌感染的特征，CT 显示软组织密度减低，邻近颅骨常存在混合骨侵蚀和硬化。海绵窦结核 CT 表现缺乏特异性，常表现为海绵窦体积增大，强化程度增加。

2. MRI 表现　CCF 的 MRI 平扫和增强扫描均可显示扩大的海绵窦和增粗的眼上静脉，呈流空低信号（图 13-2-1）。

MRA 可直观显示颈内动脉海绵窦段增粗及异常静脉引流情况。CST 特征性影像表现为增强后海绵窦内充盈缺损。海绵窦非特异性炎症 MRI 可表现为多种复杂信号。其中托洛萨 - 亨特综合征（Tolosa-Hunt syndrome）表现为海绵窦增大，T_1WI 信号与肌肉信号相似，T_2WI 显示不同的低或高信号，增强后明显强化，并向眶尖及颅底部位延续，可伴有邻近硬脑膜呈条带状强化（图 13-2-2）。

海绵窦结节病的影像学表现缺乏特异性，包括海绵窦肿块样强化和邻近的硬脑膜增厚。胸腔内发现肺门、气管旁淋巴结肿大和肺结节的表现有助于诊断。肉芽肿病伴多血管炎的关键影像特征是由于内部存在纤维组织，T_1WI 呈低信号，T_2WI 呈明显低信号。IgG4 相关炎症常表现为患侧海绵窦增大，呈肿瘤样改变，边界清晰。MRI 增大的海绵窦内可见与纤维化相关的 T_2 低信号，增强后均匀明显强化。海绵窦真菌感染常表现为海绵窦增大。由于真菌菌丝堆积，T_2WI 上呈明显低信号，增强后明显不均匀强化（图 13-2-3）。海绵窦结核感染 MRI 表现缺乏特异性，常表现为海绵窦增大，强化程度增加。诊

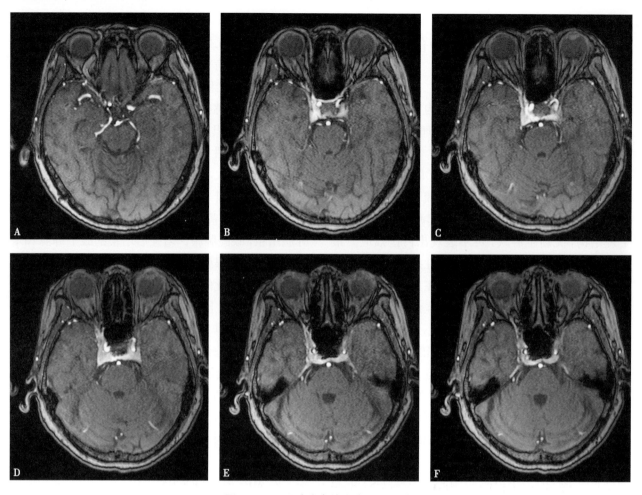

图 13-2-1 颈动脉海绵窦瘘 MRI 图像

A～F. MRI 横断面 T₁WI 增强图像，显示右侧海绵窦体积增大，眼上静脉明显增粗、迂曲。

断需通过伴有干酪样坏死的肉芽肿性炎症的组织病理学证实。

【相关疾病】

海绵窦无占位效应病变包括血管性病变、非特异性炎症、感染性病变等。详见表 13-2-1。

【分析思路】

海绵窦无占位效应病变分析思路如下：

表 13-2-1 海绵窦无占位效应病变

	血管性病变	非特异性炎症	感染性病变
常见	颈动脉海绵窦瘘	托洛萨-亨特综合征	真菌感染
少见	海绵窦血栓形成	IgG4 相关炎症、肉芽肿病伴多血管炎	结核
罕见		结节病	

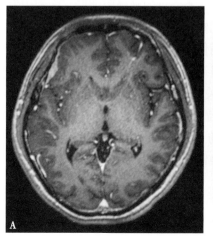

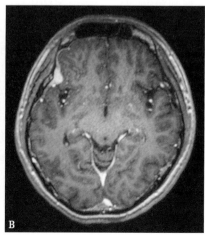

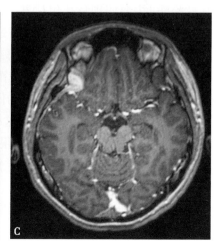

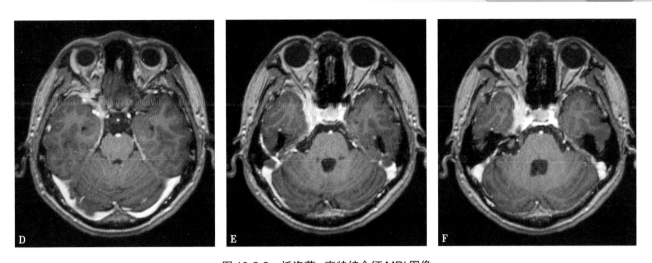

图 13-2-2　托洛萨 - 亨特综合征 MRI 图像

A～F. MRI 横断面 T₁WI 增强图像，显示右侧海绵窦增大，明显强化，向眶尖及颅底部位延续，邻近硬脑膜呈条带状强化。

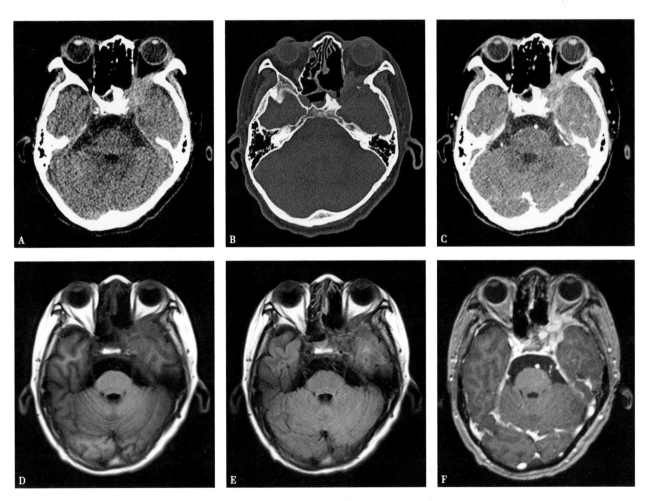

图 13-2-3　海绵窦真菌感染 CT 和 MRI 图像

A～C. 横断位 CT 平扫软组织窗、平扫骨窗、增强图像显示左侧海绵窦增大，软组织密度减低，并向眶尖、颅底部位蔓延。邻近颅骨存在混合性骨侵蚀及硬化。增强后呈明显不均匀强化。D～F. 横断位 MRI T₁WI、T₂WI FLAIR、T₁WI 增强序列显示左侧海绵窦区软组织弥漫性增厚，T₁WI 信号与肌肉相似，T₂WI 信号减低，增强后呈明显不均匀强化。

第一，病变检出。海绵窦无占位效应病变，范围较大时影像学容易检出，但病变较小时CT或MRI平扫很可能遗漏病变；因此，建议CT或MRI对比剂增强扫描检查，可明显提高病变的检出率。

第二，病变定性。各类海绵窦无占位效应病变的影像表现具有一定重叠性，通常表现为海绵窦体积增大，累及邻近眼眶、硬膜及颈血管等。需识别特征性CT及MRI影像表现，据此初步确定病变的性质。如颈动脉海绵窦瘘特征性影像表现为海绵窦扩大，同时伴有眼上静脉增粗、迂曲。海绵窦血栓形成表现为增强CT或MRI中扩大的海绵窦中可观察到充盈缺损。海绵窦真菌感染，由于真菌菌丝堆积，可观察到海绵窦区软组织T_2WI信号明显减低。

第三，结合相关临床信息进一步明确诊断。结合患者临床病史、临床症状、诊疗经过、实验室检查、多次影像学检查前后对比结果等资料综合分析，可缩小鉴别诊断范围，进一步明确诊断。如颈动脉海绵窦瘘常有颅脑外伤史，典型临床症状包括搏动性突眼、球结膜充血、血管性杂音；颈动脉血栓形成常是颅面部感染并发症，视网膜静脉充血是其常见体征；痛性眼肌麻痹典型三联征是单侧眼痛、脑神经麻痹及对类固醇激素治疗敏感；IgG4相关炎症常有血清IgG4水平升高，治疗特点包括对激素治疗有

反应，但易复发，此外，作为全身性疾病过程的一部分，患者可能伴有自身免疫性胰腺炎、硬化性胆管炎、腹膜后纤维化、间质性肺炎和纵隔纤维化等；胸腔内存在肺门、气管旁淋巴结肿大和肺结节有助于海绵窦结节病的诊断。此外，患者可有血管紧张素转换酶水平升高；肉芽肿病伴多血管炎中的大多数患者胞质抗中性粒细胞胞浆抗体呈阳性；真菌感染多见于免疫缺陷患者，如糖尿病患者、老年人及长期服用免疫抑制剂患者，以无痛性鼻中隔或腭部溃疡为特征，迅速发展为海绵窦综合征和颈内动脉血栓形成，死亡率高；海绵窦结核影像表现具有非特异性，活检样本中培养出结核杆菌是诊断"金标准"。

第四，观察周围结构。在分析海绵窦病变时，需要同时观察其周围组织（如眼眶、颅底灰质、硬脑膜及颈内血管）的影像学改变，有助于诊断、鉴别诊断及评估疾病严重程度。

【疾病鉴别】

在诊断海绵窦无占位效应病变时需结合多种影像学特征、临床信息及实验室检查进行诊断和鉴别诊断。

1. 基于临床信息的鉴别诊断流程图见图13-2-4。

2. 海绵窦无占位效应病变的主要鉴别诊断要点见表13-2-2。

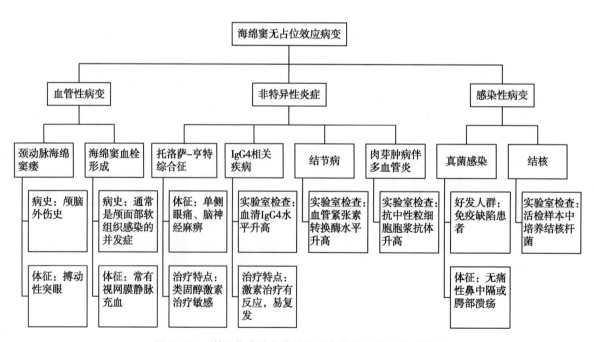

图 13-2-4 基于临床信息海绵窦无占位效应病变鉴别诊断

表 13-2-2　海绵窦无占位效应病变的主要鉴别诊断要点

疾病	典型影像特征	鉴别要点	主要伴随征象
颈动脉海绵窦瘘	海绵窦体积增大，眼上静脉增粗，增强后明显强化	常有颅脑外伤史，典型临床症状包括搏动性突眼、球结膜充血、血管性杂音	常伴眼球突出，眼外肌增粗，眼睑肿胀
海绵窦血栓形成	CT 或 MRI 表现为增强后海绵窦内充盈缺损	常为邻近眼眶、鼻窦腔或面部软组织感染后的并发症。增强后海绵窦内可见充盈缺损	眼上静脉扩张、眶内静脉充血、眼球突出和沿海绵窦和小脑幕外侧缘的硬膜强化
痛性眼肌麻痹	一侧海绵窦软组织增厚，增强后明显强化，并向眶尖及颅底部位延续	单侧眼痛、脑神经麻痹及对类固醇激素治疗敏感	部分病变可见患侧邻近脑膜受累，呈条带状强化
IgG4 相关疾病	患侧海绵窦增大，呈肿瘤样改变。CT 呈等密度，边界清。MRI 增大的海绵窦内可见与纤维化相关的 T_2 低信号，增强后均匀明显强化	作为全身性疾病过程的一部分，患者可能伴有自身免疫性胰腺炎、硬化性胆管炎、腹膜后纤维化、间质性肺炎和纵隔纤维化等。血清 IgG4 水平常升高、激素治疗有反应，易复发。	常伴有眼眶和硬膜病变
肉芽肿病伴多血管炎	海绵窦软组织增厚，T_1WI 呈低信号，T_2WI 明显低信号	大多数患者胞质抗中性粒细胞胞浆抗体（c-ANCA）呈阳性	海绵窦内颈内动脉常因炎症过程而变窄。此外，典型的也有副鼻窦和眼眶受累
结节病	非特异性海绵窦呈肿块样增大，增强后强化程度增加	胸腔内存在肺门、气管旁淋巴结肿大和肺结节有助于诊断。可有血管紧张素转换酶水平升高	可有邻近硬脑膜增厚，眼眶受累，颅神经增粗和下丘脑/垂体柄增粗等
真菌感染	海绵窦增大，由于真菌菌丝堆积，CT 显示软组织密度减低，T_2WI 上呈明显低信号。增强后明显不均匀强化	多见于免疫抑制的患者，以无痛性鼻中隔或腭部溃疡为特征，常伴有嗜中性粒细胞减少	邻近颅骨常存在混合性骨侵蚀和硬化。部分病例可发现海绵窦血栓形成和颈内动脉狭窄、闭塞或假性动脉瘤形成
结核	与其他慢性炎症性疾病影像表现类似，呈海绵窦增大，强化程度增加	活检样本中培养出结核杆菌是诊断"金标准"	可有邻近眼眶和硬膜病变

（张　军）

第三节　阴　阳　征

【定义】

病变影像学显示密度/信号稍低和稍高的两个部分，其密度/信号对比明显，呈黑白相间分布，形似中国传统的"阴阳"特征。

【病理基础】

阴阳征可见于动脉瘤及动脉夹层。动脉瘤是指动脉局部或弥漫性扩张，直径超过正常的 50%，主要见于颅脑血管和腹部。真性动脉瘤是由于血管壁的先天或后天性病变导致血管扩张但管壁保持完整；假性动脉瘤是由于动脉壁的损伤，导致其内形成局限性血肿，很少发生于颅内。动脉夹层主要为血流灌入中膜形成血肿，并在壁内扩展延伸。真性、假性动脉瘤形成部分血栓（偏心性）时，在 CT 血管

造影（CTA）、磁共振血管造影（MRA）和/或增强图像上，通畅的血管腔呈高密度/信号，管腔内被附壁血栓占据的部分呈低密度/信号。颅内动脉发生夹层时，壁内血栓可在 MRA 上显示为低信号，剩余血流部分显示为高信号，真假腔可在 T_1WI 上呈现出阴阳征。通畅的管腔及形成的部分血栓或夹层假腔在相应图像上构成了阴阳征的组成部分。在 DSA 及超声检查亦可见阴阳征。

阴阳征还可见于颅内孤立性纤维瘤（solitary fibrous tumor，SFT）的 T_2WI 图像上。SFT 为生长缓慢的软组织肿块，发现时通常体积较大，约 50% 瘤体大于 8cm。颅内 SFT 可发生于脑膜瘤发生的典型部位，也可散在发生，以天幕走行区较为多见，其次好发于额部凸面、桥小脑角区、大脑镰、后颅窝，少数病例可发生于脑室内。在组织学上，T_2WI 高信号区对应细胞排列紧密含有"鹿角形"分支毛细血

管的区域,低信号区对应细胞排列稀疏伴有胶原纤维硬化的区域,该区域含有丰富的增生血管,血供丰富。在颅内 SFT 中,阴阳征反映了不同的组织成分。由于中枢神经系统 SFT 和血管外皮瘤(hemangiopericytoma, HPC)在临床、影像、病理及分子特征方面均具有一定的重叠,2021 年 WHO 中枢神经系统肿瘤分类去除了"HPC"这个术语,将二者合并为 SFT。

【征象描述】

阴阳征可见于多种病变,可见于动脉瘤、动脉夹层、颅内 SFT 等。动脉瘤通常边界清楚,呈圆形或椭圆形囊状物,与动脉关系密切。动脉夹层常见动脉局部扩大。颅内 SFT 通常源于颅内硬脑膜,通常呈类圆形,部分形态不规则,多呈分叶改变,常因与邻近结构粘连及瘤周水肿而使其包膜显示不完整、边界显示不清,可伴有囊变、坏死、钙化及颅骨破坏;增强扫描大多病变呈明显强化,部分颅内 SFT 可出现脑膜尾征。

1. CT 表现 动脉瘤根据有无血栓成分表现为不同密度,无血栓动脉瘤平扫为圆形稍高密度,增强后为明显均匀强化;部分血栓动脉瘤平扫有血流的部分为稍高密度,而血栓部分为等密度,增强后,前者强化,后者不强化,即阴阳征(图 13-3-1);完全血栓动脉瘤平扫为等密度,可伴有瘤内点状及

瘤壁弧形钙化灶,增强后瘤壁环状强化,血栓不强化。动脉夹层可见内膜钙化灶内移,增强后可显示内膜片及真假腔。颅内 SFT 的 CT 表现与颅外 SFT 相似,平扫表现为低密度,增强后呈明显强化。与脑膜瘤邻近的典型骨质增厚相反,脑膜起源的颅内 SFT 表现为邻近颅骨侵蚀。

2. MRI 表现 动脉瘤信号与血流、血栓、钙化和含铁血黄素沉积有关。无血栓动脉瘤,T_1WI 与 T_2WI 均呈无或低信号。较大的动脉瘤,由于瘤内血流速度不一,血流快的部分可出现"流空效应",血流慢的部分在 T_1WI 图像上呈低或等信号,T_2WI 图像上为高信号。动脉瘤内血栓,MRI 可为高、低、等或混杂信号。动脉瘤在 MRA 上显示为与载瘤动脉相连的囊状物,部分血栓形成时可见阴阳征(图 13-3-2)。动脉夹层于 T_2WI 可显示低信号管腔及等信号内膜片,T_1WI 和 / 或 MRA 上可呈高低混杂信号的阴阳征(图 13-3-3)。颅内 SFT 在 T_1WI 图像上呈等信号,在 T_2WI 上大多呈不均匀信号,通常呈高、低混杂信号,部分病灶在 T_2WI 上呈两个独立的实体成分,相对于脑实质,一个是高信号,另一个是等至低信号,由于其信号对比明显,形成较具特征性的"阴阳征"或"黑白相间征",T_2WI 上表现为低信号的区域在增强后显著强化,被认为是颅内 SFT 的特征性表现(图 13-3-4)。

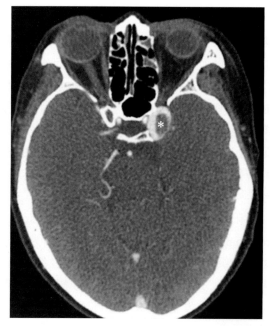

图 13-3-1 颅脑 CT 血管造影(CTA)图像
左侧颈内动脉海绵窦段动脉瘤伴瘤内血栓(*所示),直径约 2.0cm,其内密度不均,CTA 出现阴阳征。

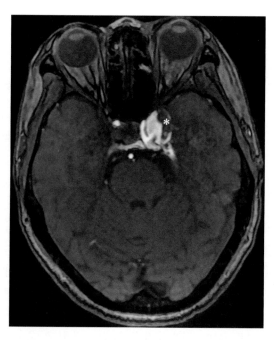

图 13-3-2 颅脑 MR 血管造影(MRA)图像
左侧颈内动脉海绵窦段动脉瘤伴瘤内血栓(*所示),直径约 2.0cm,可见阴阳征。

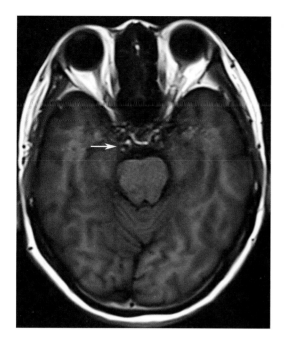

图 13-3-3　颅脑 MR 图像
右侧颈内动脉海绵窦段动脉夹层，T_1WI 见高低混杂信号（白箭），呈阴阳征。

【相关疾病】
常见疾病：颅内孤立性纤维瘤，颅内动脉瘤。
少见疾病：颅内动脉夹层。
罕见疾病：脑膜瘤。

【分析思路】
阴阳征分析思路如下：
第一，动脉走行区在 CTA、增强或 MR 图像上出现阴阳征时，提示动脉瘤伴瘤内血栓形成或动脉夹层，可完善检查进一步明确，如黑血成像、DSA 等。颅内动脉瘤与一些颅内疾病（如较大的鞍上囊性脑膜瘤、颅咽管瘤、垂体肿瘤、出血性转移等）鉴别困难，阴阳征有助于鉴别诊断。

第二，颅内病变 T_2WI 上出现阴阳征时，多提示 SFT，需要和脑膜瘤相鉴别。脑膜瘤来源于蛛网膜颗粒的内皮细胞和成纤维细胞，病灶信号均匀，等信号为主，基本同周围脑实质信号，边界清楚，以宽基底与硬脑膜相连，邻近颅骨可见骨质增生变厚，可见明显"脑膜尾征"，肿瘤强化均匀明显，钙化多见。

第三，结合患者的临床病史、临床症状及体征、诊疗经过、实验室检查、多次影像学检查前后对比结果等临床资料，可缩小鉴别诊断范围。如颅内 SFT 常发生于中青年患者，也可发生于老年患者。免疫组织化学染色对颅内 SFT 的诊断具有重要意义，其通常表达 CD34、CD99、线粒体内膜蛋白、Vim，而不表达 CK 和 S-100，其中 CD34 是公认比较特异和准确的免疫标志物。脑膜瘤好发于中老年女性，免疫组织化学表达 EMA 和 / 或 S-100 蛋白，不表达或轻微表达 CD34。

【疾病鉴别】
在判断出现阴阳征的病变时需结合多种影像学特征、临床信息等进行诊断和鉴别诊断。由于临床表现缺乏特异性，鉴别诊断主要依赖影像学检查。

阴阳征的主要鉴别诊断要点见表 13-3-1。

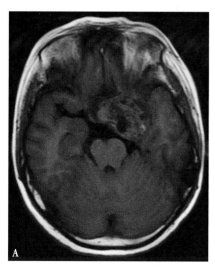
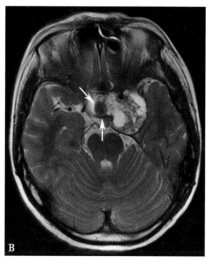
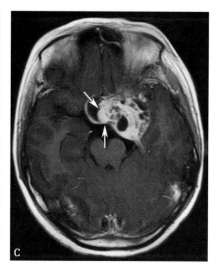

图 13-3-4　颅脑 MRI 图像
A～C. 左侧海绵窦区孤立性纤维瘤，左侧海绵窦区团片异常信号影，T_1WI 呈等低信号，T_2WI 呈高低混杂信号，即阴阳征，增强扫描呈明显不均匀强化，其中 T_2WI 低信号成分（白箭头）亦明显强化（白箭头）。

表 13-3-1 阴阳征病变的主要鉴别诊断要点

疾病	典型影像特征	鉴别要点	主要伴随征象
颅内动脉瘤	合并瘤内血栓时,增强 CT 上表现为边界清楚的圆形或卵圆形囊状影内一半强化,而另一半不强化	任何年龄都可发病,好发于 40～60 岁中老年女性,类圆形,边界清楚	合并瘤内血栓时,可见阴阳征
颅内动脉夹层	CT 可表现为动脉局部扩张伴高密度,CT 及 MR 可见双腔征象及内膜片,T_1WI、MRA 可见高低混杂信号	女性颅内颈动脉夹层、男性颅内椎动脉夹层患病率较高,平均年龄为 20～50 岁	真假腔、合并壁内血栓时,可见阴阳征
孤立性纤维瘤	脑外分叶状占位,窄基底与硬脑膜相连,稍高密度,T_2WI 等或稍高信号,也可呈低信号,T_1WI、DWI 等、稍低信号,明显不均匀强化,瘤内可见流空信号	中青年多见,也可发生于老年,肿瘤通常较大,常呈不规则分叶状	脑膜尾征不明显,可见阴阳征,可伴颅骨破坏
脑膜瘤	脑外类圆形占位,宽基底与硬脑膜相连,边界清楚,稍高密度,T_2WI 等或稍高信号,DWI 稍高信号,明显均匀强化,可伴有囊变、坏死、钙化	中老年女性常见,肿瘤形态较规则	阴阳征罕见,脑膜尾征较常见,可伴颅骨增生

（张 军）

参 考 文 献

[1] RAZEK AA, CASTILLO M. Imaging lesions of the cavernous sinus[J]. AJNR Am J Neuroradiol, 2009, 30（3）: 444-452.

[2] MUNAWAR K, NAYAK G, FATTERPEKAR G M, et al. Cavernous sinus lesions[J]. Clin Imaging, 2020, 68: 71-89.

[3] KORCHI AM, CUVINCIUC V, CAETANO J, et al. Imaging of the cavernous sinus lesions[J]. Diagn Interv Imaging, 2014, 95（9）: 849-859.

[4] MAHALINGAM HV, MANI SE, PATEL B, et al. Imaging spectrum of cavernous sinus lesions with histopathologic correlation[J]. Radiographics, 2019, 39（3）: 795-819.

[5] KIM D, CHOI YJ, SONG Y, et al. Thin-section MR imaging for carotid cavernous fistula[J]. AJNR Am J Neuroradiol, 2020, 41（9）: 1599-1605.

[6] GHONEIM A, STRAITON J, POLLARD C, et al. Imaging of cerebral venous thrombosis[J]. Clin Radiol, 2020, 75（4）: 254-264.

[7] DUTTA P, ANAND K. Tolosa-Hunt syndrome: a review of diagnostic criteria and unresolved issues[J]. J Curr Ophthalmol, 2021, 33（2）: 104-111.

[8] MAZZAI L, ANGLANI M, GIRAUDO C, et al. Imaging features of rhinocerebral mucormycosis: from onset to vascular complications[J]. Acta Radiol, 2022, 63（2）: 232-244.

[9] MAYEKU J, DEISCH J, LOPEZ-GONZALEZ MA. Immunoglobulin G4-related disease of the cavernous sinus with orbit invasion - a case report[J]. Surg Neurol Int, 2021, 12: 557.

[10] CHEN, SP, SU X. Superficial temporal artery arteriovenous fistula and pseudoaneurysm: the Yin-Yang sign[J]. Radiology, 2020, 294（3）: 508.

[11] KARGIOTIS O, SAFOURIS A, VARAKI K, et al. Yin-Yang vascular imaging sign in basilar artery dissection[J]. J Neurol Sci, 2016, 366: 177-179.

[12] LOUIS DN, PERRY A, WESSELING P, et al. The 2021 WHO classification of tumors of the central nervous system: a summary[J]. Neuro Oncol, 2021, 23（8）: 1231-1251.

第十四章　桥小脑角区病变

第一节　实性病变

【定义】

位于脑桥小脑区、影像学上呈实性或以实性为主的病变。

【病理基础】

桥小脑角区位于后颅窝，由前内侧的桥脑外缘、前外侧的颞骨岩部内缘及后下方的小脑半球前外侧缘围成一个锥形窄小空间。区域内有前庭蜗神经、面神经途经并进入内耳道，亦有三叉神经、岩静脉及小脑前上动脉等重要神经及血管穿行。桥小脑角区的这种解剖结构决定了该区域病变多发性和起源多样性的临床特点，该区域的病变可来自颅神经、血管、脑膜、颅骨以及区域胚胎组织的残留等，若损害了区域内的重要神经血管结构会产生桥小脑角区综合征。桥小脑角区的许多病变表现为实性或以实性为主的影像学特征，最常见的是神经鞘瘤，其他病变包括脑膜瘤、转移瘤、孤立性纤维性肿瘤、脉络丛乳头状瘤、血管母细胞瘤等。

【征象描述】

神经鞘瘤多表现为肿块伴囊变，听神经瘤常合并内听道扩大，三叉神经鞘瘤呈哑铃形骑跨中、后颅窝；脑膜瘤通常边界清楚、呈扁圆形、以宽基底与硬脑膜相连；转移瘤常有原发肿瘤病史并表现为多发肿块。

1. CT 表现　桥小脑角区实性或以实性为主病变的实性部分 CT 平扫可表现为不同密度。脑膜瘤通常呈等或稍高密度，表现为边界清楚、扁圆形、宽基底与硬脑膜相连的肿物；转移瘤 CT 平扫多数等或低密度，坏死区呈低密度。骨窗可显示病变邻近颅骨的增生或破坏。

2. MRI 表现　桥小脑角区实性或以实性为主病变的实性部分 T$_1$WI 呈等或稍低信号，T$_2$WI 呈等或高信号，多数病变 DWI 呈等或稍低信号，转移瘤可呈高信号；部分肿瘤内部或周围可见流空血管影。增强扫描肿瘤可呈均匀强化，亦可呈不均匀强化，部分病变可见脑膜尾征，但脑膜尾征不具有特异性。肿瘤坏死、囊变通常 T$_1$WI 呈低信号、T$_2$WI 呈高信号。前庭神经鞘瘤通常称为听神经瘤，肿瘤位于内听道口附近，常引起内听道口扩大呈喇叭状，即内听道口喇叭征（trumpeted internal acoustic meatus sign），并向 CPA 区生长，在内听道口旁形成软组织肿块，肿瘤的这种内听道内部分小、CPA 区部分大的特殊外形似冰激凌，称之为冰激凌筒征（ice cream cone sign），具有特征性。听神经瘤较小时通常表现为内听道内均质结节影，增强扫描后均匀强化。但肿瘤较大时常伴有囊变，增强扫描肿瘤实质成分明显强化、囊变区不强化（图 14-1-1）。三叉神经鞘瘤的影像特征与听神经瘤相似，但因肿瘤沿三叉神经走行生长，典型的三叉神经鞘瘤骑跨中、后颅窝呈哑铃形，累及三叉神经节的肿瘤伴患侧 Meckel 腔的扩大（图 14-1-2）。桥小脑角区脑膜瘤通常为实性肿瘤，边界清楚、以宽基底与硬脑膜相连，脑膜瘤内部常见钙化，可引起局部骨质硬化，脑膜瘤多呈均匀强化，多出现脑膜尾征（图 14-1-3）。转移瘤发生坏死囊变多见，常表现为囊实性肿块，多伴瘤周水肿，病灶多发、原发肿瘤病史有助于诊断（图 14-1-4）。颅内孤立性纤维性肿瘤影像学上几乎均与脑膜相关，呈分叶状，病变内/周围有流空血管影，呈明显不均匀强化。由于肿瘤细胞密度高低呈疏密交替相间分布，可以出现阴阳征，具有特征性（图 14-1-5）。桥小脑角区脉络丛乳头状瘤多起源于第四脑室侧隐窝脉络丛，肿瘤经第四脑室侧孔向外生长而来。肿瘤边界清晰，常见颗粒状外观，可有钙化，增强呈显著强化（图 14-1-6）。血管母细胞瘤大囊小结节型常见，单纯囊型和实质型少见。肿瘤内/周围有流空血管影、不均匀显著强化和瘤周明显水肿是桥小脑角区实性血管母细胞的影像学特点（见图14-1-7）。

【相关疾病】

桥小脑角区实性或以实性为主病变的种类很多，包括颅神经、脑膜、间叶性非脑膜上皮、脉络丛来源的肿瘤等，详见表14-1-1。

表 14-1-1　桥小脑角区实性或以实性为主的病变

颅神经来源（神经鞘瘤）	脑膜来源	间叶性非脑膜上皮来源	脉络丛来源
听神经瘤	脑膜瘤	孤立性纤维性肿瘤	脉络丛乳头状瘤
三叉神经鞘瘤	转移瘤	血管母细胞瘤	

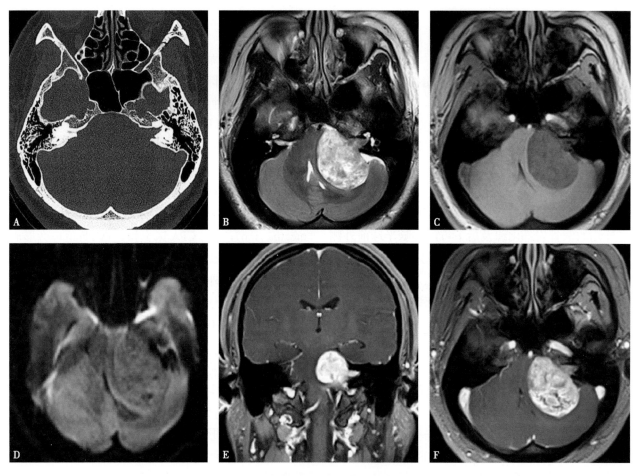

图 14-1-1　前庭神经鞘瘤的典型影像学表现

A～F. 头颅 CT 和 MRI 图像，依次为 CT 平扫、T_2WI、T_1WI、DWI、冠状位脂肪抑制 T_1WI 增强和轴位脂肪抑制 T_1WI 增强，显示肿瘤引起内听道口扩大呈喇叭状，并向 CPA 区生长，呈 T_1WI 低信号、T_2WI 不均匀高信号、DWI 等信号，增强后不均匀强化。

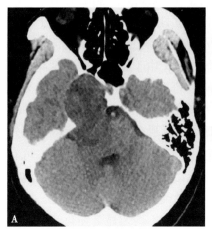
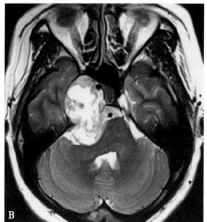
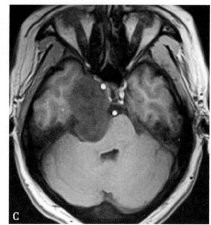

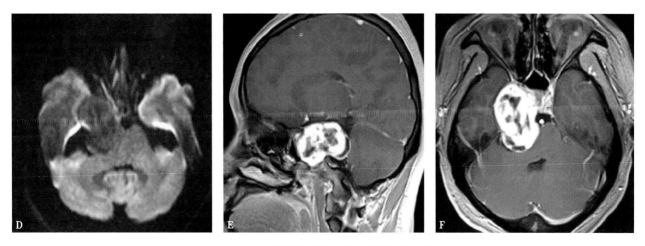

图 14-1-2　三叉神经鞘瘤的典型影像学表现

A～F. 头颅 CT 和 MRI 图像,依次为 CT 平扫、T_2WI、T_1WI、DWI、矢状位 T_1WI 增强和轴位脂肪抑制 T_1WI 增强,显示肿瘤沿三叉神经走行生长,骑跨中、后颅窝呈哑铃形,CT 呈低密度、MRI 呈 T_1WI 低信号、T_2WI 不均匀高信号、DWI 低信号,增强后不均匀强化。

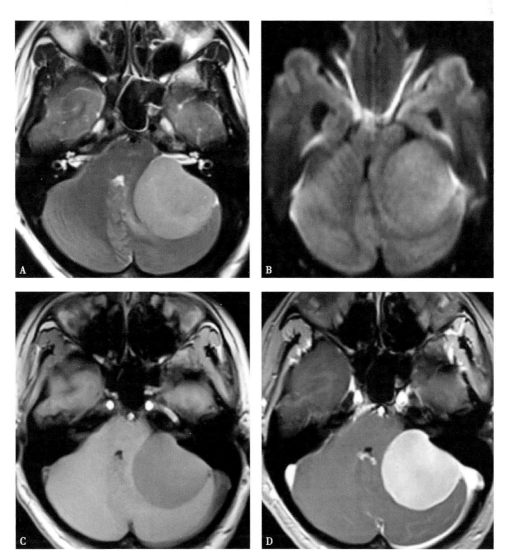

图 14-1-3　脑膜瘤的典型影像学表现

A～D. 头颅 MRI 图像,依次为 T_2WI、DWI、T_1WI 和轴位脂肪抑制 T_1WI 增强,显示肿瘤以宽基底与硬脑膜相连,T_2WI 高信号、DWI 等信号、T_1WI 低信号,增强后均匀强化。

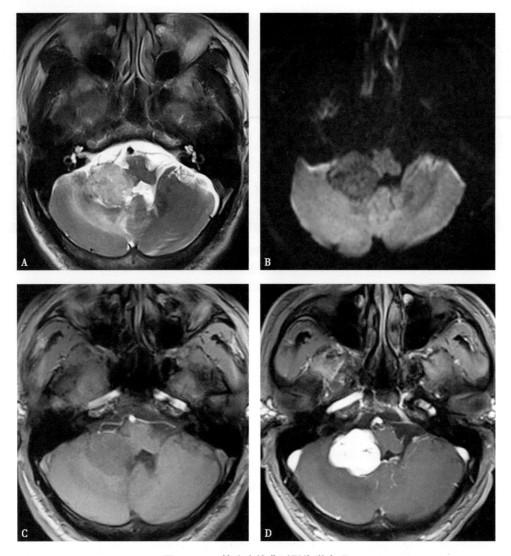

图 14-1-4 转移瘤的典型影像学表现

A～D. 头颅 MRI 图像，依次为 T₂WI、DWI、T₁WI 和轴位脂肪抑制 T₁WI 增强，显示肿瘤呈 T₂WI 不均匀高信号、DWI 低信号、T₁WI 稍低信号，增强后不均匀强化，瘤周可见水肿。

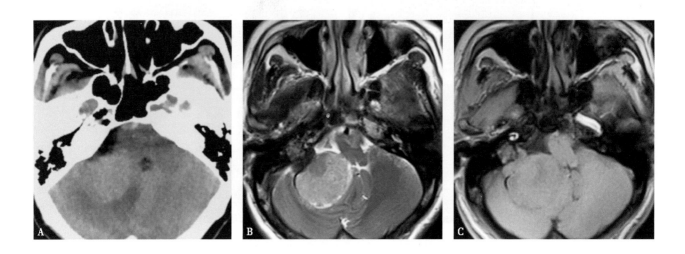

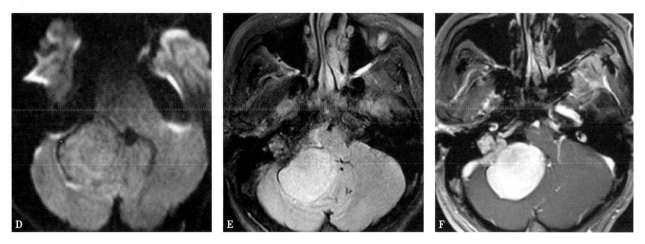

图 14-1-5　孤立性纤维性肿瘤的典型影像学表现

A～F. 头颅 CT 和 MRI 图像,依次为 CT 平扫、T_2WI、T_1WI、DWI、Tirm 和轴位脂肪抑制 T_1WI 增强,显示肿瘤具有特征性的阴阳征,CT 呈稍高密度、MRI 呈 T_1WI 低信号、T_2WI 等高信号、DWI 稍高信号,增强后不均匀强化。

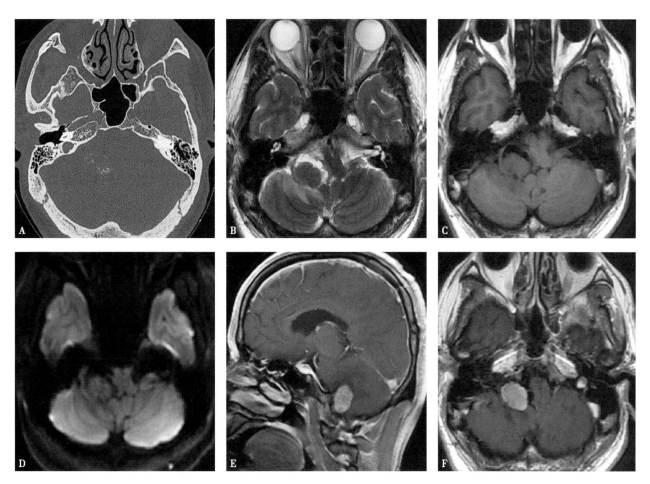

图 14-1-6　脉络丛乳头状瘤的典型影像学表现

A～F. 头颅 CT 和 MRI 图像,依次为 CT 平扫、T_2WI、T_1WI、DWI、矢状位 T_1WI 增强和轴位 T_1WI 增强,显示肿瘤呈颗粒状外观,CT 可见钙化,MRI 呈 T_1WI 等信号、T_2WI 稍高信号、DWI 等信号,增强后明显强化。

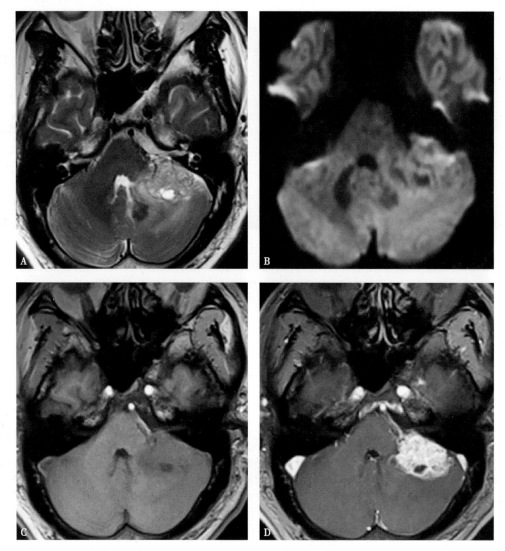

图 14-1-7 实性血管母细胞瘤的典型影像学表现

A～D. 头颅 MRI 图像,依次为 T_2WI、DWI、T_1WI 和轴位脂肪抑制 T_1WI 增强,显示肿瘤呈 T_2WI 不均匀高信号,边缘可见流空血管影,DWI 等信号、T_1WI 稍低信号,增强后不均匀明显强化,瘤周可见水肿。

【分析思路】

桥小脑角区实性 / 以实性为主病变的分析思路如下:

第一,关于桥小脑角区实性病灶的检出。当 CPA 区病灶较大时影像学检查容易发现,但病变较小时很可能漏诊。局限于内听道的前庭神经鞘瘤体积小,MRI 优异的软组织分辨率明显优于 CT,且 CT 检查容易受到后颅窝线束硬化伪影的干扰,故 MRI 对后颅窝 CPA 区的病变检出优于 CT,MRI 对比剂增强扫描可明显提高病变定性诊断的准确率,但 CT 有助于观察病变内是否存在钙化,病变相邻的骨质变化情况。

第二,正确判断病灶定位,区分病变是来自脑外还是脑内。正确判断病变是来自脑外还是小脑半球对 CPA 区肿瘤定性诊断非常关键。起源于 CPA 区的病变系脑外病变,患侧桥小脑角池扩大或被填塞、推压或包绕 CPA 区的神经 / 血管结构、病变与邻近脑组织之间存在脑脊液间隙,邻近脑皮质可出现受压改变。

第三,注意观察病变部位、生长方式、形态特征、伴随特征。

1. **病变部位及生长方式** 听神经瘤以内听道口为中心,常见内听道口扩大;三叉神经鞘瘤常跨中后颅窝生长;脑膜瘤以宽基底与硬脑膜相连;脉络丛乳头状瘤多起源于第四脑室侧隐窝脉络丛,肿瘤经第四脑室侧孔向外生长而来。

2. **形态特征** 三叉神经鞘瘤有典型哑铃状外观;脑膜瘤通常呈扁圆形、以宽基底与硬脑膜相连;脉络丛乳头状瘤常见颗粒状外观。

3. **钙化** 脑膜瘤、脉络丛乳头状瘤常见钙化。

4. 强化是否均匀及强化程度 脑膜瘤、脉络丛乳头状瘤多呈均匀强化，血管瘤型脑膜瘤、血管母细胞瘤、脉络丛乳头状瘤、孤立性纤维性肿瘤多呈显著强化。

5. 伴随特征 听神经瘤常可见听神经增粗；脑膜瘤常见脑膜尾征、邻近骨质可有硬化。脑膜瘤、血管母细胞瘤、脉络丛乳头状瘤、孤立性纤维性肿瘤内/周围可见流空血管影。

第四，切勿忽视临床资料及实验室指标。结合患者的临床病史、症状及体征、诊疗经过、实验室检查等资料，可缩小鉴别诊断范围。全身其他部位原发恶性肿瘤病史极大加强对转移瘤的诊断信心。

【疾病鉴别】

对于桥小脑角区实性/以实性为主的病变，需结合名种影像学特征、临床信息及实验室检查进行诊断和鉴别诊断。

1. 基于影像学特征的鉴别诊断流程见图14-1-8。
2. 桥小脑角区实性/以实性为主病变的主要鉴别诊断要点见表14-1-2。

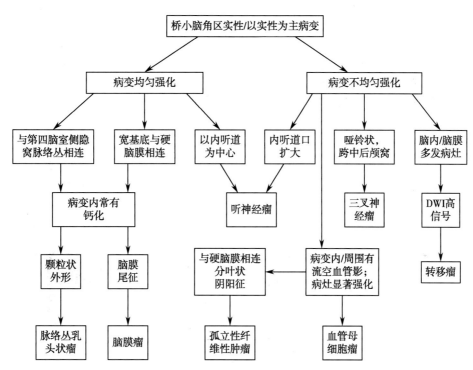

图14-1-8 基于影像学特征的桥小脑角区实性/以实性为主病变鉴别诊断流程图

表14-1-2 桥小脑角区实性/以实性为主病变的主要鉴别诊断要点

疾病	典型的影像特征	鉴别要点	主要伴随征象
听神经瘤	肿瘤易囊变，实性部分呈 CT 等密度，T_1WI 呈低信号或等信号、T_2WI 呈高信号，增强扫描呈不均匀强化	是 CPA 区最常见的肿瘤，好发于 40~60 岁的中年人。早期听力下降，以内听道口为中心生长，冰激凌筒征	内听道口扩大呈喇叭状
三叉神经瘤	同上	青壮年多见，出现三叉神经痛、面部麻木或感觉异常等。肿瘤骑跨中后颅窝、"哑铃状"外观	中颅窝底骨质吸收
脑膜瘤	呈 CT 等高密度，钙化常见。T_1WI 呈低信号或等信号、T_2WI 呈稍高信号，增强多呈均匀强化	中老年女性常见，呈扁圆形，宽基底与颞骨岩部或小脑幕相贴，病变常伴钙化。脑膜尾征	邻近骨质常见硬化
转移瘤	实性部分 CT 呈低密度，T_1WI 低信号、T_2WI 高信号，DWI 高信号多见，肿瘤内坏死常见	恶性肿瘤病史有助于诊断	常可同时伴有脑实质转移、软脑膜转移、骨质破坏等

续表

疾病	典型的影像特征	鉴别要点	主要伴随征象
孤立性纤维性肿瘤	常呈分叶状，与硬脑膜相连，稍高密度，T_2WI 等或稍高信号，明显不均匀强化	中青年多见，也可发生于老年，常呈分叶状，与硬脑膜相连，阴阳征	瘤内或瘤周常见流空血管影
脉络丛乳头状瘤	CT 呈等或稍高密度，钙化常见。T_2WI 高信号，增强扫描明显强化，边缘常呈颗粒状	多起源于第四脑室侧隐窝脉络丛，经侧孔向外生长至 CPA 区。增强扫描明显强化，边缘常呈颗粒状	瘤内或瘤周可见流空血管影
血管母细胞瘤	实性血管母细胞瘤，形态不规则，CT 呈等密度或等低混杂密度，T_1WI 低信号、T_2WI 高信号，增强扫描明显强化，且不均匀	瘤内或瘤周常见流空血管影，增强后显著强化，强化不均匀	瘤周明显水肿 希佩尔 - 林道病

（贺业新　张　辉）

第二节　囊性病变

【定义】

位于桥小脑区、影像学上呈囊性或以囊性为主的病变。

【病理基础】

桥小脑角区由前内侧的脑桥外缘、前外侧的岩骨内缘及后下方的小脑半球前外侧缘围成一个锥形窄小的空间，为一潜在的脑脊液间隙。区域内有前庭蜗神经、面神经途经并进入内耳道，亦有三叉神经、岩静脉及小脑前上动脉等重要神经及血管穿行。桥小脑角区的这种解剖结构决定了该区域病变多发性和起源多样性的临床特点，该区域的病变可来自颅神经、血管、脑膜以及区域胚胎组织的残留等，若损害了区域内的重要神经血管结构会产生桥小脑角区综合征。

桥小脑角区的许多病变可呈囊性或以囊性为主为其影像特征，其"囊性"表现的原因多样，如肿瘤性病变较大时发生变性、坏死及囊变，肿瘤周围增生的胶质细胞产生液体，肿瘤和脑组织之间的蛛网膜下腔引流不畅而逐渐形成囊腔；先天性的胚胎组织残留如表皮样囊肿，其囊性成分通常充满脱落的上皮角蛋白和胆固醇晶体；脓肿腔内则充斥渗出物、坏死组织、脓细胞和病原体等；了解病变囊性成分的形成原因有助于理解其对应的影像学表现。

【征象描述】

桥小脑角区不同病变的囊性成分及形成原因不同，对应其各自具有相对特征性的影像征象。

1. 肿瘤内部的变性囊变及坏死，在 CT 上呈低密度，MR 扫描 T_1WI 呈低信号、T_2WI 呈高信号，DWI 序列呈低信号，囊壁为肿瘤实体组织，增强扫描呈不同程度强化（图 14-2-1、图 14-2-2），恶性肿瘤如转移瘤其壁常厚薄不均。

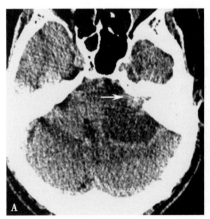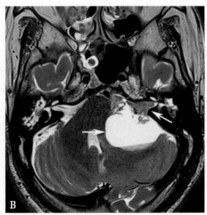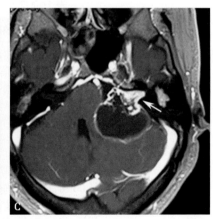

图 14-2-1　前庭神经鞘瘤囊变的典型影像学表现

男性，57 岁，左侧桥小脑角区前庭神经鞘瘤。肿瘤囊变明显。

A. CT 上囊性部分密度接近脑脊液，左侧内听道口扩大并可见软组织影；B. MR T_2WI 上囊性成分高信号，内听道内见等信号软组织应；C. MR 增强 T_1WI 示囊性成分无强化、囊壁环形强化，内听道内软组织明显强化。

2. 蛛网膜囊肿其囊内仅为清亮的脑脊液,因此其在 CT 上呈水样密度,MRI 上 T_1WI 呈低信号、T_2WI 呈高信号,FLAIR 呈低信号,无弥散受限,与 CSF 一致。增强扫描无任何强化(图 14-2-3)。

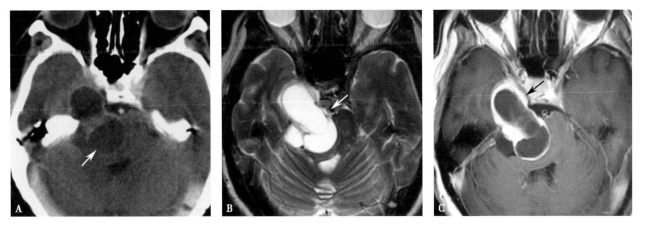

图 14-2-2　三叉神经鞘瘤囊变的典型影像学表现

女性,54 岁,右侧三叉神经鞘瘤伴明显囊变。A. 肿瘤由桥小脑角区延伸至右侧鞍旁,横跨中后颅窝,形似"哑铃状",CT 上肿瘤囊性部分密度接近脑脊液;B. MR T_2WI 上肿瘤囊性成分高信号;C. MR 增强 T_1WI 示囊性成分无强化、囊壁明显强化。

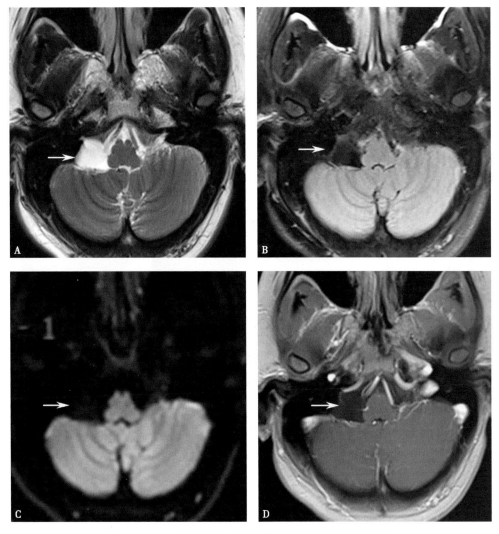

图 14-2-3　桥小脑角区蛛网膜囊肿的典型影像学表现

女性,34 岁,右侧桥小脑角区蛛网膜囊肿。A. 病灶在 T_2WI 呈高信号,难以分辨囊肿壁;B. FLAIR 序列上病灶呈低信号;C. DWI 序列上病灶无弥散受限;D. 增强扫描病灶无强化;MRI 各序列上信号均同脑脊液。

3. 表皮样囊肿的囊内充满脱屑的上皮角蛋白和胆固醇晶体，对应其相对特异的影像表现：细胞碎片与高胆固醇含量使其在 CT 上密度接近脑脊液（CT 值约 0HU），MRI 检查常规 T_1WI、T_2WI 序列亦类似脑脊液信号，但 FLAIR 序列上通常信号不均匀（dirty signal），DWI 序列明显高信号是其特征，其与囊内成分弥散受限及 T2 透过效应皆有关。增强扫描无明显强化（图 14-2-4）。

4. 原肠囊肿囊内信号因蛋白成分多少而各异，T_1WI 最常见稍高于脑脊液信号、T_2WI 以高信号为主，Flair 序列呈高信号，DWI 可有轻度弥散受限。

5. 脓肿的脓腔内充满坏死组织及炎性细胞，因此 DWI 序列上表现为特征性的高信号，脓肿壁为炎性肉芽组织，增强扫描呈均匀环形强化、内壁光整。

【相关疾病】

桥小脑角区囊性 / 以囊性为主病变的种类很多，包括颅神经来源的肿瘤、脑膜来源的病变、先天性胚胎组织残留、感染性病变等，详见表 14-2-1。

表 14-2-1　桥小脑角区囊性 / 以囊性为主病变

颅神经来源（神经鞘瘤囊变）	脑膜来源	桥小脑角池胚胎组织残留（先天性病变）	感染性病变
听神经瘤囊变	囊性脑膜瘤	表皮样囊肿	脑囊虫病
三叉神经鞘瘤囊变	蛛网膜囊肿 转移瘤坏死囊变	神经管原肠囊肿	脓肿

1. **前庭神经鞘瘤囊变**　前庭神经鞘瘤通常亦称为听神经瘤，起源于前庭蜗神经（CN Ⅷ）的神经鞘细胞，约占 CPA 区肿块的 80%，是 CPA 区最常见的肿瘤，其好发于 40～60 岁的中年人。听神经瘤绝大多数为单侧发病，双侧听神经瘤高度提示 2 型神经纤维瘤病（NF2）。典型的临床症状表现为感音神经性的听力下降或非搏动性耳鸣，病灶较大时会因为占位效应出现小脑和脑干压迫的症状或引起的脑积水。

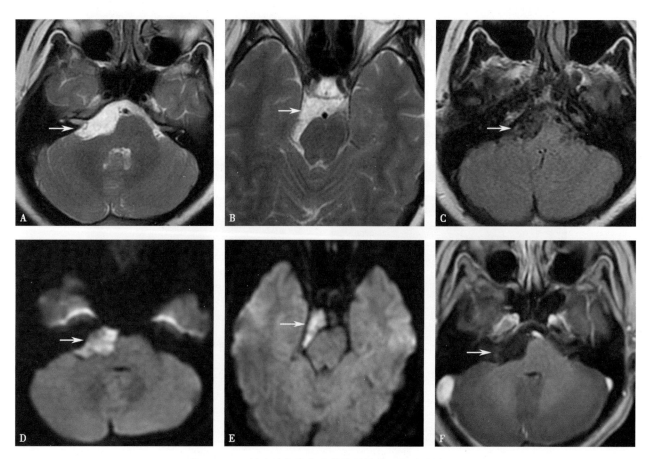

图 14-2-4　桥小脑角区表皮样囊肿的典型影像学表现

男性，29 岁，右侧桥小脑角区表皮样囊肿。A～B. 病灶于右侧桥小脑角池 - 桥前池匍匐状生长，T_2WI 呈高信号，信号强度接近脑脊液；C. FLAIR 序列上病灶呈混杂偏低信号（dirty signal）；D、E. DWI 序列上病灶呈特征性的明显高信号；F. 增强扫描病灶无强化。

肿瘤位于内听道口附近,常引起内听道口扩大呈喇叭状,即内听道口喇叭征,并向 CPA 区生长、在内听道口旁形成软组织肿块,肿瘤的这种内听道部分小、CPA 区部分大的特殊外形形似冰激凌,称之为冰激凌甜筒征,具有特征性。听神经瘤较小时通常较为均质,增强扫描后显著强化,但肿瘤较大时常有囊变、甚至大部分呈囊样,听神经瘤显示的囊性部分可以是肿瘤本身的变性囊变,亦可能是由围绕肿瘤的脑脊液腔隙形成。增强扫描肿瘤囊变部位不强化、实质成分明显强化(图 14-2-1)。听神经瘤较大时内部可有出血、但钙化罕见。

2. **三叉神经鞘瘤囊变** 三叉神经鞘瘤是第二常见的颅神经鞘瘤,但其发生率远低于前庭神经鞘瘤,常见于 30~40 岁的青中年人群。临床表现与三叉神经功能障碍有关,如神经痛、神经衰弱或麻木。三叉神经鞘瘤的影像特点与其他神经鞘瘤相似,当瘤体较大时极易囊变,但因其发生部位影像上亦有一定特征,起源于三叉神经根部(神经节前)或起源于三叉神经节但向根部延伸的三叉神经鞘瘤可表现为 CPA 区肿块,肿瘤常沿三叉神经走行向梅克尔腔(Meckel cave)生长,横跨中后颅窝,形成"哑铃状"外观,具有特征性(图 14-2-2)。

3. **囊性脑膜瘤** 桥小脑角区脑膜瘤起源于岩尖部后面的脑膜,是 CPA 区常见肿瘤,脑膜瘤通常为实性肿瘤,伴明显囊变者即囊性脑膜瘤罕见,约占脑膜瘤总数 1.7%。一般认为囊性脑膜瘤的发生有以下几种原因:①肿瘤内部发生变性,如黏液囊性变;②分泌型脑膜瘤,肿瘤细胞分泌液体形成囊腔;③陈旧坏死转变为囊腔;④肿瘤周围增生的胶质细胞主动分泌产生液体;⑤肿瘤周围水肿的脑组织或脱髓鞘变性的脑组织发生囊性变,或者水肿组织的含液间隙融合成较大囊腔;⑥蛛网膜下腔夹在肿瘤脑组织之间而引流不畅,逐渐形成肿瘤周围囊腔。鉴于囊腔的形成原因不同,囊腔可位于肿瘤内部、肿瘤周围与脑组织间、肿瘤邻近的脑组织内,据此囊性脑膜瘤通常按 Nauta 分型分 4 型。囊性脑膜瘤的囊性成分无明显强化、实质部分则具备典型的脑膜瘤影像特点。

4. **蛛网膜囊肿** 发生在桥小脑角区的蛛网膜囊肿较为少见。蛛网膜囊肿是由于脑脊液在蛛网膜先天性的裂隙中积聚而形成的(因此称之为蛛网膜内囊肿更贴切)。囊肿壁由扁平的蛛网膜细胞组成、无上皮内衬,囊内为清亮的脑脊液。其影像学特征是边界清晰的囊性灶、囊壁难以察觉,CT 及 MRI 上与脑脊液密度/信号一致(图 14-2-3),囊肿较大时具有占位效应、有时可对邻近的颅骨产生重塑作用。

5. **转移瘤坏死囊变** 桥小脑角区可发生脑膜转移瘤,中枢神经系统恶性肿瘤沿脑脊液播散亦可在 CPA 区形成软组织肿块,此外幕下小脑半球转移瘤若靠近小脑表面则可能与 CPA 区肿瘤混淆。转移瘤发生坏死囊变多见、其通常表现为囊实性的肿块,但完全囊变或以囊变坏死为主的转移瘤则少见,不均质的肿块、不规则强化/厚壁环形强化均是转移瘤的特征,病灶多发、瘤周脑组织水肿、原发肿瘤病史有助于诊断。

6. **表皮样囊肿** 颅内表皮样囊肿约半数发生在桥小脑角区,其是 CPA 区第三常见的病变(仅次于听神经瘤及脑膜瘤),通常在 20~40 岁发现。表皮样囊肿系胚胎期神经管闭合时混入了外胚层成分并逐渐生长形成,其外观状如白色珍珠或花椰菜,质地柔软,内含脱屑上皮组织、角质、胆固醇结晶、蛋白、脂质及少量水分等,呈蜡状,囊壁由单层鳞状上皮、纤维包膜构成,不含皮肤附件,增长缓慢,罕见恶变。

CPA 区表皮样囊肿形态不规则,常沿着脑池匍匐生长、有见缝就钻的特点,包裹相邻的神经和血管。CT/MRI 检查其密度及信号特征类似脑脊液、与蛛网膜囊肿相仿,但 DWI 序列上明显弥散受限是其特征(图 14-2-4)。

7. **神经管原肠囊肿** 神经管原肠囊肿通常位于脊椎、只有少数位于颅内,颅内的神经管原肠囊肿通常发生在桥小脑角区。神经管原肠囊肿为先天性内胚层良性囊肿,起源尚不清楚,但其可能是胚胎发生第三周神经管发育不良的结果。囊肿壁衬有一层类似于胃肠道或呼吸道黏膜上皮,囊内充满黏液样分泌物,一般小于 2cm,类圆形,壁薄、光滑透明。囊肿信号强度取决于囊内容物,囊内可含有不同程度的蛋白,在 MR 上信号经常与脑脊液不同,且通常无钙化及强化。

8. **脑囊虫病** 囊虫病是全世界最常见的寄生虫疾病。脑囊虫病是猪带绦虫幼虫即囊尾蚴寄生于脑组织内、导致宿主炎性反应并形成包膜包裹引起,囊内为清亮液体和头节。发生在脑实质外的脑囊虫病可位于蛛网膜下腔如桥小脑角区,其通常由完全退变不可见的头节和簇状分布很难辨认的囊肿(葡萄状)组成,信号接近脑脊液、无强化,因此诊断存在困难,有疫区史的患者需要考虑该病的可能。有时因继发炎症,邻近脑膜可见强化。

9. **脓肿** 桥小脑角区脓肿通常由化脓性中耳乳突炎扩散蔓延形成，可同时累及颞叶。影像学表现与其他部位脑脓肿一致，增强扫描脓肿壁环形强化、脓肿腔明显弥散受限是典型的影像特征，结合临床病史常可明确诊断。

【分析思路】

桥小脑角区囊性/以囊性为主病变的分析思路如下：

第一，关于桥小脑角区囊性病灶的检出。当 CPA 区病灶较大时影像学检查很容易发现异常，但病变较小缺乏占位效应时则很可能遗漏，尤其是 CT 检查容易受到后颅窝线束硬化伪影的干扰，此外很多囊性病灶密度接近脑脊液，平扫 CT 不易分辨，对比剂增强扫描可提高病变的检出率。MR 软组织分辨率高于 CT 且不存在骨伪影，故对后颅窝 CPA 区域的病变检出优于 CT。

对于蛛网膜囊肿，由于其囊壁很薄影像上通常难以辨识，可能会与硬膜下间隙增宽混淆，仔细观察区域内是否存在占位效应有助于蛛网膜囊肿的检出；此外，较小的神经鞘瘤容易遗漏，识别某些特殊的征象例如内听道口扩张、听神经根结节增粗等有助于病灶检出。

第二，正确判断病灶定位，排除可能会混淆诊断的小脑半球病变。当肿瘤较大时定位常是个问题，正确判断病变是来源于脑外还是小脑半球对 CPA 区肿瘤定性非常关键。①起源于 CPA 区的病变系脑外病变，使患侧桥小脑角池扩大或被填塞、推压或包绕 CPA 区的神经/血管结构、病变与邻近脑干及小脑间存在薄层脑脊液间隙、通常无脑干/小脑实质的水肿；②发生于小脑半球实质内的肿瘤较大时常外生性生长突入邻近桥小脑角区，肿瘤与周围脑组织间无脑脊液间隙，一般占位效应较明显、灶周水肿，四脑室及中脑导水管受压时导致幕上脑积水。

仔细甄别上述征象有助于作出准确定位，若病灶定位于小脑实质内则需考虑的疾病谱迥异。如小脑半球大肿块伴多发囊变区、实质成分明显强化（似大听神经瘤囊变）需考虑室管膜瘤的可能，而小脑半球大囊性灶伴壁结节则需考虑血管母细胞瘤。

第三，识别不同病灶囊性成分的信号特点及囊壁特征有助于鉴别。肿瘤囊变其囊性成分呈 T_1WI 低信号、T_2WI 高信号，DWI 通常呈低信号，神经鞘瘤即便完全囊变，仍能分辨出相对较薄的强化囊壁，而囊变的转移瘤其囊壁通常厚薄不均匀、不规整；蛛网膜囊肿信号同脑脊液，囊壁通常很难识别；表皮样囊肿、脑脓肿囊内 DWI 呈明显高信号，但脓肿壁环形强化、表皮样囊肿则难以识别囊壁；神经管原肠囊肿由于高蛋白含量通常 T_1WI 呈偏高信号。

第四，注意观察病变部位、生长方式、形态特征、伴随特征：

1. **病变部位及生长方式** 听神经瘤以内听道口为中心，常见内听道口扩大；三叉神经鞘瘤和表皮样囊肿常跨中后颅窝生长。

2. **形态特征** 三叉神经鞘瘤有典型哑铃状外观；表皮样囊肿钻缝塑形；脑囊虫病簇状分布/葡萄样。

3. **伴随特征** 听神经瘤常可见听神经增粗；囊性脑膜瘤能见脑膜尾征、邻近骨质可有增厚；脑囊虫病继发炎症则有邻近脑膜强化；蛛网膜囊肿常重塑邻近颅骨内板。

4. **钙化** 脑膜瘤常见钙化；表皮样囊肿少数可见边缘钙化（10%～25%）；其他病变则钙化罕见。

5. **多发病灶** 脑囊虫病可同时出现脑实质内、脑室及蛛网膜下（CPA 区）囊性病灶；CPA 区及脑实质内多发囊实性病灶则高度提示转移瘤；双侧 CPA 区囊性/囊实性病灶可能是与 2 型神经纤维瘤病相关的听神经瘤。

第五，切勿忽视临床资料及实验室指标。结合患者的临床病史、症状及体征、诊疗经过、实验室检查等资料，可缩小鉴别诊断范围。全身其他部位原发肿瘤病史极大加强对转移瘤的诊断信心；疫区旅居史对脑囊虫病的诊断非常关键；脑脓肿则有明确的先驱化脓性中耳乳突炎病史且临床血/CSF 炎症指标升高。

【疾病鉴别】

对于桥小脑角区囊性/以囊性为主的病变，需结合多种影像学特征、临床信息及实验室检查进行诊断和鉴别诊断。

1. 基于影像学特征的鉴别诊断流程见图 14-2-5。

2. 桥小脑角区囊性/以囊性为主病变的主要鉴别诊断要点见表 14-2-2。

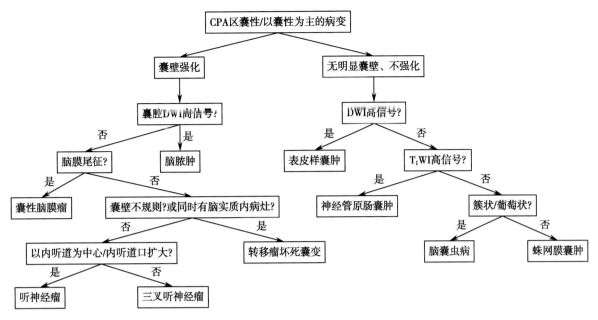

图 14-2-5　基于影像学特征的桥小脑角区囊性／以囊性为主病变鉴别诊断流程图

表 14-2-2　桥小脑角区囊性／以囊性为主病变的主要鉴别诊断要点

疾病	囊性成分的影像特征	主要伴随征象	鉴别要点
听神经瘤囊变	囊性部分 CT 呈低密度，T_1WI 呈低信号、T_2WI 呈高信号，DWI 低信号，囊壁可见强化	内听道口扩大呈喇叭状；外观呈冰激凌筒状	早期听力下降以内听道口为中心生长
三叉神经瘤囊变	同上	常横跨中后颅窝、"哑铃状"外观；中颅窝底骨质吸收	三叉神经功能障碍相关的临床表现；沿三叉神经走行生长
囊性脑膜瘤	同上	病变常伴钙化；脑膜尾征，邻近骨质常增厚	宽基底与岩骨或小脑幕相贴，脑膜尾征
蛛网膜囊肿	囊内为清亮的脑脊液，CT 上呈水样密度，MRI 信号同脑脊液；增强扫描无强化	可对邻近的颅骨产生重塑作用	通常无临床症状，偶尔发现
转移瘤坏死囊变	坏死囊变部分呈低密度，T_1WI 低信号、T_2WI 高信号，DWI 低信号，囊壁厚而不规则伴强化	常可同时伴有脑实质转移、软脑膜转移、骨质破坏等	全身其他部位恶性肿瘤病史有助于诊断
表皮样囊肿	囊内充满脱屑的上皮角蛋白和胆固醇晶体，CT 上密度接近脑脊液，MRI 常规 T_1WI、T_2WI 序列亦类似脑脊液信号，FLAIR 序列上通常信号不均匀，DWI 明显高信号是其特征。增强扫描无明显强化	沿脑池匍匐生长、见缝就钻，包裹相邻的神经和血管	通常无临床症状，偶尔发现
神经管原肠囊肿	囊内信号取决于蛋白成分多少，T_1WI 最常见稍高于脑脊液信号、T_2WI 以高信号为主，Flair 呈高信号	/	罕见，偶尔发现
脑囊虫病	CPA 区囊性病灶通常头节完全退变不可见，信号接近脑脊液、无强化	簇状／葡萄状，很难辨认	有疫区旅居史
脓肿	脓腔内充满坏死组织及炎性细胞，DWI 特征性的高信号，脓肿壁均匀环形强化、内壁光整	可同时累及邻近颞叶	有化脓性中耳乳突炎病史

（周　滟）

第三节 特殊征象

内听道口喇叭征与冰激凌筒征

【定义】

内听道口喇叭征（trumpeted internal acoustic meatus sign）与冰激凌筒征（ice cream cone sign）均是反映桥小脑角区前庭神经鞘瘤生长方式及形态特征的特异性征象。

【病理基础】

起源自前庭神经内听道段的神经鞘瘤，随着瘤体的生长，其扩张内听道口骨质、使内听道口形成"喇叭状"外观；随着肿瘤向 CPA 区生长，其在内听道口旁形成软组织肿块，前庭神经鞘瘤的这种内听道段部分小、CPA 区部分大的特殊外形似冰激凌，称之为冰激凌筒征，这种特殊形态反映肿瘤沿着阻力最小的路径向颅内生长。

【征象描述】

CT 对颅底骨质的观察相较 MRI 更具优势，影像上见内听道内软组织影填充并扩大内听道口，形成"内听道口喇叭征"（图 14-3-1）；"冰激凌筒征"常见于中等大小的前庭神经鞘瘤（1.5～3.0cm），肿瘤位于内听道内的部分为冰激凌筒、CPA 区的部分代表冰激凌球（图 14-3-2）。

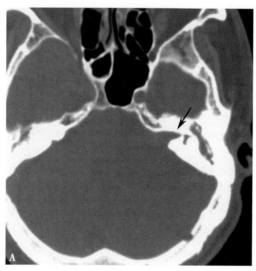
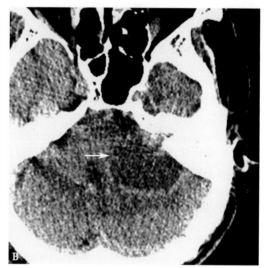

图 14-3-1 内听道口喇叭征

男，57 岁，左侧 CPA 区听神经瘤。

A. CT 骨窗上可见内听道口扩大呈喇叭状；B. 脑窗见 CPA 区囊性为主占位灶，扩大的内听道内可见实性软组织填充。

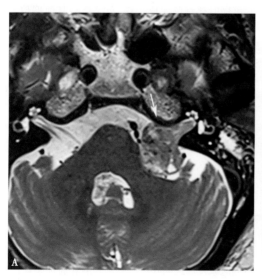
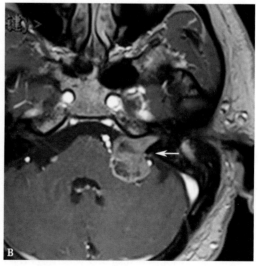

图 14-3-2 冰激凌筒征

男，70 岁，左侧 CPA 区听神经瘤。

A. T₂WI 序列；B. 增强 T₁WI 序列。左侧桥小脑角区外观呈"冰激凌筒"状的肿瘤实体，肿瘤内听道段部分较小呈锥形、CPA 区部分较大呈球形。

【相关疾病】

内听道口喇叭征与冰激凌筒征均是前庭神经鞘瘤的特征性征象。

【疾病鉴别】

内听道口喇叭征与冰激凌筒征主要用于鉴别前庭神经鞘瘤与脑膜瘤，桥小脑角区脑膜瘤通常宽基底与岩骨或小脑幕相贴，肿瘤并不伸入内听道内，以此鉴别。

（周　滟）

参 考 文 献

[1] LOUIS DN, PERRY A, WESSELING P, et al. The 2021 WHO classification of tumors of the central nervous system: a summary[J]. Neuro Onco, 2021, 23（8）: 1231-1251.

[2] BONNEVILLE F, SARRAZIN JL, MARSOT-DUPUCH K, et al. Unusual lesions of the cerebellopontine angle: a segmental approach[J]. Radiographics, 2001, 21（2）: 419-438.

[3] ADACHI S, YAMASHITA K, NAKAMIZO A, et al. Unusual imaging characteristics of cystic meningioma in cerebellopontine angle[J]. Neuroradiol J, 2022, 35（6）: 777-779.

[4] FINK JR. Imaging of cerebellopontine angle masses: self-assessment module[J]. AJR Am J Roentgenol, 2010, 195（3）: S15-21.

[5] CHAVHAN GB, SHROFF MM. Twenty classic signs in neuroradiology: A pictorial essay[J]. Indian J Radiol Imaging, 2009, 19（2）: 135-145.

第十五章　颈静脉孔区病变

第一节　实性病变

【定义】

颈静脉孔区病变影像学显示为实性或者以实性成分为主的囊实性的异常密度或信号，多为肿瘤性病变，有占位效应，区别于囊性病变。

【病理基础】

颈静脉孔是枕骨颈静脉突和颞骨岩部颈静脉窝之间的岩枕裂后端的不规则裂孔道，与乙状沟相连，左右各一，其内有颈内静脉、舌咽神经、迷走神经和副神经通过。颈静脉孔外口的前方为颈动脉管外口，外侧为茎突、茎乳孔，向后外侧为乳突；内侧为舌下神经管、枕髁和枕骨茎突。颈静脉孔内口前外侧部的前外上方为内耳门，后内下方为舌下神经管；后外侧为前庭导水管外口；颈静脉孔内口表面局部有硬脑膜覆盖。颈静脉孔区可发生多种占位性病变，部分占位性病变呈实性，较为常见的实性占位病变包括来自颈静脉球体外膜、迷走神经耳支和舌咽神经鼓室支的副神经节瘤，起源于舌咽神经、迷走神经和副神经的实性神经鞘瘤，以及发生于颈静脉孔内口周围硬脑膜的脑膜瘤等，其中以副神经节瘤最为常见，因其发生于颅底颈静脉孔及其附近，所以又称为颈静脉球瘤。此外，颈静脉孔区还有相对少见的来自身体其他部位恶性肿瘤的转移瘤，以及发生于岩枕结合部骨质的软骨源性肿瘤等。

【征象描述】

颈静脉孔区实性病变根据组织来源的不同，有着不同的影像学征象：①颈静脉孔区副神经节瘤（图 15-1-1）常呈实性肿块，颈静脉孔扩大，边缘骨质呈浸润性破坏，从颈静脉孔向上、向外生长，可进入中耳腔，病灶内多见丰富血管影；②实性神经鞘瘤（图 15-1-2）则以颈静脉孔为中心的梭形或哑铃状肿块，颈静脉孔扩大，边缘光滑，少见骨质破坏，血供丰富，可有囊变，沿舌咽神经、迷走神经和副神经走向延伸；③脑膜瘤（图 15-1-3）通常边界清楚，呈扁圆形，颈静脉孔可扩大，周围呈浸润性骨质破坏或周围骨质硬化性改变，血供丰富，以宽基底与硬脑膜相连，沿硬脑膜表面呈偏心性生长；④转移瘤（图 15-1-4）一般发生于颈静脉孔周围骨质或硬脑膜，呈浸润性骨质破坏，无硬化边，部分转移瘤可见成骨（如乳腺癌、前列腺癌等），颈静脉呈受推压移位或侵犯改变，生长方向无规律；⑤软骨源性肿瘤（图 15-1-5）一般颈静脉孔扩大不明显，周围骨质规则或不规则破坏，病灶内可出现特殊形态钙化，环形钙化及软骨小叶结构为其特征性表现。

1. **CT 表现**　颈静脉孔区实性病变 CT 平扫可表现为不同密度。

（1）副神经节瘤常呈等密度或稍高密度肿物，边界不清；增强后呈均匀显著强化，其内见多发血管样强化影；颈静脉孔扩大，骨窗可见颈静脉孔周围浸润性骨质破坏；病变可从颈静脉孔向上、向外生长，可侵入中耳腔。

（2）实性神经鞘瘤表现为等或稍低密度肿块，合并囊变时呈不均匀低密度，边界清楚；增强后实性区明显强化，合并囊变时囊变区无强化，整体可呈不均匀强化；颈静脉孔扩大，骨窗可见边缘骨质光整，少见骨质破坏；病变沿舌咽神经、迷走神经和副神经走向延伸，呈梭形或哑铃状。

（3）脑膜瘤通常呈等或稍高密度，可合并基质钙化，边界清楚，扁圆形、宽基底与硬脑膜相连的肿物；增强后呈明显均匀强化，部分病变可出现"脑膜尾"征；颈静脉孔增大不明显，骨窗可见周围呈浸润性骨质破坏，或骨质密度增高硬化改变；病变以宽基底与硬脑膜相连，沿硬脑膜表面呈偏心性生长。

（4）转移瘤呈低密度，合并坏死时密度不均减低，边界不清；增强后不均匀强化，合并坏死时，中央坏死无强化，呈边缘环形强化；骨窗可见颈静脉孔周围骨质浸润性骨质破坏，一般无硬化边，部分转移瘤可合并成骨呈高密度；病变生长方向无规律。

（5）软骨源性肿瘤呈稍高密度肿块，密度不均，病灶内可出现点状、环形或不定形钙化，其中环形

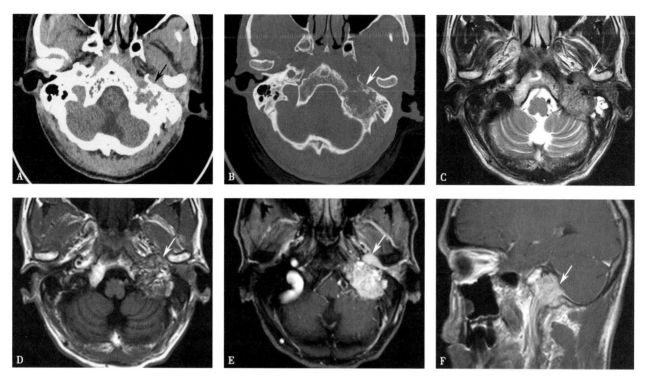

图 15-1-1　左侧颈静脉孔区副神经节瘤

患者，男性，52 岁，因外伤体检发现左侧颈静脉孔区占位 7 年。A～B. 颅底 CT 平扫图像，显示左侧颈静脉孔扩大，边缘骨质呈浸润性破坏，其内见等密度肿块（白色箭头），边界不清；C～F. 颅底 MRI 检查图像，肿块（白色箭头）T_1WI 呈高、低混杂信号，T_2WI 呈稍高、低混杂信号，增强后显著强化，T_2WI、T_1WI 及增强扫描序列上均可见"胡椒盐"征。

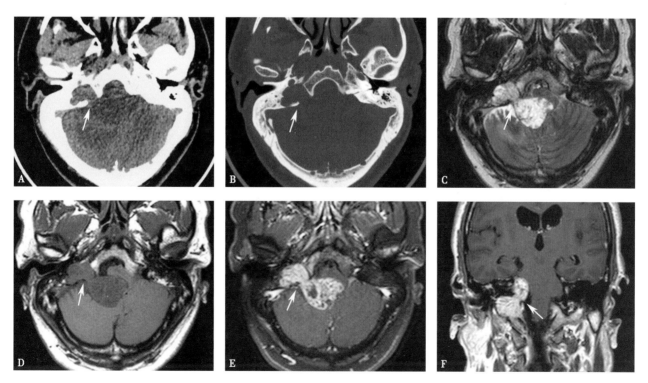

图 15-1-2　右侧颈静脉孔区实性神经鞘瘤

患者，男性，38 岁，声音嘶哑 2 年，头痛伴饮水呛咳 10 余天。A～B. 颅底 CT 平扫图像，显示右侧颈静脉孔扩大，边缘骨质光整，其内见稍低密度肿块（白色箭头），边界清；C～F. 颅底 MRI 检查图像，肿块（白色箭头）T_1WI 呈稍低信号，T_2WI 呈混杂信号，以高信号为主，增强后明显强化，其内见少许斑片状无强化囊变区；肿块呈哑铃状。

钙化为其特征表现；病变血供丰富，增强后呈不均匀强化；颈静脉孔扩大不明显，骨窗可见颈静脉孔边缘骨质规则破坏（软骨瘤）或不规则破坏（软骨肉瘤）；病变生长方向无规律。

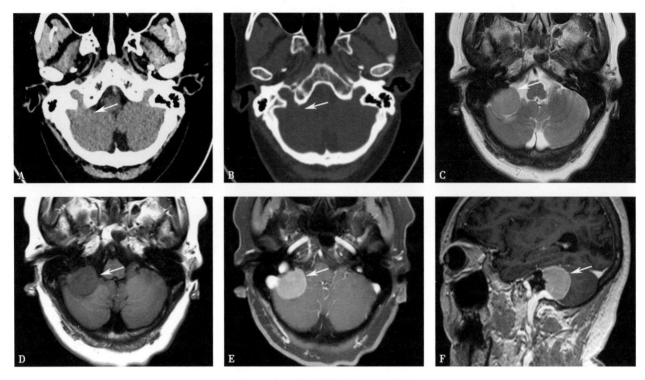

图 15-1-3　右侧颈静脉孔区脑膜瘤

患者，女性，66 岁，体检发现右侧颈静脉孔周围占位 5 年，头痛 2 周。A～B. 颅底 CT 平扫图像，显示右侧颈静脉孔未见扩大，其后方见稍高密度肿块（白色箭头），边界清；C～F. 颅底 MRI 检查图像，肿块（白色箭头）T_1WI 呈稍低信号，T_2WI 呈均匀稍高信号，增强后较明显强化，宽基底与硬脑膜相连，矢状位增强序列见脑膜尾征。

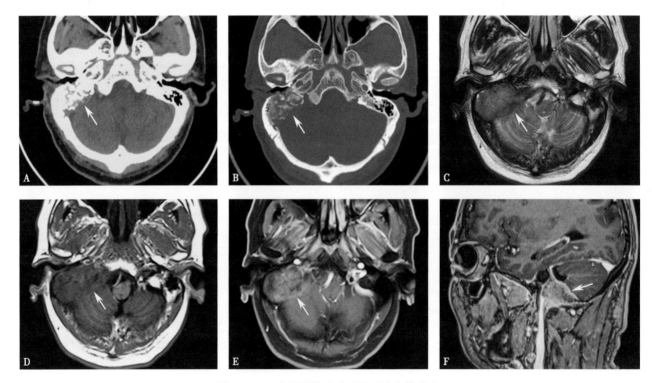

图 15-1-4　右侧颈静脉孔区前列腺癌转移瘤

患者，男性，67 岁，右耳听力下降 3 个月余。A～B. 颅底 CT 平扫图像，显示右侧颈静脉孔正常形态消失，周围不规则骨质破坏，骨质破坏区见混杂密度软组织肿块（白色箭头），边界不清，肿块内见多发斑片状高密度成骨；C～F. 颅底 MRI 检查图像，肿块（白色箭头）T_1WI 呈稍低信号，T_2WI 呈稍高信号，增强后呈不均匀强化。

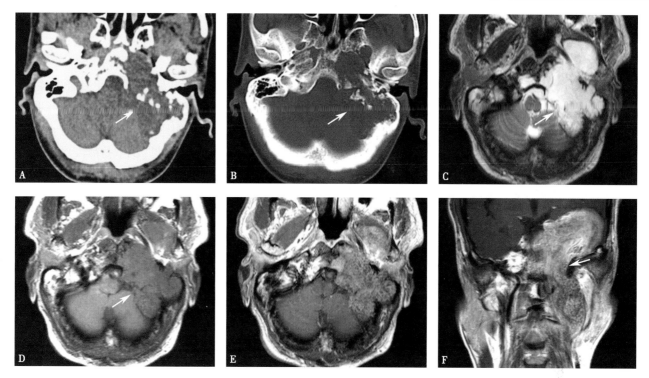

图 15-1-5 左侧颈静脉孔区软骨肉瘤

患者，男性，65 岁，跌倒后头晕、恶心半天。A～B. 颅底 CT 平扫图像，显示左侧颈静脉孔正常形态消失，周围不规则骨质破坏，骨质破坏区见稍低密度软组织肿块（白色箭头），边界不清，肿块内见多发斑片状、环状钙化灶；C～F. 颅底 MRI 检查图像，肿块（白色箭头）T_1WI 呈稍低信号，T_2WI 呈稍高信号，见软骨小叶结构，增强后呈"蜂窝"状强化。

2. MRI 表现 颈静脉孔区实性病变根据其组织来源的不同，呈现不同信号特点。

（1）副神经节瘤 T_1WI 多呈中等或偏低信号，T_2WI 则多数呈明显高信号，T_1WI 增强扫描呈显著均匀强化，在 T_1WI、T_2WI 和 T_1WI 增强各序列中，大多可见点、条状的无信号流空血管，与瘤实质形成明显对比，称之为"胡椒盐"征，该征象在 T_1WI 增强扫描和 T_2WI 时较明显，该征出现率与肿瘤大小有关，肿瘤直径大于 2cm 者均出现此征象。

（2）实性神经鞘瘤 T_1WI 呈等信号或稍低信号，合并囊变时，囊性部分呈低信号；T_2WI 肿瘤呈稍高和高信号，合并囊变时，囊性部分呈更高信号；增强扫描，实性肿瘤明显强化，合并囊变时，囊区无强化，但囊壁均有强化，整体呈多环状或不均匀强化；MRI 更清楚显示病变与神经的关系。

（3）脑膜瘤 T_1WI 呈均匀等或稍低信号，T_2WI 呈均匀等或稍高信号，病灶内一般无留空血管影，增强扫描通常呈明显均匀强化，可见"脑膜尾"征。

（4）转移瘤信号特征与原发部位肿瘤一致，大部分 T_1WI 呈低信号，T_2WI 呈稍高或高信号，增强后不均匀强化，合并坏死时，中央坏死区无强化，呈边缘环形强化。

（5）软骨源性肿瘤 T_1WI 呈稍低信号，T_2WI 呈稍高或高信号，可见软骨小叶结构，增强后呈"花环"或"蜂窝"状强化。

【相关疾病】

颈静脉孔区实性病变可分为原发性肿瘤与继发性肿瘤两大类，原发肿瘤包括：如副神经节瘤、实性神经鞘瘤、脑膜瘤、软骨源性肿瘤等，继发肿瘤主要是转移瘤，详见表 15-1-1。

表 15-1-1 颈静脉孔区实性病变

原发性肿瘤	转移瘤
副神经节瘤（颈静脉球瘤）	肺癌、乳腺癌、胃癌、前列腺癌等转移
实性神经鞘瘤	
脑膜瘤（良性、不典型、恶性）	
软骨源性肿瘤（软骨肉瘤、软骨瘤）	

【分析思路】

颈静脉孔区实性病变分析思路如下：

第一，颈静脉孔区实性病变的检出。病变较大时影像学容易检出，但病变较小时 CT 或 MRI 平扫很可能被遗漏，需进行对比剂增强扫描。因此，在颈静脉孔区实性病变的 CT 或 MRI 检查时，建议行对比剂增强扫描，可明显提高病变的检出率。

第二，定位是检出病变之后的另一个重点问题，即区分病变是来自颈静脉孔内结构（如颈静脉球、舌咽神经、迷走神经或副神经），还是颈静脉孔周围邻近结构（如颞骨岩部、枕骨或者硬脑膜等）。病变较小时容易做出准确定位，但病变较大时定位可能存在困难，应仔细观察病灶与颈静脉孔关系，以及颈静脉孔形态及位置变化，当病灶以颈静脉孔为中心向四周生长扩张或沿着颈静脉孔轴线生长，颈静脉孔扩大明显时，支持病变来自颈静脉孔内结构；如果病变位于颈静脉孔偏侧，颈静脉孔移位明显，颈静脉孔扩大不明显，则提示病变来自颈静脉孔周围结构。

第三，颈静脉孔区实性病变形态规则且边界清晰，周围骨质推压性或硬化性改变时，一般为良性肿瘤性病变，如实性神经鞘瘤、良性脑膜瘤或软骨瘤；当病变形态不规则且边界不清，周围骨质呈浸润性骨质破坏时，倾向于低度恶性或恶性病变，如恶性脑膜瘤、软骨肉瘤；此外，颈静脉球瘤虽然绝大多数为良性肿瘤，亦可表现为形态不规则、边界不清且周围骨质浸润性破坏。

第四，在分析颈静脉孔区实性病变时，需同时观察邻近中耳鼓室、舌下神经管、硬脑膜及软脑膜等组织有无其他异常的影像学改变，有助于提升诊断及鉴别诊断的准确性。

第五，结合患者的临床病史、临床症状及体征、诊疗经过、实验室检查、多次影像学检查前后对比结果等临床资料，可缩小鉴别诊断范围。

（1）颈静脉孔区实性病变临床表现主要为颈枕区疼痛和第Ⅸ～Ⅺ对颅神经损害症状，可出现颈静脉孔综合征（Vernet综合征），即同侧舌后1/3味觉丧失，声带和软腭麻痹，斜方肌和胸锁乳突肌无力；如果肿瘤侵犯同侧桥脑小脑角区，可引起5、7、8对颅神经受累症状。如副神经节瘤好发于40～50岁

人群，女性多见，临床上常出现听力减退、搏动性耳鸣，部分肿瘤具有神经内分泌功能，可出现心动过速，血压升高，头疼、多汗、心悸、代谢紊乱等表现，24小时尿中香茶扁桃酸以及血中三甲基肾上腺素、儿茶酚胺和5-羟色胺的浓度明显升高；肿瘤生长缓慢，但呈浸润性生长，周围骨质不规则破坏，血供丰富，显著强化，MRI检查可见"椒盐征"。

（2）实性神经鞘瘤女性多见，年龄多在40岁左右，根据肿瘤起源、肿瘤大小、生长方向等因素具有不同的临床表现，颅神经麻痹最常见，如吞咽困难、饮水呛咳、声音嘶哑、伸舌向一侧偏斜、构音障碍、耸肩困难等，肿瘤较大时可累及面听神经，有耳鸣、眩晕、听力障碍及不同程度的面神经麻痹；肿瘤容易发生囊变，颈静脉孔压迫扩大，骨皮质完整。

（3）脑膜瘤好发于中老年女性，肿瘤通常较规则，缓慢生长，增强后"脑膜尾"征较常见，可伴骨质硬化。

（4）转移瘤多见中老年人，有其他系统原发肿瘤病史；形态通常不规则，病变呈不均匀强化，常可多发。

（5）软骨源性肿瘤常见于成年人，发病高峰年龄为30～40岁，临床表现包括声嘶、吞咽困难、搏动性耳鸣、听力下降、眩晕和面瘫等颅神经压迫症状；瘤内CT骨窗见环形钙化及MRI T_2WI 序列见软骨小叶结构为其特征表现。

【疾病鉴别】

在诊断颈静脉孔区实性病变时需结合多种影像学特征、临床信息及实验室检查进行诊断和鉴别诊断。

1. 基于临床信息的鉴别诊断流程见图15-1-6。

2. 颈静脉孔区实性病变的主要鉴别诊断要点见表15-1-2。

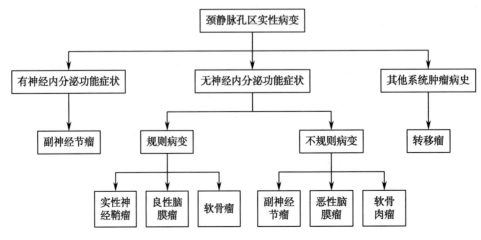

图 15-1-6 基于临床信息的鉴别诊断流程图

表 15-1-2　颈静脉孔区实性病变的主要鉴别诊断要点

疾病	典型影像特征	鉴别要点	主要伴随征象
副神经节瘤	肿瘤边界不清，呈等密度或稍高密度；T_1WI 等或偏低信号，T_2WI 高信号，增强后显著强化，肿瘤直径大于 2cm 时常见"胡椒盐"征	中年女性常见，肿瘤形态不规则	颈静脉孔扩大，边缘虫蚀样骨质破坏
实性神经鞘瘤	肿瘤边界清，呈等或稍低密度；T_1WI 等或稍低信号，T_2WI 高信号，增强后明显强化，可合并不同程度囊变	中年女性常见，肿瘤形态规则，可呈哑铃状	颈静脉孔扩大，边缘光整
脑膜瘤	肿瘤边界清，宽基底与硬脑膜相连，呈稍高密度，可伴有钙化；T_1WI 等或低信号，T_2WI 等或稍高信号，明显均匀强化	中老年女性常见，肿瘤形态规则	脑膜尾征较常见（35%～80%）但无特异性，颈静脉孔扩大不明显，邻近骨质增生硬化，肿瘤恶变时周围可见不规则骨质破坏
转移瘤	肿瘤呈低密度；T_1WI 低信号，T_2WI 稍高或高信号，增强后不均匀强化	好发于中老年人，其他系统肿瘤病史有助于诊断	颈静脉孔扩大不明显，邻近骨质不规则破坏
软骨源性肿瘤	肿瘤呈稍高密度，见点状、环形或不定形钙化；T_1WI 稍低信号，T_2WI 呈稍高或高信号，可见软骨小叶结构，增强后呈"花环"或"蜂窝"状强化	常见于青中年患者，软骨瘤形态规则，软骨肉瘤形态多不规则	颈静脉孔扩大不明显，软骨瘤邻近骨质规则性破坏，软骨肉瘤周围骨质不规则性破坏

（沈　君）

第二节　囊性病变

【定义】

颈静脉孔区病变影像学显示为内部液性或者以液性成分为主的囊实性的异常密度或信号，周围多有外膜包裹，多为有一定占位效应的肿瘤性病变。

【病理基础】

颈静脉孔区可发生多种占位性病变，部分占位性病变呈囊性，较为常见的囊性病变是起源于舌咽神经、迷走神经和副神经的囊实性神经鞘瘤，神经鞘瘤包括 Antoni A 区和 Antoni B 区，Antoni A 区是细胞密集区，一般呈实性灶，Antoni B 区是细胞疏松区，含疏松的黏液样结构，即囊性变区。颈静脉孔区还可发生因先天发育异常所致的表皮样囊肿（即胆脂瘤），囊壁内层为复层鳞状上皮细胞，囊内有上皮角蛋白和胆固醇结晶等物质；也可以发生皮样囊肿，囊腔内可见复层鳞状上皮、毛发、毛囊、汗腺、皮脂腺、脂肪等。此外，颈静脉孔区还可见来源于邻近前庭导水管后方内淋巴囊的内淋巴囊肿瘤，肿瘤囊内可合并出血或者含胆固醇结晶。

【征象描述】

颈静脉孔区囊性病变根据组织来源的不同，有着不同的影像学征象。①颈静脉孔区囊实性神经鞘瘤（图 15-2-1）呈以颈静脉孔为中心的梭形或哑铃状肿块，颈静脉孔扩大，边缘光滑，少见骨质破坏。实性区血供丰富，囊变区无血供，病变沿舌咽神经、迷走神经和副神经走向延伸。②表皮样囊肿（图 15-2-2）与皮样囊肿可位于颈静脉孔周围骨质区或邻近后方桥小脑角区，颈静脉孔扩大不明显，无明显血供，可合并钙化，周围骨质膨胀性骨质破坏，边界清楚，周围骨质常见硬化。皮样囊肿内部成分相对于表皮样囊肿更为复杂，可见成熟脂肪样组织。③内淋巴囊肿瘤（图 15-2-3）一般起自颈静脉孔后外侧，颈静脉孔扩大不明显，对颞骨岩部呈虫蚀样骨质侵犯、破坏，边缘不规则，肿瘤直径大于 3cm 可侵犯内耳（耳蜗、前庭及半规管）和中耳腔，肿瘤实性部分血供丰富。

1. CT 表现　颈静脉孔区囊性病变 CT 平扫可表现为不同密度。①囊实性神经鞘瘤呈混杂密度，边界清楚，实性区域表现为等或稍低密度，囊变区呈液样更低密度。增强后实性区明显强化，囊变区无强化，整体可呈不均匀强化；颈静脉孔扩大，骨窗可见边缘骨质光整，少见骨质破坏；病变沿舌咽神经、迷走神经和副神经走向延伸，呈梭形或哑铃状。②表皮样囊肿呈均匀低密度，边界清，可合并钙化，通常无强化。颈静脉孔扩大不明显，周围骨质膨胀性骨质破坏，可见高密度硬化边。皮样囊肿呈混杂

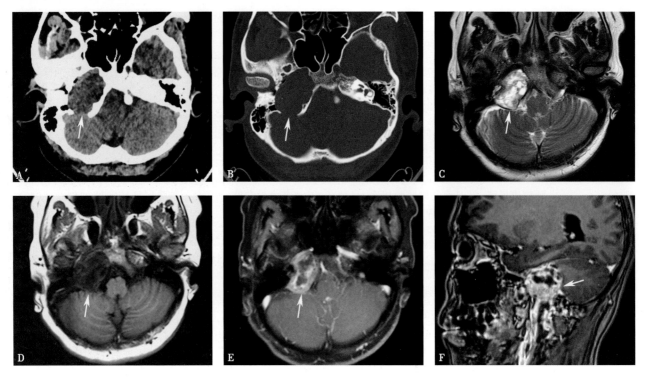

图 15-2-1 右侧颈静脉孔区囊实性神经鞘瘤

患者，女性，45 岁，右侧嘴角歪斜半年余，右眼外展受限 1 个月。A～B. 颅底 CT 平扫图像，显示右侧颈静脉孔扩大，边缘骨质光整，其内见稍低密度肿块（白色箭头），呈椭圆形，边界清；C～F. 颅底 MRI 检查图像，肿块（白色箭头）T_1WI 呈稍低信号，T_2WI 呈混杂信号，以高信号为主，增强后明显不均匀强化，其内见多发斑片状或类圆形无强化囊变区。

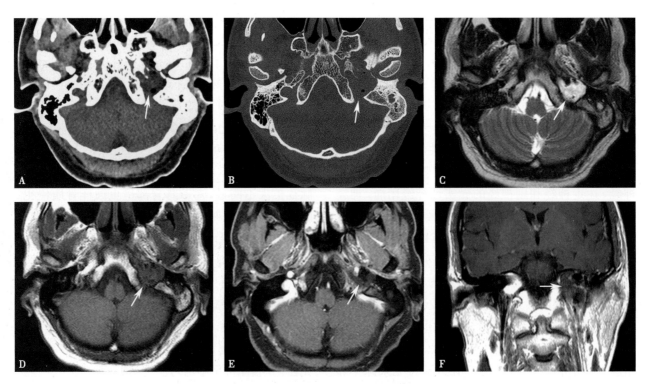

图 15-2-2 左侧颈静脉孔区表皮样囊肿

患者，男性，26 岁，左耳流脓伴听力下降 10 年，声嘶 1 个月。

A～B. 颅底 CT 平扫图像，显示左侧颈静脉孔未见明显扩大，其前外侧骨质见膨胀性破坏，其左外侧缘骨质硬化，骨质破坏区见低密度肿块（白色箭头），边界清；C～F. 颅底 MRI 检查图像，肿块（白色箭头）T_1WI 呈低信号，T_2WI 呈均匀高信号，增强后无强化。

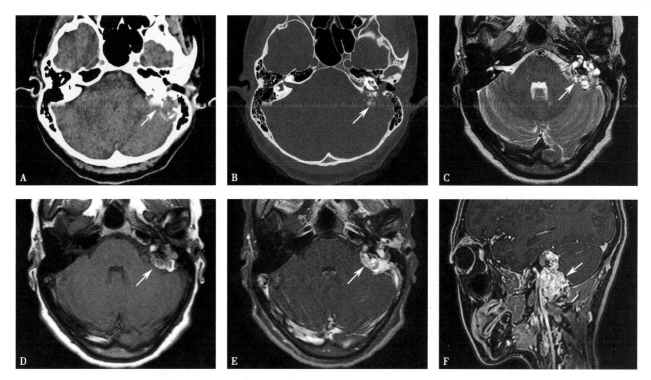

图 15-2-3　左侧颈静脉孔区内淋巴囊肿瘤

患者,女性,27 岁,左耳搏动性耳鸣 3 年,流血流脓 1 个月。A~B. 颅底 CT 平扫图像,显示左侧颈静脉孔正常形态消失,周围不规则骨质破坏,骨质破坏区见低密度软组织肿块(白色箭头),边界不清;C~F. 颅底 MRI 检查图像,肿块(白色箭头)T₁WI 呈混杂信号,边缘见高信号影,T₂WI 呈混杂信号,以高信号为主,增强后实性部分呈明显强化,可见"胡椒盐"征。

低密度灶,边界清,内含脂肪,可合并钙化;通常无强化,因感染或有肉芽组织形成时,囊内及囊壁可有强化。颈静脉孔扩大不明显,周围骨质膨胀性骨质破坏,可见高密度硬化边。③内淋巴囊肿瘤密度不均,边界欠清,低密度实质内见较多小片状骨样结构,后缘不规则薄层钙化缘是诊断内淋巴囊肿瘤的重要依据;增强扫描肿块实质部分呈明显强化;颈静脉孔扩大不明显,周围骨质呈虫蚀样骨质破坏,肿瘤较大时可见耳蜗、前庭及半规管骨壁破坏。

2. MRI 表现　颈静脉孔区囊性病变根据其组织来源的不同,呈现不同信号特点。①囊实性神经鞘瘤信号混杂,实性区 T₁WI 呈等信号或稍低信号,T₂WI 肿瘤呈稍高和高信号,囊性部分 T₁WI 呈更低信号,T₂WI 呈更高信号;增强扫描,实性肿瘤明显强化,囊性区域无强化,但囊壁可有强化,整体呈多环状或不均匀强化;MRI 更清楚显示病变与神经的关系。②表皮样囊肿 T₁WI 绝大部分为均匀的低信号,少数由于瘤体内含液态胆固醇或出血而呈高信号,T₂WI 呈明显的、均匀一致的高信号影,高于脑脊液信号,DWI 为高信号;增强后无强化,因感染或有肉芽组织形成时,囊内及囊壁可有强化。皮样囊肿典型表现为 T₁WI 高信号,T₂WI 稍高信号,脂肪抑制后 T₁WI 高信号被抑制;增强后无强化。③内淋巴囊肿瘤 T₁WI、T₂WI 呈混杂高、等、低信号;其中等 T₁WI、等 T₂WI 信号代表肿瘤实质部分;T₁WI 低信号、T₂WI 低信号代表残存骨质以及含铁血黄素沉积;T₁WI 等 / 稍高信号、T₂WI 高信号代表肿瘤分泌的胶冻样物质;T₂WI 高信号边缘可见 T₁WI 高信号、T₂WI 高信号,脂肪抑制图像上仍表现为高信号,可能是富血管肿瘤内部亚急性出血的产物,包括正铁血红蛋白、胆固醇结晶及蛋白类物质等;约 80% 内淋巴囊肿瘤可出现边缘 T₁WI 高信号,为其特征性表现;增强扫描实质部分呈明显强化,可见"胡椒盐"征。

【相关疾病】

颈静脉孔区囊性病变可分先天性和后天性囊性病变两大类,先天性囊性病变包括表皮样囊肿及皮样囊肿,后天性囊性病变包括囊实性神经鞘瘤、内淋巴囊肿瘤等,详见表 15-2-1。

表 15-2-1　颈静脉孔区囊性病变

先天性囊性病变	后天性囊性病变
表皮样囊肿	囊实性神经鞘瘤
皮样囊肿	内淋巴囊肿瘤

【分析思路】

颈静脉孔区囊性病变分析思路如下：

第一，颈静脉孔区囊性病变的检出。病变较大时影像学容易检出，但病变较小时CT或MRI平扫很可能被遗漏，需进行对比剂增强扫描。因此，在颈静脉孔区囊性病变的CT或MRI检查时，建议行对比剂增强扫描，可一定程度提高病变的检出率。

第二，定位是检出病变之后的另一个重点问题，即区分病变是来自颈静脉孔内结构（如舌咽神经、迷走神经或副神经），还是颈静脉孔周围邻近结构（如颞骨岩部、枕骨或者内淋巴囊等）。病变较小时容易做出准确定位，但病变较大时定位可能存在困难，应仔细观察病灶与颈静脉孔关系，以及颈静脉孔形态及位置变化，当病灶以颈静脉孔为中心向四周生长扩张或沿着颈静脉孔轴线生长，颈静脉孔扩大明显时，支持病变来自颈静脉孔内结构；如果病变位于颈静脉孔偏侧，颈静脉孔移位明显，颈静脉孔扩大不明显，则提示病变来自颈静脉孔周围结构。

第三，颈静脉孔区囊性病变形态规则且边界清晰，周围骨质推压性或硬化性改变时，一般为良性肿瘤性病变，如囊实性神经鞘瘤、表皮样囊肿或皮样囊肿；当病变形态不规则且边界不清，周围骨质呈浸润性骨质破坏时，倾向于低度恶性或恶性病变，如内淋巴囊肿瘤。

第四，在分析颈静脉孔区囊性病变时，需同时观察邻近中耳鼓室、耳蜗、前庭、半规管及前庭导水管等结构有无其他异常的影像学改变，有助于提升诊断及鉴别诊断的准确性。

第五，结合患者的临床病史、临床症状及体征、诊疗经过、多次影像学检查前后对比结果等临床资料，可缩小鉴别诊断范围。①比如囊实性神经鞘瘤女性多见，年龄多在40岁左右，根据肿瘤起源、肿瘤大小、生长方向等因素具有不同的临床表现，以第Ⅸ～Ⅺ对颅神经麻痹最常见（即Vernet综合征），如吞咽困难、饮水呛咳、声音嘶哑、伸舌向一侧偏斜、构音障碍、耸肩困难等，肿瘤较大时可累及面听神经，有耳鸣、眩晕、听力障碍及不同程度的面神经麻痹；肿瘤容易发生囊变，颈静脉孔压迫扩大，骨皮质完整。②表皮样囊肿多见于中青年患者（20～50岁），无明显性别差异，临床上无特征性症状，当病灶侵犯或压迫第Ⅸ～Ⅺ对颅神经时，可出现相应神经麻痹症状；因囊内含上皮角蛋白和胆固醇结晶等物质，DWI高信号为其特征性表现；病灶边界清楚，周围骨质常见硬化。皮样囊肿常见于青年患者（20～30岁），发病无明显性别差异性，发病率相对表皮样囊肿较低，常无临床症状，但当囊肿破裂时可引起周围组织化学性炎性症状，如化学性脑膜炎相应临床症状：高热、抽搐、昏迷等；囊内成分混杂，常见脂肪成分；病灶边界清楚，周围骨质可见硬化。③内淋巴囊肿瘤患者发病年龄为4～80岁，平均年龄40岁，女性略多于男性，可散发，也可作为希佩尔-林道病（von Hippel-Lindau disease）的表现之一，临床症状与美尼尔病相似，主要为进行性听力下降、眩晕、耳鸣及耳闷胀感，累及面神经时可有面瘫症状；囊性区边缘T_1WI高信号为其特征性表现；病灶边界不清，周围骨质呈虫蚀样骨质破坏。

【疾病鉴别】

在诊断颈静脉孔区囊性病变时需结合多种影像学特征及临床信息进行诊断和鉴别诊断。

1. 基于临床信息的鉴别诊断流程见图15-2-4。

2. 颈静脉孔区囊性病变的主要鉴别诊断要点见表15-2-2。

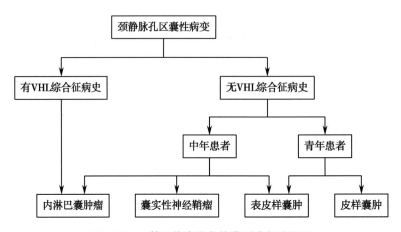

图15-2-4 基于临床信息的鉴别诊断流程图

表 15-2-2　颈静脉孔区囊性病变的主要鉴别诊断要点

疾病	典型影像特征	鉴别要点	主要伴随征象
囊实性神经鞘瘤	肿瘤边界清，呈等、低混杂密度；实性区 T_1WI 等或稍低信号，T_2WI 高信号，囊性区呈更低 T_1WI、更高 T_2WI 信号，增强后实性部分明显强化，囊性部分无强化	中年女性常见，肿瘤形态规则，可呈哑铃状	颈静脉孔扩大，边缘光整
表皮样囊肿	肿瘤边界清，呈均匀低密度，可合并钙化；T_1WI 低信号，T_2WI 呈明显的、均匀一致的高信号影，DWI 为高信号，增强后无强化	中青年人常见，肿瘤形态规则	颈静脉孔扩大不明显，周围骨质膨胀性骨质破坏，见硬化边
皮样囊肿	肿瘤边界清，呈不均匀低密度，可合并钙化；内含脂肪成分，T_1WI 高信号，T_2WI 稍高信号，脂肪抑制后 T_1WI 高信号被抑制，增强后无强化	青年人常见，肿瘤形态规则	颈静脉孔扩大不明显，周围骨质膨胀性骨质破坏，见硬化边
内淋巴囊肿瘤	肿瘤边界不清，呈低密度；T_1WI、T_2WI 呈混杂高、等、低信号，边缘见 T_1WI 高信号，实性部分呈明显强化，部分肿瘤可见"胡椒盐"征	中年女性常见，肿瘤形态不规则；与 VHL 综合征有关	颈静脉孔扩大不明显，邻近骨质虫蚀样骨质破坏，瘤体直径大于 3cm 时可见耳蜗、前庭及半规管骨壁破坏

（沈　君）

第三节　特殊征象

一、胡椒盐征

【定义】

胡椒盐征（salt and pepper sign）是 MRI 图像上的一种特殊的影像表征，是指在黑白灰度图像上见多发斑片状低信号影分布于高信号背景内，就像黑色胡椒撒在白色盐背景下，即胡椒盐征，该征象用于描述一些富血供肿瘤的典型 MR 表现，可见于 T_1WI、T_2WI 及 T_1WI 增强扫描序列上。

【病理基础】

组织病理学上，形成此征象的不同疾病都有共同的特征。因胡椒盐征可出现于不同磁共振扫描序列，其所代表的组织病理特点有所不同。如在 T_1WI 序列上，病灶内高流速的血管产生流空（低）信号，即"胡椒"，病灶内亚急性期出血及慢血流表现为点片状高信号，即"盐"；在 T_2WI 序列上，病灶内高流速的血管产生流空（低）信号，即"胡椒"，病灶内肿瘤实质区域呈高信号，即"盐"；在 T_1WI 增强序列，"胡椒"同样是指病灶内高流速的血管产生流空（低）信号，"盐"是指增强后明显强化的肿瘤实质。但无论哪个序列，胡椒盐征的出现反映最重要的组织病理学提示是病灶内含有丰富的血管，一般常见于富血供的肿瘤，如发生于头颈部及五官的副神经节瘤、内淋巴囊肿瘤、鼻咽纤维血管瘤。

【征象描述】

MRI 具有良好的组织分辨率，可清晰显示病灶数目、范围、形态及鉴别病灶内部成分，是显示胡椒盐征的主要方法。T_2WI、T_1WI 及 T_1WI 增强序列上均表现为病灶弥漫高信号（白色"盐"）背景内见低信号流空血管影（黑色"胡椒"），详见图 15-3-1。

【相关疾病】

最初胡椒盐征常被认为是副神经节瘤（如颈动脉体瘤、颈静脉球瘤和鼓室球瘤，尤其是颈静脉球瘤）的特异性征象，后来该征象被发现还与多种富血供肿瘤疾病有关，包括内淋巴囊肿瘤、鼻咽纤维血管瘤等。

【分析思路】

胡椒盐征主要由血管流空效应所致的低信号影和肿瘤实质部分高信号影构成，分析思路如下：

第一，认识这个征象。

第二，重点分析病灶的定位。在胡椒盐征出现的前提下，准确的定位，能有效助于判断病变组织的来源。如病灶位于颈动脉分叉处，且使颈总动脉分叉角扩大，则多见于副神经节瘤（颈动脉体瘤）；病灶位于颈静脉孔区，则可为副神经节瘤（颈静脉球瘤）或内淋巴囊肿瘤；病灶以中耳鼓室为中心，则副神经节瘤（鼓室球瘤）常见；病灶发生于鼻咽部，则为鼻咽纤维血管瘤可能。

第三，分析病灶的形态及边界情况。病灶形态不规则，周围骨质虫蚀样骨质破坏，常见于副神经节瘤（颈静脉球瘤和鼓室球瘤）及内淋巴囊肿瘤，但

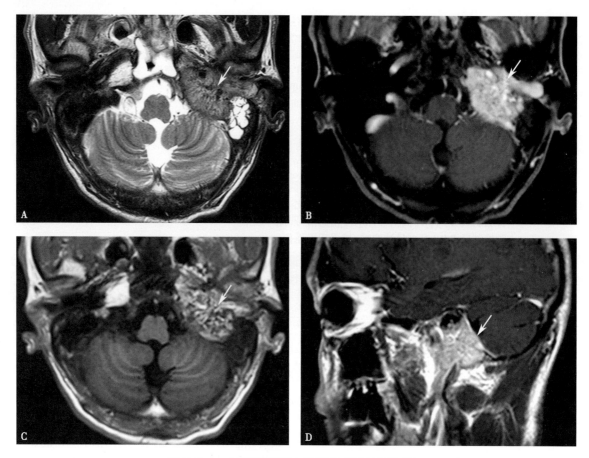

图 15-3-1 左侧颈静脉孔区副神经节瘤的胡椒盐征

患者，男性，52 岁，因外伤体检发现左侧颈静脉孔区占位 7 年。A～D. 颅底 MRI 检查图像，显示左侧颈静脉孔区一肿块（白色箭头），T_1WI 及 T_2WI 呈均稍高、低混杂信号，增强后显著强化，T_2WI、T_1WI 及增强扫描序列上均可见"胡椒盐"征，即高信号内见少许条状、点状低信号影。

颈动脉体瘤这一类副神经节瘤一般形态规则，边界清，周围软组织受推压改变。鼻咽纤维血管瘤形态规则或不规则，边界清，周围骨质压迫性骨质吸收。

第四，观察邻近结构改变。如颈动脉体瘤常见颈总动脉分叉夹角扩大，其他副神经节瘤根据肿瘤大小所及范围出现相应结构侵犯的影像学改变；内淋巴囊肿瘤较大时伴随耳蜗、前庭、半规管及前庭导水管等结构侵犯；鼻咽纤维血管瘤依据肿瘤大小所及范围出现相应邻近结构推压改变。

第五，结合患者的临床病史、临床症状、诊疗经过，及多次影像学检查前后对比结果等临床资料，可缩小鉴别诊断范围。①副神经节瘤好发于 40～50 岁人群，女性多见，部分肿瘤具有神经内分泌功能，可出现心动过速，血压升高，头疼、多汗、心悸、代谢紊乱等表现，24 小时尿中香茶扁桃酸以及血中三甲基肾上腺素、儿茶酚胺和 5- 羟色胺的浓度明显升高；当肿瘤位于颈静脉孔区及鼓室区，临床上常出现听力减退，搏动性耳鸣，肿瘤生长缓慢，但呈浸润性生长，周围骨质不规则破坏；位于颈动脉分叉

处的副神经节瘤，生长缓慢，膨胀性生长，周围结构推压性改变。②内淋巴囊肿瘤患者发病年龄为 4～80 岁，平均年龄 40 岁，女性略多于男性，可散发，也可作为希佩尔 - 林道（Von Hippel-Lindau，VHL）综合征的表现之一，临床症状与美尼尔病相似，主要为进行性听力下降、眩晕、耳鸣及耳闷胀感，累及面神经时可有面瘫症状；囊性区边缘 T_1WI 高信号为其特征性表现；病灶边界不清，周围骨质呈虫蚀样破坏，实性部分血管丰富。③鼻咽纤维血管瘤多发生于 15～25 岁青年男性，临床常表现为渐进性鼻塞，鼻腔和口腔反复出血，出血量大；病变形态呈圆形、类圆形或哑铃状，血管丰富。

【疾病鉴别】

胡椒盐征只是一个征象，决不能孤立看待，需要联合其他影像学特征和临床信息进行诊断和鉴别诊断。

1. 基于临床信息的鉴别诊断流程图见图 15-3-2。

2. 几种具有胡椒盐征表现的常见疾病的主要鉴别诊断要点见表 15-3-1。

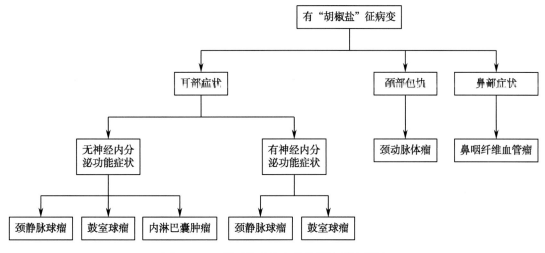

图 15-3-2　基于临床信息的鉴别诊断流程图

表 15-3-1　几种具有胡椒盐征表现的常见疾病的主要鉴别诊断要点

疾病	典型影像特征	鉴别要点	主要伴随征象
副神经节瘤（颈静脉球瘤及鼓室球瘤）	肿瘤边界不清；T_1WI 等或偏低信号，T_2WI 高信号，增强后显著强化；肿瘤直径大于 2cm 时常见"胡椒盐"征	中年女性常见，实性肿块，位于颈静脉孔或中耳鼓室区，形态不规则	颈静脉孔或鼓室扩大，边缘虫蚀样骨质破坏
副神经节瘤（颈动脉体瘤）	肿瘤边界清；T_1WI 等或偏低信号，T_2WI 高信号，增强后显著强化；肿瘤直径大于 2cm 时常见"胡椒盐"征	中年女性常见，实性肿块，位于颈总动脉分叉处，形态规则	颈总动脉分叉夹角扩大
内淋巴囊肿瘤	肿瘤边界不清；T_1WI、T_2WI 呈混杂信号，边缘见 T_1WI 高信号，实性部分呈明显强化；肿瘤直径大于 2cm 时可见"胡椒盐"征	中年女性常见，囊实性肿块，位于内淋巴囊区，形态不规则	颈静脉孔扩大不明显，邻近骨质虫蚀样骨质破坏，瘤体直径大于 3cm 时可见耳蜗、前庭及半规管骨壁破坏
鼻咽纤维血管瘤	肿瘤边界清楚；T_1WI 等信号，T_2WI 不均匀高信号；增强扫描肿瘤实质部分呈明显强化；内含丰富流空血管影，常见"胡椒盐"征	青年男性常见，实性肿块，位于鼻咽部，形态规则	鼻咽部病灶周围结构受推压移位改变，周围骨质呈受推压性骨质吸收

（沈　君）

二、哑铃征

【定义】

颈静脉孔区神经鞘瘤的哑铃征（dumbbell sign）是指颈静脉孔区神经鞘瘤的一种特殊形态。当神经鞘瘤扩大了颈静脉孔，并进一步向颅内以及颅底以下扩展时，呈哑铃形外观。

【病理基础】

颈静脉孔是由颞骨岩部与枕骨外侧缘交界处形成的一个开口，其内走行舌咽神经、迷走神经和副神经以及诸多重要血管。当颈静脉孔区发生占位性病变时，会引起静脉孔的扩大；当体积过大时，会出现病变骑跨颈静脉孔区而形成颅内外同时生长的哑铃样外观。此征象最常见于神经鞘瘤，偶见于脑膜瘤、副神经节瘤等。神经鞘瘤起源于神经鞘膜的施万细胞，生长缓慢，一般为良性，很少恶变。依据 Bulsara 分类标准，可以将颈静脉孔区神经鞘瘤分为三型：A 型，单纯颅内肿瘤；B 型，哑铃形肿瘤；C 型，三重哑铃形肿瘤，肿瘤延伸至颈部。

【征象描述】

1. **CT 表现**　神经鞘瘤在 CT 上与正常脑组织相比多呈等或稍低密度，骨窗上可以清晰地显示扩大的颈静脉孔以及光滑的骨质边缘，有时内听道亦扩大，但一般不出现不规则的骨质破坏（图 15-3-3）。

病灶内部可见囊变或坏死,增强扫描呈不均匀强化。

2. **MRI 表现** 肿瘤同时向颅内和颅外方向生长而呈哑铃状。当发生囊变、坏死时病灶内部信号多不均匀。T_1WI 呈等及低信号,T_2WI 呈高及稍高信号,增强扫描不均匀中度或明显强化(图 15-3-4)。

【相关疾病】

颈静脉孔区病变的哑铃征最常见于神经鞘瘤,也可见于副神经节瘤、脑膜瘤等,此征象并非特异性改变,而是病变沟通颅内外而形成的一种形态学特征。

【分析思路】

哑铃征主要是指病变经颈静脉孔同时向颅内外生长而呈现出哑铃状改变,分析思路如下:

第一,认识这个征象。哑铃征在外观上具有特征性,首先结合颈静脉孔区的特殊解剖定位,明确病变位置。

第二,重点分析哑铃状病变其他的影像学特征。神经鞘瘤、脑膜瘤及副神经节瘤等都具有各自典型的影像学表现,如神经鞘瘤多见囊变,脑膜瘤多见钙化及"脑膜尾征",副神经节瘤多见"胡椒盐征",因此不能仅仅依据病灶呈哑铃形而断定肿瘤的类型。

第三,分析周围骨质改变:周围骨质是否光整、有无增生硬化或虫蚀样改变。

第四,重点结合患者的临床病史、临床症状等临床资料,可缩小鉴别诊断范围。颈静脉区神经鞘瘤患者最常见的临床症状是颅神经损伤,通常表现为声音嘶哑、吞咽困难、听力丧失、眩晕、共济失调、舌肌萎缩等,有时亦出现颈静脉孔综合征。

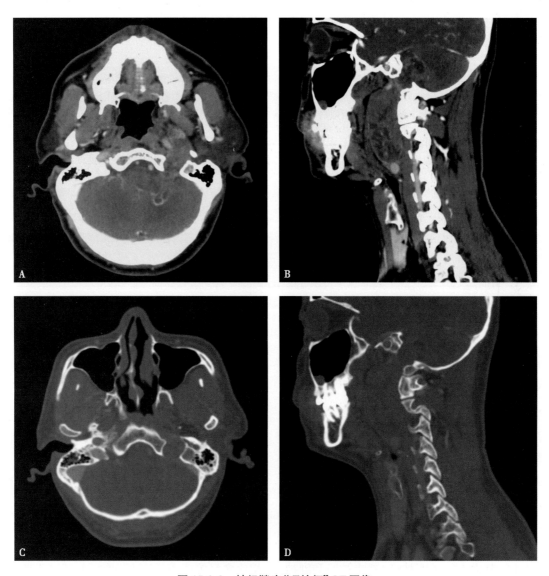

图 15-3-3 神经鞘瘤"哑铃征"CT 图像

A~D. 头颅 CT 图像,依次为轴位和矢状位增强软组织窗及骨窗图像,显示左侧颈静脉孔区混杂密度影,呈哑铃状;左侧颈静脉孔呈膨胀性或扇贝样扩大,局部骨质光整。

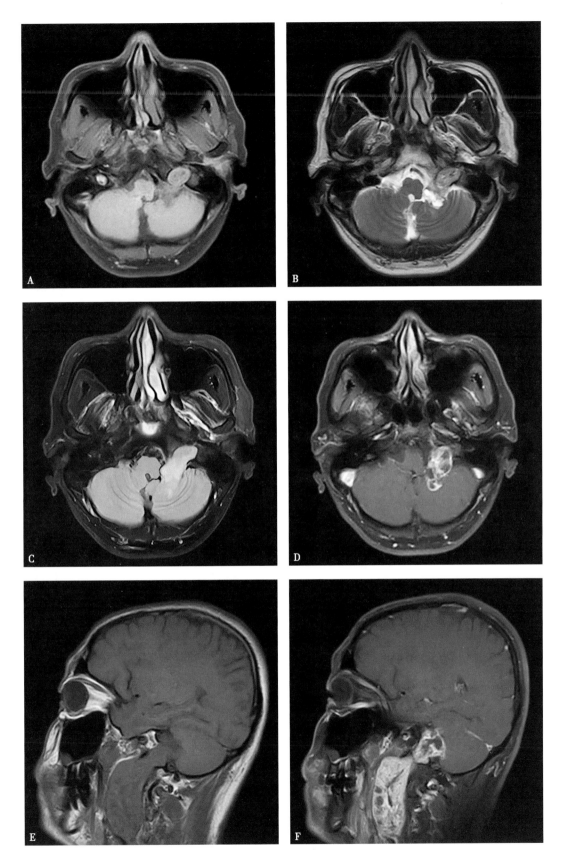

图 15-3-4　神经鞘瘤"哑铃征"MRI 图像

A～F. 头颅 MRI 图像，依次为轴位 T_1WI、T_2WI、FLAIR 和增强 T_1 图像、矢状位 T_1WI 和增强 T_1 图像，显示左侧颈静脉孔区向颅内外生长的哑铃状异常信号影，T_1WI 呈低信号、T_2WI、FLAIR 呈混杂高信号，增强扫描不均匀强化，其内可见囊变区。

【疾病鉴别】

颈静脉孔区的哑铃征虽然常见于神经鞘瘤，但并非不出现于其他肿瘤。当颈静脉孔区占位体积过大并沟通颅内外时，即可能出现骑跨颈静脉区的哑铃形改变，此时需要综合其他影像学特征和临床表现来鉴别诊断。

哑铃征在几种不同常见疾病的主要鉴别诊断要点见表15-3-2。

表 15-3-2　哑铃征在几种不同常见疾病的主要鉴别诊断要点

疾病	临床特征	鉴别要点	主要伴随征象
神经鞘瘤	最常见听力损伤、声音嘶哑、饮水呛咳、舌肌萎缩等颅神经受损表现	"哑铃征"多见，包膜完整，病变内部多有囊变，无血管流空影，增强扫描不均匀强化	颈静脉孔扩大、周围骨质呈压迫性骨质吸收，边缘多光整
副神经节瘤	女性多见，常见搏动性耳鸣、听力下降，耳镜检查可发现鼓室后肿块	"哑铃征"少见，囊变钙化少见，常见流空血管影，典型"胡椒盐征"	颈静脉孔扩大、周围骨质破坏，呈"虫噬样"改变
脑膜瘤	无典型临床征象，随着肿瘤增大会出现头痛、面瘫等症状	"哑铃征"少见，钙化多见，增强扫描明显强化，可见"脑膜尾征"	颈静脉孔扩大不明显、周围骨质多见增生硬化
颅底转移瘤	无典型临床征象，有原发肿瘤病史，有时出现颈静脉孔综合征	"哑铃征"少见，病变常多发，增强扫描环形强化	颈静脉孔扩大不明显、周围骨质可见破坏

（佟　丹）

三、阴阳征

【定义】

阴阳征（yin yang sign）是指由于肿瘤组织中不同成分交替排列使其在 T_2WI 上呈现出高低混杂信号，即略高信号中存在片状和结节状低信号的征象。

【病理基础】

显微镜下孤立性纤维瘤的肿瘤组织由梭形细胞、胶原基质和丰富的血管构成。梭形细胞呈束状、编织状，细胞稀疏排列，肿瘤细胞富含细胞质。在细胞稀疏区域，可以看到丰富的玻璃样变的胶原纤维。在细胞密集的区域，肿瘤基质中有丰富的裂隙状或鹿角状血管。含胶原纤维丰富的少细胞区与富肿瘤细胞区交替排列。

【征象描述】

1. CT　平扫孤立性纤维瘤呈等、稍高及高密度，钙化少见；其内部等密度、稍高密度可能由于含有丰富的胶原纤维。增强扫描的影像表与肿瘤的血管、纤维含量、细胞分布疏密程度相关，典型者可表现为"地图样"强化。

2. MRI　显示病变在 T_1WI 上通常呈等或稍低信号。在 T_2WI 上呈高低混杂信号，即等信号或者稍高信号中存在结节状或者片状低信号；其中稍高信号区代表肿瘤富细胞区，低信号区代表含致密胶原纤维的少细胞区域，肿瘤黏液样变、坏死及血管间质则呈高信号，这种高低混杂信号交替的现象被称为阴阳征（详见图 15-3-5）。增强扫描呈肿瘤组织呈现不均匀明显强化，T_2WI 低信号对应区域呈现出明显强化。

【相关疾病】

阴阳征是诊断孤立性纤维瘤（solitary fibrous tumor, SFT）的重要征象。孤立性纤维瘤是一种少见的间叶组织来源的梭形细胞软组织肿瘤，可发生于全身多个器官，最常发生于胸膜，头颈部少见。

临床表现：多发生于老年患者，40～60 岁为其发病高峰，无明显性别差异；生长缓慢，多无明显特异的症状。最常见表现为头颈部包块，后期可因肿瘤压迫导致局部不适、头痛、颅神经受损表现。

【分析思路】

阴阳征主要是由于含胶原纤维的 T_2WI 低信号区与富肿瘤细胞的 T_2WI 高信号区交替排列构成，分析思路如下：

第一，认识这个征象。

第二，重点分析病灶的形态及邻近骨质改变：颈静脉孔区富血供肿瘤，应先排除常见的副神经节瘤、神经鞘瘤、脑膜瘤等。副神经节瘤病灶形态不规则，周围骨质虫蚀样骨质破坏，有流空血管影，可见典型的"胡椒盐征"。神经鞘瘤无流空血管；一般

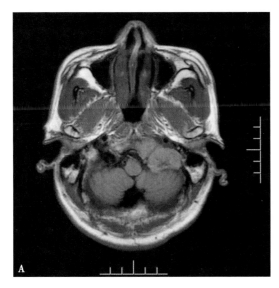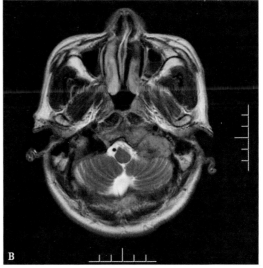

图 15-3-5 左侧颈静脉孔区孤立性纤维瘤的阴阳征

左侧颈静脉孔区可见一肿块。A. T_1WI 呈等 - 稍低信号；B. T_2WI 呈稍高 - 低混杂信号，在稍高信号中存在着片状低信号。这种征象称为阴阳征。

无骨质破坏，颈静脉孔区扩大，边缘光整；可囊变。脑膜瘤形态规则，强化均匀，可见脑膜尾征，无流空血管影。

第三，观察病灶的信号特征：静脉孔区出现类圆形软组织肿块，T_2WI 信号高低混杂，可见典型"阴阳"征，增强后 T_2WI 低信号区明显强化时，在排除上述常见富血供肿瘤后，应考虑到 SFT 的可能性。

【疾病鉴别】

发生于颈静脉孔区的孤立性纤维瘤需要与其他富血供肿瘤如副神经节瘤、神经鞘瘤、脑膜瘤等鉴别（图 15-3-6）。

颈静脉孔区富血供肿瘤的主要鉴别诊断要点见表 15-3-3。

表 15-3-3 颈静脉孔区富血供肿瘤的主要鉴别诊断要点

疾病	鉴别要点
孤立性纤维瘤	可有流空血管；一般无骨质破坏；典型的"阴阳征"及增强后 T_2WI 低信号区明显强化
副神经节瘤	流空血管；侵袭性骨质破坏；可见典型的"胡椒盐征"
神经鞘瘤	无流空血管；一般无骨质破坏，颈静脉孔区扩大，边缘光整；可囊变
脑膜瘤	无流空血管；脑膜尾征；骨质破坏，骨质增生硬化

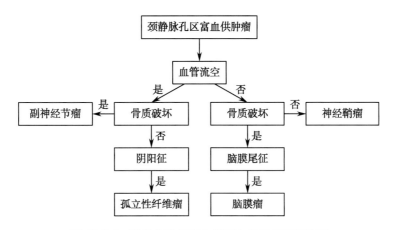

图 15-3-6 颈静脉孔区富血管富血供肿瘤鉴别诊断

（廖伟华）

参 考 文 献

[1] 李伟，冯奕思，戴春富. 颈静脉孔区副神经节瘤的临床表现及干预策略 [J]. 中华耳鼻咽喉头颈外科杂志，2022，57（7）：895-899.

[2] 郑少燕，杨智云，李树荣，等. 颈静脉孔区肿瘤的 CT 和 MR 影像分析及诊断 [J]. 中华放射学杂志，2011，45（5）：501-503.

[3] ZANOLETTI E，FACCIOLI C，CAZZADOR D，et al. Bilateral chondrosarcoma of the jugular foramen: literature review and personal experience[J]. EurArch Otorhinolaryngol，2015，272（10）：3071-3075.

[4] 张丽红，张云亭，张敬，等. 颅骨表皮样囊肿的 CT 及 MRI 特征 [J]. 临床放射学杂志，2010，03：312-315.

[5] 林青，戴建平，罗麟，等. 乳头状内淋巴囊瘤的影像学表现 [J]. 中华放射学杂志，2002，36（9）：49-53.

[6] 李铮，梁熙虹，鲜军舫. MR 在颈静脉球体瘤诊断及分型中的价值 [J]. 中华耳科学杂志，2018，16（5）：593-597.

[7] 李克军，孙明霞，徐冰，等. 头颈部副神经节瘤影像学诊断 [J]. 影像研究与医学应用，2020，4（22）：74-76.

[8] KIM YG，PARK CK，JUNG NY，et al. Early-onset adverse events after stereotactic radiosurgery for jugular foramen schwannoma: a mid-term follow-up single-center review of 46 cases [J]. Radiat Oncol，2022，17（1）：89.

[9] 邬小平，张巧莹，裴彩侠，等. 颈静脉孔区肿瘤类型及其 CT 和 MRI 特征分析 [J]. 川北医学院学报，2021，36（9）：1181-1186.

[10] 何洁，万经海，赵兵，等. 颈静脉孔区肿瘤的影像分析 [J]. 中国临床神经外科杂志，2020，25（2）：107-109.

[11] 曾敏敏，李国峰，邓光策，等. 颈静脉孔区颅内外沟通孤立性纤维瘤 1 例 [J]. 中国神经精神疾病杂志，2015（3）：187-188.

[12] 邬小平，张巧莹，裴彩侠，等. 颈静脉孔区肿瘤类型及其 CT 和 MRI 特征分析 [J]. 川北医学院学报，2021，36（9）：1181-1186.

[13] KIM KA，GONZALEZ I，MCCOMB JG，et al. Unusual presentations of cerebral solitary fibrous tumors: report of four cases[J]. Neurosurgery，2004，54（4）：1004-1009.

[14] 谢田，王文斌，俞祯妮. 头颈部孤立性纤维瘤 MR 分析及鉴别诊断 [J]. 罕少疾病杂志，2021，28（6）：12-14.

[15] 黄德尤，黄策. 颅内孤立性纤维瘤的影像学诊断进展 [J]. 右江医学，2020，48（4）：307-310.

第十六章　脑膜病变

第一节　硬脑膜病变

一、局灶性病变

【定义】

影像学显示硬脑膜局灶性异常密度或信号伴异常强化的病变。

【病理基础】

脑膜结构由硬脑膜和柔脑膜（蛛网膜和软脑膜）组成。硬脑膜属于间叶组织，由胶质纤维及弹性纤维组成，硬脑膜分为两层，外层为骨膜层，构成颅骨内板的骨膜，内层为脑膜层，在颅缝、颅底等部位与颅骨紧密贴合，向内侧延伸形成大脑镰及小脑幕等结构，两层大部分紧密贴合，在静脉窦处两层分离。硬脑膜的主要滋养血管为脑膜中动脉。硬脑膜可发生多种病变，部分病变呈局灶性，最常见的局灶性病变为脑膜瘤，其他局灶性硬脑膜病变包括转移瘤、非特异性炎症、间叶组织起源的其他肿瘤、组织细胞增殖症、肉芽肿性病变、髓外造血等。

【征象描述】

正常的硬脑膜在 CT 及 MRI 平扫均难以显示，在 MRI 增强扫描时可表现为无明显强化或呈纤细、较对称的断续强化，当硬脑膜存在病变时 CT 及 MRI 平扫可能显示，而增强扫描则能够明确显示硬脑膜的病变。

为了获取三维图像信息并缩短扫描时间，脑部增强扫描常采用梯度回波序列三维容积成像，值得注意的是该扫描方案将使正常硬脑膜强化更为明显，从而增加了判断硬脑膜是否存在异常强化的难度。为了更好地显示硬脑膜病变，建议 MRI 增强扫描时采用自旋回波或液体衰减反转恢复（T_1FLAIR）序列并强调使用脂肪抑制技术。

脑膜瘤通常边界清楚、呈扁圆形、以宽基底与硬脑膜相连（图 16-1-1，彩图见文末彩插）；间叶组织起源的其他肿瘤可表现为分叶状、可以窄基底与硬脑膜相连（图 16-1-2，彩图见文末彩插）；转移瘤、髓外造血常为多发；硬脑膜局灶性病变内可存在流空血管、坏死、囊变、出血等，良性病变可伴钙化；增强扫描大多病变呈明显均匀强化，部分病变可出现脑膜尾征；良性肿瘤邻近颅骨可伴骨质增生或压迫，恶性肿瘤可伴有颅骨的破坏。

1. CT 表现　硬脑膜局灶性病变 CT 平扫可表现为不同密度。脑膜瘤通常呈等或稍高密度，表现为边界清楚、扁圆形、宽基底与硬脑膜相连的肿物，可伴有钙化；间叶组织起源的其他肿瘤可呈等或稍高密度，表现为分叶状、窄基底与硬脑膜相连的肿物；病变内坏死、囊变呈低密度，出血、钙化呈高密度；增强扫描大多病变呈明显均匀强化，部分病变可出现脑膜尾征，但脑膜尾征不具有特异性；骨窗可清楚显示病变邻近颅骨的增生、压迫或破坏。

2. MRI 表现　硬脑膜局灶性病变 T_1WI 呈等或稍低信号，T_2WI 呈等或稍高信号，有些病变呈稍低信号，DWI 常呈稍高或高信号；增强扫描通常呈明显均匀强化，部分病变可见脑膜尾征，MRI 显示脑膜尾征较 CT 更清楚；MRI 对病变内血管的显示更加敏感，表现为流空信号（图 16-1-3）；坏死、囊变通常呈 T_1WI 低信号、T_2WI 高信号，出血通常在 T_1WI、T_2WI 均呈高信号，SWI 呈低信号。

【相关疾病】

硬脑膜局灶性病变的种类较多，包括原发良性肿瘤、恶性肿瘤、转移瘤、非特异性炎症、组织细胞增殖症、肉芽肿性病变、髓外造血等（表 16-1-1）。

【分析思路】

硬脑膜局灶性病变分析思路如下：

第一，硬脑膜局灶性病变的检出。病变较大时影像学容易检出，但病变较小时 CT 或 MRI 平扫很可能遗漏病变，需进行对比剂增强扫描；因此，在硬脑膜局灶性病变的 CT 或 MRI 检查时,强烈建议行对比剂增强扫描,可明显提高病变的检出率。

第二,检出病变之后的另一个重点问题是定位,即区分病变是来自脑外还是脑内。病变较小时容易做出准确定位,但病变较大时定位可能存在困难,应仔细观察病变与邻近脑组织之间是否存在间隙,当存在间隙尤其是间隙内显示脑脊液或血管等成分时、或病变邻近存在脑皮质受压改变时,支持病变定位于脑外。

第三,硬脑膜局灶性病变形态较规则时,倾向于良性病变,如脑膜瘤、海绵状血管瘤、非特异性炎症、组织细胞增殖症、肉芽肿等;当病变形态不规则时,倾向于低度恶性或恶性病变,如转移瘤、孤立性纤维性肿瘤;良性肿瘤如脑膜瘤常伴有硬膜尾征、颅骨增生等改变,恶性病变可伴有颅骨破坏。

第四,在分析硬脑膜局灶性病变时,需同时观察脑实质、软脑膜、颅骨以及软组织有无其他异常的影像学改变,有助于提升诊断及鉴别诊断的准确性。

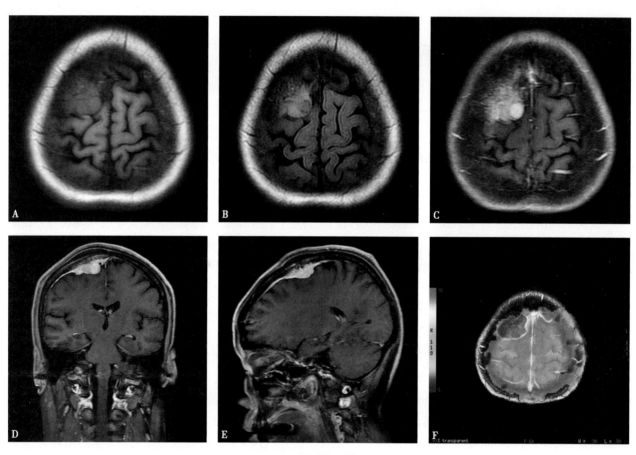

图 16-1-1　脑膜瘤 MRI 图像

A～F. 分别为横轴面 T_1WI、横轴面 T_2FLAIR、横轴面 T_1WI 增强扫描、冠状面 T_1WI 增强扫描、矢状面 T_1WI 增强扫描、ASL 灌注成像,右侧额部可见局灶性稍长 T_1 稍长 T_2 信号,增强扫描明显强化,灌注成像呈明显高灌注,病变以宽基底与硬脑膜相连,可见脑膜尾征。

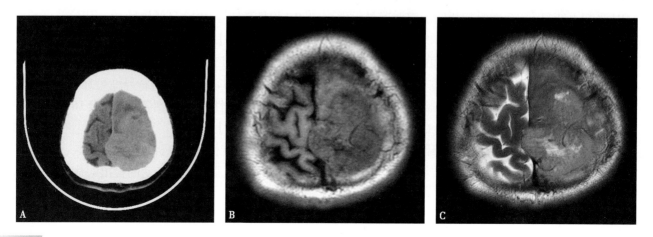

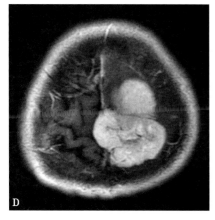
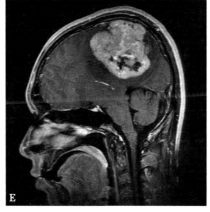
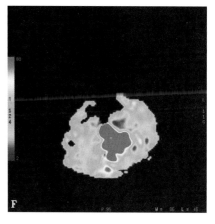

图 16-1-2　孤立性纤维瘤 MRI 图像

A～F. 分别为横轴面 CT、横轴面 T_1WI、横轴面 T_2WI、横轴面 T_1WI 增强扫描、矢状面 T_1WI 增强扫描、ASL 灌注成像,左侧顶部可见分叶状稍高密度影,呈稍长 T_1 稍长 T_2 信号,增强扫描实性部分明显强化,灌注成像呈明显高灌注,病变体积较大,呈不规则分叶状,以窄基底与硬脑膜相连,脑膜尾征不明显。

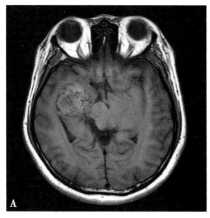
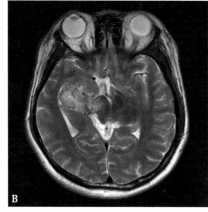
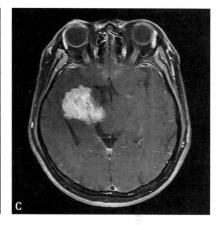

图 16-1-3　血管外皮细胞瘤 MRI 图像

A～C. 分别为横轴面 T_1WI、横轴面 T_2WI、横轴面 T_1WI 增强扫描,右侧中颅窝占位性病变,各序列均可显示瘤体内多发血管流空信号。

第五,结合患者的临床病史、临床症状及体征、诊疗经过、实验室检查、多次影像学检查对比结果等临床资料,可缩小鉴别诊断范围。如脑膜瘤好发于中老年女性,肿瘤通常较规则,缓慢生长,脑膜尾征较常见,可伴骨质增生;孤立性纤维性肿瘤常发生于中青年患者,也可发生于老年患者,肿瘤体积常较大,呈不规则分叶状,瘤内流空血管较常见,硬膜尾征少见,部分可伴有邻近骨质破坏;转移瘤形态通常不规则,病变呈不均匀强化,常多发,同时很可能存在脑实质转移瘤,并可累及软脑膜、颅骨以及软组织,部分患者存在或可检出原发肿瘤;非特异性炎症可多发,实验室检查可能检出 IgG4 相关抗体等;髓外造血病变可多发,常存在血液系统基础病变。

【疾病鉴别】

在诊断硬脑膜局灶性病变时需结合多种影像学特征、临床信息及实验室检查进行诊断和鉴别诊断。

1. 基于临床信息的鉴别诊断流程图(图 16-1-4)。

2. 硬脑膜局灶性病变的主要鉴别诊断要点见表 16-1-2。

表 16-1-1　硬脑膜局灶性病变

原发性肿瘤	转移瘤	非特异性炎症	组织细胞增殖症	肉芽肿性病变	髓外造血
脑膜瘤(包括良性、不典型、恶性) 孤立性纤维性肿瘤 海绵状血管瘤	肺癌、乳癌、胃癌等转移	特发性肥厚性硬脑膜炎	罗萨伊 - 多尔夫曼病	结核性肉芽肿 神经结节病	存在血液系统基础疾病

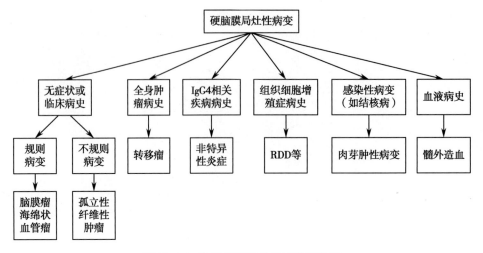

图 16-1-4　硬脑膜局灶性病变鉴别诊断

表 16-1-2　硬脑膜局灶性病变的主要鉴别诊断要点

疾病	典型影像特征	鉴别要点	主要伴随征象
脑膜瘤	脑外类圆形占位,宽基底与硬脑膜相连,边界清楚,稍高密度,T₂WI等或稍高信号,DWI稍高信号,明显均匀强化,可伴有囊变、坏死、钙化	中老年女性常见,肿瘤形态较规则	脑膜尾征较常见(35%~80%)但无特异性,可伴颅骨增生
孤立性纤维性肿瘤	脑外分叶状占位,窄基底与硬脑膜相连,边界常清楚,稍高密度,T₂WI等或稍高信号,也可呈低信号,DWI等、稍低信号,明显不均匀强化,瘤内常见流空信号	中青年多见,也可发生于老年,肿瘤通常较大,常呈不规则分叶状	脑膜尾征不明显,可出现阴阳征,可伴颅骨破坏
海绵状血管瘤	好发于海绵窦,边界清楚,等或稍高密度,T₂WI明显均匀高信号,DWI低信号,呈渐进性向心性强化,低灌注	好发于中年女性,属罕见病变	渐进性向心性强化,延迟后呈均匀强化,邻近结构(垂体、骨质等)受压改变
转移瘤	硬脑膜转移瘤通常较弥漫,但也可表现为局限性转移灶,平扫常不易显示,增强扫描表现为局限性硬脑膜增厚伴强化	全身肿瘤病史有助于诊断	通常无脑膜尾征,常可同时伴有脑实质转移、软脑膜转移、骨质破坏等
非特异性炎症	硬脑膜非特异性炎症通常较弥漫,但也可表现为局限性病变,平扫常不易显示,增强扫描表现为局限性硬脑膜增厚伴强化	好发于中老年男性,需结合全身情况及实验室检查,常为IgG4相关疾病的局部表现	扫描范围内可能显示泪腺、眼外肌、唾液腺、垂体等受累
罗萨伊-多尔夫曼病	等或稍高密度,T₂WI等或稍低信号,均匀强化	好发于儿童及青年,结合实验室检查有助于诊断	可存在硬脑膜多灶病变,可伴下丘脑、眼眶、鼻窦等部位病变
肉芽肿性病变	结核性肉芽肿可表现为等密度,T₂WI等或稍低信号,增强扫描明显强化	常为结核性肉芽肿,结合肺部及全身病变及实验室检查有助于诊断	常伴结核性软脑膜炎、脑积水、脑梗死等病变
髓外造血	病变通常光滑且均匀,等密度,T₂WI稍低信号,均匀强化	好发于老年人,属于罕见病变,存在血液系统疾病如慢性贫血、骨髓耗竭等病史	常存在颅骨增厚,可伴鼻窦、眼眶、鞍旁等部位软组织病变

二、弥漫性病变

【定义】

影像学显示硬脑膜弥漫性异常密度或信号伴异常强化的病变

【病理基础】

脑膜结构由硬脑膜和柔脑膜（蛛网膜和软脑膜）组成。硬脑膜属于间叶组织，由胶质纤维及弹性纤维组成，硬脑膜分为两层，外层为骨膜层，构成颅骨内板的骨膜，内层为脑膜层，在颅缝、颅底等部位与颅骨紧密贴合，向内侧延伸形成大脑镰及小脑幕等结构，两层大部分紧密贴合，在静脉窦处两层分离。硬脑膜的主要滋养血管为脑膜中动脉。硬脑膜可发生多种病变，部分病变呈弥漫性，包括硬脑膜转移瘤、非特异性炎症、反应性硬脑膜炎、低颅压综合征等。硬脑膜转移瘤常由肺癌、乳腺癌等所致，病理表现为硬脑膜弥漫性或多灶性增厚；非特异性炎症可见硬脑膜纤维组织明显增生，伴淋巴细胞、浆细胞为主的炎性细胞浸润；低颅压综合征在颅骨完整、颅内容积恒定情况下，因脑脊液减少而发生代偿性硬脑膜和静脉窦充血扩张。

【征象描述】

正常的硬脑膜在 CT 及 MRI 平扫均难以显示，在 MRI 增强扫描时可表现为无明显强化或呈纤细、较对称的断续强化，当硬脑膜存在病变时 CT 及 MRI 平扫可能显示，而增强扫描则能够明确显示硬脑膜的病变。

为了获取三维图像信息并缩短扫描时间，脑部增强扫描常采用梯度回波序列三维容积成像，值得注意的是该扫描方案将使正常硬脑膜强化更为明显，从而增加了判断硬脑膜是否存在异常强化的难度。为了更好地显示硬脑膜病变，建议 MRI 增强扫描时采用自旋回波或液体衰减反转恢复（T₁FLAIR）序列并强调使用脂肪抑制技术。

当硬脑膜出现较大范围增厚并强化时可考虑硬脑膜弥漫性病变，总的来说硬脑膜弥漫性强化没有明显特异性，需结合临床及实验室检查进一步判断其原因。硬脑膜转移瘤可能伴有脑实质、软脑膜、颅骨等异常强化，结合病史即可考虑到转移性病变（图 16-1-5），当仅有硬脑膜弥漫性强化时诊断较困难；非特异性炎症所致的硬脑膜弥漫性强化需结合实验室检查帮助诊断，其中 IgG4 相关疾病可表现为眼外肌增粗、泪腺增生、垂体增大等，同时可累及硬脑膜（图 16-1-6）；反应性硬脑膜炎除硬脑膜弥漫性强化，常可显示手术后、创伤后相应改变，诊断不难；低颅压综合征具有体位性头痛的临床特点，除硬脑膜弥漫性均匀强化，常可显示硬膜下积液或积血、脑实质特别是脑干下移、静脉窦膨胀等征象（图 16-1-7）。

1. CT 表现 硬脑膜弥漫性病变 CT 平扫通常难以显示，增强扫描可表现为硬脑膜弥漫性增厚伴强化；骨窗有助于显示颅骨改变，如果为手术后、创伤后则可显示相应脑实质及颅骨改变，诊断较容易。

2. MRI 表现 硬脑膜弥漫性病变 T₁WI 呈等或稍低信号，T₂WI 呈等或稍高信号，部分病变（如非特异性炎症）可表现为稍低信号，DWI 常呈等或稍高信号；增强扫描通常可显示硬脑膜不同程度增厚并呈明显强化，硬脑膜转移常出现不规则强化，其他硬脑膜弥漫性病变常表现为均匀、光滑的强化（图 16-1-8，彩图见文末彩插）。

【相关疾病】

硬脑膜弥漫性病变的种类较多，包括硬脑膜转移瘤、非特异性炎症、反应性硬脑膜炎、低颅压综合征等，详见表 16-1-3。

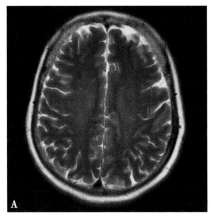
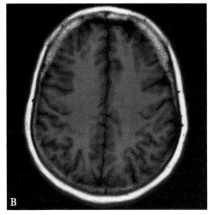
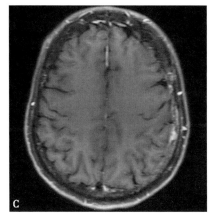

A　**B**　**C**

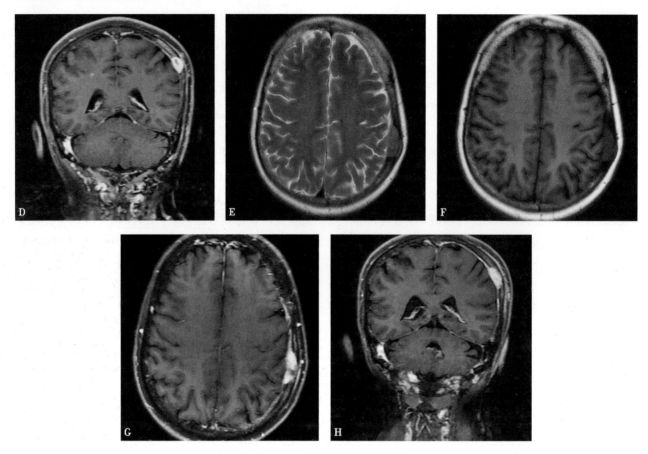

图 16-1-5 硬脑膜转移 MRI 图像

A~D. 分别为横轴面 T_2WI、横轴面 T_1WI、横轴面 T_1WI 增强扫描、冠状面 T_1WI 增强扫描，左侧顶部硬脑膜及颅骨异常信号伴强化；E~H. 分别为横轴面 T_2WI、横轴面 T_1WI、横轴面 T_1WI 增强扫描、冠状面 T_1WI 增强扫描，一年后复查，左侧顶部硬脑膜及颅骨病变范围增大伴明显异常强化。

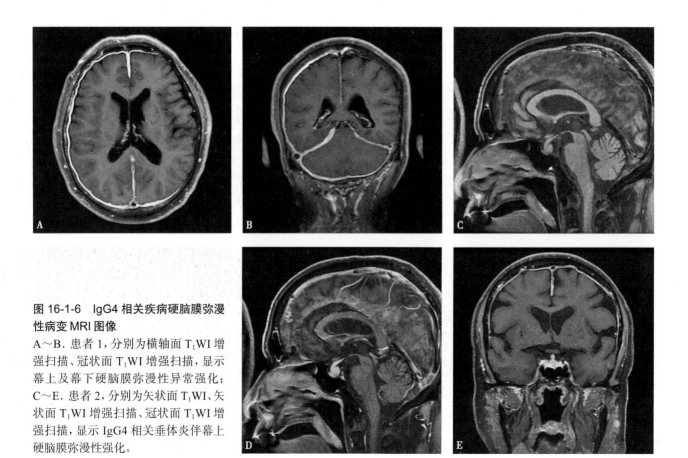

图 16-1-6 IgG4 相关疾病硬脑膜弥漫性病变 MRI 图像

A~B. 患者 1，分别为横轴面 T_1WI 增强扫描、冠状面 T_1WI 增强扫描，显示幕上及幕下硬脑膜弥漫性异常强化；C~E. 患者 2，分别为矢状面 T_1WI、矢状面 T_1WI 增强扫描、冠状面 T_1WI 增强扫描，显示 IgG4 相关垂体炎伴幕上硬脑膜弥漫性强化。

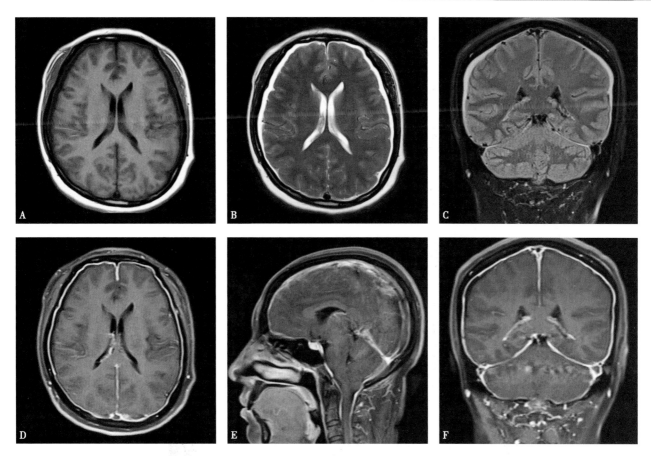

图 16-1-7   低颅压综合征 MRI 图像

A~F. 分别为横轴面 T_1WI、横轴面 T_2WI、冠状面 T_2FLAIR、横轴面 T_1WI 增强扫描、矢状面 T_1WI 增强扫描、冠状面 T_1WI 增强扫描,平扫显示双侧硬膜下积液,呈长 T_1 长 T_2 信号,增强扫描显示硬脑膜弥漫性异常强化,脑干下移。

表 16-1-3   硬脑膜弥漫性病变

转移瘤	非特异性炎症	反应性硬脑膜炎	低颅压综合征
肺癌、乳癌、胃癌等转移	多种非特异性炎症如IgG4相关疾病、结缔组织病等	手术后、创伤后、放疗后等	腰穿、外伤后、手术后、脱水后静脉输入高渗液体等

【分析思路】

硬脑膜弥漫性病变分析思路如下:

第一,硬脑膜弥漫性病变的检出。CT 或 MRI 平扫很可能遗漏病变,需强调行对比剂增强扫描以提高硬脑膜弥漫性病变的检出率。

第二,检出病变之后的另一个问题是分析病因。增强扫描虽然能够确认硬脑膜弥漫性病变的存在,但仅凭影像学还不能明确其病因,需要结合患者的临床病史、临床症状及体征、诊疗经过、实验室检查、多次影像学检查对比结果甚至病理学检查等临床资料,可缩小鉴别诊断范围。

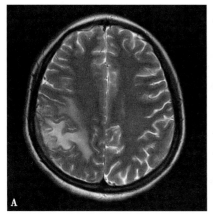
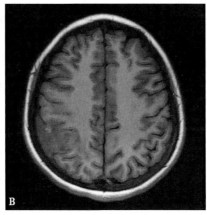
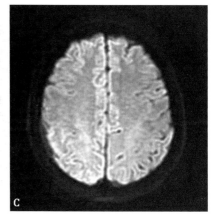

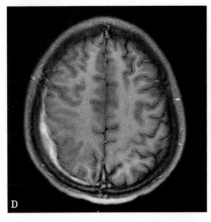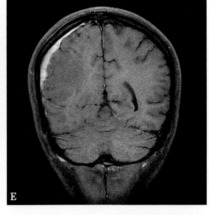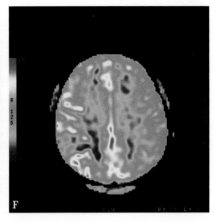

图 16-1-8 非特异性炎症硬脑膜增厚伴强化 MR 图像

A～F. 分别为横轴面 T_1WI、横轴面 T_2WI、横轴面 DWI、横轴面 T_1WI 增强扫描、冠状面 T_1WI 增强扫描、ASL 灌注成像，右侧顶部硬脑膜可见斑片状稍长 T_1 等 T_2 信号，DWI 呈稍低信号，增强扫描明显不均匀增厚伴强化，灌注成像呈低灌注，邻近脑实质略受压伴水肿，局部皮层灌注减低。

第三，在分析硬脑膜弥漫性病变时，需同时观察脑实质、软脑膜、颅骨以及软组织有无其他异常的影像学改变，有助于提升诊断及鉴别诊断的准确性。

【疾病鉴别】

在诊断硬脑膜弥漫性病变时需结合多种影像学特征、临床信息及实验室检查进行诊断和鉴别诊断。

1. 基于临床信息的鉴别诊断流程图见图 16-1-9。

2. 硬脑膜弥漫性病变的主要鉴别诊断要点见表 16-1-4。

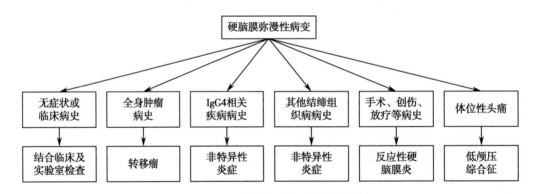

图 16-1-9 硬脑膜弥漫性病变鉴别诊断

表 16-1-4 硬脑膜弥漫性病变的主要鉴别诊断要点

疾病	典型影像特征	鉴别要点	主要伴随征象
转移瘤	平扫常不易显示，增强扫描表现为弥漫性硬脑膜不规则增厚伴强化	全身肿瘤病史有助于诊断	可同时伴有脑实质转移、软脑膜转移、骨质破坏等
非特异性炎症	平扫常不易显示，增强扫描表现为弥漫性硬脑膜均匀、光滑增厚伴强化	好发于中老年男性，需结合全身情况及实验室检查，常为 IgG4 相关疾病的局部表现	扫描范围内可能显示泪腺、眼外肌、唾液腺、垂体等受累
反应性硬脑膜炎	平扫常不易显示，增强扫描表现为弥漫性硬脑膜均匀、光滑增厚伴强化	临床病史如手术、创伤、放疗等有助于诊断	影像学可显示手术后、创伤后等改变
低颅压综合征	对称性弥漫性硬脑膜均匀、光滑增厚强化，伴硬膜下积液或不同时期硬膜下积血的信号	体位性头痛病史	常存在硬膜下积液或积血，脑实质（脑干）受压下移，静脉窦膨胀

三、脑膜尾征

【定义】

在 CT 或 MRI 增强扫描时，颅内病变邻近的硬脑膜呈明显异常强化且增厚，并向周围逐渐变细，形似一条尾巴，称为脑膜尾征（dural tail sign）。

【病理基础】

脑膜尾征的病理基础仍存在争议，脑膜尾征可能存在三种病理改变：炎性反应、肿瘤细胞浸润、脑膜组织淤血，其中炎性反应及脑膜组织淤血认可度较高。

【征象描述】

MRI 增强扫描可清晰地显示脑膜尾征，CT 增强扫描发现脑膜尾征的概率较小（<10%）。

在 CT 或 MRI 增强扫描图像上，脑膜尾征表现为病变邻近的硬脑膜明显异常强化并增厚（图 16-1-10），常具有以下特点：①硬脑膜在距离病变近处最厚，向远处逐渐变薄；②在包括病变的至少两个连续层面中出现脑膜强化及增厚。

【相关疾病】

脑膜尾征可以发生在多种肿瘤性和非肿瘤性病变。

常见病变：脑膜瘤。

少见病变：非脑膜上皮来源的间叶组织肿瘤、淋巴细胞垂体炎、转移瘤、淋巴瘤、白血病浸润及绿色瘤、朗格汉斯及非朗格汉斯组织细胞增生症、神经鞘瘤等。

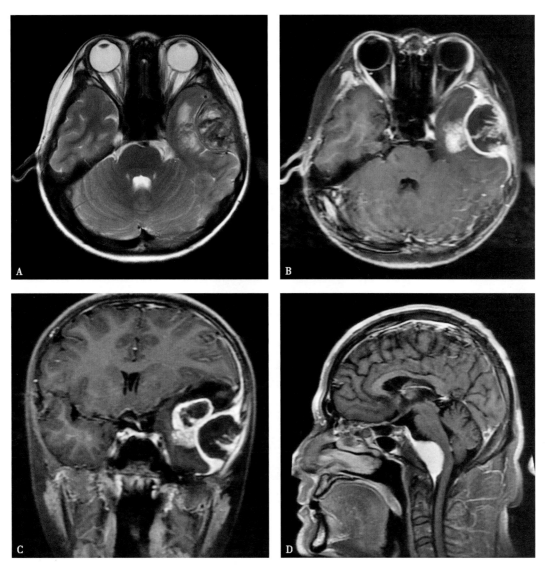

图 16-1-10　脑膜尾征 MRI 图像

A～C. 分别为横轴面 T_2WI、横轴面 T_1WI 增强扫描、冠状面 T_1WI 增强扫描，左侧颞部尤因肉瘤，增强扫描肿瘤呈不均匀强化，可见明显脑膜尾征；D. 矢状面 T_1WI 增强扫描，斜坡脑膜瘤，肿瘤呈明显均匀强化伴明显脑膜尾征。

（马　林）

第二节 蛛网膜下腔病变

一、局灶性病变

【定义】

影像学显示蛛网膜下腔部位局灶性异常密度或信号的病变。

【病理基础】

蛛网膜下腔是位于蛛网膜与软脑膜之间的腔隙，其内包含脑脊液、横过脑表面的大动脉和静脉、脑神经和脊神经的颅内或椎管内部分。在脑的凸面和凹面处，蛛网膜紧贴凸面和横跨凹面脑组织，软脑膜紧贴脑组织，其导致蛛网膜下隙的深度变化很大，与所处位置有关，比较宽的间隙形成蛛网膜下池。蛛网膜下腔可发生多种病变，部分病变呈局灶性，最常见的局限性病变为蛛网膜囊肿，其他局灶性蛛网膜下腔病变包括表皮样囊肿、皮样囊肿、脂肪瘤等。

【征象描述】

1. CT 表现　CT 常表现为均匀低密度影，边界清楚、多呈圆形或扁圆形、邻近脑实质或颅骨可见弧形压迹，皮样囊肿表现为含脂肪低密度影，病变内出血、钙化少见。

2. MRI 表现　蛛网膜下腔局限性病变 T_1WI 呈低或高信号，T_2WI 呈高或稍低信号，DWI 呈低或高信号；增强扫描多表现为无强化；MRI 显示病灶数目、形态、范围较 CT 更清晰；DWI 是诊断表皮样囊肿的重要序列，DWI 呈高信号（图 16-2-1）；蛛网膜囊肿各序列均表现为脑脊液样信号（图 16-2-2）；MRI 显示病变内脂肪成分与 CT 同样敏感，皮样囊肿和脂肪瘤的脂肪成分 T_1WI 呈高信号，脂肪抑制 T_1WI 呈低信号（图 16-2-3，图 16-2-4），可以清楚显示邻近脑实质或颅骨的弧形压迹。

【相关疾病】

蛛网膜下腔局灶性病变的种类较少，包括蛛网膜囊肿、表皮样囊肿、皮样囊肿、脂肪瘤等。

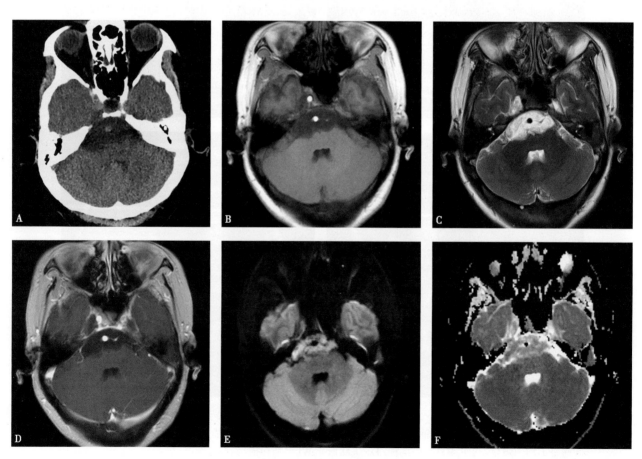

图 16-2-1　表皮样囊肿 MRI 图像

A～F. 头颅 CT 和 MRI 图像，依次为 CT 平扫、T_1WI、T_2WI、T_1WI 增强、DWI 和 ADC 图像，显示桥前池内异常密度和信号，CT 呈低密度、MRI 呈 T_1WI 低信号、T_2WI 高信号、DWI 高信号、ADC 低信号，增强后无强化，病灶包绕基底动脉。

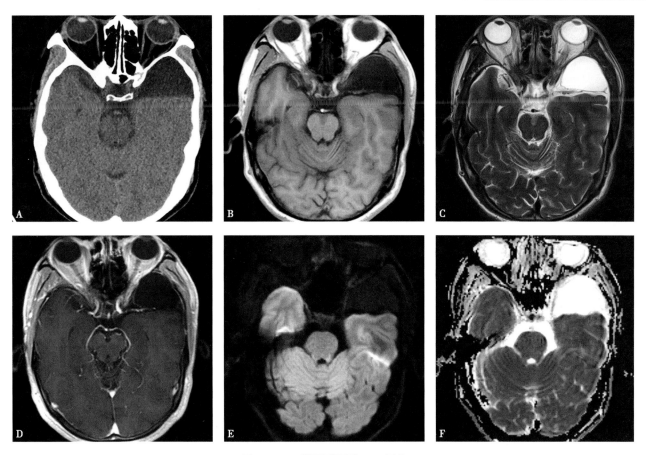

图 16-2-2 蛛网膜囊肿 MRI 图像

A～F. 头颅 CT 和 MRI 图像,依次为 CT 平扫、T_1WI、T_2WI、T_1WI 增强、DWI 和 ADC 图像,显示左侧中颅窝颞极前方异常密度和信号,CT 呈低密度、MRI 呈 T_1WI 低信号、T_2WI 高信号、DWI 低信号、ADC 高信号,增强后无强化,边界清楚,左侧颞叶呈压迫改变。

【分析思路】

蛛网膜下腔局限性病变分析思路如下:

第一,蛛网膜下腔局限性病变的检出。CT 和 MRI 有利于蛛网膜下腔局限性病变的检出,如 T_1WI、DWI 序列等。

第二,检出病变之后的另一个重点问题是定位,即区分病变是来自脑外还是脑内。病变较小时容易做出准确定位,但病变较大时定位可能存在困难,应仔细观察病变与邻近脑组织之间是否存在间隙,当存在间隙尤其是间隙内显示脑脊液或血管等成分时、或病变邻近存在脑皮质受压改变时,支持病变定位于脑外。

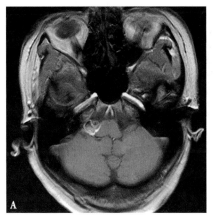
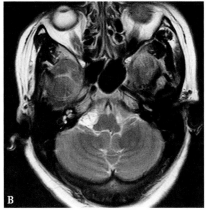
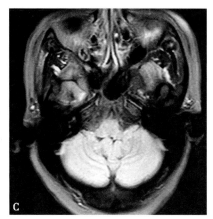

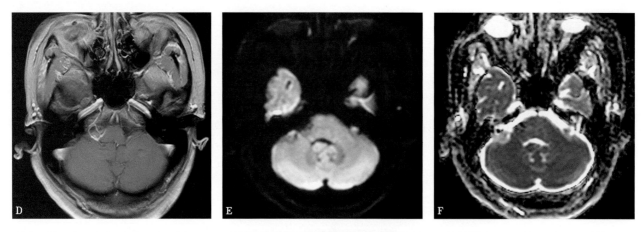

图 16-2-3 皮样囊肿 MRI 图像

A～F. 头颅 MRI 图像，依次为 T_1WI、T_2WI、FLAIR、T_1WI 增强、DWI 和 ADC 图像，显示右侧桥小脑角区异常信号，呈 T_1WI 高信号、T_2WI 高信号、脂肪抑制 FLAIR 低信号、DWI 低信号、ADC 高信号，增强后无强化，边界清楚。

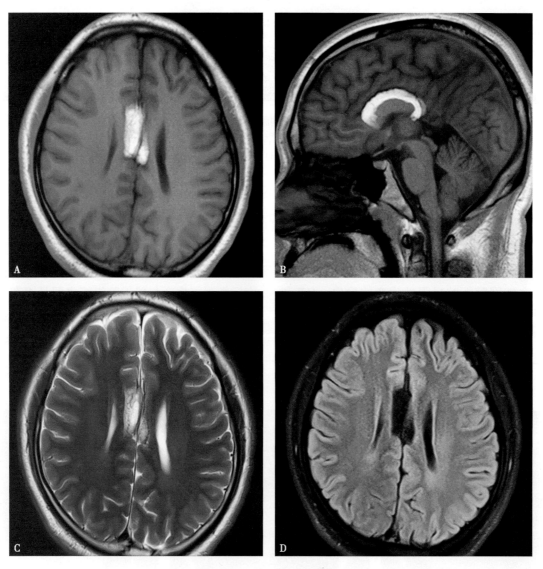

图 16-2-4 脂肪瘤 MRI 图像

A～D. 头颅 MRI 图像，依次为轴位 T_1WI、矢状位 T_1WI、轴位 T_2WI 和 FLAIR，显示胼胝体周围异常信号，MRI 呈 T_1WI 高信号、T_2WI 高信号、脂肪抑制 FLAIR 低信号，边界清楚。

第三,结合病灶的位置和形态分析,病灶位于脑凸面蛛网膜下腔或脑池内,形态规则常见于蛛网膜囊肿;病灶位于脑池或脑凹面脑沟内,形态不规则,呈匍匐性生长方式常见于表皮样囊肿或皮样囊肿;病灶位于中线结构处常为脂肪瘤。

第四,结合病灶 CT 和 MRI 影像表现分析,CT显示脂肪密度提示皮样囊肿或脂肪瘤;T_1WI 高信号常见于皮样囊肿、脂肪瘤和少部分表皮样囊肿,当

脂肪抑制 T_1WI 呈低信号提示皮样囊肿或脂肪瘤;DWI 高信号常见于表皮样囊肿。

【疾病鉴别】

在诊断蛛网膜下腔局灶性病变时需结合多种影像学特征进行诊断和鉴别诊断。

蛛网膜下腔局灶性病变的主要鉴别诊断要点见表 16-2-1。

表 16-2-1　蛛网膜下腔局灶性病变的主要鉴别诊断要点

疾病	典型影像特征	鉴别要点	主要伴随征象
蛛网膜囊肿	脑外类圆形或椭圆形占位,边界清楚,低密度,T_1WI 呈低信号,T_2WI 呈高信号,DWI 呈低信号,与脑脊液密度或信号完全一致,无强化,无法显示囊肿壁	原发性多见于儿童或青少年;继发性多由外伤、感染、手术等原因所致	局部颅骨及脑组织弧形压迹,颅骨增生硬化少见
表皮样囊肿	桥小脑角区是颅内最常见的部位,脑外分叶状占位,部分可以位于脑沟内,边界常清楚,CT 呈低密度,T_1WI 呈低信号,T_2WI 呈高信号,FLAIR 呈等或稍高信号,DWI 呈高信号,无强化,可包绕小血管	临床表现与病灶的位置相关,形态不规则,DWI 呈高信号,沿脑池、脑沟匍匐性生长	包绕脑池内神经血管结构
皮样囊肿	含脂肪的囊性病变,CT 呈低密度（含脂肪密度）,T_1WI 呈高信号,脂肪抑制 T_1WI 信号减低,内可见脂肪 - 液体平面,破裂后蛛网膜下腔可见脂滴	病灶内可见脂肪液体平面,破裂后蛛网膜下腔可见脂滴	病灶内含脂肪信号
脂肪瘤	胼胝体周围是颅内脂肪瘤的好发部位,边界清楚,CT 呈脂肪密度,T_1WI 呈高信号,脂肪抑制 T_1WI 低信号,T_2WI 呈高信号,无强化	中线结构脂肪肿块,脂肪密度,脂肪抑制序列信号下降	可伴有胼胝体发育不良

二、弥漫性病变

【定义】

影像学显示蛛网膜下腔部位弥漫性异常密度或信号的病变。

【病理基础】

蛛网膜下腔是位于蛛网膜与软脑膜之间的腔隙,其内包含脑脊液、横过脑表面的大动脉和静脉、脑神经和脊神经的颅内或椎管内部分。在脑的凸面和凹面处,蛛网膜紧贴凸面和横跨凹面脑组织,软脑膜紧贴脑组织,其导致蛛网膜下隙的深度变化很大,与所处位置有关,比较宽的间隙形成蛛网膜下池。蛛网膜下腔可发生多种病变,部分病变呈弥漫性,常见的弥漫性病变为蛛网膜下腔出血、蛛网膜下腔扩大等。

【征象描述】

1. CT 表现　CT 常表现为硬脑膜与软脑膜间弥漫性低或高密度影,边界清楚,增强扫描多表现为无强化,CT 呈高密度提示蛛网膜下腔出血,CT 呈脑脊液样密度提示蛛网膜下腔扩大。

2. MRI 表现　蛛网膜下腔弥漫性病变 T_1WI 呈低或高信号,T_2WI 呈高或低信号,T_2 FLAIR 呈低或高信号;增强扫描多表现为无强化;MRI 显示亚急性期和慢性期蛛网膜下腔血肿优于 CT;亚急性期 T_1WI 呈高信号,脂肪抑制 T_1WI 仍呈高信号;慢性期 SWI 呈低信号;CTA 和 MRI 检查有助于蛛网膜下腔出血的病因诊断（图 16-2-5）。所有 MRI 序列均表现为脑脊液样信号提示蛛网膜下腔扩大的诊断（图 16-2-6）。

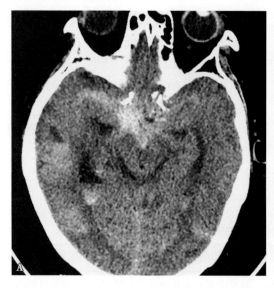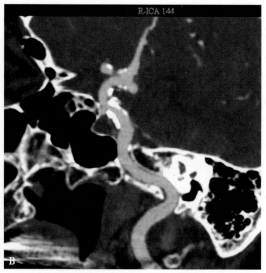

图 16-2-5 蛛网膜下腔出血CT图像

A～B. 头颅CT图像, 依次为平扫CT和CTA三维重建图像, 显示鞍上池、脚间池、脑沟及双侧脑室多发出血灶, CT呈高密度, CTA显示右侧后交通动脉动脉瘤, 提示动脉瘤破裂出血。

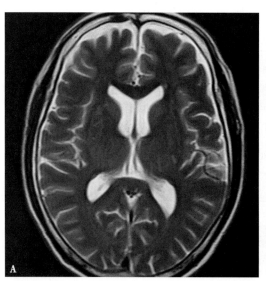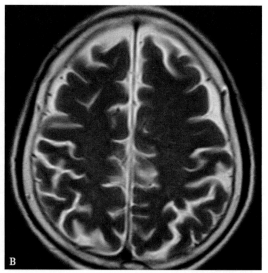

图 16-2-6 蛛网膜下腔扩大MRI图像

A～B. 头颅MRI图像, 均为T₂WI, 显示双侧侧脑室稍扩大, 双侧额顶部脑沟增宽。

【相关疾病】

蛛网膜下腔弥漫性病变的种类较少, 包括蛛网膜下腔出血、蛛网膜下腔扩大等。

【分析思路】

蛛网膜下腔弥漫性病变分析思路如下:

第一, 蛛网膜下腔弥漫性病变的定位诊断。蛛网膜下腔弥漫性病变多累及脑沟, 硬膜下腔和硬膜外腔弥漫性病变较少累及脑沟, 脑沟受累有助于蛛网膜下腔病变的诊断。

第二, 蛛网膜下腔弥漫性扩大与脑室系统扩大成比例, 扩大的蛛网膜下腔为脑脊液密度或信号,

提示脑萎缩。

第三, 脑池或脑沟内CT高密度提示蛛网膜下腔出血; 急性期蛛网膜下腔出血CT表现为高密度, MRI表现与脑脊液信号相似; 亚急性期蛛网膜下腔出血T₁WI呈高信号, FLAIR呈高信号, 增强扫描无强化或邻近脑膜反应性强化; 慢性期蛛网膜下腔出血T₂WI呈低信号, SWI呈低信号, 无强化。

第四, 蛛网膜下腔出血的病因诊断至关重要。脑创伤后CT脑池及脑沟内高密度提示蛛网膜下腔出血, 由创伤所致。自发性蛛网膜下腔出血的最常见原因为动脉瘤破裂出血, CTA和MRA有助于明确

诊断,DSA 是诊断的"金标准"。同时,影像学检查有助于其他血管性病变引起蛛网膜下腔出血的诊断。

【疾病鉴别】

在诊断蛛网膜下腔弥漫性病变时需结合多种影像学特征及临床信息进行诊断和鉴别诊断。

1. 基于临床信息的鉴别诊断流程图见图 16-2-7。

2. 蛛网膜下腔弥漫性病变的主要鉴别诊断要点见表 16-2-2。

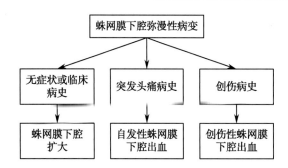

图 16-2-7 蛛网膜下腔弥漫性病变鉴别诊断

表 16-2-2 蛛网膜下腔弥漫性病变的主要鉴别诊断要点

疾病	典型影像特征	鉴别要点	主要伴随征象
蛛网膜下腔扩大	蛛网膜下腔增宽并充填脑脊液,T_1WI 呈低信号,T_2WI 呈高信号,FLAIR 呈低信号,无强化,扩大蛛网膜下腔见血管穿行	常见于脑萎缩患者;蛛网膜下腔血管穿行是与硬膜下积液重要鉴别要点	脑萎缩,蛛网膜下腔与脑室呈比例扩大
蛛网膜下腔出血	蛛网膜下腔出血的密度和信号特点与出血时期相关,急性期蛛网膜下腔出血 CT 表现为高密度,MRI 表现与脑脊液信号相似;亚急性期蛛网膜下腔出血 T_1WI 呈高信号,FLAIR 呈高信号,增强扫描无强化或邻近脑膜反应性强化;慢性期蛛网膜下腔出血 T_2WI 呈低信号,SWI 呈低信号,无强化	临床病史诊断蛛网膜下腔出血至关重要;自发性蛛网膜下腔出血通过 CTA 和 DSA 可明确蛛网膜下腔出血的病因	可继发脑梗死、脑积水、脑疝等

(邢 振)

第三节 软脑膜病变

【定义】

影像学显示软脑膜异常强化的病变。

【病理基础】

脑膜结构由硬脑膜和柔脑膜(蛛网膜和软脑膜)组成。蛛网膜较柔软并与硬脑膜的内层相贴,在脑凸面较薄而脑底部较厚;软脑膜为结缔组织构成的透明薄膜,紧贴于脑表面并可延伸进入脑沟及脑裂内。软脑膜具有较丰富的小血管分支供血。软脑膜可发生多种病变,包括感染性脑膜炎、软脑膜转移瘤、颅内恶性肿瘤软脑膜播散、神经皮肤综合征、非感染性脑膜炎等。

【征象描述】

正常的软脑膜在 CT 及 MRI 平扫及增强扫描均无法显示,一旦出现强化则可以诊断为软脑膜病变。

为了得到三维图像信息并缩短扫描时间,目前脑部增强扫描常采用梯度回波序列三维容积成像,值得注意的是该扫描方案将使脑表面正常小血管明显强化,从而增加了判断软脑膜是否存在异常强化的难度。为了更好地显示软脑膜病变,建议

MRI 增强扫描时采用自旋回波或液体衰减反转恢复(T_1FLAIR)序列并强调使用脂肪抑制技术。

当软脑膜出现强化时即可考虑软脑膜病变,总的来说软脑膜强化没有明显特异性,需结合临床及实验室检查进一步判断其原因。结核性脑膜炎是常见的感染性软脑膜炎,常表现为结核性脑膜脑炎,其软脑膜异常强化常发生于脑底部的基底池、鞍上池、外侧裂池等区域(图 16-3-1),脑内常可见干酪灶,由于脑底部蛛网膜下腔大量胶样渗出,可引起交通性脑积水,脑膜血管动脉炎可导致脑梗死;软脑膜转移瘤可表现为线样或结节样强化(图 16-3-2),可同时伴有脑实质、硬脑膜、颅骨等异常强化,结合病史即可考虑到转移性病变;当颅内原发恶性肿瘤伴有软脑膜强化时,容易考虑到软脑膜播散;在神经皮肤综合征中,斯德奇 - 韦伯综合征(SWS)可以表现为软脑膜异常强化(图 16-3-3),结合其他脑部影像学表现诊断不难;脑膜血管瘤病为良性错构瘤样皮层及皮层下白质病变伴软脑膜血管增生,病变区常见钙化及软脑膜线样、脑回样强化;神经皮肤黑色素沉着病(neurocutaneous melanosis)可表现为局限性或弥漫性软脑膜 T_1WI 高信号,增强扫描异常强化(图 16-3-4),结合皮肤黑色素痣表现诊断不难。

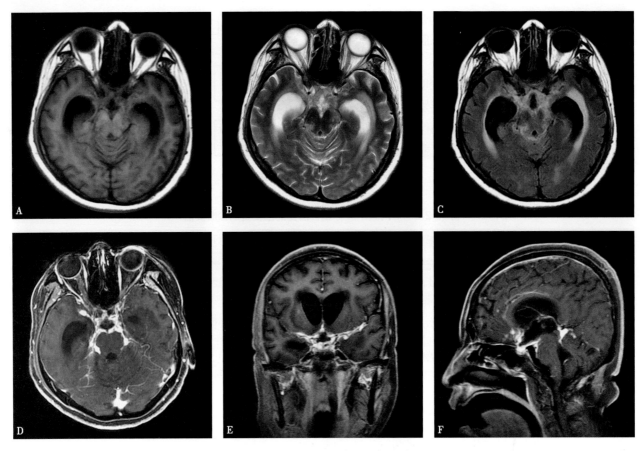

图 16-3-1 结核性脑膜炎 MRI 图像

A～F. 分别为横轴面 T_1WI、横轴面 T_2WI、横轴面 T_2FLAIR、横轴面 T_1WI 增强扫描、冠状面 T_1WI 增强扫描、矢状面 T_1WI 增强扫描,基底池、外侧裂池、环池等部位可见弥漫性稍长 T_1 稍长 T_2 信号,增强扫描上述部位软脑膜明显强化,伴幕上脑室积水。

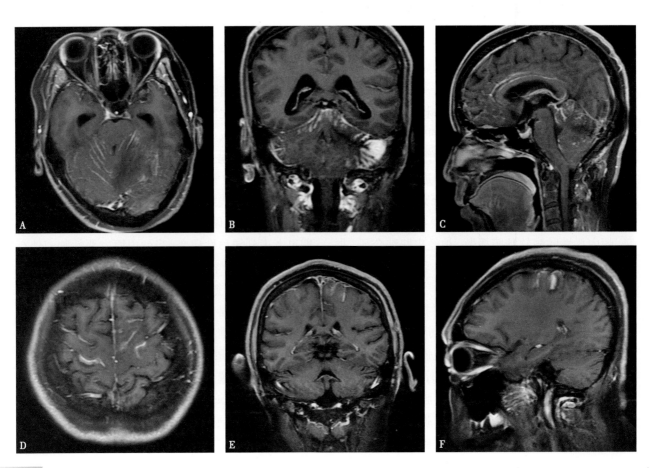

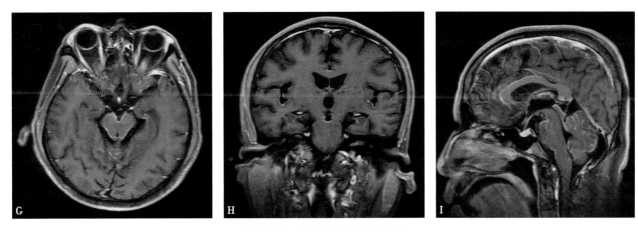

图 16-3-2　软脑膜转移 MRI 图像

A~C. 分别为横轴面 T_1WI 增强扫描、冠状面 T_1WI 增强扫描、矢状面 T_1WI 增强扫描，乳癌伴双侧小脑半球及额部软脑膜异常强化；D~F. 分别为横轴面 T_1WI 增强扫描、冠状面 T_1WI 增强扫描、矢状面 T_1WI 增强扫描，乳癌伴双侧额、顶部软脑膜异常强化；G~I. 分别为横轴面 T_1WI 增强扫描、冠状面 T_1WI 增强扫描、矢状面 T_1WI 增强扫描，结肠癌伴双侧外侧裂、脑干、小脑半球软脑膜异常强化，双侧内听道及三叉神经也可见异常强化。

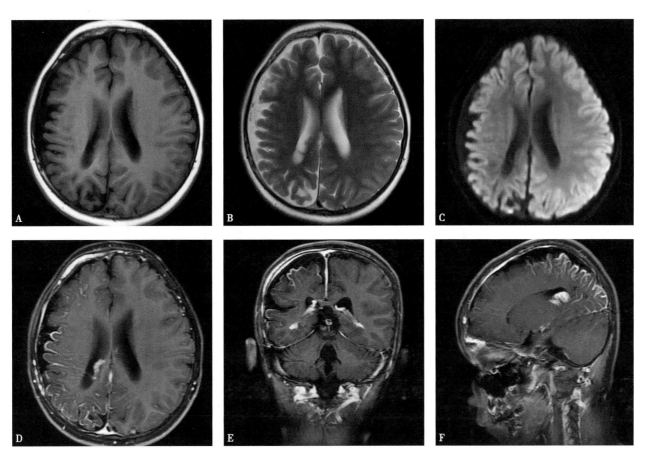

图 16-3-3　斯德奇 - 韦伯综合征 MRI 图像

A~F. 分别为横轴面 T_1WI、横轴面 T_2WI、横轴面 DWI、横轴面 T_1WI 增强扫描、冠状面 T_1WI 增强扫描、矢状面 T_1WI 增强扫描，右侧额、顶、枕叶萎缩，脑回缩小、脑沟增宽，增强扫描可见右侧顶、枕叶脑表面软脑膜异常强化。

　　1. CT 表现　软脑膜病变 CT 平扫通常难以显示，增强扫描可表现为软脑膜增厚伴强化；在感染性脑膜炎（如结核性脑膜炎）、SWS、脑膜血管瘤病及神经皮肤黑色素沉着病中，CT 可以显示病变的钙化及稍高密度的黑色素成分。

　　2. MRI 表现　软脑膜病变 MRI 平扫通常难以显示，增强扫描可清晰显示不同形态的软脑膜明显异常强化，软脑膜转移或恶性肿瘤播散常出现不规则结节样强化；出现 T_1WI 高信号提示存在黑色素成分。

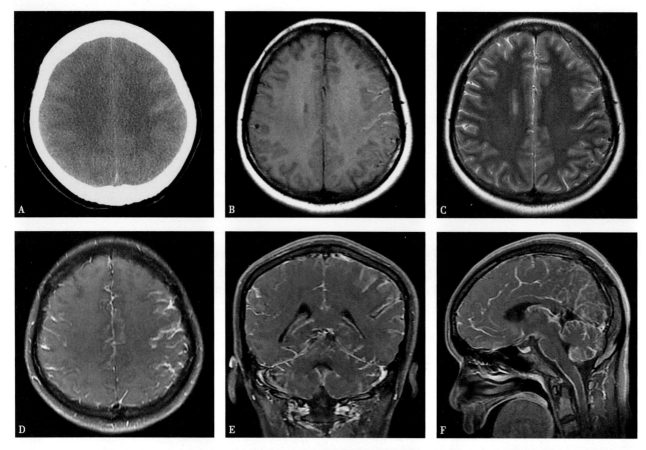

图 16-3-4 黑色素沉着病 MRI 图像

A~F. 分别为横轴面 CT、T₁WI、T₂WI、横轴面 T₁WI 增强扫描、冠状面 T₁WI 增强扫描、矢状面 T₁WI 增强扫描。左侧额、顶部稍高密度影，呈散在条状稍短 T₁ 等 T₂ 信号，增强扫描软脑膜广泛异常强化。

【相关疾病】

软脑膜病变的种类较多，包括感染性脑膜炎、软脑膜转移瘤、颅内恶性肿瘤软脑膜播散、神经皮肤综合征、非感染性脑膜炎等（表 16-3-1）。

【分析思路】

软脑膜病变分析思路如下：

第一，软脑膜病变的检出。CT 或 MRI 平扫均无法显示软脑膜病变，需强调对比剂增强扫描在检出软脑膜病变中的重要作用。此外，软脑膜异常强化需要与脑表面小血管进行鉴别。

第二，检出病变之后的另一个问题是分析病因。增强扫描虽然能够确认软脑膜病变的存在，但多数

情况下仅凭影像学还不能明确其病因，需要结合患者的临床病史、临床症状及体征、诊疗经过、实验室检查、多次影像学检查对比结果甚至病理学检查等临床资料，可缩小鉴别诊断范围。

第三，在分析软脑膜病变时，需同时观察脑实质、硬脑膜、颅骨以及软组织有无其他异常的影像学改变，有助于提升诊断及鉴别诊断的准确性。

【疾病鉴别】

在诊断软脑膜病变时需结合多种影像学特征、临床信息及实验室检查进行诊断和鉴别诊断。

1. 基于临床信息的鉴别诊断流程图见图 16-3-5。

2. 软脑膜病变的主要鉴别诊断要点见表 16-3-2。

表 16-3-1 软脑膜病变

感染性脑膜炎	转移瘤	颅内恶性肿瘤播散	神经皮肤综合征	非感染性脑膜炎
结核性脑膜炎 细菌性脑膜炎 真菌性脑膜炎	肺癌、乳癌、胃癌、黑色素瘤等转移	胶质母细胞瘤、髓母细胞瘤、生殖细胞瘤等	斯德奇 - 韦伯综合征 脑膜血管瘤病 神经皮肤黑色素沉着病	神经结节病 韦氏肉芽肿

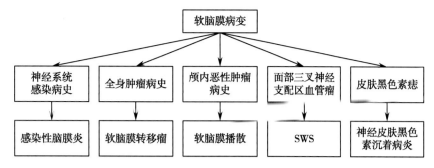

图 16-3-5 软脑膜病变鉴别诊断

表 16-3-2 软脑膜病变的主要鉴别诊断要点

疾病	典型影像特征	鉴别要点	主要伴随征象
感染性脑膜炎	各类感染性脑膜炎均可表现为软脑膜异常强化；结核性脑膜炎常表现为基底池、鞍上池、侧裂池等部位的软脑膜异常强化，可伴有脑内干酪灶等	临床症状、实验室检查有助于鉴别感染类别	结核性脑膜炎脑底部弥漫性渗出可导致交通性脑积水、脑梗死等；各类感染性脑膜炎均可伴脑脓肿，DWI 呈中央高信号，明显环形强化
转移瘤	增强扫描表现为软脑膜不规则增厚伴强化	全身肿瘤病史有助于诊断	可同时伴有脑实质转移、硬脑膜转移、骨质破坏等
颅内恶性肿瘤播散	增强扫描表现为软脑膜不规则增厚伴强化	颅内原发性肿瘤病史有助于诊断	可见颅内原发性肿瘤征象
SWS	增强扫描表现为软脑膜异常强化	面部三叉神经支配区血管瘤有助于诊断	病变侧皮层萎缩、钙化、脉络膜丛增大
脑膜血管瘤病	CT 显示线样、脑回样或结节样钙化，皮层 T_2WI 低信号，皮层下白质 T_2WI 高信号，增强扫描软脑膜血管增生强化	癫痫发作，好发于额、颞叶皮层，相应皮层下白质几乎均受累	病变区皮层下白质受累
神经皮肤黑色素沉着病	局限性或弥漫性软脑膜 T_1WI 高信号有明显诊断价值，SWI 可出现晕染效应（blooming effect），增强扫描软脑膜异常强化	皮肤黑色素痣有助于诊断	

（娄 昕）

参 考 文 献

[1] NASRALLAH MP, ALDAPE KD. Molecular classification and grading of meningioma[J]. J Neurooncol, 2023, 161（2）：373-381.

[2] LOUIS DN, PERRY A, WESSELING P, et al. The 2021 WHO classification of tumors of the central nervous system: a summary[J]. Neuro Onco, 2021, 23（8）：1231-1251.

[3] XIAO HF, LOU X, LIU MY, et al. The role of magnetic resonance diffusion-weighted imaging and 3-dimensional arterial spin labeling perfusion imaging in the differentiation of parasellar meningiomas and cavernous hemangiomas[J]. J Int Med Res, 2014, 42（4）：915-925.

[4] LU LX, DELLA-TORRE E, STONE JH, et al. IgG4-related hypertrophic pachymeningitis: clinical features, diagnostic criteria, and treatment[J]. JAMA Neurol, 2014, 71（6）：785-793.

[5] FUJITA A, SAKAI O, CHAPMAN MN, et al. IgG4-related disease of the head and neck: CT and MR imaging manifestations[J]. Radiographics, 2012, 32（7）：1945-1958.

[6] LUETZEN N, DOVI-AKUE P, FUNG C, et al. Spontaneous intracranial hypotension: diagnostic and therapeutic workup[J]. Neuroradiology, 2021, 63（11）：1765-1772.

[7] SOTOUDEH H, YAZDI HR. A review on dural tail sign[J]. World J Radiol, 2010, 2（5）：188-192.

[8] Rokni-Yazdi H, Azmoudeh Ardalan F, Asadzandi Z, et al. Pathologic significance of the "dural tail sign"[J]. Eur J Radiol, 2009, 70（1）：10-16.

[9] ZHANG H, FENG Y, LI H, et al. Osteosarcoma and Epidermoid Cyst in the Cerebellopontine Angle of an Adult[J]. World Neurosurg, 2020, 139：223-225.

[10] MUÇAJ S, UGUREL MS, DEDUSHI K, et al. Role of MRI in diagnosis of ruptured intracranial dermoid cyst[J]. Acta Inform Med, 2017, 25（2）：141-144.

［11］SAHAP SK，UNAL S，FITOZ S. The unique features of middle cranial fossa and Sylvian fissure arachnoid cysts in children：MRI evaluation[J]. Childs Nerv Syst，2023，39（1）：79-85.

［12］徐跃峤，石广志，魏俊吉，等. 重症动脉瘤性蛛网膜下腔出血管理专家共识（2023）[J]. 中国脑血管病杂志，2023，20（02）：126-145.

［13］CLAASSEN J，PARK S. Spontaneous subarachnoid haemorrhage[J]. Lancet，2022，400（10355）：846-862.

［14］KUROKAWA R，KUROKAWA M，ISSHIKI S，et al. Dural and leptomeningeal diseases：anatomy，causes，and neuroimaging findings[J]. Radiographics，2023，43（9）：e230039.

［15］KANEKAR S，ZACHARIA T，AGARWA A，et al. Neoplastic meningitis and paraneoplastic syndromes[J]. Radiol Clin North Am，2021，59（3）：409-423.

第十七章　颅骨病变

第一节　局限性病变

【定义】

是指发生在颅骨部位的局限性异常密度或信号。

【病理基础】

颅骨共 23 块，分为脑颅骨和面颅骨，其中脑颅骨有 8 块，包括不成对的额骨、枕骨、蝶骨和筛骨，以及成对的颞骨和顶骨。各骨之间有缝或软骨相连。颅骨由 2 层致密的骨皮质和含骨髓的松质骨（中间）组成。局限性颅骨病变通常无症状或影像学检查偶然发现。局限性颅骨病变可分为非肿瘤病变、良性肿瘤和恶性肿瘤。病变可原发于颅骨，也可为头皮或颅内病变侵犯。良性病变较恶性更常见，良性肿瘤如血管瘤，恶性肿瘤如转移瘤，非肿瘤病变如外伤/术后、朗格汉斯细胞组织细胞增多症等。虽然局限性颅骨病变通常需要组织病理学来明确诊断，但影像学表现可以帮助鉴别诊断并指导后续治疗。

【征象描述】

表皮样囊肿/皮样囊肿通常发生于额骨、顶骨缝或靠近囟门处，边界清晰、骨边缘稍硬化；血管瘤多呈蜂窝状或放射状，可见细硬化边，增强扫描明显强化（图 17-1-1；图 17-1-2）；朗格汉斯细胞组织细胞增多症（图 17-1-3；图 17-1-4）为单发或多发溶解性骨破坏伴或不伴软组织肿块，骨边缘无硬化；转移瘤多有原发肿瘤病史，多表现为边界欠清的多发溶骨性破坏伴软组织肿块，少数为单发病灶（图 17-1-5；图 17-1-6）。

1. CT 表现　颅骨局限性病变 CT 平扫可表现多样。溶骨性病变通常表现为低或等密度，部分病变可边界清楚，边缘光滑，有硬化边，如表皮样囊肿等；也可表现为单发或多发骨质破坏，伴或不伴软组织肿块，如朗格汉斯细胞组织细胞增多症、转移瘤等。成骨性病变多表现为高密度影，如骨瘤表现

为致密或磨玻璃样的圆形、分叶状骨性突起，宽基底与颅板相连；成骨性转移瘤多为磨玻璃样、棉絮样稍高密度影，边界模糊、不规则。混合型病变 CT 多呈高低混杂密度影，如血管瘤多表现为梭形或椭圆形混杂密度影，呈蜂窝状或放射状；转移瘤 CT 可显示骨质破坏、密度增高区和局部的软组织肿块。

2. MRI 表现　颅骨局限性病变大多 T_1WI 呈等或稍低信号，T_2WI 呈等或稍高信号，表皮样囊肿 DWI 弥散受限呈高信号；部分病变因内部成分不同信号多变、混杂，如皮样囊肿；增强扫描颅骨局限性病变表现多样，可以无强化如表皮样囊肿，可以明显均匀或不均匀强化如朗格汉斯细胞组织细胞增多症、血管瘤；部分病变邻近脑膜可见强化。MRI 显示侵向颅内外的软组织肿块、病变内的血管较 CT 更清楚，但对于骨质改变的观察显示不如 CT。

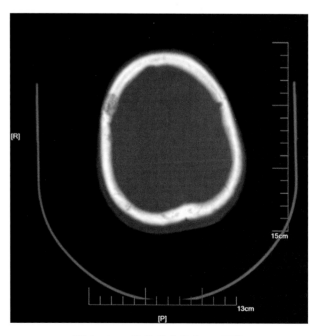

图 17-1-1　海绵状血管瘤 CT 图像
头颅 CT 骨窗图像，显示额骨右侧椭圆形混杂密度影，呈蜂窝状。

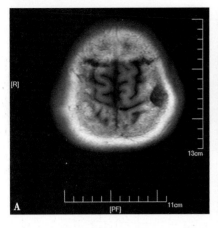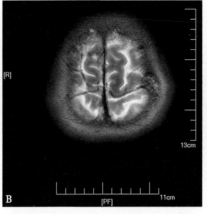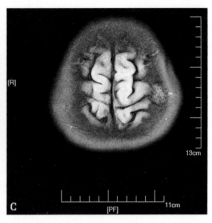

图 17-1-2 海绵状血管瘤 MRI 图像

A～C. 头颅 MRI 图像,依次为 T₁WI、T₂WI 和 FLAIR 图像,显示左侧顶骨局限性异常信号影,呈 T_1WI 低信号、T_2WI、FLAIR 高低混杂信号。

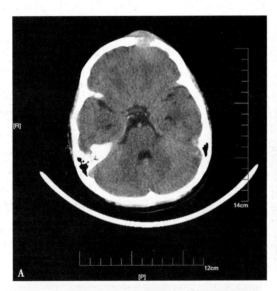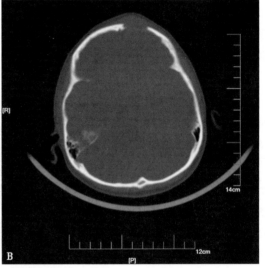

图 17-1-3 朗格汉斯细胞组织细胞增多症 CT 图像

A～B. 头颅 CT 图像,依次为脑组织窗和骨窗,显示额骨左侧异常软组织密度影,邻近骨质破坏,周围骨质无硬化。

【相关疾病】

颅骨局限性病变的种类较多,包括非肿瘤病变、良性肿瘤和恶性肿瘤,详见表 17-1-1。

表 17-1-1 颅骨局限性病变

非肿瘤病变	良性肿瘤	恶性肿瘤
外伤/手术	骨瘤	转移瘤
朗格汉斯细胞组织细胞增多症	骨血管瘤	骨肉瘤
	表皮样囊肿	软骨肉瘤
蛛网膜颗粒	皮样囊肿	尤文肉瘤
脑膨出/脑膜膨出	动脉瘤样骨囊肿	纤维肉瘤
	骨母细胞瘤	淋巴瘤
	骨软骨瘤	

【分析思路】

颅骨局限性病变分析思路如下:

第一,颅骨局限性病变的检出。颅骨病变临床上相对少见,大多为无症状偶然发现或症状轻微,临床表现隐匿。颅骨病变繁多、复杂,CT 和 MRI 检查在颅骨局限性病变的作用中各有优势,互相补充。CT 更容易观察骨质的改变,如骨质破坏程度,骨质密度改变,以及病变内是否合并钙化等。当病变合并软组织时 MRI 更容易观察病变的边界,是否累及脑膜、脑实质等。增强扫描可以提高病变的鉴别诊断能力。

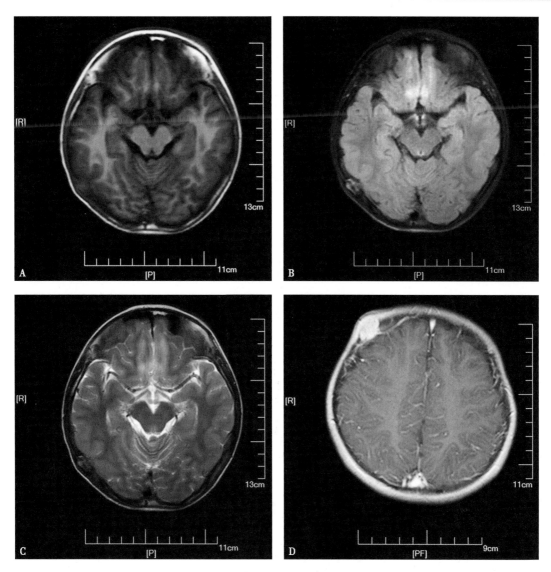

图 17-1-4　朗格汉斯细胞组织细胞增多症 MRI 图像

A~C. 头颅 MRI 图像，依次为 T_1WI、T_2WI 和 FLAIR 图像，显示枕骨右侧局限性异常信号影，呈 T_1WI 低信号、T_2WI、FLAIR 高信号。D. 另一患者头颅 MRI 增强图像，额骨右侧病灶呈明显强化。

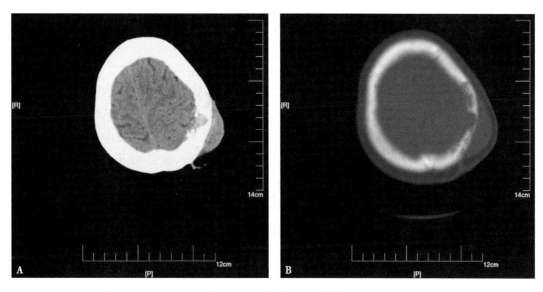

图 17-1-5　转移瘤 CT 图像

A~B. 头颅 CT 图像，依次为脑组织窗和骨窗，显示左侧顶骨软组织密度影，邻近骨质破坏。

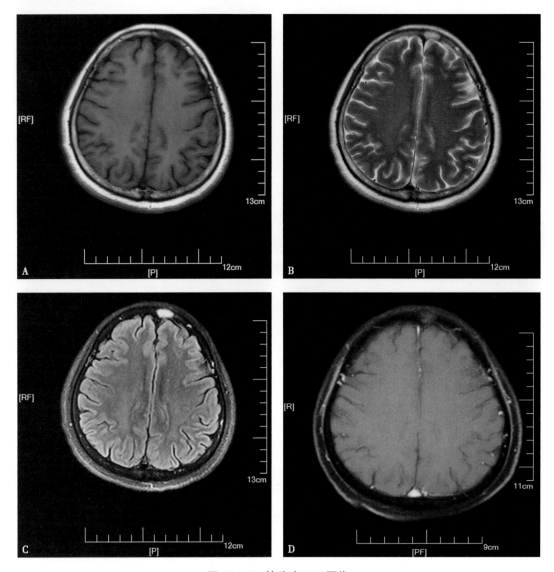

图 17-1-6　转移瘤 MRI 图像

A～D. 头颅 MRI 图像，依次为 T_1WI、T_2WI、FLAIR 和增强 T_1 图像，显示额骨左侧局限性异常信号影，T_1WI 呈低信号、T_2WI、FLAIR 呈高信号，增强扫描轻度强化。

　　第二，检出病变之后对颅骨局限性病变进行影像学评估，首先观察病变的发生部位、范围、数目、密度、信号等。多发病变更常见于转移瘤，单发病变更多见于血管瘤、表皮样囊肿、骨肉瘤等，朗格汉斯细胞增多症既可单发也可多发。骨瘤密度大多为致密骨性高密度影，宽基底；表皮样囊肿、皮样囊肿多为类似液性密度，少部分因合并出血、钙化、高蛋白、脂肪等成分导致密度或信号混杂，DWI 弥散受限提示表皮样囊肿，增强扫描无强化，皮样囊肿囊壁可强化；朗格汉斯细胞组织细胞增多症、转移瘤等多为低密度，成骨性转移瘤可为磨玻璃样高密度影，增强扫描可见明显强化；血管瘤表现为低密度影区内可见增粗骨小梁，增强扫描明显强化。其次观察骨质的改变、破坏、边缘及骨膜反应等。病变骨质吸收、骨质边缘清晰、硬化时，倾向于良性病

变，如表皮样囊肿、血管瘤等；当病变骨质破坏、骨质边缘不清晰、无硬化边缘、有骨膜反应时，倾向恶性病变或病变具有侵袭性，如转移瘤、骨肉瘤等。

　　第三，在分析颅骨局限性病变时，需同时观察病变是否合并软组织，是否有颅外侵犯，是否累及脑膜、脑实质等，有助于提升诊断及鉴别诊断的准确性。

　　第四，结合患者的临床信息，如年龄、性别、临床症状及体征、病史、实验室检查等临床资料可缩小鉴别诊断范围。如朗格汉斯细胞组织细胞增多症、皮样囊肿多见于儿童、青少年；血管瘤多见于中年女性；转移瘤多见于中老年，同时可能存在脑膜、脑实质转移；颅骨局限性病变大部分实验室检查正常，少数朗格汉斯细胞组织细胞增多症患者血常规中嗜酸性粒细胞升高；有颅脑手术病史者可见骨质钻孔或局限性骨质缺如。

【疾病鉴别】

在诊断颅骨局限性病变时需结合多种影像学特征、临床信息及实验室检查进行诊断和鉴别诊断。

1. 基于临床信息的鉴别诊断流程图见图17-1-7。

2. 颅骨局限性病变的主要鉴别诊断要点见表17-1-2。

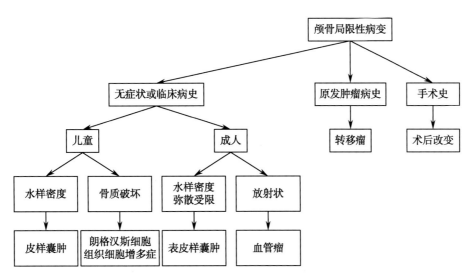

图 17-1-7　颅骨局限性病变鉴别诊断

表 17-1-2　颅骨局限性病变的主要鉴别诊断要点

疾病	典型影像特征	鉴别要点	主要伴随征象
朗格汉斯细胞组织细胞增多症	额骨常见，圆形或类圆形、单个或多个溶骨性骨质破坏，可有软组织肿块，自板障向内外板侵犯，修复期可有硬化，增强扫描明显强化，邻近脑膜可强化	多见于儿童、青少年，边界清晰，骨质破坏	边界清晰斜边征；有时可见残余小骨片-纽扣样死骨，但无特异性
颅骨血管瘤	额骨最常见，常单发、边界清晰，常伴细硬化边缘，起源于板障，向内外板膨胀性生长，呈蜂窝状或放射状，增强扫描明显均有强化	中年女性多见，内有不规则排列增粗的骨小梁	病变内呈放射状或轮辐状，但不特异，易向外板侵犯，内板通常不受累
表皮样囊肿	圆形或椭圆形，最常见于颞骨、顶骨，偏外侧，边界清晰，光滑硬化边，脑脊液样密度，部分合并出血、高蛋白、钙化时成分混杂，DWI呈高信号，增强无强化	好发于青中年，弥散受限	板障内溶骨性病变，颅骨内外板受侵、膨胀
皮样囊肿	与表皮样囊肿表现类似，多位于中线部位，增强扫描囊壁环形强化	多见于儿童和青壮年，可见脂肪、钙化密度影	向邻近软组织和颅内侵犯比表皮样囊肿更多见
转移瘤	常见多发溶骨性骨质破坏伴软组织肿块，少数为单发病灶或成骨性病变	好发于中老年男性全身肿瘤病史有助于诊断	可同时伴有脑膜、脑实质转移等
术后改变	可见类圆形或边界清晰的骨质缺如	颅脑手术病史有助于诊断	可并存有硬膜下、硬膜外、蛛网膜下腔、脑实质区的损伤或术后改变

（佟　丹）

第二节 弥漫性病变

【定义】

颅骨部位影像学显示弥漫性异常密度或信号。

【病理基础】

颅骨分为颅盖骨和颅底骨,颅盖骨分为外板、板障和内板,覆盖颅骨的是头皮,由皮肤、结缔组织和帽状腱膜组成,颅骨下面是由硬脑膜、蛛网膜和硬脑膜组成的脑膜。颅骨病变可能起源于颅骨,也可能起源于头皮或脑膜累及颅骨。颅骨常见的弥漫性病变为转移瘤、多发性骨髓瘤、朗格汉斯细胞组织细

胞增多症,其他弥漫性颅骨病变包括白血病、贫血、甲状旁腺功能亢进、骨髓炎、额骨内板增生症等。

【征象描述】

颅骨良性肿瘤边界清晰,边缘光滑,周围常出现硬化;恶性肿瘤边界不清,常发生骨质破坏,累及临近组织,并伴有骨膜反应。

1. **CT 表现**　颅骨弥漫性病变 CT 平扫可表现为不同密度。溶骨性病变通常表现为低或等密度,部分病变边界清楚,如朗格汉斯细胞组织细胞增多症等,部分边界不清,如多发性骨髓瘤(图 17-2-1);部分病灶边缘并骨质硬化,如骨纤维结构不良(图 17-2-2)。成骨性病变表现为高密度影,如 Paget 病(图 17-2-3)、

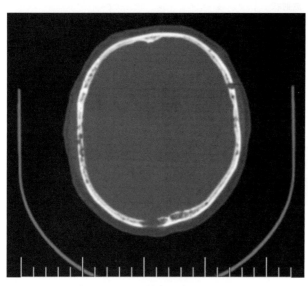

图 17-2-1　多发性骨髓瘤 CT 图像
头颅 CT 骨窗显示颅骨多发骨质破坏,病变边界不清。

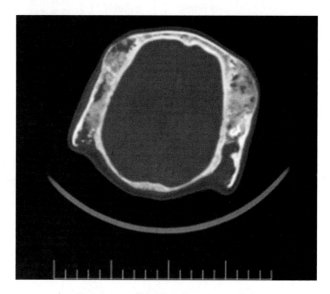

图 17-2-2　骨纤维结构不良 CT 图像
头颅 CT 骨窗显示颅骨骨质多发骨质增厚,密度减低,部分病灶边缘并骨质硬化。

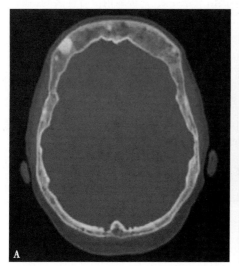

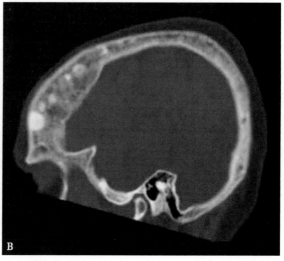

图 17-2-3　Paget 病 CT 图像
A、B. 头颅 CT 骨窗显示颅骨多发结节状高密度影。

肢端肥大症、甲状腺功能减退等。混合型病变 CT 多呈高低混杂密度影，如转移瘤（图 17-2-4）、多发性骨髓瘤等。

2. **MRI 表现** 颅骨内外板在各个序列均表现低信号，板障间隙为颅骨内外板之间含骨髓的间隙，成人以黄骨髓为主，T_1WI 及 T_2WI 类似皮下脂肪信号；儿童以红骨髓为主，T_1WI 及 T_2WI 类似肌肉信号。颅骨 MRI 信号大致对称，不对称的信号分布可能提示病理状态。颅骨弥漫性病变可伴或不伴有软组织肿块，如骨纤维结构不良、额骨内板增生症不伴有软组织肿块（图 17-2-5）；转移瘤（图 17-2-6）、白血病、多发性骨髓瘤（图 17-2-7）可伴有软组织肿块，T_1WI 呈等或稍低信号，T_2WI 呈等或稍高信号，有些病变呈稍低信号。

【相关疾病】

颅骨弥漫性病变的种类较多，包括骨质破坏/溶骨性病变、骨质增生/硬化性病变、混合性病变和颅骨先天变异，详见表 17-2-1。

【分析思路】

颅骨弥漫性病变分析思路如下：

第一，颅骨弥漫性病变的检出。由于病变弥漫、累及范围广影像学容易检出，与常规 X 线片相比，CT 能更好地显示颅骨内外板及板障，同时利用 CT 图像进行三维重建及可视化分析是颅骨病变评估必不可少的步骤；MRI 软组织分辨率较高，对于累及邻近软组织的病变显示病变范围、边界效果更佳。

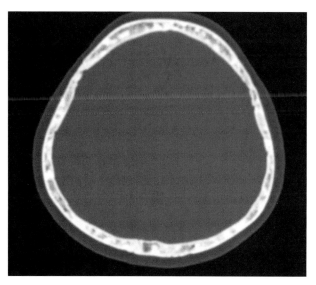

图 17-2-4 转移瘤 CT 图像
头颅 CT 骨窗显示颅骨多发结节状高及低密度影。

表 17-2-1 颅骨弥漫性病变

溶骨性病变	硬化性病变	混合性病变	颅骨先天变异
多发性骨髓瘤	甲状旁腺功能亢进	转移瘤	额骨内板增生症
淋巴瘤	贫血	淋巴瘤	
颅骨纤维结构不良	肢端肥大症	佩吉特骨病	
骨髓炎			
白血病			
朗格汉斯细胞组织细胞增多症			

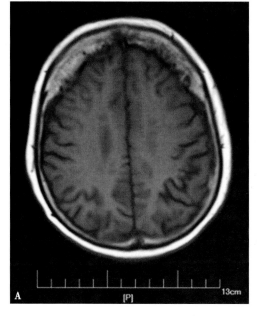
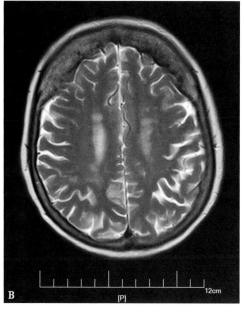

图 17-2-5 额骨内板增生症
A、B. 头颅 MRI 图像，依次为 T_1WI、T_2WI 图像，显示双侧额骨弥漫性增厚。

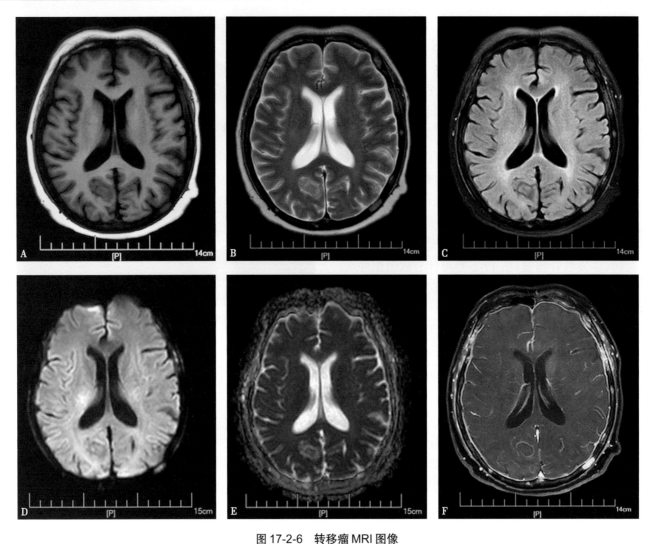

图 17-2-6　转移瘤 MRI 图像

A~F. 头颅 MRI 图像, 依次为 T_1WI、T_2WI、Flair、DWI、ADC、T_1WI 增强图像, 显示颅骨多发结节状异常信号影, 呈 T_1WI 低信号、T_2WI、FLAIR 稍高信号, DWI 高信号, ADC 低信号, 增强扫描明显强化。

第二, 检出病变之后, 需要根据病变的密度及信号区分病变类型, 即区分病变是骨质破坏/溶骨性病变、骨质增生/硬化性病变或混合性病变。骨质破坏/溶骨性病变见于多发性骨髓瘤、白血病、甲状旁腺功能亢进、朗格汉斯细胞组织细胞增多症、骨髓炎等; 骨质增生/硬化性病变见于佩吉特病、肢端肥大症、贫血等; 混合性病变见于转移瘤、淋巴瘤等。

第三, 确定颅骨病变类型后, 结合患者发病年龄, 可缩小鉴别诊断范围, 如白血病好发于儿童; 朗格汉斯细胞组织细胞增多症、骨纤维结构不良好发于青少年; 转移瘤、淋巴瘤、佩吉特骨病好发于老年人。

第四, 在分析颅骨弥漫性病变时, 需仔细观察颅骨内外板、板障改变, 如骨纤维结构不良局限于板障内; 淋巴瘤、白血病呈跨板障生长; 朗格汉斯细胞组织细胞增多症、佩吉特骨病内外板破坏程度不一; 甲状旁腺功能亢进颅骨内外板分界不清。同时典型的影像征象也有助于提升诊断及鉴别诊断的准

确性, 如朗格汉斯细胞组织细胞增多症可见"斜边征""纽扣样死骨"或"洞中洞", 多发性骨髓瘤、甲状旁腺功能亢进可见"胡椒盐"样改变, 贫血可见典型"竖直毛发征", 骨纤维结构不良病灶边缘伴骨质硬化, 佩吉特骨病膨胀的板障间隙内可见局部硬化。

第五, 结合患者的性别、临床病史、诊疗经过、实验室检查等临床资料, 可进一步缩小鉴别诊断范围。比如转移瘤好发于老年人, 合并恶性肿瘤病史; 佩吉特骨病好发于老年男性, 而额骨内板增生症以更年期女性更常见; 白血病、贫血、多发性骨髓瘤等血液系统实验室检查可能检出相关异常指标。

【疾病鉴别】

在诊断颅骨弥漫性病变时需结合多种影像学特征、临床信息及实验室检查进行诊断和鉴别诊断。

1. 基于临床信息的鉴别诊断流程图见图 17-2-8。

2. 颅骨弥漫性病变的主要鉴别诊断要点见表 17-2-2。

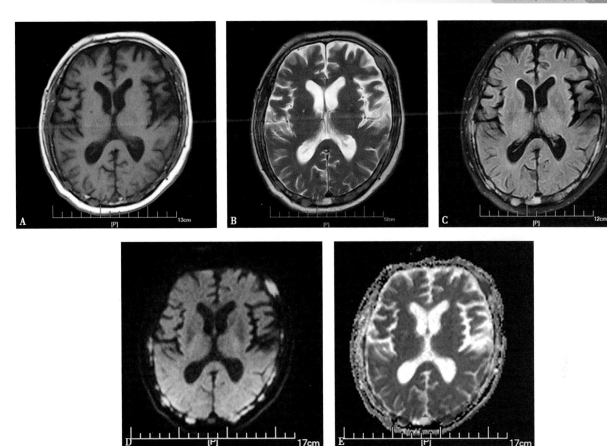

图 17-2-7　多发性骨髓瘤 MRI 图像

A～E. 头颅 MRI 图像，依次为 T_1WI、T_2WI、Flair、DWI、ADC 图像，显示颅骨多发结节状异常信号影，呈 T_1WI 等信号、T_2WI、FLAIR 稍高信号，DWI 高信号，ADC 低信号。

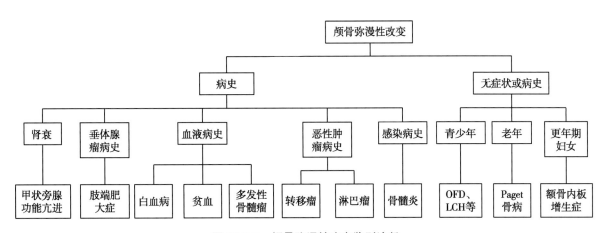

图 17-2-8　颅骨弥漫性病变鉴别诊断

表 17-2-2　颅骨弥漫性病变的主要鉴别诊断要点

疾病	典型影像特征	鉴别要点	主要伴随征象
转移瘤	溶骨、成骨及混合性改变均可见，以溶骨性改变常见，病灶多发、大小不一	老年人最常见的颅骨恶性肿瘤，成人以乳腺癌、肺癌、前列腺癌最常见，儿童以神经母细胞瘤最常见	病灶较小（直径＜5mm）常局限于板障内，病灶较大累及邻近脑膜及头皮软组织
淋巴瘤	溶骨、成骨及混合性改变均可见，以渗透性跨板障生长为特征性表现，通常有不成比例的软组织成分，CT 高密度，T_2WI 低信号，DWI 高信号，明显均匀强化	发病高峰年龄 50～60 岁	原发性骨淋巴瘤占所有骨恶性肿瘤的 7%

续表

疾病	典型影像特征	鉴别要点	主要伴随征象
白血病	溶骨性改变，跨越板障生长	主要见于儿童，白血病病史有助于诊断	伴有骨膜反应，骨外软组织浸润
骨纤维结构不良（osteofibrous dysplasia，OFD）	板障内病变，典型表现为髓腔膨胀板磨玻璃样改变，密度及信号不均匀，骨化或纤维部分 T_1WI 和 T_2WI 呈低信号，ADC 值低，外板变薄膨出，内板保留	可单一（占 70%）或多个骨骼发生，好发于青少年	病灶边缘伴骨质硬化，不伴有骨膜反应和软组织肿块
多发性骨髓瘤	颅骨多发穿凿样骨质破坏区，大小不一，无硬化边缘，MRI 可见颅骨骨髓弥漫性受累，T_1WI 低信号，T_2WI 中等信号，或呈"胡椒盐"征	常累及脊柱、肋骨等，累及颅骨者罕见	伴有软组织肿块
甲状旁腺功能亢进	板障增厚，内外板分界不清，颅骨颗粒样改变伴正常颅骨间隔，呈"胡椒盐"样改变	常累及肩关节、手、脊椎和颅骨等	慢性肾衰竭、低钙摄入或维生素 D 缺乏可引起继发性甲状旁腺功能亢进
朗格汉斯细胞组织细胞增多症	多发类圆形囊性病灶，边界清晰，内外板破坏程度不一（内板＞外板），呈"斜边征"，CT 可显示骨质破坏区内"纽扣样死骨"或"洞中洞"	好发于 30 岁以下人群，颅骨受累是最常见的表现，以顶骨、额骨受累常见	伴或不伴有软组织肿块
贫血	板障间隙扩大，骨小梁垂直于内外板，增宽的板障条纹状致密影，呈典型"竖直毛发征"	常见于珠蛋白生成障碍性贫血（地中海贫血），也可见于镰状细胞病	
骨髓炎	骨髓及皮质虫蚀样或浸润型破坏	好发部位额骨多于颞骨	一般为创伤、鼻窦炎的并发症，常伴头皮肿胀
佩吉特骨病	溶骨、成骨及混合性改变均可见，板障间隙明显增厚，膨胀的板障间隙内局部硬化，呈典型"棉絮样"样外观，内外板破坏程度不一（内板＞外板）	好发于老年男性，常累及额骨、枕骨	25%～65% 患者累及颅骨
肢端肥大症	颅骨增厚，以内板为著，蝶鞍侵蚀性增大，额部隆起，额部突出和枕部隆起	罕见，全球总患病率为 5.9（4.4～7.9）/10 万人	继发于分泌生长激素的垂体腺瘤
额骨内板增生症	双侧额部内板过度增生，止于冠状缝，不累及中线，板障与外板无增厚	通常为双侧对称性，更年期妇女多见	可出现肥胖和多毛等临床表现

（佟　丹）

参 考 文 献

[1] MITRA I，DURAISWAMY M，BENNING J，et al. Imaging of focal calvarial lesions [J]. Clinal Radiology，2016，71（4）：389-398.

[2] COLAS L，CARON S，COTTON A. Skull Vault Lesions: A Review[J]. AJR Am J Roentgenol，2015，205（4）：840-847.

[3] ARANA E，MARTÍ-BONMATÍ L. CT and MR Imaging of Focal Calvarial Lesions [J]. AJR，1999，172（6）：1683-1688.

[4] GOMEZ CK，SCHIFFMAN SR，BHATT AA. Radiological review of skull lesions. [J]. Insights Imaging，2018，9（5）：857-882.

[5] KHODARAHMI I，ALIZAI H，CHALIAN M，et al. Imaging Spectrum of Calvarial Abnormalities[J]. RadioGraphics，2021，41（4）：1144-1163.

[6] PONS ESCODA A，NAVAL BAUDIN P，MORA P，et al. Imaging of skull vault tumors in adults[J]. Insights Imaging，2020，11（1）：23.

[7] GOVERS S，VAN DER ZANT FM，WONDERGEM M，et al. "Skull on Fire": Monostotic Paget Disease of the Skull Bone[J]. Clin Nucl Med，2021，46（1）：55-57.

第十八章　脊柱与脊髓病变

第一节　髓内病变

一、有占位效应的病变

【定义】

脊髓部位影像学检查显示的脊髓内局限性或弥漫性异常密度或信号，可造成脊髓外形膨大。

【病理基础】

脊髓上端连接延髓，下端终于脊髓圆锥（约平齐第1腰椎下缘处），可借神经根的出入分为31个节段：即8个颈节，12个胸节，5个腰节，5个骶节，1个尾节。从胚胎第4个月开始，脊髓的生长速度比椎管缓慢，由于其头端与脑相连接处是固定的，因此脊髓的上部与脊柱的局部关系未变，而下部与脊柱的对应关系逐渐不一致，新生儿脊髓下端平齐第3腰椎，成人则达第1腰椎下缘。脊髓全长粗细不等，有2个膨大部，即颈膨大和腰膨大。颈膨大自颈髓第4节到胸髓第1节，以第5颈椎水平最粗；腰膨大自腰髓第2节至骶髓第3节，以第12胸椎水平最粗。

脊髓的表面有三层被膜覆盖，由外向内依次为硬脊膜、蛛网膜和软脊膜。硬脊膜上端与硬脑膜相延续，末端附着于尾骨。硬脊膜与椎管内面的骨膜之间为硬膜外间隙，内含疏松结缔组织、脂肪、淋巴管和椎内静脉丛。蛛网膜位于硬脊膜与软脊膜之间，与脑蛛网膜直接延续。它与软脊膜之间有蛛网膜下间隙，两层间有结缔组织小梁相连，内充满脑脊液，向上与脑蛛网膜下间隙相通。软脊膜紧贴脊髓表面，并深入脊髓的沟裂中，至脊髓下端形成终丝。脊髓中央管向上与第四脑室相通，向下延伸至脊髓圆锥，中央管内含有少量脑脊液，内衬室管膜上皮细胞。在脊髓的横断面上，中央管的周围是H形的灰质，主要由神经细胞体和纵横交织的神经纤维构成。灰质的外面是白质，主要由纵行排列的纤维束构成。

脊髓内有占位效应的病变通常可分为肿瘤性和非肿瘤性病变。肿瘤性病变以室管膜瘤和星形细胞瘤常见，其他还包括节细胞胶质瘤、血管母细胞瘤、转移瘤等。非肿瘤性病变主要为活动性脱髓鞘病变，包括多发性硬化（multiple sclerosis，）、视神经脊髓炎谱系疾病（neuromyelitis optica spectrum disorders，NMOSD）、急性播散性脑脊髓炎（acute disseminated encephalomyelitis，ADEM）等。

【征象描述】

脊髓内有占位效应的病变通常可表现为脊髓不同程度的局限性或弥漫性增粗，病变水平蛛网膜下间隙变窄。在影像学表现方面，椎管内有占位效应的病变有各自的影像特点，也有其相似之处。如肿瘤性病变中，室管膜瘤和星形细胞瘤病变常范围较长，血管母细胞瘤和转移瘤则病变较为局限；脱髓鞘病变中，多发性硬化病常表现为多发的局限性病变，而视神经脊髓炎谱系疾病和急性播散性脑脊髓炎则病变范围通常较长。肿瘤性病变常见囊变、脊髓空洞、脊髓水肿，增强扫描肿瘤实性部分可表现为均匀或不均匀强化，囊性部分无强化或边缘强化；脱髓鞘病变常信号相对均匀，囊变和脊髓空洞少见，活动期病变增强扫描可表现为斑片状强化。

1. **CT表现**　平扫时可表现为脊髓外形膨大增粗，肿瘤性病变实性部分的密度与正常脊髓相比呈等密度或稍低密度，囊性部分呈低密度，肿瘤的边界常显示不清，增强扫描肿瘤内可出现不规则强化。CT对脊髓内脱髓鞘病变通常显示不清。

2. **MRI表现**　MRI是目前诊断脊髓肿瘤性病变及脱髓鞘病变最理想的影像学检查方法，脊髓内有占位效应的病变均可造成脊髓外形的膨大、增粗。

肿瘤性病变：室管膜瘤起源于脊髓中央管和脊髓终丝的室管膜细胞，最常见的部位是颈髓，其次是脊髓圆锥和马尾，病变累及脊髓的平均长度为 3～4 个椎体。肿瘤常位于脊髓的中央，大多数边缘清晰。在平扫 MRI 上，肿瘤实性部分在 T_1WI 上呈等到低信号，在 T_2WI 上呈高信号，增强扫描多表现为均匀强化，少数情况下可表现为不均匀、边缘强化或结节状强化。肿瘤囊变常见，可出现在肿瘤内部，为肿瘤内部的坏死液化，由于其内含有蛋白质，因此 T_1WI、T_2WI 信号强度介于肿瘤实性部分与脑脊液信号强度之间，增强后囊壁可见强化；也可出现在肿瘤的头、尾两端，此时多为邻近脊髓组织的继发性囊变，信号强度接近脑脊液，增强后囊壁不强化。脊髓中央管扩张也较为常见。肿瘤周边可见脊髓水肿。部分肿瘤边缘可见由出血引起的含铁血黄素沉积，呈 T_2WI 低信号，称为"帽征"（cap sign）（图 18-1-1）。

星形细胞瘤好发于颈髓及胸髓，病变累及脊髓的平均长度约为 4 个椎体。肿瘤在脊髓内常呈偏心性生长，边界不清。在平扫 MRI 上，肿瘤实性部分在 T_1WI 上呈等 - 低信号，在 T_2WI 上呈高信号，增强扫描肿瘤常呈不均匀斑片状强化。肿瘤内部及两端的囊变亦较为常见，肿瘤周边可见脊髓水肿，肿瘤内出血少见（图 18-1-2）。

节细胞胶质瘤好发于颈髓及胸髓，肿瘤常有向颈髓延髓连接处延伸的趋势，并可见全脊髓受累，肿瘤常呈偏心性生长。在平扫 T_1WI 上，节细胞胶质瘤常表现为不均匀的混杂信号（可能反映了肿瘤

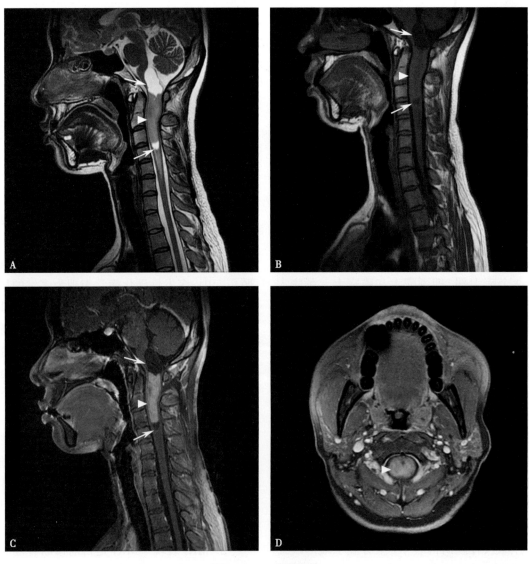

图 18-1-1　室管膜瘤

患者 25 岁女性，左侧半身麻木伴痛觉减退 1 个月。A～D. 颈椎 MR 检查图像，显示颈髓局部增粗，颈髓内见长节段占位，边界清楚，肿瘤实性部分（箭头）T_1WI 呈稍低信号，T_2WI 呈稍高信号，肿瘤两端见囊变部分（白箭），呈接近脑脊液信号，增强扫描实性部分呈均匀强化，囊变部分无强化，轴位图像示肿瘤位于脊髓中央。

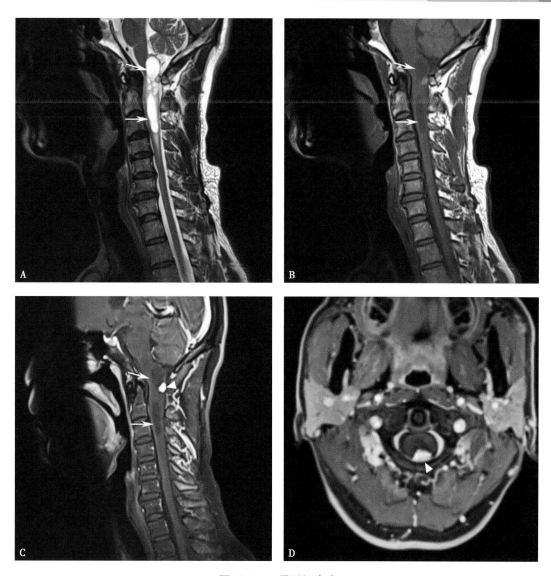

图 18-1-2 星形细胞瘤

患者 45 岁男性，左上肢麻木 2 年余，加重伴左手握力减退 2 个月。A～D. 颈椎 MR 检查图像，显示颈髓局部增粗，颈髓内见长节段占位，边界欠楚，肿瘤实性部分（箭头）T$_1$WI 呈等及稍高信号，T$_2$WI 呈稍高信号，肿瘤内部及两端见囊变部分（白箭），增强扫描实性部分呈明显强化，囊变部分无强化，轴位图像示肿瘤呈偏心性分布。

中不同的细胞类型），可表现为高信号、低信号或与脊髓信号相近，这种信号特点在其他髓内肿瘤中比较少见；肿瘤在 T$_2$WI 上常表现为均匀的高信号；增强扫描肿瘤常表现为斑片状强化，同时肿瘤表面的软脊膜亦常可见强化。与室管膜瘤和星形细胞瘤相比，肿瘤周围水肿相对少见，而肿瘤囊变则更为常见。与颅内的节细胞胶质瘤相比，钙化并不多见。

血管母细胞瘤好发于胸髓及颈髓，常为单发，多发者常为 von Hippel-Lindau 综合征的一部分。肿瘤常位于髓内背侧邻近脊髓表面，少数可累及硬膜下间隙甚至达硬膜外。平扫 MR 表现为 T$_1$WI 呈等或低信号，T$_2$WI 呈等或高信号，部分肿瘤（尤其 >15mm 的肿瘤）内可见血管流空。肿瘤的典型表现

为明显的囊性成分伴有壁结节，增强扫描壁结节呈明显均匀强化，囊性部分及囊壁不强化。肿瘤周围可见与肿瘤大小不成比例的广泛的脊髓水肿，可能与动静脉瘘或静脉充血有关。（图 18-1-3）。

转移瘤好发于胸髓或颈髓，单发多见。在 MR 平扫上，肿瘤常呈 T$_1$WI 等或低信号、T$_2$WI 高信号，肿瘤囊变少见，增强扫描常表现为明显均匀强化。肿瘤周围常见广泛水肿（图 18-1-4）。

活动性脱髓鞘病变：多发性硬化累及脊髓时病灶多位于颈髓，常为多发病灶，单个病灶范围通常较局限（长径不超过 2 个椎体范围）。病灶多位于脊髓背部或侧面，呈偏心性分布，常同时累及灰质和白质，在横断面上累及范围常小于脊髓的 1/2，活动

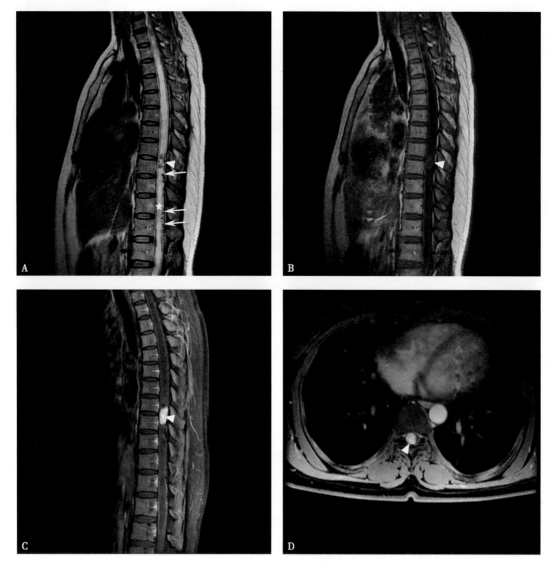

图 18-1-3　血管母细胞瘤

患者 35 岁女性，右下肢本体感觉减退伴紧胀束缚感 5 个月。A～D. 胸椎 MR 检查图像，显示胸髓弥漫性肿胀增粗，肿瘤呈局限性，实性部分（箭头）T₁WI 呈稍低信号，T₂WI 呈高低混杂信号，背侧硬膜下见多发迂曲的血管流空信号（白箭），肿瘤周围见广泛的脊髓囊变水肿（星号），增强扫描实性部分呈结节状明显均匀强化，囊变部分无强化，轴位图像示肿瘤占据脊髓中央稍偏右侧。

期病灶可造成脊髓局限性增粗。在平扫 T₁WI 上病灶信号常不明显，在 T₂WI 上呈斑点状或长条状高信号，增强扫描时，活动期病灶可出现斑片状或边缘强化（图 18-1-5）。

视神经脊髓炎谱系疾病累及脊髓时病灶常位于颈髓，并常向上累及延髓，病灶累及范围较长（常大于 3 个椎体范围）。病灶多位于脊髓中央，呈向心性分布，在横断面上可累及大于 2/3 的脊髓范围，因此被称为脊髓"横贯性"病灶，活动期病灶可造成脊髓轻度肿胀增粗。病灶在 T₂WI 上常表现为边界不清的不均匀高信号，增强扫描时，活动期病灶可表现为轻度斑片状强化，部分呈环形强化，有学者将其描述为"凸透镜样"强化（图 18-1-6）。

急性播散性脑脊髓炎累及脊髓时病灶常位于胸髓，边界欠清，累及范围较长，在横断面上病灶较大并可相互融合，活动期病变处脊髓可表现为轻度肿胀。病灶平扫 T₂WI 呈弥漫高信号，增强扫描常无强化，少数可轻度强化。

【相关疾病】

脊髓内有占位效应的病变主要包括肿瘤性病变和活动性脱髓鞘病变，常见的肿瘤性病变主要包括室管膜瘤、星形细胞瘤，少见的肿瘤性病变还包括节细胞胶质瘤、血管母细胞瘤、转移瘤等；活动性脱髓鞘病变主要包括多发性硬化、视神经脊髓炎谱系疾病、急性播散性脑脊髓炎等，详见表 18-1-1。

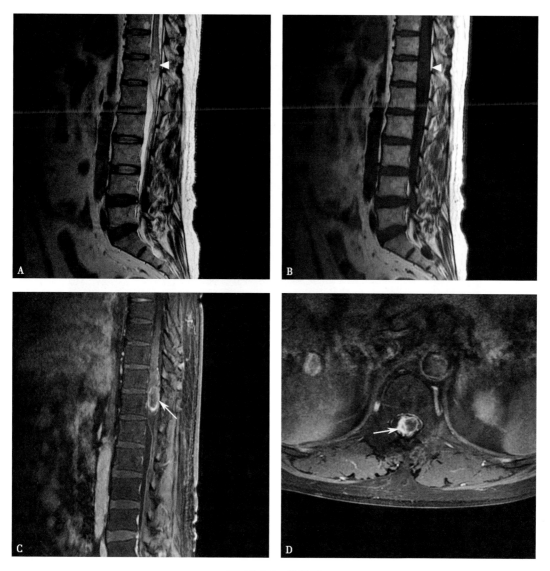

图 18-1-4 转移瘤

患者 55 岁男性,确诊肺癌 3 个月余,左下肢麻木无力 1 个月。A~D. 腰椎 MR 检查图像,显示腰髓局部增粗,肿瘤呈局限性(箭头),T_1WI 呈稍低信号,T_2WI 呈高低混杂信号,肿瘤周围见脊髓水肿,增强扫描肿瘤呈边缘不规则明显强化(白箭),中心部分无强化。

表 18-1-1 脊髓内有占位效应的病变

肿瘤性病变	活动性脱髓鞘病变
室管膜瘤	多发性硬化
星形细胞瘤	视神经脊髓炎谱系疾病
节细胞胶质瘤	急性播散性脑脊髓炎
血管母细胞瘤	
转移瘤	

【分析思路】

脊髓内有占位效应病变的分析思路如下:

第一,病变的检出。CT 对于脊髓病变的显示欠佳,病变较大时可发现脊髓外形增粗,病变较小时很可能被遗漏,同时 CT 对于病变本身及其边界常显示不清。而 MRI 由于其良好的组织分辨率,不仅可以清晰地显示病变、明显提高病变的检出率,还可以良好地显示病变边界,以及邻近脊髓的改变等,是诊断脊髓内病变首选的影像学检查方法。

第二,病变检出之后则需区分病变是来自髓内还是髓外。应仔细观察病变与脊髓的关系、脊髓是肿胀增粗还是受压移位、硬膜下间隙是变窄还是增宽等,当病变处脊髓表现为增粗肿胀而非受压移位、硬膜下间隙对称性变窄时,支持病变定位于髓内。

第三,确定占位性病变位于髓内之后,需进一步确定是肿瘤性病变还是活动性脱髓鞘病变,脊髓形态的改变、病变的信号特点及强化特点会对鉴别

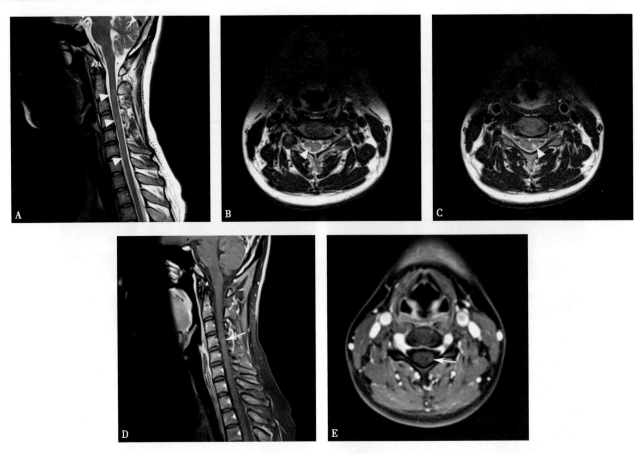

图 18-1-5　多发性硬化

患者 26 岁女性,双足间断感觉异常 1 年余,近 1 周再发。A～E. 颈椎 MR 检查图像,显示颈髓内多发局限性 T_2WI 稍高信号(箭头),长径小于 2 个椎体,轴位图像显示病灶呈偏心性分布,位于脊髓背外侧面(箭头),累及范围小于脊髓的 1/2,增强扫描可见少许斑点状轻度强化(白箭)。

有所帮助。肿瘤性病变可以造成脊髓外形的明显不规则增粗,而活动性脱髓鞘疾病引起脊髓外形的增粗改变通常较轻。囊变在肿瘤性病变中较为常见,可出现在肿瘤内或头、尾两端,而在脱髓鞘疾病中少见。增强扫描时肿瘤性病变常可见不同程度的明显强化,可表现为均匀强化、结节状、斑片状或边缘强化,而活动性脱髓鞘疾病则常表现为斑片状轻度强化或无强化。

　　第四,在分析髓内占位性病变时,需注意观察病变累及的脊髓节段、上下范围以及横断面上的累及部位,有助于提升诊断及鉴别诊断的准确性。

　　第五,结合患者的临床病史、症状及体征、临床诊疗经过、实验室检查及多次影像学检查前后对比结果等临床资料,可缩小鉴别诊断范围。肿瘤性病变多生长缓慢,常为慢性病程,而活动性脱髓鞘病变则为急性病程或反复发作。室管膜瘤为成人最常见的髓内肿瘤,多表现为单发;发生于儿童者较少,可表现为多发且多合并 2 型神经纤维瘤病。星形细胞瘤为儿童最常见的髓内肿瘤,可合并 1 型神经纤维瘤病。血管母细胞瘤好发于成人,且约 1/3 患者为希佩尔 - 林道病的一部分。转移瘤则常有恶性肿瘤病史,脊髓内转移瘤常见的原发肿瘤为肺癌和乳腺癌。多发性硬化好发于中青年,女性多于男性,临床特点主要为病变空间和时间的多发性,除累及脊髓外,脑内常可见多发病灶,多分布于侧脑室周围深部白质,典型者呈垂直于侧脑室分布。视神经脊髓炎谱系疾病,除累及脊髓外,常见视神经受累,实验室检查常见 AQP4-IgG 抗体阳性。急性播散性脑脊髓炎多见于儿童,表现为急性病程,常与病毒感染或疫苗接种有关,除累及脊髓外,脑内常见多发病灶,多累及皮层下白质、丘脑及基底节。

　　【疾病鉴别】

　　在诊断髓内有占位效应的病变时需结合多种影像学特征、临床信息及实验室检查进行诊断和鉴别诊断。

　　1. 基于临床信息的鉴别诊断流程图见图 18-1-7。

　　2. 脊髓内有占位效应病变的主要鉴别诊断要点见表 18-1-2。

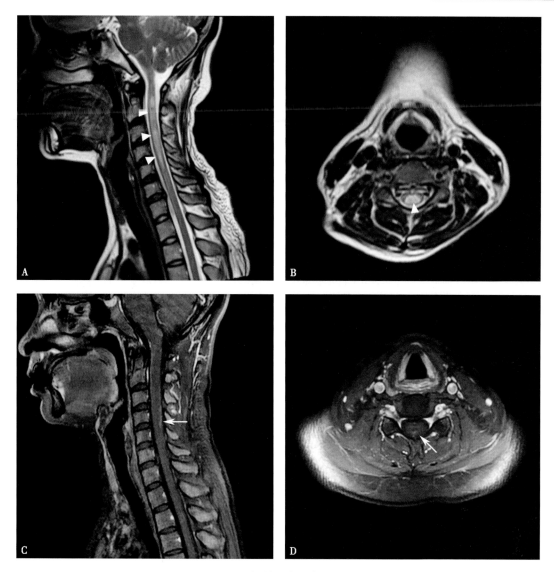

图 18-1-6 视神经脊髓炎谱系疾病

患者 34 岁女性，肩颈部及双上肢麻木 20 余天伴四肢无力 5 天。A～D. 颈椎 MR 检查图像，显示颈髓内长节段 T_2WI 高信号（箭头），上下累及范围大于 3 个椎体，轴位图像显示病灶位于脊髓中央（箭头），累及范围大于脊髓的 2/3，增强扫描可见少许条形轻度强化（白箭）。

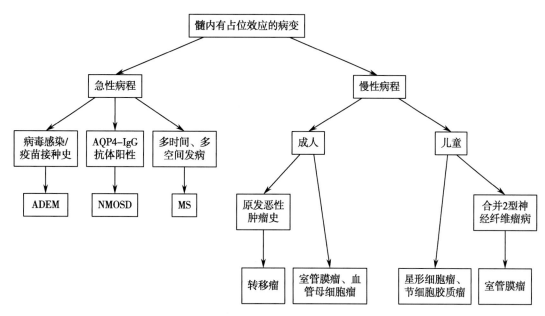

图 18-1-7 脊髓内有占位效应病变的鉴别诊断流程图

表 18-1-2 脊髓内有占位效应病变的主要鉴别诊断要点

疾病	好发位置	典型影像特征	鉴别要点	临床特征
室管膜瘤	颈髓、脊髓圆锥、马尾终丝	髓内长节段占位，位于脊髓中央，边缘清晰；肿瘤实性部分 T_1WI 呈等/低信号，T_2WI 呈高信号，增强扫描多均匀强化；肿瘤内部及头、尾两端囊变常见；肿瘤边缘可见 T_2WI 低信号的"帽征"（由出血引起的含铁血黄素沉积）	好发于成人，病变位于脊髓中央，边界清楚，囊变常见，肿瘤边缘可见"帽征"	发生于儿童者常多发，常合并2型神经纤维瘤病
星形细胞瘤	儿童好发于颈髓，可累及全脊髓，成人好发于胸髓	髓内长节段占位，多呈偏心性生长，边界不清；肿瘤实性部分 T_1WI 呈等/低信号，T_2WI 呈高信号，增强扫描多不均匀斑片状强化；肿瘤内部及头、尾两端的囊变常见；肿瘤内出血少见	好发于儿童，病变呈偏心性，边界不清，囊变不如室管膜瘤常见，肿瘤出血少见	可合并1型神经纤维瘤病
节细胞胶质瘤	颈髓、胸髓，向延髓处延伸，可累及全脊髓	髓内长节段占位，多呈偏心性生长；T_1WI 多呈不均匀混杂信号，T_2WI 呈均匀高信号，增强扫描多为斑片状强化，软脊膜常见强化；肿瘤囊变常见；钙化并不多见	好发于儿童，病变呈偏心性，T_1WI 呈不均匀混杂信号，囊变常见，软脊膜可见强化	
血管母细胞瘤	胸髓、颈髓	髓内局限性占位，常为单发，多位于髓内背侧邻近脊髓表面；T_1WI 呈等/低信号，T_2WI 呈等/高信号，肿瘤内可见血管流空信号；常表现为明显的囊性部分伴壁结节，增强扫描壁结节明显均匀强化，囊性部分及囊壁不强化；周围可见广泛脊髓水肿	多位于髓内背侧邻近脊髓表面，T_2WI 血管流空信号，增强扫描壁结节明显强化，"大囊小结节"表现	多发者常为 von Hippel-Lindau 综合征的一部分
转移瘤	胸髓、颈髓	髓内局限性占位，常为单发；T_1WI 呈等或低信号、T_2WI 呈高信号，囊变罕见，增强扫描多明显均匀强化，肿瘤周围常见广泛水肿	囊变罕见，脊髓水肿广泛	常见原发肿瘤为肺癌和乳腺癌
多发性硬化	颈髓	髓内多发病灶，单个病灶范围常小于2个椎体，多位于脊髓背部或侧面，呈偏心性分布，在横断面上累及范围常小于脊髓的1/2，可同时累及灰质和白质，病变活动期可造成脊髓增粗；T_1WI 呈等信号，T_2WI 呈斑点状或长条状高信号，增强扫描活动期病灶可出现斑片状或边缘强化	好发于中青年，颈髓多见，多发病灶，单个病灶范围较短，位于脊髓背部或侧面，横断面累及范围小于脊髓的1/2	多时空发病，脑内深部白质多发病灶
视神经脊髓炎谱系疾病	颈髓，常向上累及延髓	髓内长节段病灶，病灶范围常大于3个椎体，多位于脊髓中央，呈向心性分布，在横断面上可累及大于2/3的脊髓范围，病变活动期可造成脊髓轻度肿胀增粗；T_1WI 呈等信号，T_2WI 多为边界不清的不均匀高信号，增强扫描活动期病灶可表现为轻度斑片状强化	颈髓多见，长节段病灶，位于脊髓中央，横断面累及范围大于脊髓的2/3	视神经受累，AQP4-IgG抗体阳性
急性播散性脑脊髓炎	胸髓	髓内长节段病灶，边界欠清，在横断面上病灶较大并可相互融合，急性期可造成脊髓轻度肿胀；平扫 T_2WI 呈弥漫高信号，增强扫描常无强化，少数可轻度强化	好发于儿童，胸髓多见，长节段病灶，横断面病灶较大并相互融合	急性病程，与病毒感染或疫苗接种有关，脑内皮层下白质、丘脑及基底节多发病灶

二、无占位效应的病变

【定义】

脊髓部位影像学检查显示的脊髓内局限性或弥漫性异常密度或信号，未造成脊髓外形膨大。

【病理基础】

脊髓内无占位效应的病变包括脊髓动静脉瘘、脊髓梗死、非活动性脱髓鞘病变以及亚急性联合变性等，其中非活动性脱髓鞘病变包括多发性硬化（multiple sclerosis，MS）、视神经脊髓炎谱系疾病（neuromyelitis optica spectrum disorders，NMOSD）等。这几类疾病病理基础虽不同，但均未引起脊髓占位效应。

动静脉瘘（arteriovenous fistula）是动脉与静脉直接沟通的一类血管疾病。动静脉瘘的供养动脉与引流静脉直接相连，动静脉之间无毛细血管连接，连接处称为瘘口。按照解剖部位分为不同类型，其中硬脊膜动静脉瘘为最常见的类型。硬脊膜动静脉瘘好发于中老年人，多位于下胸段，单瘘口多见。动脉血通过瘘口逆流至静脉，使动静脉压力梯度紊乱，静脉回流障碍，引起静脉高压、缺氧，进而会引起脊髓充血水肿及小动脉缺血，最终导致脊髓梗死。

脊髓梗死（spinal cord infarction）是脊髓缺血所致的细胞死亡。由于脊髓血液循环丰富，此病罕见，约占所有缺血性卒中的 1%，病因包括动脉粥样硬化、各类疾病导致的动脉受压以及术后并发症等。最常发生于上胸段或胸腰段脊髓，因为此段脊髓血供相对不稳定。病灶可发生在脊髓前动脉或脊髓后动脉的区域，或两者兼有，前者多见，称为脊髓前动脉综合征，而脊髓后动脉左右各一支，缺血梗死机会小。脊髓末端血供主要来自 Adamkiewicz 动脉，也较易发生缺血。

非活动性脱髓鞘疾病是专指脱髓鞘病变不在活动期、无炎性细胞活动，无明显占位效应。MS 病因尚不明确，可能与病毒感染或自体免疫有关，病理为中枢神经系统白质内多发性脱髓鞘斑块，伴反应性神经胶质增生，也可见轴突损失，其中慢性静止性斑块表现为细胞减少、髓鞘丢失、轴突破坏，无活动性炎症，常伴有胶质细胞增生。NMOSD 由自身反应性抗 AQP4 抗体补体激活系统所导致的炎性脱髓鞘改变、坏死及血管透明样变性，病理改变为病灶区炎性细胞浸润、神经细胞肿胀、神经纤维髓鞘脱失及少突胶质细胞死亡，多位于脊髓中央管周围区域（中央灰质）。

脊髓亚急性联合变性（subacute combined degeneration of the spinal cord）是由于体内维生素 B_{12} 含量降低引起中枢和周围神经系统变性疾病。维生素 B_{12} 是核蛋白合成、髓鞘形成所必需的一种辅酶，如体内缺乏则影响中枢神经系统甲基化，病理改变为髓鞘终止、断裂和轴突变性，主要累及脊髓后索和侧索。

【征象描述】

脊髓内无占位效应的病变通常脊髓无明显增粗，病变水平蛛网膜下间隙无增宽或变窄。在影像学表现方面，无占位效应的病变有各自的影像特点，也有其相似之处。动静脉瘘相对容易诊断，是最常见的脊髓血管畸形，呈流空信号环绕于脊髓周围，确定瘘口位置是难点，脊髓造影 DSA 为"金标准"，可显示粗大扭曲蚯蚓状血管影，瘘口位置、大小、形态容易识别。另外亚急性联合变性因其特征性的影像表现较好辨认，其发病部位为脊髓后部，呈"倒 V

征"，增强检查无强化或轻度强化，治疗后病灶缩小或消失。非活动性脱髓鞘病变因无炎性细胞活动，故增强检查均无明显强化。脊髓梗死相对少见，前部或中央 T_2WI 高信号，轴位呈"猫头鹰眼征"或"鹰眼征"，急性期病灶显示 DWI 高信号，ADC 信号减低，伴或不伴脊髓肿胀，可能同时发生椎体梗死；慢性期则表现为软化灶。

1. CT 表现 CTA 对于诊断动静脉瘘有一定价值，能对动静脉瘘做出定位、定性诊断，可显示粗大的供血动脉、迂曲扩张的引流静脉，CT 平扫对该病诊断价值不大，有时可显示病变区的钙化、出血。CT 平扫对于其他髓内无占位效应病变诊断价值均不大，通常显示不清。

2. MRI 表现 动静脉瘘表现为脊髓和 / 或脊髓表面异常粗大迂曲的流空血管影（图 18-1-8C 白箭所示），在 T_2WI 上，流空血管在脑脊液高信号的衬托下显示得更加清楚，呈"串珠样""虫蚀样"，可伴有局限性脊髓增粗或萎缩（图 18-1-8）。

脊髓梗死超急性期（6 小时以内）多无异常。急性期（6～24 小时）DWI 敏感，显示病灶弥散受限，DWI 呈高信号，ADC 信号减低。亚急性期（> 24 小时）受累区域在 T_2WI 上呈高信号，T_1WI 呈低信号，T_2WI 轴位呈"猫头鹰眼征"或"鹰眼征"，是由于前角的灰质由于高代谢需求而最容易缺血所致，T_2WI 矢状位呈"铅笔征"。当伴有出血转化时可表现为 T_1WI 高信号。增强检查亚急性期病灶可出现斑片状强化。如同时伴有椎体梗死，则表现为同水平椎体 T_2WI 呈高信号。慢性期为软化灶，呈 T_1WI 低信号，T_2WI 高信号，边界清楚（图 18-1-9 白箭所示）。

MS 颈髓多见，多位于后索、侧索，表现为短节段（≤2 个椎体节段）、小范围（小于脊髓横断面的 1/2）、多发性病灶，并伴有颅内病灶（侧脑室旁"直角脱髓鞘征"），在 T_1WI 呈低信号，T_2WI 呈高信号，增强检查非活动期病灶无明显强化（图 18-1-10 白箭所示）。

NMOSD 多累及颈胸段脊髓，范围大，为长节段（≥3 个椎体节段）病灶，横断面病变超过脊髓横断面的 1/2，主要位于脊髓中央管周围灰质及部分白质。横断面 T_2WI 病灶表现为高信号，呈"H 形"，也可表现为"亮点征"，为横断面 T_2WI 上中央管周围点状或小片状更高信号，同时伴有视神经及颅内病灶，活动期脊髓肿胀，增强检查见斑点、斑片状或线状强化，非活动期或治疗后病灶可发展为多个短病灶（图 18-1-11 白箭所示），无明显强化，最终脊髓萎缩，断续长 T_2 信号，空洞形成。

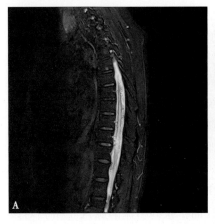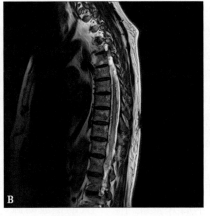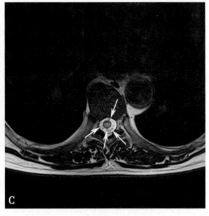

图 18-1-8　动静脉瘘

患者男性,65 岁,双下肢麻木。A~C. 胸椎 MR 检查图像,依次为 T_2WI 压脂像矢状位、T_2WI 矢状位、T_2WI 轴位图像,显示椎管内脊髓周围多发迂曲流空小血管影,以背侧明显(白箭),相应水平脊髓粗细不均并见条状异常信号影,T_2WI 及压脂序列呈稍高信号。

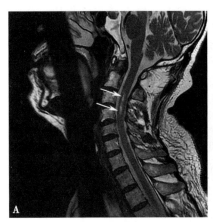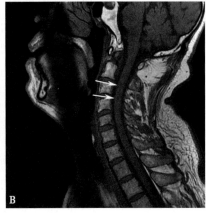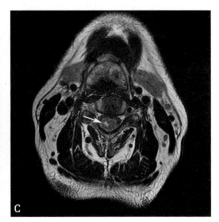

图 18-1-9　脊髓梗死

患者男性,57 岁,3 个月前背部疼痛,四肢无力,脊髓梗死慢性期。A~C. 颈椎 MRI 检查图像,依次为 T_2WI 矢状位、T_1WI 矢状位、T_2WI 轴位图像,显示脊髓内条状异常信号,T_1WI 呈低信号,T_2WI 呈高信号(白箭),边界清楚。

亚急性联合变性多位于脊髓背侧,在 T_1WI 上呈稍高信号,T_2WI 呈高信号,呈"倒 V 征"或"反兔耳征"(图 18-1-12 白箭所示),也有"圆点征""三点征"等类似说法。病灶增强检查无强化,若处于急性期因血脑屏障破坏,会出现轻度强化。纠正维生素 B_{12} 缺乏后,病灶消失。

【相关疾病】

脊髓内无占位效应的病变主要包括非活动性脱髓鞘病变和其他疾病,非活动性脱髓鞘病变包括多发性硬化和视神经脊髓炎谱系疾病等,其他包括动静脉瘘、脊髓梗死和亚急性联合变性等,详见表 18-1-3。

【分析思路】

髓内无占位效应的病变分析思路如下:

第一,髓内无占位效应病变的检出。病变较大时影像学容易检出,但病变较小时 MRI 平扫很可能遗漏病变,CT 对于髓内非占位性病变诊断价值较小。

第二,检出病变之后的另一个重点问题是定位,即区分病变来自髓外还是髓内。病变较小时容易做出准确定位,但病变较大时定位诊断可能存在困难,应仔细观察病变与硬脊膜之间是否存在间隙,特别是无脑脊液环时,支持病变定位于髓内。

表 18-1-3　脊髓内无占位效应的病变

非活动性脱髓鞘病变	其他
多发性硬化	动静脉瘘
视神经脊髓炎谱系疾病	脊髓梗死
	亚急性联合变性

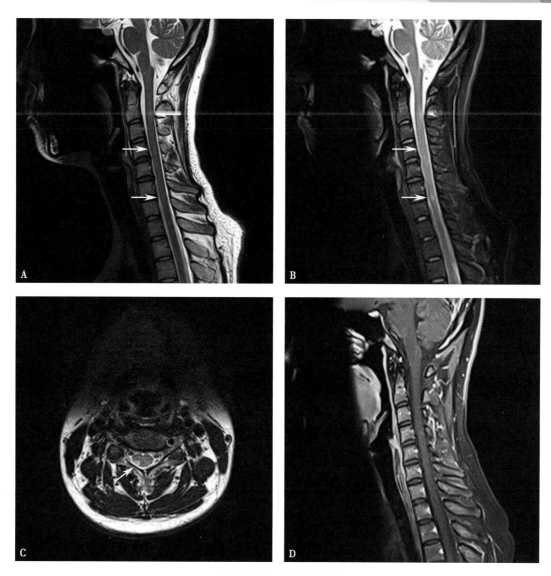

图 18-1-10　多发性硬化

患者女性，28 岁，确诊 MS 治疗后。A～D. 颈椎 MR 检查图像，T_2WI 矢状位、T_2WI 压脂像矢状位、T_2WI 轴位、T_1WI 增强矢状位图像，显示脊髓内多发斑片状异常信号，T_1WI 呈稍低信号，T_2WI 及压脂像呈稍高信号，轴位 T_2WI 显示病灶位于侧索（白箭），增强检查病灶未见明显强化（图 D）。

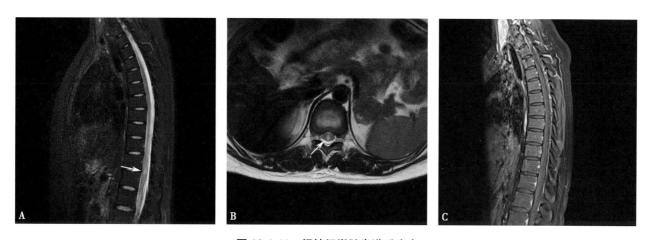

图 18-1-11　视神经脊髓炎谱系疾病

患者女性，28 岁，确诊 NMOSD 治疗后。A～C. 胸椎 MR 检查图像，依次为 T_2WI 压脂像矢状位、T_2WI 轴位、T_1WI 增强矢状位，显示 $T_{11\sim12}$ 水平脊髓内小片异常信号，T_2WI 呈稍高信号，轴位 T_2WI 显示病灶位于中央灰质区（白箭），增强检查未见明显强化（图 C）。

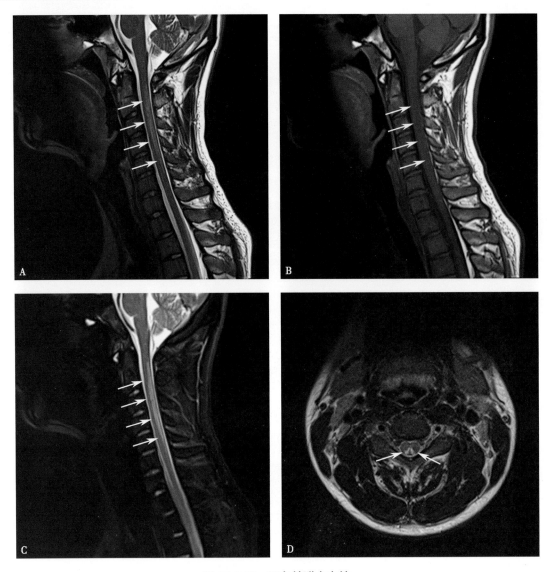

图 18-1-12 亚急性联合变性

患者男性,20 岁,双上肢麻木。A～D. 颈椎 MR 检查图像,依次为 T_2WI 矢状位、T_1WI 矢状位、T_2WI 压脂像矢状位、T_2WI 轴位,显示脊髓内长条状异常信号,位于脊髓偏后部,上下累及范围大于 3 个椎体,T_1WI 呈低信号,T_2WI 及压脂像呈高信号,轴位 T_2WI 显示病灶呈"倒 V 征"(白箭)。

第三,动静脉瘘相对容易诊断,脊髓周围迂曲流空血管影为主要特点。脊髓梗死罕见,因血供特点,病灶多发生于前部。另外三种疾病,包括多发性硬化、视神经脊髓炎谱系疾病、亚急性联合变性鉴别有一定困难,在 T_2WI 上均为高信号,但发生部位、病灶范围均有各自的特点。

第四,在分析髓内无占位效应病变时,需要观察病变是长节段还是短节段、在脊髓横断面中的位置,同时需要观察颅内脑实质以及视神经有无其他异常的影像学改变,有助于提升诊断及鉴别诊断的准确性。

第五,结合患者的临床病史、临床症状及体征、诊疗经过、实验室检查、多次影像学检查前后对比

结果等临床资料,可缩小鉴别诊断范围。如维生素 B_{12} 缺乏对于诊断亚急性联合变性至关重要。视交叉受累对于诊断 NMOSD 有较大帮助。MS 为新旧病灶交替,体现了时间、空间多样性,颅内脑白质"直角脱髓鞘征"是诊断 MS 的重要征象。

【疾病鉴别】

在诊断髓内无占位效应病变时需结合多种影像学特征、临床信息及实验室检查进行诊断和鉴别诊断。

1. 基于临床信息的鉴别诊断流程图见图 18-1-13。

2. 脊髓内无占位效应病变的主要鉴别诊断要点见表 18-1-4。

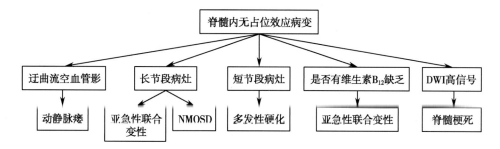

图 18-1-13　脊髓内无占位效应病变鉴别诊断

表 18-1-4　脊髓内无占位效应病变的主要鉴别诊断要点

疾病	典型影像特征	鉴别要点	主要伴随征象
动静脉瘘	迂曲流空血管影，呈"串珠样""虫蚀样"	下胸段，中老年男性	脊髓伴或不伴肿胀，后期脊髓梗死
脊髓梗死	急性期 DWI 高信号，ADC 信号减低，T_2WI 轴位"猫头鹰眼征"或"鹰眼征"，慢性期为软化灶	上胸段或胸腰段，中老年人，急性期弥散受限，多位于脊髓偏前部	有时可伴椎体梗死
多发性硬化	小范围短节段病灶，累及后索、侧索，T_2WI 斑点状、斑片状高信号，恢复期呈皱缩感	颈段，时间、空间多样性，缓解与复发交替，中青年女性	颅内白质多发病灶，"直角脱髓鞘征"，寡克隆区带（+）
视神经脊髓炎谱系疾病	大范围长节段病灶，中央灰质受累多见，横断面"H 形"或"亮点征"，矢状位长条状 T_2WI 高信号，恢复期呈短病灶	颈胸段，视神经受累，青年女性好发	视神经、颅内病灶；AQP4（+）
亚急性联合变性	长节段病灶，累及后索、侧索，横断面呈"倒 V 征"或"反兔耳征"，矢状位脊髓偏后部呈长条状 T_2WI 高信号	颈胸段，多在中年以后起病	维生素 B_{12} 缺乏，贫血，神经系统症状

三、负占位效应的病变

【定义】

髓内病变，牵拉邻近正常结构导致其扩大、向病灶移位或引起脊髓萎缩、变细。

【病理基础】

与脑内负占位效应类似，脊髓的负占位效应也多发生在外伤、缺血性病变、炎症等后遗期或慢性期，表现为损伤平面神经元丧失，软化灶形成和胶质增生。脊髓软化、脊髓萎缩是脊髓外伤的最终表现，与外伤的振荡效应、脊髓缺血、血管活性物质和细胞酶的释放有关。外伤后，脊髓萎缩最初在白质中表现得更明显，而在损伤水平以下，灰质和白质萎缩的进展相似。白质萎缩是由于轴突变性和脱髓鞘，而灰质萎缩可能源于突触性神经变性。

一些脊髓变性疾病起病隐匿，病程长，常为对称分布。如运动神经元变性病病理表现为脊髓前角细胞部分或完全消失，有髓纤维大量消失、轴突变性和脱髓鞘。

【征象描述】

脊髓软化灶在 MR T_2WI、T_1WI 表现为脑脊液样信号，边界欠清，伴脊髓萎缩，同节段中央管可扩张。缺血性病变、外伤、炎性脱髓鞘疾病（图 18-1-14～图 18-1-16）等造成的继发性脊髓萎缩多为局限性，与原发病变同节段。运动神经元变性病首先以颈段脊髓受累为主，脊髓萎缩进行性发展，最终累及全脊髓。

【相关疾病】

脊髓负占位效应的病变种类较多，包括外伤、缺血性病变、非特异性炎症、脱髓鞘病变（如多发性硬化）的慢性期，肌萎缩侧索硬化、脊髓小脑共济失调等变性疾病会造成局限性或全节段脊髓萎缩。详见表 18-1-5。

【分析思路】

脊髓负占位效应的病变分析思路如下：

第一，确认脊髓内是否存在病变。脊髓由于其解剖特点，MR 矢状位像对于显示脊髓全长非常有价值，尤其矢状位 T_2WI。但是，矢状位 T_2WI 图像容易受脑脊液搏动、血液搏动的影响而对脊髓产生

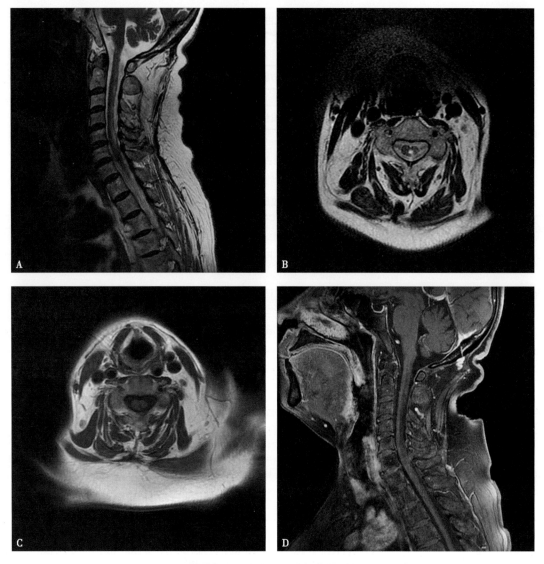

图 18-1-14　脊髓负占位效应——脊髓萎缩并软化 MRI 表现

患者，女性，78 岁，阵发性左颈部及左枕部疼痛 5 天。脊髓梗死并软化。
A. 矢状位 T_2WI 见颈 2～6 水平脊髓略细，髓内可见纵行条片样 T_2WI 高信号影；B. 横轴位见脊髓左侧萎缩，病灶呈 T_2WI 高信号；C. T_1WI 低信号；D. 与中央管相通，增强后病灶无强化。

伪影，造成误判。因此，结合横断位 T_2WI 图像观察非常有必要。如果 MR 平扫发现髓内有异常信号灶，建议行增强扫描以提高定性诊断准确性。

第二，病变检出后，要进一步明确病灶的位置与范围。外伤性病变与受伤直接着力点相一致，范围较局限。缺血性病变按脊髓供血动脉分布区分布，范围局限。多发性硬化常累及颈胸段，多灶，短节段（≤3 个椎体），位于侧后索。视神经脊髓炎谱系疾病（NMOSD）多表现为长节段（＞3 个椎体），病灶围绕中央管分布。运动神经元变性病常表现颈髓或全脊髓萎缩，髓内信号没有异常。

第三，明确病变是否存在占位效应。多数脊髓病变有正占位效应，当出现脊髓变细，病灶邻近结构扩大，向病灶移位时，要考虑负占位效应。

第四，结合患者病史、临床症状及体征、诊疗经过、实验室检查以及既往影像学检查，可缩小鉴别诊断范围。如外伤性后遗症有明确外伤史以及相应椎体、附件以及脊髓改变；慢性缺血性病变多有急性发作史，髓内病变按供血区分布。

【疾病鉴别】

在对髓内负占位效应病变进行诊断时要充分分析影像特征，并结合临床资料、实验室检查进行鉴别诊断。

1. 髓内负占位效应病变鉴别诊断流程图见图 18-1-17。

2. 髓内负占位效应病变鉴别诊断要点见表 18-1-6。

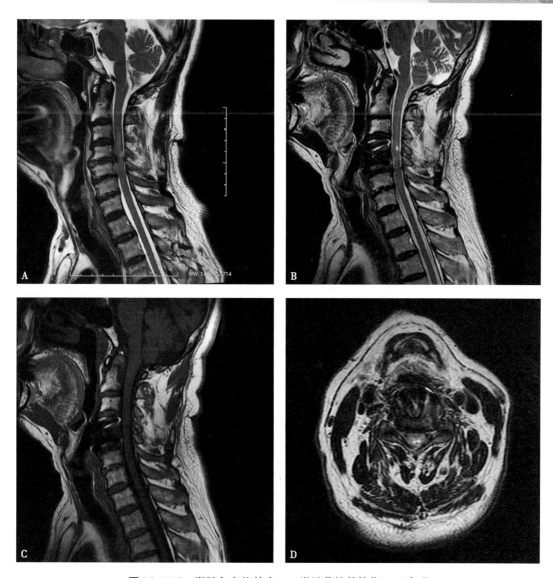

图 18-1-15　脊髓负占位效应——脊髓萎缩并软化 MRI 表现

患者，男性，79 岁，颈髓外伤。

A. 脊髓肿胀并 T_2WI 高信号后手术；B～D. 术后 3 个月复查，颈髓萎缩并软化。

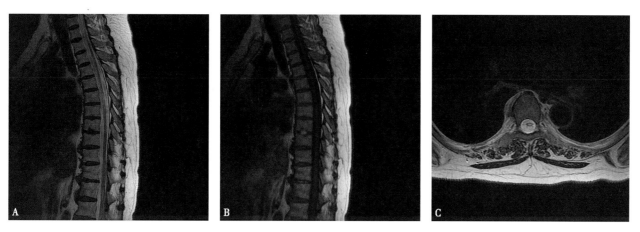

图 18-1-16　脊髓负占位效应——脊髓萎缩 MRI 表现

患者，女，61 岁。反复双下肢无力 11 年余，再发 4 天，无法行走、尿便潴留、腰背部束带感。腰椎穿刺脑脊液示 IgG 指数 0.71、IgG 合成率 6.91。血清 AQP4：1：1 000++（阳性）；脑脊液 AQP4：1：10+。

A、C. MRI 显示胸髓全程萎缩，呈 T_2WI 高信号；B. T_1WI 低信号改变。临床诊断：NMOSD，脊髓萎缩。

表 18-1-5 脊髓负占位效应的病变分类

外伤	缺血性病变	非特异性炎症	治疗后改变	脱髓鞘病变	变性性疾病
脊髓外伤后遗症(软化)	梗死后改变 慢性缺血病变	ADEM NMOSD	放疗后脊髓病	MS	肌萎缩侧索硬化 脊髓小脑共济失调

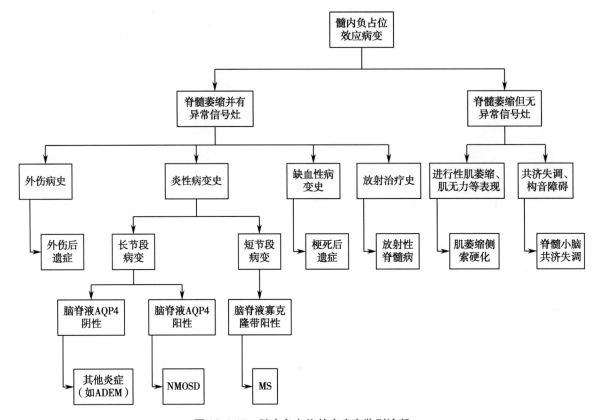

图 18-1-17 髓内负占位效应病变鉴别诊断

表 18-1-6 髓内负占位效应病变鉴别诊断要点

疾病	典型影像特征	鉴别要点	主要伴随征象
外伤后遗症	受伤节段及其以下水平脊髓萎缩,局部有脑脊液样信号软化灶,中央管扩张。增强扫描软化灶无强化	既往明确外伤史,局部脊髓萎缩,软化灶形成	同节段骨性结构(椎体、附件)可有陈旧外伤改变(骨折、脱位、椎间盘突出/脱出等)
梗死后遗症	局部脑脊液样软化灶和/或脊髓萎缩。增强扫描软化灶无强化	有突发梗死症状,病变按照供血区分布	自发性主动脉夹层是脊髓梗死最常见病因,多为降主动脉夹层。主动脉手术也是脊髓缺血的原因之一。减压病也可并发脊髓缺血
脊髓炎或脱髓鞘病变慢性期改变	病变节段脊髓萎缩,伴有局灶性或横贯性T₂WI高信号灶,病灶可为短节段或长节段。增强后病灶可有或无强化	有急性炎性/脱髓鞘病变发作史,病原学诊断需要依据病灶分布、长度、强化程度和脑内有无病变,并结合临床表现、血液、脑脊液化验室检查进行综合分析	NMOSD 为颈胸段长节段、以中央灰质(AQP4 表达丰富区)受累为主的横贯性病变。多发性硬化患者症状呈复发-缓解等特点,不足 40% 可发生脊髓萎缩;多发斑块,短节段,侧后索为主,伴有脑内多发斑块,有直角脱髓鞘征、煎蛋征、环状/半环状强化等。神经白塞综合征可有口腔、生殖器溃疡、葡萄膜炎、虹膜睫状体炎;合并脑内多发病灶,可见"轨道征"
放射性脊髓病	发病 3 年以上的常显示为脊髓萎缩。损害严重的部位可出现凝固性坏死、囊变	有明确的放疗史,病变部位与范围与照射野相吻合	脊髓本身或邻近结构有恶性肿瘤,如鼻咽癌患者放疗发生放射性脊髓病的概率为 1%~10%。需要注意局部肿瘤复发或侵犯

续表

疾病	典型影像特征	鉴别要点	主要伴随征象
肌萎缩侧索硬化	脊髓进行性萎缩。DTI可见颈髓FA值降低,MD值增加	临床表现多样,进行性加重。皮质脊髓束高信号以及与之相关的脑、脊髓萎缩是其重要特征	上、下运动神经元同步退变是ALS的核心特征,基于扩散张量成像(diffusion tensor imaging,DTI)显示,ALS患者存在广泛的皮质脊髓束及胼胝体退变
脊髓小脑共济失调	脊髓萎缩,进行性发展	脊髓萎缩,伴或不伴小脑萎缩,进行性发展。临床以共济失调、构音困难为典型改变	常染色体隐性遗传疾病,多见于10～20岁。小脑浦肯野细胞减少导致小脑萎缩

四、特殊征象

(一)反兔耳征

【定义】

脊髓横轴位可见对称性分布于后索及侧索的 T_2WI 高信号灶,形如"反兔耳"或"倒 V"字或"八"字,称之为反兔耳征,或者八字征。这种对称性分布的征象具有特征性,最多见于亚急性联合变性。

【病理基础】

脊髓亚急性联合变性(subacute combined degeneration of the spinal cord)是体内维生素 B_{12} 缺乏导致的中枢和/或周围神经系统的变性疾病,主要累及颈胸髓的后索和/侧索。维生素 B_{12} 缺乏导致髓鞘合成障碍及髓鞘脱失。脊髓后索中上行的薄束和楔束的髓鞘最厚,侧索中下行的皮质脊髓侧束的髓鞘次之,而前索中下行的皮质脊髓前束的髓鞘最薄。同时,颈胸髓的长度比其他脊髓节段长,且血供相对较差,故当机体缺乏维生素 B_{12} 时,主要导致颈胸髓的髓鞘和轴索损害。

肉眼观察可见脊髓亚急性联合变性颈胸髓明显肿胀。镜下显示后索、侧索不同程度变性,表现为髓鞘肿胀、断裂,随后轴突变性和脱失。电镜下观察白质内可见髓鞘内水肿和间质水肿,髓鞘内水肿的有髓纤维内可见髓鞘板层破裂、空泡形成,粗大的纤维内髓鞘裂解;间质性水肿有时广泛甚至在白质形成裂隙。类似改变也可发生于大脑白质、视神经以及周围神经。

【征象描述】

好发于颈胸髓,通常后索最先受累,继之向上、下方向扩展;逐渐累及侧索,进一步可累及前索及灰质。白质病变常重于灰质。

矢状位可见颈胸髓后部纵行条状的 T_2WI 高信号灶,常累及多个节段。横轴位可见脊髓后索内双侧对称性 T_2WI 高信号,称之为"倒 V 字征"或"反兔耳征"(图 18-1-18)。病变区增强一般无强化,如处于急性期因血脑屏障破坏,增强可出现轻度强化。

纠正维生素 B_{12} 缺乏后,脊髓内病灶会缩小、消失。

【相关疾病】

脊髓内"反兔耳征"因其表现为侧后索对称性分布的特点,被认为是脊髓亚急性联合变性特征性 MRI 征象。

【分析思路】

脊髓内"反兔耳征"的分析思路如下:

第一,明确脊髓内是否存在病变。MR 矢状位 T_2WI 能够显示脊髓全长,可观察脊髓是否增粗或者萎缩,以及髓内是否存在高信号灶。但矢状位 T_2WI 易受脑脊液搏动、血液搏动的影响而对脊髓产生伪影。因此,结合横轴位 T_2WI 图像观察非常有必要。

第二,病变检出后,要进一步明确病灶的位置与范围。若是双侧后索对称性分布,状如"反兔耳"或"倒 V"字,需要考虑脊髓亚急性联合变性;若是双侧后索非对称性病变,需要考虑 MS;若为双侧前角区对称性病变,需要考虑脊髓压迫、梗死等原因。

第三,结合患者病史、临床症状及体征、实验室检查以及既往影像学检查,可缩小鉴别诊断范围。如患者有素食、消化道疾病或处于术后、贫血等状态,血清学检查有巨幼细胞性贫血,血清维生素 B_{12} 降低,首先考虑脊髓亚急性联合变性;若血清铜降低,考虑铜缺乏性脊髓病。

【疾病鉴别】

脊髓亚急性联合变性在 MRI 上表现为髓内 T_2WI 高信号灶,需要与脊髓压迫症、多发性硬化、脊髓炎、脊髓缺血及铜缺乏性脊髓病等鉴别。

1. 鉴别诊断流程图见图 18-1-19。

2. 鉴别诊断要点见表 18-1-7。

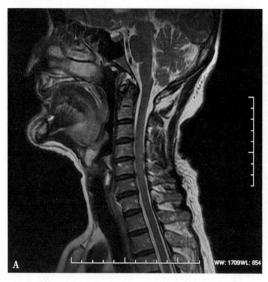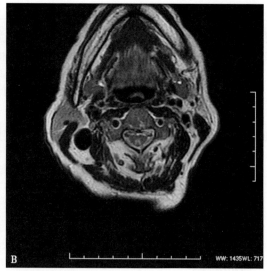

图 18-1-18 颈髓"反兔耳征"表现

患者，女性，72 岁，胃部切除术后 13 年。全身无力、头晕一年，双手麻木半月余，加重两天。颈髓亚急性联合变性。A. MR 矢状位 T_2WI 显示颈 4～5 水平脊髓后部短条形高信号影，界限不清；B. 横轴位 T_2WI 显示病灶位于脊髓后索，对称性分布，呈"反兔耳征"。血清维生素 B_{12} < 50pg/mL（正常范围 197～771pg/mL）。

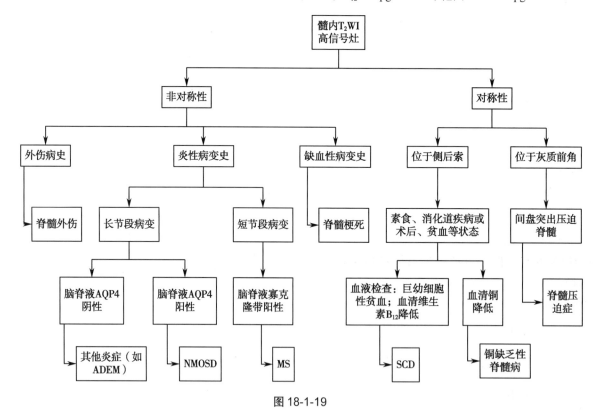

图 18-1-19

表 18-1-7 髓内"反兔耳征"鉴别诊断要点

疾病	典型影像特征	鉴别要点	主要伴随征象
脊髓压迫症	椎管内占位（最常见的为突出 / 脱出间盘），压迫相应水平脊髓，脊髓变细，髓内前角可见对称性 T_2WI 高信号，呈"蛇眼征"	有明确的脊髓压迫表现，髓内"蛇眼"征，病变局限于受压水平	椎管内存在占位病变，同时血浆维生素 B_{12} 和叶酸水平测定均无异常
多发性硬化	髓内多发斑块，短节段，侧后索为主非对称性；斑块呈 T_1WI 稍低 / 低信号，T_2WI 高信号；进展期斑块增强后可斑片状强化；亚急性期及慢性期可发生脊髓萎缩	多见于青中年，女性多见，病灶分布具有空间和时间多发性。髓内病灶为非对称性多发，短节段（≤2 个椎体）	患者症状呈缓解 - 复发交替等特点；伴有大脑、脑干、小脑、视神经多发病灶，有直角脱髓鞘征、煎蛋征、环状 / 半环状强化

续表

疾病	典型影像特征	鉴别要点	主要伴随征象
NMOSD	脊髓肿胀，矢状位可见髓内纵行长节段 T_2WI 高信号病灶，横轴位病灶呈以中央灰质叉累为主的横贯性病变，增强后可不均匀强化	颈胸段长节段、以中央灰质受累为主的横贯性病变	伴有大脑、脑干（四脑室底周围）以及视神经病灶。血清AQP4抗体多为阳性
脊髓炎	病变区脊髓肿胀、增粗，横轴位显示脊髓中央或横贯脊髓 T_2WI 高信号灶，病灶可为短节段或长节段；增强后病灶可有条片状强化	脊髓中央或横贯脊髓 T_2WI 高信号灶；有前驱感染史，急性发作，病原学诊断需要结合血液、脑脊液化验室检查进行综合分析	急性脑脊髓炎可有脑内多发病灶，多累及皮质下及深部白质、灰白质交界处，也可累及深部灰质核团，脑室周围白质受累少见，无直角脱髓鞘征，可有不同程度的强化
脊髓梗死	病变节段脊髓增粗，呈 T_1WI 低信号，T_2WI 高信号，因脊髓前动脉供血区易受缺氧影响，因此病灶多位于脊髓前 2/3 区域，可见到"猫头鹰眼"征。急性或亚急性期，病灶在 DWI 呈高信号。若脊后动脉闭塞引起脊髓缺血，病灶位于脊髓后外侧 1/3	急性发病，多位于脊髓前 2/3 区域，可见到"H"征及"猫头鹰眼"征；急性或亚急性期，病灶呈 DWI 高信号	脊髓梗死相对少见，要注意寻找自发性主动脉夹层、主动脉手术、减压病等病因
铜缺乏性脊髓病	颈胸髓后索 T_2WI 高信号灶，无明显强化，类似脊髓亚急性联合变性。补铜治疗后脊髓内病灶消失	亚急性/慢性起病；有引起低铜易感因素；贫血和或白细胞减少；临床表现有痉挛性瘫痪、感觉性共济失调、周围神经等表现；MRI 提示颈胸段后索出现 T_2WI 高信号。血清铜、铜蓝蛋白以及 24h 尿铜低下	

（二）蛇眼征

【定义】

"蛇眼征"是指在脊髓横轴位 T_2WI 上，双侧脊髓前角出现对称性圆形或卵圆形高信号病灶，也称"猫头鹰眼"征。

【病理基础】

从解剖病理学的角度来看，"蛇眼"征的主要改变是中央灰质和后腹外侧柱交界处的囊性坏死，并伴有前角的细胞损失。一般认为，脊髓型颈椎病存在进行性脊髓微血管压迫，导致局部脊髓血流改变减少，从而出现缺血性现象。此外，血脊髓屏障和反应性炎症级联反应的破坏也起关键作用，从而导致轴突和神经胶质细胞凋亡。脊髓梗死因脊髓前动脉供血区受缺氧影响，因此病灶多位于脊髓前 2/3 区域。

【征象描述】

在脊髓横轴位 T_2WI 上，双侧脊髓前角出现对称性圆形或卵圆形高信号病灶（图 18-1-20）。扩散张量成像（DTI）有助于病变的早期检出和程度评估，表现出 FA 降低和 ADC 升高。

【相关疾病】

颈间盘突出/脱出；后纵韧带增厚	缺血性病变	变性性疾病
脊髓型颈椎病	脊髓梗死	亚急性联合变性铜缺乏性脊髓病

【分析思路】

脊髓内"蛇眼征"的分析思路如下：

第一，明确脊髓内是否存在病变。矢状位 T_2WI 结合横轴位 T_2WI 图像观察非常有必要。

第二，病变检出后，要进一步明确病灶的位置与范围。若为双侧前角区对称性病变，符合"蛇眼征"或"猫头鹰眼征"，需要考虑脊髓压迫、梗死等原因。若是双侧后索对称性分布，状如"反兔耳"或"倒 V"字，需要考虑脊髓亚急性联合变性；若是双侧侧后索非对称性病变，需要考虑 MS 等炎性脱髓鞘病变。

第三，结合患者病史、临床症状及体征、实验室检查以及既往影像学检查，可缩小鉴别诊断范围。如患者颈椎退行性病变，间盘突出/脱出等造成脊髓压迫的改变,需要考虑脊髓压迫所致。如有急性缺血发作病史,病变分布于闭塞血管供血区相符合,需要考虑梗死。

【疾病鉴别】
1. 髓内"蛇眼征"鉴别诊断流程图见图 18-1-21。
2. 髓内"蛇眼征"鉴别诊断要点见表 18-1-8。

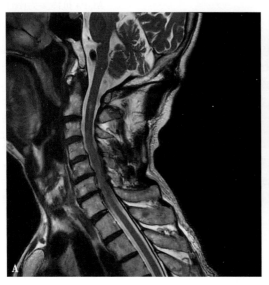
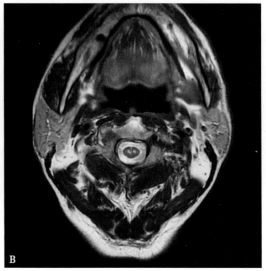

图 18-1-20 脊髓内"蛇眼征"表现

患者,女性,57 岁,双手麻木伴发胀、疼痛 1 年。脊髓型颈椎病。A. 矢状位 T_2WI 可见颈 4/5、颈 5/6、颈 6/7 间盘向后局灶性突出,相应水平椎管略狭窄,局部脊髓受压,颈 4~6 椎体水平脊髓点条状高信号灶;B. 轴位上为脊髓内"蛇眼"样 T_2WI 高信号。

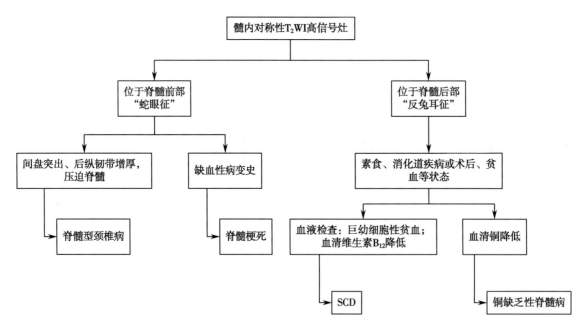

图 18-1-21 髓内"蛇眼征"鉴别诊断流程图

表 18-1-8 髓内"蛇眼征"鉴别诊断要点

疾病	典型影像特征	鉴别要点	主要伴随征象
脊髓型颈椎病	颈椎间盘突出/脱出,伴有后纵韧带增厚/钙化,压迫相应水平脊髓,脊髓变细,脊髓前部对称性 T_2WI 高信号;相应椎管狭窄	有明确的脊髓压迫表现,髓内"蛇眼"征,病变局限于受压水平	椎管内存在占位性病变(突出/脱出间盘,增厚的后纵韧带);椎管狭窄

续表

疾病	典型影像特征	鉴别要点	主要伴随征象
脊髓梗死	病灶多位于脊髓前 2/3 区域,病变节段脊髓增粗,呈 T_1WI 低信号,T_2WI 高信号。急性或亚急性期,病灶在 DWI 呈高信号	急性发病,多位于脊髓前 2/3 区域,与闭塞血管供血区相符合;急性或亚急性期 DWI 高信号有助于诊断	脊髓梗死相对少见,要注意寻找自发性主动脉夹层、主动脉手术、减压病等病因
脊髓亚急性联合变性	颈胸髓后部纵行条状的 T_2WI 高信号灶,常累及多个节段。横轴位可见脊髓后索内对称性 T_2WI 高信号,称之为"倒 V 征"或"反兔耳征"。一般无强化或有轻度强化	病灶位于脊髓后索,"倒 V 征"或"反兔耳征";纠正维生素 B_{12} 缺乏后,脊髓内病灶会缩小、消失	病变可累及大脑白质、视神经以及周围神经
铜缺乏性脊髓病	颈胸髓后索 T_2WI 高信号灶,无明显强化,类似脊髓亚急性联合变性。补铜治疗后脊髓内病灶消失	亚急性/慢性起病;有引起低铜易感因素、贫血;颈胸段后索出现 T_2WI 高信号。血清铜、铜蓝蛋白以及 24h 尿铜低下	

(宋 焱 苗延巍)

第二节 髓外硬膜下病变

一、局灶性病变

【定义】

影像学显示髓外硬膜下局灶性异常密度或信号。

【病理基础】

脊髓外有 3 层被膜结构,从外向内依次为:硬脊膜、脊髓蛛网膜及软脊膜。硬脊膜由致密结缔组织构成,上端附于枕骨大孔边缘,与硬脑膜相延续,下部在第 2 骶椎水平逐渐变细,包裹马尾;末端附于尾骨。硬膜向两侧包绕脊神经根和脊神经形成脊神经硬膜鞘。硬脊膜于脊髓蛛网膜之间潜在腔隙为硬膜下隙,内含浆液。脊髓蛛网膜与脑蛛网膜相延续,位于硬脊膜与软脊膜之间。其与软脊膜之间有较宽的间隙,称蛛网膜下隙。蛛网膜下隙的下部自脊髓下端第 2 骶椎扩大为终池,内有马尾。脊髓蛛网膜下隙向上与脑蛛网膜下隙相通。软脊膜薄而富有血管,紧贴脊髓表面,向上经枕骨大孔与软脑膜相延续,向下在脊髓圆锥下端移行为终丝。髓外硬膜下可以发生多种疾病,部分病变呈局限性,包括肿瘤及非肿瘤病变。其中,髓外硬膜下肿瘤占椎管肿瘤的 60%～70%,以神经源性肿瘤(如神经鞘瘤、神经纤维瘤)和脊膜瘤多见,也可见转移瘤、脂肪瘤、畸胎瘤等。非肿瘤性病变包括感染性疾病、免疫相关疾病等,如脓肿、囊虫病等,IgG4 相关疾病。

【征象描述】

神经源性肿瘤,如神经鞘瘤(图 18-2-1)、神经纤维瘤(图 18-2-2)多呈圆形、椭圆形或哑铃状,边界清楚,与硬脊膜面之间的夹角多为锐角,增强呈均匀明显或中度强化,若瘤内出血、囊变,则表现为环形或不均匀强化;脊膜瘤(图 18-2-3)一般为类圆形,边界清楚,以宽基底与硬脊膜相连,瘤内可出现钙化,多为明显均匀强化,可见"硬膜尾征";其他少见肿瘤,如转移瘤(图 18-2-4),多位于髓内或硬膜外,髓外硬膜下也可受累,病变常累及多个节段,受累部位表现为脊膜增厚,增强可见线样、结节样明显强化;畸胎瘤、脂肪瘤可为椭圆形、长条形或不规则形状,前者瘤内可有脂肪、毛发、骨质等成分,增强一般无强化,可合并脊柱裂、脊柱畸形等;表皮样囊肿囊内成分复杂,囊内充满角质成分、胆固醇等,无强化,DWI 呈高信号。其他非肿瘤性病变,如脓肿(图 18-2-5),增强可见明显环形强化,可见分隔,DWI 呈高信号。病灶向椎间孔生长可出现椎间孔扩大,也可造成邻近骨质吸收、椎体附件骨质破坏。病灶周围可有脊髓受压表现,受压脊髓向对侧移位,致病变侧蛛网膜下隙增宽,病变对侧蛛网膜下隙变窄。

1. **CT 表现** 髓外硬膜下局限性病变 CT 平扫可表现为不同密度。神经源性肿瘤通常呈等或稍高密度,出现坏死囊变时为低密度,表现为边界清楚、圆形、椭圆形或哑铃状占位,增强明显或中度强化;脊膜瘤为等或稍高密度,瘤内可有钙化,表现为边界清楚,圆形或类圆形软组织肿物,以宽基底与硬脊膜相连;增强扫描呈中度或明显强化,部分可见"硬膜尾征"。其他少见髓外硬膜下局限性病变平扫可表现为脂肪密度、液性密度、高密度,也可为混杂密度。畸胎瘤内可有脂肪、骨质等成分,表现为高低混杂密度;脂肪瘤则表现为低密度,二者均无明

显强化,且均可伴骨性结构畸形。CT 对于病变内的钙化、骨质成分以及周围椎体受压情况较为敏感,当病变较大时,可有邻近椎骨增生或受压表现。

2. MRI 表现　神经鞘瘤、神经纤维瘤 T_1WI 呈等或稍低信号,T_2WI 呈等或稍高信号,增强为明显或中度均匀强化,瘤内出血、囊变时,表现为混合信

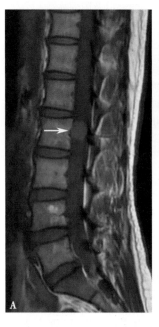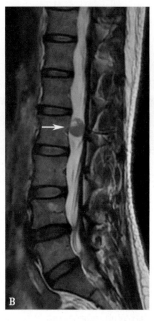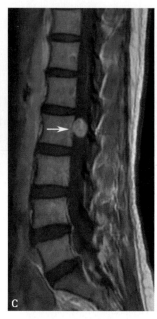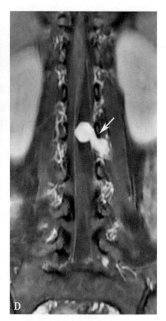

图 18-2-1　髓外硬膜下神经鞘瘤 MRI 图像

A~D. 腰段脊髓 MRI 图像,依次为 T_1WI(矢状位)、T_2WI(矢状位)、T_1WI 增强(矢状位)、T_1WI 压脂增强(冠状位)图像,显示类圆形异常信号影,T_1WI、T_2WI 呈低信号,可见坏死囊变,边界清,增强实性部分明显强化(箭头);冠状位图像示病灶跨越椎间孔,形态呈"哑铃状"(箭头)。

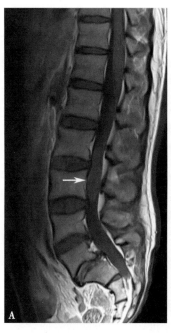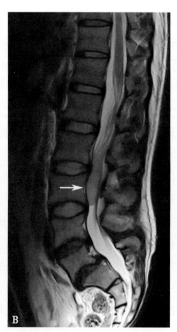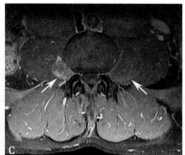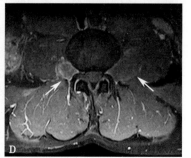

图 18-2-2　髓外硬膜下神经纤维瘤 MRI 图像

A~D. 腰段脊髓 MRI 图像,依次为 T_1WI(矢状位)、T_2WI(矢状位)、T_1WI 压脂增强图像(横断位),显示椭圆形异常信号影,T_1WI 等信号、T_2WI 稍高信号,边界清;横断位见多发病灶,病灶跨越椎间孔,增强呈不均匀、轻 - 中度强化(箭头)。

号，增强呈环形或不均匀强化，其中，神经鞘瘤的出血、囊变较神经纤维瘤多见；肿瘤向两侧椎间孔生长时，可致椎间孔扩大。神经纤维瘤 T_1WI 一般呈等信号，T_2WI 呈高信号，增强呈明显均匀强化，可见"硬膜尾征"，MRI 对钙化不敏感，可结合 CT 图像判断钙化。椎管转移瘤多位于硬膜外或累及脊髓，但髓外硬膜下可以有异常信号，受累部位多较广泛，表现为结节样、线样等 T_1WI、稍长 T_2WI 信号，

增强呈明显强化。其他少见病变，如脂肪瘤表现为 T_1WI、T_2WI 高信号，抑脂序列为低信号，一般不强化，可合并脊柱畸形、脊膜膨出等。髓外硬膜下病变形态多样，信号高低不等，与病变成分及性质有关，富血管病灶可出现血管流空信号，病变内坏死、囊变常呈 T_1WI 低信号、T_2WI 高信号，钙化 T_1WI、T_2WI 均为低信号，脂肪组织 T_1WI、T_2WI 均为高信号，反应性肉芽组织增强可为高信号。

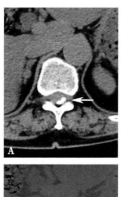
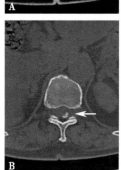
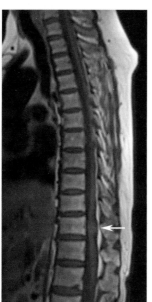
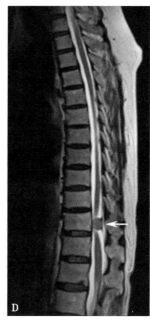
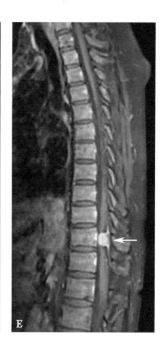

图 18-2-3　髓外硬膜下脊膜瘤 CT 及 MR 图像

A～B. 胸段脊髓 CT 横断位平扫。C～E. 颈胸段脊髓 MRI 图像，依次为 T_1WI、T_2WI、T_1WI 增强（压脂相）图像。CT 横断位显示钙化影（箭头），MRI 图像：胸段椎管内见类圆形占位，T_1WI、T_2WI 呈等信号，边界清，增强呈明显均匀强化，可见"硬膜尾征"（箭头）；脊髓受压向病灶对侧移位，病灶侧蛛网膜下隙增宽，对侧蛛网膜下隙变窄。

图 18-2-4　转移瘤（累及脊髓及软脊膜）

A～B. 颈胸段 MRI 图像，依次为 T_1WI、T_1WI 增强（压脂相）图像，显示多发斑片状异常信号影，同时累及脊髓及软脊膜；T_1WI 呈等信号，病灶明显强化。病变分布广，受累软脊膜增厚、强化（箭头）；脊髓内可见异常强化信号，与脊髓分界不清，相应脊髓节段增粗。

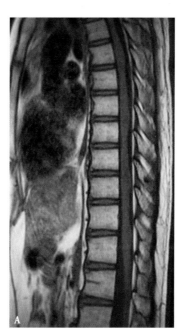
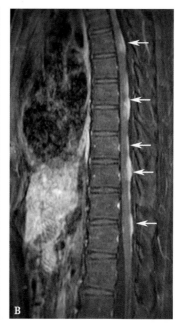

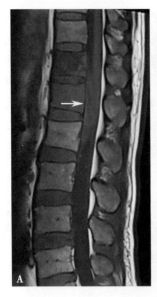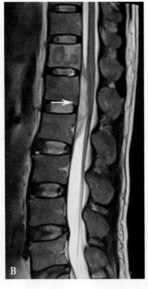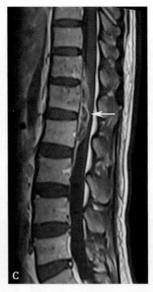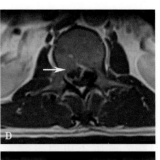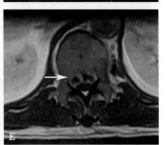

图 18-2-5　髓外硬膜下脓肿 MRI 图像

A～E. 胸腰段脊髓 MRI 图像，依次为 T_1WI（矢状位）、T_2WI（矢状位）、T_1WI 增强图像（矢状位）、T_1WI 增强图像横断位（D～E），显示胸腰段椎管内宽基底异常信号影，T_1WI 呈等信号，T_2WI 呈高 - 低混杂信号，增强呈明显环形强化（箭头）。

【相关疾病】

髓外硬膜下局灶性病变的种类较多，包括肿瘤和非肿瘤病变，以肿瘤性病变多见。前者包括神经源性肿瘤、脊膜瘤、造血系统肿瘤、生殖细胞肿瘤等；非肿瘤性病变包括多种感染性疾病、自身免疫相关疾病等，详见表 18-2-1。

【分析思路】

髓外硬膜下局灶性病变分析思路如下：

第一，髓外硬膜下局灶性病变的检出。病变的检出受病灶大小、成像方式等因素的影响。病灶较大时，影像学容易检出，CT 和 MR 均可用于病变的影像学检查，其中 MRI 具有很高的软组织分辨率，是检测椎管内病变的首选方法。CT 对钙化及骨质破坏较敏感，有助于观察病灶内钙化及病灶周围骨质变化情况；增强可以帮助发现等密度 / 信号的病变。

第二，病变定位。正确的病变定位有助于疾病诊断。根据病灶与脊髓、硬脊膜之间的位置关系，椎管内病变可分为脊髓内病变、髓外硬膜下病变及髓外硬膜外病变。其中，髓外硬膜下病变一般与邻近脊髓组织有较明显分界，脊髓受压向对侧移位，

对侧蛛网膜下隙变窄，病灶周围蛛网膜下隙增宽。髓内病灶一般与周围正常脊髓组织分界不清，脊髓局灶性水肿增粗，病灶周围蛛网膜下隙受压变窄。髓外硬膜外占位性病变可压迫硬膜囊致病灶侧蛛网膜下隙狭窄，邻近脊髓受压向健侧移位。

第三，髓外硬膜下局灶性病变良、恶性判断。髓外硬膜下局灶性病变多为良性病变，如神经源性肿瘤、脊膜瘤、海绵状血管瘤、脓肿等，但也存在少数恶性病变。一般地，良性病变边界较清，形态较规则，椎间孔可增宽、邻近骨质可发生增生性改变。恶性病变呈侵袭性生长，与周围组织边界不清，形态多不规则，邻近骨质破坏。

第四，观察病灶周围组织结构的影像学改变。除分析病灶的形态学、平扫及增强等影像学信息外，还需要关注病灶周围脊髓、脊膜、神经、椎体的影像学变化。

第五，综合临床病史、流行病学、病变的影像学特征等信息有助于疾病诊断。髓外硬膜下病变以肿瘤性病变多见，占椎管肿瘤的 60%～70%，以神经鞘瘤和脊膜瘤多见，前者是椎管内最常见肿瘤，可出

表 18-2-1　髓外硬膜下局灶性病变

原发性肿瘤	转移瘤	感染性疾病	IgG4 相关疾病	其他非肿瘤病变
神经鞘瘤	颅内肿瘤	脓肿	肥厚性硬脊膜炎	血肿
神经纤维瘤	乳腺癌	囊虫病	……	动静脉瘘
脊膜瘤	肺癌	结核性脊膜炎		……
淋巴瘤……	……	……		

现坏死囊变，肿瘤向两侧椎间孔生长时，肿瘤形态可呈哑铃状，椎间孔可扩大；后者常以宽基底与硬脊膜相连，瘤内可见钙化，邻近骨质呈增生性改变，增强可见"硬膜尾征"；其他少见病变，如转移瘤，病变较广泛，伴原发性肿瘤，如肺癌、乳腺癌、恶性黑色素瘤等，结合病史有助于疾病诊断。寄生虫病，如囊虫病的发病率呈现区域分布特征，以华北、东北云南等地较高，与饮食习惯及生活方式有关，典型的影像学表现为囊虫头节。

【疾病鉴别】

在诊断髓外硬膜下局灶性病变时除了影像学特征，还应该综合患者临床表现、疾病史、脑脊液检查结果、组织病理信息等临床信息及实验室检查结果进行诊断和鉴别诊断。除影像检查外。

1. 基于临床信息的鉴别诊断流程图见图18-2-6。

2. 髓外硬膜下局限性病变的主要鉴别诊断要点见表18-2-2。

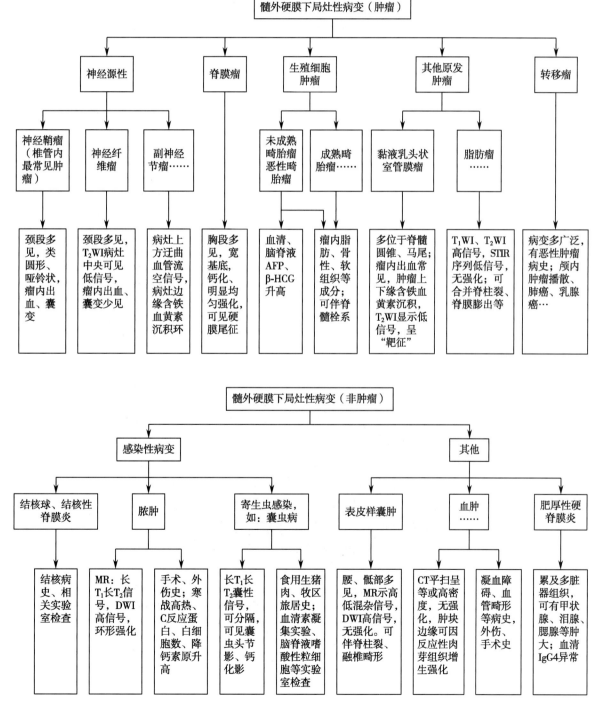

图18-2-6　基于影像及临床信息的鉴别诊断流程图

445

表 18-2-2　髓外硬膜下局灶性病变鉴别诊断要点

疾病	典型影像特征	鉴别要点	主要伴随征象
神经鞘瘤	起源于神经鞘膜的施万细胞,好发于颈段椎管,多位于脊髓两侧或背侧,圆形、类圆形或哑铃状占位,常呈偏心性生长,有完整包膜,边界清楚;CT 为等或稍高密度,T_2WI 稍高信号,DWI 稍高信号,明显均匀强化	多见于成人,是椎管内最常见肿瘤,占椎管内肿瘤的 25%~30%	瘤内常有出血、囊变、脂肪变性,呈混合信号;肿瘤向两侧椎间孔生长,可致椎间孔增宽,椎弓根变薄
神经纤维瘤	起源于神经鞘膜,颈段和上胸段多见;多为椭圆形占位,无包膜,边界清楚,CT 为软组织密度,T_2WI 高信号,部分病灶中心因胶原纤维成分,T_2WI 呈低信号,呈"靶征",增强明显强化	神经纤维瘤通常与神经鞘瘤难以区别,但前者发病率小于后者	瘤内出血、囊变及脂肪变性罕见
脊膜瘤	好发于胸段椎管,其次为颈段,腰段少见,背侧多于腹侧,常单发,多为椭圆形,与硬脊膜以宽基底相连,边界清楚;呈等或稍高密度,可有致密钙化影,T_2WI 为等或稍高信号,DWI 低信号,增强明显均匀强化,可见"硬膜尾征"	老年患者多见,是第二常见的髓外硬膜下肿瘤,成年患者中,女性多于男性,可能与雌激素有关;儿童发病率无显著性别差异	邻近脊膜增厚,相邻骨质受压改变
畸胎瘤	病灶多位于腰骶部,圆形、椭圆形或不规则占位,边界清楚;CT 平扫可见脂肪、液性、软组织及骨密度,MRI 为混杂信号,STIR 序列可帮助判断脂肪组织,增强一般无明显强化	可分为成熟畸胎瘤、未成熟畸胎瘤和恶性畸胎瘤,未成熟畸胎瘤和恶性畸胎瘤患者血清或脑脊液 AFP、β-HCG 升高	椎管扩大,椎板受压改变;可伴有脊椎裂、脊髓栓系等
转移瘤	CT 平扫为软组织密度,T_1WI 等信号,T_2WI 为等或高信号,增强呈斑片状、环形、结节样或线样明显强化	椎管转移瘤以硬脊膜外、髓内转移多见,但髓外硬膜下也可见,全身肿瘤病史有助于诊断	邻近脊髓可增粗、水肿,硬脊膜增厚、马尾神经增粗;部分合并脑或全身其他部位转移
IgG4 相关肥厚性硬脊膜炎	累及范围较广,硬膜增厚,增强呈中度或明显强化	多组织器官受累,IgG4 等实验室指标有助于诊断	局部椎管狭窄,脊髓受压变形
结核球	结节状、梭形占位,CT 表现多样,可为等密度、高密度或混杂密度,T_1WI 稍低或等信号,T_2WI 等信号,出现干酪样坏死、钙化为混杂信号,增强扫呈结节样、环形明显强化	发病率低,肺部、颅内结核等结核病史及相关实验室检查有助于诊断	邻近硬脊膜增厚,增强明显强化
表皮样囊肿	好发于腰、骶部,圆形或椭圆形占位,边界清楚,囊内充满皮脂样物、胆固醇等,CT 为低密度,MRI 信号与囊内物质成分有关,可表现为高低混杂信号;DWI 高信号;增强无明显强化,病变周围可有线样强化,可能与反应性炎症相关	DWI 高 b 值,ADC 图病变信号与脊髓信号相似,该信号改变提示病变为实性,可协助与其他囊性病变鉴别	可伴有脊柱裂、融椎畸形、骨性脊髓纵裂等发育性骨质异常
脓肿	圆形、椭圆形占位:边界清,CT 平扫呈等或稍低密度,长 T_1 长 T_2 信号,DWI 高信号,增强显示环形强化	外寒战高热;周血 C 反应蛋白升高,白细胞升高,降钙素原升高	病灶周围可有骨质破坏
血肿	结节状、椭圆或不规则影,CT 平扫等或高密度,MRI 信号与血肿形成时间有关,血肿边缘可因反应性肉芽组织增生而强化	可有相应部位突发剧烈疼痛;凝血功能障碍、血管畸形等病史,手术或外伤史等可协助疾病诊断	

二、弥漫性病变

【定义】

影像学显示硬脊膜与脊髓间隙内弥漫性的异常密度或信号。

【病理基础】

与脑组织相同,脊髓周围同样有3层膜包裹,从内到外分别为硬脊膜、脊蛛网膜和软脊膜。硬脊膜随脊神经向外形成漏斗状膨出,伸入椎间孔,移行于神经根鞘。硬脊膜与脊蛛网膜间是硬膜下腔。蛛网膜组织向内形成小梁,经蛛网膜下腔连于软膜。小梁内的空隙互连成蛛网膜下腔。尾侧蛛网膜下腔内无脊髓,构成终池。终池内含有马尾。蛛网膜下腔经枕大孔与脑蛛网膜下腔相通。也正由于其相通的特性,肿瘤、感染灶、出血等病变极易沿着脑脊液播散、种植,其中最为常见的是肿瘤弥漫性种植和感染性病变弥漫性播散。硬脊膜动静脉瘘(spinal dural arteriovenous fistulas, SDAVFs)为脊髓最常见的血管畸形,是沿着脊髓硬膜的一种获得性动静脉分流,分流部位常位于根静脉经硬脊膜通路,靠近椎间孔的神经根,供血动脉通过瘘口直接进入脊髓静脉引流系统,由此产生的静脉高压和充血导致患者出现脊髓症。

【征象描述】

肿瘤弥漫性种植多为脑内肿瘤通过脑脊液间隙种植,常见的脑内原发性肿瘤包括胶质母细胞瘤、髓母细胞瘤、生殖细胞瘤及室管膜瘤等,少数原发灶为全身性肿瘤(如肺癌、乳腺癌等)或血液系统肿瘤(淋巴瘤、白血病等),通常表现为硬膜下,多为软脊膜处,弥漫分布结节、肿块,部分可合并坏死、囊变,有占位效应,增强后可见明显强化;少数可仅表现为软脊膜弥漫性光滑性增厚、强化。

感染性病变弥漫性播散多继发于感染性脊膜炎,脊膜炎多表现为脊膜弥漫性增厚,常伴有硬膜下积脓或硬膜外脓肿,部分严重病例可继发脊髓空洞、脊髓变性软化;部分周围神经病也可表现为髓外硬膜下弥漫性病变,以多发性神经根神经病常见,包括吉兰-巴雷综合征、艾滋病相关巨细胞病毒性多发性神经根神经病、慢性炎性脱髓鞘性多发性神经根神经病(chronic inflammatory demyelinating polyneuropathy, CIDP)等,则多表现为神经根弥漫性强化,而脊髓未见受累。

肥厚性硬脊膜炎(hypertrophic spinal pachymeningitis, HSP)是一种以硬脊膜增厚和炎症性纤维化为特征的罕见疾病,影像学表现为硬脊膜弥漫性广泛性均匀性或结节状增厚、强化,伴椎管狭窄、脊髓及神经根受压。脊髓结节病是结节病的罕见类型,可表现为脊膜线样及多发结节状增厚,增强后明显强化。硬脊膜动静脉瘘通常表现为髓外硬膜下沿椎管广泛分布的迂曲增粗血管团影,少数可继发蛛网膜下腔出血。

1. DSA表现　作为诊断硬脊膜动静脉瘘的"金标准",全脊髓血管造影不仅可以精确显示所涉及的血管,亦可见准确定位瘘口所在位置,造影可见迂曲增粗的引流静脉沿脊髓走行。

2. CT表现　髓外硬膜下弥漫性病变部分在CT上诊断困难,较大病变可呈现明显占位效应,多呈等或稍高密度。肿瘤弥漫性种植CT上可见椎管内多发软组织密度结节,可伴有脊髓受压,增强后多呈较明显强化;感染性病变弥漫性播散CT上诊断困难,硬膜外脓肿、硬膜下积脓可有提示作用,可伴有脊髓增粗、密度减低,部分伴有脊髓变性、软化或脊髓空洞,增强后病变处多强化不均匀,硬膜外脓肿可呈环形强化。多发性神经根神经病在平扫CT上诊断困难,偶见脊髓旁多发稍等或稍高密度小结节,边界清晰,增强后可见强化;肥厚性硬脊膜炎CT平扫可见椎管内背侧或腹侧可见条片状或结节状稍等或稍高密度灶,增强后不强化或中度以上均匀强化;脊髓结节病在CT上诊断困难,增强后偶见髓外硬膜下线样及多发结节状强化灶。硬脊膜动静脉瘘CT平扫偶见病变段脊髓局限性或弥漫性增粗,CTA可见粗大供血动脉及迂曲扩张成团的引流静脉,继发蛛网膜下腔出血时可见椎管内髓外硬膜下弥漫性条片状稍高密度灶。

3. MRI表现　肿瘤弥漫性种植、感染性病变弥漫性播散在T_1WI多呈等或稍低信号,T_2WI多呈等或稍高信号。肿瘤弥漫性种植,MRI上多表现为髓外硬膜下弥漫多发结节,部分合并软脊膜增厚,DWI呈高信号,相应ADC呈低值,增强后多明显强化,较大病变有明显占位效应,少数病变可有囊变、坏死,可伴有脊髓受压、水肿或变性(图18-2-7～图18-2-9)。感染性脊膜炎多发表现为软脊膜弥漫性增厚、强化(图18-2-10),结核、真菌感染等引起的脊膜炎可伴有弥漫多发结节,可伴有坏死、钙化,增强后可见不均匀强化;感染性脊膜炎常伴有硬膜下积脓及硬膜外脓肿,硬膜下积脓DWI表现为弥散受限,呈高信号,相应ADC呈低值;多发性神经根神经病MRI可见髓外硬膜下神经根及马尾的增粗,部分可呈结节

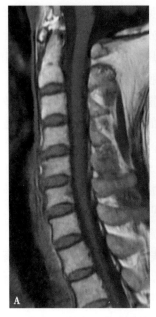
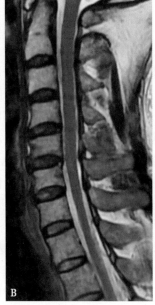
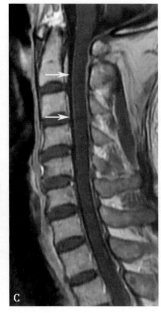

图 18-2-7 颅内髓母细胞瘤椎管内髓外硬膜下弥漫性种植 MRI 图像

A~C.（颈段）脊髓 MRI 矢状位图像，依次为 T_1WI、T_2WI 以及 T_1WI 增强（非压脂），显示软脊膜弥漫性增厚、明显强化（箭头）。

状增粗，马尾弥漫性线样强化，在 T_1WI 多呈等或稍低信号，T_2WI 多呈等或稍高信号，增强后明显强化；当仅存在前脊神经根的强化时，对吉兰 - 巴雷综合征有提示作用[4]；肥厚性硬脊膜炎以背侧或腹

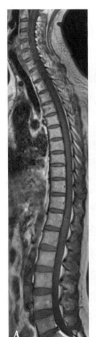
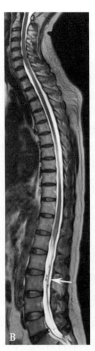
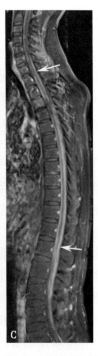

图 18-2-8 乳腺癌转移并椎管内髓外硬膜下弥漫性种植 MRI 图像

A~C.（颈胸腰段）脊髓 MRI 矢状位图像，依次为 T_1WI、T_2WI 以及 T_1WI 增强（压脂），显示髓外硬膜下多发结节（箭头）、软脊膜弥漫性增厚，增强后可见明显强化（箭头）。

侧硬膜广泛增厚为特点，增厚的硬膜呈条带状，少数呈结节状增厚，T_1WI 呈低信号或等信号，T_2WI 呈特征性低信号，增强后无强化或呈中等以上强化（图 18-2-11）；脊髓结节病增强 MRI 可见髓外硬膜下线样及多发结节状强化灶，呈"珍珠链征"，合并髓内病变的"三叉戟征"时对该病亦存在提示作用；硬脊膜动静脉瘘可见髓外硬膜下弥漫迂曲的流空血管，常伴脊髓局限性或弥漫性增粗、水肿，呈 T_1WI 低信号、T_2WI 高信号，MRA 亦可见迂曲扩张成团的引流静脉（图 18-2-12），表现与 CTA 相似，继发蛛网膜下腔出血时可见椎管内条片状 T_1WI 高信号、T_2WI 低信号。

【相关疾病】

髓外硬膜下弥漫性病变的种类较多，包括肿瘤弥漫性种植、感染性病变、周围神经病变及其他等，详见表 18-2-3。

【分析思路】

髓外硬膜下弥漫性病变分析思路如下：

第一，病变的检出。病变较大时或有伴发征象时影像学容易检出，但病变较小时 CT 或 MRI 平扫很可能遗漏病变，需进行对比剂增强扫描；因此，在髓外硬膜下弥漫性病变的 CT 或 MRI 检查时，建议行对比剂增强扫描，可明显提高病变的检出率。

第二，病变的定位。髓外硬膜下病变位于鞘膜囊内，明显占位效应（脊髓受压）和病变周围"脑脊

液环"或"脑脊液裂"可作为提示征象。

第三,病变的定性。

1. 主体病灶 髓外硬膜下弥漫性病变多以髓外硬膜下弥漫多发结节或脊膜增厚为主要影像学表现,肿瘤弥漫性种植多以弥漫多发结节为主要影像学表现,部分伴有脊膜、马尾弥漫性增厚及强化,而感染性病变多以脊膜弥漫性增厚为主要影像学表现,其中真菌及结核感染可合并多发结节及钙化;周围神经病变以多发神经根及马尾弥漫性增粗、强化为主要影像学表现;肥厚性硬脑膜炎以背侧或腹侧硬膜广泛增厚为特点;脊髓结节病可见髓外硬膜下线样及多发结节状强化灶,呈"珍珠链征";硬脊膜动静脉瘘直接征象则是髓外硬膜下弥漫迂曲的流空血管。

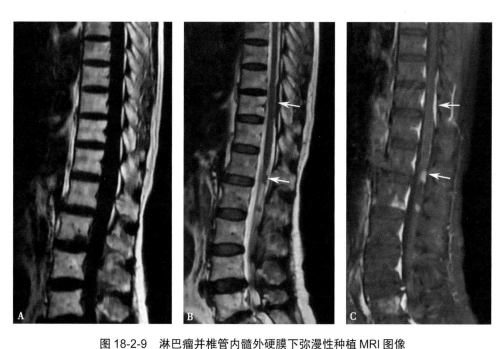

图 18-2-9 淋巴瘤并椎管内髓外硬膜下弥漫性种植 MRI 图像
A~C.(腰段)脊髓 MRI 矢状位图像,依次为 T_1WI、T_2WI 以及 T_1WI 增强(压脂),显示髓外硬膜下多发结节、软脊膜弥漫性增厚,增强后可见明显强化(箭头)。

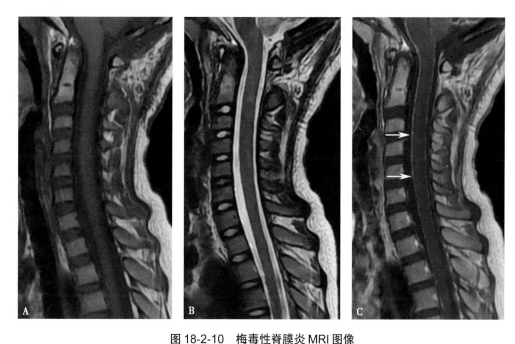

图 18-2-10 梅毒性脊膜炎 MRI 图像
A~C.(颈段)脊髓 MRI 矢状位图像,依次为 T_1WI、T_2WI 以及 T_1WI 增强(非压脂),显示软脊膜弥漫性增厚、强化(箭头)。

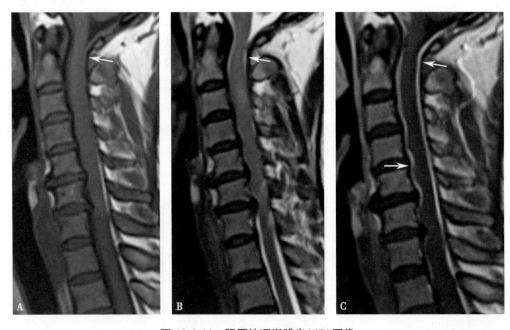

图 18-2-11 肥厚性硬脊膜炎 MRI 图像

A～C.（颈段）脊髓 MRI 矢状位图像，依次为 T_1WI、T_2WI 以及 T_1WI 增强（非压脂），显示腹侧及背侧硬脊膜弥漫性增厚、强化（箭头）。

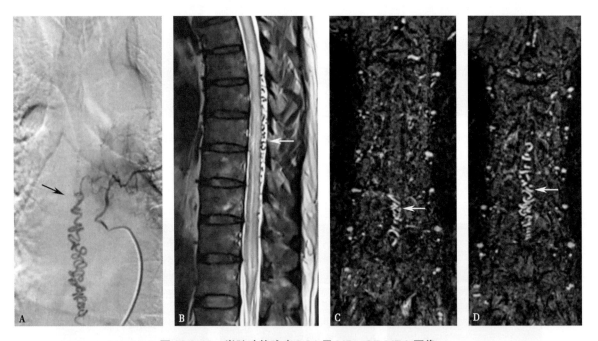

图 18-2-12 脊髓动静脉瘘 DSA 及 MRI、CE-MRA 图像

A. 脊髓血管 DSA（正位）图像，造影可见迂曲增粗的引流静脉沿脊髓投影区走形；B.（胸段）脊髓 MRI 矢状位 T_2WI 图像，显示背侧髓外硬膜下间隙可见弥漫迂曲增粗血管流空影（箭头），伴相应节段脊髓增粗、水肿；C、D.（胸段）脊髓对比增强磁共振血管成像（contrast-enhanced MR angiography, CE-MRA）冠状位图像，显示髓外硬膜下迂曲增粗血管团（箭头）。

表 18-2-3 髓外硬膜下弥漫性病变

肿瘤弥漫性种植	感染性病变	周围神经病变	其他
颅内肿瘤播散	感染性脊膜炎（细菌性、结核性、病毒性及真菌性）	吉兰 - 巴雷综合征	肥厚性硬脊膜炎
全身性肿瘤播散（肺癌、乳腺癌等）		巨细胞病毒性多发性神经根神经病	脊髓结节病
血液系统肿瘤（淋巴瘤、白血病等）		其他类型多发性神经根神经病等	硬脊膜动静脉瘘

2. **伴随征象** 观察脊髓、椎体以及周围软组织有无其他异常的影像学改变，有助于提升诊断及鉴别诊断的准确性；肿瘤弥漫性种植有原发恶性肿瘤病史，其中全身性恶性肿瘤转移可伴有脊柱椎体转移；感染性病变常伴有硬膜下积脓或硬膜外脓肿，可伴有脊髓水肿、变性及软化；脊髓结节病中常出现脊髓的异常信号灶，"三叉戟征"对该病存在提示作用；硬脊膜动静脉瘘常伴有脊髓弥漫性增粗、水肿。

3. **其他资料** 结合患者的临床病史、临床症状及体征、诊疗经过、实验室检查、多次影像学检查前后对比结果等临床资料，可缩小鉴别诊断范围。肿瘤弥漫性种植有恶性肿瘤病史，肝、肺、骨等部位亦可出现转移瘤，实验室检查中肿瘤指标升高；感染性病变多有寒战、高热等临床表现，伴或不伴有降钙素原、C反应蛋白等感染性指标升高，结核感染时可出现结核中毒症状及结核相关实验室检查阳性

（如结核菌素实验等），脑脊液检查对感染性病变的诊断也有重要作用；患者有前驱感染史，临床表现为急性对称性弛缓性肢体瘫痪，实验室检查出现蛋白细胞分离现象，则高度提示吉兰-巴雷综合征；巨细胞病毒性多发性神经根神经病多继发于HIV感染；肥厚性硬脊膜炎可出现血清IgG4水平升高；当存在其他部分结节病病史时，髓外硬膜下弥漫性病变应考虑有脊髓结节病的可能。

【疾病鉴别】

在诊断髓外硬膜下弥漫性病变时需结合多种影像学特征、临床信息及实验室检查进行诊断和鉴别诊断。

1. 基于临床信息的鉴别诊断流程图见图18-2-13。

2. 髓外硬膜下弥漫性病变的主要鉴别诊断要点见表18-2-4。

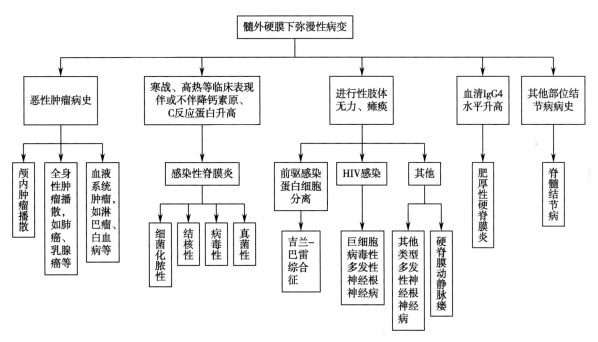

图 18-2-13 髓外硬膜下弥漫性病变鉴别诊断流程图

表 18-2-4 髓外硬膜下弥漫性病变的主要鉴别诊断要点

疾病	典型影像特征	鉴别要点	主要伴随征象
肿瘤弥漫性种植	弥漫多发结节，部分合并软脊膜增厚，DWI弥散受限，增强后明显强化	恶性肿瘤病史	其他部位原发肿瘤，可伴有脊柱椎体、肝、肺等部位转移瘤
感染性脊膜炎	软脊膜弥漫性增厚、强化	寒战、高热等临床表现，感染性指标升高	可伴有硬膜下积脓，硬膜外脓肿
多发性神经根神经病	多发神经根及马尾弥漫性增粗、强化	进行性肢体无力、瘫痪，有前驱感染史	
肥厚性硬脊膜炎	背侧或腹侧硬膜广泛增厚，T_1WI呈低或等信号，T_2WI呈特征性低信号	可出现血清IgG4水平升高	可伴有肥厚性硬脑膜炎

续表

疾病	典型影像特征	鉴别要点	主要伴随征象
脊髓结节病	髓外硬膜下线样及多发结节状强化灶，呈"珍珠链征"	多有其他部位结节病病史，髓外硬膜下"珍珠链征"及脊髓"三叉戟"征对诊断有提示作用	多伴有脊髓异常信号灶呈"三叉戟征"
硬脊膜动静脉瘘	髓外硬膜下弥漫迂曲的血管，MRI 呈 T_1WI 低信号、T_2WI 高信号，CTA/MRA 亦可见迂曲扩张成团的引流静脉，DSA 为诊断"金标准"	起病隐匿，进行性肢体无力、瘫痪	多伴脊髓局限性或弥漫性增粗、水肿

三、特殊征象

以硬膜尾征为例。

【定义】

硬膜尾征（dural tail sign）是指肿瘤旁硬膜局限性增厚，CT 或 MRI 增强后呈"鼠尾状"强化，并与瘤体紧密相连。

【病理基础】

硬脊膜相当于硬脑膜的内层，内外面都覆盖有单层扁平细胞，与椎骨骨膜间有狭窄的硬脊膜外腔，腔内充满富含脂肪的疏松结缔组织和静脉丛。硬脊膜与脊蛛网膜间是狭窄的硬膜下腔。硬脊膜在枕大孔处与椎骨骨膜融合，移行于硬脑膜。

硬膜尾征可以是硬脊膜出现的反应性增生，也可以为肿瘤浸润所致。目前大多认为硬膜尾征可能是肿瘤浸润和富血管肿瘤周围炎症反应共同作用的结果。脊膜瘤主要起源于蛛网膜间质和细胞或者为硬脊膜的纤维细胞，胸段脊膜瘤常位于脊髓背侧，颈段及枕大孔附近脊膜瘤常位于脊髓腹侧。神经源性肿瘤包括神经鞘瘤及神经纤维瘤，神经鞘瘤起源于施万细胞，神经纤维瘤起源于周围神经鞘结缔组织，由施万细胞及成纤维细胞组成，伴有周围神经细胞、轴突和肥大细胞嵌入细胞外基质。转移瘤可累及硬脊膜、软脊膜或两者同时受累，硬膜尾征少见。结核杆菌经血型播散至脊髓或硬脊膜形成肉芽肿。

【征象描述】

1. CT 平扫硬膜尾征呈等密度，增强扫描呈显著强化，类似"鼠尾状"改变（图 18-2-14）；CT 软组织分辨率较低及邻近高密度骨质的影响，病灶较小时容易漏诊。

2. MRI 显示病灶较 CT 优越，T_1WI、T_2WI 病灶呈等信号，增强扫描呈显著均质强化，呈"鼠尾状"（图 18-2-15）。

【相关疾病】

硬膜尾征是诊断脊膜瘤的重要征象，需要与神

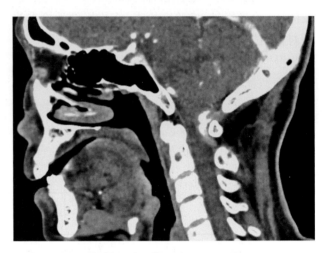

图 18-2-14 硬膜尾征 CT 征象

经鞘瘤、神经纤维瘤、转移瘤及非肿瘤性病变进行鉴别（表 18-2-5）。

表 18-2-5 硬膜尾征相关疾病

原发性肿瘤	转移性肿瘤	非肿瘤性病变
脊膜瘤	肺癌、乳腺癌等转移	化脓性炎症
神经鞘瘤	……	结核
神经纤维瘤	……	……

【分析思路】

第一，从图像中识别硬膜尾征，MRI 相对 CT 具有明显的优势，但病变较小时容易漏诊。

第二，重点观察肿瘤的位置、形状、大小、信号、密度及与周围结构的关系。髓外硬膜下占位通常表现为脊髓受压移位，邻近蛛网膜下腔增宽，对侧蛛网膜下腔变窄。脊膜瘤密度或信号均匀，边界清楚，形态规则，呈椭圆形改变，宽基底与邻近脊膜相连，增强扫描显著均质强化。神经鞘瘤多位于椎管后外侧，边界清晰，易发生囊变，密度或信号不均匀，增强扫描不均匀明显强化，可向椎间孔生长呈哑铃状改变。神经纤维瘤密度或信号较均匀，边界清晰，T_2WI 信号较高，较少发生囊变，增强扫描轻中度强化。转移

瘤密度或信号不均匀,边界不清,与邻近结构分界不清,呈侵袭性改变,容易发生囊变坏死出血等。化脓性炎症及结核病灶边界不清,常呈弥漫性改变。

第三,结合患者的临床病史、临床症状、诊疗经过、多次影像学检查前后对比结果及脊膜尾征出现的情况等临床资料,可缩小鉴别诊断范围。如有原发恶性肿瘤病史,椎管内病灶边界不清,形态不规则,强化不均匀,应首先考虑转移瘤。脊膜瘤一般

好发于40~60岁,女性多见,形态规则,边界清晰。

【疾病鉴别】

硬膜尾征是一个特殊征象,不代表某种疾病,对于疾病的诊断需要结合临床病史及实验室检查等临床资料。

1. 基于临床信息的鉴别诊断流程图见图18-2-16。

2. 硬脑膜局限性病变的主要鉴别诊断要点见表18-2-6。

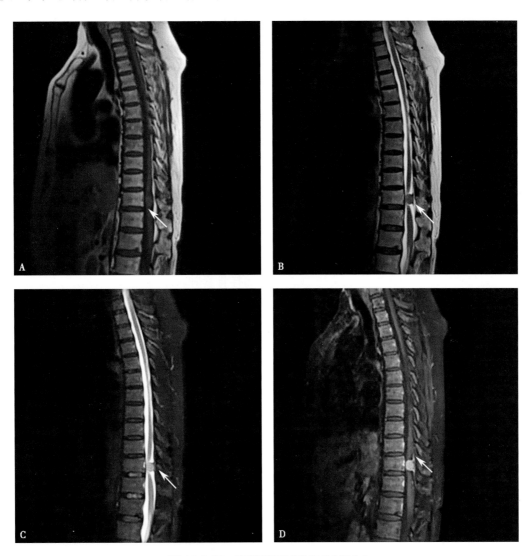

图 18-2-15　硬膜尾征 MRI 征象(箭头)

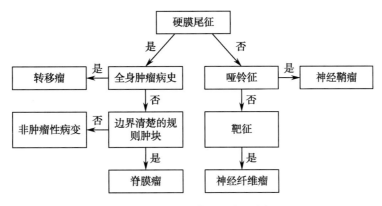

图 18-2-16　硬膜尾征鉴别诊断

表 18-2-6 硬膜尾征在几种常见病变的主要鉴别诊断要点

疾病	硬膜尾征	鉴别要点
脊膜瘤	典型	呈宽基底，边界清晰，可见钙化沿硬脊膜分布
神经鞘瘤	无	常见囊变、坏死，可见"哑铃状"改变
神经纤维瘤	无	20～30 岁常见，T_2WI 呈"靶征"改变，增强肿瘤中央明显强化，外周无强化
转移瘤	少见	全身肿瘤病史
非肿瘤性病变	可见	结合全身其他病变及实验室检查

（廖伟华）

第三节 硬膜外病变

一、局灶性病变

【定义】

脊柱硬膜外区影像学显示局限性异常密度或信号。

【病理基础】

在枕骨大孔周围的颅底，硬脑膜的双层结构融合延续形成硬脊膜，在椎管内形成一个硬膜囊管，其上端连接到枕骨大孔的边缘和第二和第三颈椎体的后表面，还通过纤维带连接到后纵韧带，特别是朝向椎管的尾端。硬膜囊管在第二骶椎的下缘变窄，被包埋在细的脊髓终丝上，下降到尾骨后部，并与骨膜融合。硬脑膜腹侧由密集的硬脑膜神经丛（由脊神经的脊膜支、也称窦椎神经形成）、后纵韧带的神经丛和根动脉的血管周围丛分布。这些成分还支配椎间盘后部纤维环和神经根的硬膜鞘。硬脑膜背侧神经分布较少，故腰椎穿刺时经后部穿过硬脑膜通常不会引起疼痛。临床常见的腰痛和疼痛综合征中，硬脊膜的感觉神经支是疼痛的可能来源之一。脊柱硬膜外间隙是指脊柱和硬脊膜之间的间隙，它包含椎体、椎间盘、韧带、关节囊及椎管内硬膜外间隙内的脂肪、脊神经、小动脉、静脉丛和淋巴管，并通过椎间孔与椎旁间隙直接连通。

【征象描述】

脊柱硬膜外区常见的局限性病变（小于两个椎体范围）包括脊柱退行性病变、原发或转移性肿瘤、感染性病变、炎性肉芽肿性病变、血肿等。椎间盘突出 / 脱出、黄韧带或后纵韧带肥厚钙化、小关节滑膜囊肿等脊柱退行性变的诊断根据病灶部位、形态特点较易诊断。而肿瘤、脓肿或血肿常表现为实性软组织肿块，增强扫描多伴有明显强化，脓肿及血肿吸收期则表现为边缘强化为主，肿瘤及感染常伴有椎体或附件骨质破坏。

1. **CT 表现** 硬膜外局限性病变的 CT 表现根据病变病理特性不同而不同。实性病灶可表现为硬脊膜外稍低、等或稍高密度肿块，如病变内坏死、囊变呈低密度，出血、钙化呈高密度；如含气或脂肪成分则呈极低密度，增强扫描大多病变可见强化，肿瘤可见明显均匀或不均匀强化，脓肿及肿瘤合并坏死可表现为环形强化，部分病变可出现脊膜尾征，脱出的髓核亦可因椎间盘破损部位炎性反应出现边缘强化；骨窗可显示病变邻近锥体或附件溶骨性骨质破坏，以及成骨性改变或反应性增生，分别呈低密度以及高密度改变。椎体血管瘤是最常见的脊柱硬膜外良性肿瘤性病变，具有特征性"胡椒盐征""栅栏征"等 CT 征象，成簇分布的细点状、环形钙化灶提示软骨源性肿瘤，巨细胞瘤可见边界清晰的"皂泡样"骨质破坏，存在液 - 液平面的囊性灶提示动脉瘤样骨囊肿。

2. **MRI 表现** MRI 对软组织病变解剖分辨率更高，因此，MRI 在明确病灶累及范围及硬膜、病变区血管、神经脊髓等受累情况等方面明显优于 CT。硬膜外局限性病变的共同特征是硬膜外脂肪消失、硬膜囊向内受压变形；病灶充满硬膜外椎体脊膜韧带两侧，可见特征性的"垂帘征"（draped curtain sign），见图 18-3-1。实性病变 T_1WI 呈等或稍低信号，T_2WI 呈等或稍高信号，钙化或纤维性病变呈稍低信号，DWI 常呈稍高或高信号；硬膜外常见含脂

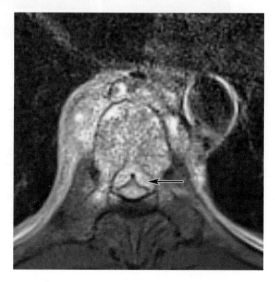

图 18-3-1 硬膜外病变常见的垂帘征（箭头）

病变如椎体血管瘤、纤维发育不良、许莫氏结节、脂肪瘤、脂肪血管瘤等，T_1WI 及 T_2WI 均呈高信号，压脂呈低信号；增强扫描通常呈明显均匀强化（图 18-3-2～图 18-3-4），部分病变可见脊膜尾征；坏死、囊变通常呈 T_1WI 低信号、T_2WI 高信号。根据出血的时期不同，血肿的 T_1WI 及 T_2WI 信号表现不同：超急性期呈 T_1WI、T_2WI 均呈等信号；急性期信号开始减低；亚急性早期，T_1WI 呈高信号、T_2WI 呈低信号；亚急性晚期，T_1WI、T_2WI 均呈高信号；至慢性期则 T_1WI、T_2WI 均呈低信号。骨质结构病变、如骨皮质及骨小梁等微细结构损伤 CT 诊断较 MRI 更敏感。

【相关疾病】

脊柱硬膜外局限性病变的种类较多，包括原发良性肿瘤、恶性肿瘤、转移瘤、椎间盘病变，感染性病变、血肿等，详见表 18-3-1。

表 18-3-1 脊柱硬膜外局限性病变

退行性病变	肿瘤性病变	感染/炎性	其他
椎间盘突出、髓核脱出	椎体血管瘤	硬膜外细菌性脓肿	血肿
韧带骨化/钙化	转移瘤	结核冷脓肿	术后包裹积液
滑膜囊肿	骨源性肿瘤	特发性或 IgG4 相关性硬脊膜炎	
	神经源性肿瘤		
	血液系统肿瘤		

【分析思路】

硬膜外局限性病变分析思路如下：

第一，椎管硬膜外局限性病变的定位诊断。主要来源于脊柱的病变容易进行准确定位；但病变主要位于椎管内时，由于硬脑膜和蛛网膜距离很近，仅在 MR 上可见、T_1WI 及 T_2WI 表现为硬膜囊表面的线样低信号影，则需仔细判断。病变较大时影像学容易检出，但与硬膜囊关系容易混淆；病变较小时 CT 或 MRI 平扫很可能遗漏病变。因此，在硬膜外局限性病变的 CT 或 MRI 检查时，建议行对比剂增强扫描，可明显提高病变的检出率。硬膜外脂肪消失、硬膜囊向内受压变形是硬膜外病变的诊断特征。

第二，椎管硬膜外病变的解剖分布有助于判断病变来源。椎管前部的等/短 T_2 结节如与椎间盘联系密切，提示椎间盘突出或髓核脱出，椎管两侧近神经孔区的局灶性病变提示来源于神经病变，如神经纤维瘤/鞘瘤、神经根袖囊肿等，椎管后部则可能与韧带及小关节滑囊联系更密切。硬膜外脓肿以椎管后部及双侧分布常见。

脊柱脊髓硬膜外局限性病变发生的途径包括直接扩散、血行传播、脑脊液传播及淋巴传播；直接扩散是硬膜外局限性病变的主要致病途径。前纵韧带、椎间盘及椎管内硬膜对抗肿瘤穿透的屏障效果较后纵韧带更强，具有的穿通血管更少，因此，肿瘤通过后纵韧带直接延伸到硬膜外间隙的可能性更大。这些结构的解剖特点有助于对椎体单发病变进行诊断，如椎间盘感染及相邻椎体骨髓炎的病变中心常位于椎间盘间隙水平，而椎体肿瘤（转移瘤）的病变中心多为椎体，椎间盘间隙往往未见受累。

第三，椎管硬膜外病变的影像特点有助于做出准确的定性诊断。单发病灶边界清晰提示良性病变可能性大，如椎间盘脱出的髓核、韧带钙化及良性肿瘤，单纯无强化囊性病灶应考虑滑膜或韧带囊肿可能，病灶边界不清、强化明显则可能为肿瘤、感染

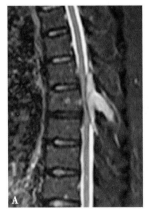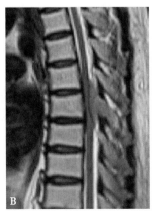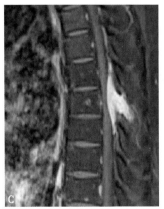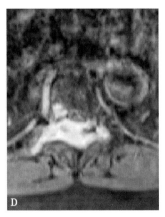

图 18-3-2 胸椎淋巴瘤 MRI 图像

A～D. 胸椎 MRI 图像，依次为矢状位 STIR、矢状位 T_2WI、矢状位 T_1WI 增强及轴位 T_1WI 增强图像，显示胸椎 T_7 椎体后部、附件及硬膜外异常信号并均匀强化。

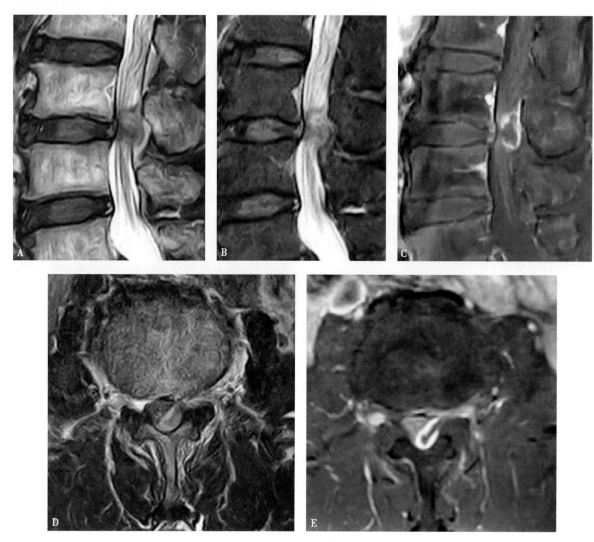

图 18-3-3　腰椎间盘突出并髓核脱出 MRI 图像

A～E. 腰椎 MRI 图像，依次为矢状位 T_2WI、矢状位 STIR、矢状位 T_1WI 增强、轴位 T_2WI 及轴位 T_1WI 增强图像，显示 $L_{3/4}$ 水平椎间盘向左后方突出，其后缘间小片状长 T_2 信号，增强扫描可见强化；椎管左后方硬膜外间隙结节状等信号，增强扫描可见环形强化，病灶与突出的椎间盘后缘联系密切。

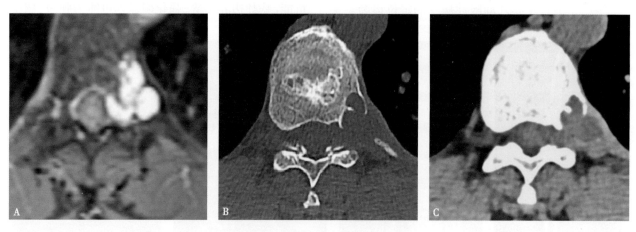

图 18-3-4　神经鞘瘤 MRI 及 CT 图像。

A～C. 胸椎 MRI 及 CT 图像，依次为轴位 T_1WI 增强、轴位 CT 骨窗及 MR 软组织窗图像，显示胸椎 $T_{10～11}$ 水平左侧椎间孔 - 硬膜外区均匀强化之分叶状占位，邻近椎体骨质吸收。

或炎性病变,病灶成分复杂、合并出血、囊变、钙化等提示肿瘤病变可能,环形强化灶提示脓肿形成、血肿吸收期改变。同时观察周围椎体、神经根及脊髓其他部位有无影像学异常,有助于提升诊断及鉴别诊断的准确性。

第四,结合患者的临床病史、临床症状及体征、诊疗经过、实验室检查、多次影像学检查前后对比结果等临床资料,可缩小鉴别诊断范围。如肿瘤通常较规则,缓慢生长,症状发生隐匿;转移瘤可无症状或渐进性起病,如合并肿瘤破裂出血等可急性起病,病变形态通常不规则,病变呈不均匀强化,常多

发并伴有椎体骨质破坏,部分患者存在原发肿瘤病史;感染性病变常表现发热、疼痛等症状,可合并手术史或糖尿病史;炎性增生性病变实验室检查可出现血沉增高、IgG4等相关抗体阳性等;血肿常存在外伤或手术中。

【疾病鉴别】

在诊断硬脑膜局限性病变时需结合多种影像学特征、临床信息及实验室检查进行诊断和鉴别诊断。

1. 基于临床信息的鉴别诊断流程图见图18-3-5。

2. 硬脑膜弥漫性病变的主要鉴别诊断要点见表18-3-2。

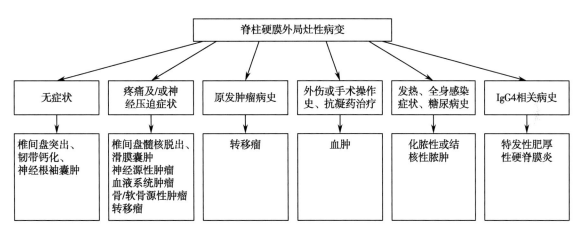

图18-3-5 硬脊膜局限性病变鉴别诊断流程图

表18-3-2 脊柱硬膜外局限性病变的主要鉴别诊断要点

疾病	典型影像特征	临床特点	主要伴随征象
椎间盘病变	椎管前部与椎间盘联系密切的低信号结节,脱出的髓核可位于椎管双侧、偏后部	中老年人常见,急性发生或慢性进行性加重的颈部、腰腿部疼痛,肢体麻木、乏力	脊柱退行性变改变,如椎体骨质增生、骨赘生成,终板炎,椎间盘变性等改变,髓核脱出时病变椎间盘后部见破损征象
椎体血管瘤	CT显示椎体内边界清晰的骨质密度减低,其内可见重构的粗大骨小梁,呈栅栏征、波点征,骨皮质常完整;由于病灶内常存在脂肪成分,MRI显示T_1WI、T_2WI呈高信号,压脂信号减低,边缘清晰,增强扫描可见强化明显	最常见的硬膜外良性病变,常无症状,如为侵袭性血管瘤则可能引起疼痛、神经压迫症状的等	病灶多含有脂肪成分,且脂肪含量越多,病灶越稳定;如脂肪含量少,MRI显示T_1WI信号减低,病灶向后部附件侵袭、邻近骨皮质破坏,则可能为侵袭性血管瘤
血液系统病变	浆细胞瘤可仅累及单个椎体CT显示椎体见溶骨性骨质破坏,密度减低。MRI示椎体内T_1WI低信号、T_2WI高信号灶,增强扫描明显均匀强化。嗜酸性肉芽肿则多仅累及椎体,呈部分或全部椎体塌陷变扁,而溶骨性病灶缺如	脊柱单发的浆细胞瘤少见,仅占浆细胞瘤患者的3%~7%,多为60岁以上老年人。嗜酸性肉芽肿则主要见于30岁以下人群,发病高峰为5~10岁;虽然椎体病变常见,神经系统症状少见	浆细胞瘤病灶可见椎体大部或全部受累、常见病理性骨折或椎体塌陷,常向后部椎弓根延伸;可见特征性"迷你脑"征。嗜酸性肉芽肿不累及后部附件及椎间盘
骨源性肿瘤	各种骨源性肿瘤可见不同程度骨质破坏,良性肿瘤边界清晰,而恶性或侵袭性肿瘤边界模糊,过渡带较宽;部分肿瘤如骨岛、骨样骨瘤、成骨细胞瘤可见成骨样改变	骨源性肿瘤包括多种良、恶性肿瘤,骨肉瘤是脊柱第二常见的原发性恶性肿瘤	肿瘤骨基质形成提示骨源性肿瘤,CT对肿瘤骨的显示较好

疾病	典型影像特征	临床特点	主要伴随征象
软骨源性肿瘤	软骨源性肿瘤在平片和CT上常见斑点状或不规则高密度钙化灶；在MR中表现T_1WI及T_2WI低信号，由于透明软骨的高含水量，在T_2WI和STIR呈高信号	骨软骨瘤常无症状，增大或伴疼痛症状的内生性软骨瘤、骨软骨瘤可发生肉瘤样变	骨软骨瘤软骨帽大于1.5cm提示恶变；部分软骨肉瘤呈与良性软骨源性肿瘤难以鉴别
脊索瘤	发生于中线脊索残留区的膨胀性骨质破坏，以骶椎、颅底常见	以中老年人常见、儿童罕见；是脊柱最常见的非血液系统原发恶性肿瘤	常见与骨质破坏不成比例的较大的软组织肿块，常合并瘤内钙化
转移瘤	硬膜外见软组织肿块向椎管内突出，增强扫描可见强化，可有硬膜受累强化	好发于中老年人，多有原发肿瘤病灶	病变常为多发、伴有椎体及/或附件的溶骨性骨质破坏；单发以转移瘤起病少见
神经源性肿瘤	脊神经区实性/囊实性肿块，T_2多为高信号，强化特点不一，可表现为均匀、不均匀明显强化，或病灶边缘轻度强化	由于病灶与脊神经关系密切，常表现为疼痛及神经根受累症状，神经鞘瘤是最常见的神经源性肿瘤，常为单发；神经纤维瘤常为多发，也可见单发，均与神经纤维瘤病相关	不足半数神经源性肿瘤为硬膜外病灶，但跨椎间孔的"哑铃征"是神经源性肿瘤的特异性征象
血肿	根据血肿发生时期不同影像表现不同，急性期CT呈高密度，亚急性期及慢性期CT呈等或稍低密度；MR信号表现较为复杂	常伴创伤/手术史、抗凝治疗或凝血功能异常有助于诊断	外伤常合并椎体或附件骨折、骨髓水肿；手术则常可见术区骨性结构缺如、内固定影

二、弥漫性病变

【定义】

脊柱硬膜外部位影像学显示弥漫性异常密度或信号。

【病理基础】

脊柱硬膜外间隙是指骨椎管和硬脊膜之间的间隙，它包含硬膜外脂肪、脊神经、小动脉、静脉丛和淋巴管，并通过椎间孔与椎旁间隙直接连通。正常情况下这一间隙较窄，影像学上难以分辨，但是在感染、肿瘤等病变发生时，肿瘤、脓肿及积血、积液可沿硬脊膜及硬膜外间隙在椎管内直接蔓延、种植。血源性扩散是恶性肿瘤向脊柱转移的主要途径。Batson静脉丛是平行于脊柱的纵向无瓣静脉网络，虽然位于胸腹腔外，但是可与胸腹腔内多个静脉系统相通，包括腔静脉、门静脉、奇静脉、肋间静脉、肺静脉、肾静脉和脊柱静脉。Batson静脉丛的流动方向随胸腔内和腹腔内压力变化可发生变化，因此，不同部位的肿瘤均可能沿Batson静脉丛发生脊柱转移，而不涉及肺或肝。如前列腺癌细胞可以通过Batson静脉丛转移至椎体，而不累及腔静脉。乳腺癌也可通过奇静脉-Batson静脉丛转移至椎体。而门静脉系统经Batson静脉丛的分流量仅占5%～10%，因此原发性胃肠道肿瘤脊柱转移的发生率相对较低。

【征象描述】

常见的脊膜外弥漫性病变包括肿瘤性和非肿瘤性病变，常见的肿瘤包括转移瘤和血液系统肿瘤，如淋巴瘤、多发性骨髓瘤、白血病等，而常见的非肿瘤性病变包括硬膜外脂肪增生、感染性病变、非特异性肥厚性硬脊膜炎、自发性低颅压等。肿瘤、脓肿或血肿常表现为实性软组织肿块，增强扫描多伴有明显强化，脓肿及血肿吸收期则表现为边缘强化为主，肿瘤及感染常伴有椎体或附件骨质破坏。

1. CT表现 硬膜外弥漫性病变的CT表现根据病变病理特性不同而不同。实性病灶可表现为硬脊膜外弥漫性或多发的等或稍高密度肿块，如病变内坏死、囊变呈低密度，出血、钙化呈高密度；增强扫描大多病变呈明显均匀、不均匀或环形强化；骨窗可显示病变邻近锥体或附件反应性吸收，椎间孔扩大等。

2. MRI表现 软组织病变在MRI上的解剖分辨率更高，病变对椎管内硬膜囊结构及周围软组织的显示优于CT；硬膜外弥漫性实性病变T_1WI呈等或稍低信号，T_2WI呈等或稍高信号，有些病变呈稍低信号，DWI常呈稍高或高信号；增强扫描通常呈明显均匀强化（图18-3-6），部分病变可见脊膜尾征；坏死、囊变通常呈T_1WI低信号、T_2WI高信号（图18-3-7），出血通常在T_1WI、T_2WI均呈高信号，SWI呈低信号；血管畸形常出现低信号流空改变，脊髓血管 MRA 成像可见迂曲血管影,增强扫描可见强化;硬膜外脂肪沉积及血管脂肪瘤可见脂肪信号,T_1WI 及 T_2WI 均呈高信号,压脂呈低信号(图 18-3-8)。

【相关疾病】

常见硬膜外弥漫性病变的种类较多,以原发或转移性肿瘤、脓肿、退行性变、脂肪沉积等常见,其他还包括代谢性病变、炎性病变、血管畸形、神经纤维瘤病、遗传性周围神经病等,详见表 18-3-3。

【分析思路】

硬膜外弥漫性病变分析思路如下:

第一,硬膜外弥漫性病变的定位诊断。由于椎管及硬膜外间隙狭窄,CT 及 MRI 平扫对椎管内弥漫病变位于硬膜外或硬膜下的定位有时较难,加行对比剂增强扫描,可明显提高病变的检出率及定位准确性。

表 18-3-3　脊柱硬膜外间隙弥漫性病变

肿瘤性病变	感染/炎性	血管源性病变	其他
转移瘤	结核性冷脓肿	血肿/积血	硬膜外脂肪沉积
淋巴瘤	硬膜外脓肿	血管畸形	后纵韧带骨化
白血病	非特异性肥厚性硬脊膜炎(图 18-3-9)		特发性低颅压
多发性骨髓瘤			马方综合征并硬膜囊扩张

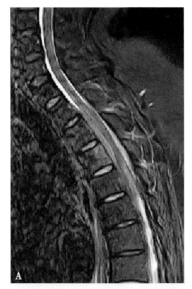
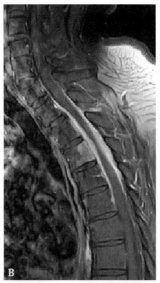
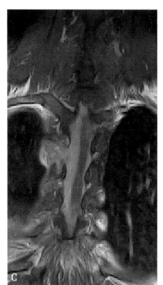
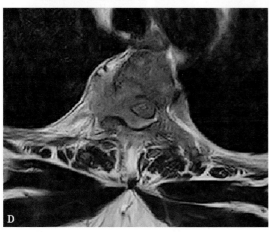
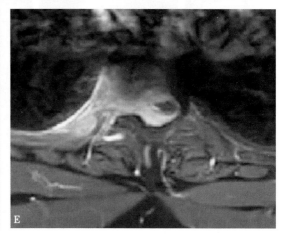

图 18-3-6　胸椎及椎管内淋巴瘤 MRI 图像

A～E. 胸椎 MRI 图像,依次为矢状位 STIR、矢状位 T_1WI 增强、冠状位 T_1WI 增强、轴位 T_2WI 及轴位 T_1WI 增强,图像显示上部胸椎 $T_{2\sim6}$ 水平椎管硬膜外弥漫性长 T_2 信号,增强扫描均匀强化,病灶占位效应明显,硬膜囊明显受压左移,可见病变累及 T_3 椎体并经右侧 $T_{3\sim4}$ 椎间孔向外延伸。

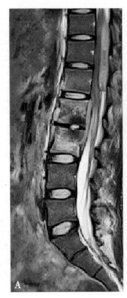
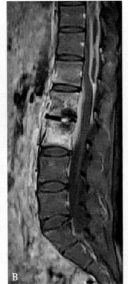
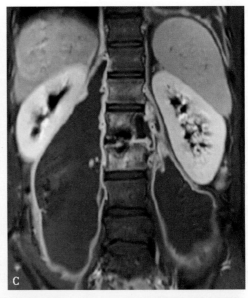

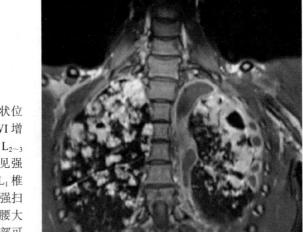

图 18-3-7 腰椎结核 MRI 图像
A～D. 胸腰椎 MRI 图像，依次为矢状位 T₂WI、矢状位 T₁WI 增强、冠状位 T₁WI 增强及冠状位胸椎增强，图像显示腰椎 L₂～₃ 椎体见混杂长 T₂ 信号，增强扫描可见强化，L₂～₃ 水平椎管前部硬膜外、T₁₁～L₁ 椎管后部硬膜外见条片状长 T₂ 信号，增强扫描可见强化，以病灶边缘为主；双侧腰大肌区见大片状环形强化脓肿；双侧肺部可见多发病灶、空洞及胸腔积液（脓）。

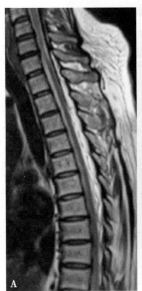
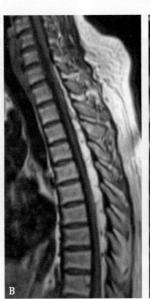
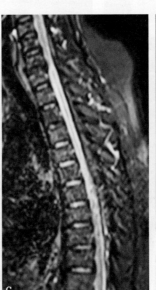
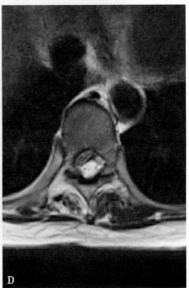

图 18-3-8 硬膜外脂肪增生 MRI 图像
图 A～D. 胸椎 MRI 图像，依次为矢状位 T₂WI、矢状位 T₁WI、矢状位 STIR 及轴位 T₂WI，图像显示胸椎椎管后部硬膜外间隙增宽，见条片状短 T₁、长 T₂ 信号，压脂序列呈低信号，轴位可见硬膜囊明显受压向右前方移位。

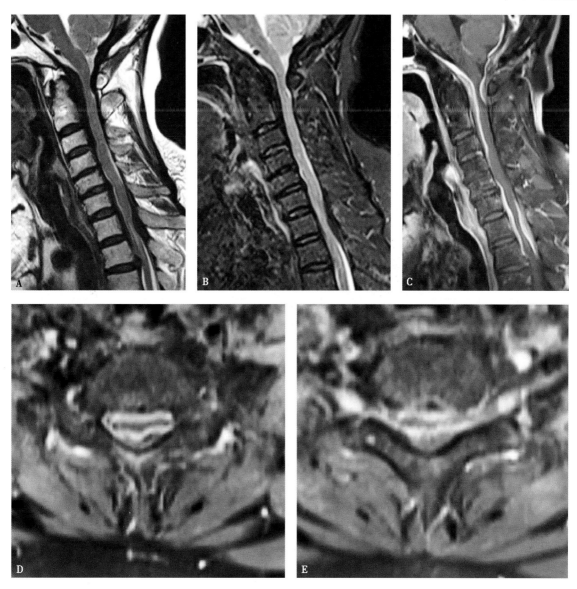

图 18-3-9 特发性肥厚性硬膜炎 MRI 图像
图 A~E. 颈椎 MRI 图像,依次为矢状位 T_2WI、矢状位 STIR、矢状位 T_1 增强、轴位 T_1WI 增强及 T_1WI 增强,图像显示头颈部硬膜弥漫增厚,增强扫描可见明显强化。

第二,椎管硬膜外弥漫性病变的影像特点有助于准确的定性诊断。硬膜外脂肪增生可见硬膜后部及骶管内脂肪灶,T_1WI 及 T_2WI 均呈高信号,压脂呈均匀低信号;淋巴瘤及多发性骨髓瘤等血液系统肿瘤及转移瘤常见不同程度椎体骨质破坏并椎旁、硬膜外软组织肿块,强化均匀,其中血液系统肿瘤对椎体骨髓浸润范围较转移瘤更明显,且转移性病变椎间盘常不受累。

第三,结合患者的临床病史、临床症状及体征、诊疗经过、实验室检查、多次影像学检查前后对比结果等临床资料,可缩小鉴别诊断范围。如肿瘤性病变常合并原发肿瘤病史,多发性骨髓瘤等血液系统疾病可见单克隆抗体蛋白增高,感染合并系统性感染症状或糖尿病史,特发性低颅压可见特征性体位相关头痛。

【疾病鉴别】
在诊断硬脑膜局限性病变时需结合多种影像学特征、临床信息及实验室检查进行诊断和鉴别诊断。
1. 基于临床信息的鉴别诊断流程图见图 18-3-10。
2. 硬脑膜局限性病变的主要鉴别诊断要点见表 18-3-4。

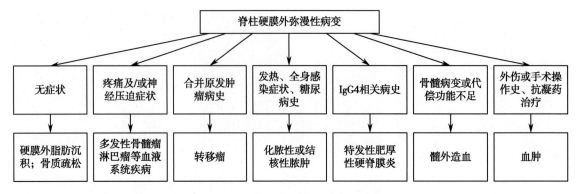

图 18-3-10　硬脊膜局限性病变鉴别诊断流程图

表 18-3-4　脊柱硬膜外弥漫性病变的主要鉴别诊断要点

疾病	典型影像特征	临床特点	主要伴随征象
多发性骨髓瘤	局灶性、弥漫性溶骨性骨质破坏，常伴有病理性压缩骨折及椎管狭窄	单克隆免疫球蛋白（M 蛋白）	易合并病理性骨折、椎体塌陷，常为多发病灶
转移瘤	多发脊柱溶骨性或成骨性骨质破坏，病灶大小不一。溶骨性转移时可累及椎体及后部附件，常伴病理性骨折及软组织肿块；成骨转移可见多发骨性灶，累及整个椎体可见"象牙椎（ivory vertebra）"；椎间盘多无改变	脊柱是肿瘤骨转移的最常见部位，约占 40%；脊柱骨转移患者约 5% 出现脊髓受压改变	原发肿瘤相关征象。最常见引起成骨转移的肿瘤是在成人是前列腺癌、乳腺癌、类癌，小儿是髓母细胞瘤、神经母细胞瘤、尤文肉瘤
淋巴瘤	硬膜外型淋巴瘤是脊柱淋巴瘤的常见影像表现之一，也经累及椎体延伸；常呈等 T_1 等 - 稍高 T_2 肿块，明显均匀强化；治疗有反应时骨髓强化减弱	淋巴瘤的临床表现千变万化；发生于脊柱的淋巴瘤以转移性常见，且多为非霍奇金淋巴瘤	典型表现为硬膜外多节段肿块并椎体骨质破坏，可经椎间孔蔓延
白血病	弥漫多发椎体骨质密度减低并椎体压缩骨折，可见横行骨折线（白血病线）；MR 能清晰显示骨髓浸润情况，呈 T_1WI 相对高、T_2WI 相对低、STIR 高信号	儿童最常见的恶性肿瘤；临床常见症状包括发热、贫血、出血点及瘀斑、易感染、肝脾肿大、关节积液；慢性白血病可无症状	不明原因椎体压缩骨折并骨髓信号改变常见，脑脊液生化检查对脊膜浸润的敏感性显著高于 MRI 检查
硬膜外脓肿	典型表现为累及多个节段的硬膜外间隙长 T_1、长 T_2 信号，增强扫描可见环形强化，以椎管后部分布常见	常见于糖尿病、慢性肾功能不全、服用免疫抑制剂等患者，临床表现发热、急性或慢性疼痛，神经压迫症状	常合并脊柱结核或化脓性椎间盘炎
特发性硬脊膜炎	硬脊膜弥漫性增厚、T_2WI 呈低信号，增强扫描可见边缘强化	常见于老年男性，可见 IgG4 抗体阳性，临床常见神经根及脊髓受压改变	可合并肥厚性硬脑膜炎，该诊断往往是排除性诊断
骨质疏松	椎体密度减低，皮质变薄，骨小梁可较正常稀疏粗大，与力线平行，呈栅栏改变	常见于老年人或废用性，往往为弥漫多发椎体改变，且缺乏边界	可合并单个和多个椎体压缩骨折

三、特殊征象

（一）皂泡征

【定义】

皂泡征（soap-bubble sign）是指长骨或中轴骨内边界清晰的低密度灶，其内可见线样分隔，形成单个或多个肥皂泡样改变，故称皂泡征。

【病理基础】

多种不同疾病均可形成此征象，共同点组织病理基础是骨内发生膨胀性溶骨性骨质破坏，骨皮质尚完整，且病灶内残留大小不一的骨嵴；但是不同病因的骨质破坏病理基础不同，如肿瘤病变中破坏骨质的是不同的肿瘤细胞，如骨巨细胞瘤中巨细胞性肿瘤细胞、内生性软骨瘤中的软骨瘤细胞；纤维异常增殖（fibrous dysplasia，FD）中则为增殖的纤维组织；嗜酸性肉芽肿引起的皂泡征内是增生的 Langerhans 组织细胞，动脉瘤样骨囊肿中破坏的骨质则由异常扩张的动静脉沟通血管形成，甲旁亢患者的棕色瘤也可出现皂泡征，其内则是出血形成的血肿。

【征象描述】

1. **X 线表现**　X 线检查上皂泡征表现为骨内膨胀性低密度灶，边缘骨皮质尚清晰完整，其内可见线样高密度分隔。线样分隔的数目不同，可见形成单房或多房样低密度灶。

2. **CT 表现**　CT 可清晰显示骨皮质及骨小梁结构的改变，诊断骨质破坏的敏感性最优，但由于 CT 多为断层成像，其对皂泡征的整体反映不如 X 线平片直观。皂泡征的 CT 表现为骨内边界清晰的骨质破坏，其内可见残留的骨小梁结构（图 18-3-11，图 18-3-12）。

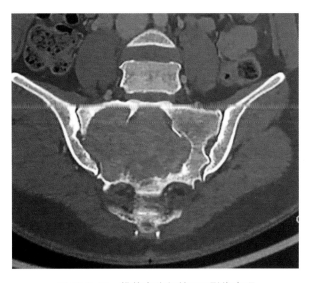

图 18-3-11　椎体皂泡征的 CT 影像表现

腰骶椎冠状 CT 图像，显示骶椎中部偏右见大片状骨质破坏，病灶大部边缘清晰，其内可见残留骨小梁及线样分隔，部分骨皮质结构消失。

【相关疾病】

皂泡征是膨胀性溶骨性骨质破坏的特征性征象，在脊柱主要应与原发或继发肿瘤、椎体感染性疾病、和代谢性疾病等，详见表 18-3-5。

表 18-3-5　皂泡征相关疾病

椎体骨源性肿瘤	非骨源性肿瘤	椎体感染	代谢相关性
巨细胞瘤	椎体血管瘤	椎体化脓性感染	甲状旁腺功能亢进（棕色瘤）
脊索瘤	浆细胞瘤	椎体结核	
软骨肉瘤	多发性骨髓瘤		
动脉瘤样骨囊肿	转移瘤		

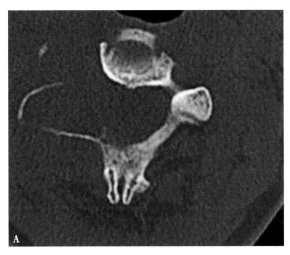

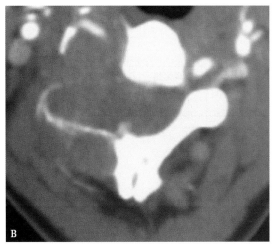

图 18-3-12　椎体皂泡征的 CT 影像表现

A～B. 颈椎轴位 CT 骨窗及轴位 CT 增强图像，显示颈椎右侧椎弓根及横突骨质破坏，仅外侧缘见线样骨皮质残留。

【分析思路】

皂泡征主要是骨膨胀性溶骨性骨质破坏，分析思路如下：

第一，发现这个征象。

第二，分析病灶部位，位于椎体还是附件，如巨细胞瘤、浆细胞瘤/骨髓瘤、脊索瘤等肿瘤及感染都以椎体受累为主，成骨细胞瘤、动脉瘤样骨囊肿好发于椎体后部，而转移瘤、骨肉瘤则两者均可累及；不同病变在脊柱的好发部位也不同，巨细胞瘤及脊索瘤都好发于骶骨，而结核好发于胸腰段，骨髓瘤及转移瘤则常为多发病变。

第三，分析病灶的影像特点：病灶边界是否清晰、有无硬化边，是单房性还是多房性；是否存在肿瘤基质，如绝大部分骨肉瘤可见肿瘤骨，而存在点状、环形、半环形或沙砾状钙化灶提示软骨源性肿瘤，如存在液平面提示动脉瘤样骨囊肿。

第四，分析病灶的良、恶性。可根据病变的发病部位、病变数目、残留骨嵴特点、骨膜反应及周围软组织变化等区分良恶性。良性病变一般生长缓慢，呈膨胀性骨质破坏，一般无骨膜反应，无软组织肿块；而恶性病变则生长迅速，易侵犯周围组织及器官，呈浸润性骨质破坏，可有骨膜反应，可见软组织肿块。

第五，结合患者的临床病史、症状、体征及实验室检查可缩小鉴别诊断范围，如患者合并发热、系统性感染症状，考虑感染性病变可能性大，部分血液系统疾病如淋巴瘤、白血病也需进行鉴别；碱性磷酸酶水平增高提示骨源性肿瘤可能，相关激素检查可排除代谢性病变。

【疾病鉴别】

皂泡征只是一个征象，决不能孤立看待，需要根据其影像学特征和临床信息进行诊断和鉴别诊断。

1. 基于皂泡征影像特点和临床信息的鉴别诊断流程图见图 18-3-13。

2. 皂泡征在几种不同常见疾病的主要鉴别诊断要点见表 18-3-6。

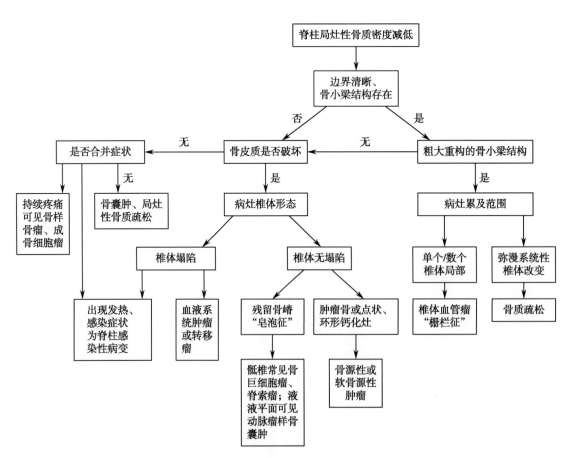

图 18-3-13　基于皂泡征影像特点及临床信息的鉴别诊断流程图

表 18-3-6 皂泡征在几种不同常见疾病的主要鉴别诊断要点

疾病	皂泡征典型影像特征	鉴别要点	主要伴随征象
骨巨细胞瘤	膨胀性溶骨性骨质破坏，常见"皂泡征"；脊柱骨巨细胞瘤好发于椎体，以骶椎最常见	多无硬化边，无骨膜反应、钙化和成骨	边界清晰的溶骨性骨质破坏，常合并残留骨嵴形成"皂泡征"，可伴有皮质破坏，可合并动脉瘤样骨囊肿
脊索瘤	发生于脊索残留区的膨胀性骨质破坏	仅发生于中线区，以骶骨及颅底多见	常见与骨质破坏不成比例的较大的软组织肿块，常合并瘤内钙化
浆细胞瘤/多发性骨髓瘤	单发的浆细胞瘤可见常见边缘清晰的溶骨性骨质破坏灶，残留稀疏骨嵴，见"迷你脑"征	大部分单发的浆细胞瘤会进展成多发性骨髓瘤，病灶边缘大部欠清晰	易合并病理性骨折、椎体塌陷，常为多发病灶
动脉瘤样骨囊肿	好发于椎体后部附件，显著膨胀性骨质破坏	可与骨巨细胞瘤伴发	常有硬化边、囊间隔可钙化、成骨，可见积液及液平面
软骨肉瘤	常见于胸段，可见于椎体及后部附件，溶骨性骨质破坏灶。	脊柱的软骨肉瘤常由骨软骨瘤或内生性软骨瘤转化形成	有硬化边，环状和弧形钙化
骨转移瘤	偶见单发、膨胀性骨质破坏者	大部为多发，可累及椎体及附件，大部为侵袭性更强的骨质破坏灶	常见于老年人，有原发肿瘤表现或病史
椎体血管瘤	常见于椎体的低密度灶，其内见稀疏骨嵴	典型的血管瘤仅见于椎体，可单发或多发，边界清晰，骨皮质完整，如病灶累及附件或骨皮质破坏，多为侵袭性血管瘤	病灶内骨嵴数目较多、结构完整，X 线或 CT 形成特征性的栅栏征、波点征；MRI 可见脂肪成分存在，可能与病灶稳定性相关
脊柱结核	椎体结核性骨髓炎可引起椎体局灶性溶骨性骨质破坏，常见如胸椎结核	胸椎结核所致骨质破坏常见于椎体中央，周围无硬化边，较早即出现椎体塌陷或病理性骨折；腰椎结核常见为椎体边缘性骨质破坏	合并硬膜外及椎旁冷脓肿，常沿韧带跳跃性传播，胸椎结核易出现后突畸形

（二）栅栏征

【定义】

栅栏征（fence sign）是指脊椎椎体因病变导致骨小梁吸收、稀疏，为满足承重需要，存留的纵行骨小梁粗大，粗大骨小梁间呈现细条状密度减低区，形成栅栏样改变，故称栅栏征，类似征象亦有人称灯芯绒征。

【病理基础】

脊椎血管瘤是血管组织的良性病变，其组织病理基础是脊椎血管瘤由增粗的骨小梁、小梁脂肪性骨髓组织、异常的血管构成，镜下表现为瘤样增生的血管组织掺杂于骨小梁之间，内见大量薄壁血管和血窦，部分骨小梁在力线重构下反应性增粗。

【征象描述】

1. X 线检查表现　X 线检查上典型表现为椎体内纵向骨小梁稀疏及粗大，呈栅栏状，典型病灶边界清晰，椎体骨皮质完整，如为侵袭性血管瘤可见骨皮质膨隆、破坏，侵犯附件及椎旁软组织。

2. CT 表现　CT 典型表现为网眼状或点状甚至蜂窝状的硬化灶，骨小梁粗大稀疏，轴位上呈稀疏分布的粗点状高密度影，矢状位及冠状位上显示纵向的粗大骨小梁呈栅栏状排列，有时合并椎体压缩变形（图 18-3-14）。骨质疏松时也可见类似骨质重构征象，但往往缺乏病灶边界，全部椎体均出现类似改变；而局灶性溶骨性骨质破坏时可见残留骨嵴，部分较为粗大，也可形成类似征象，都是这些病变残留骨嵴不一定按承重力线分布，形态并不规则（图 18-3-15）。

3. MR 表现　MR 上椎体部分信号与脂肪细胞、血管及间质水肿所占比例相关。对于非侵袭性脊椎血管瘤，病灶多局限于椎体内，内含脂肪组织较多，表现为 T_1 及 T_2 高信号；而侵袭性脊椎血管瘤血流量大，脂肪组织含量少，则表现为 T_1 低或等信号、T_2 高信号，增强扫描呈明显强化。

【相关疾病】

栅栏征最常见于椎体血管瘤，以椎体部分或全部受累为特点，椎弓根、棘突等椎体附件结构及邻近软组织正常；但骨质疏松如泛发性骨质增生症、老年性骨质疏松等亦可出现此征象，一般见于多个椎体，只是伴有普遍的骨密度减低，且低密度灶无清晰边界。

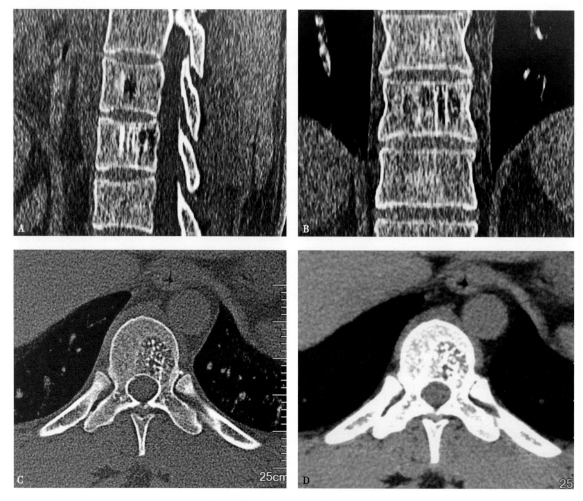

图 18-3-14 椎体海绵状血管瘤栅栏征 CT 表现

A～D. 胸椎 CT 检查,依次为矢状位 CT 骨窗、冠状位 CT 骨窗、轴位 CT 骨窗及轴位 CT 软组织窗。图像显示胸椎 (T)椎体左侧见局限性骨质密度减低,其内骨小梁粗大,矢状位及冠状位呈栅栏样改变,轴位呈波点状改变。

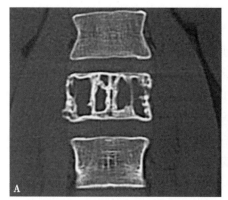
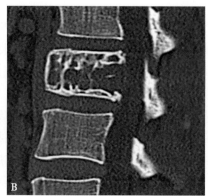
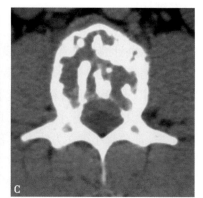

图 18-3-15 胸椎浆细胞瘤及"迷你脑"征 CT 表现

A～C. 胸椎 CT 检查,依次为冠状位 CT 骨窗、矢状位 CT 骨窗及轴位 CT 软组织窗。图像显示胸椎椎体后部骨皮质及椎体内骨小梁骨质破坏,残留骨小梁粗大、稀疏,轴位呈缩小的脑组织沟回样改变("迷你脑")。

脊椎血管瘤是脊柱最常见的良性肿瘤，按照病理类型分为海绵状血管瘤、毛细血管瘤和动静脉病变，以海绵状血管瘤多见；按照生长方式又分为侵袭性与非侵袭性脊椎血管瘤；按照临床表现分为无症状和有症状的脊椎血管瘤；按照发病部位又分为椎体内血管瘤、硬膜外血管瘤及硬膜内血管瘤，绝大多数为椎体内血管瘤，以胸椎发病最为多见，其次是腰椎和颈椎；约30%为多发。一般无症状，如为侵袭性血管瘤可能累及附件及硬膜外区，引起疼痛、神经压迫症状。

表 18-3-7 栅栏征相关疾病

椎体血管源性病变	其他肿瘤	代谢性疾病
椎体血管瘤	浆细胞瘤	骨质疏松
侵袭性血管瘤	脊索瘤	佩吉特骨病
	上皮样血管内皮瘤	
	转移瘤	

【分析思路】

栅栏征主要是由于椎体内血管增生，力线重构下稀疏粗大的骨小梁纵向排列所致，分析思路如下：

第一，发现椎体存在该征象。

第二，分析病灶累及范围：病灶仅累及椎体还是包括椎弓根、横突、棘突等附件及周围软组织，脊椎血管瘤好发于胸椎椎体，常为单发，椎弓根及棘突等附件及周围软组织较少受累；如为多发、病灶范围累及椎体附件及邻近软组织，则需排除转移瘤、浆细胞瘤等其他肿瘤或代谢性骨病可能。

第三，分析病灶的影像特点。典型的X线及CT冠状位、矢状位征象是椎体内纵向骨小梁稀疏及粗大所导致的"栅栏征"；CT轴位则表现为网眼状或点状甚至蜂窝状的硬化灶；MR常表现T_2高信号，T_1WI图像因脂肪含量不同表现为短或等T_1信号；脂肪含量少、边界不清伴骨皮质破坏提示侵袭性血管瘤可能。

第四，结合患者的临床病史、临床症状、可缩小鉴别诊断范围；椎体血管瘤常为无症状，如合并疼痛、周围神经或脊髓压迫症状，则需考虑侵袭性血管瘤或其他肿瘤性病变可能，部分见表18-3-7。

【疾病鉴别】

栅栏征是脊柱血管瘤较特征的征象，但还有其他容易混淆的影像学特征需要进行鉴别。

1. 基于栅栏征影像学特征的鉴别诊断流程图见图18-3-16。

2. 栅栏征在几种不同常见疾病的主要鉴别诊断要点见表18-3-8。

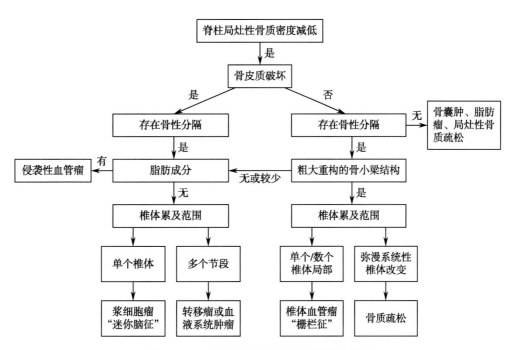

图 18-3-16 基于临床信息的鉴别诊断流程图

表 18-3-8　栅栏征在几种不同常见疾病的主要鉴别诊断要点

疾病	典型影像特征	鉴别要点	伴随征象
椎体血管瘤	常见于椎体的低密度灶，其内见稀疏骨嵴		
浆细胞瘤/多发性骨髓瘤	典型的血管瘤仅见于椎体，可单发或多发，边界清晰，骨皮质完整，如病灶累及附件或骨皮质破坏，多为侵袭性血管瘤	病灶内骨嵴数目较多、结构完整，X线或CT形成特征性的栅栏征、波点征；MRI可见脂肪成分存在，可能与病灶稳定性相关	易合并病理性骨折、椎体塌陷，常为多发病灶
骨质疏松	椎体密度减低，皮质变薄，骨小梁较正常稀疏粗大，与力线平行，呈栅栏改变	常见于老年人或废用性，往往为弥漫多发椎体改变，且缺乏边界	可合并单个和多个椎体压缩骨折
脂肪瘤或椎体局灶脂肪沉积	椎体局灶性含脂病灶，可见边界清晰骨质，与血管瘤MRI信号改变相似	不含血管成分，少见粗大重构的骨小梁征征象	良性病灶，压脂后呈均匀低信号，增强扫描多无强化
佩吉特病	慢性硬化期可见椎体中部骨质密度减低、骨小梁增粗，部分呈栅栏样改变	慢性代谢性骨重构病变，可分为早期溶骨性改变、中间混合期及慢性硬化期。在北欧白人中常见，亚裔及非裔人罕见	病变往往累及整个椎体及附件，骨皮质不均匀增厚、椎体中部骨质减少，可见"镜框"样或"象牙椎"改变

（三）竹节征

【定义】

竹节征（bamboo sign），或竹节椎（bamboo spine）是用于描述强直性脊柱炎的一个放射学特征，由于椎旁韧带广泛骨化，导致椎体融合强直，这种薄而连续的韧带骨化在正位片使得脊柱的轮廓呈现波浪起伏状，宛如具有多个竹节的一根竹竿，故而得名。

【病理基础】

强直性脊柱炎（ankylosing spondylitis，AS）是一种主要累及骶髂关节和脊柱等中轴关节的慢性炎症为主的自身免疫性疾病，主要发病年龄为10～40岁，以20岁左右发病率最高。本病主要的病理变化为非特异性滑膜炎，病变关节可见炎性细胞浸润及纤维素沉着，炎症性渗出较轻，而增生明显，滑膜增厚和绒毛增生，而血管翳较轻，纤维增生后，可出现软骨化生及软骨内化骨，以致引起关节强直或关节囊骨化。关节组织炎症的主要部位是纤维软骨，以及软骨下骨质、关节囊、纤维环、韧带附着处等。AS早期，病变以肌腱、韧带、关节囊及其邻近的骨组织充血、水肿、圆形细胞浸润和肉芽组织形成，受累骨组织局部同时发生骨质破坏和骨质增生。如病变继续发展，骨质增生较骨破坏明显，而骨质增生逐渐向邻近的韧带、关节囊和肌腱组织伸延。较严重的病者，脊柱后纵韧带、棘间韧带、关节囊、关节突以及骶髂关节前后的韧带都可形成骨化，最后，

导致脊柱呈"竹节"样改变、强直。肌腱附着点炎为本病的特征之一，是指肌腱、韧带和关节囊等附着于骨关节部位的非特异性炎症、纤维化以致骨化。

强直性脊柱炎对骨代谢的影响主要有两方面，一方面出现骨形成，另一方面常存在骨质疏松的表现。滑膜炎、局部骨侵蚀和软骨破坏的同时也出现显著的新骨形成，在脊柱、骶髂关节和外周关节形成骨桥、关节强直。骨质疏松发生机制尚未完全阐明，可能是炎症、废用、药物、遗传因素等的共同作用结果。

【征象描述】

1. X线检查表现　骶髂关节是强直性脊柱炎最早受累的关节，骶髂关节受累后，逐渐上行累及脊柱，开始为病变累及椎体前缘上下角，形成Romanus病损，Romanus病损逐渐加重使椎体前面的凹面变平直，甚至凸起，形成方椎，炎症引起的前纵韧带深层和纤维环的骨化，形成平行脊柱的韧带骨赘，使脊柱呈竹节外观（图18-3-17）。晚期脊柱关节突关节、黄韧带、棘上韧带和棘间韧带广泛骨化，使脊柱强直，呈"竹节"状，称为竹节椎。脊柱韧带骨化常伴有骨质疏松，使脊柱骨质强度减弱，容易引起骨折。

2. CT表现　CT表现和X线平片类似，CT可三维成像进行多平面、多角度观察，可消除前后重叠的干扰，清晰显示骨质韧带的骨化（图18-3-18）。

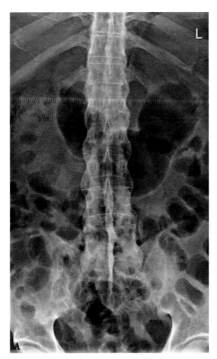
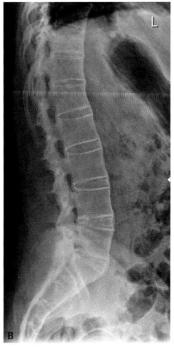

图 18-3-17　竹节征 X 线检查表现

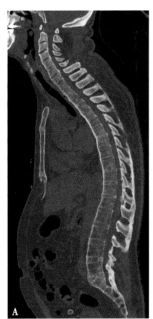
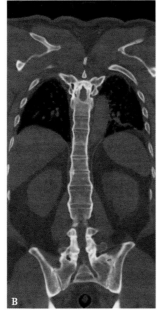

图 18-3-18　竹节征 CT 表现

【相关疾病】

强直性脊柱炎是最常见的一类脊柱关节炎（spondyloarthritis，SpA）。脊柱关节炎（曾称为血清学阴性脊柱关节病或脊柱关节病）是一种以累及脊柱和外周关节，或关节及韧带和肌腱为主要表现的慢性炎症性风湿病的总称，该组疾病包括：强直性脊柱炎、银屑病关节炎（psoriatic arthritis，PsA）、反应性关节炎（reactive arthritis，ReA）、炎性肠病关节炎（inflammatory bowel disease arthritis）、幼年脊柱关节炎和未分化脊柱关节炎，脊柱关节炎最典型的疾病是强直性脊柱炎。该组疾病有以下共同特点：①累及中轴关节，影像学上有不同程度的骶髂关节炎；②炎症性外周关节炎常累及下肢关节，并为不对称性；③血清类风湿因子阴性；④与 HLA-B27 有不同程度的相关；⑤有不同程度的家族聚集倾向；⑥病理变化常出现在肌腱端周围和韧带附着于骨的部位（肌腱端炎）；⑦在临床表现上各种脊柱关节炎之间常相互重叠。按 SpA 患者的临床表现，可将 SpA 分为以中轴关节表现为主的中轴 SpA 和以外周关节表现为主的外周 SpA，而这 2 种亚型间存在部分重叠。骶髂关节是最常见的中轴型脊柱关节炎受累部位，晚期可造成受累的骶髂关节、脊柱等关节的畸形。竹节椎是强直性脊柱炎的典型表现，但是其他类型的中轴型脊柱关节炎累及脊柱时，也会引起脊柱旁韧带的骨化，需与强直性脊柱炎鉴别。

强直性脊柱炎的分类标准：1984 年对 1966 年的纽约标准进行了修改，突出了炎性腰背痛与其他腰背疼痛的区别，在诊断方面重新调整了 X 线骶髂关节炎的地位，对其诊断进行了改良，形成了沿用至今的 AS 诊断标准（表 18-3-9，表 18-3-10）。

表 18-3-9 1984 年修订的 AS 纽约分类标准

临床指标	①下腰痛持续 ≥ 3 个月,活动后减轻,休息后不缓解
	②腰椎前屈、侧屈和后伸活动受限
	③扩胸度范围较健康同龄人和同性别者减少
放射学骶髂关节炎标准	①单侧骶髂关节炎 3 ~ 4 级
	②双侧骶髂关节炎 2 ~ 4 级
诊断	
肯定 AS	满足放射学标准和临床标准 1 ~ 3 中的任何 1 条
可能 AS	或符合放射学标准而不具备任何临床标准,除外其他原因所致骶髂关节炎者

表 18-3-10 1966 年骶髂关节 X 线分级

骶髂关节 X 线分级	(0 ~ 4 级)
0 级	正常骶髂关节
1 级	不明确的改变
2 级	微小异常,局限性的侵蚀、硬化,关节间隙无改变
3 级	肯定异常,中度或进展性骶髂关节炎,伴有以下 ≥1 项变化:侵蚀、硬化、增宽/狭窄或部分强直,但是关节未完全强直
4 级	严重异常,完全性关节强直

【分析思路】

竹节椎见于强直性脊柱炎的 X 线平片和 CT 表现,表现为多个椎体边缘骨质增生硬化、融合,类似竹节样改变。分析思路如下:

第一,认识这个征象。

第二,重点分析骶髂关节表现:早期主要表现为骶髂关节面模糊,软骨下出现局限性毛糙或小囊变,以髂骨缘较骶骨缘出现早和明显,但关节间隙大多显示正常,关节周围轻度骨质疏松。病变中期,表现关节软骨破坏,关节间隙宽窄不一,关节面不规则,呈毛刷状或锯齿状及囊变,继而出现关节面下骨质反应性增生硬化,关节不规则狭窄以及纤维

性或部分骨性强直。晚期关节可完全骨化,关节间隙变窄或消失,并可见粗糙的骨小梁通过关节间隙,出现骨性强直,关节软骨硬化带消失,此后,周围骨硬化将减轻,骨密度可恢复正常。

第三,分析脊柱表现:强直性脊柱炎竹节椎的表现是从 Romanus 病变、方椎到前期"竹节"椎形成的发展过程演变,脊柱病变通常是由骶髂关节自下而上发展而来,有进展上行性的特点,即由骶髂关节向上累及腰椎、胸椎,严重者晚期甚至累及颈椎,很少有跳跃发病。在 AS 中,方形椎及竹节椎形成是强直性脊柱炎的特征性表现。AS 累及脊柱的其他主要改变为:椎体骨炎、脊柱小关节炎、椎骨受侵蚀、Andersson 病变、椎间盘退行性变、脊柱变直或后突畸形、脊柱半脱位、脊柱和小关节(肋椎关节)骨性强直、普遍性骨质疏松和骨折、椎间盘钙化。

第四,分析其他关节影像学表现,如是否伴随其他关节炎和附着点炎的表现。

第五,结合患者的临床病史、临床症状、诊疗经过、多次影像学检查前后对比结果及竹节征出现的时机等临床资料,可与其他类型脊柱关节炎及其他病变进行鉴别诊断。竹节椎征象一般出现在强直性脊柱炎晚期,出现竹节征时一般骶髂关节具有典型的强直性脊柱炎影像学征象,需要和在其他不同的脊柱关节炎进行鉴别,不同的脊柱关节炎具有不同的临床表现,反应性关节炎发作前有泌尿道感染或消化系统感染的证据,龟头炎(Reiter 综合征)和溢脓性皮肤角化症。银屑病可出现皮疹和指/趾甲的改变,炎症性肠病有消化系统的症状,临床表现为溃疡性结肠炎和克罗恩病。

【疾病鉴别】

竹节椎是强直性脊柱炎的特征性表现,脊柱退行性改变时,椎体边缘也有骨质增生、硬化伴骨赘形成,但较少广泛的呈竹节样改变。虽然竹节椎是 AS 的特征性表现,但是有时需要与脊柱韧带钙化、脊柱骨赘形成和其他类型的脊柱关节炎表现有些类似,决不能孤立看待,需要联合其他影像学特征和临床信息进行诊断和鉴别诊断。

1. 基于临床信息的鉴别诊断流程图见图 18-3-19。

2. 易误诊为竹节征的几种常见疾病的主要鉴别诊断要点见表 18-3-11。

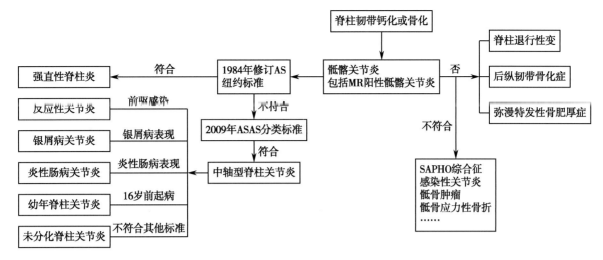

图 18-3-19　基于临床信息的鉴别诊断流程图

ASAS：国际脊柱关节炎评估协会；SAPHO 综合征是一种以皮肤和骨关节损害为特征，可能累及多个器官的慢性自身炎症性疾病，以滑膜炎（synovitis）、痤疮（acne）、掌跖脓疱病（pustulosis）、骨肥厚（hyperostosis）和骨炎（osteomyelitis）为典型临床表现，这五种病变首字母的缩写作为疾病名称。

表 18-3-11　易误诊为竹节征的几种常见疾病的主要鉴别诊断要点

疾病	典型影像特征	鉴别要点	主要伴随征象
反应性关节炎	不对称性节段性椎旁骨化或钙化，呈节段跳跃	多见于下 3 个胸椎及上 3 个腰椎，椎体方形变不明显	发生于肠道和泌尿生殖道感染之后，多出现外周关节炎
银屑病关节炎	脊柱韧带骨赘形成，可引起脊柱融合	脊柱和骶髂关节病变常为单侧性，不对称分布	银屑病临床表现
炎性肠病关节炎	与 AS 类似的中轴型脊柱关节炎表现	关节炎多发生在炎性肠病之后，关节炎随炎性肠病活动而加重	炎性肠病表现
颈椎后纵韧带骨化症	颈椎的后纵韧带发生骨化	主要发生在颈椎，无其他椎旁韧带骨化	脊髓受压影像和临床表现
弥漫性特发性骨肥厚	主要累及脊柱，胸椎多见，椎体前侧缘骨质明显增生并相互融合形成椎体前方广泛肥厚骨块	无骶髂关节炎及关节突关节骨性强直，常见于中老年男性，45 岁以前极少患病	炎性指标（如 ESR、CRP）通常正常，HLA-B27 多阴性，可有骶髂关节周围的韧带骨赘或骨桥形成

（容鹏飞　沈　君）

参 考 文 献

[1] LEE MJ，ARONBERG R，MANGANARO MS，et al. Diagnostic Approach to Intrinsic Abnormality of Spinal Cord Signal Intensity[J]. Radiographics，2019，39（6）：1824-1839.

[2] SHIH RY，KOELLER KK. Intramedullary Masses of the Spinal Cord：Radiologic-Pathologic Correlation[J]. Radiographics，2020，40（4）：1125-1145.

[3] KANDEMIRLI SG，REDDY A，HITCHON P，et al. Intramedullary tumours and tumour mimics[J]. Clin Radiol，2020，75（11）：876.e17-876，e32.

[4] LOUIS DN，PERRY A，WESSELING P，et al. Characteristics of Spontaneous Spinal Cord Infarction and Proposed Diagnostic Criteria [J]. JAMA Neurol，2019，76（1）：56-63.

[5] HEMOND CC，BAKSHI R. Magnetic Resonance Imaging in Multiple Sclerosis[J]. Cold Spring Harb Perspect Med，2018，8（5）：a028969.

[6] TROLLE C，GOLDBERG E，LINNMAN C. Spinal cord atrophy after spinal cord injury - A systematic review and meta-analysis[J]. Neuroimage Clin，2023，38：103372.

[7] ANTONESCU F，ADAM M，POPA C，et al. A review of cervical spine MRI in ALS patients[J].J Med Life，2018，11：123-127.

[8] HAYASHI T, MORI N. Subacute Combined Degeneration of the Spinal Cord[J]. Intern Med, 2023, 62(6): 951-952.

[9] SCALIA G, COSTANZO R, BRUNASSO L, et al. Correlation between "Snake-Eyes" Sign and Role of Surgery with a Focus on Postoperative Outcome: A Systematic Review[J]. Brain Sci, 2023, 13(2): 301.

[10] LOUIS D N, PERRY A, WESSELING P, et al. The 2021 WHO Classification of Tumors of the Central Nervous System: a summary[J]. Neuro Oncol, 2021, 23(8): 1231-1251.

[11] 郭运发, 李全才, 黄斌, 等. 自发性椎管内硬膜外、硬膜下血肿的临床诊断与治疗 [J]. 中华神经医学杂志, 2017, 16(2): 186-189.

[12] 张垒, 陈灿中, 王灿明, 等. 累及多节段的髓外硬膜下结核性肉芽肿一例 [J]. 中华神经外科杂志, 2021, 37(12): 1286-1288.

[13] ROMANO N, CASTALDI A. What's around the spinal cord? Imaging features of extramedullary diseases [J]. Clin Imaging, 2020, 60(1): 109-122.

[14] LI X, GOMEZ L M, AL MASRY M, et al. "String of Pearls" in Spinal Cord Sarcoidosis [J]. Ann Neurol, 2022, 92(4): 686-7.

[15] PIERCE JL, DONAHUE JH, NACEY NC, et al. pinal Hematomas: What a Radiologist Needs to Know[J]. Radiographics, 2018, 38(5): 1516-1535.

[16] ZHANG D, ANDRADE JP, CASSIS J, et al. The "Mini Brain" Sign in a Case of Vertebral Hemangioma Mimicking Solitary Plasmacytoma of the Spine : Refutal of a Pathognomonic Sign[J]. Clin Neuroradiol, 2020, 30(1): 173-175.

[17] 黄烽, 朱剑, 王玉华, 等. 强直性脊柱炎诊疗规范 [J]. 中华内科杂志, 2022, 61(8): 893-900.

[18] KUPERUS JS, OUDKERK SF, FOPPEN W, et al. Criteria for Early-Phase Diffuse Idiopathic Skeletal Hyperostosis: Development and Validation [J]. Radiology, 2019, 291(2): 420-426.

中英文名词对照索引

登录中华临床影像征象库步骤

公众号登录 >>

扫描二维码
关注"临床影像及病理库"公众号

点击"影像库"菜单
进入中华临床影像库首页

网站登录 >>

输入网址 medbooks.ipmph.com/yx
进入中华临床影像库首页

进入中华临床影像库首页

注册或登录

PC 端点击首页"兑换"按钮
移动端在首页菜单中选择"兑换"按钮

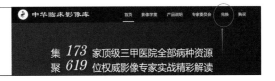

输入兑换码,点击"激活"按钮
开通中华临床影像征象库的使用权限

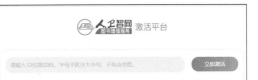

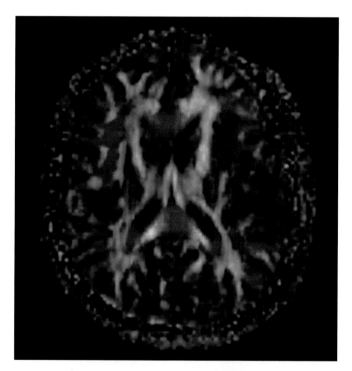

图 1-3-1　正常头部弥散张量成像

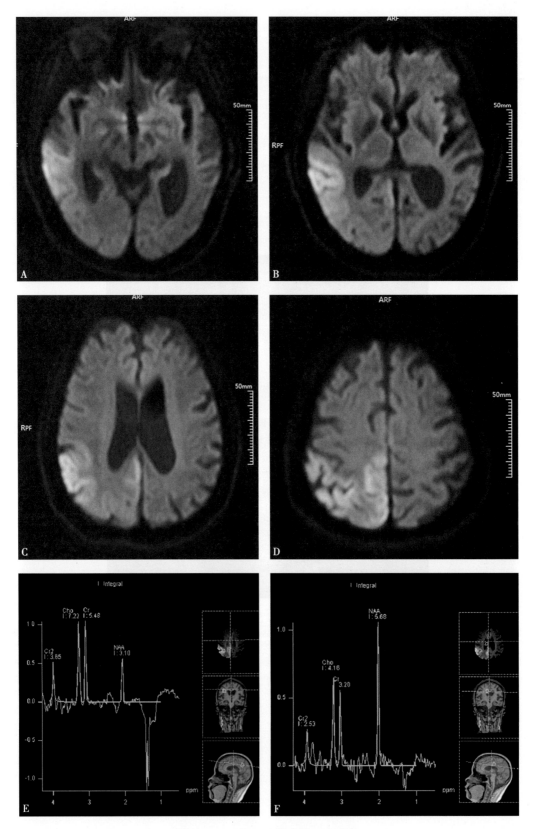

图 3-1-17 MELAS 综合征 MRI 图像

患者女,37 岁,MELAS 综合征。A~D. 为 DWI 图像,E~F. 为 MRS 图像,显示右侧颞顶枕叶皮层
肿胀、广泛信号异常,呈 DWI 高信号,MRS 提示病变内见粗大的倒置乳酸峰,同时脑脊液内也见倒
置乳酸峰。

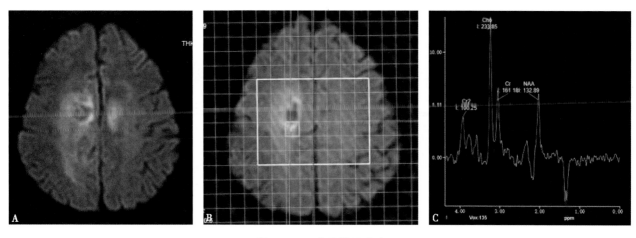

图 3-2-35 大脑淋巴瘤病

男，66岁，2个月余前出现言语不清，伴头重脚轻。病理结果：大B细胞淋巴瘤。A. DWI示双侧半卵圆中心异常信号灶，病灶弥散受限不均匀；B、C. MRS示病灶Cho峰明显升高，NAA峰下降，可见倒置的Lac峰。

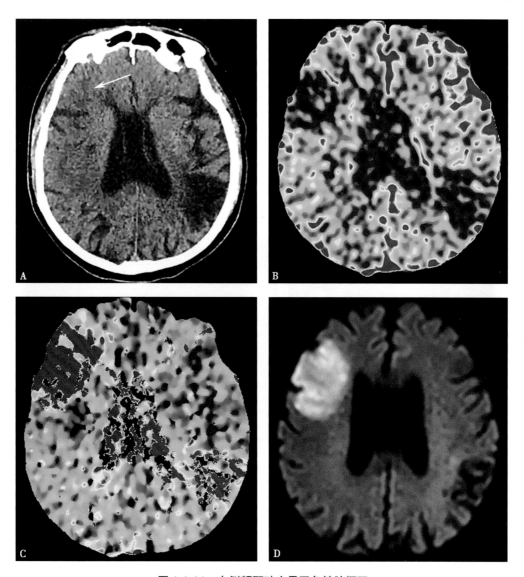

图 4-1-14 右侧额颞叶交界区急性脑梗死

女性，72岁。A. 右侧额颞叶交界区灰白质模糊；B. 灌注显示CBF降低；C. MTT延长；D. DWI高信号。

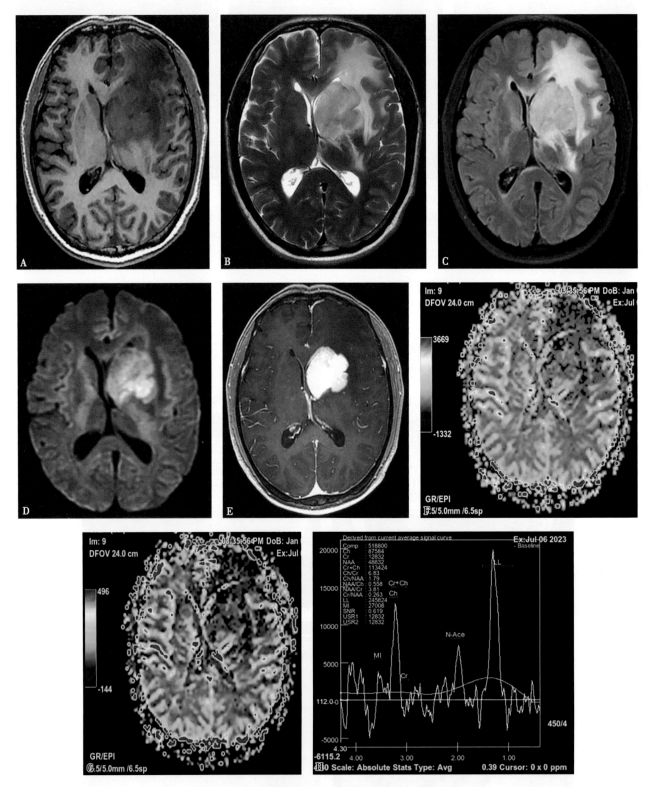

图 4-1-17　左侧基底节区原发性中枢神经系统淋巴瘤

男性，52 岁。A～H. T₁WI 呈等 / 稍低信号影，T₂WI 呈等 / 稍高信号，T₂FLAIR 呈高信号，DWI 呈高信号，中度瘤周水肿及占位效应；增强扫描呈明显均匀强化，边缘可见脐凹征 / 握拳征；PWI 呈低灌注；MRS 显示病灶区 N-乙酰天门冬氨酸（NAA）峰明显降低，胆碱（Cho）峰升高，肌酸（Cr）峰减低，Cho/NAA 约为 1.79，并出现特征性的宽大高耸的 Lip 峰。

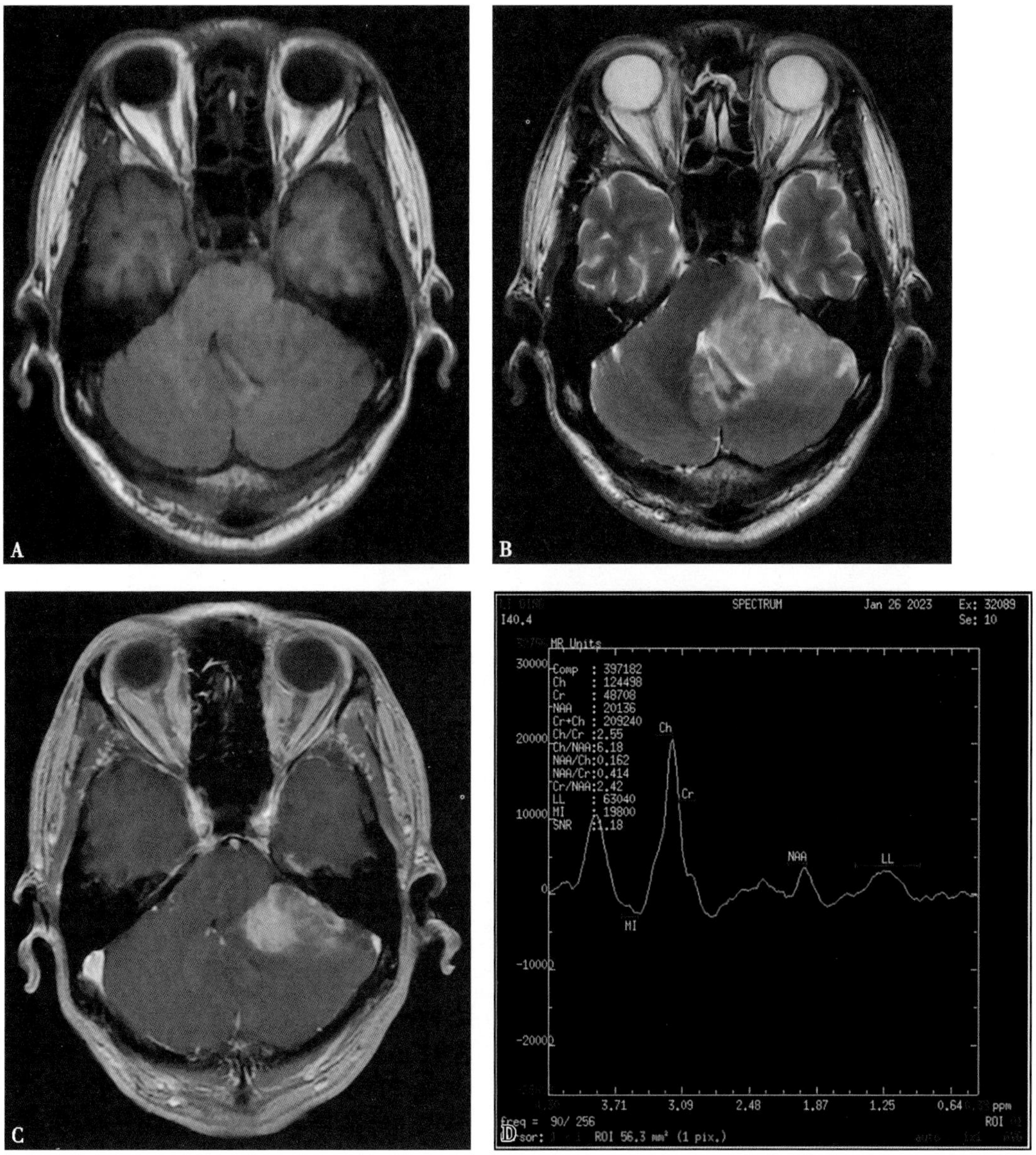

图 9-1-6　胶质母细胞瘤 MRI 表现

A. 轴位 T_1WI；B. 轴位 T_2WI；C. 轴位增强扫描，左侧小脑见团块状长 T_1、长 T_2 信号影，信号不均，周围见小片状水肿区，增强扫描不均匀强化，脑干及第四脑室受压；D. MRS，提示病灶内 Cho 峰升高，NAA 峰减低，Cho/NAA 比值明显增高。

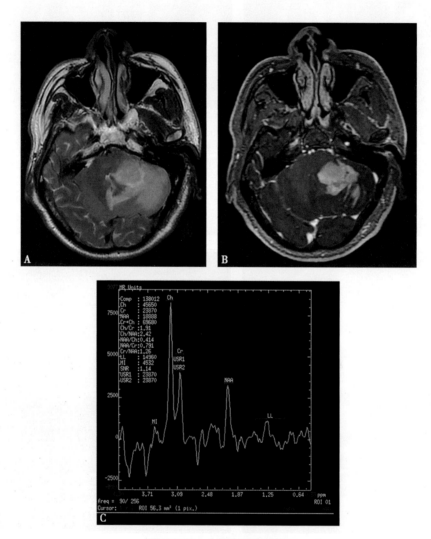

图 9-2-11　小脑半球淋巴瘤
A. T$_2$WI，左侧小脑半球实性占位，T$_2$WI 信号偏低；B. 增强扫描，明显均匀强化；C. MRS，可见 Lip 峰。

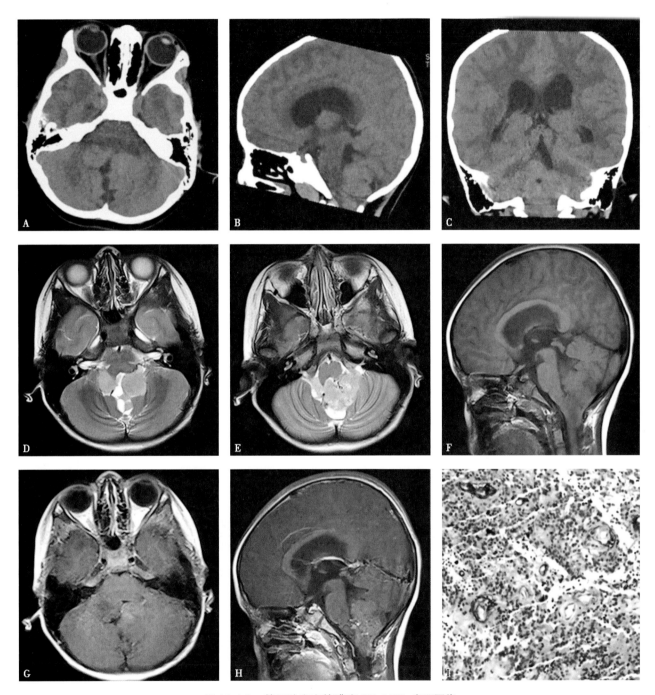

图 10-4-2　第四脑室室管膜瘤 CT、MRI、病理图像

A～C. 头颅 CT 轴位、矢状位、冠状位图像，平扫 CT 呈混杂密度；D～H. 头颅 MRI 图像，依次为轴位 T_2WI、轴位 T_2WI、矢状位 T_1WI、轴位 T_1WI+C、矢状位 T_1WI+C，常规 MR 信号不均匀，T_1WI 呈等稍低信号、T_2WI 呈高信号，病灶多位于下髓帆，呈"钻孔样生长"，病灶内部可见小囊变，无明显钙化，增强扫描实性部分不均匀强化；I. 病理图像，间变性室管膜瘤（WHO Ⅲ级），免疫组化结果：GFAP（+）、SYN（－）、Ki-67 约 30%、BMA（－）。

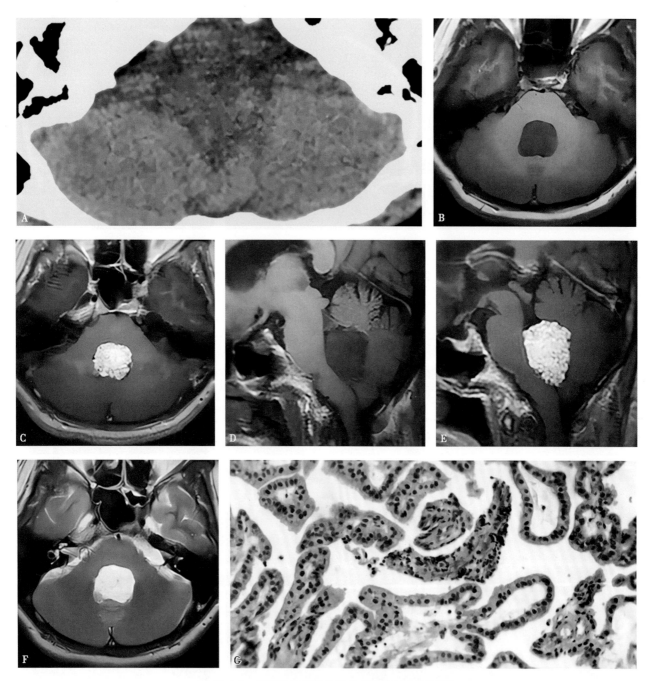

图 10-4-6 第四脑室脉络丛乳头状瘤 CT、MRI 图像

A. 头颅 CT 平扫图像,第四脑室占位,瘤体呈不均匀等低密度。B~F. 头颅 MRI 图像,依次为轴位 T_1WI、轴位 T_1WI+C、矢状位 T_1WI、矢状位 T_1WI+C、轴位 T_2WI。T_1WI 呈低信号,T_2WI 呈高信号,增强扫描明显强化,呈典型的"桑葚状"外观。G. 病理图像,提示为脉络丛乳头状瘤,伴乳头结构间质变性。(WHO Ⅰ 级);免疫组化:CK 阳性,BMA 阴性,S-100 阳性,Vimenlin 间质阳性,GFAP 阴性,TTF-1 阴性,SYN 局灶阳性。

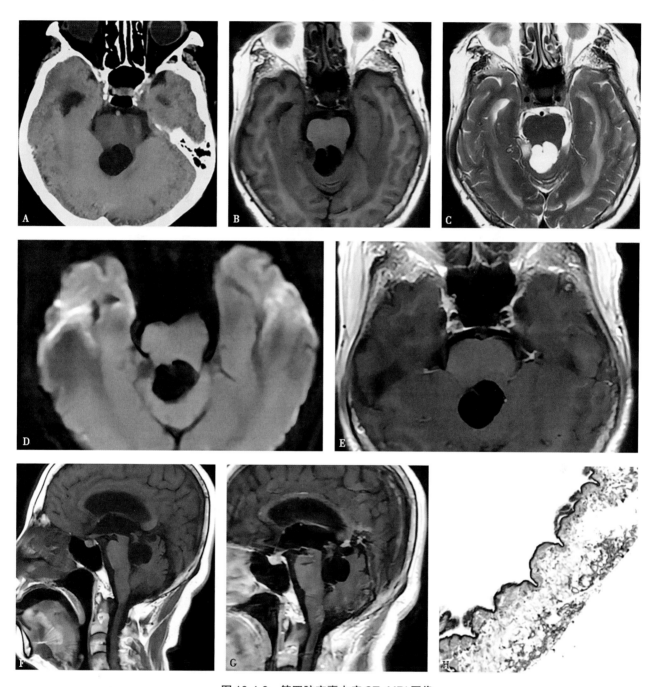

图 10-4-8　第四脑室囊虫病 CT、MRI 图像

A. 头颅 CT 平扫图像，第四脑室占位，边界清楚，瘤体呈显著低密度；B～G. 头颅 MRI 图像，依次为轴位 T_1WI、轴位 T_2WI、DWI 图、轴位 T_1WI+C、矢状位 T_1WI、矢状位 T_1W+C。第四脑室扩张，内部将囊性占位，边界清晰，矢状位可见附着于第四脑室后壁，病变基本呈囊性信号，T_1WI 呈低信号，T_2WI 呈高信号，弥散序列呈低信号，增强扫描上壁可见附着明显强化头节。H. 病理图像，提示为囊虫病。

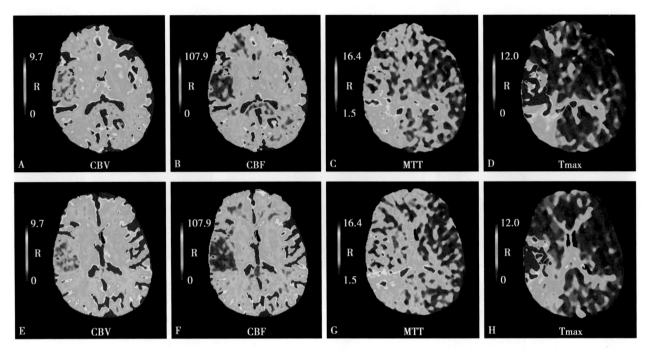

图 11-1-7 错配征

患者，男，50岁，左侧肢体无力伴言语含糊 2 天余。右侧额颞叶较对侧相应区域脑血容量（CBV）降低（图 A、E），脑血流量（CBF）降低（图 B、F），平均通过时间（MTT）延长（图 C、G），残余功能达峰时间（T$_{max}$）延长（图 D、H）。CBF/CBV"不匹配"（图 A、B、E、F）。

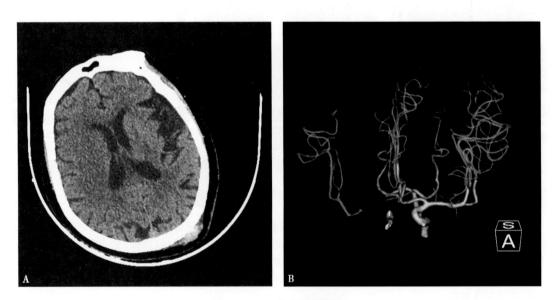

图 11-1-10 灰白质模糊征

患者，女，83岁，左侧肢体麻木伴无力伴言语不清 3 小时，临床诊断急性脑梗死。既往有高血压病史。

A. CT 平扫：与左侧相比，右侧部分额顶叶区灰白质界面模糊，局部脑组织肿胀、脑沟消失；B. CTA 的 VR 图显示右侧大脑中动脉 M1 段及右侧颈内动脉颅内段未显影。

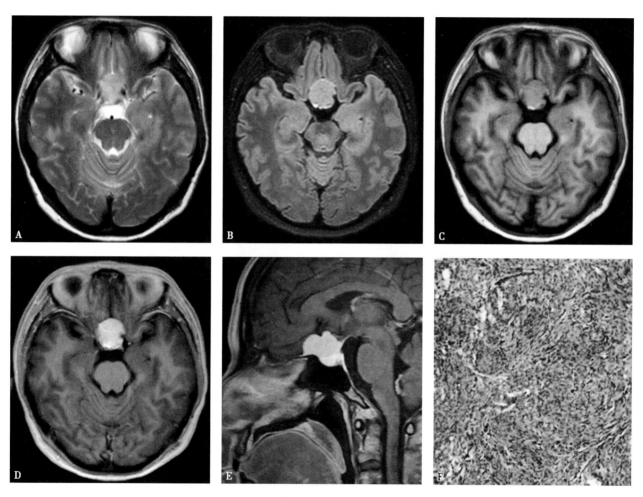

图 12-2-1　鞍区脑膜瘤 MRI 及病理图像

A～E. 鞍区脑膜瘤 MRI 图像，依次为 T_2WI、FLAIR、T_1WI 和增强图像。可见鞍结节一肿块，呈 T_1WI 稍低信号、T_2WI 和 FLAIR 呈高信号，增强扫描呈明显强化，邻近硬脑膜明显增厚、强化，右侧颈内动脉可见受压推移，正常垂体与肿块分界清楚。F. 病理图像。

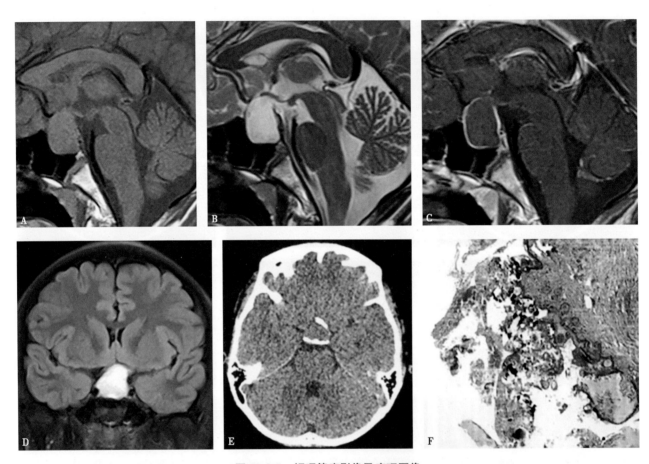

图 12-2-5　颅咽管瘤影像及病理图像

A～D. 头颅 MRI 图像，依次为 T_1WI、T_2WI、增强、FLAIR 及 CT 图像，蝶鞍扩大，鞍内及鞍上见囊性病灶，呈 T_1WI 等信号，T_2WI 及 FLAIR 高信号，增强扫描壁呈均匀强化。视交叉受压上移；E. CT 图像病灶边缘可见蛋壳样钙化；F. 病理图像。

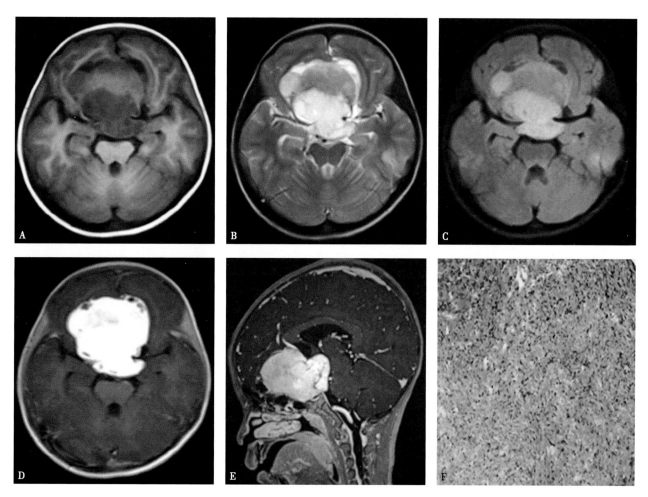

图 12-2-9　毛细胞型星形细胞瘤 MRI 及病理图像

A～E. 头颅 MRI 图像,依次为 T_1WI、T_2WI、FLAIR、T_1 增强及矢状面 T_1 增强图像,显示鞍上巨大混杂信号肿块,向上突入三脑室底,视交叉后移,增强后明显强化。F. HE 染色病理切片图,显示瘤组织梭形,细胞浆丰富,轻度异型,其间可见明显红染嗜酸性小体,病变符合毛细胞型星形细胞瘤,WHO Ⅰ级。

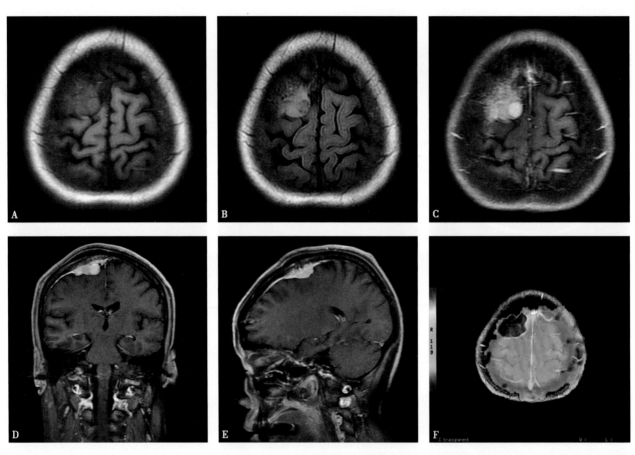

图 16-1-1　脑膜瘤 MRI 图像

A～F. 分别为横轴面 T_1WI、横轴面 T_2FLAIR、横轴面 T_1WI 增强扫描、冠状面 T_1WI 增强扫描、矢状面 T_1WI 增强扫描、ASL 灌注成像，右侧额部可见局灶性稍长 T_1 稍长 T_2 信号，增强扫描明显强化，灌注成像呈明显高灌注，病变以宽基底与硬脑膜相连，可见脑膜尾征。

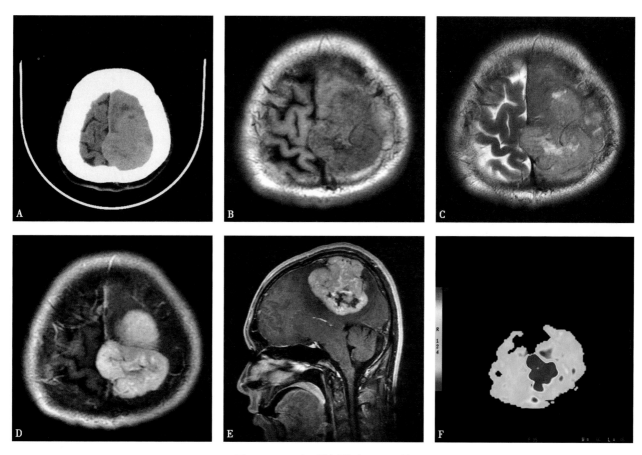

图 16-1-2 孤立性纤维瘤 MRI 图像

A～F. 分别为横轴面 CT、横轴面 T_1WI、横轴面 T_2WI、横轴面 T_1WI 增强扫描、矢状面 T_1WI 增强扫描、ASL 灌注成像，左侧顶部可见分叶状稍高密度影，呈稍长 T_1 稍长 T_2 信号，增强扫描实性部分明显强化，灌注成像呈明显高灌注，病变体积较大，呈不规则分叶状，以窄基底与硬脑膜相连，脑膜尾征不明显。

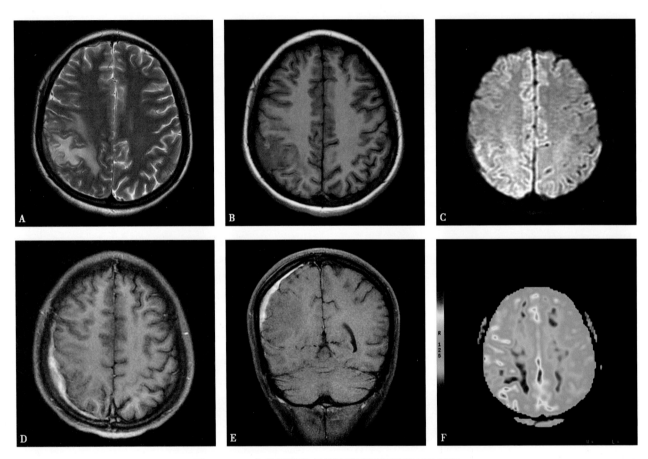

图 16-1-8　非特异性炎症硬脑膜增厚伴强化 MR 图像

A～F. 分别为横轴面 T$_1$WI、横轴面 T$_2$WI、横轴面 DWI、横轴面 T$_1$WI 增强扫描、冠状面 T$_1$WI 增强扫描、ASL 灌注成像，右侧顶部硬脑膜可见斑片状稍长 T$_1$ 等 T$_2$ 信号，DWI 呈稍低信号，增强扫描明显不均匀增厚伴强化，灌注成像呈低灌注，邻近脑实质略受压伴水肿，局部皮层灌注减低。